D1702963

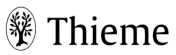

Risiken und Komplikationen in der Urologie

systematisch · praxisnah · präventiv

Herausgegeben von
Petra Anheuser
Joachim Steffens

Mit Beiträgen von

S. Abulsorour
P. Albers
T. Allkemper
B. Altinkilic
P. Anheuser
R. Bartmuß
P. J. Bastian
J. Bedke
M. Beuke
W. Beyer
E. Bismarck
S. Blaut
A. S. Brandt
G. Breuer
K. Burghofer
S. Classen
D. Colleselli
R. Dahlem
M. Daufratsdofer
T. Diemer
A. Dietel
H. M. Do
C. Doehn
A.-K. Ebert
C. Eimer
K. Eisenblätter
T. Enzmann
G. Fechner
J. Fichtner
P. Firek

M. Fisch
N. Fischer
P. Fornara
C. Frohme
M. Gans
C. Göser
F. Gottardo
M. Graefen
F. Greco
U. Grein
J. Grosse
J. Gschwend
A. Gunnemann
M. Günther
M. F. Hamann
C. Hampel
M. Härtlein
R. Häußermann
A. Hegele
A. Heidenreich
E. Herrmann
H. Heynemann
A. Hillmer
R. Hofmann
G. Hofmockel
M. Hruza
G. Janetschek
U. Janssens
K.-P. Jünemann
T. Kälble

A. Kaminsky
S. Kliesch
R. v. Knobloch
T. Knoll
H.-J. Knopf
A. Kocot
K. W. Köhrmann
B. Kopper
N. Kreutzer
D. Kröpfl
J. Kühn
A. Labanaris
C. K. Lackner
A. Lampel
C. Lassahn
M. Lehsnau
H. Leyh
B. Liedl
G. Lümmen
L. Lusuardi
O. Luzar
T. Maurer
W. Merkle
L. Meyer
A. Mottrie
S. C. Müller
M. Musch
J. Neu
S. Neudorf
G. Niegisch

J. Noldus
J. Oswald
T. Otto
D. Pfalzgraf
A. Pilatz
T. Pottek
J. J. Rassweiler
R. Rabenalt
S. Rausch
U. Rebmann
C. Reichardt
B. Reisch
S. Richter
S. Riechardt
H. Riedmiller
N. Rolfes
W. H. Rösch
S. Roth
I. Rübben
S. Schmidt
B. J. Schmitz-Dräger
P. Schneede
G. Schön
H. Schulte-Baukloh
U. Schütz
H.-H. Seifert
S. Siemer
A. Soave
M. Sommerauer
M. Spahn

C.-H. Sparwasser
H. Sperling
M. Staehler
J. Steffens
F. Steinbach
A. Stenzl
M. Stöckle
J.-U. Stolzenburg
M. Streibelt
R. Thiel
D. Thüer
J. W. Thüroff
A. Treiyer
M. C. Truß
S. Vogel
B. Volkmer
F.M.E. Wagenlehner
C. Wagner
W. Weidner
W. Werner
D. Wiessner
J. H. Witt
C. Wülfing
C. Ziesel
V. Zugor

247 Abbildungen
66 Tabellen

Georg Thieme Verlag
Stuttgart · New York

Bibliografische Information
der Deutschen Nationalbibliothek

Die Deutsche Nationalbibliothek verzeichnet diese Publikation in der Deutschen Nationalbibliografie; detaillierte bibliografische Daten sind im Internet über http://dnb.d-nb.de abrufbar.

Wichtiger Hinweis: Wie jede Wissenschaft ist die Medizin ständigen Entwicklungen unterworfen. Forschung und klinische Erfahrung erweitern unsere Erkenntnisse, insbesondere was Behandlung und medikamentöse Therapie anbelangt. Soweit in diesem Werk eine Dosierung oder eine Applikation erwähnt wird, darf der Leser zwar darauf vertrauen, dass Autoren, Herausgeber und Verlag große Sorgfalt darauf verwandt haben, dass diese Angabe **dem Wissensstand bei Fertigstellung des Werkes** entspricht.

Für Angaben über Dosierungsanweisungen und Applikationsformen kann vom Verlag jedoch keine Gewähr übernommen werden. **Jeder Benutzer ist angehalten**, durch sorgfältige Prüfung der Beipackzettel der verwendeten Präparate und gegebenenfalls nach Konsultation eines Spezialisten festzustellen, ob die dort gegebene Empfehlung für Dosierungen oder die Beachtung von Kontraindikationen gegenüber der Angabe in diesem Buch abweicht. Eine solche Prüfung ist besonders wichtig bei selten verwendeten Präparaten oder solchen, die neu auf den Markt gebracht worden sind. **Jede Dosierung oder Applikation erfolgt auf eigene Gefahr des Benutzers.** Autoren und Verlag appellieren an jeden Benutzer, ihm etwa auffallende Ungenauigkeiten dem Verlag mitzuteilen.

© 2012 Georg Thieme Verlag KG
Rüdigerstraße 14
70469 Stuttgart
Deutschland
Telefon: +49/(0)711/8931-0
Unsere Homepage: www.thieme.de

Printed in Italy

Zeichnungen: Helmut Holtermann, Dannenberg
Umschlaggestaltung: Thieme Verlagsgruppe
Satz: primustype Hurler GmbH, Notzingen
gesetzt aus UltraXML
Druck: L.E.G.O. s. p. A., in Lavis (TN)

ISBN 978-3-13-161201-4   1 2 3 4 5 6
Auch erhältlich als E-Book:
eISBN (PDF) 978-3-13-161211-3

Geschützte Warennamen (Warenzeichen) werden **nicht** besonders kenntlich gemacht. Aus dem Fehlen eines solchen Hinweises kann also nicht geschlossen werden, dass es sich um einen freien Warennamen handelt.

Das Werk, einschließlich aller seiner Teile, ist urheberrechtlich geschützt. Jede Verwertung außerhalb der engen Grenzen des Urheberrechtsgesetzes ist ohne Zustimmung des Verlages unzulässig und strafbar. Das gilt insbesondere für Vervielfältigungen, Übersetzungen, Mikroverfilmungen und die Einspeicherung und Verarbeitung in elektronischen Systemen.

Vorwort

*„Erfahrung ist die großartige Sache,
die es dir ermöglicht, Fehler zu erkennen,
wenn du sie gerade zum zweiten Mal machst."
Franklin P. Jones (1853–1935)*

Noch immer gehören Fehler in der Medizin zu den 10 häufigsten Todesursachen in Deutschland. Mindestens jeder 1000. Krankenhauspatient verstirbt durch einen solchen Fehler. Unerwünschte Ereignisse und gravierende Folgen treten sogar bei jedem 10.–20. Patienten auf.

„Primum non nocere"- das jahrtausendealte hippokratische Diktum besitzt auch heute noch seine uneingeschränkte Gültigkeit und ist aktueller denn je: Wir stehen immer häufiger vor der Frage, welchen Nutzen eine Therapie, ein operatives Verfahren bietet und welches Risiko, welche Nebenwirkungen dafür in Kauf zu nehmen sind, insbesondere dann, wenn eine Heilung nicht erzielbar ist.

Es geht nicht darum, Schuldige bloßzustellen, sondern Fehler im System zu entlarven und zu eliminieren. Denn wer aus Fehlern nicht lernt, verurteilt sich selbst, diese zu wiederholen. Dies setzt jedoch voraus, dass ein Selbstverständnis für eine solche Fehlerkultur in der Öffentlichkeit hergestellt wird. Vorbild hierzu ist das Risiko- und Fehlermanagement der Luftfahrt. Dort wird seit geraumer Zeit der „human factor" berücksichtigt – der Mensch als unverzichtbarer Unsicherheitsfaktor. Um ihm zu begegnen ist es notwendig, Sicherheitssysteme zu installieren, bei der sogenannte „soft skills" wie Kommunikation, Teamwork und der Umgang mit Konflikten Beachtung finden. Fehler- und Komplikationsvermeidung bedeutet Teamwork, denn im Cockpit und in der Medizin sind Unfälle bzw. Komplikationen nahezu immer das Ergebnis einer Fehlerkette, selten das Resultat des Fehlverhaltens eines Einzelnen. Durch eine neue Fehlerkultur, die einen offenen Umgang mit der Problematik bedeutet, könnten sich bis zu 17 000 Todesfälle pro Jahr allein in Deutschland vermeiden lassen.

So ist es auch nicht das Ziel dieses Buches anzuklagen, sondern anhand der strukturierten Analyse sowie der präsentierten Fälle noch mehr Sensibilität für das tägliche klinische und operative Geschehen zu vermitteln und ein frühes Erkennen von Fehlern und Komplikationen zu ermöglichen. Ergebnisentscheidend und möglicherweise auch lebensrettend ist eine früh eingeleitete, konsequente Gegenmaßnahme.

Dieses Buch zeigt eine systematische Darstellung von Komplikationen der häufigsten urologischen Eingriffe und Verfahren. Das vorliegende Werk ist das Ergebnis vieler klinisch erfahrener Autoren mit Beiträgen aus ihrem Spezialbereich; die begleitende Fallsammlung präsentiert eindrucksvolle Beispiele aus unserem klinischen Alltag.

Wir danken allen Autoren, die trotz des engen zeitlichen Rahmens diese Herausforderung angenommen haben und uns von ihrem Wissen und ihrer Erfahrung profitieren lassen!

Eschweiler, im Herbst 2011

*Petra Anheuser
Joachim Steffens*

Anschriften

Herausgeber

Anheuser, Petra, Dr. med.
St.-Antonius-Hospital
Akademisches Lehrkrankenhaus der RWTH Aachen
Klinik für Urologie und Kinderurologie
Dechant-Deckers-Str. 8
52249 Eschweiler

Steffens, Joachim, Prof. Dr. med.
St.-Antonius-Hospital
Akademisches Lehrkrankenhaus der RWTH Aachen
Klinik für Urologie und Kinderurologie
Zertifiziertes Prostatakarzinom-Zentrum
Dechant-Deckers-Str. 8
52249 Eschweiler

Autoren

Abulsorour, Sherif, Dr. med.
Klinikum Dortmund gGmbH
Klinikzentrum Nord
Klinik für Urologie
Münsterstr. 240
44145 Dortmund

Albers, Peter, Prof. Dr. med.
Universitätsklinikum Düsseldorf
Urologische Klinik
Moorenstr. 5
40225 Düsseldorf

Allkemper, Thomas, Priv.-Doz. Dr. med.
Universitätsklinikum Münster
Institut für klinische Radiologie
Albert-Schweitzer-Str. 33
48149 Münster

Altinkilic, Bora, Dr. med.
Universitätsklinikum Gießen und Marburg GmbH
Standort Gießen
Klinik und Poliklinik für Urologie, Kinderurologie
und Andrologie
Rudolf-Buchheim-Str. 7
35392 Gießen

Anheuser, Petra, Dr. med.
St.-Antonius-Hospital
Akademisches Lehrkrankenhaus der RWTH Aachen
Klinik für Urologie und Kinderurologie
Dechant-Deckers-Str. 8
52249 Eschweiler

Bartmuß, Roland
Bundeswehrkrankenhaus Ulm
Abt. Urologie
Oberer Eselsberg 40
89081 Ulm

Bastian, Patrick J., Priv.-Doz. Dr. med.
Urologische Klinik und Poliklinik
Klinikum der Universität München
Marchioninistr. 15
81377 München

Bedke, Jens, Priv.-Doz. Dr. med.
Universitätsklinikum Tübingen
Klinik für Urologie
Hoppe-Seyler-Str. 3
72076 Tübingen

Beuke, Maike, Dr. med.
Urologenpraxis
Sand 35
21073 Hamburg

Beyer, Wolfgang, Prof. Dr. med.
Orthopädiezentrum Bad Füssing
Waldstr. 12
94072 Bad Füssing

Bismarck, Ekkehardt, Dr. med.
Privatärztliche Urologische Gemeinschaftspraxis
in der EuromedClinic
Europaallee 1
90763 Fürth

Blaut, Sebastian
Städt. Klinikum Dresden-Friedrichstadt
Klinik für Urologie
Friedrichstr. 41
01067 Dresden

Brandt, Alexander Sascha, Dr. med.
HELIOS Klinikum Wuppertal
Klinik für Urologie und Kinderurologie
Lehrstuhl der Universität Witten/Herdecke
Heusnerstr. 40
42283 Wuppertal

Breuer, Guido, Dr. med.
Krankenhaus Düren gGmbH
Klinik für Urologie und Kinderurologie
Urologische Onkologie
Roonstr. 30
52351 Düren

Burghofer, Karin, Dr. phil. Dipl.-Psych.
Institut für Notfallmedizin und
Medizinmanagement
Schillerstr. 53
80336 München

Classen, Simon, Dr. med.
Universitätsklinikum Gießen und Marburg GmbH
Standort Gießen
Klinik für Herz- und Gefäßchirurgie
Rudolf-Buchheim-Str. 8
35392 Gießen

Colleselli, Daniela, Dr. med.
Universitätsklinikum Tübingen
Klinik für Urologie
Hoppe-Seyler-Str. 3
72076 Tübingen

Dahlem, Roland, Dr. med.
Universitätsklinik Hamburg-Eppendorf
Klinik und Poliklinik für Urologie
Martinistr. 52
20251 Hamburg

Daufratshofer, Martin, Dr. med.
Klinikum Memmingen
Klinik für Urologie
Bismarckstr. 23
87700 Memmingen

Diemer, Thorsten, Priv.-Doz. Dr. med.
Universitätsklinikum Gießen und Marburg GmbH
Standort Gießen
Klinik und Poliklinik für Urologie, Kinderurologie
und Andrologie
Rudolf-Buchheim-Str. 7
35392 Gießen

Dietel, Anja, Dr. med.
Universitätsklinikum Leipzig AöR
Klinik und Poliklinik für Urologie
Liebigstr. 20
04103 Leipzig

Do, Hoang Minh, Dr. med.
Universitätsklinikum Leipzig AöR
Klinik und Poliklinik für Urologie
Liebigstr. 20
04103 Leipzig

Doehn, Christian, Prof. Dr. med.
Urologikum Lübeck
Kantstr. 9-15
23566 Lübeck

Ebert, Anne-Karoline, Priv.-Doz. Dr. med.
Klinik für Kinderurologie in Kooperation
mit dem Lehrstuhl für Urologie
der Universität Regensburg
Steinmetzstr. 1-3
93049 Regensburg

Eimer, Christoph, Dr. med.
Lukaskrankenhaus GmbH Neuss
Urologische Klinik
Preußenstr. 84
41464 Neuss

Eisenblätter, Karsten
Klinikum Westfalen
Betriebsteil Knappschaftskrankenhaus
Am Knappschaftskrankenhaus 1
44309 Dortmund

Enzmann, Thomas, Prof. Dr. med.
Städt. Klinikum Brandenburg
Klinik für Urologie und Kinderurologie
Hochstr. 29
14770 Brandenburg

Fechner, Guido, Priv.-Doz. Dr. med.
Universitätsklinikum Bonn
Klinik und Poliklinik für Urologie
Sigmund-Freud-Str. 25
53127 Bonn

Fichtner, Jan, Prof. Dr. med.
Evangelisches und Johanniter Klinikum Niederrhein
Johanniter Krankenhaus Oberhausen
Klinik für Urologie
Steinbrinkstr. 96 a
46145 Oberhausen

Firek, Peter, Dr. med.
St. Bonifatius Hospital Lingen
Klinik für Urologie und Kinderurologie
Wilhelmstr. 13
49808 Lingen

Fisch, Margit, Prof. Dr. med.
Universitätsklinik Hamburg-Eppendorf
Klinik und Poliklinik für Urologie
Martinistr. 52
20246 Hamburg

Fischer, Nicolas, Dr. med.
Universitätsklinikum Bonn
Klinik für Urologie
Sigmund-Freud-Str. 25
53127 Bonn

Fornara, Paolo, Prof. Dr. med.
Universitätsklinik Halle
Klinik und Poliklinik für Urologie
Ernst-Grube-Str. 40
06120 Halle

Frohme, Carsten, Dr. med.
Universitätsklinikum Gießen und Marburg GmbH
Standort Marburg
Klinik für Urologie und Kinderurologie
Baldingerstr.
35043 Marburg

Gans, Mechthild, Dr. med.
Universitätsklinikum Gießen und Marburg GmbH
Standort Gießen
Klinik und Poliklinik für Urologie, Kinderurologie
und Andrologie
Rudolf-Buchheim-Str. 8
35392 Gießen

Göser, Christine, Dr. med.
Orthopädiezentrum Bad Füssing
Waldstr. 12
94072 Bad Füssing

Gottardo, Fedra, Dr. med.
Universitätsklinikum Münster
Centrum für Reproduktionsmedizin und Andrologie
Domagkstr. 11
48149 Münster

Graefen, Markus, Prof. Dr. med.
Martini-Klinik am UKE GmbH
Martinistr. 52
20246 Hamburg

Greco, Francesco, Dr. med.
Universitätsklinik Halle
Klinik und Poliklinik für Urologie
Ernst-Grube-Str. 40
06120 Halle

Grein, Ulrich, Dr. med.
HELIOS Klinikum Schwelm
Klinik für Urologie
Dr.-Moeller-Str. 15
58332 Schwelm

Grosse, Joachim, Dr. med.
Universitätsklinikum Aachen
Klinik und Poliklinik für Urologie
Pauwelsstr. 30
52074 Aachen

Gschwend, Jürgen, Prof. Dr. med.
Klinikum rechts der Isar
der Technischen Universität München
Urologische Klinik und Poliklinik
Ismaninger Str. 22
81675 München

Gunnemann, Alfons, Dr. med.
Klinikum Lippe-Detmold GmbH
Klinik für Urologie und Kinderurologie
Röntgenstr. 18
32756 Detmold

Günther, Marlis, Dr. med.
Institut für Pathologie
Gesundheitszentrum Brandenburg
Hochstr. 29
14770 Brandenburg

Hamann, Moritz Franz, Dr. med.
Universitätsklinikum Schleswig-Holstein
Urologie und Kinderurologie Haus 18
Arnold-Heller-Str. 7
24105 Kiel

Hampel, Christian, Priv.-Doz. Dr. med.
Universitätsmedizin der Joh. Gutenberg-Universität Mainz
Urologische Klinik und Poliklinik
Langenbeckstr. 1
55131 Mainz

Härtlein, Michael, Dr. med.
St. Ansgar-Krankenhaus Höxter
Klinik für Urologie
Brenkhäuser Str. 71
37671 Höxter

Häußermann, Rainer, Dr. med.
Universitätsklinikum Gießen und Marburg GmbH
Standort Marburg
Klinik für Urologie und Kinderurologie
Baldingerstr.
35043 Marburg

Hegele, Axel, Priv.-Doz. Dr. med.
Universitätsklinikum Gießen und Marburg GmbH
Standort Marburg
Klinik für Urologie und Kinderurologie
Baldingerstr.
35043 Marburg

Heidenreich, Axel, Prof. Dr. med.
Universitätsklinikum Aachen
Klinik und Poliklinik für Urologie
Pauwelsstr. 30
52074 Aachen

Herrmann, Edwin, Priv.-Doz. Dr. med.
Universitätsklinikum Münster
Klinik und Poliklinik für Urologie
Albert-Schweitzer-Str. 33
48149 Münster

Heynemann, Hans, Prof. Dr. med. habil.
Universitätsklinikum Halle
Universitätsklinik und Poliklinik für Urologie
Ernst-Grube-Str. 40
06120 Halle

Hillmer, Andreas
LMU Klinikum München
Klinik für Urologie
Marchioninistr. 15
81377 München

Hofmann, Rainer, Prof. Dr. med.
Universitätsklinikum Gießen und Marburg GmbH
Standort Marburg
Klinik für Urologie und Kinderurologie
Baldingerstr.
35043 Marburg

Hofmockel, Georg, Prof. Dr. med.
Klinikum Worms gGmbH
Klinik für Urologie und Kinderurologie
Gabriel-von-Seidl-Str. 81
67550 Worms

Hruza, Marcel, Dr. med.
SLK Kliniken Heilbronn GmbH
Klinik für Urologie
Am Gesundbrunnen 20-26
74078 Heilbronn

Janetschek, Günther, Univ.-Prof. Dr. med.
Universitätsklinikum Salzburg
Universitätsklinik für Urologie und Andrologie
Müllner Hauptstraße 48
5020 Salzburg
Österreich

Janssens, Uwe, Prof. Dr. med.
St. Antonius-Hospital
Akademisches Lehrkrankenhaus
Dechant-Deckers-Str. 8
52249 Eschweiler

Jünemann, Klaus-Peter, Prof. Dr. med.
Universitätsklinikum Schleswig-Holstein
Urologie und Kinderurologie Haus 18
Arnold-Heller-Str. 3
24105 Kiel

Kälble, Tilman, Prof. Dr. med.
Klinikum Fulda
Klinik für Urologie und Kinderurologie
Pacelliallee 3-5
36043 Fulda

Kaminsky, Angelika, Dr. med.
Kliniken Maria Hilf GmbH
Urologische Klinik
Viersener Str. 450
41063 Mönchengladbach

Kliesch, Sabine, Prof. Dr. med.
Universitätsklinikum Münster
Centrum für Reproduktionsmedizin und Andrologie
Albert-Schweitzer-Campus 1 Geb. D 11
48149 Münster

von Knobloch, Rolf, Prof. Dr. med.
Klinikum Kempten
Akad. Lehrkrankenhaus der Universität Ulm
Klinikverbund Kempten-Oberallgäu
Klinik für Urologie
Robert-Weixler-Str. 50
87439 Kempten

Knoll, Thomas, Prof. Dr. med.
Klinikverbund Südwest
Klinikum Sindelfingen
Klinik für Urologie
Arthur-Gruber-Str. 70
71065 Sindelfingen

Knopf, Hans-Jürgen, Dr. med.
St. Ansgar-Krankenhaus Höxter
Klinik für Urologie
Brenkhäuser Str. 71
37671 Höxter

Kocot, Arkadius, Dr. med.
Universitätsklinikum Würzburg
Klinik und Poliklinik für Urologie und Kinderurologie
Oberdürrbacher Str. 6
97080 Würzburg

Köhrmann, Kai Uwe, Prof. Dr. med.
Theresien-Krankenhaus und St. Hedwigklinik GmbH
Abteilung für Urologie
Bassermannstr. 1
68165 Mannheim

Kopper, Bernd, Dr. med.
Universitätsklinikum Saarland
Klinikum für Urologie
Kirrberger Str.
66424 Homburg

Kreutzer, Niklas, Dr. med.
Klinikum Dortmund gGmbH
Klinikzentrum Nord
Klinik für Urologie
Münsterstr. 240
44145 Dortmund

Kröpfl, Darko, Prof. Dr. med.
Ev. Huyssens-Stiftung/Knappschaft GmbH
Kliniken Essen Mitte
Klinik für Urologie, Kinderurologie
und Urologische Onkologie
Henricistr. 92
45136 Essen

Kühn, Jens, Dr. med.
HELIOS Vogtland-Klinikum Plauen
Klinik für Urologie
Röntgenstr. 2
08529 Plauen

Labanaris, Apostolos
St. Antonius-Hospital
Klinik für Urologie und Kinderurologie
Möllenweg 22
48599 Gronau

Lackner, Christian K., Prof. Dr. med.
Institut für Notfallmedizin und
Medizinmanagement
Schillerstr. 53
80336 München

Lampel, Alexander, Prof. Dr. med.
Schwarzwald-Baar-Klinikum Villingen-Schwenningen
Klinik für Urologie und Kinderurologie
Röntgenstr. 20
78054 Villingen-Schwenningen

Lassahn, Christoph
Diakoniekrankenhaus Henriettenstiftung gGmbH
Stabstelle Medizincontrolling und Qualitätsmanagement
Marienstr. 72-90
30171 Hannover

Lehsnau, Mike, Dr. med.
Havelland Kliniken GmbH
Klinik Nauen
Urologische Klinik
Ketziner Str. 21
14641 Nauen

Leyh, Herbert, Prof. Dr. med.
Klinikum Garmisch-Partenkirchen GmbH
Abt. für Urologie
Auenstr. 6
82467 Garmisch-Partenkirchen

Liedl, Bernhard, Dr. med.
Beckenbodenzentrum München
Urogenitale Chirurgie
Denninger Str. 44
81679 München

Lümmen, Gerd, Prof. Dr. med.
St. Josef Hospital
Klinik für Urologie und Kinderurologie
Hospitalstr. 45
53840 Troisdorf

Lusuardi, Lukas, Dr. med.
Universitätsklinikum Salzburg
Abteilung Urologie und Andrologie
Müllner Hauptstraße 48
5020 Salzburg
Österreich

Luzar, Oliver, Dr. med.
Universitätsklinikum Bonn
Klinik und Poliklinik für Urologie
Sigmund-Freud-Str. 25
53127 Bonn

Maurer, Tobias, Dr. med.
Klinikum rechts der Isar
der Technischen Universität München
Urologische Klinik und Poliklinik
Ismaninger Str. 22
81675 München

Merkle, Walter, Dr. med.
Deutsche Klinik für Diagnostik
Fachbereich Urologie II
Aukammallee 33
65191 Wiesbaden

Meyer, Lutz, Dr. med.
HELIOS Vogtland-Klinikum
Chirurgische Klinik
Röntgenstr. 2
08529 Plauen

Mottrie, Alexandre, Dr. med.
O.L. Vrouwziekenhuis
Urology Department
Moorselbaan 164
9300 Aalst
Belgien

Müller, Stefan C., Prof. Dr. med. Dr. h. c.
Universitätsklinikum Bonn
Klinik und Poliklinik für Urologie
Sigmund-Freud-Str. 25
53127 Bonn

Musch, Michael, Dr. med.
Ev. Huyssens-Stiftung/Knappschaft GmbH
Kliniken Essen Mitte
Klinik für Urologie, Kinderurologie
und urologische Onkologie
Henricistr. 92
45136 Essen

Neu, Johann, RA
Schlichtungsstelle für Arzthaftpflichtfragen
der Norddeutschen Ärztekammer
Hans-Böckler-Allee 3
30173 Hannover

Neudorf, Stefanie, Dr. med.
Ammerland-Klinik GmbH
Klinik für Urologie und Kinderurologie
Lange Str. 38
26655 Westerstede

Niegisch, Günter, Dr. med.
Universitätsklinikum Düsseldorf
Klinik für Urologie
Moorenstr. 5
40225 Düsseldorf

Noldus, Joachim, Prof. Dr. med.
Marienhospital
Urologische Klinik, Ruhr Universität
Widumer Str. 8
44627 Herne

Oswald, Josef, Univ.-Doz. Dr. med.
Universitätsklinik Innsbruck
Abteilung Urologie
Anichstraße 35
6020 Innsbruck
Österreich

Otto, Thomas, Prof. Dr. med.
Lukaskrankenhaus GmbH Neuss
Urologische Klinik
Preußenstr. 84
41464 Neuss

Pfalzgraf, Daniel, Dr. med.
Universitätsklinik Hamburg Eppendorf
Klinik und Poliklinik für Urologie
Martinistr. 52
20246 Hamburg

Pilatz, Adrian, Dr. med.
Universitätsklinikum Gießen und Marburg GmbH
Standort Gießen
Klinik und Poliklinik für Urologie, Kinderurologie
und Andrologie
Rudolf-Buchheim-Str. 7
35392 Gießen

Pottek, Tobias, Dr. med.
Asklepios Westklinikum Hamburg
Klinik für Urologie und Kinderurologie
Suurheid 20
22559 Hamburg

Rabenalt, Robert, Dr. med.
Universitätsklinikum Düsseldorf
Klinik für Urologie
Moorenstr. 5
40225 Düsseldorf

Rassweiler, Jens Jochen, Prof. Dr. med.
SLK Kliniken Heilbronn GmbH
Klinik für Urologie
Am Gesundbrunnen 20 -24
74078 Heilbronn

Rausch, Steffen, Dr. med.
Klinikum Fulda
Klinik für Urologie und Kinderurologie
Pacelliallee 4
36043 Fulda

Rebmann, Udo, Prof. Dr. med. habil.
Diakonissenkrankenhaus Dessau gGmbH
Klinik für Urologie, Kinderurologie
und urologische Onkologie
Gropiusallee 3
06846 Dessau-Roßlau

Reichardt, Christiane, Dr. med.
Charité Universitätsmedizin
Institut für Hygiene und Umweltmedizin
Hindenburgdamm 27
12203 Berlin

Reisch, Britta
St. Antonius-Hospital
Klinik für Urologie und Kinderurologie
Dechant-Deckers-Str. 8
52249 Eschweiler

Richter, Stephanie, Dr. med.
Universitätsklinikum Aachen
Klinik und Poliklinik für Urologie
Pauwelsstr. 30
52074 Aachen

Riechardt, Silke, Dr. med.
Universitätsklinik Hamburg-Eppendorf
Klinik und Poliklinik für Urologie
Martinistr. 52
20251 Hamburg

Riedmiller, Hubertus, Univ.-Prof. Dr. med.
Universitätsklinikum Würzburg
Klinik und Poliklinik für Urologie und Kinderurologie
Zentrum Operative Medizin
Oberdürrbacher Str. 6
97080 Würzburg

Rolfes, Norbert, Dr. med.
St. Josef Hospital
Klinik für Urologie und Kinderurologie
Hospitalstr. 45
53840 Troisdorf

Rösch, Wolfgang H., Prof. Dr. med.
Klinik für Kinderurologie in Kooperation
mit der Universität Regensburg
Klinik St. Hedwig
Steinmetzstr. 1-3
93049 Regensburg

Roth, Stephan, Univ.-Prof. Dr. med.
HELIOS Klinikum Wuppertal
Klinik für Urologie und Kinderurologie
Lehrstuhl der Universität Witten/Herdecke
Heusnerstr. 40
42283 Wuppertal

Rübben, Iris, Dr. med.
Universitätsklinikum Essen
Sektion Kinderurologie,
Klinik für Urologie
Hufelandstr. 55
45147 Essen

Schmidt, Sascha, Dr. med.
Wiesenweg 34
52393 Hürtgenwald

Schmitz-Dräger, Bernd J., Prof. Dr. med.
Privatärztliche Urologische Gemeinschaftspraxis
in der EuromedClinic
Europaallee 1
90763 Fürth

Schneede, Peter, Prof. Dr. med.
Klinikum Memmingen
Klinik für Urologie
Bismarckstr. 23
87700 Memmingen

Schön, Georg, Dr. med.
Missionsärztliche Klinik
Urologische Abteilung
Salvatorstr. 7
97074 Würzburg

Schulte-Baukloh, Heinrich, Priv.-Doz. Dr. med.
St. Hedwig-Kliniken GmbH
Urologische Abteilung
Große Hamburger Str. 5 -11
10115 Berlin

Schütz, Uwe, Dr. med.
Universitätsklinik Ulm
Klinik für Diagnostische und Interventionelle Radiologie
Steinhövelstr. 9
89075 Ulm

Seifert, Hans-Helge, Priv.-Doz. Dr. med.
Hegau-Bodensee-Klinikum Singen
Klinik für Urologie und Kinderurologie
Virchowstr. 10
78224 Singen

Siemer, Stefan, Prof. Dr. med.
Universitätsklinikum des Saarlandes
Klinik und Poliklinik für Urologie und Kinderurologie
Kirrberger Str.
66424 Homburg

Soave, Armin, Dr. med.
Universitätsklinik Hamburg Eppendorf
Klinik und Poliklinik für Urologie
Martinistr. 52
20251 Hamburg

Sommerauer, Martin, Dr. med.
Universitätsklinikum Schleswig-Holstein
Campus Lübeck
Klinik und Poliklinik für Urologie
Ratzeburger Allee 160
23562 Lübeck

Spahn, Martin, Priv.-Doz. Dr. med.
Universitätsklinikum Würzburg
Klinik und Poliklinik für Urologie und Kinderurologie
Zentrum Operative Medizin
Oberdürrbacher Str. 6
97080 Würzburg

Sparwasser, Christoph-Hans, Prof. Dr. med.
Bundeswehrkrankenhaus Ulm
Abt. Urologie
Oberer Eselsberg 40
89081 Ulm

Sperling, Herbert, Prof. Dr. med.
Kliniken Maria Hilf GmbH
Urologische Klinik
Viersener Str. 450
41063 Mönchengladbach

Staehler, Michael, Priv.-Doz. Dr. med.
LMU Klinikum München
Klinik für Urologie
Marchioninistr. 15
81377 München

Steffens, Joachim, Prof. Dr. med.
St.-Antonius-Hospital
Akademisches Lehrkrankenhaus der RWTH Aachen
Klinik für Urologie und Kinderurologie
Zertifiziertes Prostatakarzinom-Zentrum
Dechant-Deckers-Str. 8
52249 Eschweiler

Steinbach, Frank, Prof. Dr. med. habil.
Städt. Klinikum Dresden-Friedrichstadt
Klinik für Urologie
Friedrichstr. 41
01067 Dresden

Stenzl, Arnulf, Prof. Dr. med.
Universitätsklinikum Tübingen
Klinik für Urologie
Hoppe-Seyler-Str. 3
72076 Tübingen

Stöckle, Michael, Prof. Dr. med.
Universitätsklinikum des Saarlandes
Klinik und Poliklinik für Urologie und Kinderurologie
Kirrberger Str./Gebäude Nr. 6
66421 Homburg

Stolzenburg, Jens-Uwe, Univ.-Prof. Dr. med.
Universitätsklinikum Leipzig AöR
Klinik und Poliklinik für Urologie
Liebigstr. 20
04103 Leipzig

Streibelt, Marco, Dr. phil.
Deutsche Rentenversicherung Bund
Abt. Rehabilitation, Dez. 8013
Hohenzollerndamm 46
10713 Berlin

Thiel, Ralf, Dr. med.
Klinikum Westfalen
Knappschaftskrankenhaus Dortmund
Klinik für Urologie
Wieckesweg 27
44309 Dortmund

Thüer, David, Dr. med.
AZ Sint-Elisabeth Zottegem
Godveerdegemstraat 69
9620 Zottegem
Belgien

Thüroff, Joachim Wilhelm, Prof. Dr. med.
Universitätsmedizin der
Joh. Gutenberg-Universität Mainz
Urologische Klinik und Poliklinik
Langenbeckstr. 1
55131 Mainz

Treiyer, Adrián, Prof. Dr. med.
Universitätsklinikum des Saarlandes
Klinik und Poliklinik für Urologie und Kinderurologie
Kirrberger Str. 8
66424 Homburg

Truß, Michael C., Prof. Dr. med.
Klinikum Dortmund gGmbH
Urologische Klinik
Münsterstr. 240
44145 Dortmund

Vogel, Susanne
Universitätsklinik Hamburg Eppendorf
Klinik und Poliklinik für Urologie
Martinistr. 52
20251 Hamburg

Volkmer, Björn, Prof. Dr. med.
Klinikum Kassel GmbH
Urologische Abteilung
Möncheberstr. 41-43
34125 Kassel

Wagenlehner, Florian Martin Erich, Prof. Dr. med.
Universitätsklinikum Gießen und Marburg GmbH
Standort Gießen
Klinik und Poliklinik für Urologie, Kinderurologie
und Andrologie
Rudolf-Buchheim-Str. 7
35392 Gießen

Wagner, Christian
St. Antonius Hospital
Klinik für Urologie und Kinderurologie
Möllenweg 22
48599 Gronau

Weidner, Wolfgang, Prof. Dr. med.
Universitätsklinikum Gießen und Marburg GmbH
Standort Gießen
Klinik und Poliklinik für Urologie, Kinderurologie
und Andrologie
Rudolf-Buchheim-Str. 7
35392 Gießen

Werner, Wolfram, Priv.-Doz. Dr. med. habil.
HELIOS Vogtland-Klinikum Plauen
Klinik für Urologie und Kinderurologie
Röntgenstr. 2
08529 Plauen

Wiessner, Diana, Dr. med.
Diakonissenkrankenhaus Dessau gGmbH
Klinik für Urologie, Kinderurologie
und urologische Onkologie
Gropiusallee 3
06846 Dessau-Roßlau

Witt, Jörn H., Dr. med.
St. Antonius Hospital
Klinik für Urologie und Kinderurologie
Möllenweg 22
48599 Gronau

Wülfing, Christian, Prof. Dr. med.
Asklepios Klinik Altona
Abteilung für Urologie
Paul-Ehrlich-Str. 1
22763 Hamburg

Ziesel, Christopher
Universitätsmedizin der
Joh. Gutenberg-Universität Mainz
Urologische Klinik und Poliklinik
Langenbeckstr. 1
55131 Mainz

Zugor, Vahudin, Priv.-Doz. Dr. med.
St. Antonius Hospital
Klinik für Urologie und Kinderurologie
Möllenweg 22
48599 Gronau

Inhaltsverzeichnis

Grundlagen

1 Definition, Begriffsbestimmung 2

- 1.1 Allgemeine Aspekte 2
- 1.2 Komplikation 2
- 1.3 Medizinischer Standard (standard care) 3
- 1.4 Leitlinien (evidence-based guidelines) 3
- 1.5 Behandlungsfehler (negligence, sub-standard care), schwerer (grober) Behandlungsfehler 3
  - Differenzierung von Behandlungsfehlern nach Tätigkeitsbereichen 3
  - Differenzierung von Behandlungsfehlern nach Fehlerquellen 3
- 1.6 Falsche Diagnose = fehlerhafte Diagnostik? 5
- 1.7 Indikationsfehler 5
- 1.8 Übernahmeverschulden 5
- 1.9 Organisationsverschulden 5
- 1.10 Gerätevorhaltung, -sicherheit, -anwendung 6
- 1.11 Gesundheitsschaden (harm) 6
- 1.12 Kausalität im Arzthaftungsrecht (causation) 6

2 Risikofaktoren 7

- 2.1 Einleitung 7
- 2.2 Medizinisches Personal als Risikofaktor am Beispiel „Krankenhausinfektionen" . 7
- 2.3 Risikofaktor Arzt 8
  - Individuelle Einflussfaktoren 8
  - Kollektive Einflussfaktoren 8
- 2.4 Risikofaktor Patient 8
- 2.5 Risikofaktor nichtärztliche Therapeuten 8
- 2.6 Perioperative Antibiotikaprophylaxe ... 9
- 2.7 Sektorübergreifende Behandlungsstandards zur Verringerung von Behandlungsrisiken 9

3 Risiko- und Fehlermanagement 10

- 3.1 Qualitätsmanagement und Qualitätsentwicklung 10
  - Kooperation für Transparenz und Qualität im Krankenhaus (KTQ, www.ktq.de) . 11
- 3.2 Human Factor in der klinischen Medizin 11
- 3.3 Risikomanagement in der Medizin 12
- 3.4 Fehler und Fehlerentstehungsmechanismen 14
- 3.5 Situationsgerechtes Bewusstsein 15
- 3.6 Kommunikation und Kooperation 18
- 3.7 Führung und Entscheidungsfindung ... 19
- 3.8 Komplikationsmanagement 22
- 3.9 Nach der Komplikation 24

4 Regionale und systemische Komplikationen 26

- 4.1 Perioperatives Management antithrombotischer Therapie 26
  - Blutungsrisiko eines Eingriffs 26
  - Thromboembolische Risiken 26
  - Orale Antikoagulanzien 26
  - Heparine: unfraktioniert vs. niedermolekular 28
  - Neue Antikoagulanzien 29
- 4.2 Thrombozytenaggregationshemmer ... 29
  - Blutungsrisiko unter antithrombozytärer Therapie 30
  - Unterbrechung einer antithrombozytären Therapie 30
- 4.3 Thromboseprophylaxe 31
  - Prinzipien der Prophylaxe venöser Thrombembolien 31
  - Medikamente zur Prophylaxe venöser Thromboembolien 31
  - Durchführung einer medikamentösen VTE-Prophylaxe 32
  - Komplikationen bei medikamentöser VTE-Prophylaxe 32
- 4.4 Lungenembolie 33
  - Schweregrade einer Lungenembolie .. 34
  - Diagnostik bei Lungenembolie 34
  - Therapie 35

Diagnostik

5 Komplikationen bei der klinischen Diagnostik 38

5.1 Fehler und Komplikationen bei der klinischen Diagnostik 38
    Fehler bei der Anamnese 38
    Fehler und Komplikationen bei der klinischen Untersuchung 39

5.2 Komplikationen bei der bildgebenden Diagnostik 43
    Allgemeine Aspekte 43
    Diagnostische Radiologie 44
    Interventionelle Radiologie 45
    Allgemeine bildgebende Verfahren ... 46
    Spezielle urologische bildgebende Verfahren 48

5.3 Fehler und Komplikationen bei der invasiven Diagnostik 58
    Nierenbiopsie 58
    Prostatabiopsie 59

Konservative Therapie

6 Komplikationen bei der Arzneimitteltherapie 62

6.1 Antikoagulanzien 62
6.2 Unselektive nichtsteroidale Antirheumatika (NSAR)/selektive COX-2-Inhibitoren (COX-2-Hemmer) ... 64
6.3 Glukokortikoide 66
6.4 Botulinumtoxin 67
6.5 Antibiotika 69
6.6 LHRH-Analoga und -Antagonisten, Antiandrogene 71
6.7 Bisphosphonate 73
6.8 Arzneimittelinteraktionen 76

7 Komplikationen bei Punktion und Injektion 78

7.1 Nierenpunktion 78
    Nephrostomie 79
    Nierenzystenpunktion 81
    Nierenabszess 81
7.2 Blasenpunktion (Zystostomie) 82
7.3 Lymphozelenpunktion 86
7.4 Schwellkörperpunktion 88
7.5 Sklerotherapie 89
    Nierenzysten 90
    Varikozelen 91

Operative Therapie

8 Komplikationen der offenen Tumorchirurgie 94

8.1 Niere 94
8.2 Blase 101
8.3 Prostata 107
8.4 Retroperitoneum 110
    Nebenniere 110
    Tumoren und Metastasen 112

9 Komplikationen bei laparoskopischen Eingriffen 120

9.1 Allgemeine Aspekte 120
9.2 Lymphadenektomie 123
9.3 Nephrektomie 125
9.4 Nierenteilresektion 129
9.5 Nierenbeckenplastik 132
9.6 Prostatektomie 135
9.7 Laparoskopische Harnsteintherapie ... 143
9.8 Zystektomie 145

10 Komplikationen bei roboterassistierten Eingriffen (DaVinci) 148

10.1 Allgemeine Aspekte 148
    Einleitung 148
    Präoperative Komplikationen 148
    Intraoperative Komplikationen 148
    Postoperative Komplikationen 149
10.2 Nephrektomie 150
10.3 Nierenteilresektion 153
10.4 Nierenbeckenplastik 157
10.5 Radikale Prostatektomie 160
10.6 Zystektomie 167

11 Komplikationen bei endourologischen Eingriffen ... 170

11.1 Transurethrale Eingriffe des unteren Harntraktes ... 170
    Urethrozystoskopie ... 170
    Bougierung ... 171
    Urethrotomia interna ... 171
    Transurethrale Elektroresektion der Blase (TURB) ... 172
    Transurethrale Elektroresektion der Prostata (TURP) ... 174

11.2 Transurethrale und perkutane Eingriffe des oberen Harntraktes ... 179
    Allgemeine Aspekte ... 179
    Harnableitung – innere Harnleiterschienung ... 180
    Ureterorenoskopie ... 185
    Perkutane Nephrolitholapaxie ... 188
    Extrakorporale Stoßwellen-Lithotripsie (ESWL) ... 193

12 Komplikationen der Inkontinenzchirurgie, Prolapschirurgie, Prothetik ... 196

12.1 Allgemeine Aspekte ... 196
    Veränderung von Symptomen durch operative Eingriffe ... 196
    Komplikationen durch Einsatz alloplastischen Materials ... 196

12.2 Transobturatorisches Tape (TOT), Tension free vaginal Tape (TVT) ... 198

12.3 Netzplastiken ... 204

12.4 Kolposuspension nach Burch ... 208

12.5 Sakrokolpopexie ... 210

12.6 Bandplastiken beim Mann ... 214

12.7 Artifizieller Sphinkter ... 219

13 Komplikationen bei Eingriffen am äußeren Genitale ... 224

13.1 Penis ... 224
    Zirkumzision ... 224
    Schwellkörperchirurgie ... 225
    Ablative Verfahren ... 225

13.2 Skrotum ... 227
    Hydrozelenresektion ... 227
    Orchidopexie ... 227
    Vasektomie ... 228
    Fournier-Gangrän ... 228

14 Komplikationen bei der Harnableitung ... 230

14.1 Harnleiter-Haut-Fistel ... 230

14.2 Ileum-Conduit ... 232

14.3 Neoblase ... 236

14.4 Sigma-Rektum-Pouch (Mainz-II-Pouch) ... 239

14.5 Ileozökalpouch (Mainz-I-Pouch) ... 241

15 Komplikationen bei der Harnröhrenchirurgie ... 246

15.1 Allgemeine Aspekte ... 246

15.2 Allgemeine Komplikationen und deren Vermeidung ... 246

16 Komplikationen bei der Ureterrekonstruktion ... 251

16.1 Allgemeine Aspekte ... 251
    Frühe Komplikationen ... 251
    Späte Komplikationen ... 251

16.2 End-zu-End-Anastomose ... 252

16.3 Interponat ... 254

16.4 Psoas-Hitch ... 258

17 Komplikationen in der Kinderurologie ... 259

17.1 Allgemeine Aspekte ... 259
    Allgemeine Komplikationen und deren Vermeidung ... 259

17.2 Zirkumzision ... 261

17.3 Hypospadiekorrektur ... 263

17.4 Orchidopexie ... 269

17.5 Refluxoperationen ... 272
    Unterspritzung ... 272
    Ureterozystoneostomie ... 275

17.6 Nierenbeckenplastik ... 279

18 Komplikationen in der Andrologie ... 285

18.1 Allgemeine Aspekte ... 285

18.2 Korporoplastik ... 285

18.3 Schwellkörperimplantat ... 290

18.4 Mikrochirurgische Refertilisierung ... 298

18.5 Sperm Retrieval ... 303

19 Komplikationen bei der Behandlung von Notfällen ... 306

19.1 Allgemeine Aspekte ... 306

19.2 Nierenkolik ... 307

19.3 Nierentraumata ... 308

19.4 Harnverhalt ... 311

19.5 Harnröhrenabriss ... 312

19.6 Akutes Skrotum ... 313

19.7 Priapismus ... 315

19.8 Penisruptur ... 319

Sachverzeichnis ... 321

Grundlagen

1 Definition, Begriffsbestimmung

J. Neu

1.1 Allgemeine Aspekte

Dieses Werk richtet sich an Ärzte in ihrer Eigenschaft als Ausbilder, Auszubildende, Weiterzubildende, Gutachter, an Pflegepersonal, an Patienten, an meist nicht medizinisch ausgebildete Juristen, an Qualitätsmanagementbeauftragte. Diese Gruppen sprechen verschiedene (Fach-) Sprachen, was der Effizienz der Kommunikation abträglich ist.

Verwirrung in der Diskussion entsteht dabei zusätzlich durch die Verwendung inhaltlich abweichender, einander überlappender und teilweise ungenauer Begriffe aus englischsprachigen Publikationen, die in der Konsequenz auch unterschiedliche Angaben zu Häufigkeit von unerwünschten Ereignissen, Fehlern und Schäden in der medizinischen Versorgung nach sich ziehen (Sachverständigenrat für die konzertierte Aktion im Gesundheitswesen: Finanzierung, Nutzerorientierung und Qualität, Gutachten Band I, S. 290, Satz 368, Bonn 2003).

Der Expertenkreis Patientensicherheit, der beim Ärztlichen Zentrum für Qualität im Gesundheitswesen (ÄZQ) seit Ende 2001 diese Thematik im Auftrag von Bundesärztekammer und Kassenärztlicher Bundesvereinigung begleitet, hat unter Mitwirkung von Fachleuten aus Österreich, der Schweiz und Deutschland ein *Glossar Patientensicherheit/Fehler in der Medizin* erarbeitet, das einen Überblick dieser Vielfalt ermöglicht (www.forum-patientensicherheit.de).

Ein vordringliches Anliegen der Herausgeber ist es daher, die einschlägigen Begriffe, die in den Beiträgen zu den einzelnen Problemkreisen verwendet werden, vorab zu definieren, um einen Informationsverlust für den Leser durch Begriffsunschärfen oder Interpretationsdivergenzen zu vermeiden und um die notwendige Diskussion zum Thema durch eine einheitliche Nomenklatur zu unterstützen.

> ▶ Die hier verwendeten Begriffsbestimmungen orientieren sich an der deutschen zivilen Arzthaftungsrechtsprechung.

Die im nationalen und internationalen Sprachgebrauch gebräuchlichen Begriffe aus dem Bereich *Patientensicherheit* und *Fehler in der Medizin*, entlehnt aus den verschiedenartigsten Rechtssystemen, sind jeweils in Klammern den deutschen Bezeichnungen hinzugefügt.

Grundlage ärztlichen Handelns ist generell ein *Behandlungsvertrag*. Die Rechtsprechung qualifiziert diese rechtliche Beziehung zwischen Arzt und Patient als *Dienstvertrag*. Dienstvertrag deshalb, weil es dem Charakter der ärztlichen Tätigkeit entspreche, dass der Arzt dem Patienten nur eine bestimmte Dienstleistung, nicht aber den Heilerfolg schulde. Dieser ist von zahlreichen unvorhersehbaren und unbeeinflussbaren Faktoren abhängig.

Sich aus dieser Konstellation ergebende Haftungsfragen sind abschließend stets juristisch zu beurteilen. Dabei empfiehlt es sich sowohl für Ärzte als auch für Patienten, Klarheit über das juristische Beurteilungsraster zu gewinnen. So kann die in das jeweilige Extrem tendierende Erwartungshaltung auf realistische Ziele reduziert werden. Dazu gehört insbesondere ein differenzierter Umgang mit dem Begriff der „*Komplikation*", dem zentralen Thema dieses Werkes.

1.2 Komplikation

Wenn im Kontext dieses Buches von Komplikationen die Rede ist, dann sind damit Verläufe nach ärztlichen Behandlungsmaßnahmen gemeint, bei welchen entweder

- die angestrebten positiven gesundheitlichen Veränderungen objektiv (ganz oder teilweise) nicht erreicht werden, ohne dass zusätzlich (dauernde oder rückläufige) negative Folgen aufgetreten sind (Beispiel: geringgradige Bewegungseinschränkung nach Hüft-TEP-Implantation, Beweglichkeit besser als präoperativ, aber nicht volle Beweglichkeit erreicht),

oder

- die angestrebten positiven gesundheitlichen Veränderungen objektiv (ganz oder teilweise) erreicht werden, aber zusätzlich (dauernde oder rückläufige) negative Folgen aufgetreten sind (Beispiel: volle Beweglichkeit nach Knie-TEP-Implantation, aber Zahnschaden durch Anästhesie),

oder

- überhaupt keine der angestrebten positiven gesundheitlichen Veränderungen, sondern nur (dauernde oder rückläufige) negative Folgen aufgetreten sind (Beispiel: Knie-TEP-Implantation, postoperativ Infektion, Prothesenausbau, Kniegelenkversteifung).

Die vorstehende Definition macht deutlich, dass der ohne Zusatz verwendete Begriff „Komplikation" im Hinblick auf eine Ursache nicht aussagekräftig ist. Im Folgenden wird daher entweder von *vermeidbaren* oder von *unvermeidbaren* Komplikationen die Rede sein und es werden jeweils auch die Ursachen und probaten Vermeidungsstrategien für diese Komplikationen dargestellt.

1.3 Medizinischer Standard (standard care)

Bei der Behandlung schuldet der Arzt dem Patienten die im Verkehr erforderliche Sorgfalt. Diese bestimmt sich objektiv nach dem medizinischen Standard des jeweiligen Fachgebiets. Der Standard ist keine feste Größe, sondern stets für den jeweiligen Einzelfall mit den besonderen Patientendispositionen und den individuellen apparativen und organisatorischen Möglichkeiten des Arztes neu zu definieren. Grundsätzlich muss der Arzt diejenigen Maßnahmen ergreifen, die von einem durchschnittlich befähigten, gewissenhaften und aufmerksamen Arzt aus berufsfachlicher Sicht seines Fachbereichs vorausgesetzt werden.

▶ Standard – das ist nicht das nicht das mittlere Können aller, sondern das, was vom Einzelnen in einer speziellen Situation zu fordern ist.

Die Rechtsprechung erwartet demnach:
- die Beachtung der in der Wissenschaft allgemein oder überwiegend anerkannten Grundsätze für Diagnose und Therapie,
- die Beachtung des in medizinischer Praxis und Erfahrung Bewährten,
- die Beachtung des nach naturwissenschaftlicher Erkenntnis Gesicherten (BGH VersR 99, 716, OLG Hamm VersR 2002, 85).

1.4 Leitlinien (evidence-based guidelines)

Leitlinien sind systematisch entwickelte Empfehlungen über die angemessene Vorgehensweise in Diagnostik und Therapie bei speziellen Erkrankungen. Leitlinien sind in jeder Beziehung unverbindlich.

Der *gebotene medizinische Standard* wird nicht durch Leitlinien geprägt, sondern nach dem Erkenntnisstand der medizinischen Wissenschaft zurzeit der Behandlung. Richtlinien, Leitlinien oder Empfehlungen können diesen Erkenntnisstand der medizinischen Wissenschaft grundsätzlich nur deklaratorisch wiedergeben, nicht aber konstitutiv begründen (OLG Hamm VersR 04, 516).

▶ Richtlinien sind rechtlich verbindlich, auch für den, dem sie unnütz erscheinen.
Leitlinien sind rechtlich unverbindlich, aber sie sind in der Regel nützlich.

Welcher Erkenntnisstand der medizinischen Wissenschaft zum Zeitpunkt der Behandlung galt, ist grundsätzlich eine Sachverständigenfrage (OLG München VersR 07, 652). Einer Leitlinie kommt daher *keine Beweiswirkung*, sondern *allenfalls Indizwirkung* dafür zu, ob der Arzt standardgemäß gehandelt hat. Je stärker die Besonderheiten des Einzelfalles von typisierten Fallvarianten abweichen, desto schwächer ist die Indizwirkung der Leitlinien einzustufen (Ratzel, Orthopädie, Mitteilungen 2/2000, S. 102).

1.5 Behandlungsfehler (negligence, substandard care), schwerer (grober) Behandlungsfehler

Ein *Behandlungsfehler* ist gekennzeichnet durch
- objektive Standardunterschreitung durch nicht indiziertes oder unsachgemäßes Handeln (*error of commission*),
- Unterlassen einer gebotenen Maßnahme (*error of omission*),
- Verstoß gegen anerkannte Regeln der Heilkunde aufgrund Außerachtlassung derjenigen Sorgfalt, die von einem ordentlichen, pflichtgetreuen Arzt der in Rede stehenden Fachrichtung in der konkreten Situation erwartet werden kann.

Der behandelnde Arzt hat grundsätzlich für sein dem medizinischen Standard objektiv zuwiderlaufendes Vorgehen auch dann haftungsrechtlich einzustehen, wenn dieses aus seiner persönlichen Lage heraus subjektiv als entschuldbar erscheinen mag (BGH VersR 01, 646).

Ein *schwerer Behandlungsfehler* (z. B. unterlassene Thromboembolieprophylaxe bei hohem Thromboserisiko) setzt nicht nur einen *eindeutigen Verstoß* gegen bewährte ärztliche Behandlungsregeln oder gesicherte medizinische Erkenntnisse voraus, sondern erfordert auch die Feststellung, dass ein Fehler vorliegt, der *aus objektiver Sicht nicht mehr verständlich* erscheint, weil er einem Arzt schlechterdings nicht unterlaufen darf (BGH VersR 98, 457).

Behandlungsfehler lassen sich – unabhängig von der Begehungsform (Handeln oder Unterlassen) – nach verschiedensten Kriterien differenzieren.

Differenzierung von Behandlungsfehlern nach Tätigkeitsbereichen

Die in Deutschland am meisten verbreitete Methode ist die nach MERS (Medical Error Reporting System), die sich an ärztlichen Tätigkeitsbereichen orientiert (Tab. 1.1).

Differenzierung von Behandlungsfehlern nach Fehlerquellen

In den vorstehend aufgelisteten Tätigkeitsbereichen existieren jeweils mannigfaltige Risiken, Fehler zu begehen (Tab. 1.2).

1 Definition, Begriffsbestimmung

Tab. 1.1 Differenzierung von Behandlungsfehlern nach Tätigkeitsbereichen.

Ärztliche Disposition	Überweisung, FA, Konsil, stationäre Einweisung/Entlassung, Krankenhaus(not)aufnahme, Kassenärztlicher Bereitschaftsdienst, Notarzt/Notfalleinsatz
Diagnostik	Anamnese/Untersuchung, Labor/Zusatzuntersuchungen, bildgebende Verfahren, Vorsorge, diagnostische Eingriffe: endoskopisch, kardiovaskulär, PE
Therapie	Pharmaka, Rehabilitation, interventionell, Strahlen/Nuklear, Laser/Elektro, Nachsorge
Therapie, operativ	Verfahrenswahl, Durchführung, postoperative Kontrollen
Anästhesie	Medikation, Lagerung, Intensivtherapie
Prophylaxe	allgemein, Thrombose, Impfungen
Injektion/Punktion	intramuskulär, intraartikulär, intravenös, subkutan
Organisation	allgemein, ärztl. Mitarbeiter, nichtärztliche Mitarbeiter
Geräte, Medizinprodukte	Anwendung, Sicherheit
Kommunikation	Arzt/Patient, Arzt/Arzt
Indikationsstellung	Therapie, diagnostische Eingriffe
Krankenpflege	ärztliche Anordnungen
Aufklärung	Risiko, Behandlungsalternativen, Verlauf, wirtschaftliche Aspekte, Sicherung des Behandlungsergebnisses

Tab. 1.2 Differenzierung von Behandlungsfehlern nach Fehlerquellen.

Übernahme der Behandlung	■ durch Anfänger ohne genügende Erfahrung oder Anleitung ■ trotz mangelhafter Weiterbildung hinsichtlich der Behandlung bestimmter Erkrankungen ■ bei fachfachfremder Erkrankung ohne Gewährleistung des dort erforderlichen Standards ■ trotz unzureichender apparativer Ausstattung
Organisation	■ Mängel im Hygieneregime ■ Mängel von Geräten, falsche Gerätebedienung ■ Mängel von Medizinprodukten ■ unzureichende Arzneimittelvorhaltung, Implantatvorhaltung ■ unzureichende personelle Ausstattung, personelle Organisation
Diagnostik	■ Unterlassen von gebotenen Maßnahmen ■ fehlerhafte Durchführung von gebotenen Maßnahmen ■ Durchführung nicht indizierter diagnostischer Maßnahmen
Therapie	■ Nichtbeachtung von Therapieprinzipien (Reihenfolge: Standardverfahren, neue Verfahren, Heilversuch) ■ fehlerhafte Interessenabwägung bei der Indikationsstellung ■ Fehler bei der Verfahrenswahl ■ Fehler bei der Planung des gewählten (operativen) Verfahrens ■ Fehler bei der technischen Durchführung des gewählten (operativen) Verfahrens ■ Fehler im postoperativen Verlauf durch Verkennung/Vernachlässigung von Symptomen
Koordination/Kommunikation	■ Mängel im Zusammenhang mit der horizontalen Arbeitsteilung ■ Mängel im Zusammenhang mit der vertikalen Arbeitsteilung ■ Kommunikationsmängel
Beratung	Mängel in der ■ therapeutischen Beratung (unzureichende Verhaltensempfehlungen) ■ Beratung über Gefahren aus Krankheit/Behandlung ■ Beratung über Notwendigkeit weiterer Diagnostik/Behandlung ■ Verlaufsberatung (voraussichtlicher Krankheitsverlauf) ■ wirtschaftlichen Beratung
Risikoaufklärung	■ zu geringer Umfang des geschilderten Risikospektrums ■ zu später Zeitpunkt bei Elektiveingriff ■ Aufklärung ausschließlich durch Übergabe von Aufklärungsformularen ■ ungeeignete Aufklärungsperson (Berufsanfänger, der die Operation nicht kennt) ■ falscher Aufklärungsadressat (bei Minderjährigen) ■ falsche Sprache bei des Deutschen sprachunkundigen Patienten
Dokumentation	■ Mängel bei zu geringem Umfang, Ungenauigkeiten

1.6 Falsche Diagnose = fehlerhafte Diagnostik?

Irrtümer bei der Diagnosestellung, die in der Praxis nicht selten vorkommen, sind nicht zwangsläufig die Folge eines Fehlers des Arztes. Die Symptome einer Erkrankung sind nicht immer eindeutig, sondern können auf die verschiedensten Ursachen hinweisen. Dies gilt auch unter Berücksichtigung der vielfachen technischen Hilfsmittel, die zur Gewinnung von zutreffenden Untersuchungsergebnissen eingesetzt werden. Auch kann jeder Patient wegen der Unterschiedlichkeiten des menschlichen Organismus die Anzeichen ein und derselben Krankheit in anderer Prägung aufweisen. *Diagnoseirrtümer*, die objektiv auf eine Fehlinterpretation ansonsten korrekt erhobener Befunde zurückzuführen sind, können deshalb – wie der BGH immer wieder betont – nur mit Zurückhaltung als Behandlungsfehler gewertet werden. Dies gilt aber nicht, wenn Symptome vorliegen, die für eine bestimmte Erkrankung kennzeichnend sind, vom Arzt aber nicht ausreichend berücksichtigt werden (BGH VersR 03, 1256).

Der *Diagnostikfehler* ist ein Unterfall des Behandlungsfehlers.

Ein Arzt schuldet Patienten nicht in jedem Fall die objektiv richtige Diagnose (OLG Karlsruhe VersR 94, 860), sondern vielmehr die Durchführung einer fachgerechten Diagnostik.

Dazu kann insbesondere gehören:
- eine gründliche Anamneseerhebung,
- eine eigene klinische Befunderhebung (durch körperliche Untersuchung), die Durchführung und/oder Veranlassung von notwendigen Zusatzuntersuchungen,
- die Einschaltung von Ärzten anderer Fachgebiete,
- die Auswertung der eigenen und der Fremdbefunde,
- die Überprüfung zweifelhafter Fremdbefunde,
- differenzialdiagnostische Erwägungen,
- die Überprüfung der Arbeitsdiagnose bei ausbleibender Beschwerdebesserung oder bei Auftreten von neuen Symptomen, die mit der Arbeitsdiagnose unvereinbar sind.

▶ Die Diagnostik ist der Weg, die Diagnose ist das Ziel. Ein Abweichen vom richtigen Weg ist ein Behandlungsfehler.

1.7 Indikationsfehler

Jeder Heileingriff und jede Heilbehandlung muss grundsätzlich indiziert sein. Es muss also ein Grund zur Anordnung bzw. Verordnung eines bestimmten diagnostischen oder therapeutischen Verfahrens vorliegen, der die Anwendung einer ärztlichen Maßnahme rechtfertigt. Die Frage der Indikation ist deshalb auch stets eine solche der Interessenabwägung: Schwere des Krankheitsbildes, Gefährlichkeit der beabsichtigten Maßnahme, Risiko und Schwere des Eingriffs, Erfolgsaussichten und erstrebter Zweck der Heilbehandlung müssen in angemessenem und vernünftigen Verhältnis zueinander stehen (Laufs u. Uhlenbruck 1999).

Zusätzliche strenge Anforderungen an die Indikationsstellung gelten bei risikobehafteten invasiven diagnostischen Eingriffen (OLG Düsseldorf VersR 84, 643): Neben der allgemeinen Indikation müssen die diagnostische Aussagefähigkeit, das Klärungsbedürfnis des Patienten (eventuell keine therapeutischen Konsequenzen!) und die besonderen Risiken der beabsichtigten Maßnahme gegeneinander abgewogen werden.

1.8 Übernahmeverschulden

Übernimmt ein Arzt eine Tätigkeit, der er nach seinen persönlichen Fähigkeiten, seiner apparativen Ausstattung oder in seiner persönlichen Situation (z. B. Erkrankung oder Übermüdung) nicht gewachsen ist, liegt ein Übernahmeverschulden vor.

Generell hat der Arzt die nach dem Stand der medizinischen Wissenschaft für die Behandlung erforderlichen technischen Dienstmittel und Apparaturen vorzuhalten und zu verwenden.

▶ Eine Behandlung mit unzureichender technisch-apparativer Ausstattung bedeutet ein Übernahmeverschulden.

Stehen dem Arzt keine ausreichenden apparativen Bedingungen für eine standardgemäße Behandlung zur Verfügung, dann ist der Patient von vornherein in ein anderes Krankenhaus zu überweisen, das nach seiner personellen und apparativen Ausstattung diesen Standard gewährleistet. Das Unterlassen dieser Maßnahme ist ein Behandlungsfehler.

Wendet der behandelnde Arzt – was haftungsrechtlich zulässig ist – Behandlungsmethoden an, die außerhalb seines Fachgebietes liegen, muss er den Qualitätsstandard der übernommenen Behandlungsaufgabe gewährleisten (BGH VersR 82, 147).

Im Bereich der Diagnostik liegt Übernahmeverschulden dann vor, wenn eine erforderliche diagnostische Ausstattung und Spezialerfahrung fehlen (OLG Stuttgart VersR 94, 106).

1.9 Organisationsverschulden

Nach der Rechtsprechung ist die Organisation von Diagnostik und Therapie so zu gestalten, dass jede vermeidbare Gefährdung der Patienten ausgeschlossen ist (OLG Köln VersR 90, 1240).

Das beinhaltet für Ärzte und Kliniken besondere Pflichten in punkto
- hygienischer Standard (BGH VersR 91, 467),
- apparativer Standard (BGH NJW VersR 88, 179),

- Standard der Arzneimittelvorhaltung (BGH VersR 91, 315),
- Standard der Gerätesicherheit (BGH VersR 91, 310),
- personeller Ausstattungsstandard (grundsätzlich Facharztstandard):
  - Vermeidung von Anfängeroperation ohne Facharztassistenz (BGH VersR 92, 745),
  - kein auf sich allein gestellter Anfängerarzt in Klinikambulanz (BGH VersR 88, 723),
  - Facharztstandard auch im Nacht- und Sonntagsdienst (OLG Düsseldorf VersR 96, 659),
- generelle Anweisungen für interne Ablauforganisation (BGH VersR 98, 634),
- Regelung des Operationsdienstes nach ermüdendem Nachtdienst (BGH VersR 86, 296),
- Regelung für den Fall eines plötzlichen personellen Engpasses (BGH VersR 85, 1043).

1.10 Gerätevorhaltung, -sicherheit, -anwendung

Es gehört zum Pflichtenkatalog des Behandlungsvertrags, die erforderlichen apparativen Einrichtungen bereitzustellen. Dem Arzt unterläuft deshalb ein Behandlungsfehler, wenn vorhersehbar erforderliche medizinische Geräte oder Apparaturen nicht vorgehalten werden (OLG München VersR 07, 797).

Der Krankenhausträger hat dafür zu sorgen, dass die für Diagnose und Therapie benötigten medizinischen Geräte bereitgestellt werden. Die Frage, welche medizinischen Geräte vorgehalten werden müssen, hängt von dem angebotenen Leistungsspektrum der Klinik ab. Die Funktionstüchtigkeit der vorhandenen Geräte muss der Krankenhausträger durch regelmäßige Wartungen gewährleisten (BGH VersR 89, 851).

Bei der Gerätehandhabung gilt, dass sich der Arzt über die mit der Anwendung eines Geräts für den Patienten verbundenen Risiken vertraut machen muss (BGH VersR 91, 1289).

Es kann ein grober Behandlungsfehler sein, wenn vorhandene medizinische Geräte (hier: Dosisleistungsmessgerät für Strahlentherapie) für die Therapie nicht eingesetzt werden (BGH, VersR 89, 851).

1.11 Gesundheitsschaden (harm)

▶ Definition: physischer Eingriff in die körperliche Unversehrtheit, ebenso wie die physisch oder psychisch vermittelte Störung der inneren Lebensvorgänge sowie des körperlichen oder seelischen Wohlbefindens.

Ohne Belang ist dabei, auf welche Weise, für welche Dauer und wie tief greifend Körper oder Gesundheit geschädigt und Schmerzen erlitten werden (BGH VersR 91, 816). Darunter fallen auch die Auswirkungen ärztlicher Handlungen, denn *jeder* Heileingriff stellt zunächst einmal tatbestandsmäßig eine Körperverletzung dar, ist aber im Regelfall durch die Einwilligung des Patienten nicht rechtswidrig.

1.12 Kausalität im Arzthaftungsrecht (causation)

Die rechtliche Verantwortung des Arztes für eine bestimmte Behandlungsfolge setzt voraus, dass sein Verhalten den Haftungstatbestand eines Behandlungsfehlers/Aufklärungsfehlers und einer Körperverletzung verwirklicht (haftungsbegründende Kausalität) und die daraus entstehenden Gesundheitsschäden (haftungsausfüllende Kausalität) verursacht hat.

Die Haftung des Arztes für einen Behandlungsfehler umfasst regelmäßig auch die Folgen eines Fehlers des nachbehandelnden Arztes, wenn die Nachbehandlung durch den Fehler des erstbehandelnden Arztes mit veranlasst worden ist.

Diese Grenze wird erst dann überschritten, wenn es um die Behandlung einer Krankheit geht, die mit dem Anlass für die Erstbehandlung in keinem inneren Zusammenhang steht, oder wenn der die Zweitschädigung herbeiführende Arzt in außergewöhnlich hohem Maß die an ein gewissenhaftes ärztliches Verhalten zu stellenden Anforderungen außer Acht gelassen oder derart gegen alle ärztlichen Regeln und Erfahrungen verstoßen hat, dass der eingetretene Schaden seinem Handeln haftungsrechtlich allein zugeordnet werden muss (BGH VersR 03,1128).

Literatur
Hinweise unter
   www.thieme.de/komplikationenurologie.de

2 Risikofaktoren

Chr. Lassahn, M. Streibelt, Chr. Reichardt

2.1 Einleitung

Eine Verbesserung der Behandlungsergebnisse kann durch Innovationen und/oder durch Identifikation von Risikofaktoren und die systematische Vermeidung von Komplikationen erreicht werden.

Risikofaktoren in Bezug auf mögliche Schäden für Patienten gehen von allen beteiligten Personen aus: von Ärzten, medizinischem Personal, Angehörigen, aber auch von Patienten selbst (RKI 2007) sowie von deren Bereitschaft, Richtlinien und Empfehlungen zu befolgen (compliance). Im Oktober 2004 wurde von der WHO die *World Alliance for Patient Safety* (http://www.who.int/patientsafety/en/) gestartet, um Risiken für Patienten weltweit zu minimieren, die besonders in den USA in großen Studien untersucht wurden.

Menschliche Fehler sind überwiegend von Systemfehlern induziert, da menschliches Verhalten stark von Umweltbedingungen, insbesondere Zeitdruck, beeinflusst ist. Fehler können einerseits zeitnahe Auswirkungen haben, so dass diese als Fehlerfolge erkannt werden können. Im Gegensatz dazu sind solche Fehler schwierig zu entdecken, deren Wirkung erst verzögert eintritt. Diese sind deshalb der Prävention schwer zugänglich (Kohn et al. 2000).

Daneben können Gefahren für die Patientensicherheit ausgehen von Arzneimitteln, Medizinprodukten, Prozessen (z.B. zur Aufbereitung von Instrumenten), von Rahmenbedingungen der medizinischen Leistungserbringung (ungenügende Instandhaltung) sowie von einer fehlerhaften Organisation.

Die *systematische* Beschäftigung mit Komplikationen und unerwünschten Ereignissen führt mittelfristig zur Verbesserung der Ergebnisse, insbesondere wenn Ergebnisse fehlerhafter Abläufe regelmäßig und standardisiert erfasst werden (Gastmeier et al. 2006). Lernen aus Fehlern (und anerkannten Gefährdungssituationen) ist individuell möglich (RKI 2001).

Wichtig ist die Entwicklung einer Fehlerkultur. Diese wird stark geprägt durch die Vorbildfunktion des Chefarztes im Krankenhaus oder vom Inhaber einer Arztpraxis. Von den Einrichtungsleitern sollten Leitfäden herausgegeben werden, die zeigen, wie mit Fehlern und erkannten Risiken in ihrer Abteilung/Praxis offen und verantwortungsbewusst umgegangen werden soll. Besonders in der Aus- und Weiterbildung von Ärzten und medizinischem Personal muss darauf geachtet werden, aktuelle Beispiele von vermeidbaren Fehlern anzusprechen (Fischer et al. 2006). Das offene Bekenntnis zu eigenen Fehlern unter Ärzten und nichtärztlichem Personal ist Voraussetzung für einen professionellen Umgang mit Fehlern – aber leider immer noch Tabuthema. Weitere Quellen für Risikoinformationen sind:

- Fehlermeldesysteme (CIRS – Critical Incidence Reporting System),
- Behandlungsfehlerregister (MERS – Medical Error Reporting System, siehe bei Schaffartzik u. Neu 2008),
- Komplikationskonferenzen,
- Komplikations- und Infektionsstatistiken,
- Qualitätszirkel,
- Krankenaktenanalyse,
- systematische Beobachtung,
- Schadensstatistiken.

▶ Unabhängig von der Erhebensmethode eines Problems ist entscheidend, dass *Ursachenketten* analysiert und *gezielte Maßnahmen umgesetzt* werden.

2.2 Medizinisches Personal als Risikofaktor am Beispiel „Krankenhausinfektionen"

Bei der Prävention von Krankenhausinfektionen spielt die Umsetzung krankenhaushygienischer Richtlinien durch das medizinische Personal in der täglichen Praxis eine entscheidende Rolle. Die Ziele der Hygiene (RKI 2004), *„... die Rate nosokomialer Infektionen, die Zahl von Ausbrüchen und die Verbreitung von Erregern mit besonderen Resistenzen in medizinischen Einrichtungen zu senken ..."* finden in der Ärzteschaft uneingeschränkte Zustimmung. Dennoch besteht eine sog. „Effektivitätslücke", d.h., grundsätzlich sind Hygieneregeln und deren Notwendigkeit bei medizinischem Personal bekannt, andererseits wird aber aus vielfältigen Gründen (z.B. schlechte Ausstattung mit Händedesinfektionsmittelspendern, Zeitmangel, Bequemlichkeit, fehlende Motivation) nicht ausreichend danach gehandelt (Reichardt et al. 2008).

Die Anwendung von Modellen aus der Verhaltenspsychologie zur Compliance-Steigerung ist für die Händedesinfektion als Infektionskontrollmaßnahme untersucht. Gängige Maßnahmen zur Compliance-Steigerung sind Fortbildungen und Ermahnungen. Dabei zeigt sich immer wieder, dass *nur kurzfristige* und geringe Effekte erzielt werden können. Pittet und Mitarb. haben eine sog. multimodale Intervention an einem Krankenhaus durchgeführt, in deren Verlauf die Compliance der Händedesinfektion von 48 % auf 66 % gesteigert werden konnten. Allerdings konnten diese Steigerung in erster Linie bei dem

Pflegepersonal erreicht werden, während das Verhalten der Ärzte nahezu unverändert blieb (Pittet 2000). So genannte multimodale Interventionen zielen auf verschiedene arbeitsorganisatorische und administrative Ebenen ab. Sie beinhalten neben Fortbildungen, Erinnerungshilfen, Optimierung des Arbeitsumfelds, Rückmeldung von Erfolg, auch eine Verpflichtung der obersten administrativen Ebene, um der zu intervenierenden Maßnahme eine hohe Priorität zu verleihen. Vorgesetzte müssen sich vorbildlich verhalten!

2.3 Risikofaktor Arzt

Individuelle Einflussfaktoren

Der Arzt hat eine zentrale Rolle im Gesundheitssystem. Die Erhebung der Vorgeschichte, die Frage nach den Beschwerden, die klinische Untersuchung, die Einleitung weiterer Diagnostik und in der Folge seine Therapieempfehlung sind wichtige Entscheidungspunkte im Behandlungsprozess. Die Quote der richtigen Entscheidungen des behandelnden Arztes und die Behandlungsqualität schlechthin hängt von der individuellen Qualifikation, Erfahrung, den aktuellen Rahmenbedingungen der Entscheidungssituation (Stress, Notfall) sowie vom aktuellen Sorgfaltsniveau ab. Speziell in der Urologie hat die individuelle Erfahrung eines Operateurs einen gesicherten Einfluss auf das Behandlungsergebnis. Mit zunehmender Operationsfrequenz pro Jahr verbessern sich die Operationsergebnisse.

▶ Zur Sorgfaltspflicht gehört das Erkennen und Einschätzen der eigenen Grenzen.

Es lassen sich 4 Phasen in der individuellen Entwicklung der Selbstwahrnehmung unterscheiden:
- Die begründete Unsicherheit,
- die unbegründete Sicherheit,
- die unbegründete Unsicherheit,
- die begründete Sicherheit.

Nicht jedes Stadium wird erreicht bzw. durchlaufen (Sachs 1834).

Kollektive Einflussfaktoren

Vielfach sind heute mehrere Ärzte an der Behandlung eines Patienten beteiligt: im ambulanten Bereich Haus-, Fach- und Konsiliarärzte sowie sektorübergreifend Ärzte in Rehabilitationseinrichtungen und Akutkrankenhäusern. Aber auch innerhalb größerer Organisationen wie Gemeinschaftspraxen, medizinischen Versorgungszentren und Kliniken liegt eine Arbeitsteilung vor, die ein eigenes Risiko darstellt. Teilweise wird von Fachgesellschaften durch Vereinbarungen bzw. durch die Rechtsprechung beispielsweise die Aufgabenabgrenzung zwischen Urologen und Anästhesisten determiniert (Weißauer 1984). Innerhalb einer Fachabteilung spielen zudem Regelungen zur Absicherung von diagnostischen/therapeutischen Entscheidungen eine Rolle (Facharztstandard).

2.4 Risikofaktor Patient

Ein und dasselbe Therapie- oder Operationsverfahren kann zu sehr unterschiedlichen Komplikationsraten führen, wenn vorbestehende oder neu hinzugetretene Begleiterkrankungen des Patienten das Ergebnis beeinflussen. So erhöht ein Diabetes mellitus, insbesondere eine perioperative Hyperglykämie (> 200 mg/dl; > 11,1 mmol/l), das Risiko einer postoperativen Wundinfektion. Das Haupterregerreservoir stellt die patienteneigene Keimbesiedlung dar. Darüber hinaus können Erreger aus vom Operationsgebiet entfernten Regionen stammen, insbesondere aus dem Nasen-Rachen-Raum. Mangelernährung (auch Reduktionsdiät 6 Monate präoperativ), Rauchen (mindestens 30 Tage präoperativ relevant), maligne Erkrankungen, Immunsuppression sowie eine Anämie stellen Risikofaktoren für eine postoperative Wundinfektion dar. Bekannt ist auch die Gefahr von bakteriellen Spätinfektionen von Implantaten, ausgelöst durch Zahnbehandlungen.

Die richtige Behandlungsempfehlung und -durchführung des Arztes führt nicht per se zu einem guten Behandlungsergebnis. Entscheidend für den Behandlungserfolg ist auch die Bereitschaft des Patienten, ärztliche Anordnungen und Empfehlungen zu befolgen (*compliance*).

2.5 Risikofaktor nichtärztliche Therapeuten

Ärztliche Anordnungen und Verordnungen führen zu Folgehandlungen anderer Berufsgruppen, die teilweise oder weitgehend autonom am Patienten tätig werden. Folglich ergeben sich Risikofelder bei der Indikation und Verordnung durch den behandelnden Arzt, bei der Kommunikation mit und bei der Leistungserbringung durch nichtärztliches Personal. Ein partielles Expertentum, z. B. bei Physiotherapeuten, führt zu einer hohen Autonomie bei der Leistungsdurchführung. Störungen bei der Kommunikation bergen Risiken für vermeidbare unerwünschte Ereignisse.

Während ärztliche Handlungen stark durch wissenschaftliche Studien untersucht werden (Evidenced Based Medicine, Oxford Center 2001), gilt das nicht in gleicher Weise für Standards in der Pflege und in der Physiotherapie. Insofern ist grundsätzlich denkbar, dass bei vielen Maßnahmen der empirisch vermutete Behandlungsnutzen wissenschaftlich nicht nachweisbar ist.

2.6 Perioperative Antibiotikaprophylaxe

Die perioperative Infektionsprophylaxe durch Antibiotika bei ausgewählten Eingriffen (z. B. Implantate) ist noch nicht flächendeckend etabliert, obgleich umfangreiche Empfehlungen und Leitlinien vorliegen (Vogel et al. 2004).

2.7 Sektorübergreifende Behandlungsstandards zur Verringerung von Behandlungsrisiken

Die Gesundheitsversorgung in Deutschland ist traditionell in Sektoren (ambulanter, akutstationärer und rehabilitativer Sektor) gegliedert. Mit dem Gesundheitsmodernisierungsgesetz (GMG) wurde die sektorübergreifende „Integrierte Versorgung" (IV) definiert. Im Zentrum stand die Schaffung von Rahmenbedingungen für sektorübergreifende Behandlungsmodelle. Damit soll der Behandlungsablauf für den Patienten transparent werden. Alle an der Behandlung beteiligten Leistungserbringer erhalten frühzeitige und umfassende Informationen über den Patienten. Angestrebt ist eine Verbesserung der Behandlungsqualität, insbesondere auch durch die Vermeidung von potenziellen Risiken während der Behandlung.

In der Integrierten Versorgung sind eine enge Zusammenarbeit und ein geregeltes Informationsmanagement von Ärzten und Therapeuten des Krankenhauses und der Reha-Klinik zentrale Bestandteile. Dies gewährleistet einen geregelten Informationsaustausch zwischen dem Haus- und dem behandelnden Arzt sowie diesem und dem Arzt in der Reha-Klinik, sodass relevante Informationen über den Patienten zu jedem Zeitpunkt adäquat verfügbar sind. Die Integrierte Versorgung zeichnet sich durch folgende Merkmale aus:

- Im IV-Programm wird eine zentrale Informationsstelle für wesentliche behandlungsrelevante Daten zur Nutzung aller Beteiligter geschaffen.
- Einrichtung eines IV-Sekretariates als Anlaufstelle für den Patienten. Die Informationsübertragung vom Akutkrankenhaus zur Reha-Klinik erfolgt bereits mit der Planung des Operationstermins und nicht erst mit dem Transfer des Patienten.
- Es gibt eine durchgehende Dokumentation in Form eines „Patientenpasses".
- Rehabilitationsarzt und behandelnder Krankenhausarzt führen gemeinsame Visiten durch, bei denen der optimale Verlegungszeitpunkt bestimmt und patientenindividuelle Besonderheiten (und Risiken) dokumentiert werden.
- Physiotherapeuten der Rehabilitationsklinik übernehmen bereits im Akutkrankenhaus nach einer Woche die Therapie.
- Ein 10-Jahres-Nachsorge-Programm hilft, Spätkomplikationen zeitgerecht zu entdecken und Daten zur langfristigen Evaluation zu erheben.

Die Regeln der Abläufe werden in einem Diagramm abgebildet, das den Namen *Behandlungspfad* (auch Betreuungspfad, Klinikpfad, critical pathway methods) trägt. Das ist eine „erweiterte Neuauflage" bewährter praktischer Behandlungsleitlinien, die ihren Ursprung hatten in klinikinternen Dienstanweisungen. Das bekannteste Werk dieser Art im deutschen Sprachraum war die erstmalig 1978 aufgelegte Monographie von Pichlmayr u. Grotelüschen über die prä-, intra- und postoperative Therapie in der Allgemeinchirurgie. Die von der Arbeitsgemeinschaft wissenschaftlicher medizinischer Fachgesellschaften (AWMF) seit 1998 publizierten Leitlinien haben eine ähnliche Zielsetzung.

Im Gegensatz zu den genannten ärztlichen Handlungsanweisungen werden die „Pfade" nach einer Kommunikation aller am oder für den Patienten arbeitenden Berufsgruppen entwickelt.

Durch die Definition und das Transparentwerden der Handlungsabläufe kommen ähnliche Prinzipien zur Anwendung wie bei der DIN EN ISO 9001:2008-Zertifizierung.

▶ Die Entwicklung von Behandlungspfaden entspricht der Vorbereitung eines Zertifizierungsaudits.

Hingewiesen werden muss darauf, dass erstens die in den Behandlungspfad eingeschleusten Patienten sorgfältig ausgewählt werden müssen; nicht jeder Patient kann einer gewollten Schematisierung entsprechend behandelt werden. Zweitens ist der Nutzen der Behandlungspfade in der operativen Medizin keineswegs wissenschaftlich, d. h. in diesem Fall evidenzbasiert, bewiesen. Bisher wird die Anwendung dieser Methode allenfalls aus medizinischer Expertensicht empfohlen (Ronellenfitsch et al. 2008).

Literatur
Hinweise unter
www.thieme.de/komplikationenurologie.de

3 Risiko- und Fehlermanagement

K. Burghofer, Chr. K. Lackner

3.1 Qualitätsmanagement und Qualitätsentwicklung

Unter Qualitätsmanagement (QM) versteht man eine systematische Strategie mit dem Ziel einer stetigen Qualitätsverbesserung in einer Institution: Organisation, Arbeitsabläufe und Ergebnisse werden regelmäßig nach bestimmten standardisierten Vorgaben dokumentiert, überprüft und ggf. verändert (Bundesministerium für Gesundheit 2008). Qualitätsmanagement und Qualitätsentwicklung stellen somit einen kontinuierlichen Prozess dar, bei dem die kontinuierliche Optimierung der Struktur-, Prozess- und Ergebnisqualität angestrebt wird (Abb. 3.1).

Bereits seit dem Jahr 2000 sind Krankenhäuser und stationäre Vorsorge- und Rehabilitationseinrichtungen zur Einführung und Weiterentwicklung eines internen Qualitätsmanagements gesetzlich verpflichtet (Bundesministerium für Gesundheit 2008). Dabei werden die Belange der Patienten und die Patientensicherheit ins Zentrum der Qualitätsmanagementmaßnahmen gestellt. Die medizinischen Leistungen sind an den medizinischen Notwendigkeiten und den Bedürfnissen der Patienten auszurichten. Sie müssen ausreichend, zweckmäßig, bedarfsgerecht sein und in der fachlich gebotenen Qualität erbracht werden (Bundesministerium für Gesundheit 2006). Die „Kundenorientierung" im Sinne des Qualitätsmanagements zielt nicht nur auf die Patienten, sondern auch auf Mitarbeiter, Zuweiser, andere Fachabteilungen und kooperierende Einrichtungen. Qualitätsmanagement impliziert somit auch ein hohes Maß an Mitarbeiterorientierung. Steil hierarchische Strukturen müssen aufgebrochen werden, gleichzeitig muss die Kooperation und Kommunikation zwischen verschiedenen Berufsgruppen intensiviert und sachgerecht gestaltet werden. Für die erfolgreiche Etablierung eines QM-Systems ist deshalb Veränderungsbereitschaft unabdingbar; Veränderungen dürfen nicht als Bedrohung, sondern müssen als Chance empfunden werden. Wichtig ist, dass die Prozesse auch von der Klinikleitung bzw. von der Führungsebene angestoßen, mitgetragen und unterstützt werden.

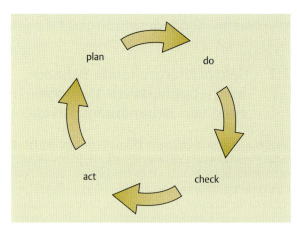

Abb. 3.2 PDCA-Zyklus (nach Kleine u. Ennker 2008).

Zunächst gilt es, die Erhebung des Ist-Zustands durchzuführen. Im Sinne eines Leitbilds ist die Qualitätspolitik zu erarbeiten. Daraufhin sind *konkrete* Qualitätsziele festzulegen, deren Erreichung anhand definierter Kriterien gemessen wird (Kleine u. Ennker 2008). Hierfür gilt es, QM-Beauftragte auszuwählen und interdisziplinär zusammengesetzte Qualitätszirkel zu etablieren. Um einen möglichst hohen Identifikationsgrad mit den QM-Maßnahmen zu erreichen, sollten möglichst viele Mitarbeiter eingebunden werden.

Grundlage für die Qualitätsmanagementsysteme stellt dabei der PDCA-Zyklus (plan – do – check – act) dar (Kleine u. Ennker 2008) (Abb. 3.2).

Der PDCA-Zyklus verdeutlicht noch einmal, dass es sich bei QM-Maßnahmen nicht um einmalige, sondern um stetige Prozesse handelt. Qualitätsmanagement im Gesundheitswesen verfolgt dabei die Ziele, Transparenz zu fördern, Prozesse zu optimieren, Ressourcen frei zu setzen und letztlich Kosten zu sparen, die Außendarstellung der Einrichtung zu verbessern und die Kundenbindung zu erhöhen. Des Weiteren sollen Leitlinien, Patientenpfade, dokumentierte Verfahren und Verweise zur Prozesslenkung erarbeitet werden (Krämer 2007). Durch eine Zertifizierung können die QM-Maßnahmen zusätzlich nach

Struktur z. B. Qualifikation des Personals technische Ausstattung bauliche Gegebenheiten	Prozess z. B. Informationsweitergabe diagnostische Abläufe Entscheidungsprozesse	Ergebnis z. B. Heilungserfolg Patientenzufriedenheit Komplikationsrate

Abb. 3.1 Struktur-, Prozess- und Ergebnisqualität.

außen dokumentiert und dadurch externe Anerkennung und Wettbewerbsvorteile erreicht werden.

Welches Verfahren hierfür angewendet wird, ist nicht vorgeschrieben (Krämer 2007). Exemplarisch wird im Folgenden das KTQ-Zertifizierungsverfahren kurz erläutert.

Kooperation für Transparenz und Qualität im Krankenhaus (KTQ, www.ktq.de)

Dieses Zertifizierungsverfahren wurde speziell für den Gesundheitssektor entwickelt. Seit 2002 wird es zur Bewertung des Qualitätsmanagements in Krankenhäusern eingesetzt. Grundlage hierfür ist der KTQ-Katalog, in dem 72 Kriterien zur Qualität der Prozessabläufe der stationären medizinischen Versorgung festgeschrieben wurden. Diese können unter den folgenden 6 Kategorien subsumiert werden:
- Patientenorientierung,
- Mitarbeiterorientierung,
- Sicherheit im Krankenhaus,
- Informationswesen,
- Krankenhausführung,
- Qualitätsmanagement.

Nach der Selbstbewertung kann sich eine Klinik zur Fremdbewertung durch eine KTQ-Zertifizierungsstelle anmelden. Ein KTQ-Auditorenteam führt die Fremdbewertung durch. Als letzter Schritt erfolgt die Zertifizierung und Veröffentlichung des KTQ-Qualitätsberichts (Kooperation für Transparenz und Qualität im Gesundheitswesen 2008). Nachteil dieses Verfahrens ist, dass nur ganze Einrichtungen, jedoch keine einzelnen Abteilungen zertifiziert werden können (Kleine u. Ennker 2008).

Weitere weit verbreitete Verfahren sind das EFQM-Modell der European Foundation for Quality Management sowie die Zertifizierung nach der Qualitätsmanagementnorm DIN EN ISO 9000 ff.

3.2 Human Factor in der klinischen Medizin

Human Factor ist ein wissenschaftlicher Ansatz, der sich mit dem Agieren des Menschen in einem komplexen System beschäftigt. Er verfolgt das Ziel, die Interaktion zwischen Mensch, Team, Organisation sowie die Schnittstelle zwischen Mensch und Technik zu optimieren, sodass Sicherheit und Effizienz erhöht werden können. Die Arbeitsumgebung (inklusive der Ausrüstung, technischen Geräte, Hilfsmittel) ist so zu gestalten, dass sie mit der Leistungsfähigkeit und Erwartungshaltung des Menschen kompatibel ist (Badke-Schaub et al. 2008, Salvendy 2006).

In der Medizin sind derartige Ansätze noch relativ neu. Bis dato werden in der Ausbildung zum Arzt überwiegend Wissen und Fertigkeiten, sog. „technical skills", vermittelt.

Die sog. „soft skills" und „teamwork skills" bleiben außen vor. Dabei handelt es sich im Wesentlichen um:
- Kommunikation,
- situationsgerechtes Bewusstsein,
- Entscheidungsfindung,
- Kooperation,
- Führung und Organisation.

In anderen Hochrisikobereichen wird diesen Faktoren schon seit langem mit entsprechenden Trainingsmaßnahmen begegnet. In der Medizin beginnt man derzeit, empirische Befunde zum Einfluss des Human Factors zusammenzutragen. Dabei stellen sich nicht nur die Fehlerhäufigkeit, Häufigkeit juristischer Klagen und die Patientensicherheit als abhängige Variablen dar, sondern ebenso die Zufriedenheit der Patienten wie die (berufliche) Zufriedenheit der behandelnden Ärzte. Um den Menschen nicht ausschließlich als Risikofaktor zu begreifen, sondern sein Potenzial als Sicherheitsressource ausschöpfen zu können, muss zunächst das Bewusstsein dafür erreicht werden, unter welchen Arbeits- und Rahmenbedingungen optimale Leistungen erbracht werden können und ab wann Leistungsgrenzen erreicht bzw. überschritten werden. Viele Ärzte vertreten nach wie vor die Auffassung, dass sie unter Stress genauso leistungsfähig sind und persönliche Stressoren außen vor lassen können (Sexton et al. 2000). Gleichzeitig geben 59 % der Ärzte in einer Umfrage an, ausgelaugt zu sein, nicht richtig zu schlafen und zu essen (Ruebsam-Simon 2002). Beim Vergleich früherer Dienstpläne mit neuen konnte zudem belegt werden, dass die Fehlerhäufigkeit mit der Übermüdung steigt (Risser et al. 1999). Dabei ist der Zusammenhang zwischen der individuellen Leistungsfähigkeit und dem Grad der Beanspruchung seit langem bekannt; er wurde schon 1908 von Yerkes u. Dodson beschrieben (Yerkes u. Dodson 1908).

Die maximale Leistungsfähigkeit wird bei einem mittleren Anspannungsgrad erzielt, wenn man gefordert, aber nicht überfordert wird, sodass man aufmerksam und vigilant ist, zielgerichtet und, falls notwendig, auch schnell reagieren kann. Ist der Grad der Beanspruchung zu gering, so resultiert daraus Unterforderung, die Leistung sinkt. Ist der Grad der Beanspruchung zu hoch, so führt dies zu Überforderung. Dadurch entsteht Stress, die Leistung sinkt ebenfalls (Udris u. Frese 1992) (Tab. 3.1).

Stress entsteht, wenn die Anforderungen der Situation die eigenen Bewältigungsmechanismen übersteigen. Wichtig ist in diesem Zusammenhang, dass sich die Wirkung unterschiedlicher Stressoren aufsummiert. Sind beispielsweise die grundlegenden physiologischen Bedürfnisse, wie etwa Schlaf, Hunger, Durst, nicht gestillt, so wirken diese Defizite als Stressoren (Maslow 1943).

Kommen in einer akuten Situation weitere Stressoren hinzu, so summiert sich deren Wirkung. In der akuten Situation genügt dann ein vergleichsweise geringer Stressor, um jemanden an die Grenze seiner Kapazität zu führen.

Tab. 3.1 Grundtypen der Über- und Unterforderung (nach Udris u. Frese 1992).

	Überforderung	Unterforderung
quantitativ	- Zeitdruck - Hetze - Akkord - zu viel zu tun	- zeitlich monoton, z. B. bei Überwachungstätigkeit - zu wenig zu tun
qualitativ	- Schwierigkeit - Kompliziertheit - Unklarheit der Anweisungen	- inhaltlich monoton - Nichtausnutzung von Fertigkeiten und Fähigkeiten

In der Medizin ist man häufig mit Zeitknappheit, Informationsmangel, unklaren oder widersprüchlichen Vorgaben, Tätigkeitsunterbrechungen durch Telefon, Piepser usw., als akute Stressoren konfrontiert. Häufige chronische Stressoren sind:
- Kommunikations- und Kooperationsbarrieren durch hierarchische Strukturen und Konkurrenzkämpfe,
- Meinungsverschiedenheiten und Rivalitäten im Team bis hin zu Intrigen und Isolation,
- lange Dienstzeiten und chronischer Schlafmangel,
- Unsicherheit aufgrund befristeter Arbeitsverträge,
- hoher Anteil an Bürokratie und fachfremder Tätigkeiten,
- Unvereinbarkeit von Familie und Beruf.

Im beruflichen Umfeld trifft man vorwiegend auf die sog. „daily hassles" (Kanner et al. 1981). Darunter werden die alltäglichen Unannehmlichkeiten verstanden, welche einem die Arbeit erschweren. Kumulieren derartige Ereignisse, kann dies dazu führen, dass sich jemand kognitiv und emotional dauerhaft gestresst fühlt (Udris u. Frese 1992).

Um das Leistungs- und Sicherheitspotenzial, aber auch die Zufriedenheit der Mitarbeiter im Dienstleistungssektor Medizin zu erhöhen, ist ein Umdenken erforderlich. Es gilt, die menschlichen Leistungsgrenzen zu akzeptieren und mit entsprechenden Sicherheitsvorkehrungen darauf zu reagieren. Der Faktor Mensch muss als wichtigste Ressource in der Medizin begriffen werden, an dessen Eigenheiten das System ausgerichtet werden muss und nicht wie bisher umgekehrt. Gleichzeitig sollte jeder Mitarbeiter versuchen, Stressoren weitestgehend zu eliminieren bzw. ihre Wirkung zu verstehen und sie abzumildern und umgekehrt seine Ressourcen auszubauen. In diesem Zusammenhang gilt es, das eigene Zeitmanagement ebenso wie das eigene Kommunikations- und Kooperationsverhalten, aber auch die lange tradierten, jedoch deshalb nicht weniger dysfunktionalen Überzeugungen (z. B. „Arbeit darf keinen Spaß machen", „ich muss immer perfekt funktionieren", „ich muss alle Probleme alleine lösen") kritisch zu hinterfragen. Die eigenen Ressourcen können durch regelmäßige Trainingsmaßnahmen, Aktualisierung des Fachwissens, vorausschauende Planung, eine ausgewogene Work-Life-Balance erhöht werden. Zudem lassen sich in einer akuten Stresssituation durch das Einbeziehen weiterer Teammitglieder wertvolle Ressourcen nutzen. Zuletzt sind die Human Factor Trainings zu nennen, die die rein fachliche Ausbildung flankieren sollten: „Training efforts to minimize error and enhance patient safety must address human factor causes of error." (Fabry u. Zayas-Castro 2008)

3.3 Risikomanagement in der Medizin

Durch den zunehmenden Kostendruck im Gesundheitswesen wurde eine Verkürzung der Verweildauer bei stationären Aufenthalten bei gleichzeitig ansteigenden Fallzahlen induziert. Zudem lässt sich derzeit gerade eine Ausdünnung der Krankenhauslandschaft beobachten, da kleinere Kliniken komplett wegfallen oder sich seitens des Versorgungsportfolios neu ausrichten und z. B. einzelne Fachabteilungen schließen. Für die verbleibenden Kliniken bedeutet dies, dass im Trend die Behandlungsdichte steigt. Durch den zunehmenden Zeitdruck erhöht sich die Anfälligkeit für stressbedingte Risikosituationen (Ennker et al. 2007). Zusätzlich erfordert diese Entwicklung eine intensivere Kooperation zwischen den verschiedenen Einrichtungen bzw. Sektoren des Gesundheitswesens. Mit dieser Vernetzung nehmen auch die Schnittstellen und ihre Risiken in ihrer Bedeutung erheblich zu. Die Komplexität der Medizin wird ferner durch die enormen Fortschritte und den umfangreichen Einsatz technischer Geräte erhöht. Auf Seiten der Patienten wachsen die Ansprüche, gleichzeitig nimmt jedoch auch die Zahl ihrer Risikofaktoren zu: Die Zahl älterer Patienten mit einer Reihe Vor- und Begleiterkrankungen steigt.

Im angloamerikanischen Raum finden sog. „risk manager" als Stabspositionen in vielen Kliniken bereits weite Verbreitung. In deutschen Einrichtungen stellen sie derzeit noch die Ausnahme dar.

Als Risiko wird das Produkt zwischen der Eintretenswahrscheinlichkeit eines Ereignisses und dem damit verbundenen Schadensausmaß definiert. Risikomanagement ist ein systematischer Prozess, bei dem Risiken identifiziert und analysiert und entsprechende Strategien und Gegenmaßnahmen zur Risikominimierung etabliert werden. Professionelles Risikomanagement setzt bereits vor dem Auftreten von Fehlern ein und verfolgt damit im Grunde zunächst einen präventiven Ansatz. Es stellt einen integralen Bestandteil der medizinischen Qualitätsentwicklung dar (Krämer 2007). Analog zum Qualitätsmanagement handelt es sich auch beim Risikomanagement um einen kontinuierlichen Prozess. Im Wesentlichen besteht dieser aus den in Abb. 3.3 genannten Elementen (Ennker et al. 2007).

Wichtige Instrumente zur Identifizierung von Risiken in der Medizin sind beispielsweise
- Monitoring von Routinedaten,
- Auswertung von Krankenakten,

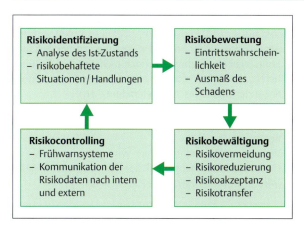

Abb. 3.3 Bestandteile und kontinuierlicher Kreislauf des Risikomanagements (nach Ennker et al. 2007).

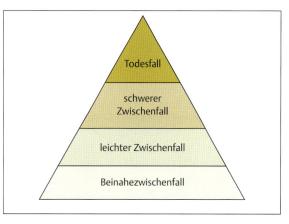

Abb. 3.4 Pyramide sicherheitsrelevanter Ereignisse (nach Paula 2007, Rall et al. 2001, 2007).

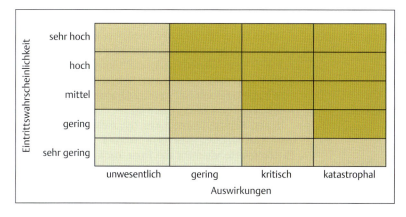

Abb. 3.5 Risikograph – Risikobewertung anhand der beiden Dimensionen Eintrittswahrscheinlichkeit und Auswirkungen (nach Paula 2007).

- Morbiditäts- und Mortalitätskonferenz,
- Behandlungsfehlerregisterauswertung,
- Beschwerdemanagement,
- Patientenbefragung,
- FMEA (Failure Mode and Effects Analysis oder Fehlermöglichkeits- und Einflussanalyse: Ein interdisziplinäres Team bewertet die Wahrscheinlichkeit des Auftretens sowie des Entdeckens potenzieller Fehlerfolgen sowie möglicher Auswirkungen. Zudem werden geeignete Strategien und Maßnahmen zur Prävention festgelegt.),
- CIRS (Critical Incident Reporting System: In anonymen, freiwilligen, häufig webbasierten Meldesystemen werden kritische Ereignisse und Zwischenfälle systematisch, einheitlich und fachgruppenübergreifend erfasst. Gleichzeitig stellt dies ein wesentliches Element für die Entwicklung einer neuen Sicherheits- und Lernkultur dar.).

Um Zwischenfälle mit großem Schadenspotenzial zu vermeiden, müssen bereits kleinere Fehler verhindert werden.

Die sog. „near misses", die Beinahezwischenfälle (Abb. 3.4), bergen ein sehr hohes Lernpotenzial und sollten zur Risikoreduzierung herangezogen werden. Da de facto niemand zu Schaden gekommen ist, ist die Hemmschwelle, darüber zu berichten, auch deutlich geringer. Darüber hinaus zeigen Beinahezwischenfälle nicht nur die Schwächen, sondern auch die Stärken und Sicherheitsstrategien und -ressourcen eines Systems, da Faktoren existieren, die eine Schädigung verhindern konnten (Paula 2007).

Die Risikobewertung erfolgt anhand der beiden Kategorien „Eintrittswahrscheinlichkeit" und „Auswirkungen" (Abb. 3.**5**).

Durch diese Risikobewertung ergibt sich auch gleichzeitig eine Priorisierung der Aufgabenfelder. Es lässt sich erkennen, welche Risiken als „akzeptabel" (hell), im ALARP-Bereich angesiedelt („as low as reasonably practicable"; mittel) und welche Risiken als „inakzeptabel" (dunkel) zu werten sind. Risiken im ALARP-Bereich sind auf ein tolerierbares und praktikables Maß zu minimieren.

Vom Aktionsbündnis Patientensicherheit wurden zunächst die Themengebiete Arzneimitteltherapiesicherheit und Händehygiene („Aktion Saubere Hände" www.aktion-saubere-haende.de) als wichtige Felder identifiziert (Aktionsbündnis Patientensicherheit 2007). Hierzu wurden zwischenzeitlich entsprechende Handlungsempfehlungen, Checklisten und Medikationspläne erstellt. Zudem wurden Empfehlungen zur Prävention von Eingriffsverwechslungen in der Chirurgie erarbeitet (http://www.aktionsbuendnis-patientensicherheit.de).

Als allgemeine Strategien zur Risikobewältigung in der Medizin lassen sich exemplarisch folgende Faktoren anführen (Bauer 2005, Ennker et al. 2007, Paula 2007):

- Umsetzung von Arbeitszeitmodellen, Einhaltung von Dienstplänen,
- Intensivierung der interdisziplinären Zusammenarbeit, interprofessionelle Arbeitsteilung,
- regelmäßige Klinikkonferenzen, Fortbildungen, strukturierte Weiterbildung mit Personalgesprächen,
- Vereinfachung, Systematisierung und Standardisierung von Abläufen,
- Einsatz von Checklisten, Leitlinien und Behandlungspfaden,
- technische Sicherheitsvorkehrungen (z. B. Stecker passt nur am richtigen Anschluss),
- Schulung in der Gerätebedienung, Wartung, Gerätesicherheit,
- strukturierte Patientenübergabe,
- Patientenidentifikationshilfen,
- Markierung des OP-Gebiets,
- Vier-Augen-Prinzip, Schaffung von Redundanzen,
- Human Factor einplanen.

3.4 Fehler und Fehlerentstehungsmechanismen

Die im Jahr 1999 erschienene Dokumentation „To err is human" (Insitute of Medicine 1999) thematisiert Fehlhandlungen in der Medizin und löste damit eine Vielzahl an Untersuchungen über deren Quantität und Qualität, zu ihren Ursachen und Ansätze zu ihrer Vermeidung bzw. Minimierung aus (Stelfox et al. 2006). Stabilen Annahmen zufolge sterben jährlich ca. 44.000–98.000 US-Bürger aufgrund von Fehlern in der Medizin (Sexton et al. 2000). Damit stehen die medizinischen Behandlungsfehler an 8. Stelle der Todesursachen, noch deutlich vor Verkehrsunfällen, Brustkrebs und HIV. Für Deutschland liegt nur wenig entsprechend belastbares Zahlenmaterial vor. Häufig werden deshalb Behandlungsfehlervorwürfe herangezogen. Davon gibt es in Deutschland pro Jahr ca. 40.000, wovon etwa 60 % auf den Klinikbereich entfallen. Bei Differenzierung nach Fachgebieten sind davon in erster Linie operative Fächer und die Geburtshilfe betroffen. 38 % der Behandlungsfehlervorwürfe richten sich an die Chirurgie, 15 % an die Orthopädie und 14 % an die Gynäkologie/Geburtshilfe (Paula 2007).

Das Aktionsbündnis Patientensicherheit e. V. legt jährlich einen umfassenden Forschungsbericht nach Review der internationalen Literatur vor. Diesem Bericht zufolge tritt bei 5–10 % der Krankenhauspatienten ein unerwünschtes Ereignis (UE), bei 2–4 % ein vermeidbares unerwünschtes Ereignis (VUE) und bei 1 % ein Behandlungsfehler auf:

- Als *unerwünschtes Ereignis* wird ein negatives Behandlungsergebnis definiert, das sich nicht auf den Gesundheitszustand des Patienten zurückführen lässt, sondern Folge der medizinischen Behandlung ist.
- Als *vermeidbares unerwünschtes Ereignis* wird ein Ereignis dann klassifiziert, wenn ihm ein Fehler zugrunde liegt.
- Von einem *Behandlungsfehler* wird gesprochen, wenn sich zusätzlich mangelnde Sorgfalt nachweisen lässt (Aktionsbündnis Patientensicherheit 2007).

„Die Analyse zeigt, dass mit der Annahme einer durch UE und VUE bedingten Mortalität von 0,1 % aller Krankenhauspatienten in Deutschland der Effekt mit Sicherheit nicht überschätzt wird. Bei jährlich 17 Millionen Krankenhauspatienten pro Jahr bedeutet dies für Deutschland 17.000 Todesfälle pro Jahr." (Aktionsbündnis Patientensicherheit 2007)

Während in anderen Hochrisikobereichen, wie etwa Luftfahrt, chemische Industriebetriebe oder Nuklearanlagen, die Auseinandersetzung mit (potenziellen) Fehlerquellen und daraus ableitbaren Sicherheitsbestrebungen eine lange Tradition hat, werden derartige Ansätze in der Medizin erst seit kurzem verfolgt.

In der Medizin wurde lange Zeit nicht die Frage nach dem „Was" und vor allem dem „Warum" gestellt, sondern es dominierte vielmehr die Frage nach dem „Wer". Die Suche nach dem Schuldigen – die sog. „name-blame-shame-culture" – greift jedoch viel zu kurz, da es die Entstehung von Fehlern nicht als multikausales, sondern als monokausales Geschehen betrachtet. Dies wird dem hochkomplexen Arbeitsbereich „Medizin" keinesfalls gerecht. Dadurch wird eine konstruktive und lösungsorientierte Aufarbeitung erschwert bis verhindert.

Jedes System, insbesondere ein so komplexes, wie es der Medizinbetrieb darstellt, beinhaltet eine Vielzahl sog. *latenter Fehler*. Dies sind potenzielle Fehler bzw. Fehlermöglichkeiten, die innerhalb eines Systems „schlummern" und erst durch einen oder die Abfolge mehrerer Auslöser in Zusammenhang mit zusätzlich assoziierten Faktoren in Erscheinung treten und sich negativ auf einen ablaufenden Prozess auswirken. James Reason hat den Begriff der Fehlerkette eingeführt (Reason 1990) (Abb. 3.**6**).

Wie aus Abb. 3.6 zu entnehmen ist, enthält jedes System bestimmte Elemente und Sicherheitsvorkehrungen, die verhindern können, dass aus einer Fehlermöglichkeit ein tatsächlicher Fehler entsteht. Treffen die Elemente jedoch in einer ungünstigen Konstellation aufeinander, wie z. B. unzureichendes Management, zu wenig Routine bei gleichzeitigem Unterlassen von Sicherheitsmaßnahmen, unterbleibt eine Kompensation von Fehlern.

Latente Fehler ziehen für sich genommen noch keine Konsequenzen nach sich und können in großer räumlicher und zeitlicher Distanz zum eigentlichen Ereignis stehen. Als Beispiele hierfür sind infrastrukturelle Umstände, wie z. B. ungünstige bauliche Gegebenheiten, wenig benutzerfreundliches Gerätedesign, Ausfall von Geräten, Fehlen von Leitlinien, aber auch unzureichend ausgebildetes Personal, personalunfreundliche Dienstplangestaltung, Fehlen von Befunden, Informationen und Ressourcen usw. zu nennen. Die aktiv Handelnden müssen diese latenten Fehler permanent kompensieren. In einer ungünstigen Konstellation treffen mehrere derartige Faktoren aufeinander, es kommt noch ein (kleiner) aktiver Fehler hinzu und löst möglicherweise einen folgenreichen Zwischenfall aus.

Werden die Grenzen der menschlichen Leistungsfähigkeit erreicht bzw. sogar überschritten, so begünstigt dies die Fehlerentstehung. Neben Unerfahrenheit und Kommunikationsdefiziten spielen Ermüdung und zu hohe Arbeitsbelastung eine zentrale Rolle (Gawande et al. 2003). Ob man jedoch aus Fehlhandlungen lernt, hängt ganz entscheidend von der vorherrschenden Fehlerkultur ab (Pateisky 2004). Reduziert sich diese auf die Suche nach Schuldigen, so wird man bestenfalls den aktiven, keinesfalls jedoch die latenten Fehler aufdecken. Um die Patientensicherheit wirksam erhöhen zu können, ist eine systemische Strategie erforderlich. Dabei sollten Fehler als Chance zur Systemverbesserung verstanden werden. Hierfür ist jedoch ein tiefes Umdenken in der Medizin im Sinne der klassischen Fehlerforschung erforderlich.

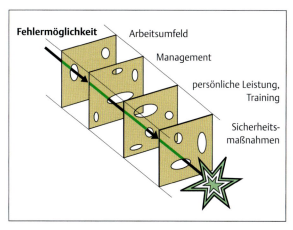

Abb. 3.6 Fehlerkette (mod. nach Reason 1990).

▶ Kernaussagen hiervon sind, dass jede Person Fehler begeht, die wenigsten Fehler absichtlich begangen werden und nahezu jeder Fehler eine systemische Komponente hat (Pateisky 2004).

Als (erster) wichtiger Schritt in diese Richtung sind die Critical Incident Reporting Systems (CIRS) zu werten. Als Beispiele für computerbasierte, anonyme Berichtssysteme sind unter anderem http://www.cirsmedical.de/ und http://www.jeder-fehler-zaehlt.de/ zu nennen. Daneben sollten weitere, in anderen Hochrisikobereichen längst etablierte Sicherheitsvorkehrungen, wie etwa Teamtrainings, ein hoher Grad an Standardisierung und Redundanz und der systematische Einsatz von Checklisten und Standard Operating Procedures (SOPs) etabliert werden.

3.5 Situationsgerechtes Bewusstsein

„*Das situationsgerechte Bewusstsein bestimmt den Grad der Erkenntnis über die Situation oder die Lage, in der wir uns befinden.*" (AUC 2006)

Damit umfasst der Begriff sowohl die Wahrnehmung und das Verständnis der aktuellen Situation als auch einen begrenzten Vorhersageprozess, wie sich die Dinge in der unmittelbaren Zukunft weiterentwickeln werden (Endsley 1995).

Wichtig hierfür ist, sich der grundlegenden Mechanismen, wie menschliche Informationsverarbeitung funktioniert, bewusst zu sein. Menschliche Wahrnehmung erzeugt kein exaktes Abbild der Umwelt. Sie ist vielmehr selektiv und dient der schnellen Orientierung in einer komplexen Umgebung.

Der folgende experimentelle Text verdeutlicht dies (Rawlinson 1976):

> „Nach einer Studie der Uinervistät Cmabridge ist es eagl, in wlehcer Riehenfloge die Bcuhstbaen in eneim Wort sethen, Huaptschae der esrte und ltzete Bcuhstbae snid an der rhcitgien Setlle.
> Der Rset knan ttoaels Druchenianedr sein, und man knan es torztedm lseen, weil das mnescihlche Gherin nhcit jdeen Bcuhstbaen enizlen leist, snodren das Wort als Gnazes."

Ein Teil der Selektion ist bereits in unseren Sinnesorganen begründet, da bestimmte Reize für den Menschen gar nicht wahrnehmbar sind, z. B. ultraviolettes Licht, Ultraschallwellen oder auch Röntgenstrahlen. Die Wahrnehmungsschwellen können sich im Laufe des Lebens (z. B. Veränderung der Hör- oder Sehleistung mit zunehmendem Alter), aber auch von Situation zu Situation verändern. Beispielsweise sind akustische Signale in absoluter Stille gut, bei einem bestimmten „Grundrauschen" oder Lärmpegel (z. B. Stimmengewirr in einer Notaufnahme bei großem Patientenaufkommen) nur noch schwierig und für einige Menschen gar nicht mehr wahrnehmbar.

Zudem unterliegen die Schwellen unserer Wahrnehmung bestimmten Adaptationsprozessen. Als ein Beispiel hierfür ist die Hell-Dunkel-Adaptation zu nennen.

Aber auch diejenigen Reize, die von den menschlichen Sinnesorganen grundsätzlich verarbeitet werden können, werden nur stark gefiltert und damit ständig selektiv wahrgenommen. Kenntnisse, Erfahrungen und auch die aktuelle Bedürfnislage bestimmen wesentlich den Ausschnitt, den wir von der Realität aufnehmen. Persönliche Einstellungen, Erwartungen und auch die Zugehörigkeit zu einer bestimmten Gruppe lenken uns in unserer Wahr-

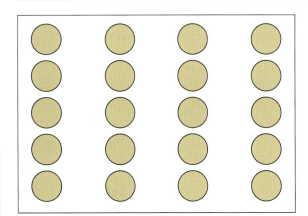

Abb. 3.**7** Gruppierung nach Nähe (nach Metzger 1963).

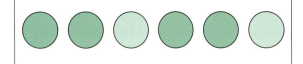

Abb. 3.**8** Gruppierung nach Gleichheit (nach Metzger 1963).

nehmung. Treffen mehrere Personen in einer Situation aufeinander, so verfügt jeder über individuelle Erfahrungen und Kenntnisse, aber auch über aktuelle Erwartungen und Bedürfnisse. Die Ausschnitte der Realität, die von jeder Person wahrgenommen werden, fallen dabei mit großer Wahrscheinlichkeit unterschiedlich aus.

> Beispielsweise kann sich der urologische Operateur bei einem schwierigen Eingriff stärker auf die Anwendung der geforderten OP-Technik konzentrieren, während der beteiligte Anästhesiologe möglicherweise zunächst registriert, dass sich beim Patienten eine der Vitalfunktionen im Trend verändert und leitet hier entsprechende therapeutische Gegenmaßnahmen ein.

Dies bedeutet gleichzeitig, dass Menschen durch die Selektion bestimmter Reize auf die ihnen wichtig erscheinenden Aspekte der Realität fokussieren. Bestimmte Wahrnehmungsinhalte werden mit Aufmerksamkeit belegt, andere, vermeintlich unwichtige hingegen außer Acht gelassen (Schönpflug u. Schönpflug 1989). Werden Informationen nicht aktiv mit Aufmerksamkeit belegt, gehen sie sehr schnell wieder verloren, ohne dass sie weiterverarbeitet werden können und somit später erinnerlich sind.

Die menschliche Aufmerksamkeit ist in ihrer Kapazität deutlich begrenzt und kann nur wenige Prozesse gleichzeitig umfassen. Je häufiger bestimmte Prozesse geübt und trainiert worden sind, umso weniger Aufmerksamkeit binden sie und umso „automatisierter" laufen sie ab. Als „kontrolliert" werden hingegen Prozesse bezeichnet, die Aufmerksamkeit erfordern (Anderson 1989). Es können zwar mehrere Prozesse gleichzeitig ausgeführt werden, dabei kommt es jedoch wesentlich auf den Grad der Automatisiertheit an. Beispielsweise ist es möglich, gleichzeitig zu gehen und sich zu unterhalten. Schwierig bis unmöglich ist es hingegen, 2 Prozesse gleichzeitig auszuführen, die einen großen Teil der Aufmerksamkeit binden, wie z. B. zeitgleich zu operieren und einen OP-Befund zu diktieren. Laufen Prozesse automatisch ab, so entziehen sie sich damit jedoch gleichzeitig einer bewussten Kontrolle (Anderson 1989).

Wahrnehmung ist als aktiver Prozess zu verstehen, der sowohl „bottom up" von den Sinnesorganen bis zu höheren kortikalen Verarbeitungsprozessen als auch „top down" erfolgt, da wir gleichzeitig ja auch (wieder-)erkennen, was wir sehen, hören, riechen usw. Somit leisten die Sinnesorgane nur einen Teil der Wahrnehmung, in Folge müssen die Reize geordnet, strukturiert und interpretiert werden (beispielsweise bei der Interpretation von CT- oder MR-Schnittbildern). Die Strukturierung der Reize folgt dabei bestimmten Regeln, die identifiziert werden konnten. Da diese Regeln das Bestreben der menschlichen Wahrnehmung, aus einem ungeordneten Reizinput wahrnehmbare, erkennbare Gestalten zu formen, beschreiben, wurden sie auch als *Gestaltgesetze* bezeichnet.

Hierzu zählen das Gesetz der Nähe (Abb. 3.**7**) und das Gesetz der Gleichheit (Abb. 3.**8**), die besagen, dass eng zusammen liegende bzw. ähnliche Elemente in der Wahrnehmung zusammengefasst werden.

Des Weiteren wurden das Gesetz des glatten Verlaufs und der Geschlossenheit formuliert. Bei mehreren Interpretationsmöglichkeiten tendiert unsere Wahrnehmung zu derjenigen Konstellation, bei der Linien als fortgeführt und Konturen als geschlossen und zusammengehörig interpretiert werden. Als übergeordnetes Prinzip fungiert dabei das Gesetz der „guten Gestalt". Dies bedeutet, dass unsere Wahrnehmung – sofern der Reizinput mehrere Interpretationen zulässt – nach einer Gliederung strebt, bei der möglichst einfache, regelmäßige und geschlossene Muster entstehen. Dabei können in der Realität fehlende Teile durchaus ergänzt werden (Abb. 3.**9**).

Eine weitere grundlegende Eigenart der menschlichen Wahrnehmungsorganisation ist die Figur-Grund-Unterscheidung. Ein Teil beispielsweise des Sehfelds hebt sich als Figur vor einem Hintergrund ab. In der Regel wird derjenige Teil als Figur wahrgenommen, dem wir besondere Aufmerksamkeit widmen. Die Aufmerksamkeit kann jedoch jederzeit gewechselt werden, sodass ein anderes Element in den Vordergrund tritt und sich als Figur abhebt.

Die menschliche Wahrnehmung wird zudem durch Hypothesen gesteuert. Diese lenken unsere Aufmerksamkeit und helfen uns bei der Interpretation des Reizinputs.

Das Gehirn beginnt Hypothesen über das Wahrgenommene zu generieren, indem die Reize mit bereits vorhandenen Gedächtnisinhalten verglichen werden. Somit beeinflussen das früher erworbene Wissen und die eigenen Erwartungen den Inhalt unserer Wahrnehmung ganz wesentlich und verhindern, dass andere Reize bis in unser Bewusstsein vordringen.

> So kann beispielsweise der häufige Kontakt mit Patienten mit Schmerzen im Nierenlager dazu verleiten, dass bei Schilderung entsprechender Beschwerden die Differenzialdiagnose eines akuten Bauchaortenaneurysmas initial nicht in Erwägung gezogen wird.

Zu unserem Vorwissen zählt auch die Kenntnis bestimmter Handlungsabläufe, die sog. *Skripts*. Beispielsweise wissen wir, dass man bei der Verabreichung einer Infusion zunächst die Stichstelle desinfizieren muss, bevor man einen Zugang legt. Mit Skripts ist somit das Wissen über stereotype Abläufe gemeint. Auch sie erleichtern die Orientierung, da nicht auf jedes Detail gesondert eingegangen werden muss, vielmehr der Standardablauf als Wissensgrundlage dient. Damit stellen Skripts die Basis dar, um fehlende Informationen ergänzen und falsche Informationen korrigieren zu können. In Experimenten hat sich jedoch gezeigt, dass auch dies eine gewisse Fehleranfälligkeit in sich birgt. Probanden, denen Geschichten vorgelegt wurden, die sie anschließend reproduzieren sollten, erinnerten Details, die zwar Bestandteil des allgemeinen Skripts sind, nicht jedoch der eigentlichen Geschichte waren.

Ganz allgemein zeigte sich die Tendenz, die Dinge zugunsten des Skripts zu verändern, so beispielsweise auch die zeitliche Abfolge (Anderson 1989).

> Erscheint ein PJ-Student mit sterilem Kittel und Handschuhen im OP, wird der Operateur entsprechend seines Skripts davon ausgehen, dass sich dieser vorher auch gewaschen und desinfiziert hat, da dies dem klassischen Standardablauf entspricht.

Schönpflug u. Schönpflug (1989) konstatieren deshalb: *„Der Mensch ist kein neutraler, sondern ein parteiischer Beobachter; er sieht die Welt nicht, wie sie ist, sondern wie er sie zu sehen wünscht. Dies hat die Forschung mehrfach bestätigt."*

Müssten wir alle uns umgebenden Reize verarbeiten, wäre unser kognitives System permanent überlastet und würde wesentlich langsamer funktionieren. Deshalb bedient sich unser Informationsverarbeitungssystem all dieser „Kniffe", um uns eine schnelle Orientierung in einer komplexen Umwelt überhaupt erst zu ermöglichen.

> Bei Notaufnahme eines Patienten mit der Information „akute unklare Rückenschmerzen mit Ausstrahlung in beide Leistenregionen" wird mit großer Wahrscheinlichkeit das Skript „Nierensteinleiden/akuter subkolischer Zustand" aktiviert, wodurch möglichen anderen Differenzialdiagnosen (z. B. gedeckte Bauchaortenruptur) erst nach Abklärung der initialen Arbeitshypothese nachgegangen wird.

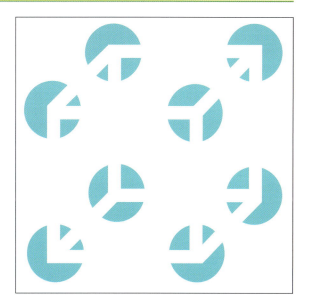

Abb. 3.**9** Die Kanten des Würfels sind imaginär; sie werden von unserem Gehirn erzeugt (http://de.wikipedia.org/wiki/Gestaltpsychologie).

Für das situationsgerechte Bewusstsein bedeutet dies jedoch, dass wir gewappnet sein müssen, um all diesen Filtermechanismen und systemimmanenten Täuschungen nicht unbewusst zu erliegen. Man muss sich stets darüber im Klaren sein, dass man durch die Konzentration auf einige (wesentliche) Elemente zwangsläufig viele andere Dinge ausblendet. Die Situation sollte deshalb engmaschig reevaluiert werden und man sollte von Zeit zu Zeit versuchen, sich wieder einen Gesamtüberblick über die Situation zu verschaffen, indem man im Sinne eines „Step back" den eigenen Beobachtungsraum erweitert.

▶ Generell sollte man seiner eigenen Wahrnehmung misstrauen.

Wichtige Dinge sollten deshalb auch immer zweifach bzw. von 2 unterschiedlichen Personen kontrolliert werden. Zudem sollte ein konsequenter Informationsaustausch betrieben werden, bei dem jedes Teammitglied ungeachtet seines beruflichen Kontextes und seiner hierarchischen Position für ihn wesentliche Beobachtungen offen kommunizieren kann.

Da jede Person, jedes Teammitglied einen individuellen Ausschnitt der Realität wahrnimmt, kann durch den Austausch mit den anderen Teammitgliedern der eigene Blickwinkel erweitert, eine neue Sichtweise gewonnen und die eigene Wahrnehmung um Elemente ergänzt werden.

> Während eines transurethralen Prostataeingriffs in Vollnarkose wird der Patient kurz nach Einbringen des Instrumentariums tachykard, der Beatmungsdruck steigt, die Sauerstoffsättigung fällt. Als Ursache wird ein mögliches embolisches Geschehen vermutet, bis der urologische

> Assistenzarzt eine geringe Menge hellroter Flüssigkeit unter dem „Anästhesiearm" des Patienten und in Folge eine Diskonnektion des i. v. Zugangs bemerkt, was eine unzureichende Narkosetiefe bedingt.

Um jedoch tatsächlich einen weiteren Blick auf die Realität zu erhalten, ist es von zentraler Bedeutung, dass man offen für die Wahrnehmung anderer ist. Neu gewonnene Erkenntnisse sollten ganz bewusst nicht an die bereits bestehende Hypothese adaptiert, vielmehr sollte eine neue Interpretation zugelassen werden. In diesem Zusammenhang gilt es, mögliche Vorinformationen und die eigene Erwartungshaltung kritisch zu hinterfragen. Denn nur so lassen sich sog. Fixierungsfehler vermeiden (St. Pierre et al. 2005).

Zudem ist zu beachten, dass die menschliche Wahrnehmung durch Ermüdung bzw. nach einer längeren Belastungs- oder Arbeitsphase besonders fehleranfällig wird, da sich die Wahrnehmungsschwellen verändern und die Konzentrationsfähigkeit sinkt. Und auch Stress und Belastungsspitzen verändern unsere Wahrnehmung. Da in stressreichen Situationen eine zügige Orientierung zur Aufrechterhaltung der Handlungskompetenz notwendig ist, verstärken sich die Selektionstendenzen. Zudem wird man bei Stress eher geneigt sein, auf vermeintlich Bewährtes und Vertrautes zurückzugreifen, unabhängig davon, ob es für die jeweilige Situation angemessen ist oder nicht.

> Da sich Belastungsspitzen in der Medizin nicht vermeiden lassen, sollten jedoch Vorkehrungen getroffen werden: Beispielsweise für eine minimalinvasive OP ein entsprechendes Operationssieb für einen akuten Umstieg im operativen Vorgehen in Bereitschaft zu haben oder in Vorbereitung von Operationen mit potenziell größerem Blutverlust eine ausreichende Anzahl an Blutkonserven kreuzen zu lassen.

Wichtig ist es, eine möglichst große Vertrautheit mit dem jeweiligen Arbeitsumfeld und den Arbeitsabläufen herzustellen, da vertraute Prozesse zunehmend automatisiert ablaufen und unsere Kapazitäten nicht noch zusätzlich belasten.

Man sollte möglichst vorausschauend planen und potenzielle Entwicklungen weitestgehend antizipieren, sodass in der akuten Situation genügend Informationsverarbeitungskapazitäten vorhanden sind, um im Sinne eines situationsgerechten Bewusstseins auf der Basis der relevanten Informationen eine möglichst korrekte Bewertung der Situation vornehmen zu können.

3.6 Kommunikation und Kooperation

Medizin ohne Kommunikation ist nicht vorstellbar. Innerhalb der Human Factors spielt Kommunikation die zentrale Rolle. Sie ist die Basis der Teamarbeit, ermöglicht die Strukturierung und Organisation von Arbeitsprozessen, schafft eine gemeinsame Wissensgrundlage und lenkt die Aufmerksamkeit. Wie aber funktioniert Kommunikation? Zum Verständnis von Kommunikationsprozessen wurden verschiedene Modelle entwickelt (Schulz von Thun 1981, Shannon u. Weaver 1949, Watzlawick et al. 1971).

Das klassische *Sender-Empfänger-Modell* beschreibt Kommunikation als reines Kodieren und Dekodieren von Nachrichten (Shannon u. Weavor 1949). Störungen entstehen dann, wenn Sender und Empfänger die Nachricht unterschiedlich kodieren und dekodieren bzw. gar nicht über den gleichen Zeichensatz verfügen.

> Dies ist z. B. dann der Fall, wenn jemand Fachbegriffe oder Abkürzungen verwendet, die sein Gegenüber nicht kennt: Beispielsweise kann die Abkürzung „HWI" für Harnwegsinfekt, aber auch für Hinterwandinfarkt stehen, die Abkürzung „NA" für Notaufnahme oder Notarzt.

Des Weiteren kann die Übermittlung der Nachricht durch Umweltgeräusche überlagert werden. In einer Studie zeigte sich, dass sprachliche Äußerungen während Reanimationssituationen in nur 56 % hörbar und in 44 % verständlich waren (Bergs et al. 2005). Analoge Ergebnisse gibt es für OPs und Intensivstationen. Insbesondere bei hoher Arbeitsbelastung und in Übergabesituationen erweist sich Kommunikation als störanfällig und fehlerträchtig. Um sicher zu sein, dass die Information komplett und richtig beim Empfänger angekommen ist, ist deshalb eine Rückkopplungsschleife im Sinne einer „two-way-communication" in vergleichbaren Risikoumfeldern erfolgreich implementiert. Der ursprüngliche Empfänger der Nachricht gibt kurz wieder, welche Information er erhalten hat. Nur so ist eine potenzielle Korrektur möglich. Ein derartiges Vorgehen sollte speziell auf risikobehaftete Situationen im Medizinumfeld adaptiert werden.

> Akute Komplikationssituationen sind mit großem Zeitdruck und Stress verbunden. Drei der dabei zur Anwendung kommenden Medikamente beginnen mit dem Buchstaben „A" (Adrenalin, Amiodaron, Atropin). Um hier Verwechslungen und damit Medikationsfehler zu vermeiden, ist es erforderlich, dass vom Ausführenden die jeweiligen Anweisungen wiederholt werden, z. B.: „Ich habe 1 mg Adrenalin aufgezogen."

Für das Verständnis einer sprachlichen Mitteilung ist es nicht zwingend erforderlich, jede Silbe zu verstehen. Vielmehr ist der Mensch in der Lage, nicht Gehörtes oder

Verstandenes zu ergänzen, zu interpolieren und vor dem Hintergrund bisheriger Erfahrungen und Erwartungen zu interpretieren. Damit hat das eigene Konzept der Situation gleichzeitig einen ganz erheblichen Einfluss auf die tatsächliche Sprachrezeption.

Ein weiteres Modell trägt der Tatsache Rechnung, dass Sprache mit dem Kontext variiert und immer auch ein bestimmtes Ziel, eine kommunikative Absicht, verfolgt. Dieses Modell wird auch als *Vier-Seiten-Modell* bezeichnet (Schulz von Thun 1981), da es die folgenden 4 Aspekte menschlicher Kommunikation beschreibt (am Beispiel der Aussage „Der Trokar sitzt zu tief"):

- *Sachebene*: reine Daten und Fakten (Die Trokarlage ist nicht korrekt).
- *Selbstoffenbarung* oder *Selbstkundgabe*: Der Sender teilt immer auch etwas über seine Motive, Emotionen, sein Selbstverständnis usw. mit. Vielen Menschen ist dies gar nicht bewusst (Ich habe aufgepasst!).
- *Appell an den Empfänger*: In der Regel möchte man durch seine Mitteilung etwas erreichen. Damit ist der appellative Aspekt der Nachricht gemeint (Korrigiere die Trokarlage!).
- *Beziehungsaspekt*: Bestimmte Formulierungen, Wortwahl, Tonfall, Körpersprache, bestimmte Art und Weise, wie man mit jemandem kommuniziert, hängen von der Einschätzung und der Beziehung zum Empfänger der Nachricht ab (Du hast den Trokar schlecht fixiert!).

Je nachdem, welche Botschaft auf der Beziehungsebene im Vordergrund steht, kann die gleiche Mitteilung sehr unterschiedlich perzipiert werden: von einem freundlichen Hinweis bis hin zu einer abfälligen Zurechtweisung. Auf der Beziehungsebene sollte professionelle Kommunikation immer durch gegenseitige Wertschätzung gekennzeichnet sein.

Dies spielt für die Entwicklung von Synergieeffekten im Team eine ganz wesentliche Rolle (Langmaack u. Braune-Krickau 2000). Wird ein offener Umgang mit gegenseitigem Respekt gepflegt, wird eine Dynamik gefördert, die sich motivierend und leistungssteigernd auswirkt. Kommunikationsschwierigkeiten, ein unklarer Auftrag, fehlende Teamkultur, Konflikte, fehlendes Vertrauen, Machtkämpfe, Dominanz eigener Interessen und ineffektive Teambesprechungen werden hingegen als wesentliche Hemmnisse effektiver Teamarbeit beschrieben (Sader 1998, Steinemann 2006).

Eine Teamkultur entwickelt sich nicht von alleine, sondern muss bewusst und aktiv kommuniziert und konkludent angestrebt werden. Durch entsprechende verbindliche Kommunikationsregeln ist ein fairer und offener Umgang im Team zu ermöglichen. Ganz essenziell ist dabei, dass die Rollen- und Aufgabenverteilung sowie die Verantwortlichkeiten klar geregelt, transparent gestaltet und eindeutig kommuniziert werden. Die Aufgabenverteilung muss eindeutig und verbindlich, die Aufgabenerfüllung überprüfbar sein. Insbesondere in kritischen, stressreichen Phasen sollte die Informationsweitergabe möglichst präzise und sachlich erfolgen. Handlungsanweisungen sollten explizit und als solche formuliert werden und frei von Konnotationen sein. Ganz bewusst sollte das Prinzip der „two-way-communication" praktiziert werden. Es ist wichtig, dass alle Mitglieder im Team einen aktiven Austausch von Informationen betreiben.

Hat jemand einen anderen Lösungsvorschlag oder entdeckt ein Missverständnis oder einen Fehler, so muss er dies offen ansprechen, auch wenn er zunächst mit seiner Meinung allein ist.

> Während einer Operation im Beckenbereich mit unübersichtlichem OP-Situs wird der Patient zunehmend hypoton und tachykard. Im Sauger befindet sich nur eine geringe Menge Blut, sodass weder Operateur noch Anästhesist einen größeren Blutverlust erkennen. Die OP-Schwester hingegen bemerkt die bereits zahlreichen blutgetränkten OP-Tücher.

Aus akuten Phasen, in denen es gilt, gemeinsam Probleme zu meistern, müssen Teamkonflikte strikt herausgehalten werden. Konflikte, Spannungen und negative Emotionen sollten vielmehr in gemeinsamen Teamsitzungen offen angesprochen werden. Auch hier gilt es darauf zu achten, dass Kritik möglichst konstruktiv und sachlich geübt wird und keine persönlichen Anschuldigungen oder Beschimpfungen stattfinden. Teambesprechungen sind auch ganz bewusst dafür zu nutzen, dass den einzelnen Teammitgliedern sowohl vom Teamleader als auch von den anderen Mitgliedern Rückmeldung über ihr Kooperations- und Kommunikationsverhalten gegeben wird.

Eine wesentliche Stärke der Teamarbeit besteht darin, dass mehrere Personen ihre spezifischen Lösungsansätze, ihr unterschiedliches Know-how, ihre Erfahrungen, aber auch ihr situationsgerechtes Bewusstsein einbringen können. Zudem können irreführende Ansätze und Fehler schneller erkannt und korrigiert werden. Diese Effekte wird man jedoch nur dann ausschöpfen können, wenn Hierarchiestufen oder Berufsgruppenzugehörigkeit einer offenen Kommunikation nicht im Wege stehen.

3.7 Führung und Entscheidungsfindung

Einer großen Anzahl von Führungskräften und Vorgesetzten ist gar nicht bewusst, dass sie durch ihr Verhalten gleichzeitig auch einen definierbaren Führungsstil zum Ausdruck bringen (Rumpf 1991). Im Wesentlichen unterscheidet man die folgenden Führungsstile:

- *Autoritär* (Unterformen: patriarchalisch und charismatisch): Entscheidungen trifft der Vorgesetzte, Mitarbeiter haben kein Mitspracherecht.
- *Kooperativ*: Mitarbeiter sind umfassend in die Informations- und Entscheidungsprozesse eingebunden.

- *Laissez-faire*: Der Vorgesetzte zieht sich weitgehend zurück, verzichtet auf klare Vorgaben, eigentlich ein Nicht-Führen).

Mittlerweile betrachtet man den autoritären und den kooperativen Führungsstil nicht mehr als unüberwindbare Gegensätze, sondern vielmehr als Kontinuum mit einem fließenden Übergang. Ein Vorgesetzter kann beispielsweise seine Mitarbeiter über seine Absichten informieren, nach einer gemeinsamen Diskussion über das Problem und die verschiedenen Lösungsmöglichkeiten jedoch selbst die Entscheidung treffen.

Die Organisation des Klinikalltags erfordert dabei eine deutlich andere Herangehensweise als die Bewältigung einer medizinischen Notfallsituation.

Zudem hängt das erforderliche Führungsverhalten auch vom „aufgabenbezogenen Reifegrad der Teammitglieder" ab. Darunter versteht man ihre Vor- und Fachkenntnisse, ihre Bereitschaft zur Verantwortungsübernahme, wie auch ihre Bereitschaft, eigene Ziele zu definieren und selbständig zu verfolgen (Fiedler u. Mai-Dalton 1995, Gebert 1992).

> Während es für die Umstrukturierung der Ablauforganisation einer urologischen Akutstation zielführend ist, Vorschläge aller beteiligter Mitarbeiter einzuholen und zu diskutieren, ist beispielsweise für die akute Komplikationsbehandlung eines instabilen Patienten eine klare und direktive Vorgehensweise durch den Teamleiter indiziert. Die Rolle des Teamleiters sollte der mit der Akutsituation erfahrenste Arzt einnehmen.

Das Führungsverhalten lässt sich anhand der 3 Dimensionen beschreiben:
- Mitarbeiterorientierung („consideration"): Der Vorgesetzte denkt an das Wohl seiner Mitarbeiter, setzt sich für sie ein, bemüht sich um ein kollegiales Miteinander usw.
- Aufgaben- oder Zielorientierung („initiating structure"): Der Vorgesetzte achtet auf die Leistungserfüllung, hat die Aufgabe vor Augen, regt zu höherer Leistung an usw.
- Partizipation: Grad der Beteiligung der Mitarbeiter an Entscheidungsprozessen.

Ursprünglich ging man hier davon aus, dass ein Vorgesetzter entweder mitarbeiter- oder aufgabenorientiert ist. Mittlerweile hat man hinreichende Erkenntnisse, dass sich diese beiden Orientierungen nicht ausschließen, sondern sogar gegenseitig fördern können. Eine hohe Leistung der Mitarbeiter geht in der Regel mit einer hohen Aufgabenorientierung *und* einer hohen Mitarbeiterorientierung des Vorgesetzten einher (Neuberger 1976, Tannenbaum 1969). Werden Mitarbeiter an Entscheidungsprozessen beteiligt, fühlen sie sich weniger fremdbestimmt und identifizieren sich stärker mit der Aufgabe. Optimalerweise werden ihnen Aufgaben, Rechte und Verantwortung in angemessenem Umfang übertragen und gemeinsame Ziele und Lösungsschritte im Gespräch festgelegt. Wenn sich ein Teammitglied für die Aufgabe (z. B. die Kontrolle der Vollständigkeit aller präoperativen Befunde, bevor der Patient von der Station in den OP gefahren wird oder die obligate präoperative Funktionskontrolle des Elektrokauters) entschieden und die Verantwortung dafür übernommen hat, wird es bei Schwierigkeiten nicht sofort resignieren, sich vielmehr intensiver um eine Lösung bemühen.

▶ Durch Partizipation erreicht man, dass Mitarbeiter das Gefühl entwickeln, dass sie arbeiten *möchten*, nicht *müssen*.

Anzustreben ist somit ein
- hohes Maß an Mitarbeiterorientierung,
- hohes Maß an Aufgabenorientierung,
- hohes Maß an Partizipation und Delegation.

Dies wurde in der Literatur auch als „Chefideal" bezeichnet (Rumpf 1991). Die Zuordnung der erläuterten Führungsstile zu den 3 Dimensionen gibt Tab. 3.2 wieder (Rumpf 1991).

Lange hatte man erwartet oder zumindest erhofft, dass kognitive Entscheidungen auf der Basis hochkomplexer Lösungsalgorithmen getroffen werden. Mittlerweile weiß man jedoch, dass es sich der Mensch wesentlich leichter macht. Den meisten Entscheidungen liegen zwar logische, jedoch vergleichsweise einfache Verknüpfungen, sog. „Heurismen", zugrunde. Diese führen meistens zu einigermaßen richtigen Urteilen, begünstigen jedoch unter bestimmten Bedingungen systematische Verzerrungen (Schwarz 1987). Für die Kategorisierung eines Elements oder auch einer Person zieht man häufig nicht die statistische Wahrscheinlichkeit, sondern die Ähnlichkeit heran. Erscheint jemand oder etwas ähnlich und damit

Tab. **3.2** Führungsdimensionen und Führungsstile (nach Rumpf 1991).

Mitarbeiterorientierung	Aufgabenorientierung	Partizipation	Führungsstil
niedrig	hoch	niedrig	autoritär
hoch	hoch	niedrig	patriarchalisch
hoch	hoch	hoch	kooperativ
niedrig	niedrig	hoch	laissez-faire

repräsentativ, erfolgt die Zuordnung zu dieser Kategorie. Vergleichbares geschieht auch, wenn zu beurteilen ist, ob ein Ereignis A die Folge B nach sich zieht. Auch diese Wahrscheinlichkeit wird umso höher eingeschätzt, je mehr sich A und B ähneln, d. h., einem großen Ereignis wird in der Regel auch eine große Wirkung zugeschrieben.

Eine weitere Entscheidungsregel, die sog. Verfügbarkeitsheuristik, verleitet uns dazu, dass wir die Eintretenswahrscheinlichkeit vertrauter, sinnfälliger Ereignisse häufig überschätzen. Gleichzeitig werden lange zurückliegende Ereignisse in ihrer Auftretenswahrscheinlichkeit eher unterschätzt.

> Bestätigt sich bei einem älteren soporösen Patienten auf einer urologischen Allgemeinstation mit anamnestisch starken Kopfschmerzen die Verdachtsdiagnose einer intrakraniellen Blutung, so ist diese Kombination aktuell präsent im Gedächtnis. Der Arzt wird erneut zu einem deutlich bewusstseinsgetrübten Patienten gerufen, auch bei diesem sind vorangegangene Kopfschmerzen zu eruieren, außerdem hatte der Patient einen Krampfanfall erlitten. Dementsprechend stellt der Arzt wiederum die Verdachtsdiagnose einer intrakraniellen Blutung und veranlasst umgehend die entsprechenden Maßnahmen. Die Möglichkeit einer Hypoglykämie, die initial rasch hätte mit abgeklärt werden können, wird erst nach unauffälliger Diagnostik in Erwägung gezogen.

Zudem tendieren Menschen dazu, aus zufällig angeordneten Ereignissen Kausalketten zu formieren. Informationen, welche die kausale Beziehung stützen, werden besonders gewichtet, andere hingegen eher vernachlässigt (Tversky u. Kahnemann 1980).

Eine weitere Urteilsheuristik ist die Verankerung. Wird eingangs ein Ausgangswert genannt, der rein zufällig sein kann, so führt dies zu einer Art „Anker", der weitere Schätzungen erheblich beeinflusst. Häufig birgt die Formulierung eines Problems selbst bereits einen „Anker" in sich, von dem man sich im weiteren Problemlösungsprozess nur mehr sehr schwer lösen kann.

Menschliche Entscheidungen werden häufig unbewusst aufgrund einfacher Heuristiken getroffen. Diese Entscheidungen „nach Faustregeln" oder „aus einer Intuition heraus" sind meistens hilfreich, führen jedoch mitunter zu gravierenden Fehlentscheidungen, wenn man sich zu stark darauf verlässt und der Blick für wichtige andere entscheidungsrelevante Informationen dadurch verstellt wird (Schwarz 1987). Gerade in der Medizin, in der Entscheidungen häufig unter Zeitdruck, Anspannung und Stress zu treffen sind, umgekehrt jedoch keinesfalls Fehler toleriert werden können, sollten bessere Methoden zur Entscheidungsfindung herangezogen werden. Ein derartiges Modell, das sich im Bereich der Luftfahrt bewährt hat, ist das sog. *FORDEC-Modell* (Tab. 3.3).

Bei der Verwendung von FORDEC-Strategien im Team ist es wichtig, dass die einzelnen Teammitglieder die verfügbaren Fakten und Optionen zusammentragen. Um möglichst viele Details, aber auch möglichst viele Handlungsoptionen wahrnehmen zu können, sollten die beiden ersten Schritte „Facts" und „Options" unbedingt als Teamleistung verstanden werden. Jedes Teammitglied kann durch seinen jeweiligen Schwerpunkt und seine Erfahrungen, aber auch bereits durch die individuelle Wahrnehmung der Situation einen wesentlichen Beitrag leisten. Entscheidungen sind unteilbar und müssen vom Verantwortlichen gefällt und klar kommuniziert werden. Wurde die Entscheidung für eine bestimmte Option getroffen, so ist diese Maßnahme in einzelne Schritte und Aufgaben zu unterteilen. Der Entscheidungsträger muss diese Aufgaben auf die einzelnen Teammitglieder verteilen. Hier ist es besonders wichtig, dass konkrete Vorgaben gemacht werden und Zuständigkeiten klar formuliert werden. Auf eine Anweisung „Kann mir bitte mal jemand die Blasenpunktion vorbereiten?" wird sich entweder das gesamte Team oder möglicherweise keiner in Bewegung setzen. Dies führt entweder zu Ressourcen- oder aber zu Zeitvergeudung.

Wurden von den Teammitgliedern alle zu ergreifenden Maßnahmen durchgeführt, so ist die aktuelle Situation erneut zu bewerten – dies ist wiederum die Aufgabe des gesamten Teams. Es gilt zu prüfen, inwieweit die durchgeführten Maßnahmen zu dem erwarteten Resultat geführt haben bzw. ob sich eine Veränderung der Situation ergeben hat, die eine Anpassung der „Options" bzw. eine

Tab. 3.3 Schritte zur Entscheidungsfindung nach dem FORDEC-Modell (s. auch St. Pierre et al. 2005).

F	Facts	Situationsanalyse, Sammeln von Fakten „Was ist passiert?" „Wie ist die aktuelle Lage?"
O	Options	Entwickeln und Sammeln von Handlungsmöglichkeiten „Welche Möglichkeiten gibt es?"
R	Risks	Abschätzen von Risiken und Erfolgsaussichten „Welche Vor- und Nachteile bringen die einzelnen Optionen mit sich?"
D	Decision	Auswahl der Option mit den größten Erfolgsaussichten und den geringsten Risiken „Was tun wir?" „Welche Option wählen wir?"
E	Execution	konkrete Durchführung und konkrete Zuteilung der Aufgaben und Verantwortlichkeiten „Wer macht wann wie was?"
C	Check	Überprüfung, ob die tatsächlichen Resultate mit den angestrebten übereinstimmen „Passt die gewählte Option zur aktuellen Entwicklung?" „Stimmt noch alles oder muss die Option geändert werden?"

Neubewertung der Risiken und Handlungsmöglichkeiten erforderlich macht. Wichtig für den Prozess der Entscheidungsfindung ist somit, dass neben der Auswahl und Bewertung von Handlungsoptionen klare Entscheidungen getroffen und kommuniziert werden und eine Kontrolle des Ergebnisses durchgeführt wird. Dies verdeutlicht, dass Entscheidungsfindung und Problemlösung kein einmaliger, sondern ein kontinuierlicher Prozess sind, in dem die einzelnen Elemente einen hohen Grad an Vernetzung aufweisen.

3.8 Komplikationsmanagement

Operative Medizin und damit auch die klinische Urologie ist im (akut-)medizinischen Kontext als Risikoumgebung wahrzunehmen. Trotz anhaltender und verstärkter Bemühungen, Komplikationen zu verhindern, zeigt die klinische Erfahrung, dass immer wieder Probleme unterschiedlichen Schweregrads auftreten, wobei wenig Zahlenmaterial zur genauen Inzidenz im deutschsprachigen Raum vorliegt.

Als „komplexe und dynamische Risikoumgebung" beinhaltet die operative Urologie die Gefahr des Auftretens von Zwischenfällen und Komplikationen (Tab. 3.4).

Neuralgische Punkte speziell der operativen Medizin sind u. a. auch:
- Versäumnisse bei der Risiko- als auch der Sicherungsaufklärung (z. B. Hinweis, vor der Operation keine Medikamente einzunehmen),
- der Aufklärungszeitpunkt,
- die OP-Plangestaltung,
- unzureichende Patientenvorbereitung,
- niedrig gehaltener Lagerbestand,
- unvollständige Diagnostik,
- die Verwechslung der zu operierenden Seite (Piltz u. Lob 1998, Weidinger 2007).

Eine gut funktionierende Teamarbeit vermag die Rate der „adverse events" in Risikoumfeldern zu reduzieren. Durch die Einführung der WHO Surgical Safety Checklist (Abb. 3.**10**) in Kliniken ließ sich eine hochsignifikante Reduzierung der Komplikationsrate von ursprünglich 11,0 % auf 7,0 % erzielen. Die Mortalitätsrate konnte ebenfalls hochsignifikant von ursprünglich 1,5 % auf 0,8 % gesenkt werden (Haynes et al. 2009).

Eine akute Komplikation und ein Zwischenfall wird von den unmittelbar Beteiligten häufig als plötzlich eintretend und sich mit rascher Dynamik entfaltend wahrgenommen. Analysiert man solche Situationen jedoch retrospektiv, so ist in der überwiegenden Mehrzahl der Fälle eine Evolution der Komplikation oder des Zwischenfalls mit mehreren zugrunde liegenden auslösenden Ereignissen und Ereignisumständen identifizierbar.

Jede problembehaftete Handlung hat im Risikomanagement mehrere klassische Entwicklungsmöglichkeiten:
- Das Problem kann entstehen und bestehen bleiben, ohne den Patienten zu gefährden oder es ist selbst limitierend.
- Das Problem kann aus sich heraus immer stärker und schwerwiegender werden.
- Es kann durch sog. „Cross-triggering" beim Patienten oder innerhalb des OP-Teams eine ganze Kaskade neuer Probleme auslösen, wobei die neu entstandenen Probleme bedrohlicher sein können als das ursprüngliche.

> Aufgrund einer unerwarteten massiven intraoperativen Blutung müssen dem Patienten Erythrozytenkonzentrate (EK) verabreicht werden. Präoperativ wurden jedoch keine EKs gekreuzt und auch keine großlumigen Zugänge gelegt, was nun unter Notfallbedingungen mit hohem Zeitdruck erfolgen muss. In der Hektik des Geschehens wird eine blutgruppeninkompatible Konserve verabreicht, der Patient entwickelt eine schwere allergische Reaktion.

- Mehrere kleine Probleme können sich in verschiedenen Subsystemen in der Zusammenschau zu einer gefährlichen Situation entwickeln, die gefährlicher ist als jedes einzelne Problem für sich (Kombinationskonstellation). Ein wahrgenommenes Problem, welches durch einen Faktor A ausgelöst wurde, kann das Management eines Problems, das durch einen Faktor B ebenfalls zeitgleich ausgelöst wurde, behindern oder die Aufmerksamkeit des OP-Teams ablenken.

Die besten Mittel des Komplikations- oder Zwischenfallsmanagements sind das Erkennen und das Korrigieren von Problemen bereits in ihrer Entwicklung.

Tab. 3.4 Risikofaktoren für eine Komplikation (nach Piltz u. Lob 1998).

Chirurgische Risikofaktoren	Risikofaktoren Klinik	Risikofaktoren Patient
- Gewebetraumatisierung - Gefäß- und Nervenläsionen - Implantation von Fremdkörpern - Dauer des chirurgischen Eingriffs - Bluttransfusion - präoperative Hospitalisation (MRSA, MRSE)	- Qualifikation der Mitarbeiter - bauliche Verhältnisse (z. B. Klimatechnik, Funktionsräume) - Verfügbarkeit von Einrichtungen (z. B. Blutbank, Transportzeiten, Lagerhaltung, Radiologie) - Klinikstruktur - Informationsfluss	- schlechter EZ - maligne Grunderkrankung - chronische Basiserkrankung - Adipositas - Drogen-/Alkoholabusus - Kortikosteroide - Chemo-/Strahlentherapie - Immundefizienz

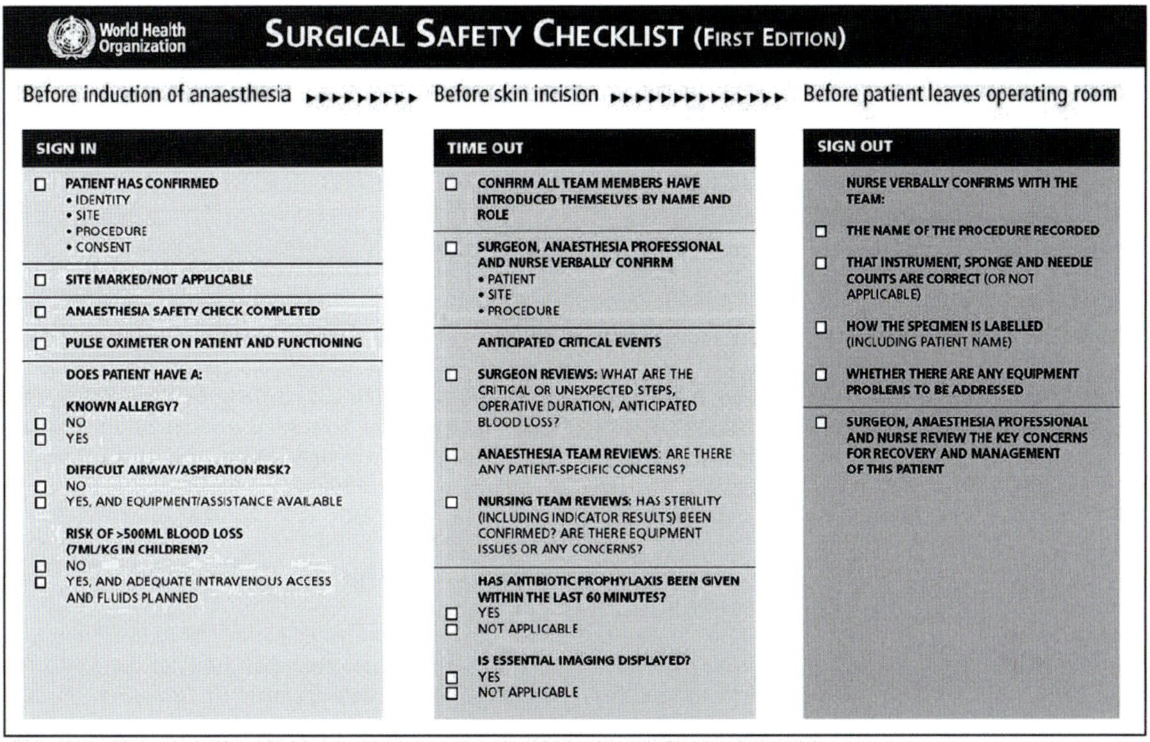

World Health Organization

SURGICAL SAFETY CHECKLIST (FIRST EDITION)

Before induction of anaesthesia ▸▸▸▸▸▸▸▸▸ Before skin incision ▸▸▸▸▸▸▸▸▸▸▸▸▸▸ Before patient leaves operating room

SIGN IN

☐ PATIENT HAS CONFIRMED
- IDENTITY
- SITE
- PROCEDURE
- CONSENT

☐ SITE MARKED/NOT APPLICABLE

☐ ANAESTHESIA SAFETY CHECK COMPLETED

☐ PULSE OXIMETER ON PATIENT AND FUNCTIONING

DOES PATIENT HAVE A:

KNOWN ALLERGY?
☐ NO
☐ YES

DIFFICULT AIRWAY/ASPIRATION RISK?
☐ NO
☐ YES, AND EQUIPMENT/ASSISTANCE AVAILABLE

RISK OF >500ML BLOOD LOSS (7ML/KG IN CHILDREN)?
☐ NO
☐ YES, AND ADEQUATE INTRAVENOUS ACCESS AND FLUIDS PLANNED

TIME OUT

☐ CONFIRM ALL TEAM MEMBERS HAVE INTRODUCED THEMSELVES BY NAME AND ROLE

☐ SURGEON, ANAESTHESIA PROFESSIONAL AND NURSE VERBALLY CONFIRM
- PATIENT
- SITE
- PROCEDURE

ANTICIPATED CRITICAL EVENTS

☐ SURGEON REVIEWS: WHAT ARE THE CRITICAL OR UNEXPECTED STEPS, OPERATIVE DURATION, ANTICIPATED BLOOD LOSS?

☐ ANAESTHESIA TEAM REVIEWS: ARE THERE ANY PATIENT-SPECIFIC CONCERNS?

☐ NURSING TEAM REVIEWS: HAS STERILITY (INCLUDING INDICATOR RESULTS) BEEN CONFIRMED? ARE THERE EQUIPMENT ISSUES OR ANY CONCERNS?

HAS ANTIBIOTIC PROPHYLAXIS BEEN GIVEN WITHIN THE LAST 60 MINUTES?
☐ YES
☐ NOT APPLICABLE

IS ESSENTIAL IMAGING DISPLAYED?
☐ YES
☐ NOT APPLICABLE

SIGN OUT

NURSE VERBALLY CONFIRMS WITH THE TEAM:

☐ THE NAME OF THE PROCEDURE RECORDED

☐ THAT INSTRUMENT, SPONGE AND NEEDLE COUNTS ARE CORRECT (OR NOT APPLICABLE)

☐ HOW THE SPECIMEN IS LABELLED (INCLUDING PATIENT NAME)

☐ WHETHER THERE ARE ANY EQUIPMENT PROBLEMS TO BE ADDRESSED

☐ SURGEON, ANAESTHESIA PROFESSIONAL AND NURSE REVIEW THE KEY CONCERNS FOR RECOVERY AND MANAGEMENT OF THIS PATIENT

THIS CHECKLIST IS NOT INTENDED TO BE COMPREHENSIVE. ADDITIONS AND MODIFICATIONS TO FIT LOCAL PRACTICE ARE ENCOURAGED.

Abb. 3.**10** Die Surgical Safety Checklist der WHO (WHO 2008).

Auch James Reason (1990) beschreibt die vielfältigen Möglichkeiten, einen Komplikationsprozess zu unterbrechen und durch eingebaute Sicherheitsschranken negative Folgen oder Schädigungen vom Patienten abzuwenden. Idealerweise werden derartige Sicherheitsmaßnahmen bereits wirksam, *bevor* es zu negativen Folgen für die Patienten gekommen ist.

Modernes Komplikationsmanagement erfordert es, eine Vielzahl von Aufgaben nahezu zeitsynchron durchzuführen. Der Schlüssel zur Komplikationsbewältigung liegt hier in der Art der Informationsverarbeitung. Mögliche zielführende Strategien hierfür sind:

- *Durchführung von Mehrfachhandlungen (häufig parallel):* Es handelt sich um eine zeitgleiche Ausführung mehrerer Aufgaben in einem engen Zeitfenster, wobei häufig unterschiedliche Arbeitsprozesse auf verschiedenen Arbeitsebenen der mentalen Bewältigungsstrategie ablaufen.
- *Multiplexing oder Multitasking* beschreibt die Durchführung einer simultanen Arbeit unter ständigem Wechsel zwischen 2 oder mehreren parallel laufenden Aufgabensträngen.
- *Iteratives Handeln* beschreibt die wiederholte Durchführung einer (Routine-)Handlungssequenz mit sich wiederholender FORDEC-Iteration.

Das grundsätzliche Management risikobehafteter Handlungen und tatsächlicher Zwischenfälle und Komplikationen beinhaltet insbesondere auch die Antizipation möglicher weiterer Verläufe.

▶ Erfolgreiches Komplikationsmanagement zeichnet sich dadurch aus, dass Probleme, die bereits gefährlich sind oder bei denen antizipiert werden kann, dass sie sich zu gefährlichen Konstellationen entwickeln können, identifiziert werden und ihnen eine entsprechend hohe Priorität bei der weiteren Entscheidungsfindung und Handlungsplanung eingeräumt wird.

Häufig beinhalten diese Konstellationen darüber hinaus einen hohen Entscheidungsdruck innerhalb eines engen Zeitfensters.

Die Koordination der Aktivitäten im Rahmen des Komplikationsmanagements erfolgt idealerweise durch eine „übergeordnete Kontrolle" (Supervising-Control). Der Entscheidungsführende hat in dieser kritischen Phase in der Regel mehr als ein Problem zu bearbeiten, wobei hier viele unterschiedliche kognitive Funktionen und Aufgaben parallel analysiert und priorisiert werden müssen.

Diese komplexe und akut auftretende Aufgabe ist insbesondere für jüngere Führungskräfte häufig schwer bewältigbar, da hier auch das unbewusst ablaufende Ressourcenmanagement kognitiver Prozesse aktiv beeinflusst werden muss (sog. Meta-Kognition). Dies stellt eine klassische Kernkompetenz innerhalb des Komplikationsmanagements dar und kann erfolgreich in *Full-Scale-Simulationsszenarien* geübt und weiterentwickelt werden.

In derartigen Szenarien wird speziell geübt, was beim Auftreten von Komplikationen bei der Planung und Anpassung optimaler Interventionsabläufe zu berücksichtigen ist:

- Zuverlässigkeit und damit Erfolgswahrscheinlichkeit geplanter Maßnahmen,
- Voraussetzung, um diese Handlungsoptionen einzuleiten und durchzuführen,
- Antizipation von Einschränkungen und Handlungshindernissen,
- Abschätzung der Intensität und Eintretenswahrscheinlichkeit nichtbeabsichtigter Nebenwirkungen,
- Möglichkeit der Reversibilität geplanter Maßnahmen, um sich ggf. entwickelnde neue Ausgangsbedingungen oder potenzielle Fehlentscheidungen korrigieren zu können.

In anderen Risikoumfeldern wurde festgestellt, dass erfahrene Einsatzführer z. B. von Flugzeugbesatzungen im Falle einer Akuthandlung mit Komplikationscharakter parallel und in sehr kurzer Zeit eine mentale Simulation des geplanten oder erlernten Handlungsstrangs durchführen. Dieses Verhalten lässt sich hervorragend trainieren.

> ▶ Erfolgreiches Komplikationsmanagement zeichnet sich dadurch aus, dass die Verantwortlichen wieder „Kontrolle" über die Situation erlangen.

So ist es bedeutsam, dass bei eintretender oder drohender Komplikation der Entscheidungsführende die Übernahme seiner Verantwortung allen Teammitgliedern klar kommuniziert und sie auffordert, im Rahmen der FORDEC-Philosophie an den folgenden Handlungssträngen mitzuwirken. Dies bezeichnet man im Crew-Ressource-Management als „Autorität unter Mitbeteiligung anderer, Durchsetzung der Maßnahmen mit Rücksicht auf andere".

Eine Reihe von Studien hat belegt, dass insbesondere klinisch tätige Mediziner ohne entsprechendes Notfalltraining eine erhebliche Verzögerung beim Umschalten vom sog. Routinemodus („Business-as-usual-Mode") auf das Komplikationsmanagement („Emergency-Mode") haben. Dies hängt nicht selten auch mit einer potenziellen unbewussten Negierung der sich dynamisch entwickelten Situation im Sinne eines „Nicht-Wahrhaben-Wollens" zusammen.

Gutes Komplikationsmanagement zeichnet sich durch eine sehr gute Kommunikation, eine ausgewogene Verteilung der Arbeitsbelastung, frühzeitige Antizipation von eigenen Ressourcenengpässen und einer sich beständig durch Reevaluation entwickelten Optimierung der eigenen Handlungsoptionen aus.

> ▶ 6-Punkte-Management zur effizienten Umsetzung erforderlicher Maßnahmen bei Komplikationen (nach Dittel u. Weise 2003):
> - Komplikationsdokumentation,
> - kritische Fehleranalyse,
> - Erarbeitung und Umsetzung einer Optimierungsstrategie,
> - Eliminierung von Schwachstellen, Umsetzung von Verbesserungsmaßnahmen,
> - Ergebniskontrolle,
> - zukünftige Managementverbesserungen mit zeitnaher Realisierung.

Es ist möglich, diese Strategien zur Komplikationsbewältigung zu trainieren und hierbei die entsprechenden Handlungsmodelle abrufbar zu machen.

3.9 Nach der Komplikation

Nach dem Auftreten einer Komplikation bleibt der Urologe weiterhin in der Verantwortung für den Patienten. Das Komplikationsmanagement ist urologisch-chirurgische Aufgabe und nicht delegierbar. Nach vollständiger Erledigung der formalen Zwischenfall-Protokollschritte (inkl. Erledigung der Dokumentation und Vervollständigung der Krankenakte) sollte, nach Information des Trägers der eigenen Berufshaftpflicht, ein persönliches Gespräch mit dem Patienten und mit seinen Angehörigen stattfinden, idealerweise in Anwesenheit eines bis zu diesem Zeitpunkt unbeteiligten Kollegen. In manchen klinischen Einrichtungen gibt es sog. Schadensbeauftragte zur begleitenden Unterstützung.

Maßgabe für ein derartiges Gespräch ist Authentizität und eine klare Sprache. Fachausdrücke und komplizierte oder komplexe Erklärungen sind zu vermeiden. Es ist häufig im ersten Gespräch ausreichend, nur die stattgehabten Fakten, wie man sie selbst wahrgenommen hat, darzustellen. Komplikationen sind zusätzliche Belastungsfaktoren für den Patienten. Zudem stellen sie das Vertrauensverhältnis zwischen Arzt und Patient auf die Probe.

„Letztendlich ist die Qualität der Aufklärung als zentrale vertrauensbildende Maßnahme einzustufen, mit der bereits bei der ersten ambulanten Untersuchung begonnen werden sollte." (Dittel u. Weise 2003)

Dabei dient die Aufklärung über Komplikationen und deren Dokumentation nicht zuletzt auch der Vorbeugung von Schuldzuweisungen (Bauer 2005). Insbesondere die Bagatellisierung eines Eingriffs als „harmlos" erweckt eine falsche Erwartungshaltung beim Patienten.

„Versucht der Chirurg rechtzeitig, nach offener Besprechung der Probleme mit dem vorher darüber adäquat aufgeklärten Patienten und seinen Angehörigen, eingriffsbedingte Komplikationen zu beherrschen (wozu auch bei Einsicht in die eigenen Kompetenzgrenzen das Angebot einer

Verlegung des Patienten zählt), wird das Vertrauensverhältnis eher gestärkt und kaum der Vorwurf eines schuldhaften Handelns entstehen. Fest steht, dass viele Behandlungsfehlervorwürfe sich vermeiden ließen, wenn sich die Patienten durch ihren Arzt genügend beachtet und mit ihren Problemen vor allem auch ernst genommen fühlten." (Bauer 2005)

Die Wahrscheinlichkeit, dass sich Fronten verhärten und eine juristische Auseinandersetzung angestrebt wird, reduziert sich, wenn sich der Patient mit seinen Sorgen verstanden und akzeptiert fühlt. Somit kommt der Empathie des behandelnden Arztes und des Teams eine zentrale Bedeutung zu. Erschwerend sind jedoch aufseiten des Arztes Mechanismen wie das Verdrängen der Wahrheit, Angst vor Ansehensverlust, Zeitmangel, fehlendes Einfühlungsvermögen und eine inadäquate Wortwahl. Aufseiten des Patienten erweisen sich Verständnisschwierigkeiten, eine ungerechtfertigte Erwartungshaltung, Verdrängungsmechanismen und auch die Beeinflussung durch Dritte als problematisch (Bauer 2005).

Insbesondere, wenn Patienten eine überhöhte Anspruchshaltung an das Therapieergebnis stellen und einen (gesicherten) Heilerfolg erwarten, ist der Unterschied zwischen krankheitstypischer Komplikation und Behandlungsfehler in der Folge oft schwer vermittelbar.

Eine immer wiederkehrende Frage hierbei ist, inwieweit eine Komplikation dem schicksalhaften Verlauf entspricht oder aber ihre Ursache in der medizinischen Behandlung bzw. ihrer Unterlassung liegt? Die Ursachenanalyse erfordert ein für jeden Fall und Patienten spezifisches Vorgehen und entsprechend situationsgerechte Verhaltensweisen. Die Auseinandersetzung mit Komplikationen gehört zu den schwierigsten, gleichzeitig jedoch auch wichtigsten Bereichen der Medizin.

Literatur
Hinweise unter
   www.thieme.de/komplikationenurologie.de

4 Regionale und systemische Komplikationen

U. Janssens

Mit zunehmendem Alter wächst das Risiko für Krebserkrankungen und Leiden wie Diabetes mellitus, Niereninsuffizienz, Osteoporose, Schlaganfall und Demenz. Die steigende Lebenserwartung und der nicht zuletzt hierauf beruhende, zunehmende Anteil älterer Menschen in unserer Gesellschaft ist die Ursache für den wachsenden Anteil von Patienten mit komplexen kardiovaskulären Erkrankungen eingeschlossen einer Herzinsuffizienz. Die medikamentöse Therapie dieser Patienten ist dementsprechend komplex und erfordert häufig die Gabe von antithrombozytären und/oder antithrombotischen Substanzen.

Alle operativen Fachgebiete und insbesondere die Urologie müssen sich auf diesen epidemiologischen bedeutsamen Wandel der Patientenstruktur einstellen.

4.1 Perioperatives Management antithrombotischer Therapie

Grundlegend ist die Notwendigkeit, zwischen einem individuellen Thromboembolierisiko und Blutungsrisiko abzuwägen (Hoffmeister et al. 2010).

Die Unterbrechung einer antithrombotischen Therapie kann aus verschiedenen Gründen notwendig werden:
- notfallmäßiger oder elektiver operativer/interventioneller Eingriff,
- manifeste bedrohliche Blutung.

Faktoren zur Einschätzung:
- Blutungsrisiko des Eingriffs,
- Ausmaß der erforderlichen Gerinnungsnormalisierung,
- Verschiebbarkeit eines elektiven Eingriffs bei einer nur vorübergehend indizierten antithrombotischen Therapie,
- Reversibilität der Behandlung (z.B. von Vitamin-K-Antagonisten oder Acetylsalicylsäure).

Blutungsrisiko eines Eingriffs

Es bestimmt im Wesentlichen die Zeitdauer und Intensität der Aufhebung einer antithrombotischen Therapie. Es wird zwischen Eingriffen mit einem *geringen* Blutungsrisiko und einem *hohen* Blutungsrisiko unterschieden (Tab. 4.1).

Tab. 4.1 Eingriffe mit geringem (< 1 %) und hohem (> 3 %) Blutungsrisiko (Hoffmeister et al. 2010).

Geringes Blutungsrisiko	Hohes Blutungsrisiko
diagnostische Endoskopie	große Bauchoperation
Endosonografie ohne Feinnadelaspiration	große Gefäßoperation
Skrotaloperation	Prostataresektion, Blasenoperation
Hernienoperation	komplexe Tumorchirurgie
Punktion komprimierbarer Gefäße	Punktion nicht komprimierbarer Gefäße
	pneumatische Bougierung/Dilatation

▶ Bei Eingriffen mit einem *geringen* Blutungsrisiko muss die antithrombotische Therapie häufig nicht beendet werden. Besteht ein *hohes* Blutungsrisiko, sollte die antithrombotische Therapie umgesetzt werden (Hoffmeister et al. 2010).

Thromboembolische Risiken

Bei Erkrankungen mit einem definierten thromboembolischen Risiko (z.B. nichtvalvuläres Vorhofflimmern) ist das Ausmaß durch den $CHADS_2$-Score (Tab. 4.2) abzuschätzen (Gage et al. 2006).

Darüber hinaus entstehen mögliche thromboembolische Risiken im Rahmen der Therapieumstellung:
- Ein-/Ausleitung einer oralen Antikoagulation mit Vitamin-K-Antagonisten,
- Überlappungsphase mit verschiedenen Antikoagulanzien.

Auch der operative Eingriff selbst führt zu einem erhöhten Thrombose-/Embolierisiko. Kommt es zu perioperativen Blutungen, kann eine erforderlich werdende antagonisierende Behandlung das Risiko einer Thromboembolie weiter erhöhen (Hoffmeister et al. 2010).

Orale Antikoagulanzien

Folgende Patientengruppen erhalten in der Regel eine orale Antikoagulation:
- Patienten mit chronischem Vorhofflimmern,
- Patienten nach mechanischem Herzklappenersatz,

- Patienten nach venöser Thromboembolie/tiefer Beinvenenthrombose.

Die eingesetzten oralen Antikoagulanzien (Phenprocoumon, Warfarin, Acenocoumarol) unterscheiden sich deutlich durch ihre Plasmaverfügbarkeit und Halbwertzeit:
- Phenprocoumon 7 Tage,
- Warfarin 5 Tage,
- Acenocoumarol 2 Tage.

Bei Eingriffen mit geringem Blutungsrisiko (s. Tab. 4.1) und gleichzeitig niedrigem thromboembolischen Risiko kann eine vorübergehende Absenkung des INR-Wertes auf 1,8–2,0 ausreichend sein (Tab. 4.4).

Es werden *drei Risikogruppen* für eine perioperative Thromboembolie nach dem jährlichen Thromboembolierisiko differenziert (Douketis et al. 2008, Hoffmeister et al. 2010):
- Hochrisikogruppe
 (jährliche Thromboembolierate unbehandelt > 10 %),
- mittlere Risikogruppe
 (jährliche Thromboembolierate unbehandelt 5–10 %),
- Niedrigrisikogruppe
 (jährliche Thromboembolierate unbehandelt < 5 %).

In einem ersten Schritt wird in Abhängigkeit von der Grunderkrankung das Thromboembolierisiko festgelegt (Tab. 4.3). Patienten nach mechanischem Mitralklappenersatz und gleichzeitigem Vorhofflimmern haben demzufolge ein hohes Thromboembolierisiko und müssen diesem Risiko entsprechend perioperativ überwacht und behandelt werden. Hier wiederum orientiert man sich am Thromboembolierisiko und gleichzeitig am Blutungsrisiko (Tab. 4.1, Tab. 4.4, Tab. 4.5, Tab. 4.6).

Liegt ein niedriges Thromboembolierisiko (z. B. Vorhofflimmern mit einem $CHADS_2$-Score von 1) vor, kann perioperativ eine Unterbrechung der Antikoagulation bis zu 7 Tagen toleriert werden (Fuster et al. 2006). In allen anderen Fällen erfolgt die Antikoagulation mit unfraktioniertem Heparin (UFH) oder bevorzugt niedermolekularem Heparin (NMH).

Tab. 4.2 $CHADS_2$-Score zur Abschätzung des thromboembolischen Risikos bei Patienten mit nichtvalvulärem Vorhofflimmern. Die Punkte werden addiert und ergeben den $CHADS_2$-Score (Gage et al. 2006). Bei einem Punktwert ≥ 2 besteht die Indikation zur vollen Antikoagulation mit Marcumar.

$CHADS_2$-Risikokriterien	Punktwert
Zustand nach TIA/Insult	2
Alter	1
Hypertonie	1
Diabetes mellitus	1
Herzinsuffizienz	1

Tab. 4.3 Risikoabschätzung thromboembolische Ereignisse in Abhängigkeit von der Grunderkrankung (De Caterina et al. 2007, Douketis et al. 2008, Hoffmeister et al. 2010).

	Thromboembolisches Risiko		
	Gering	Mittel	Hoch
nichtvalvuläres Vorhofflimmern	$CHADS_2$-Score 0–2 (keinesfalls eine frühere zerebrale Ischämie)	$CHADS_2$-Score 3 und 4	$CHADS_2$-Score 5 und 6
Z. n. Herzklappenoperation	Doppelflügel-Aortenklappenprothese (≥ 3 Monate) bei Sinusrhythmus ohne weitere Risikofaktoren	Doppelflügel-Aortenklappenprothese und ein zusätzlicher Risikofaktor (Vorhofflimmern, Hochdruck, Diabetes mellitus, Herzinsuffizienz, Alter ≥ 75 Jahre, Zustand nach zerebraler Ischämie) biologische Herzklappenprothese oder Herzklappenrekonstruktion in den ersten 3 postoperativen Monaten bei Sinusrhythmus	mechanischer Mitralklappenersatz Kippscheiben- und ältere Herzklappenprothesen Doppelflügel-Aortenklappenprothesen und mehr als einer der neben genannten Risikofaktoren Doppelklappenersatz biologische Mitralklappenprothese mit Vorhofflimmern
tiefe Beinvenenthrombose/Embolie	venöse Thromboembolie ≥ 12 Monate zurückliegend	venöse Thromboembolie 3–12 Monate zurückliegend wiederholte Thromboembolie Z. n. Thromboembolie bei aktivem Krebsleiden (Palliativsituation oder Behandlung ≤ 6 Monate zurückliegend)	venöse Thromboembolie innerhalb der letzten 3 Monate venöse Thromboembolie mit Lungenembolie innerhalb der letzten 6–12 Monate oder bei erheblicher Thrombophilie (z. B. Antithrombinmangel, Antiphospholipidantikörper oder vergleichbare Konstellation)

Tab. 4.4 Periprozeduraler Ablauf der Überbrückungstherapie bei Vitamin-K-Antagonisten (am Beispiel Phenprocoumon) durch niedermolekulare Heparine bei Eingriffen mit geringem oder hohem Blutungsrisiko. Bei Niereninsuffizienz (optional, wenn glomeruläre Filtrationsrate < 60 ml/min/1,73 m²; auf jeden Fall, wenn < 30 ml/min/1,73 m²) sollte niedermolekulares Heparin durch unfraktioniertes Heparin ersetzt werden (De Caterina et al. 2007, Hoffmeister et al. 2010).

Eingriffe mit geringem Blutungsrisiko	Eingriffe mit hohem Blutungsrisiko
Fortführung der Vitamin-K-Antagonisten-Therapie (INR im niedrig therapeutischen Bereich halten)	Absetzen der Vitamin-K-Antagonisten-Therapie und Weiterbehandlung mit niedermolekularem Heparin entsprechend dem thromboembolischen Risiko (Gering-, Mittel- oder Hochrisikoschema)

Tab. 4.5 Intensität der Überbrückungstherapie bei Behandlung mit Vitamin-K-Antagonisten in Abhängigkeit vom thromboembolischen Risiko (Hoffmeister et al. 2010).

Thromboembolisches Risiko		
Gering	Mittel	Hoch
niedermolekulares Heparin in Thromboembolieprophylaxedosis bzw. unfraktioniertes Heparin in Thromboembolieprophylaxedosis	niedermolekulares Heparin in therapeutischer (oder halbtherapeutischer) Dosis oder bei hohem Blutungsrisiko in Thromboembolieprophylaxedosis bzw. unfraktioniertes Heparin in entsprechender Dosierung	niedermolekulares Heparin in therapeutischer Dosis bzw. unfraktioniertes Heparin in Standarddosis

Tab. 4.6 Periprozeduraler Ablauf der Überbrückungstherapie bei Vitamin-K-Antagonisten (am Beispiel Phenprocoumon) durch niedermolekulare Heparine bei Patienten mit geringem bzw. hohem Thromboembolierisiko und hohem Blutungsrisiko. Bei Niereninsuffizienz (optional, wenn glomeruläre Filtrationsrate < 60 ml/min/1,73 m²; auf jeden Fall, wenn < 30 ml/min/1,73 m²) sollte niedermolekulares Heparin durch unfraktioniertes Heparin ersetzt werden (De Caterina et al. 2007, Hoffmeister et al. 2010).

Geringes thromboembolisches Risiko	Hohes thromboembolisches Risiko
■ Vitamin-K-Antagonisten-Therapie bis 7 Tage vor dem Eingriff ■ niedermolekulares Heparin zur Thromboembolieprophylaxe periprozedural ■ Wiederbeginn der Vitamin-K-Antagonisten-Gabe innerhalb 24 h und Absetzen des niedermolekularen Heparins, wenn INR im therapeutischen Bereich (evtl. Halbdosistherapie mit niedermolekularem Heparin bei gering bis mittlerem Risiko ab 48 h postoperativ bis zum therapeutischen INR)	■ Vitamin-K-Antagonisten-Therapie bis 7 Tage vor dem Eingriff ■ Beginn von niedermolekularem Heparin in therapeutischer Dosis entsprechend INR-Kontrolle vor dem Eingriff (24 h vor dem Eingriff letzte Gabe) ■ niedermolekulares Heparin zur Thromboembolieprophylaxe periprozedural ■ Wiederbeginn der Vitamin-K-Antagonisten-Gabe innerhalb 24 h und niedermolekulares Heparin in therapeutischer Dosis (soweit möglich nach chirurgischer Maßgabe) ■ Absetzen der niedermolekularen Heparine, sobald INR im therapeutischen Bereich

Heparine: unfraktioniert vs. niedermolekular

Der Vorteil der UFH ist in der kürzeren Halbwertszeit zu sehen: 1 Stunde unfraktionierte Heparine (UFH) vs. 2–4 Stunden niedermolekulare Heparine (NMH). Auch bei Niereninsuffizienz sollten die UFH bevorzugt verabreicht werden. Liegt die glomeruläre Filtrationsrate unter 30 ml/min/1,73 m²– optional bei < 60 ml/min/1,73 m² – sind NMH durch UFH zu ersetzen. Bei älteren Patienten über 75 Jahre ist die subkutane Dosis der NMH auf 75 % zu reduzieren.

Intravenöses UFH sollte 4 Stunden vor einem operativen Eingriff beendet werden (Poldermans et al. 2009).

Die NMH werden 24 Stunden vor dem geplanten Eingriff letztmalig verabreicht, dabei wird die Dosis auf die Hälfte reduziert.

Die amerikanischen Leitlinien lassen auch für Patienten mit mechanischem Herzklappenersatz ein Bridging mit NMH zu (Douketis et al. 2008), während die europäischen Empfehlungen weiterhin UFH in dieser Situation bevorzugen (Vahanian et al. 2007).

Bei *hohem thromboembolischem Risiko* sind bevorzugt subkutane NMH oder intravenöses UFH in therapeutischer Dosierung zu verabreichen (Tab. 4.5).

Bei *mittelgradigem thromboembolischem Risiko* kann NMH in therapeutischer Dosis subkutan (oder alternativ UFH intravenös) appliziert werden. Liegt ein relevantes Blutungsrisiko vor, kann in dieser Situation das NMH auch in halber Dosis bzw. in Thromboembolieprophylaxedosis gegeben werden.

Bei *niedrigem Thromboembolierisiko* ist das NMH in der prophylaktischen Dosis subkutan zu verabreichen (Douketis et al. 2008, Hoffmeister et al. 2010).

Neue Antikoagulanzien

Für das Pentasaccharid Fondaparinux sowie für direkte Antithrombine wie Lepirudin oder Argatroban oder die neuen oralen Substanzen Dabigatran oder Rivaroxaban liegen in der perioperativen Situation keine ausreichenden Erfahrungen vor. Daher können sie für das Bridging derzeit nicht empfohlen werden (Hoffmeister et al. 2010).

4.2 Thrombozytenaggregationshemmer

Bei über 5 Millionen Patienten wird weltweit jährlich eine perkutane Koronarintervention (PCI) durchgeführt. Die Stentimplantation hat sich als Therapie der ersten Wahl bei vielen Patienten mit koronarer Herzerkrankung etabliert. In Deutschland wurden im Jahr 2006 etwa 300.000 PCI durchgeführt. Der Anteil der Stentimplantation lag bei 85 %. Pro Jahr kommen ca. 250.000 neue Stentpatienten hinzu, die mit einer dualen antithrombozytären Therapie mit Acetylsalicylsäure (ASS) und einem Thienopyridin (in der Regel Clopidogrel) behandelt werden (Bonzel et al. 2008, Jambor et al. 2009). Es wird geschätzt, dass 5 % dieser Patienten in den nachfolgenden 12 Monaten operiert werden müssen (Eberli et al. 2010). Somit werden jedes Jahr ungefähr *12.500 Patienten* einem operativen Eingriff unterzogen, bei denen ein Stent innerhalb der letzten 12 Monate implantiert wurde!

Die duale Thrombozytenaggregationshemmung mit ASS und Clopidogrel verhindert effektiv die thrombotisch bedingte Frühverschlussrate nach PCI und Stentimplantationen. Die sog. Bare-Metal-Stents (BMS) zeigen aber in bis zu 30 % der Fälle eine In-Stent-Restenose durch Hyperplasie der Neointima sowie eine überschießende Proliferation von Fibroblasten und glatten Muskelzellen.

Die neuen Drug-Eluting-Stents (DES), die mit einem antiproliferativen Wirkstoff beschichtet sind, unterdrücken die Entstehung einer neointimalen Hyperplasie sehr effektiv (Jambor et al. 2009). Allerdings kann sich durch die zytostatische Stentbeschichtung über längere Zeit keine funktionelle Neointima ausbilden. Somit bleibt die endovaskuläre Oberfläche wegen des fehlenden Endothels auch noch nach mehreren Monaten hoch thrombogen (Finn et al. 2007). Dies begünstigt die Entstehung von späten Stentthrombosen. Diese pathophysiologischen Erkenntnisse begründen die verlängerte duale Thrombozytenaggregationshemmung bei Patienten mit DES.

Derzeit wird eine duale antithrombozytäre Therapie mit ASS und Clopidogrel in folgenden Situationen empfohlen (Silber et al. 2008, Wijns et al. 2010):
- 1 Monat nach BMS-Implantation bei stabiler Angina pectoris,
- 6–12 Monate nach DES-Implantation bei allen Patienten,
- 1 Jahr bei allen Patienten nach akutem Koronarsyndrom unabhängig von der Revaskularisationsstrategie.

Operative Eingriffe bei Patienten mit Koronarstents stellen eine Herausforderung für Operateure, Anästhesisten und Kardiologen dar. Das variable Risiko der Stentthrombose und das ebenfalls variable Blutungsrisiko der Operation, die reziprok zueinander verlaufen, müssen gegeneinander abgewogen werden (Tab. 4.7) (Jambor et al. 2009).

> ▶ Deshalb sollte vor jeder geplanten kardiologischen bzw. herzchirurgischen Intervention geklärt werden, ob und wann sich der Patient einem operativen Eingriff in einem anderen Fachgebiet unterziehen muss!

Vor dem Hintergrund der Dringlichkeit weiterer Eingriffe erfolgt die Wahl des Implantats (z. B. biologische Klappenprothese oder Stents ohne Medikamentenfreisetzung).

Tab. 4.7 Risiken einer antithrombozytären Therapie bei Fortsetzen bzw. Unterbrechung der Therapie (Chassot et al. 2007).

Risiko bei Fortsetzen der antithrombozytären Therapie	Risiko bei Unterbrechung der antithrombozytären Therapie
- Zunahme des chirurgischen Blutverlusts unter ASS 2,5–20 %, unter ASS und Clopidogrel um 30–50 % - keine Zunahme der operativen Sterblichkeit durch die Zunahme der Blutung, Ausnahme bei intrakraniellen Eingriffen - Zunahme der Transfusionsrate um 30 %, Komplikationsrate der Bluttransfusion liegt nur bei 0,4 % - Sterblichkeit des massiven operativen Blutverlusts unter 3 %	- Rebound-Effekte mit erhöhter Thrombozytenadhäsivität - systemische inflammatorische Antwort und Akute-Phase-Reaktion nach chirurgischen Eingriffen erhöhte die Thrombozytenadhäsivität und reduziert die Fibrinolyse - einige Karzinome und Diabetes sind mit einer Hyperkoagulabilität assoziiert - Verdoppelung der Infarktrate und Sterblichkeit bei akutem Koronarsyndrom - während Re-Endotheliarisierungsphase der Koronarstents beträgt die postoperative Myokardinfarktrate aufgrund einer Stentthrombose 35 % - Mortalität einer Stentthrombose bei 20–40 % - perioperative kardiale Sterblichkeit um das 5–10fache erhöht - notfallmäßig durchgeführte PCI während der frühen postoperativen Phase ist schwieriger und mit einer deutlich erhöhten Blutungsrate assoziiert

Blutungsrisiko unter antithrombozytärer Therapie

In der Literatur finden sich nur wenige systematisch durchgeführte Untersuchungen zum Blutungsrisiko bei urologischen Operationen unter Thrombozytenaggregationshemmung.

Eine Studie bei 1810 Patienten nach transrektaler Prostatabiopsie zeigte keine relevante Zunahme der Blutungskomplikation unter Fortführung der ASS-Gabe (3,7 % vs. 2,5 %) (Herget et al. 1999). Zwei prospektiv-randomisierte Studien (Giannarini et al. 2007, Maan et al. 2003) fanden keinen signifikanten Unterschied in der Häufigkeit einer Hämaturie, Hämatospermie oder eine rektalen Blutung unter bestehender ASS-Therapie. Die Dauer einer Blutung war jedoch unter ASS länger. Die flexible Ureteroskopie mit Steinzertrümmerung (Holmium-Yag-Laser) ist ebenfalls sicher unter einer ASS- oder Clopidogrel-Therapie durchzuführen (Turna et al. 2008). Obwohl der Hämoglobinabfall unter fortgesetzter antithrombozytärer Therapie ausgeprägter war (0,6 mg/dl vs. 0,2 mg/dl), scheint dieser Unterschied klinisch nicht von Bedeutung zu sein.

Bei der konventionellen transurethralen Prostataresektion wurde 1993 eine Zunahme postoperativer Blutungen unter ASS beschrieben (Thurston et al. 1993). Eine retrospektive Analyse bestätigte diese Ergebnisse (Wierod et al. 1998), weitere Untersuchungen fanden wiederum keine Blutungszunahme (Ala-Opas et al. 1996, Gordon 1998).

Zusammenfassend kann festgehalten werden, dass unter fortgesetzter antithrombozytärer Therapie mit ASS oder Clopidogrel Blutungen bei operativen urologischen Eingriffen erhöht auftreten, diese offensichtlich aber nicht klinisch relevant sind. Eine duale antithrombozytäre Therapie mit ASS und Clopidogrel erhöht nachweislich das operative Blutungsrisiko um 50 % (Eberli et al. 2010), doch fehlen auch hier prospektiv durchgeführte Studien im urologischen Bereich.

Unterbrechung einer antithrombozytären Therapie

Bei ca. 5 % aller akuten Koronarsyndrome und in etwa 10 % aller thromboembolischen Komplikationen – unabhängig vom betroffenen Gefäßbett – wurde zuvor eine antithrombozytäre Monotherapie abgesetzt (Burger et al. 2005). Diese Ereignisse treten im Schnitt 11 Tage nach Absetzen der Medikation auf (Lepper et al. 2007).

Das bedeutet eine Zunahme der kardialen Komplikationsrate um das Dreifache (Odds-Ratio 3,19) nach Absetzen von *ASS*. Bei Patienten mit koronaren Stents nahm das Risiko sogar um das 90-fache (Odds-Ratio 89,78) zu (Biondi-Zoccai et al. 2006). Nach einem zerebrovaskulären Ereignis erhöht sich das Risiko eines erneuten Insults innerhalb von 20 Tagen um das Dreifache (Maulaz et al. 2005).

Wird *Clopidogrel* innerhalb des ersten Monats nach PCI und Stentimplantation abgesetzt, nimmt die Sterblichkeit in den kommenden 11 Monaten dramatisch zu (7,5 % vs. 0,7 %) (Iakovou et al. 2005).

In der perioperativen Periode ist das Risiko nochmals deutlich erhöht. In dieser Phase nimmt als Folge von Rebound-Effekten die Thrombozytenadhäsivität deutlich zu bei gleichzeitig reduzierter Fibrinolyse (Chassot et al. 2007, Eberli et al. 2010).

Das Absetzen einer *dualen antithrombozytären Therapie* innerhalb des ersten Monats nach PCI und Stentimplantation (BMS) vor einem großen operativen Eingriff führte zu einer kardialen Sterblichkeit von 86 %. Die Sterblichkeit betrug nur bei 5 % bei Fortführen der antithrombozytären Therapie (Sharma et al. 2004).

▶ Entscheidend ist der zeitliche Abstand zwischen PCI, Stentimplantation und chirurgischem Eingriff: Je früher der Eingriff nach Koronarinterventionen erfolgt, desto höher ist die Sterblichkeit, falls die antithrombozytäre Therapie pausiert wird (Schouten et al. 2007, Sharma et al. 2004).

Bei stabiler koronare Herzkrankheit (d. h. seit 1 Jahr kein akutes Koronarsyndrom) oder anderen Arteriosklerosemanifestationen (z. B. periphere arterielle Verschlusskrankheit) kann eine orale antithrombozytäre Therapie mit ASS oder Clopidogrel perioperativ ausgesetzt werden (7 Tage vor dem geplanten Eingriff). Diese Entscheidung soll aber nur nach einer individuellen kritischen Risiko-Nutzen-Abwägung gefällt werden (Hoffmeister et al. 2010).

Bei dualer Thrombozytenaggregationshemmung (ASS und Clopidogrel) besteht eine Therapieindikation bei Patienten in den ersten 12 Monaten nach akutem Koronarsyndrom auch ohne Stentimplantationen (Wijns et al. 2010). Mit zunehmendem Abstand vom Indexereignis und anhaltender Stabilisierung der koronaren Herzerkrankung vermindert sich das Risiko einer Unterbrechung der dualen Thrombozytenaggregationshemmung. Eingriffe ohne erhöhtes Blutungsrisiko (s. Tab. 4.1) können bei sinkendem koronaren Ereignisrisiko nach Absetzen von Clopidogrel 7 Tage zuvor durchgeführt werden (Hoffmeister et al. 2010).

Bei Notfalleingriffen sollte vor Beendigung einer dualen Plättchenhemmung immer geprüft werden, ob nicht perioperativ wenigstens eine Substanz weiter verabreicht werden darf (Tab. 4.8).

▶ Die Gabe von Heparin (unfraktioniert oder niedermolekular) stellt *keinen Ersatz* für die fehlende Plättchenhemmung dar (Hoffmeister et al. 2010)!

Die neuen Thrombozytenaggregationshemmer Prasugrel und Ticagrelor sind bezüglich der Bridging Situation noch nicht evaluiert (Hoffmeister et al. 2010).

Postoperativ ist die Wiederaufnahme der Thrombozytenaggregationshemmung mit dem Risiko einer (Nach-)Blutung abzuwägen. Für die oralen Plättchenfunktionshemmer beginnt der Effekt innerhalb des ersten Tages nach erneutem Therapiebeginn. Bei hohem Stentthromboserisiko wird eine Beschleunigung des Wirkungseintritts durch Erhöhung der postoperativen Startdosis (ASS 500 mg, Clopidogrel 600 mg) diskutiert (Hoffmeister et al. 2010, Lepper et al. 2007).

4.3 Thromboseprophylaxe

In der Allgemeinbevölkerung liegt die jährliche Inzidenz symptomatischer tiefer Venenthrombosen (TVT) bei 90–130 auf 100.000 Einwohner (S 3-Leitlinie: Prophylaxe der venösen Thromboembolie 2009). Krankenhauspatienten haben ein deutlich erhöhtes Thromboserisiko. Ohne entsprechende Thromboseprophylaxe treten bei urologischen Patienten zwischen 15–40 % Beinvenenthrombosen auf. Daraus ergibt sich die zwingende Notwendigkeit einer venösen Thromboembolieprophylaxe. Die klinische Diagnose einer sich anbahnenden venösen Thromboembolie (VTE) ist im Einzelfall nicht möglich. Da kein verlässlicher Test zur Ermittlung eines individuellen Thromboserisikos zur Verfügung steht und die klinischen Konsequenzen (postthrombotisches Syndrom, Lungenembolien) von erheblicher Bedeutung sein können, ist eine generelle Thromboembolieprophylaxe in Risikosituationen unerlässlich (S 3-Leitlinie: Prophylaxe der venösen Thromboembolie 2009).

Patienten werden mit niedrigem, mittlerem und hohem Thromboembolierisiko unterschieden (s. o.). Das individuelle Thromboserisiko setzt sich aus eingriffsbedingten (expositionellen) und patienteneigenen (dispositionellen) Risikofaktoren zusammen (Tab. 4.9). Das expositionelle VTE-Risiko wird durch Art und Umfang des operativen Eingriffs bestimmt. Wichtig ist die Erhebung und klinische Beurteilung der Anamnese bezüglich früher aufgetretener venöser Thromboembolien in der eigenen oder familiären Vorgeschichte.

Welchen Einfluss einzelne oder die Summe der Risikofaktoren auf das Gesamtrisiko einer VTE haben, kann aktuell anhand der Datenlage nicht geklärt werden.

Prinzipien der Prophylaxe venöser Thrombembolien

Basismaßnahmen wie Frühmobilisation, Bewegungsübungen und Anleitungen zu Eigenübungen sollten regelmäßig bei einem Patienten zur Anwendung kommen.

Spezielle Laboruntersuchungen wie z. B. D-Dimere sollten zu Risikostratifizierung nicht eingesetzt werden.

Zur Einschätzung des VTE-Risikos auf der Basis von expositionellen und dispositionellen Risikofaktoren sollte eine Einteilung in 3 Risikogruppen (niedrig, mittel und hoch) erfolgen (Tab. 4.9, Tab. 4.10). Art und Umfang der

Tab. 4.8 Dispositionelle Risikofaktoren für venöse Thromboembolien (S 3-Leitlinie Prophylaxe der venösen Thromboembolie 2009).

Risikofaktor	Relative Bedeutung
frühere TVT/LE	hoch
thrombophile Hämostasedefekte**	artspezifisch gering bis hoch
maligne Erkrankung***	mittel bis hoch*
höheres Lebensalter (über 60 J., Risikozunahme mit dem Alter)	mittel*
VTE bei Verwandten 1. Grades	mittel
chronische Herzinsuffizienz, Z. n. Herzinfarkt***	mittel*
Übergewicht (BMI > 30 kg/m²)	mittel*
akute Infektionen/entzündliche Erkrankungen mit Immobilisation***	mittel*
Therapie mit oder Blockade von Sexualhormonen (zur Kontrazeption, in der Postmenopause, zur Tumorbehandlung)	substanzspezifisch gering bis hoch
Schwangerschaft und Postpartalperiode	gering
nephrotisches Syndrom	gering
stark ausgeprägte Varikosis	gering

Für die mit * gekennzeichneten Assoziationen ließen sich stetige Risikowirkungsbeziehungen ermitteln.
** z. B. Antiphospholipidsyndrom, Antithrombin-, Protein-C- oder –S-Mangel, APC-Resistenz/Faktor-V-Leiden-Mutation, thrombophiler Prothrombinpolymorphismus u. a.
*** Diese dispositionellen Risikofaktoren können auch als expositionelle Risikofaktoren auftreten bzw. angesehen werden.

VTE-Prophylaxe richtet sich nach der Einteilung in diese Risikogruppen und nach Kontraindikationen.

Für Patienten mit niedrigem VTE-Risiko sollten Basismaßnahmen regelmäßig angewendet werden. Medizinische Thromboseprophylaxestrümpfe können hier ergänzt werden.

Bei Patienten mit mittlerem und hohem Thromboserisiko muss eine medikamentöse VTE-Prophylaxe erfolgen. Auch bei diesen Patienten sollen die Basismaßnahmen durchgeführt werden.

Medikamente zur Prophylaxe venöser Thromboembolien

Es stehen *Heparine, Fondaparinux und andere Antikoagulanzien* zur Verfügung. Unter Abwägung von Effektivität, Blutungsrisiko und auch dem Risiko einer heparininduzierten Thrombozytopenie sollen NMH gegenüber UFH bevorzugt eingesetzt werden. ASS sollte zur VTE-Prophylaxe nicht eingesetzt werden.

Tab. 4.9 Risikokategorien venöser Thromboembolien (Geerts et al. 2008).

	Operative Medizin
geringes VTE-Risiko	■ kleine operative Eingriffe ■ Verletzung ohne oder mit geringem Weichteilschaden ■ kein zusätzliches bzw. nur geringes dispositionelles Risiko, sonst Einstufung in höhere Risikokategorie
mittleres VTE-Risiko	■ länger dauernde Operationen ■ gelenkübergreifende Immobilisation der unteren Extremität im Hartverband ■ arthroskopisch assistierte Gelenkchirurgie an der unteren Extremität ■ kein zusätzliches bzw. nur geringes dispositionelles Risiko, sonst Einstufung in höhere Risikokategorie
hohes VTE-Risiko	■ größere Eingriffe in Bauch- und Beckenregion ■ bei malignen Tumoren oder entzündlichen Erkrankungen ■ Polytrauma, schwere Verletzungen Wirbelsäule, Becken und/oder untere Extremität ■ größere Eingriffe an Wirbelsäule, Becken, Hüft- oder Kniegelenk größere operative Eingriffe in Körperhöhlen der Brust-, Bauch- und/oder Beckenregion

VTE: venöse Thromboembolie

Tab. 4.10 Häufigkeit venöser Thromboembolien (S 3-Leitlinie Prophylaxe der venösen Thromboembolie 2009).

	Distale TVT	Proximale TVT	Tödliche LE
niedriges VTE-Risiko	< 10 %	< 1 %	< 0,1 %
mittleres VTE-Risiko	10–40 %	1–10 %	0,1–1,0 %
hohes VTE-Risiko	40–80 %	10–30 %	> 1 %

VTE: venöse Thromboembolie
TVT: tiefe Venenthrombose
LE: Lungenembolie

Durchführung einer medikamentösen VTE-Prophylaxe

Die medikamentöse VTE-Prophylaxe sollte zeitnah zu risikoverursachenden Situation begonnen werden. Vor Beginn mit UFH oder NMH ist die Thrombozytenzahl zu bestimmen. In der Folge ist eine Kontrolle der Thrombozytenwerte zweimal pro Woche zwischen dem 5. und 21. Tag durchzuführen (S 3-Leitlinie Prophylaxe der venösen Thromboembolie 2009).

Die Dauer der Prophylaxe orientiert sich am Fortbestehen relevanter Risikofaktoren für venöse Thromboembolien. Bei Notwendigkeit der Therapiefortführung über die Dauer des stationären Aufenthalts hinaus muss der nachbehandelnde Arzt hierüber informiert werden.

■ Urologische Eingriffe

Urologische Eingriffe können bezüglich ihres VTE-Risikos in 3 Gruppen eingeteilt werden:
- Operationen an Nieren und onkologische Operationen im Bauch- und Beckenbereich,
- laparoskopische Eingriffe,
- transurethrale Eingriffe.

Urologische Patienten mit Eingriffen im Bauch- und Beckenbereich sind im Schnitt älter, haben häufiger eine bösartige Erkrankung, benötigen länger dauernde Eingriffe in Steinschnittlage, ggf. mit Lymphknotendissektion und haben dadurch bedingt ein höheres VTE-Risiko!

Bei *Patienten mit niedrigem expositionellen Risiko* (Tab. 4.9) und fehlendem oder geringem dispositionellen Risiko sollte keine medikamentöse VTE-Prophylaxe verabreicht werden. Bestehen zusätzliche dispositionelle Risikofaktoren, soll eine medikamentöse Prophylaxe mit NMH oder UFH erfolgen.

Patienten mit mittlerem Risiko (mittlere Eingriffe oder kleinere Eingriffe mit zusätzlichen dispositionellen Risikofaktoren) soll eine Prophylaxe mit Heparinen erhalten. Zusätzlich erhalten diese Patienten medizinische Thromboseprophylaxestrümpfe (MTPS).

Patienten mit hohem VTE-Risiko (große Eingriffe oder mittlere Eingriffe mit zusätzlichen dispositionellen Risikofaktoren) sollen MTPS und eine medikamentöse Prophylaxe mit NMH erhalten. Für laparoskopische Eingriffe und Operationen mit minimalinvasivem Zugang gelten die gleichen Indikationen zur VTE-Prophylaxe wie bei offenen Eingriffen im Bauch- und Beckenbereich. Die Dauer der medikamentösen VTE-Prophylaxe beträgt in der Regel 5–7 Tage. Sie sollte eingehalten werden unabhängig davon, ob der Patient noch stationär oder schon ambulant geführt wird.

Bei fortbestehendem VTE-Risiko (z. B. prolongierte Immobilisation, Infekt) sollte die VTE-Prophylaxe fortgeführt werden. Patienten mit onkologischen Eingriffen sollten eine verlängerte VTE-Prophylaxe für 4–5 Wochen erhalten (S 3-Leitlinie Prophylaxe der venösen Thromboembolie 2009).

Komplikationen bei medikamentöser VTE-Prophylaxe

Beim Einsatz von Antikoagulanzien zur VTE-Prophylaxe soll das individuelle Blutungsrisiko berücksichtigt werden. Bei niedermolekularen Heparinen sind die Nierenfunktion und auch das Alter ggf. mit erforderlicher Dosisreduktion zu beachten. Die meisten NMH sind bei einer Kreatininclearance unter 30 ml/min kontraindiziert.

Bei klinisch-anamnestischer Blutungsneigung oder absehbarem Blutungsrisiko (z. B. bei schwerer Thrombozytopenie oder -pathie) kann die medikamentöse Thromboembolieprophylaxe kontraindiziert sein.

Kommt es zu einer Blutung unter medikamentöser VTE-Prophylaxe, müssen mögliche Ursachen abgeklärt werden. Dazu zählen die fehlerhafte Medikamentendosierung, Arzneimittelkumulation unter Nieren- und Leberinsuffizienz oder eine Kurmedikation mit Thrombozytenaggregationshemmern.

Bei ernsten Blutungskomplikationen unter Gabe von Antikoagulanzien zur Prophylaxe ist – neben lokalen Maßnahmen zur Blutstillung – die Dosierung zu reduzieren, zu pausieren oder ganz abzusetzen (S 3-Leitlinie Prophylaxe der venösen Thromboembolie 2009).

■ Heparininduzierte Thrombozytopenie

▶ Sie ist wichtigste unerwünschte Nebenwirkung!

Man unterscheidet 2 Formen:
- Nichtimmunologische heparininduzierte Thrombozytopenie (sog. HIT Typ I),
- immunologische heparininduzierte Thrombozytopenie (sog. HIT Typ II).

Der Abfall der Thrombozyten bei *HIT Typ I* ist gering bis mäßig ausgeprägt, meist vorübergehend und klinisch bedeutungslos. Er tritt während der ersten Behandlungstage auf und erreicht nur selten den Wert von < 100.000/μl. Heparin muss bei HIT I nicht abgesetzt werden, auch bei Weiterbehandlung mit Heparin steigen in den nächsten Tagen die Thrombozytenzahlen wieder an.

Die *HIT Typ II* ist ein klinisch pathologisches Syndrom, mit klinischen Symptomen und Bildung von Antikörpern. Sie tritt typischerweise zwischen dem 5. und 14. Tag, selten bis zum 21. Tag nach Erstanwendung auf. Die Thrombozytenwerte fallen meist abrupt um mehr als 50 %. Dabei sind sehr niedrige Thrombozytenwerte < 20.000/μl nicht typisch für HIT II und in der Regel durch andere Ursachen bedingt.

Paradoxerweise treten bei der HIT nur selten Blutungen, sondern häufig Gefäßverschlüsse auf. Das Risiko, bei HIT-II-bedingtem Thrombozytenabfall Gefäßverschlüsse zu entwickeln, liegt bei 50–75 %. Werden diese mit einer Erhöhung der Heparindosis behandelt, können schwerste Komplikationen auftreten (Greinacher et al. 2003).

Eine HIT Typ II sollte in die Differenzialdiagnose immer einbezogen werden, wenn:
- Hinweise auf Thrombosen oder Embolien unter Heparingabe bestehen,
- die Thrombozytenzahlen um mehr als 50 % im Vergleich zum höchsten Wert ab Tag 5 der Heparingabe abfallen und kein anderer Grund vorliegt,
- sich nekrotische oder entzündliche Infiltrationen an den Heparininjektionsstellen zeigen.

Bei Verdacht auf eine HIT Typ II sind folgende Maßnahmen zu ergreifen:
- Heparin sollte sofort abgesetzt und durch ein alternatives, sofort wirksames Antikoagulanz (z. B. Argatroban, Danaparoid) ersetzt werden (Greinacher et al. 2003).
- Thrombozytenkonzentrate sind nicht indiziert.
- Orale Antikoagulanzien (z. B. Marcumar) sollten erst nach Stabilisierung der Thrombozytenwerte eingesetzt werden.
- Ausschluss einer tiefen Beinvenenthrombose durch Kompressionssonografie.

Ein Screening auf HIT-Antikörper bei asymptomatischen Patienten ist nicht sinnvoll. Die Bedeutung des In-vitro-Nachweises von HIT-Antikörpern liegt in der Absicherung der klinischen Verdachtsdiagnose. Diese sollte auch im Hinblick auf spätere Behandlungen grundsätzlich erfolgen. Daher muss die Labordiagnostik zeitnah durchgeführt werden. Funktionelle Testverfahren wie der heparininduzierte Plättchen-Aktivierungstest (HIPA) erfassen HIT-Antikörper gegen verschiedene Antigene, aber nur Antikörper der Klasse IgG (Greinacher et al. 2003). Antigentests weisen die Bindung von Antikörpern (IgG, IgA, IgM) im Patientenserum an PF4-Heparin oder Polyvinylsulfat-Komplexe nach. Der positiv prädiktive Wert für die klinisch manifeste HIT ist bei den funktionellen Tests höher als bei Antigentests. Um eine ausreichend hohe Sensitivität zu erreichen, sollte ein sensitiver funktioneller Test und ein Antigentest miteinander kombiniert werden.

4.4 Lungenembolie

Bei der Lungenembolie (LE) handelt es sich um eine partielle oder vollständige Verlegung der Lungenarterien durch eingeschwemmte Blutgerinnsel aus der peripheren venösen Strombahn (Hach-Wunderle et al. 2010). Die Inzidenz nichthospitalisierter Patienten liegt bei 3,5 auf 10.000 Personenjahre, während sie bei hospitalisierten Patienten über 500 auf 10.000 Personenjahre betragen kann (Heit et al. 2001). Nur ein Drittel aller venösen thromboembolischen Ereignisse werden tatsächlich erkannt und behandelt, somit ist jährlich mit insgesamt mehr als 1 Millionen Lungenemboliepatienten in der Europäischen Union oder in den USA zu rechnen (Goldhaber 2004). Autopsiestudien zeigen, dass eine fulminante LE bei 12–15 % aller im Krankenhaus verstorbenen Patienten die Todesursache ist! Die möglichst frühzeitige Diagnose hat eine zentrale Bedeutung, da eine sofort eingeleitete zielgerichtete Therapie lebensrettend sein kann (Janssens 2011).

Patienten mit LE stellen hinsichtlich des klinischen Verlaufs ein sehr heterogenes Patientenkollektiv dar. Die Sterblichkeit in der Frühphase hängt wesentlich vom Vorliegen einer rechtsventrikulären Dysfunktion und vom Schweregrad der hämodynamischen Instabilität ab. So umfassen die berichteten Letalitätsraten während des

Krankenhausaufenthalts ein Spektrum von unter 1 % bis über 60 %. Ein Großteil der Todesfälle tritt innerhalb der ersten Stunden nach Symptombeginn ein. Zwei Drittel der Patienten versterben innerhalb der ersten Stunde, dabei finden sich in 50 % der Fälle ausgeprägte Thrombusmassen in den zentralen Pulmonalarterien. In den übrigen Fällen liegen dem Tod der Patienten kleinere oder rezidivierende LE zu Grunde (Wood 2002).

Schweregrade einer Lungenembolie

Der Schweregrad der Lungenembolie wird als individuelle Abschätzung – bezogenen auf die frühe Sterblichkeit – verstanden und meint nicht den anatomischen Ausprägungsgrad und Verteilung der VTE in der pulmonalen Zirkulation. Die derzeitigen Leitlinien ersetzen daher konsequenterweise früher übliche Begriffe wie „massiv", „submassiv" und „nichtmassiv" mit dem geschätzten Ausmaß der frühen Sterblichkeit nach Lungenembolie (Konstantinides et al. 2009, Torbicki et al. 2008).

Eine Hochrisiko-LE ist ein lebensbedrohlicher Zustand, der sofortige diagnostische und therapeutische Maßnahmen erforderlich macht (frühe Sterblichkeit > 15 %). Patienten mit einem nichthohen Risiko werden entsprechend dem Nachweis einer rechtsventrikulären Dysfunktion und/oder einem myokardialen Schaden weiter in Patienten mit einer mittleren Risiko (frühe Sterblichkeit 3–15 %) und Patienten mit einem niedrigen Risiko (frühe Sterblichkeit < 1 %) unterteilt (Janssens 2011).

Diagnostik bei Lungenembolie

Vor der Diagnose einer LE steht der klinische Verdacht, der sich auf klinische Zeichen und Befunde sowie anamnestische Angaben stützt. Es gibt prinzipiell keine eindeutigen klinischen Zeichen oder anamnestische Angaben, die die Diagnose einer LE hoch wahrscheinlich machen. Somit ist und bleibt der Kliniker vielfach auf seine Intuition angewiesen und muss verschiedene Befunde zusammenfügen, um die Diagnose einer LE exakt stellen zu können (Janssens 2011): Dyspnoe mit plötzlichem Beginn (80 % der Fälle einer nachfolgend bestätigten LE), pleuritische oder (seltener) retrosternale Thoraxschmerzen (52 %), Husten (20 %), Synkope (19 %) und Hämoptysen (11 %). Tachypnoe (70 %) ist häufig, Tachykardie (26 %), Zyanose (11 %) oder Fieber > 38,5 °C (7 %) sind gelegentlich vorhanden.

Röntgen-Thoraxaufnahmen, EKG-Veränderungen und die Befunde der arteriellen Blutgasanalyse können den klinischen Verdacht auf LE erhärten oder abschwächen, jedoch nicht definitiv bestätigen oder widerlegen.

Für das weitere Procedere müssen folgende Fragen geklärt werden (Konstantinides et al. 2009, Torbicki et al. 2008):
- Besteht ein hohes, mittleres oder niedriges Sterberisiko? Die Patienten mit hohem Sterberisiko gelten als hämodynamisch instabil, die übrigen Patienten sind in der Regel hämodynamisch stabil.
- Wie hoch ist die klinische Wahrscheinlichkeit einer venösen Thromboembolie?
- Können Patienten mit niedrigem und mittlerem Risiko durch bildgebende oder labortechnische Verfahren weiter einer therapierelevanten Risikostratifizierung zugeführt werden?

Die Wahl der adäquaten diagnostischen Strategie orientiert sich vor allem an der klinischen Stabilität des Patienten:
- *Hämodynamisch instabile Patienten* haben ein hohes frühes Sterberisiko und gelten als medizinischer Notfall. Hierzu zählen Patienten nach kardiopulmonaler Reanimation, Patienten im klinisch manifesten Schock und hypotone Patienten (systolischer Blutdruck < 90 mmHg, Abfall des systolischen Blutdrucks um mehr als 40 mmHg für mindestens 15 Minuten nach Ausschluss einer Hypovolämie oder Sepsis). Hier muss die Diagnose unverzüglich und wenn möglich bettseitig gestellt werden um eine lebensrettende Therapie wie die Thrombolyse einleiten zu können.
- *Hämodynamisch stabile Patienten* mit Verdacht auf LE gelten als Nicht-Hochrisiko Patienten. In dieser Gruppe hat die diagnostische Sicherheit absoluten Vorrang (Konstantinides et al. 2009).

■ Hämodynamisch instabile Patienten

Bei dieser Patientengruppe ist die klinische Wahrscheinlichkeit einer LE hoch. Die Differenzialdiagnose umfasst:
- den kardiogenen Schock,
- die akute Aortendissektion,
- die Herzbeuteltamponade,
- eine akute Klappendysfunktion.

In dieser Situation sollte eine transthorakale Echokardiografie zur Erfassung einer Rechtsherzbelastung durchgeführt werden. Ist der Patient hämodynamisch erheblich instabil und sind andere diagnostische Verfahren wie die Computertomografie nicht verfügbar, sollte die Diagnose LE anhand der indirekten echokardiografischen Zeichen gestellt und eine gezielte Therapie eingeleitet werden. Kann der Patient stabilisiert werden, sollte man eine definitive Diagnose anstreben (CT).

■ Hämodynamisch stabile Patienten

Hier steht die Bestimmung der klinischen Wahrscheinlichkeit im Vordergrund. Ist eine LE unwahrscheinlich, sollte zunächst ein D-Dimer-Test durchgeführt werden. Ist dieser negativ, kann bei diesen Patienten eine LE weitestgehend ausgeschlossen werden. Bei positivem Test schließt sich eine Computertomografie an. Ist die Wahrscheinlichkeit einer LE hoch, sollte sofort eine Computertomografie durchgeführt werden.

An dieser Stelle sei noch einmal darauf hingewiesen werden, dass der diagnostische Stellenwert der D-Dimere bei hospitalisierten Patienten eher gering ist (regelhafte Erhöhung bei schwerer Inflammation, Sepsis, bei operativen Eingriffen). In diesen Fällen sollte bei klinischen Verdacht und Wahrscheinlichkeit einer LE direkt eine Computertomografie durchgeführt werden.

Therapie

Die Therapieziele bei einer akuten LE orientieren sich am Risiko der LE-assoziierten Sterblichkeit: Bei Patienten mit einer Hochrisiko-LE steht die möglichst rasche Beseitigung der pulmonalen Obstruktion durch eine Thrombolysetherapie im Vordergrund, während bei den Patienten mit einer Nicht-Hochrisiko-LE eine therapeutische Vollantikoagulation mit niedermolekularen oder unfraktionierten Heparinen eine weitere Propagation der VTE verhindern soll.

▶ Sämtliche Maßnahmen erfolgen immer unter Beachtung des patientenspezifischen Blutungsrisikos!

■ Antikoagulation

Die *sofortige Einleitung* der Antikoagulation senkt effektiv die Morbidität und Mortalität und sollte – unter Abwägung des Blutungsrisikos – bereits bei Äußerung des klinischen Verdachts auf Lungenembolie erfolgen, d.h. ohne die definitive Bestätigung abzuwarten! Patienten mit einer Hochrisiko-LE erhalten unverzüglich intravenös unfraktioniertes Heparin (UFH) als Bolus, gefolgt von einer kontinuierlichen Infusion. NMH sollten bei hämodynamisch instabilen Patienten nicht eingesetzt werden, da die Resorption nach subkutaner Gabe unzureichend ist. Schwere, noch nicht erkannte oder sich entwickelnde Einschränkungen der Nierenfunktion können zu einer gefährlichen Akkumulation der NMH mit Zunahme des Blutungsrisikos führen.

Auch bei Patienten mit Nicht-Hochrisiko-LE wird die Antikoagulation bei hoher und mittlerer klinischer Wahrscheinlichkeit eingeleitet, ohne die definitive Bestätigung der LE abzuwarten. NMH oder Fondaparinux in gewichtsadaptierter Dosis sind bevorzugt bei Patienten mit Nicht-Hochrisiko-LE einzusetzen. Bei Patienten mit hohem Blutungsrisiko oder schwerer Niereninsuffizienz (Kreatininclearance < 30 ml/min) bleiben die UFH der Goldstandard. Die aPTT sollte hierbei das 1,5–2,5fache des Normwerts betragen. Die initiale Therapie mit NMH, Fondaparinux oder UFH sollte über mindestens 5 Tage weitergeführt werden und durch Vitamin-K-Antagonisten ersetzt werden, sobald eine therapeutische INR über mindestens 2 konsekutive Tage erreicht ist (Janssens 2011).

■ Thrombolyse

Hämodynamisch instabile Patienten mit Hochrisiko-LE haben eine sehr hohe frühe Sterblichkeit. Bei diesen Patienten soll neben den oben beschriebenen allgemeinen Maßnahmen und einer sofortigen Antikoagulation schnellstmöglich eine Thrombolyse zur Entlastung des rechten Ventrikels erfolgen. Angesichts einer lebensbedrohlichen Situation kann im Einzelfall trotz Vorliegen einer absoluten Kontraindikation (z.B. gastrointestinale Blutung) eine Thrombolyse verabreicht werden. Voraussetzung ist, dass möglicherweise unter Thrombolyse einsetzende Blutungen durch endoskopische/operative Maßnahmen oder lokale Kompression einer effektiven Blutstillung zugeführt werden können. Die Entscheidung zur Thrombolysetherapie muss daher häufig interdisziplinär getroffen werden!

■ Chirurgische Embolektomie und Katheterfragmentation

Die chirurgische Embolektomie ist indiziert für Patienten mit Hochrisiko-LE, bei denen die Thrombolyse absolut kontraindiziert ist oder erfolglos war. Die interventionelle (kathetertechnische) Embolektomie oder Fragmentierung proximaler Thromben gilt als Alternative zum chirurgischen Vorgehen bei diesen Patienten.

Literatur
Hinweise unter
　　www.thieme.de/komplikationenurologie.de

Diagnostik

5 Komplikationen bei der klinischen Diagnostik

5.1 Fehler und Komplikationen bei der klinischen Diagnostik

H. Heynemann

„Komplikationen" (spätlateinisch: „das Zusammenwickeln" bzw. „Verwickeln"): Nicht in Erfahrung gebrachte oder mangelnde, bis hin zu fehlenden Informationen z. B. zum Unfallhergang bei einem Polytrauma mit dem Verdacht auf Mitverletzungen des Urogenitaltrakts können primär bei der klinischen Diagnostik und nachfolgend bei den weiteren diagnostischen Schritten wie der daraus ableitenden Therapie „Verwicklungen", also Komplikationen, induzieren.

Fehler bei der Anamnese

Allgemeine Komplikationen und deren Vermeidung

Komplikation: Unvollständige Anamneseerhebung: Fehlende Detailinformationen.

Ursache: Diese „Fahrlässigkeit" resultiert aus verschiedenen Gründen, deren Ursachen durchaus nicht zuletzt auf *Oberflächlichkeit* bis hin zu *mangelndem fachlichen Wissen* des Untersuchenden zurückzuführen sein kann. Die „Zeitnot" wird nicht selten als „Alibi"-Funktion genutzt – dies trifft realistisch nur in seltenen Ausnahmesituationen zu!

Vorbeugung: Entscheidend ist vor dem Hintergrund eines profunden Fachwissens, dass nur die Differenzialdiagnose gestellt werden kann, die der Untersucher kennt (Beispiel: „Akutes Skrotum": Möglichkeit einer Hodentorsion muss in differenzialdiagnostische Überlegungen einbezogen werden!). Die exakte Erhebung der Anamnese mit den fachlichen Details ist die Voraussetzung für die Einleitung der Diagnostik wie auch der anzustrebenden Therapie.

Komplikation: Unvollständige Anamneseerhebung: Notfallsituation.

Ursache: Inkomplette Anamneseerstellung, Zeitmangel, Bewusstseinsveränderung des Patienten.

Vorbeugung: Sind im Akutfall bei Bewusstseinstrübungen oder -verlust (Polytrauma mit Verdacht auf Mitbeteiligung des Urogenitaltrakts) verständlicherweise keine Informationen vom Patienten zu erhalten, darf nicht darauf verzichtet werden (auch unter Zeitnot!), über den Patienten wertvolle Details z. B. durch Befragen der Rettungskräfte, Zeugen oder Angehörige einzuholen.

Bei der Erhebung der jetzigen Anamnese sind aus urologischer Sicht wesentliche Symptome detailliert zu erfragen und müssen thematisiert werden, Schwerpunkte sind dabei:
- Schmerz,
- Miktionsprobleme,
- Urin- und/oder Ejakulatveränderungen,
- schmerzlose Veränderungen oder beeinträchtige Funktionsstörungen im Genitaltrakt,
- unspezifische Allgemeinsymptome.

> ▶ Mangelhafte und fehlerhafte Detailinformationen bei der Erhebung der Anamnese induzieren falsche Entscheidungen zur Diagnostik und Therapie zum Nachteil des Patienten!

Komplikation: Unvollständige Anamneseerhebung: Sprachbarriere.

Häufigkeit: Zunehmend bei steigendem Anteil an Ausländern in unserer Gesellschaft, steigende Anzahl von Patienten mit Demenz.

Ursache: Mangelhafte oder fehlende Fremdsprachenkenntnisse, missverständliche Kommunikation, die den geistigen Fähigkeiten des Patienten nicht angepasst sind.

Vorbeugung: Dazu bedarf es als Grundvoraussetzung einer verbal verständlichen Kommunikation: Der Untersucher muss imstande sein, sich klar und deutlich sowie verständlich auszudrücken, sodass der Untersuchte sich *verstanden* weiß und Vertrauen zu seinem Gegenüber, dem Arzt, aufbauen kann. Exakte Formulierungen sind zu verwenden, Informationen vom Patienten kritisch zu hinterfragen.

Bei fremdsprachigen Patientinnen und Patienten ist zur Erhebung der Anamnese bei mangelndem Sprachverständnis eine sprachkundig versierte Personen hinzuziehen! Bei Patienten mit Demenzerkrankung sind Angehörige und/oder Pflegepersonal zu befragen.

Eine gründliche Anamneseerhebung ermöglicht in der Mehrzahl der urologischen Erkrankungen eine gut zu begründende Arbeitsdiagnose (Gasser 2009). Die sorgfältig erarbeitete Krankengeschichte, ausgehend von der urologisch orientierten Eigenanamnese (Beispiel: Kontrastmittelallergie) über die Familienanamnese (Beispiel: Prostatakarzinom bei Vater und/oder Bruder), die soziale Anamnese (Beispiel: langjährige Berufstätigkeit in der lackverarbeitenden Industrie), die gynäkologische Anamnese (Beispiel: gynäkologische Voroperationen wie Zustand nach Wertheim-OP), die allgemeine Anamnese ebenso die jetzige Anamnese sind entscheidend für die einzuleitende Diagnostik bis hin zur sich daraus ableitenden Therapie.

Komplikation: Informationsdefizite: Fehlende bzw. inkomplette Informationsweitergabe.

Häufigkeit: Insgesamt steigende Tendenz bei zunehmender Informationsmenge und Arbeitsintensität.

Ursache: Fehlende Informationen zum konkreten klinischen Fall. Die immer wieder auftretenden Defizite, gerade im 3-Schicht-System, nicht nur im pflegerischen, sondern gleichermaßen auch im ärztlichen Dienst (z. B. ITS-Stationen), sind aus dem klinischen Alltag hinlänglich bekannt und beinhalten eine Gefahrenquelle, die im Einzelfalle quoad vitam für den Patienten mitverantwortlich sein kann, auch die nahezu „flächendeckend" eingeführte elektronische Dokumentationspflicht auf den Stationen vermag diese Lücke nicht komplett zu schließen!

Vorbeugung: Exakte, detaillierte Informationsübergabe und Dokumentation im klinischen Alltag, z. B. bei Schichtwechsel, Patientenverlegung, interdisziplinäre Zusammenarbeit bei komplexen Fällen.

▶ Die elektronische Daten-Dokumentation ersetzt nicht den fachlichen Dialog!

Fehler und Komplikationen bei der klinischen Untersuchung

Die körperliche Untersuchung beinhaltet 4 Schwerpunkte:
- Inspektion,
- Palpation,
- Perkussion,
- Auskultation.

Allgemeine Komplikationen und deren Vermeidung

Komplikation: Versäumnisse bei der Inspektion.

Ursache: Unvollständige Untersuchung des Patienten aus unterschiedlichen Gründen (z. B. Zeitmangel, Unwissen).

Vorbeugung: Die Inspektion der zu untersuchenden Person aus urologischer Sicht sollte bei entkleideten Patienten erfolgen, um möglicherweise wertvolle, zur Diagnose führende Details, nicht zu übersehen. Forensische Aspekte müssen dabei beachtet werden und die Inspektion in Gegenwart einer Assistenzperson (bei Kindern durch Sorgeberechtigte) durchgeführt werden.

Komplikation: Versäumnisse bei der Palpation/Perkussion.

Ursache: Unvollständige Untersuchung des Patienten aus unterschiedlichen Gründen (z. B. Zeitmangel, Unwissen).

Vorbeugung: Die Palpation beinhaltet zur Untersuchung des Urogenitaltrakts ein breites Spektrum, beginnend von der Untersuchung der Nierenlager bis zur digital-rektalen Palpation der Prostata. Palpatorische Untersuchungen müssen in Abhängigkeit des Allgemeinzustands (AZ) des Patienten erfolgen. Bei reduziertem AZ in einem fortgeschrittenen Krankheitsstadium (z. B. älterer kachektischer Patient) ist darauf zu achten, diesen Untersuchungsschritt „patientenfreundlich" zu realisieren, d. h. die Beurteilung der *Nierenlager* bezüglich Druck- und Klopfschmerz nicht am stehenden Patienten, sondern am im Bett sitzenden oder liegenden Patienten durchzuführen.

Gleiches gilt für die *rektale* Untersuchung z. B. bei dringendem Verdacht auf ein Prostataabszess, bei dem die leichteste Berührung der Prostata während der rektalen Palpation zu einem plötzlichen dramatischen Schmerz für den Patienten führen kann, verbunden mit Sturzgefahr, wenn diese Untersuchung beim stehenden, vorn übergebeugten Patienten erfolgt.

Im Zusammenhang mit einem *Polytrauma* nach Unfall erfolgen alle palpatorischen Untersuchungen am liegenden Patienten ohne jegliche Belastung des Skelettsystems, z. B. bei dem Verdacht auf eine instabile Fraktur im Wirbelsäulen- und Beckenringbereich, die bei möglicher Positions- und Lageänderung des Patienten eine Verschlechterung des Zustands (LWS-Instabilität → evtl. Rückenmarkschädigung mit nachfolgender Blasen- und Mastdarmfunktionsstörung!) mit ungünstiger Prognose zur Folge haben könnte. In diesem Zusammenhang sei dringlich darauf verwiesen, dennoch nicht auf die rektovaginale Untersuchung zu verzichten, um therapeutische Komplikationen durch diagnostische Lücken und daraus resultierende Fehlentscheidungen zu vermeiden (Vaginaleinrisse, dislozierte Prostata bei komplettem subdiaphragmatischen Urethraabriss).

Die palpatorische Beurteilung der *Inguinalregion* ist gleichermaßen obligat zur Vermeidung komplizierter Krankheitsverläufe, die aufgrund fehlerhaft interpretierter Befunde bei Bestehen von Hernien unterschiedlicher Genese resultieren können. Die extrem gefüllte Harnblase im Falle eines länger bestehenden Harnverhalts ist differenzialdiagnostisch klar abzugrenzen von einem peritonitisch bedingten akuten *Abdomen* und sollte mit vorsichtiger Palpation eruiert werden, um nicht im Falle einer massiven Abwehrspannung des Abdomens z. B. bei dramatisch akuter Appendizitis (gerade beim älteren Patienten durchaus mit klinisch laviertem Verlauf) durch palpatorisch übertriebenen Druck im Bereich des Mc-Burney-

Druckpunkts, verbunden mit der Überprüfung des Loslassschmerzes, eine intraabdominale Perforation zu provozieren.

Die Beurteilung des Skrotalinhalts ist, wenn es der Allgemeinzustand des Patienten zulässt (ggf. stehend am Bett, um eine Sturzgefahr z. B. bei älteren, gebrechlichen Patienten zu vermeiden) grundsätzlich im Stehen durchzuführen. Die Palpation des Penis mit Zurückstreifen des Präputiums gehört obligatorisch zur urologischen Untersuchung des Patienten, um typische Erkrankungen dieser Region nicht zu übersehen (Phimose, Meatusstenose, Herpes genitalis, Peniskarzinom, Induratio penis plastica).

Komplikation: Versäumnisse bei der Auskultation.

Ursache: Unvollständige Untersuchung des Patienten aus unterschiedlichen Gründen (z. B. Zeitmangel, Unwissen).

Vorbeugung: Der Auskultation des Abdomens bei akut erkrankten urologischen Patienten kommt ebenso eine zentrale Rolle zu, wie auch in der postoperativen Verlaufskontrolle zur Beurteilung der Darmtätigkeit, um Atonie, Subileus- und Ileuszustände rechtzeitig zu erfassen. Je nach klinischen und paraklinischen Befunden ist differenzialdiagnostisch die eventuell aufgetretene funktionelle Paralyse von einem mechanisch obturierenden Prozess abzugrenzen mit sofortiger Einleitung der adäquaten Therapie. Darmgeräusche in einem pathologisch prall-vergrößerten Skrotalfach lässt die klinisch sichere Diagnose einer Skrotalhernie zu!

■ Sonderfall: Intensivstation

Unter der besonderen Situation einer intensivmedizinischen Betreuung gelten für den untersuchenden Urologen prinzipiell die gleichen Kriterien zur Anamneseerhebung und Untersuchung:

- Trotz der eingeschränkten oder fehlenden Möglichkeit der Kommunikation mit dem intubierten und beatmeten Patienten sind dennoch unverzichtbare Informationen über den bisherigen Krankheitsverlauf einzuholen.
- Bei der Inspektion ist vor allem auf die exakte Zuordnung und Beschriftung der jeweiligen Ableitungen zu achten. Eine Verwechslung z. B. durch Urethrakatheter, suprapubischen Katheter, Ureterschienen, Urinstoma, Darmstoma, Wunddrainagen, Thoraxdrainagen (mit oder ohne Sog) geht unausweichlich mit zu erwartenden Komplikationen einher. Die Palpation, Perkussion und Auskultation des Thorax wie auch des Abdomens sind obligatorische Bestandteile der klinischen Untersuchung eines ITS-Patienten, die maßgebend für die engmaschige diagnostische Verlaufskontrolle und sich daraus ergebende weitere therapeutische Konsequenzen sind.

> Wenn auch die Erhebung der Anamnese und die klinische Untersuchung per se nur von wenigen urologischen Komplikationen begleitet sind, so besteht die Bedeutung der Untersuchungsgänge, die unabdingbar am Anfang aller urologischen Tätigkeiten am Patienten stehen, vor allem darin, durch die exakt erhobene Anamnese und korrekt durchgeführte klinische Untersuchung mögliche ärztliche Fehlentscheidungen in dieser Phase zu vermeiden!

▶ Die elektronische Daten-Dokumentation ersetzt nicht den fachlichen Dialog!

Literatur
Hinweise unter
www.thieme.de/komplikationenurologie.de

Beiderseitiger Niereninfarkt bei postpartaler Kardiomyopathie mit kardialer Thrombusbildung

M. Gans, A. Pilatz, B. Altinkilic, S. Classen, W. Weidner

Eine 20-jährige Patientin wurde in einem externen Krankenhaus bei Hydronephrose, Fieber und linksseitigen Flankenschmerzen vorstellig. Dort erfolgte bei fehlendem Konkrementnachweis eine DJ-Einlage links. Wegen ausbleibender Befundbesserung entließ sich die Pat. auf eigene Verantwortung. Bei uns erscheint die 20-Jährige 48 Stunden später notfallmäßig in einem deutlich reduzierten Allgemeinzustand und Flankenschmerzen links, kreislaufstabil. Die Patientin ist Raucherin und hat einen 9 Monate alten Säugling. Außer Kontrazeptiva nimmt die Patientin keine weiteren Medikamente.
Auffallend bei der Untersuchung sind eine Dysästhesie des linken Unterschenkels und eine Arrhythmie, zunächst Einleitung einer analgetischen Therapie.
Die Labordiagnostik zeigte eine Leukozytose von 20,9 giga/l, ein CRP von 155 mg/dl und eine LDH von 925 U/l. Im Urin lies sich mittels Teststreifenuntersuchung eine Mikrohämaturie nachweisen, eine Leukozyturie bestand nicht. Sonografisch fand sich der DJ orthotop, das Nierenbeckenkelchsystem war nicht gestaut, kein Konkrementnachweis, das Parenchym stellte sich homogen dar. Die Nierenleeraufnahme bildete den DJ orthotop ohne Konkremente der ableitenden Harnwege ab. Wir veranlassten ein Abdomen-

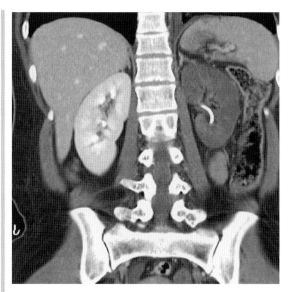

Abb. 5.1 Unilateraler Niereninfarkt links im Abdomen-CT.

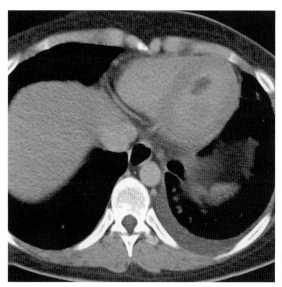

Abb. 5.2 Linksventrikulärer Thrombus.

CT, dieses bestätigte den Verdacht eines Niereninfarkts links (Abb. 5.1), zusätzlich fiel in den Herzanschnitten ein Thrombus im linken Ventrikel auf (Abb. 5.2)! Die vorliegende Dysästhesie mit Blässe des linken Unterschenkels war Folge einer weiteren Embolie in der unteren Extremität. Für die Therapie der Wahl, eine sofortige Lysetherapie, war das therapeutische Fenster von 48 Stunden überschritten, wie uns konsiliarisch durch einen Gerinnungsspezialisten bestätigt wurde. Die Alternative einer offenen Embolektomie in Form einer Kardiotomie am linken Ventrikel oder einer Embolektomie über die Aortenklappe wurde ausführlich mit den Kardiochirurgen diskutiert. Aufgrund der schlechten Herzfunktion mit einer reduzierten linksventrikulären Funktion – Ejektionsfraktion (EF) von nur 50 % – sahen unsere Kollegen keine Möglichkeit, den Eingriff ohne vitale Bedrohung der Patientin durchzuführen. Die Prognose zu diesem Zeitpunkt war schlecht, die Letalitätswahrscheinlichkeit lag bei 70 % nach internistischer Bewertung! Aufgrund dieser Fakten wurde eine Vollheparinisierung mit einer Ziel-PTT von 60 s eingeleitet, um eine weitere Thrombenbildung zu verhindern. Dies konnte nicht verhindert werden, innerhalb von 12 Stunden ereignete sich ein Mesenterialinfarkt, der trotz vital bedrohlicher Situation chirurgisch durch eine Teilresektion eines ca. 30 cm langen distalen Ileumanteils behandelt wurde.

Direkt postoperativ traten Koliken der rechten Seite auf, das Kontrastmittel-CT zeigte einen Teilinfarkt der rechten Niere (Abb. 5.3).

Trotz der weiterhin schlechten kardialen Situation wurde eine offene Embolektomie der A. renalis rechts und deren Segmentarterien durchgeführt, die Perfusion der rechten Niere konnte wiederhergestellt werden. Die Antikoagulation mit Heparin wurde nach Ausschluss einer Thrombophilie fortgesetzt.

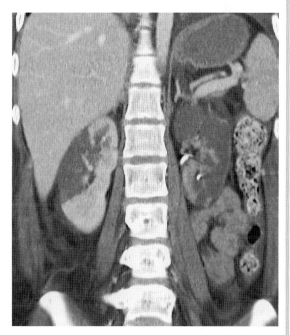

Abb. 5.3 Teilinfarkt der rechten Niere (Doppelpfeil), Totalinfarkt der linken Niere.

Ein Kardio-MRT zeigte infarkttypische Veränderungen als Beleg für die schlechte Funktion des Herzens: Bei einer EF von 13 % erfolgte nun eine Digitalisierung.

Die Vollheparinisierung wurde auf eine Therapie mit Fondaparinux (Arixtra) zur Reduktion des Blutungsrisikos umgestellt. Der Allgemeinzustand der Patientin verbesserte sich zusehends, bereits 11 Tage nach dem Erstereignis konnte echosonografisch kein Thrombus mehr im linken Herzen nachgewiesen werden, die EF stieg auf 70 %, die Funktion der rechten Niere erholte sich komplett, die linke Niere blieb stumm.

Kommentar: Niereninfarkte sind ein sehr seltenes Ereignis. Sie sind praktisch immer Folge einer kardialen Erkrankung oder einer thromboembolischen Disposition (Koniaris u. Goldhaber 1998). Typische Ursachen sind intrakardiale Thromben bei Rhythmusstörungen bzw. dilatativer Kardiomyopathie und resultieren aus der häufig bestehenden Assoziation mit einer Gerinnungsstörung (Lin et al. 2007). Häufig wird die Diagnose eines akuten Niereninfarkts zu spät oder gar nicht gestellt (Leong u. Freeman 2005). Dabei ist grundsätzlich jeder akute Flankenschmerz mit fehlender Harnstauungsniere infarktverdächtig, insbesondere wenn Rhythmusstörungen vorliegen. Die Diagnose erfolgt durch ein Kontrastmittel-CT (Leong u. Freeman 2005). Therapeutisch sind sowohl ein konservatives Vorgehen mit Antikoagulation bzw. Lyse und die Operation mit Thromboembolektomie denkbar, Leitlinien existieren nicht (Leong u. Freeman 2005, Lin et al. 2007).

Im vorliegenden Fall gehen wir von einer postpartalen Kardiomyopathie aus (Hilfiker-Kleiner et al. 2008). Dies ist eine seltene, meist idiopathische Erkrankung mit schweren Komplikationen und schlechter kardiologischer Prognose (Hilfiker-Kleiner et al. 2008). Meist sind pulmonale und kardiale Symptome in Form von Dyspnoe bei Lungenembolie und Leistungsminderung bei Herzinsuffizienz vorherrschend (Hilfiker-Kleiner et al. 2008). Nur selten treten enterale, urologische oder Embolien der Extremitäten in den Vordergrund (Hilfiker-Kleiner et al. 2008). Wenn die kardiale Leistung nicht eingeschränkt ist, ist die Therapie der Wahl eine offene Embolektomie. Bei starker kardialer Einschränkung wird die Lysetherapie im 48-Stunden-Fenster durchgeführt. Ist das 48-Stunden-Fenster überschritten bleibt eine Vollheparinisierung mit Niedermolekularem Heparin mit der Ziel-PTT von 60 s, dabei wird eine weitere Thrombenbildung verhindert. Der vorhandene Thrombus wird im weiteren Verlauf wandständig und vernarbt. Anschließend ist eine Marcumarisierung erforderlich, die Dauer der Therapie ist von der Schwere der Erkrankung abhängig (Riedel u. Keller 2006).

Literatur
Hinweise unter
www.thieme.de/komplikationenurologie.de

Harnverhalt eines Ileumaugmentats mit kontinentem Nabelstoma durch Fehlproduktion eines Einmalkatheters

T. S. Pottek

Ein 75-jähriger Mann wurde auswärtig wegen einer rezidivierenden narbigen Blasenhalsobstruktion nach einer transurethralen Prostataresektion, die im 70. Lebensjahr vorgenommen wurde, insgesamt 15-mal transurethral reseziert. Nach der 10. Resektion wurde eine transurethrale Afterloading-Strahlentherapie des Blasenhalses durchgeführt, die allerdings nicht zu einer Reduktion der Vernarbungen führte.
Nach Vorstellung zur Diskussion anderer Therapieoptionen wurde nach ausführlicher Befunderhebung eine Augmentation der kleinkapazitären Blase mit einem detubularisierten U-förmigen Ileumsegment und Ableitung über einen invaginierten Ileumnippel analog Kock zum Nabel durchgeführt. Der postoperative Verlauf war kompliziert. Es kam zu einer Leckage an der Anastomose zwischen Blasendach und Ileumaugmentat, die sich nach einer Revision beherrschen ließ. Es resultierte eine funktionell völlig zufrieden stellende Abheilung. Allein eine flache Narbenplatte der Bauchwand ist als Residuum der Komplikation verblieben. Der Patient entleerte seine Blase über das Nabelstoma 4–5-mal täglich mit beschichteten Einmalkathetern, die Kapazität lag schließlich bei 550 cm^3.

Die notfallmäßige Vorstellung des Patienten erfolgte aufgrund einer prall gefüllten Harnblase, die sich trotz einer problemlosen Katheterisierung nicht entleeren lies. Das Nabelstoma erschien reizlos und in gewohnter Weite. Ein 18-F-Einmalkatheter aus hydrophil beschichtetem Material (Abb. 5.**4**) ließ sich problemlos in die augmentierte Blase intubieren, 700 cm^3 klaren Urins wurden entleert. Wenige Stunden später trat das gleiche Problem auf: Der Patient musste erneut vorstellig werden, auch diesmal gelang eine problemlose Intubation des Stomas, der Urin entleerte sich komplett. Am Folgetag zeigte eine flexible Endoskopie einen komplett unauffälligen Befund. Der Nippel war ohne jegliche Schwierigkeit zu intubieren, das invaginierte Segment vital und durchgängig.

Nach einigen weiteren Stunden stellte sich der Patient wieder in der Klinik vor und brachte nun seine Katheter nach einem erneuten frustranen Versuch mit. Die Lösung hatte er selbst gefunden:
Die von ihm benutzten Katheter hatten kein Stanzloch am distalen Ende (Abb. 5.**5**). Eine Fehlproduktion war die Ursache der vermeintlichen Nippelproblematik.
Insgesamt 25 Katheter der gleichen Charge wurden aus ihren sterilen Verpackungen entnommen und überprüft.

4 weitere hatten keine Perforationen. Der Hersteller der fehlproduzierten Katheter wurde über das Ereignis informiert.

Kommentar: Komplikationen eines Nabelstomas sind reichlich beschrieben. Narbige Stenosen, parastomale Hernien, Nippelgleiten, Intussuszeptionen u. v. a. Der hier beschriebene Fall zeigt, dass die emotionslose Beobachtung und Befunderhebung vor dem Aktionismus steht. In diesem Fall hat die Beobachtungsgabe des Patienten zur Lösung geführt. Für den Urologen ergibt sich die Konsequenz, bei ähnlichen Schwierigkeiten nicht nur die Anatomie des Patienten, sondern auch die des verwendeten Materials zu bewerten.

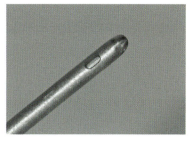

Abb. 5.4 Katheter mit korrektem Stanzloch seitlich am distalen Ende.

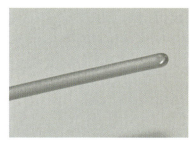

Abb. 5.5 Blind verschlossener Katheter ohne Stanzloch.

5.2 Komplikationen bei der bildgebenden Diagnostik

Allgemeine Aspekte

U. Schütz

■ Kontrastmittel (KM)

Die FDA evaluierte im Rahmen einer Studie in den USA in den Jahren 1999–2001 eine kontrastmittelassoziierte Todesrate nach ICD-10-Kriterien von 1,1–1,2 pro Million verkaufter KM-Einheiten auf der Basis der Angaben in Todesscheinen. Die meisten Todesfälle beruhten auf *Nierenversagen* bzw. *Nephropathie* (58 %) und *Anaphylaxie* bzw. *allergischer Reaktion* (19 %). Weitere Todesursachen waren *Herz-Kreislauf-Stillstand* (10 %), *Atemversagen* (8 %) und *Apoplex* bzw. *zerebrale Hypoxie* (4 %). Die Zahlen wurden von Wysowski u. Nourjah (2006) als nicht repräsentativ eingeschätzt, da die Anzahl der wirklich verabreichten Kontrastmittel nicht bekannt war und die Angaben der Todesursache hinsichtlich des KM-spezifischen Schlüsselcodes sehr begrenzt schienen. Es wird von einer viel höheren KM-assoziierten Todesrate ausgegangen.

Iodiniertes Kontrastmittel

Schwere oder fatale KM-Reaktionen sind unvorhersehbar und glücklicherweise selten. Das Risiko für eine schwere KM-Reaktion ist 6fach erhöht, wenn in der Vorgeschichte bereits KM-Reaktionen aufgetreten sind, 3- bis 5fach erhöht bei multiplen Allergien und 6- bis 10fach erhöht bei Asthma (Morcos 2005). β-Blocker und IL-2 erhöhen ebenfalls das Risiko der schweren KM-Reaktion. Wohl aufgrund einer erhöhten Histaminfreisetzung bei Tumorpatienten sind Inzidenzerhöhungen von KM-Reaktionen bei Vorliegen einer malignen Erkrankung bekannt.

Allergische Reaktionen auf KM sind mit 0,72–0,005 % selten (Katayama et al. 1990, Caro et al. 1991, Cochran et al. 2002, Mortelé et al. 2005, Dillman et al. 2007, Wang et al. 2008). Während leichte allergische Reaktionen (Nausea, lokales Erythem, Hitzegefühl) durch den Radiologen allein und ambulant behandelt werden können, muss bei ausgeprägteren Symptomen (Blutdruckabfall, Dyspnoe, Bewusstseinstrübung, abdominale Krämpfe, generalisierte Urtikaria) sofort ein Arzt mit Kenntnissen auf dem Gebiet der Intensivmedizin hinzugezogen werden, da hier unter Umständen schnell ein lebensbedrohlicher Zustand erreicht wird.

Sehr selten kann es auch bei negativer Anamnese und Verwendung von niederosmolaren statt höherosmolaren Kontrastmitteln mit Prämedikation trotzdem zu schwe-

Tab. 5.1 Allergische Reaktionen auf iodinierte höherosmolare (HOKM) und niederosmolare (NOKM) Kontrastmittel (ausgewählte Literatur).

Literaturstudie	Gesamt (%)		Bis mittelgradig allergisch (%)		Schwer allergisch (%)	
	HOKM	NOKM	HOKM	NOKM	HOKM	NOKM
Caro u. Mitarb. (1991) Metaanalyse	-	-	-	-	0,157	0,126
Katayama u. Mitarb. (1990) n = 337.000	0,22	0,04	12,7	3,1	0,22	0,004
FDA (USA 1990–94)	0,02	0,005	-	-	0,004	0,0011
Cochran u. Mitarb. (2002) n = 90.000	0,6	0,2	-	-	0,05	0,02
hospitalisierte Pat. 2003	-	-	-	-	0,071	0,035
Mortelé u. Mitarb. (2005) n = 30.000	-	0,72	-	0,702	-	0,014
Wang u. Mitarb. (2008) n = 85.000	-	0,6	-	0,588	-	0,012
Dillman u. Mitarb. (2007) 11.000 Kinder	-	0,18	-	0,150	-	0,027

ren KM-Reaktionen kommen, sodass natürlich eine entsprechende Kompetenz und Ausstattung zur Notfallintervention für einen solchen rasch auch lebensbedrohlichen KM-Zwischenfall vorhanden sein muss (Tab. 5.1).

Die *KM-induzierte Nephropathie* ist eine Folge der iodinierten KM-Gabe und kann katastrophale Konsequenzen haben. Sie führt in 30 % der Fälle zur dauerhaften Niereninsuffizienz (Madyoon u. Croushore 2001). In Europa und Amerika sind 10 % aller im Krankenhaus erworbenen akuten Nierenversagen nephropathiebedingt (Nash et al. 2002). Die Inzidenz der Nephropathie ist stark abhängig von der zugrunde gelegten Definition des akuten Nierenversagens und von heute bekannten Risikofaktoren wie KM-Typ, KM-Dosierung, wiederholter KM-Gabe, vorbestehender Niereninsuffizienz oder Diabetes mellitus.

Gadoliniumhaltige Kontrastmittel

Mittlerweile ist ein Zusammenhang der *nephrogenen systemischen Fibrose* (NFS) mit der Gabe von gadoliniumhaltigen KM gesichert, auch wenn der genaue Pathomechanismus noch nicht hinreichend klar ist. Die pathophysiologische Endstrecke der Fibrose ist jedoch bekannt (Cowper 2003). Die nephrogene systemische Fibrose ist eine sehr seltene, aber schwerwiegende bis fatale Erkrankung. Weltweit sind ca. 500 Fälle beschrieben bei über 200 Millionen Gadoliniumgaben seit der Einführung in den 80er-Jahren (Giersig 2007). Bisher sind Fibrosefälle hauptsächlich nur mit Omniscan und Magnevist assoziiert (Broome u. Mitarb. 2007). Eine genaue Risikospezifizierung einzelner gadoliniumhaltiger KM ist bis heute nicht evaluiert. Die Fibrose tritt nur bei Patienten mit einer schweren oder endgradigen chronischen Niereninsuffizienz in 2,5–5 % dosisunabhängig auf (Deo et al. 2007). 90 % der Betroffenen sind Dialysepatienten. Circa 3 % der Langzeitdialysepatienten, die eine Gadoliniumgabe erhalten, entwickeln eine nephrogene Fibrose (Shabana et al. 2008).

Die Mortalität der NSF liegt bei ca. 5 % der beschriebenen Erkrankungen (systemische Beteiligung mit fulminantem Verlauf; Lunge, Leber, Muskel, Herz), jedoch klagen ca. 30 % der Patienten über schwerste Behinderungen, Kontrakturen, Hautulzerationen und massive Bewegungseinschränkungen. Eine wirksame Behandlung ist nicht bekannt. Besserung, Remission oder Stabilisierung wurden gelegentlich spontan bei Verbesserung der Nierenfunktion nach akuter Nierenverletzung oder nach Nierentransplantation beschrieben (Penfield u. Reilly 2007).

Die Nebenwirkungsrate wird über die letzten Jahre für das gadoliniumhaltige KM mit sehr niedrigen, aber dennoch schwankenden Zahlen belegt (Tab. 5.2).

Diagnostische Radiologie

Auf die Grundlagen der Strahlenwirkungsarten, Dosis-Wirkungs-Beziehungen, Embrional- und Fetalphasen (Organogenese usw.) kann hier nicht differenziert eingegangen werden; auf entsprechende Fachliteratur wird verwiesen. Während die *deterministischen Effekte* ganz eindeutig Schwellendosen aufweisen (1 Gy) und die Schwere der Erkrankung dosisabhängig ist, geht man im Strahlenschutz davon aus, dass die *stochastischen Effekte* keine Schwellendosen aufweisen und dass die Anzahl der betroffenen Personen mit zunehmender Strahlendosis zunimmt.

Je höher die absorbierte Strahlendosis ist, desto größer ist das Potenzial der Induktion einer *Neoplasie*. Der Schweregrad der Tumorerkrankung ist nicht dosiskorreliert. Es gibt keinen bekannten Grenzwert, unter dem

Tab. 5.2 Allergische Reaktionen auf Gadolinium-KM-Gabe (ausgewählte Literatur).

Gadolinium-KM Literatur	Gesamt (%)	Allergisch (%)	Nichtallergisch (%)	Leicht allergisch (%)	Schwer allergisch (%)
Niendorf u. Mitarb. (2001) n > 20 Millionen	0,043	0,013	0,030	0,031	0,001
Cochran u. Mitarb. (2002) n = 28.000	0,067	0,054	0,014	-	-
Shellock u. Mitarb. (2006) n = 1.500.000	0,05	-	-	-	-
Dillman u. Mitarb. (2007) n = 78.000	0,069	-	-	0,064	0,005
Bleicher u. Mitarb. (2008) n = 23.500	0,76	0,149	-	-	0,034

keine Induktion einer Neoplasie stattfinden kann, obwohl bei Dosen < 0,05 Gy das Risiko so gering ist, dass bisher durch sehr große epidemiologische Studien kein statistisch signifikantes neues Tumorauftreten nachgewiesen werden konnte. Das Risiko aller soliden Tumoren steigt linear mit der Strahlendosis, vom Niedrigdosisbereich (5–100 mSv) bis auf ca. 2,5 Sv (2500 mSv). Kinder sind viel strahlensibler als Erwachsene. Die meisten Tumoren zeigen eine kontinuierliche Abnahme in der Radiosensitivität mit zunehmendem Alter (erwähnenswerte Ausnahme: Beim Lungenkarzinom nimmt das strahlungsabhängige Risiko bis zum mittleren Lebensalter zu, was einen wichtigen Punkt für viele CT-Untersuchungen im Erwachsenenalter darstellt!).

Ionisierende Strahlung kann viele, aber nicht alle Arten maligner Erkrankungen induzieren. Gewebe wie Haut, Lunge, Brust und Gastrointestinaltrakt neigen eher zu einer radiologisch verursachten Tumorbildung. Es besteht kein Nachweis der Induktion einer chronisch-lymphatischen Leukämie, ebenso sind Prostata-, Zervix-, Uterus- und Pankreasgewebe weitgehend „resistent" gegenüber einer radiogenen Neoplasieinduktion. Bei Personen über dem 20. Lebensjahr gibt es, wenn überhaupt, nur ein sehr kleines Risiko eines Schilddrüsenkarzinoms durch externe Strahlenexposition. Bei Kindern ist dieses Risiko deutlich ernster zu nehmen.

Interventionelle Radiologie

In den letzten beiden Dekaden hat sich die interventionelle Radiologie beträchtlich entwickelt. Vor allem im therapeutischen Bereich wurde das chirurgische Vorgehen in der Behandlung von vielen pathologischen Entitäten durch interventionelle radiologische Maßnahmen ersetzt. Dies ist Folge des technischen Fortschritts und des minimalinvasiven Charakters interventioneller radiologischer Verfahrensweisen, die weniger Komplikationen und eine kürzere Rekonvaleszenzzeit im Vergleich zum klassisch-chirurgischen Vorgehen beinhalten. Die Interventionsradiologie hat sich daher in den letzten Jahren auf immer mehr Gebiete ausgedehnt. Ermöglicht wurde dies vor allem durch die immer schnellere Bildgebung bei den klassischen Schnittbildverfahren CT und MRT, sodass sie langsam in die Nähe der Echtzeitdarstellung wie bei der Sonografie und Durchleuchtung kommen.

Eine spezifische Anamnese (Beschwerdeprofil/-charakteristik, Medikamente, Nebenerkrankungen, Vorbehandlungen) und schriftlich dokumentierte Aufklärung mit Unterschriften (geplante technische Prozedur, spezifisches Risikoprofil, mögliche Komplikationen und Alternativen, Behandlungsaussichten) müssen bei Nichtnotfallinterventionen, abgesehen von Injektionen in Bereichen geringen Gefahrenpotenzials, mindestens 24 Stunden vor Durchführung erfolgen.

■ Strahlungsrisiko

Strahlenschäden bei Ärzten und Hilfspersonal wurden in der fluoroskopischen interventionellen Radiologie vereinzelt beobachtet. Neben den *strahlenbedingten Hautschäden* ist jedoch die vor allem bei jüngeren Patienten gegebene *Induktion zukünftiger Tumoren* (erhöhtes Krebsrisiko) immer als Problem vergesellschaftet.

Moderne Durchleuchtungseinheiten können leicht Dosisraten in einer Dimension von 0,2 Gy pro Minute generieren. Die meisten derzeit im Gebrauch befindlichen Geräte bieten außer dem groben Surrogatparameter totale Fluoroskopiezeit (Durchleuchtungsdauer) meist keine Möglichkeit, die Patientendosis approximativ anzuzeigen. Die absorbierte Dosis des Patienten im Hautbereich der maximalen Dosisapplikation ist bei der Durchleuchtung von vorrangiger Wichtigkeit.

Die *strahlungsbedingte Krebsentwicklung* durch fluoroskopische Verfahren als stochastischer Effekt ist für Patient und Arzt epidemiologisch geschätzt (s.o.). Die Strahlung scheint *Plattenepithelzellkarzinome* und *Basalzellkarzinome*, aber keine Melanome zu verursachen. Es gab in den letzten Jahrzehnten viele Studien zum *Hautkrebs*, auch bezüglich Patienten, welche multiple fluoroskopische Prozeduren mit einer mittleren Dosis von 9–10 Gy erfahren hatten. Das Neuauftreten von Hautkrebs war gering: Hautkrebsrisiko bei Männern 2–11%/Sv, spezifisches Mortalitätsrisiko $4 \times 10^{-5} – 2 \times 10^{-4}$/Sv (Shore 1990).

Unter Einhaltung grundlegender *Strahlenschutzmaßnahmen* (Bleischürze, Schilddrüsenschutz, Abstandgesetze, Beschränkung der Fluoroskopiezeit auf das Notwendige usw.) sind bei einfacheren Prozeduren keine relevanten Dosisbelastungen des Personals zu erwarten (Botwin et al. 2002). Es gibt in der Durchleuchtung Prozeduren, welche komplex sind und dadurch einer erhöhten Sensibilität für den Strahlenschutz bedürfen. Ohne Strahlenschutz können unter Durchleuchtung Hautoberflächendosen bei Patienten auftreten, die in Extremfällen im Bereich der deterministischen Effektgrenzen liegen (Fitousi et al. 2006). In einigen Fällen wurden hier Hautoberflächendosen von über 60 Gy gemessen.

▶ Jedes klinische Protokoll sollte für jede Art der interventionellen Prozedur eine Angabe bezüglich der kumulativen Hautoberflächendosis und der Hautareale, die mit in die verschiedenen Anteile der Prozedur integriert sind, enthalten.
Der Untersucher muss im Gebrauch der Informationen bezüglich der Hautoberflächendosis und den angewandten Techniken zur Dosiskontrolle trainiert und informiert sein!

Prophylaxe von Strahlenschäden während der Fluoroskopie:
- Luftdistanz zwischen Patient und Bildverstärker so gering wie möglich,
- Röhren-Patienten-Distanz so groß wie möglich,
- größter praktikabler FOV (kleinster Vergrößerungsmodus),
- Kollimation auf die ROI,
- Verwendung der niedrigsten praktikablen Dosis und Dosisrate,
- guter Trainingsstand und gute Fertigkeit des Untersuchers,
- erhöhte Vorsicht bei großen bzw. adipösen Patienten,
- Entfernung des Streustrahlgitters bei kleinen Patienten,
- immer wieder den Strahlengangwinkel zur Vermeidung einer übermäßigen fokalen Hautbelastung ändern, wenn der Bildverstärker nicht nah beim Patienten positioniert werden kann,
- Nutzung spezieller „features" zur Dosisreduktion (variable gepulste Fluroroskopie, starke Kupferfilter usw.),
- Vermeidung eines direkten Strahleneintritts auf Brustniveau des Patienten,
- Arme nicht in den Strahlengang halten.

Die Dosishöhen, die bei *CT-Fluoroskopie-Interventionen* entstehen, sind merklich höher als bei normalen CT-Untersuchungen und vergleichbar mit Dosen komplexer interventioneller radiografischer Prozeduren. Gerade durch die fixe Positionierung der Scan-Ebene in Kombination mit den hohen Expositionsfaktoren kann es zu *hohen kumulativen Hautoberflächendosen* kommen, welche deterministische Grenzwerte erreichen können. Buls u. Mitarb. (2003) kamen bei ihren Dosimetermessungen bei diversen CT-Fluoroskopie-Interventionen auf maximale Hautoberflächendosen weit unter der deterministischen Grenze von 2 Gy. Eine relevante Korrelation zwischen den gemessenen Dosen und der mAs bei den Prozeduren konnte nicht festgestellt werden, was bedeutet, dass die Angabe der mAs nur ein sehr schlechter Surrogatparameter ist und auf In-vivo-Messungen nicht verzichtet werden kann.

■ Indikationsfehler und Komplikationen

Allgemeine *Indikationsfehler* betreffen:
- relevante Blutgerinnungsstörungen oder Antikoagulation,
- Gravidität,
- Infektion: systemisch oder fokal über dem geplanten Punktions-/Inzisionsareal,
- Nichterreichbarkeit der Zielregion mittels bildgesteuerter Intervention,
- relevante Allergie auf Agenzien, die bei der geplanten Intervention Verwendung finden,
- nicht kooperationsfähige Patienten,
- bei geplanter Kortikoidinjektion besteht auch eine Kontraindikation, wenn der Patient im Vorfeld schon das Maximum an Kortikosteroiden systemisch erhalten hat.

Die Durchführung der interventionellen Radiologie kann kompliziert sein durch *Gefäßverletzungen* mit Blutung und Hämatom-, Serom- oder Zystenbildung, u. U. mit Superinfektion, eine *primäre* oder *sekundäre Infektion*, eine *Wundheilungsstörung* nach Hautinzision, KM-Paravasatbildung, Drainageneinlage usw. sowie *allergische* bzw. *anaphylaktoide Reaktionen* auf verabreichte Agenzien (Medikamente, KM).

Allgemeine bildgebende Verfahren

■ Computertomografie (CT)

Bei den gängigen radiografischen Untersuchungen weist die durchschnittliche Effektivdosis eine Variation um den Faktor 1000 auf (0,01–10 mSv). CT-Untersuchungen zeigen diesbezüglich im Überblick eine engere Spannweite, haben aber eine relativ hohe durchschnittliche Strahlenbelastung (Effektivdosis 2–20 mSv). Diese Strahlenexposition der diagnostischen CT ist verglichen mit der einer konventionellen Aufnahme relativ hoch, jedoch im auf eine Region beschränkten Einzelfall nicht besorgniserregend.

In den letzten beiden Dekaden hat die Kollektivdosis durch medizinische Strahlung einen großen Zuwachs erfahren. Dieser ist hauptsächlich durch die schnelle und massive Zunahme der CT-Untersuchungen begründet.

Verglichen mit konventionellen Röntgenaufnahmen stellen CT-Untersuchungen für die Patienten zwar eine 10- bis 30fach höhere Strahlenexposition dar, sind jedoch auch mit einem weitaus höheren Informationsgehalt und damit größerer Diagnosesicherheit verbunden.

Betrachtet man das aus den Daten der Internationalen Strahlenschutzkommission 1991 abgeleitete *Strahlenrisiko,* so ergibt sich für die Gesamtbevölkerung die Wahrscheinlichkeit, an einem strahleninduzierten *Malignom* zu versterben, von rechnerisch 0,5/10.000 exponierten Personen pro mSv Effektivdosis. Dieses Risiko steigt bei Kindern altersabhängig auf einen bis zu 3fachen Wert, während es bei älteren Personen um den gleichen Faktor altersabhängig fällt. Vergleicht man diese Risikowerte mit Alltagskriterien, definiert vom American College of Radiology 1995, so rangiert das Risiko einer CT-Untersuchung in Abhängigkeit von der Technik über dem Risiko einer Herzkatheteruntersuchung oder dem Berufsrisiko in Hochrisikogruppen (Bergbau) und liegt nur mäßig unterhalb des Risikos durch Zigarettenkonsum.

Zur Rechtfertigung von klinischen CT-Protokollen muss das absolute Risiko der Strahlenbelastung durch die CT gegen die möglichen oder sicheren Vorteile abgewogen werden. Ob dies zutrifft, ist jedoch unter Einbeziehung der untersuchten Körperregion und spezieller technischer Parameter für jede Entität und jedes Krankheitsstadium unter Berücksichtigung von Kofaktoren wie Lebensalter, Geschlecht, Begleitmorbiditäten, Alternativen usw. einzeln zu untersuchen. Aktuelle Studien, meist modellbasiert, zeigen auf, dass die Abschätzung von Nutzen und Risiko dem Kliniker im Einzelfall kaum möglich ist und das *Morbiditäts-* bzw. *Mortalitätsrisiko* sehr stark unterschätzt und im klinischen Alltag aufgrund der Latenzperiode zwischen Strahlungsexposition und möglicher *relevanter Spätfolgen* (Spätkomplikation) unzulässig vernachlässigt wird. Es gilt jedoch allgemein: Je höher die Lebenserwartung bzw. die Überlebensspanne einer Krankheit ist, desto mehr steigt das Risiko der CT-assoziierten Mortalität bzw. Morbidität hinsichtlich einer malignen Erkrankung im Rahmen von CT-Screening und Follow-up-Programmen. Aufgrund des aufgeführten Mangels an wirklich harten Daten bezüglich dieses Morbiditäts- und Mortalitätsrisikos bleibt eine allgemeine Aussage zum Nutzen und Risiko der CT-Anwendung bis heute sehr vage.

Die Effektivdosis ist bei gleicher CT-Untersuchungsmodalität bei Kindern höher als bei Erwachsenen: Je jünger das Kind, desto größer die Zunahme. Die Effektivdosis des Neonatalen ist bezüglich des Kopfs deutlich höher als für den Erwachsenen, wobei die Effektivdosis für das Körper-CT um 50 % geringer ist als beim Erwachsenen. Dies liegt daran, dass bei der Körper-CT technisch mehr Modulationen zur Dosisreduktion möglich sind als beim pädiatrischen Schädel-CT.

■ Kernspintomografie (MRT)

Obwohl die native MRT nicht völlig risikofrei ist, so ist die Anzahl der dokumentierten Todesfälle oder schweren Verletzungen in Anbetracht der Untersuchungsfallzahlen doch vernachlässigbar geblieben. Die meisten dieser bekannt gewordenen schweren Komplikationen waren weitgehend vermeidbar. Meistens wurden gängige Sicherheitsaspekte missachtet bzw. verletzt.

Folgende *Komplikationen* in der nativen MRT sind beschrieben:

- *Klaustrophobische Attacken:* 8,3 % der Betroffenen tolerieren keine offene MRT (Bangard et al. 2007).
- *Fehlfunktionen implantierter elektronischer Geräte,* z. B. Auslösung von Herzschrittmacher-Fehlfunktionen, Störung neurostimulativer Systeme usw. durch Induktion elektrischer Ströme und Erhitzung.
- Intrakorporale *Erhitzung größerer Metallimplantate.* Dies hängt vor allem von deren ferromagnetischen Eigenschaften und der Magnetfeldstärke ab. Reintitanimplantate können unabhängig von Form und Größe als unbedenklich erachtet werden (Drescher et al. 2006). Längliche größere, stark ferromagnetische Implantate (Langschaftprothesen, Marknägel, Osteosyntheseplatten) können dagegen sehr stark erhitzen. Ein Dislokationsrisiko ist aber in solchen Fällen auch bei nicht fest am oder im Knochen verankerten Implantaten und Materialen sehr unwahrscheinlich, bei niedrigen Feldstärken (< 1,5 T) experimentell ausgeschlossen (Kumar et al. 2006). Ogg u. Mitarb. (2005) konnten für expandierbare kindliche Totalendoprothesen bis 1,5 T keine relevante fokale Erhitzung (< 1 °C) und keine Tendenz zur Implantatdislokation nachweisen. Bezüglich externer Fixateure an Becken und Beinen konnten Luechinger u. Mitarb. (2007) keine Hinweise auf eine mechanische Veränderung oder Verschiebung der Gestänge finden.
- *Verletzungen* durch intrakorporale Verlagerung von kleineren metallischen Fremdkörpern z. B. in das Auge oder Rückenmark/Wirbelsäule. Verlagerungen von ferromagnetischen Aneurysmaclips mit Sekundärblutungen usw. sind in Einzelfällen beschrieben (Kelly et al. 1986, Yuh et al. 1991, Kangarlu u. Shellock 2000, Shaheen et al. 2008).
- *Verbrennungen:* Die Benutzung von RF-Spulen, externen elektronischen Geräten (z. B. Monitoringsysteme) und externen Accessoires und Objekten aus konduktiven Materialien haben starke Erhitzungen zur Folge, welche in Verbrennungsverletzungen von Patienten bei MR-Untersuchungen enden können. Bis 2004 wurden in den USA über 30 Fälle mit exzessiven Verbrennungen ohne Bezug zu Fremdmaterialen bekannt; diese wurden hauptsächlich auf Haut-Haut-Kontakte und direkte Kontakte zu RF-Körper- oder Transmissionsspulen zurückgeführt.
- *Verletzung durch fliegende externe ferromagnetische Objekte,* welche die Eigenschaft von Projektilen annehmen. Eine Studie in Texas kommt zu dem Schluss, dass

jeder der weltweit etwa 20.000 MR-Tomografen alle 5 Jahre einen Unfall durch fliegende ferromagnetische Objekte auslöst. Es sind Fälle mit Todesfolge bekannt (Colletti 2004). Unachtsamkeiten im Umgang mit diesen Objekten sind meist Ursache dieser Ereignisse.

Empfehlungen zur Komplikationsprophylaxe in der nativen MRT beruhen auf den aktuellen Sicherheitspapieren des American College of Radiology (Kanal et al. 2007), des Institute for Magnetic Resonance Safety, Education, and Research (IMRSER, www.IMRSER.org), der Bundesärztekammer (Leitlinien) sowie ausgewählten Literaturangaben (siehe auch www.mrisafety.com).

■ Sonografie

Komplikationen bei der nichtinvasiven Sonografie sind nicht technikassoziert, sondern liegen in der Regel ursächlich beim Anwender begründet: Die *oberflächliche Infektion* offener Wunden wird durch Nichteinhalten der Sterilitätskautelen, hier durch unsteriles Gel, provoziert, die *tiefe Infektion* durch unsauberes Arbeiten bei sonografiegestützten Interventionen. Komplikationen bei perkutanen sonografisch gesteuerten Interventionen können *Gefäßverletzungen* mit Hämatombildung, *Nervenverletzungen* oder *Infektionen* sein. Mengenangaben bezüglich spezifischer Komplikationsraten liegen in der Literatur zusammenfassend kaum bzw. nicht in vergleichbarer Zahl vor.

■ Angiografie

Die klassischen kontrastunterstützten Verfahren der konventionellen Projektionsradiografie haben in bestimmten Situationen auch in der Urologie noch ihre Bedeutung, wenngleich diese von der KM-gestützten CT und MRT immer weiter in den Hintergrund gedrängt werden.

Die konventionelle radiografische Angiografie erfolgt meist unter Verwendung von digitaler Röntgentechnik als digitale Subtraktionsangiografie. Die Vorteile des digitalen Verfahrens liegen in der geringeren Strahlenbelastung, in der wesentlich geringeren Menge des zu verwendenden KM sowie in den vielfältigen Möglichkeiten der Bildnachbearbeitung. In der urologischen Diagnostik und Intervention wird die Angiografie am häufigsten im Rahmen von Tumorerkrankungen (Gefäßdarstellung und selektive Tumorembolisation) angewendet. Schwere *allergische Reaktionen* finden sich in einer Häufigkeit von 1:1000, *lokale Blutungskomplikationen* im Bereich der Leiste in 1,7 % der Fälle. Die Gesamtmortalität (*Hämatome* und *Nachblutungen*, *Sensibilitäts-* und *Wundheilungsstörungen*) wurde mit bis zu 1:5000 beschrieben (Black et al. 2005, Lange et al. 2005). Dann muss oft revidiert bzw. reinterveniert werden. Weitere Komplikationen bestehen in der Möglichkeit von *AV-Fisteln* (postpunktionelle Verbindung zwischen Arterie und Vene), der Entwicklung eines *Aneurysma spurium*, von *Gefäßwandverletzungen* mit nachfolgenden Dissektionen und *peripheren Embolien* (Verschleppung von Plaqueanteilen, Blutgerinnseln).

■ Phlebografie

Die konventionelle radiografische Bein-Bein-Phlebografie unter Verwendung von Zielaufnahmen dient dem Ausschluss einer akuten tiefen Phlebothrombose im popliteofemoralen und iliakalen Stromgebiet. Die fachspezifische Indikation besteht nur noch bei persistierendem Thromboseverdacht im Gefolge unklarer, nicht aussagekräftiger doppler- und kompressionsduplexsonografischer Befunde (Dorfman u. Froehlich 1992). Allerdings werden heute aufgrund der Nichtinvasivität zunehmend Angio-CT und Angio-MRT als Alternativen genutzt. Neben den allgemeinen, aber relevanten Komplikationen wie *KM-Allergie* und *fokale Infektion* (Vaskulitis) werden in der Literatur keine spezifischen relevanten Risiken diskutiert. Bei mangelhafter Ausführung (z. B. falsche Einstellungstechnik) besteht die Gefahr der Fehlbeurteilung.

■ Lymphografie

Die Lymphografie spielt heute im Hinblick auf die diagnostischen Erfordernisse in der Urologie keine Rolle mehr. Aber auch insgesamt haben die Lymphografieverfahren in den letzten Jahren durch die Verbesserung der Genauigkeit von CT und MRT einerseits sowie der Therapieverfahren andererseits stark an Bedeutung eingebüßt und kommen nur noch in sehr seltenen Fällen in der Radiologie zum Einsatz.

Spezielle urologische bildgebende Verfahren

■ Urogramm

M. Daufratshofer, P. Schneede

Allgemeine Aspekte

Iodhaltiges Kontrastmittel (KM) ist eines der am häufigsten applizierten Arzneimittel. 2003 wurden weltweit über 80 Millionen Dosen verabreicht. Die Tendenz ist weiter steigend (Persson 2005). Der Anteil des Urogramms an den Untersuchungen mit intravasaler KM-Applikation ist stark rückläufig. Ursächlich ist hierfür die zunehmende Anwendung alternativer Diagnostikverfahren, insbesondere der Computertomografie (Pabon-Ramos 2010).

Die Urografie ist jedoch nach wie vor eine aussagekräftige, nahezu ubiquitär verfügbare, sichere und wenig belastende Untersuchung, die Strahlenbelastung liegt bei ca. 2–5 mSv (Yakoumakis 2001).

Nach Ansicht mancher Autoren ist eine Aufklärungspflicht vor Durchführung einer Urografie aufgrund der extrem seltenen schwerwiegenden Nebenwirkungen nicht zwingend erforderlich. Da die unerwünschten kontrastmittelinduzierten Wirkungen jedoch vital bedrohlich sein bzw. dauerhafte Folgeschäden verursachen können, ist eine Aufklärung in jedem Falle sinnvoll. Auch um das Risiko von Arzthaftungsverfahren zu minimieren, muss eine prädiagnostische Aufklärung empfohlen werden (Bettmann 2004).

> ▶ Da bei Koprostase und Meteorismus die Qualität der Untersuchung beeinträchtig sein kann, wird häufig eine mehrstündige Nahrungskarenz bzw. eine Darmvorbereitung empirisch empfohlen. In mehreren Studien konnte dieses Vorgehen jedoch nicht untermauert werden (Jansson 2007).

Kontraindikation/sehr strenge Indikation:
- *höhergradige Niereninsuffizienz*: Bei bekannter Nierenfunktionsstörung, Diabetes mellitus, rezidivierender Urolithiasis, chronisch rezidivierenden Harnwegsinfektionen, dekompensierter Harnblasenentleerungsstörung, größeren Traumen oder Operationen im Vorfeld, akuter Exsikkose oder nephrotoxischer Begleitmedikation – nichtsteroidale Antirheumatika (NSAR), Gentamicin, Cisplatin – muss eine prädiagnostische Bestimmung des Serumkreatinins zur Abschätzung der Nierenfunktion gefordert werden. Andernfalls kann darauf verzichtet werden (Berg 2000, Toprak 2007).
- *bekannte, nichteingestellte Hyperthyreose*: Bei unauffälliger Anamnese und außerhalb von Iodmangelgebieten ist eine laborchemische Überprüfung der Schilddrüsenparameter nicht erforderlich. Bei bekannter oder vermuteter Schilddrüsenfunktionsstörung (insbesondere bei autonomen Adenomen, nichttherapierter Hyperthyreose) oder bei älteren Patienten in Iodmangelgebieten muss diese vor KM-Gabe überprüft werden (ESUR 2009).
- *multiples Myelom*: Bei bekanntem Plasmozytom müssen zwingend alle alternativen Untersuchungsverfahren geprüft werden. Hier sollte nur in Ausnahmefällen eine KM-Applikation erfolgen. Insbesondere sollten eine akute Hyperkalzämie, Dehydratation, Infektionen und eine Proteinurie ausgeschlossen sein (McCarthy u. Becker 1992).
- *Schwangerschaft*: Im Zweifel ist ein sicherer Ausschluss einer Schwangerschaft durch Bestimmung des Serumß-HCG anzustreben. Alternative Untersuchungsverfahren prüfen. Falls die Durchführung eines Urogramms diagnostisch unerlässlich ist, ist ggf. die Reduktion der Bildfolge bzw. die Beschränkung auf eine Halbseitenaufnahme möglich.
- *Kontrastmittelallergie*,
- *akute Nierenkolik*,
- *schwere Dehydratation*.

Allgemeine Komplikationen und deren Vermeidung

Komplikation: Nierenfunktionsstörung/Nierenversagen.

Häufigkeit: Unter 2 % bei Patienten mit normaler Nierenfunktion, weit über 50 % bei Hochrisikopatienten (Efstratiadis 2008).

Ursache: Iodhaltiges Kontrastmittel hat nephrotoxisches Potenzial. Die Pathogenese ist nicht eindeutig geklärt, vermutlich spielen u. a. vasokonstriktive Effekte mit medullärer Minderperfusion, direkte Toxizität und erhöhte Urinviskosität mit tubulärer Obstruktion eine Rolle (Berg 2000). Eine vorbestehende Nierenfunktionseinschränkung erhöht das Risiko für eine KM-induzierte Nephropathie deutlich. Weitere Risikofaktoren sind insbesondere:
- Diabetes mellitus,
- rezidivierende Urolithiasis,
- chronisch-rezidivierende Harnwegsinfektionen,
- dekompensierte Harnblasenentleerungsstörung,
- größere Traumata oder Operationen im Vorfeld,
- akute Exsikkose,
- nephrotoxische Begleitmedikation (NSAR, Gentamicin, Cisplatin).

Vorbeugung: Sorgsame Abwägung zwischen diagnostischem Benefit und potentieller Nephrotoxizität, da kein genereller Grenzwert der Nierenfunktion gegeben ist.
Insbesondere bei bekannten Risikofaktoren (s. o.) sollten folgende Punkte zur Reduzierung einer möglichen Nephrotoxizität zwingend beachtet werden:
- Prüfung alternativer Untersuchungstechniken,
- ausreichende Hydrierung: mindestens 100 ml/h Flüssigkeit oral oder intravenös (NaCl 0,9 %) 4 Stunden vor und bis 24 Stunden nach Untersuchung,
- Absetzen anderer nephrotoxischer Substanzen (mindestens 24 Stunden vorher),
- Verwendung von niedrig- oder isoosmolarem Kontrastmittel (ESUR 2009),
- nephroprotektive Begleitmedikation: bisher keine Substanz mit zweifelsfreiem, positivem Effekt nachgewiesen. Am unumstrittensten bei gleichzeitig unproblematischer Anwendung scheint die Applikation von N-Acetylcystein zu sein (Reinecke 2007). Es wird die orale Applikation von 600 mg 2× täglich am Tag vor der Untersuchung und am Untersuchungstag selbst empfohlen. Weitere Substanzen mit potenziell positivem Effekt sind Theophyllin bzw. Natriumbicarbonat (Joannidis 2008, Malhis 2010).
- Eine prophylaktische Hämodialyse im unmittelbaren Anschluss an eine intravenöse Kontrastmittelapplikation zur Eliminierung desselben hat keinen sicheren positiven Effekt zur Vermeidung einer Nephropathie und ist somit nicht indiziert (Deray 2006).

Behandlung: Kontrolle der Retentionsparameter 24 Stunden nach Untersuchung. Steigt das Serumkreatinin nach Kontrastmittelapplikation um ca. 25 % bzw. um 0,5 mg/dl, ist von einer KM-induzierten Nephropathie auszugehen, insofern keine anderen Ursachen für eine Nierenfunktionsstörungen infrage kommen (Morcos 1999). In der Folge sollten engmaschige Kontrollen der Nierenfunktion (Kreatinin- und Harnstoffbestimmung) durchgeführt werden. Ferner ist eine Flüssigkeitsbilanzierung mit erhöhtem Umsatz mit parenteraler Volumensubstitution angezeigt. Bei akutem Nierenversagen ist der Kreatiningipfel meist 3–5 Tage nach Kontrastmittelgabe erreicht; solange wird eine stationäre Überwachung mit frühzeitiger Einbindung eines Nephrologen empfohlen.

Komplikation: Schilddrüsenfunktionsstörung.

Häufigkeit: Insgesamt selten, müssen jedoch insbesondere in Iodmangelgebieten beachtet werden.

Ursache: Besonders bei vorbestehenden Schilddrüsenfunktionsstörungen (Iodmangelstruma, autonomes Adenom, latente Hyperthryreose, Morbus Basedow, papilläres/follikuläres Schilddrüsenkarzinom) kann es zu KM-induzierten Veränderungen kommen. So sind sowohl hyperthyreotische Entgleisungen bis hin zur thyreotoxischen Krise, aber auch Hypothyreosen induzierbar.

Vorbeugung: Selbst bei euthyreoten Patienten ist eine Schilddrüsenfunktionsstörung infolge einer jodhaltigen Kontrastmittelexposition nicht ausgeschlossen (Gartner 2004). Ist ein Schilddrüsenmalignom bekannt, muss bedacht werden, dass nach Gabe eines iodhaltigen Kontrastmittels die Durchführung einer Radioiodtherapie für Monate nicht möglich ist. Bei bekannten Risikofaktoren oder auffälliger Anamnese muss daher eine TSH-Bestimmung vor Applikation eines iodhaltigen Kontrastmittels erfolgen. Ist trotz einer bekannten Schilddrüsenfunktionsstörung die Applikation eines iodhaltigen Kontrastmittels unumgänglich, muss eine medikamentöse Vorbehandlung durchgeführt werden: Perchlorat 300 mg 3 × täglich, 1 Tag vor bis ca. 14 Tage nach der Untersuchung, Thiamazol 30 mg 1 × täglich, 1 Tag vor bis 28 Tage nach Untersuchung, Rücksprache mit Endokrinologen. Zudem sollte eine Aufklärung des Patienten über Symptome einer Schilddrüsenfunktionsstörung, insbesondere einer Hyperthyreose (z. B. Schlaflosigkeit, Nervosität, Zittern, Herzrasen, Schweißausbrüche) erfolgen, um ggf. eine umgehende ärztliche Vorstellung mit Kontrolle der SD-Werte zu gewährleisten.

Behandlung: Therapie der jeweiligen Funktionsstörung nach Empfehlung.

Komplikation: Allergische Reaktion.

Häufigkeit: Milde Symptome (Hitzegefühl, Hautrötung, leichte Übelkeit): ca. 5–10 %, schwere anaphylaktische Reaktionen: ca. 0,04 %. Ist eine Kontrastmittelallergie oder eine generelle allergische Disposition (insbesondere Asthma bronchiale) bekannt, ist die Wahrscheinlichkeit einer allergischen Kontrastmittelreaktion um das ca. 2,5-fache erhöhte (Katzberg 2008).

Ursache: Es handelt es sich nicht um eine Allergie im engeren Sinne.

Vorbeugung: Prüfung alternativer Untersuchungsverfahren. Die Gabe einer geringen Testdosis eines jodhaltigen Kontrastmittels (1 ml) kann das Auftreten allergischer Reaktionen nicht verlässlich anzeigen (Witten 1973). Eine stattgehabte Unverträglichkeit auf Kontrastmittel ist der beste Prädiktor für eine erneute allergische Reaktion, dennoch besteht keine Kontraindikation für eine erneute Kontrastmittelgabe nach KM-Unverträglichkeit in der Vergangenheit. Lediglich in 8–25 % der Fälle ist eine erneute allergische Reaktion zu beobachten (Bettmann 2004).

Die Gabe von Kortikosteroiden ist unumstritten (z. B. Prednisolon 30 mg oral, Methylprednisolon 32 mg oral 12 und 2 Stunden vor Untersuchung. Kortikosteroide sollten mindestens 6, besser 12 Stunden vor KM-Gabe appliziert werden. Eine Gabe unmittelbar vor KM-Applikation ist deutlich weniger effektiv). Ebenso wird die Applikation von Antihistaminika empfohlen (z. B. H1-Antihistaminikum: 40 mg Diphenhydramin i. v. bzw. 2 mg Clemastin i. v. unmittelbar vor Untersuchung; ggf. zusätzlich H2-Antihistaminikum: z. B. 300 mg Cimetidin als Kurzinfusion 2 Stunden vor Untersuchung).

Es wird empirisch postuliert, dass sich durch eine prädiagnostische Nahrungskarenz im Falle einer schweren allergischen Reaktion die Aspirationsgefahr reduziert ist.

Behandlung: Ein Notfallkoffer mit entsprechender Medikation (s. o.) muss in unmittelbarer Nähe sein. Adrenalin 1:1000, i. v. Kortikosteroide, i. v. H1-Antihistaminika, Atropin, inhalative Beta-2-Sympathomimetika, kristalline Infusionsflüssigkeit, antikonvulsive Medikation, Blutdruckmessgerät, Beatmungsmaske. Nach der Untersuchung sollte eine mindestens 30-minütige, klinische Überwachung gewährleistet sein (ESUR 2009).

Komplikation: Laktatazidose unter Metformin-Medikation.

Häufigkeit: Sehr seltene, jedoch in bis zu 50 % letal verlaufende Komplikation.

Ursache: Metformin wird unverändert renal eliminiert. Eine Komplikation einer Metformin-Medikation ist die Laktatazidose. Eine Nierenfunktionsbeeinträchtigung erhöht dieses Risiko, sodass bei bekannter Niereninsuffizienz die Metformin-Medikation kontraindiziert ist. In

Tab. 5.3 Empfehlungen der ESUR (2009) zur Metformin-Medikation vor geplanter KM-Untersuchung.

normale Nierenfunktion (glomeruläre Filtrationsrate (GFR) >60 ml/min/1,73 m²)	Metformin-Medikation kann unverändert fortgeführt werden
eingeschränkte Nierenfunktion (GFR zwischen 30 und 60 ml/min/1,73 m²)	Metformin-Medikation 48 Stunden vor der Untersuchung absetzen Fortführung der Medikation sollte frühestens 48 Stunden nach Untersuchung bei nachgewiesener stabiler Nierenfunktion erfolgen
hochgradig eingeschränkte Nierenfunktion (GFR unter 30 ml/min/1,73 m²)	keine KM-Applikation

der Literatur werden ca. 100 Kasuistiken mit Laktatazidose unter Metformin-Medikation dargestellt, wobei die überwiegende Mehrheit (94 %) eine vorbestehende Nierenfunktionsstörung hatte (Goergen 2010).

Vorbeugung: Pausierung der Metformin-Einnahme vor einer geplanten KM-Untersuchung, da iodhaltiges KM seinerseits eine Nierenfunktionsverschlechterung induzieren kann.

Die Empfehlungen der Europäischen Gesellschaft für Urogenital-Radiologie (ESUR 2009) sind in Tab. 5.3 aufgeführt.

Auf eine ausreichende Hydrierung ist stets zu achten.
Folgende Symptome nach Kontrastmittelapplikation unter Metformin-Medikation müssen an die Entstehung einer Laktatazidose denken lassen:
- Übelkeit,
- Erbrechen,
- Appetitlosigkeit und Bauchschmerzen,
- Hyperventilation,
- Kreislaufregulationsstörungen,
- Unruhe,
- Verwirrtheit,
- Müdigkeit,
- Bewusstseinseintrübung bis hin zum Koma.

Behandlung: Ist eine Laktatazidose nachgewiesen (pH-Wert < 7,25 und gleichzeitig Laktat > 8 mmol/l), muss unverzüglich therapiert werden: Kreislaufstabilisierung (ggf. intensivmedizinische Betreuung), sofortige Beendigung der Metformin-Therapie, ggf. Normalisierung des Blutzuckerspiegels durch Insulingabe, ggf. Gabe von Bikarbonat und in Ausnahmesituationen die Dialyse zur Entfernung des Laktats aus dem Körper (ca. ab einem Blut-pH < 7,0 und/oder einer Laktatkonzentration > 90 mmol/l).

Komplikation: Fornixruptur.

Häufigkeit: Fälle ohne Harntransportstörung: extrem selten (Einzelkasuistiken).

Ursache: Bei einer Abflussbehinderung im oberen Harntrakt, meist infolge einer Urolithiasis, kann es zur Druckerhöhung im Nierenbeckenkelchsystem kommen. Durch den diuretischen Effekt des Kontrastmittels kommt es kurzfristig zu einer weiteren massiven Druckerhöhung im ableitenden Harnsystem, was zu einem Einreißen des Hohlsystems führen kann.

Vorbeugung: Einsatz alternativer Diagnostiken insbesondere bei Vorliegen einer Harntransportstörung.

Behandlung: Fornixrupturen ohne Harntransportstörung bedürfen meist keiner weiteren Therapie. Ist ein Abflusshindernis für die Druckerhöhung im oberen Harntrakt verantwortlich, ist vor der kausalen Therapie (d. h. Beseitigung der Obstruktion) meist die symptomatische Entlastung des oberen Harntrakts angezeigt. Bei auffälligem Urinbefund sollte zudem eine antibiotische Abdeckung erfolgen, zumal eine Fornixruptur häufig ein indirektes Zeichen eines entzündlichen Begleitgeschehens im oberen Harntrakt ist. Unter o. g. Maßnahmen sind Sekundärkomplikationen wie Urinombildung, perinephritischer Abszess, septische Einschwemmung oder retroperitoneale Fibrosierung sehr selten (Doehn 2010).

Komplikation: Kontrastmittelextravasation im Bereich der Injektionsstelle.

Häufigkeit: Selten.

Ursache: Nichtionisches Kontrastmittel ist jedoch nur sehr gering gewebetoxisch, sodass nennenswerte Nekrosebildungen nur als Einzelfälle berichtet werden.

Vorbeugung: Korrekte Platzierung der Injektionskanüle, Lageprüfung mit NaCl-Lösung, Verwendung nichtionischer Kontrastmittel.

Behandlung: Durch Aspiration kann versucht werden, den gewebetoxischen Effekt zu vermindern. Um die entzündliche Gewebereaktion zu reduzieren, wird das Hochlagern und Kühlen der betroffenen Extremität empfohlen (Cohan 1996).

Retrograde Ureteropyelografie

M. Daufratshofer, P. Schneede

Allgemeine Aspekte

Im Vergleich zur Urografie ist die retrograde Ureteropyelografie das invasivere Verfahren zur morphologischen Beurteilung der ableitenden Harnwege. Zudem entfällt der funktionelle Aspekt der Diagnostik. Kann jedoch der obere Harntrakt nicht mittels Urografie dargestellt werden (z. B. „stumme Niere" im Urogramm, Kontraindikation für intravasale Kontrastmittelgabe), kann durch direkte Kontrastmittelapplikation in den Harnleiter eine morphologische Darstellung erfolgen. Ein weiterer Vorteil ist die Möglichkeit der Entnahme von Spülzytologie aus dem oberen Harntrakt als wichtiges Diagnostikum sowie der Durchführung direkter therapeutischer Maßnahmen (z. B. Harnleiterschienung).

Aufgrund der Invasivität sollte eine schriftliche Einwilligung des Patienten mit Erläuterung der folgenden Komplikationsmöglichkeiten erfolgen:

- Infektion,
- Blutung,
- Schleimhautverletzung (Harnröhre/Harnleiter),
- Via falsa,
- Perforation,
- Fornixruptur,
- Kontrastmittelextravasation.

Schwerwiegende Komplikationen werden nur kasuistisch berichtet (Johenning 1980). Relative Kontraindikationen sind in Tab. 5.4 aufgeführt.

Allgemeine Komplikationen und deren Vermeidung

Komplikation: Infekt/Fieber/Pyelonephritis/septische Einschwemmung.

Häufigkeit: Äußerst selten, ca. 0,5 %.

Tab. 5.4 Relative Kontraindikationen zur retrograden Ureteropyelografie.

Relative Kontraindikation	Maßnahme
Schwangerschaft	ggf. Serum-beta-HCG
Harnwegsinfekt	antibiotische Abdeckung und wenn möglich retrograde Ureteropyelografie nach Infektsanierung
allergische Anamnese	ggf. medikamentöse Vorbehandlung
Gerinnungsstörung	ggf. Absetzen von blutverdünnenden Medikamenten

Ursache: Verschleppung von Keimen aus unteren Anteilen der ableitenden Harnwege in obere Anteile bis in das Nierenbecken bzw. Einschwemmung in die Blutbahn.

Vorbeugung: Aufgrund der physiologischen Keimbesiedelung der distalen Urethra kann eine periinterventionelle antibiotische Abdeckung diskutiert werden. Eine evidenzbasierte Empfehlung kann jedoch anhand der Studienlage nicht ausgesprochen werden (Tsugawa 1998, Turan 2006). Bei Patienten mit Harnableitung (z. B. Neoblase, Ileumkonduit) kann die retrograde Ureteropyelografie ebenfalls als eine sichere und gut durchzuführende Untersuchung betrachtet werden. Besonderes Augenmerk ist jedoch auf die erhöhte Infektionsgefahr zu legen (Hyams 2009).

Behandlung: Antibiotische Abdeckung und Entlastung des Harntrakts im Falle einer nachgewiesenen Harntransportstörung.

Komplikation: Kontrastmittelextravasation/Fornixruptur.
Siehe Kap. Urogramm.

Komplikation: Harnleiterperforation.

Häufigkeit: Selten.

Ursache: Iatrogene Läsionen des Harnleiters, insbesondere bei Engen bzw. Strikturen, im Steinbett bei okkludierenden Konkrementen sowie bei entzündlich verändertem Ureter, aber auch mangelnder Erfahrung des Operateurs.

Vorbeugung: Vorsichtige Entrierung des Harnleiters, angepasste Kontrastmittelapplikation unter Durchleuchtung. Eine blinde Passage des Harnleiters sollte vermieden werden.

Behandlung: Antibiotische Abdeckung und Entlastung des Harntrakts, z. B. durch Einlage einer DJ-Schiene oder einer perkutanen Nephrostomie und ggf. Blasenkatheterversorgung.

Komplikation: Harnröhrenläsion.

Häufigkeit: Selten.

Ursache: Iatrogene Läsionen durch das Zystoskop insbesondere bei vorliegenden Pathologien wie Strikturen, Divertikeln.

Vorbeugung: Passage der Harnröhre mit dem Zystoskop unter Sicht, korrekte Handhabung des Instruments. Besondere Aufmerksamkeit ist bei vorangegangenen Eingriffen an der Urethra und entsprechender Anamnese geboten.

Behandlung: Sicherung des Lumens, DK-Versorgung.

Komplikation: Allergische Reaktion.

Häufigkeit: In Einzelfällen beschrieben (Weese 1993), meist sind jedoch die intravasal aufgenommenen Kontrastmittelmengen zu gering.

Ursache: Dennoch kann es bei retrograder, intraluminaler Kontrastmittelapplikation zu einer ureterovaskulären KM-Intravasation mit den assoziierten Nebenwirkungen kommen. Die Gefahr ist insbesondere bei Kontrastmittelapplikation mit hohem Druck, vulnerablen Gewebeverhältnissen oder erhöhtem Druck im oberen Harntrakt durch obstruktive oder tumoröse Pathologien erhöht.

Vorbeugung: Siehe Kap. Urogramm.

Behandlung: Siehe Kap. Urogramm.

Komplikation: Blutung.

Häufigkeit: Selten.

Ursache: Folge von iatrogen bedingten Verletzungen der ableitenden Harnwege oder Resultat einer reduzierten Gerinnungsaktivität infolge gezielter Medikamenteneinnahme.

Vorbeugung: Vermeiden von Läsionen durch vorsichtige Passage der Harnwege mit dem Instrumentarium, möglichst unter Sicht bzw. unter Durchleuchtung. Kontrolle und ggf. Anpassung der Blutgerinnung bei entsprechender Medikamenteneinnahme (z. B. Marcumar).

Behandlung: Entlastung/Ableitung des Harntrakts, Korrektur der Gerinnungsparameter.

Harnleiterverletzung mit unauffälliger Bildgebung

J. Kühn, L. Meyer, W. Werner

Bei einer 42-jährigen Patientin erfolgte eine laparoskopisch assistierte vaginale Hysterektomie, die wegen rezidivierender vaginaler Blutungen bei Uterus myomatosus erforderlich wurde. Vorangegangen waren mehrfache Pelviskopien bei Sterilität infolge Tubenverschluss und Endometriose, eine Hysteroskopie mit Abrasio sowie eine explorative Laparotomie 1985 wegen Tumorverdacht im linken Unterbauch (Beckenniere). Intraoperativ erfolgten die unauffällige Präparation beider Adnexen nach vorangegangener Adhäsiolyse sowie die problemlose Freilegung des Uterus. In der abschließenden Kontrolle zeigte sich allerdings ein bis zur Blase dilatierter rechter Ureter ohne Peristaltik, Verletzungen waren nicht erkennbar. Eine intraoperativ durchgeführte Zystoskopie und retrograde Ureteropyelografie durch den hinzugerufenen Urologen konnte keine Verletzung des Hohlsystems nachweisen, der Harnleiter imponierte wieder vollständig kontraktil. Postoperative sonografische Kontrollen ergaben eine asymptomatische minimale Dilatation des rechten Nierenbeckens, die im weiteren Verlauf völlig verschwand. Auffällig war postoperativ eine moderate, passagere Blasenentleerungsstörung mit Restharnbildung, die durch Cholinergika sowie intermittierenden Katheterismus behandelt wurde. Ein Harnwegsinfekt wurde resistenzgerecht therapiert. Histologisch ergab sich ein Uterus myomatosus ohne Malignität. Die Entlassung erfolgte am 5. postoperativen Tag.

5 Tage später wurde die Patientin mit krampfartigen diffusen Bauchschmerzen und meteoristischem Abdomen in der chirurgischen Klinik aufgenommen. Ein Urogramm zeigte unauffällige Abflussverhältnisse rechts sowie eine Beckenniere links ohne Harntransportstörung (Abb. 5.**6**). Computertomografisch ergab sich eine geringe Menge freier Flüssigkeit im Abdomen sowie eine fragliche Dünndarminvagination im rechten Oberbauch (Abb. 5.**7**). Unter dem Verdacht eines Invaginationsileus erfolgte unverzüglich eine Laparoskopie. Geringe Mengen seröser Flüssigkeit wurden abgesaugt, es ergab sich kein Anhalt für einen Ileus oder eine Invagination. Der OP-Situs nach Hysterektomie war ebenfalls unauffällig. Nebenbefundlich zeigte sich ein reizloses Meckel-Divertikel sowie eine malrotierte Mesenterialwurzel (Typ I), also eine Verlagerung des Dünndarms nach rechts und des Kolons nach links mit doppelflintenartiger Anlage des Kolonrahmens, sodass Zökum und Sigma nebeneinander lagen.

Bei zunächst unauffälligem postoperativem Verlauf ergab sich nach Entfernung der Drainage eine rasch zunehmende abdominale Symptomatik mit Subileus und deutlicher Verschlechterung des Allgemeinzustands. Eine Magen-Darm-Passage zeigte eine freie Durchgängigkeit (Abb. 5.**8**). Computertomografisch fand sich reichlich freie Flüssigkeit im Abdomen sowie flüssigkeitsgefüllte Darmschlingen mit Darmwandverdickung (Abb. 5.**9**), sodass eine Relaparoskopie erfolgte. Die intraabdominale Flüssigkeit war nun trüb mit ubiquitären Fibrinauflagerungen, weshalb sich unter dem Bild einer akuten fibrinösen Peritonitis die Laparotomie anschloss. Erst jetzt war eine entzündliche Infiltration der Vorderwand des rechten Ureters unterhalb der Gefäßkreuzung erkennbar. Durch eine intravenöse Gabe von Methylenblau konnte der Verdacht auf eine Urinextravasation an dieser Stelle bestätigt werden. Der hinzugezogene Urologe legte eine innere Harnleiterschiene ein und übernähte die Läsion. Zusätzlich erfolgte noch nach retrograder Kontrastmittelapplikation die endoskopische Schienung der linken Niere, da eine vollständige Unversehrtheit des

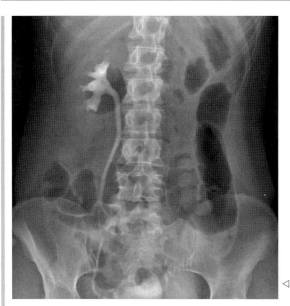

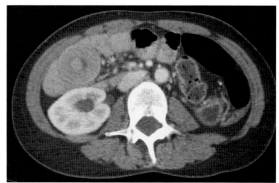

Abb. 5.7 Computertomografie mit Verdacht auf Invagination.

◁ Abb. 5.6 Ausscheidungsurografie mit unauffälligen Abflussverhältnissen rechts und Beckenniere links.

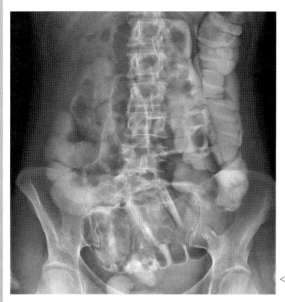

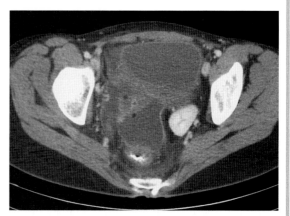

Abb. 5.9 Diffuse intraabdominale Flüssigkeitseinlagerung.

◁ Abb. 5.8 Magen-Darm-Passage. Hier ist die Malrotation der Mesenterialwurzel erkennbar.

linken Hohlsystems bei Beckenniere sowie diffusen entzündlichen Veränderungen im kleinen Becken nicht nachgewiesen werden konnte.

Eine radiologische Lagekontrolle ergab eine Dislokation der rechten Harnleiterschiene in den Harnleiterabgang (Abb. 5.10), es bestand jedoch eine rückläufige Drainagesekretion, klinische Beschwerdefreiheit sowie ein sonografisch unauffälliges Hohlsystem. Erst nach Mobilisierung der intraperitonealen Drainage sowie Entfernung des Dauerkatheters am Folgetag zeigte sich die Drainagesekretion wieder zunehmend, laborchemisch handelte es sich um Urin. Die Harnleiterschiene wurde gewechselt, ein postoperatives Zystogramm ergab zwar einen Reflux in das rechte Hohlsystem, jedoch wiederum ohne Nachweis einer Extravasation. Nur 3 Tage später ereignete sich bei erneuter Dislokation die gleiche Konstellation, dieses Mal verbunden mit Flankenschmerzen. Es erfolgte der erneute Wechsel der Harnleiterschiene. Bei persistierender Urinparavasation erfolgte die Anlage einer perkutanen Nephrostomie. Daraufhin sistierte die Urinsekretion über die Drainage. Die stationäre Entlassung wurde noch wegen einer Pyelonephritis sowie einer antibiotikaassoziierten Gastroenteritis verzögert.

3 Wochen später konnte erstmalig die Extravasation bildgebend dargestellt werden (Abb. 5.11). Im weiteren Verlauf konnten nach Spontanverschluss der Fistel alle Ableitungen sukzessive entfernt werden. Auffällig war weiterhin eine Restharnbildung von ca. 100 ml.

Kommentar: Verletzungen am Harnleiter infolge von Operationen nichturologischer Fachgebiete bergen aus verschiedenen Gründen eine große Gefahr:

- Zum einen ist eine minimale Wandläsion nicht immer sichtbar. So bleiben viele solcher Verletzungen während des Primäreingriffs unbemerkt (Hove u. Bock 2010) und resultieren in einer deutlich erhöhten Morbidität, wie das vorliegende Beispiel zeigt (Mensah u. Klufio 2008, Jung u. Huh 2008). Wandverletzungen des Harnleiters entstehen dabei nicht immer aus einer direkten Läsion, sondern sind vielfach sekundäre Ereignisse durch thermische oder vaskuläre Schädigungen.
- Zum anderen bestehen aufgrund seiner retroperitonealen Lage oft Schwierigkeiten in der ausreichenden Darstellung des Harnleiters im OP-Gebiet, insbesondere bei laparoskopischen Eingriffen oder einem schwierigen OP-Situs (Frankmann u. Wang 2010, Hove u. Bock 2010, Jung u. Huh 2008).

Im vorliegenden Fall bestanden eine komplexe Fehlbildung (Malrotation, Beckenniere) und postoperative Verwachsungen.

Die Diagnostik minimaler Wandläsionen ist oft erschwert, wobei ein unauffälliger Befund keineswegs eine Unversehrtheit garantiert. Während intraoperativ der Austritt eines Farbindikators noch den sichersten Hinweis liefern kann, ist postoperativ die Laboranalyse des Drainagesekrets eine einfache und aussagekräftige Basisuntersuchung. Bildgebende Methoden mit Kontrastmittelgabe können Ausmaß und Lokalisation oft nur unsicher erkennen lassen, sind bei Nachweis einer Urinsekretion aber in jedem Fall zu empfehlen. Im Rahmen des Primäreingriffs ist demzufolge auf eine ausreichende, aber schonende Darstellung des Harnleiters zu achten. Besteht ein schwieriger OP-Situs, sollte nach Möglichkeit präoperativ eine Urosonografie erfolgen und frühzeitig eine prophylaktische Markierung des Harnleiters mithilfe einer inneren Schiene in Erwägung gezogen werden (Redan u. McCarus 2009, De Cicco u. Schonman 2009). Besteht der Verdacht auf eine Harnleiterläsion, ist eine unmittelbare subtile Diagnostik erforderlich, da die primäre Versorgung die besten Ergebnisse liefert und in vielen Fällen auch laparoskopisch oder endoskopisch möglich ist (Jung u. Huh 2008, De Cicco u. Schonman 2009, Tebner u. Gözen 2009). Bleibt eine Harnleiterverletzung primär unbemerkt, ist postoperativ eine rasche Diagnostik erforderlich. Entscheidend ist, rechtzeitig an die Möglichkeit einer solchen Komplikation zu denken.

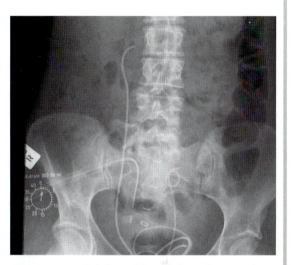

Abb. 5.**10** Wiederholte Dislokation der rechten Harnleiterschiene. (Zusätzlich einliegende abdominale Drainage sowie Harnleiterschiene der Beckenniere links).

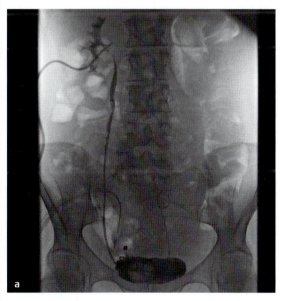
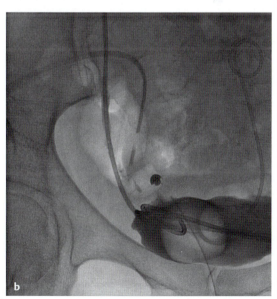

Abb. 5.**11 a** u. **b**
Antegrade Kontrastmitteldarstellung mit Nachweis einer Urinextravasation.

Literatur
Hinweise unter
   www.thieme.de/komplikationenurologie.de

■ Miktionszysturethrografie (MCU)
M. Daufratshofer, P. Schneede

Allgemeine Aspekte

Die Miktionszystografie liefert morphologische und teils funktionelle Informationen über den unteren Harntrakt (Blase, Harnröhre, Deszensus) und dient zudem der Beurteilung eines vesikoureterorenalen Refluxes.

Allgemeine Komplikationen und deren Vermeidung

Bis auf leichte dysurische Beschwerden im Anschluss an eine MCU (ca. 30–50 %), welche durch die transurethrale Kathetermanipulation verursacht sind, ist die Durchführung einer MCU bei Beachtung oben erwähnter Punkte eine sehr sichere Untersuchungsmethode (Zerin 1992). In absoluten Einzelfällen können jedoch die im Folgenden aufgeführten Komplikationen auftreten. Diese müssen daher bei postdiagnostischen klinischen Auffälligkeiten differenzialdiagnostisch beachtet werden. Je nach Fragestellung müssen zwingend alternative Untersuchungsmethoden geprüft werden (z. B. kontrastmittelverstärkte Urosonografie im Falle einer Refluxabklärung). Insbesondere bei Kindern ist strikt auf die speziellen technischen Voraussetzungen der Röntgenuntersuchung zur Reduktion der Strahlenexposition zu achten (herausnehmbares Raster, last image hold, spezielle dosissparende Kennlinie, Zusatzfilter mit mindestens 0,1 mm Cu-Äquivalent). Diesbezüglich sei auf die Änderung der Richtlinie für die technische Prüfung von Röntgeneinrichtungen und genehmigungsbedürftigen Störstrahlern vom 09.02.2010 hingewiesen.

Komplikation: Infekt/Fieber.

Ursache: Verschleppung von Keimen aus den unteren Harnwegen in höhere Abschnitte, insbesondere bei Vorliegen eines Refluxes und bei unerkanntem bzw. nichttherapiertem Harnwegsinfekt bzw. eine Bakteriurie.

Vorbeugung: Kontrolle des Urinbefunds bzw. Sanierung eines Harnwegsinfekts vor Untersuchung. Gegebenenfalls Durchführung unter Antibiotikaprophylaxe.

Behandlung: Ableitung der Blase und antibiotische Therapie.

Komplikation: Allergische Reaktion.
   Siehe Kap. Urogramm.

Komplikation: Bauchwandhämatom bei Punktionszystografie.

Häufigkeit: Äußerst selten.

Ursache: Gefäßverletzung in der Bauchwand bei Anlage eines temporären suprapubischen Katheters mit der Folge einer Blutung und Hämatombildung.

Vorbeugung: Verwendung von altersentsprechend ausgelegten Kathetern, Punktion in der Mittellinie, Kenntnis evtl. Koagulopathien bzw. Absetzen gerinnungshemmender Medikamente. Es sollte zudem eine schriftliche Aufklärung vorliegen.

Behandlung: In den meisten Fällen ist ein konservatives Vorgehen mit Befundkontrolle ausreichend. Bei zusätzlicher Blutung nach intravesikal Anlage eines DK und Blasenspülung.

Komplikation: Perforation der Blase durch Überfüllung.

Ursache: Überlastung der Blasenwand.

Vorbeugung: Füllungsvolumina altersentsprechend und unter Berücksichtigung weiterer Pathologien wählen.

Behandlung: Je nach Ausdehnung längerfristige DK-Ableitung oder operative Blasenübernähung.

Komplikation: Darmverletzung bei Punktionszystografie.

Ursache: Unzureichende Blasenfüllung, Katheteranlage ohne sonografische Kontrolle, stattgehabte Voroperationen mit intraabdominalen Verwachsungen.

Vorbeugung: Strenge Indikationsstellung, sonografische Kontrolle.

Behandlung: Operative Revision, Übernähung.

Komplikation: Via falsa der Harnröhre durch Katheterisierung.

Ursache: Iatrogen bedingte Verletzungen der Harnröhre, meist infolge unbekannter weiterer Pathologien.

Vorbeugung: Verwendung von Kathetern mit altersgerechter Größe, Beachtung von weiteren Pathologien wie Voroperationen und Strikturen.

Behandlung: Endoskopisch geführte DK-Einlage, ggf. suprapubische Harnableitung.

Urethrogramm

M. Daufratshofer, P. Schneede

Wie bei der Urografie verliert auch die radiologische Darstellung der Harnröhre durch das Aufkommen neuer diagnostischer Verfahren, wie Harnröhrensonografie oder Kernspin-Urethrografie, an Bedeutung. Nach wie vor ist jedoch die radiologische, retrograde Darstellung der Harnröhre ein nahezu ubiquitär verfügbares, gut etabliertes und objektivierbares Instrument in der urologischen Diagnostik von Harnröhrenpathologien (subvesikalen Obstruktion, Tumoren, Fisteln, Fehlbildungen, Divertikel).

Allgemeine Komplikationen und deren Vermeidung

Komplikation: Infektion.

Ursache: Mit einem urethrovaskulären Kontrastmittelübertritt ist die potenziell septische Einschwemmung von Keimen aus der (oft) bakteriell besiedelten Harnröhre vergesellschaftet.

Vorbeugung: Idealerweise sollte daher ein Urethrogramm frühestens 1 Woche nach instrumenteller Manipulation an der Harnröhre erfolgen. Sorgfältige Desinfektion nach Retraktion der Vorhaut und sorgsames Anbringen der Penis-Halteklemme tragen dazu bei, eine Verschleppung von Keimen zu vermeiden.

Behandlung: Im Falle einer gesicherten urethrovenösen Intravasation sollte daher eine mehrtägige antibiotische Abdeckung erfolgen. Für eine primäre antibiotische Abdeckung gibt es bei unauffälligem Urinbefund keine eindeutige Evidenz.

Komplikation: Extravasation: Übertritt des Kontrastmittels in die Corpora cavernosa und in das Corpus spongiosum (Abb. 5.**12**).

Ursache: Entzündlich oder traumatisch veränderte Urethra und/oder forcierte Kontrastmittelapplikation.

Vorbeugung: Ausschluss eines Harnwegsinfektes vor Untersuchung und vorsichtige Kontrastmittelinjektion unter Durchleuchtungskontrolle. Vice versa kann eine Kontrastmittelextravasation als ein diagnostisches Zeichen einer akuten Urethritis gesehen werden (Gupta 1991).

Behandlung: Antibiotische Abdeckung für einige Tage.

Komplikation: Kontrastmittelreaktion.

Häufigkeit: Selten.

Ursache: Extravasation von Kontrastmittel bei der Untersuchung infolge forcierter Kontrastmittelapplikation oder

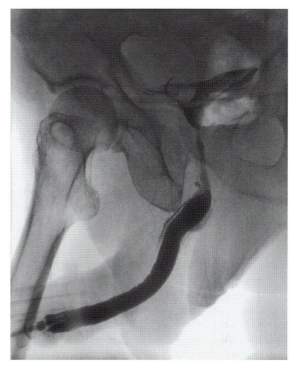

Abb. 5.**12** Urethrovaskuläre Kontrastmittelintravasation.

vorbestandenem Infekt bei Vorliegen einer Kontrastmittelallergie.

Vorbeugung: Durchführung einer exakten Anamneseerhebung bezüglich einer allergischen Disposition. Alternative Untersuchungsverfahren sollten bei einer Risikokonstellation überprüft werden. Eine akute Harnwegsinfektion muss ausgeschlossen bzw. adäquat therapiert sein. Aufgrund der geringen Invasivität erscheint eine mündliche Aufklärung ausreichend.

Behandlung: Therapie der allergischen Reaktion in Abhängigkeit von ihrem Schweregrad nach den allgemeinen Richtlinien.

Literatur
Hinweise unter
   www.thieme.de/komplikationenurologie.de

5.3 Fehler und Komplikationen bei der invasiven Diagnostik

Nierenbiopsie

R. von Knobloch

Allgemeine Aspekte

Die perkutane Nierenbiopsie ist ein Standarddiagnostikum für die pathohistologische Beurteilung von gutartigen Nierenerkrankungen wie der Glomerulonephritis und gewinnt zunehmend an Bedeutung für die prätherapeutische Abklärung von Nierentumoren. In urologischer Hand wird die Nierenbiopsie unter ultrasonografischer Ortung durchgeführt. Häufig werden Nierenbiopsien auch von Radiologen unter CT-Ortung durchgeführt. Die sonografische Punktion der Niere hat gegenüber der CT-gesteuerten Biopsie 2 entscheidende Vorteile:
- Erstens kann nur im Ultraschall eine Echtzeitortung und -punktion der Niere erfolgen.
- Zweitens fehlt die Strahlenbelastung.

Diese 2 Vorteile wiegen so schwer, dass, wenn immer möglich, der sonografisch gesteuerten Methode der Vorzug gegeben werden sollte!

Allgemeine Komplikationen und deren Vermeidung

Komplikation: Blutung.

Häufigkeit: *Führende Komplikation* mit bis zu 13%, sind Blutungen. Eine Bluttransfusion oder eine weitere Intervention (radiologisch oder operativ) wird dadurch in bis zu 7% notwendig. Bei der Biopsie von Tumoren scheinen insbesondere die Blutungskomplikationen seltener zu sein.

Ursache: Verletzung von Blutgefäßen.

Vorbeugung: Die Rate an Blutungskomplikationen ist bei der Stanzbiopsie gegenüber der Feinnadelaspirationsbiopsie wegen der Nadelstärke und der Biopsietechnik höher. Allerdings ist die Aussagekraft der Stanzbiopsie der der Aspirationszytologie überlegen.

Behandlung:
- *konservativ*: kleinere Blutungen/Hämatome ohne Kreislaufrelevanz: Bettruhe, lokale Kompression (Sandsack), Kontrolle des Lokalbefunds (Sono, ggf. erweiterte Bildgebung), Labor,
- *interventionell*: größere Blutungen mit Kreislaufrelevanz und Substitutionspflicht: radiologisch: selektive Embolisation
- *offen operativ*: Blutstillung, u. U. bis Nephrektomie.

Technik der Nierenbiopsie zur Vermeidung von Blutungen und Erhalt einer suffizienten Gewebeprobe für histologische Diagnostik:
- Unauffälliges Gerinnungslabor, keine Thrombozytenaggregationshemmer,
- Durchführung in Lokalanästhesie unter Ultraschall-Echtzeitortung mit Führungshilfe,
- Durchführung einer Stanzbiopsie mit max. 2 cm Biopsiezylinderlänge, 2 Stanzzylinder sind ausreichend,
- Kurzfristige Sono- und Laborkontrolle innerhalb von max. 24 Stunden post interventionem,
- Punktion von dorsolateral schließt eine Verletzung des Nierenstils mit daraus bedingter Blutungskomplikation nahezu aus.

Komplikation: Verletzungen von Nachbarstrukturen.

Ursache: Punktion von Nachbarstrukturen wie Peritoneum mit Darm, Pleura, Milz und Leber mit der Folge von Sekundärkomplikationen, die u. U. lebensbedrohlich sein können (größere Blutungen, Peritonitis bis Sepsis).

Vorbeugung: Wahl des Punktionskanals: von dorsolateral unter Umgehung des Peritoneums und der Pleura und Vermeidung von Leber- oder Milzverletzung.

Behandlung: In Abhängigkeit von der Verletzung konservatives Vorgehen mit Befundkontrollen, ggf. antibiotische Abdeckung.

Komplikation: Falsch-negatives histologisches Ergebnis.

Ursache: Gerade bei der Biopsie von Nierentumoren muss auch betont werden, dass eine benigne Histologie einen malignen Tumor nicht ausschließen kann, da 20–45% der Nierenbiopsieergebnisse alleine schon nicht auszuwerten sind oder nur eine nichtrepräsentative Histologie abgeben!

Vorbeugung: Verzicht auf Biopsien bei einer unklaren Raumforderung der Niere, Nierenfreilegung.

Behandlung: Nierenfreilegung und Probeentnahme mit Schnellschnittuntersuchung intraoperativ, Tumorenukleation/Nierenteilresektion.

▶ Die in Zusammenhang mit Biopsien von malignen Tumoren immer wieder postulierte Möglichkeit von Tumoraussaat und Implantationsmetastasen scheint im Falle der Nierentumoren aber vernachlässigbar.

Prostatabiopsie

R. von Knobloch

Allgemeine Aspekte

Die Prostatabiopsie zur Diagnosesicherung des Prostatakarzinoms stellt eine der am häufigsten durchgeführten Prozeduren in der Urologie dar. In den USA, wo die Prostatakarzinomdiagnostik noch eine breitere Anwendung findet als im deutschsprachigen Raum, werden jährlich bis zu 800.000 Biopsien durchgeführt. Trotz der sehr häufigen Anwendung dieser diagnostischen Intervention gibt es keinen allgemeingültigen Standard. So gibt es im deutschsprachigen Raum, wo im Gegensatz zum Rest der Welt die Prostatabiopsien erfreulicherweise noch von den Urologen durchgeführt werden, keine Einigkeit über den Zugangsweg zur Prostata, die Anzahl der Biopsieproben, die Ultraschallsondengeometrie, die Analgesie und die Begleitmedikation.

Da es heute für medizinische Maßnahmen akzeptierter Standard ist, Schmerzen als Komplikation eines Eingriffs auszuschalten, muss dies natürlich auch für die Prostatabiopsie gelten. Während die Amerikanische (AUA) und die Europäische (EAU) Fachgesellschaft in ihren Leitlinien die sichere Schmerzausschaltung durch z.B. eine Leitungsanästhesie fordern und eine Missachtung als Kunstfehler verurteilen, hat diese Forderung in unserer aktuellen S 3-Leitlinie noch keinen verbindlichen Charakter.

Allgemeine Komplikationen und deren Vermeidung

Komplikation: Schmerzen.

Häufigkeit:
- Perinealer Zugang: häufig, trotz erfolgter Lokalanästhesie,
- transrektaler Zugang: selten unter bilateraler Leitungsanästhesie.

Ursache: Abhängig vom Zugangsweg, insbesondere bei perinealer Prostatastanzbiopsie.

Vorbeugung: Bilaterale Leitungsanästhesie bei *transrektalem* Zugang, der *perineale* Zugangsweg für die Probenentnahme ist obsolet: Die perineale Prostatabiopsie verursacht zum Teil trotz Lokalanästhesie schlimmste Schmerzen und ist wegen der fehlenden Echtzeitkontrolle der Biopsienadel dem durch transrektalen Ultraschall (TRUS) geführten Verfahren in Bezug auf die Karzinomdetektionsrate unterlegen. Der transrektale Zugangsweg unter TRUS-Kontrolle wird daher auch in allen Leitlinien gefordert.

Behandlung: Analgetikagabe.

Komplikation: Prostatitis.

Häufigkeit: Circa 2% der Biopsien mit 10–12 Stanzzylindern.

Ursache: Transrektaler Zugangsweg bei der Biopsie mit Keimverschleppung.

Vorbeugung: Antibiotikaprophylaxe, z.B. mit Gyrasehemmern, die aufgrund ihres Wirkspektrums und der guten Gewebegängigkeit in der Prostata als Standard gelten. Die periinterventionelle Antibiotikaprophylaxe ist verpflichtend!

Behandlung: Hochdosierte intravenöse Antibiotikatherapie, u.U. auch Reserveantibiotika wie Imipenem/Meronem bei beginnender Sepsis.

Komplikation: Blutung aus Hämorrhoidalvenen.

Häufigkeit: Unter 1% eine seltene Komplikation, 0,7% eigene Daten.

Ursache: Verletzung/Einstichkanal durch Hämorrhoidalvenen. Diese Blutung ist gefährlich, weil sie für den Patienten und Urologen zunächst verdeckt in der Ampulla recti abläuft und erst durch Absetzen großer Blutmengen im Stuhl und möglicherweise auch Kreislaufsymptomen auffällig wird.

Vorbeugung: Unauffälliges Gerinnungslabor, keine Thrombozytenaggregationshemmer.

Behandlung: In den meisten Fällen ist Ruhigstellung des Patienten ohne Bluttransfusion sowie stationäre Überwachung ausreichend. In seltenen Fällen einer persistierenden Blutung kann es notwendig werden, durch Kompression mit einem rektalen Katheterballon eine Blutstillung zu erzielen. Sollte dies nicht helfen, müssten durch einen Koloproktologen blutende Gefäße peranal umstochen werden.

Komplikation: Vasovagale Synkopen.

Häufigkeit: Bei ca. 1% der Fälle beobachtet

Ursache: Rektale Manipulation. Sie sind schnell von schwerwiegenden kardiologischen Ereignissen, durch den langsamen rhythmischen Puls, zu unterscheiden.

Vorbeugung: Keine.

Behandlung: Meist nur eine „Autotransfusion" durch Hochlagern der Beine, Infusion, ggf. Vagolytikum (Atropin i.v.). Venöser Zugang und Volumentransfusion vor Biopsie.

Komplikation: Kritische Arrhythmien.

Ursache: Intravasale Injektion bzw. Resorption hoher Mengen an Lokalanästhetika.

Vorbeugung: Durch ständige Aspiration während des Injektionsvorgangs.

Behandlung: Elektrolytausgleich, Azidoseprophylaxe bzw. -ausgleich, Infusionstherapie; weitere Medikation selten nötig (z. B. Betablocker), diese dann in Abhängigkeit von der Arrhythmie.

Komplikation: Dauerhafte Erektionsstörung.

Häufigkeit: Circa 10% aller Biopsiepatienten.

Ursache: Diese wird in Folge der Biopsie beobachtet, betrifft aber vor allem die Männer, die vor der Biopsie schon über Erektionsstörungen klagten.

Vorbeugung: Keine.

Behandlung: Therapie der erektilen Dysfunktion in Abhängigkeit von ihrer Ursache.

> Technik der Prostatabiopsie zur Vermeidung von Komplikationen und Erhalt einer suffizienten Gewebeprobe für histologische Diagnostik:
> - Durchführung der Biopsie transrektal unter Ultraschallkontrolle,
> - Entnahme von 10–12 Stanzzylindern bei der Erstbiopsie aus der peripheren Zone der Prostata,
> - periinterventionelle Antibiotikaprophylaxe mit Gyrasehemmern (Chinolonantibiotika) hochdosiert über 5 Tage,
> - bilaterale lokale Leitungsanästhesie der Prostata zur wirksamen Vermeidung von Schmerzen.

Literatur
Hinweise unter
  www.thieme.de/komplikationenurologie.de

Konservative Therapie

6 Komplikationen bei der Arzneimitteltherapie

W.F. Beyer, Chr. Göser

Unerwünschte Wirkungen erklären sich über den Wirkmechanismus des Pharmakons und sind trotz interindividueller Verträglichkeit vorhersehbar und dosisabhängig. Andere unerwünschte Wirkungen sind Folgen der Hauptwirkung des Pharmakons wie z. B. die antibiotikaassoziierte Diarrhö. Allergien werden immunologisch vermittelt. Davon abzugrenzen ist die Pseudoallergie mit einer ähnlichen klinischen Symptomatik wie eine Unverträglichkeitsreaktion. Im folgenden Kapitel werden auszugsweise die wichtigen unerwünschten Wirkungen und Komplikationen einzelner Medikamentengruppen mit klinischer Relevanz vorgestellt.

6.1 Antikoagulanzien

Eine Reihe von Antikoagulanzien stehen uns heute zur Thromboembolieprophylaxe, Therapie von thromboembolischen Ereignissen und Behandlung der heparininduzierter Thrombopenie Typ II (HIT Typ II) zur Verfügung. Durch sie konnten die thromboembolischen Komplikationen und die damit verbundene Mortalität gesenkt, aber nicht vollständig ausgeräumt werden. Eine Metaanalyse (1980–2008) zeigte, dass unter niedermolekularen Heparinen 48–51 % der Ereignisse verhindert werden konnten.

Die Tab. 6.1 zeigt eine Übersicht über Antikoagulanzien mit ihren Eigenschaften.

Eine wichtige *unerwünschte Wirkung* der Antikoagulanzien ist das *Blutungsrisiko*. Bei den Vitamin-K-Antagonisten steigt das Risiko mit der Therapiedauer und bei einem INR-Wert > 3. Die Inzidenz für lebensbedrohliche Blutungen liegt bei 0,6–5,3 %/Jahr und für tödlich verlaufende Blutungen bei 0,04–0,64 %/Jahr. Daher ist bei der Vielzahl von Arzneimittelinteraktionen mit den Vitamin-K-Antagonisten ein engmaschiges Gerinnungsmonitoring bei jedem Medikamentenwechsel unverzichtbar.

Die *unfraktionierten Heparine* zeigen < 3 % schwere Blutungen (intra-, retroperitoneale Blutungen, Transfusionen, Hospitalisation oder Tod). Das Risiko steigt mit dem Alter (> 70 Jahre) und der Dosis. Bei bis 15.000 IE/Tag ist eine Komplikation selten.

Das vergleichbare Blutungsrisiko ist für die *niedermolekularen Heparine* niedriger. Die Häufigkeit von Blutungsereignissen unter Fondaparinux und Analoga ist mit niedermolekularen/unfraktionierten Heparinen vergleichbar. Therapeutische Dosen von unfraktionierten und niedermolekularen Heparinen beim ischämischen Hirninfarkt heben das Blutungsrisiko wieder an. Die postoperative Blutungsrate mit Interventionsbedarf lag bei niedermolekularen Heparinen bei ca. 1,6 %. Eine weitere Auswertung von 33 randomisierten kontrollierten Studien zeigte über einen Zeitraum von 10 Jahren für niedermolekulare und unfraktionierte Heparine leichte Blutungskomplikationen an den Injektionsstellen von 6,9 %, Wundhämatome von 5,7 %, Blutungen aus Drainagen von 2 % und eine Hämaturie von 1,6 %, gastrointestinale Blutungen von 0,2 % und retroperitoneale Blutungen von < 0,1 %.

▶ NSAR oder Acetylsalicylsäure (ASS) haben das Risiko für mittlere bis schwere Blutungen postoperativ 2fach und bei Warfarineinnahme 7fach erhöht.

Allergische Hautreaktionen wie Pruritus und Exanthem sind möglich, wobei auf eine Exazerbation einer Sulfid-Überempfindlichkeit bei den Hiruidinderivaten zu achten ist. Bei einer Spättypallergie auf Heparin können neben einem ausgeprägten Exanthem auch Hautnekrosen entstehen, die wieder abheilen. Wegen einer hohen Kreuzallergie sind die unfraktionierten und niedermolekularen Heparine zu meiden und man sollte auf Analoga (Tab. 6.1) ausweichen. In seltenen Fällen kommt es auch bei Fondaparinux zu einer Kreuzallergie. Eine intravenöse Heparintherapie wird trotz der Spätallergie gegen subkutane Heparininjektionen in der Regel gut toleriert.

Anaphylaktische Reaktionen treten sehr selten auf. Bei den Hiruidinderivaten kann es zu einer spezifischen Antikörperentwicklung kommen mit einer möglich Anaphylaxie bei Reexposition. Ein Anstieg der Transaminasen auf das 2- bis 3fache tritt sehr selten auf, bei den Vitamin-K-Antagonisten kann sich eine medikamentöse *Hepatitis mit oder ohne Ikterus* entwickeln. Bei langfristiger Anwendung von unfraktioniertem Heparin, niedermolekularem Heparin und Vitamin-K-Antagonisten steigt das *Osteopenie- und Osteoporoserisiko*. Eine seltene, aber schwere unerwünschte Wirkung der Vitamin-K-Antagonisten stellt die *Kumarinnekrose* dar, die mit dem frühen Absinken von Protein C im Vergleich zu den anderen Faktoren und der damit verbundenen Hyperkoagulabilität in Verbindung gebracht wird. Bis zum Erreichen des therapeutischen Zielbereichs mit Vitamin-K-Antagonisten soll wegen dieser prokoagulatorischen Situation eine überlappende Therapie mit niedermolekularem Heparin oder Analoga durchgeführt werden. Ein lokale Kalzinose an der Einstichstelle v. a. bei Niereninsuffizienz kommt vor (< 1:10.000). Die Vitamin-K-Antagonisten sind in der Schwangerschaft absolut kontraindiziert aufgrund einer möglichen Teratogenität. Unfraktionierte und niedermolekulare Heparine können hier eingesetzt werden.

Die *heparininduzierte Thrombozytopenie Typ I (HIT Typ I)* tritt bei 10–25 % der Patienten durch einen direkten

Tab. 6.1 Übersicht über wichtige Antikoagulanzienvertreter.

Gruppen	Wirkstoff/Name	Hemmung von Gerinnungsfaktoren	Kumulation bei Niereninsuffizienz	Antidot	Monitoring	Indikation
Glukosaminglykane (indirekte Inhibitoren)						
biogene Stoffe, gewonnen aus Schweinedarmmukosa oder Rinderlunge	unfraktioniertes Heparin	Antithrombin-Heparin-Komplex Anti-FXa = Anti-IIa, < FIXa + FXIa	nein	Protamin	aPTT	PTV, Therapie thromboembolischer Ereignisse
	niedermolekulare Heparine	Antithrombin Anti-FXa >Anti-IIa	ja	z. T. Protamin Dialyse	keine, nur FXa bei NI	
	Heparinoid: Danaparoaroid (Orgaran)	Anti-FXa > Anti-IIa	ja	nein, evtl. PPSB	tgl. FXa bei HIT Typ II oder NI	HIT Typ II, PTV, Therapie thromboembolischer Ereignisse
synthetisch hergestellt	Fondeparinux (Arixtra)	Anti-FXa	ja	nein, evtl. PPSB	keine, nur FXa bei NI	PTV, Therapie von Venenthrombosen und Lungenembolien
Proteine und Synthetika (direkte Inhibitoren)						
Thrombininhibitoren Rekombinate Hiruidinderivate	Lepirudin (Refludan)	Anti-IIa	ja	nein, evtl. PPSB	aPTT	HIT Typ II, Therapie thromboembolischer Ereignisse
	Desirudin (Revasc)	Anti-IIa	ja	bedingt mit Desmopressin/evtl. PPSB	aPTT	PTV
Thrombininhibitor	Dabigatran (Pradaxa)	Anti-IIa		nein	aPTT	PTV
VKA	Phenprocoumon (Marcumar) Warfarin (Coumadin)	Hemmung der Vitamin-K-abhängigen Faktoren II, VII, IX, X und der antikoagulatorisch wirksamen Inhibitoren Protein C und S	nein	PPSB, Vitamin K	INR, Quick	Langzeittherapie und Prophylaxe von venösen und arteriellen Thrombosen und Embolien

Eine Einschränkung der Leber- und Nierenfunktion führt bei den meisten Antikoagulanzien zu einem erhöhten Blutungsrisiko. Präparatespezifisch muss eine Dosisanpassung erfolgen oder das Medikament abgesetzt werden.
PTV = Prophylaxe tiefer Beinvenenthrombosen bzw. thromboembolischer Ereignisse
aPTT = aktivierte partielle Thrombinzeit
INR = international normalized ratio
NI = Niereninsuffizienz
VKA= Vitamin-K-Antagonisten
HIT = heparininduzierte Thrombopenie Typ I/II
bei lebensbedrohlichen antikoagulanzieninduzierter Blutung evtl. Gabe von rekombinantem Faktor VIIa

proaggregatorischen Effekt des Heparins auf die Thrombozyten auf. Innerhalb der ersten 5 Behandlungstage fallen sie bis maximal 30% des Ausgangswerts bzw. auf Werte um 100.000/µl und normalisieren sich wieder ohne spezielle Maßnahmen ohne Unterbrechung der Heparintherapie. Komplikationen treten nicht auf.

Bei der *heparininduzierten Thrombozytopenie Typ II (HIT Typ II)* werden IgG-Antikörper gegen die Komplexe aus den plättchenspezifischen Proteinen (PF4) und Heparin gebildet. Dieser Antigen-Antikörper-Komplex aktiviert Thrombozyten im Plasma und Gefäßendothel mit vermehrter Thrombinbildung. Bei Verwendung von unfraktioniertem Heparin ist das Risiko, verglichen mit niedermolekularem Heparin, 10:1 (2,6% vs. 0,2%). Unter Fondaparinux sind Einzelfälle beschrieben (s. Tab. 6.1). *Leitsymptome* stellen eine *Thrombozytopenie*, gleichzeitig häufig auftretende venöse und arterielle *Gefäßverschlüsse* (white clot syndrome) mit einem Verhältnis 5:1 und selten *Blutungen* dar. Die HIT Typ II tritt typischerweise 5–14 Tage, selten erst in der 3. Woche nach Therapiebeginn auf. Eine Besonderheit stellt die verzögerte Form dar, die wenige Tage nach Absetzen des Heparins auftritt. Die Thrombozyten fallen 50% unter den Ausgangswert auf Werte <80.000/µl (Tab. .). In 10% bleiben sie im Normbereich und in 20% der Fälle entwickeln sich Thrombosen wenige Tage vor einem Thrombozytenabfall. Sie treten in den tiefen Beinvenen, als Lungenembolien (50%), Mesenterial- und Sinusvenenthrombosen auf. Arterielle Verschlüsse finden sich in den großen Extremitäten-, Koronar-, Hirn- und Mesenterialarterien. Die HIT Typ II geht mit einer *Mortalität* von 6–7% und einer *Amputationsrate* von 5–6% einher. Sind andere Ursachen wie z.B. Sepsis, Verbrauchskoagulopathie, Pseudothrombopenie ausgeschlossen, muss die Heparintherapie sofort beendet werden. Transfusionen von Thrombozytenkonzentraten sind wegen der Gefahr neu entstehender Gefäßverschlüsse kontraindiziert. Alternativen zur Fortführung der Antikoagulation sind aus Tab. 6.1 zu entnehmen. Vitamin-K-Antagonisten können paradoxe Thrombosen auslösen und sollten besonders vorsichtig eingesetzt werden. Die laborchemischen Nachweisverfahren dürfen nicht abgewartet werden. Spuren von Heparin lösen bei einer Reexposition ein manifestes Rezidiv bereits innerhalb von wenigen Stunden aus. Hierbei reichen z. B. heparinbeschichtete Katheter, Katheterspülungen mit Heparin oder auch heparinhaltige Gerinnungspräparate zur Auslösung einer erneuten HIT Typ II aus. Wichtig ist eine *Früherkennung* durch regelmäßige Kontrollen der Thrombozyten. Die Kontrollintervalle hängen vom Risiko für die Entwicklung einer HIT Typ II ab. Bei einer Thromboseprophylaxe mit niedermolekularem Heparin nach großen chirurgischen/orthopädischen Eingriffen sollte alle 2–3 Tage ab Tag 4–14 eine Kontrolle erfolgen, bei Gabe von unfraktioniertem Heparin jeden 2. Tag.

Danaparoid-Na (Orgaran), ein Heparinoid, ist erfolgreich bei HIT Typ II eingesetzt worden. Es zeigt bei HIT Typ II in 10% eine Kreuzreaktion mit den zugrunde liegenden Antikörpern. Die Entwicklung einer Thrombopenie ist sehr selten. Ein Monitoring der Thrombozyten und des FXa-Spiegels ist in diesen Fällen empfehlenswert. In diesem Zusammenhang sei darauf hingewiesen, dass Thrombozytenfunktionshemmer zur medikamentösen Thromboembolieprophylaxe unzureichend wirksam sind, aber als Begleitmedikation das Blutungsrisiko erhöhen.

Tab. 6.2 Vergleich der heparininduzierten Thrombopenie Typ I und II (= HIT Typ I und II).

	HIT Typ I	HIT TYP II
Häufigkeit	10–20%	1–3%
Auftreten	Tag 1–4	Tag 5–10 (bis 21)
Thrombozytennadir (= niedrigster Wert)	10.000/µl	30.000–80.000/µl
antikörpervermittelt	nein	AK gegen Heparin-Plättchenfaktor-4-Komplex
thromboembolische Komplikationen	nie	30–80%
Blutungskomplikationen	nie	selten
Behandlung		Heparin absetzen, alternative Antikoagulation (Danaparoid, Lepirudin, Argatroban)

Literatur
Hinweise unter
www.thieme.de/komplikationenurologie.de

6.2 Unselektive nichtsteroidale Antirheumatika (NSAR)/ selektive COX-2-Inhibitoren (COX-2-Hemmer)

Die Bewertung der Europäischen Zulassungsbehörde (EMEA) aus dem Jahre 2005 weist bereits auf die wichtigsten unerwünschten Wirkungen der NSAR und COX-2-Hemmer hin (s. Tab. 6.4). Unter NSAR treten in 15–30% *Ulzera im Gastrointestinaltrakt* auf, von denen 0,1–0,2% eine Blutung oder Perforation als Komplikation entwickeln. Lebensbedrohlichen Blutungen sind besonders bei älteren Patienten um das 4fache erhöht. NSAR verursachen nach wenigen Tagen bereits deutliche Läsionen im Gastrointestinaltrakt, während COX-2-Hemmer nach Wochen noch ein geringeres Läsionspotenzial aufweisen. Sie verursachen bedeutend weniger Ulzerationen in den tiefen Darmabschnitten. Bis auf das schlecht verträgliche

Misoprostol steht keine Protektion zur Verfügung. Letale *Blutungen* werden leichter übersehen.

Die prospektiv angelegte MEDAL-Studie ergab für Etoricoxib vs. Diclofenac eine signifikante Abnahme für klinisch unkomplizierte gastrointestinale Ereignisse. Bei komplizierten Ereignissen wie Perforationen, Blutungen, Obstruktionen oder Ulzera zeigte sich kein Unterschied. Zusammenfassend haben COX-2-Hemmer gegenüber den NSAR den Vorteil, bei fehlender ulzerogener Komedikation oder gastrointestinaler Läsionen unerwünschte Wirkungen um 50–60 % zu verringern. Eine gleichzeitige Therapie mit Acetylsalicylsäure erhöht das Risiko von gastrointestinalen Komplikationen für beide Substanzgruppen. Die Vorteile für COX-2-Hemmer sind nur geringfügig. Hochrisikopatienten (Tab. 6.3), die eine antiphlogistische Therapie benötigen, sollten eine Kombinationstherapie mit COX-2-Hemmern erhalten, die eine bessere Protektion als NSAR + Protonenpumpenhemmer (PPI) aufweist. Die Komplikationsrate hängt vom Präparat, Dosis, Therapiedauer und dem persönlichen Risikoprofil ab (Tab. 6.3). Bei chronisch-entzündlichen Darmerkrankungen sind beide Substanzen nicht zugelassen, wobei sich für COX-2-Hemmer eine bessere Verträglichkeit zeigte. Bei Morbus Crohn konnte bei einer 3-monatigen Beobachtung vs. Placebo keine signifikante Veränderung der Krankheitsaktivität beobachtet werden.

In der APPROVe-Studie zeigte sich eindeutig, dass sich das thromboembolische Risiko für Rofecoxib verdoppelt. Weitere Studien und Metaanalysen bestätigten die Tatsache und den Verdacht, dass auch die NSAR ein erhöhtes *kardiovaskuläres Risiko* besitzen. In der prospektiv angelegten MEDAL-Studie wies man nach, dass Diclofenac und Etoricoxib ein ähnliches Risiko für thrombotisch-kardiovaskuläre Ereignisse aufweisen. Das Risiko in beiden Substanzgruppen ist gleich. Unterschiede finden sich zusammenfassend nur in der Variation der Dosis, Therapiedauer und der Präparate. Dabei scheint z. B. das höchste Risiko für Indomethacin zu bestehen, gefolgt von Meloxicam > Ibuprofen = Diclofenac > Naproxen. Die gleichzeitige Gabe von Acetylsalicylsäure mildert das Risiko im Niedrigdosisbereich ab. Ibuprofen hemmt die Wirkung von Acetylsalicylsäure auf die Thrombozyten und sollte nicht kombiniert werden. Zusammenfassend sollen sowohl die COX-2-Hemmer als auch die NSAR bei Patienten mit einem erhöhten kardiovaskulären Risiko nur mit äußerster Vorsicht bei einer dringenden Indikation eingesetzt werden (Tab. 6.4).

Die COX-2-Hemmer beeinflussen im Gegensatz zu den NSAR die Thrombozytenaggregation nicht. Hiermit ist

Tab. 6.3 Risikofaktoren für eine obere gastrointestinale Blutung.

Risikofaktoren
■ Komedikation: Glukokortikoide, NSAR, COX-2-Hemmer, Aspirin oder andere Antikoagulanzien
■ Blutung in der Anamnese
■ Alter > 60 Jahre
■ Helicobacter-pylori-Besiedlung

Tab. 6.4 Bewertung der Europäischen Zulassungsbehörde (EMEA) von NSAR und COX-2-Hemmern.

	NSAR	COX-2-Hemmer
Kontraindikationen		
Gastrointestinaltrakt	Blutungen und Perforationen in der Anamnese wiederholt aufgetretene peptische Ulzera oder Hämorrhagien	bestehende peptische Ulzera oder Hämorrhagien
kardiovaskuläres System	Herzinsuffizienz NYHA III–IV	Herzinsuffizienz NYHA II–IV klinisch gesicherte KHK periphere Verschlusskrankheit zerebrovaskuläre Erkrankung Etoricoxib ist bei einem unkontrollierten Blutdruck ab 140/90 kontraindiziert
Warnhinweise		
Gastrointestinaltrakt/Leber	leicht bis mäßige Leberfunktionsstörungen	für NSAR bedingte gastrointestinale Blutungen und Perforationen in der Anamnese wiederholt aufgetretene peptische Ulzera oder Hämorrhagien
kardiovaskuläres System	Herzinsuffizienz NYHA II klinisch gesicherte KHK periphere arterielle Verschlusskrankheit zerebrovaskuläre Erkrankungen Blutdruck	Blutdruck
Einsatz von NSAR und COX-2-Hemmern in der niedrigsten wirksamen Dosis über den kürzesten erforderlichen Zeitraum		

Tab. 6.5 Unerwünschte Wirkungen im Zusammenhang mit einer Glukokortikoidtherapie.

Dermatologie	Akne, Alopezie, Cushing-Syndrom, Hirsutismus, Striae distensae, Atrophie der Haut, vermehrte Hautblutungen durch fragile Gefäße
Niere	Hypokaliämie, Flüssigkeitsretention
Auge	Katarakt, erhöhter Augeninnendruck, Glaukom, Exophthalmus
Knochen und Muskel	Osteoporose, aseptische Knochennekrose, Myopathie
Herz-Kreislauf	Hypertonus, Arteriosklerose, Veränderung der Lipoproteine, Arrhythmien bei Hochdosisgabe
Neuropsychiatrie	Euphorie oder bis hin zur Depression, Psychose, Pseudotumor cerebri, Schlafstörungen
Gastrointestinaltrakt	Gastritis bis peptisches Ulkus mit Perforation, Pankreatitis, Steatosis hepatis
Endokrin	Erhöhung des Blutzuckers bis Diabetes mellitus, Nebenniereninsuffizienz
Blut	Leuko-, Thrombozytose, Erhöhung der Thrombosegefahr
Infektionen	erhöhtes Risiko für typische Infektionen, opportunistische Infektionen, Herpes zoster

eine perioperative Analgesie ohne erhöhte Blutungsneigung möglich. Wundheilungsstörungen sind unter NSAR und COX-2-Hemmer nicht aufgefallen. Zu beachten ist aber, dass beide durch ihre analgetische/antipyretische Wirkung Symptome einer entstehenden Infektion verschleiern können. In beiden Substanzgruppen sind *schwere Hautreaktionen* möglich, insbesondere bei bekannter Sulfonamidallergie. Bei vorbestehender Niereninsuffizienz, Volumenmangel, Leberzirrhose und Herzinsuffizienz können die Antiphlogistika ein *akutes Nierenversagen* auslösen (relatives Risiko 1,5–2,3). Natrium- und Wasserretention erhöhen den Blutdruck und führen zu Ödemen. NSAR lösen in seltenen Fällen eine *interstitielle Nephritis* oder ein *nephrotisches Syndrom* durch eine Glomerulonephritis aus. Die Lebertransaminasen können bei den NSAR (3,7/100.000 Anwender) ansteigen. Über eine Leukotrienerhöhung ist bei den NSAR eine *Bronchokonstriktion* mit asthmoider Symptomatik (Analgetika- oder ASS-sensitives Asthma) mit einer Prävalenz von 3–10% möglich. In 1% kommt es zu einer *Urtikaria* oder *Angioödem* und in 0,5% zu einer *Rhinosinusitis* bzw. *Asthmaanfall*. Ein Präparatewechsel birgt als Gruppeneffekt die Gefahr eines Rezidivs von 30%. Bei COX-2-Hemmern konnte dies nicht nachgewiesen werden, sie sind aber bei Patienten mit Asthma bronchiale nicht zugelassen.

In beiden Gruppen gibt es Fallberichte von schweren *Sehstörungen* bis hin zur reversiblen Erblindung. Bei chirurgischen Eingriffen am Knochen gelten beide Substanzen bei Gesunden in der Kurzzeitanwendung als unproblematisch. Beim Vorliegen von Risikofaktoren für Frakturheilungsstörungen wie Nikotinabusus oder Glukokortikoide ist Zurückhaltung bei der Verordnung von NSAR geboten.

Literatur
Hinweise unter
www.thieme.de/komplikationenurologie.de

6.3 Glukokortikoide

Glukokortikoide besitzen entzündungshemmende, immunsuppressive und antiproliferative Eigenschaften und Einfluss auf viele endokrine und Stoffwechselvorgänge, die gleichzeitig Wirkung und unerwünschte Wirkungen bedingen. In Tab. 6.5 sind letztere zusammengefasst.

Evidenzbasierte Studien, ab welcher Dosis eine klinisch relevante *Wundheilungsstörung* eintritt, existieren nicht. Dosierungen von 7,5 mg Prednisonäquivalent (PrQ)/Tag sind eher unproblematisch. Glukokortikoide >10 mg PrQ/Tag erhöhen dosisabhängig das *Infektionsrisiko* (relatives Risiko 2,56), wobei das Risiko in den ersten Monaten am höchsten ist. In Kombination mit anderen Immunsuppressiva steigert sich das relative Risiko dosisabhängig, z.B. bei Methotrexat von 1,34 bei Tagesdosen von <5 mg bis auf 5,48 bei Tagesdosen >20 mg.

Bei 30–50% der Langzeit-Glukokortikoidpatienten kommt es zu Frakturen. Der Knochenmasseverlust ist in den ersten 3–12 Monaten mit bis zu 20% Verlust extrem hoch. Betroffen ist der trabekuläre Knochen wie Wirbelkörper, Rippen und Schenkelhals. Eine Therapiedauer von 3 Monaten erhöht das relative Risiko von Hüftfrakturen um 1,7 und für Wirbelkörperfrakturen um 2,88. Erst nach 1 Jahr ist das Ausgangsniveau nach Beendigung der oralen Glukokortikoidgabe erreicht. Bei Tagesdosen von <7,5 mg PrQ gelten die unerwünschten Wirkungen meist als weniger bedeutsam, wobei es für die Osteoporoseentwicklung keine Schwellendosis gibt. Das Risiko für vertebrale Frakturen ist bei niedrigen Glukokortikoiddosen von 2,5 mg PrQ um den Faktor 1,5 und bei 2,5–7,5 mg PrQ um den Faktor 5 erhöht. Eine intermittierend intravenös durchgeführte Glukokortikoidtherapie scheint eine geringere Abnahme der Knochendichte als die tägliche Gabe zur Folge zu haben. Wichtig ist Vitamin D in der Prophylaxe und Therapie, da es die durch Glukokortikoid verminderte enterale Resorption und die distal-tubuläre Rückresorption von Kalzium optimiert. Andererseits kann bei einer glukokortikoidinduzierten *Myopathie* dadurch der positive Einfluss auf die Sturzprophylaxe genutzt werden (Leitlinien des Dachverbandes für Osteologie, http://www.dv-osteologie.de).

Im perioperativen Management erhöht man bei kleineren operativen Eingriffen mit absehbarer rascher Mobilisation die reguläre Kortisondosis für 3 Tage um das Dreifache. Bei täglichen Dosen > 20 mg PrQ über 3 Wochen ist eine Nebenniereninsuffizienz vorhanden bzw. bei Dosen zwischen 5–20 mg/Tag anzunehmen. Hier wird Hydrokortison (100 mg am OP-Tag, Halbierung der Dosis in den nächsten 3 Tagen) infundiert.

Literatur
Hinweise unter
  www.thieme.de/komplikationenurologie.de

6.4 Botulinumtoxin

H. Schulte-Baukloh

Allgemeine Aspekte

Im September 2011 wurde OnabotulinumtoxinA (Botox) zur Behandlung der Harnkontinenz des Erwachsenen mit neurogener Detrusorhyperaktivität infolge einer stabilen subzervikalen Rückenmarksverletzung oder Multipler Sklerose zugelassen. Bis dahin war kein auf dem Markt befindliches Botulinumtoxinpräparat für irgendeine urologische Indikation zugelassen, weshalb der ansonsten weiterhin bestehende „off-labe-use" in der Urologie die Kenntnisse insbesondere der Risiken erfordert.

Es existieren 7 immunologisch unterschiedliche Serotypen des Botulinumneurotoxins (BoNT), Typ A/B/C/D/E/F und G, von denen jedoch nur 2 Serotypen, BoNT-A (Botox, Dysport, Xeomin) und BoNT -B (NeuroBloc, Myobloc) in breiter klinischer Anwendung sind. Wichtig für die Handhabung des BoNT ist die biologische Aktivität dieser verschiedenen Serotypen: Die Einheit ist eine MU („mouse unit"), die definitionsgemäß derjenigen Menge Toxin entspricht, bei der tierexperimentell die Hälfte der vergifteten Tiere einer bestimmten Mäusepopulation („Swisswebster"-Mäuse) verstirbt.

▶ Die MU verschiedener BoNT-Serotypen und selbst der verschiedenen Präparate des gleichen Serotyps sind bei verschiedenen Indikationen sehr unterschiedlich und sollten keinesfalls approximativ umgerechnet werden!

Das heißt, selbst bei der Verwendung des gleichen Serotyps – in der Urologie meistens BoNT/A – können die Dosierungen je nach Präparat (in Deutschland Botox, Dysport, Xeomin) u. U. um das 2- bis 3-fache variieren!

Das Nebenwirkungsprofil ist durch die bereits seit 1989 (Erstzulassung Botox) bestehende Anwendung in der Neurologie sehr gut untersucht: Nebenwirkungen nach Botulinumtoxininjektionen ereignen sich lokal (am Zielmuskel oder benachbarten Muskelgruppen) oder systemisch. Sie bestehen meist in einer unerwünschten Schwächung der dem injizierten Areal benachbarten Muskelgruppen. Entsprechend sind beschrieben: Ptosis, Diplopie, Schluck- und Sprechstörungen bei Anwendung im Kopf-/Halsbereich, aber auch eine generalisierte Muskelschwäche inklusive die der Atemmuskulatur. Klinisch-experimentell wird eine generalisierte Muskelschwäche an – vom injizierten Zielmuskel weit entfernten – Muskelgruppen, namentlich am M. extensor digitorum, nachgewiesen. Des Weiteren wurde über Fieber und grippeähnliche sowie – insbesondere bei BoNT-B – typisch anticholinerge Symptome wie z. B. Mundtrockenheit berichtet. Die Blut-Hirn-Schranke ist für BoNT aufgrund der großen Molekülstruktur nicht durchlässig. Die letale parenterale Dosis von BoNT ist nicht sicher bekannt, wird jedoch bei dem in Deutschland meistverwendeten Präparat Botox auf etwa 3000 U geschätzt.

Eine allgemeine Erklärung zur Sicherheit des Botulinumtoxins gab das Bundesinstitut für Arzneimittel und Medizinprodukte (BfArM) am 04.09.2008, darin heißt es: „Botulinumtoxin ist eine hochwirksame Substanz, deren medizinische Anwendung durch Ärzte mit besonderer Erfahrung vorgenommen werden sollte. Dem BfArM liegen seit der erstmaligen Zulassung von Botulinumtoxin etwa 210 Berichte über Verdachtsfälle unerwünschter Wirkungen jeglicher Art und aller Schweregrade vor. Unter den Berichten über schwerwiegende Wirkungen sind auch fünf Berichte, in denen ein tödlicher Verlauf beschrieben wird. In keinem dieser Fälle ist ein ursächlicher Zusammenhang mit der Anwendung von Botulinumtoxin jedoch sicher erwiesen."

Gegenanzeigen einer BoNT-Therapie bestehen insbesondere bei generalisierten Störungen der Muskelaktivität (z. B. Myastenia gravis, Lambert-Eaton-Rooke-Syndrom), in der Schwangerschaft sowie während der Stillzeit. Eine relative Kontraindikation stellen Koagulopathien dar. Unter gleichzeitiger Gabe von Aminoglykosidantibiotika, Spectinomycin sowie Arzneimitteln, die auf die neuromuskuläre Reizübermittlung wirken (z. B. Muskelrelaxanzien des Tubocurarintyps), kann es zu einer unkalkulierbaren Wirkungspotenzierung kommen.

Urologische Komplikationen und deren Vermeidung

Spezielle **Kontraindikationen** einer BoNT-Detrusorinjektion bestehen insbesondere bei malignen Harnblasentumoren, bei akutem Harnwegsinfekt, bei urogynäkologisch-anatomischen Pathologien sowie bei substanziellem Restharn.

Lokale Komplikationen

Komplikation: Restharnbildung, Harnverhalt.

Häufigkeit: 4–45 %. Die Angaben zur Notwendigkeit des intermittierenden Selbstkatheterismus oder der suprapubischen/transurethralen Ableitung sind aufgrund der unterschiedlichen verwendeten Dosierungen und der unterschiedlichen Einschätzung, oberhalb welcher Restharnmenge solche Maßnahmen als notwendig erachtet werden, sehr unterschiedlich. Diese Nebenwirkung hat insbesondere bei Patienten mit idiopathischer Detrusorhyperaktivität klinische Signifikanz, da diese vor der Injektion im Allgemeinen spontan miktionieren.

Ursache: Toxinbedingt, die Inzidenz ist dosisabhängig und das Risiko steigt zudem mit der Menge des bereits präoperativ festgestellten Restharns. Auch männliches Geschlecht stellt einen Risikofaktor dar. Immer reversibel und meist von einer Dauer von 4–6 Wochen.

Vorbeugung: Urodynamische Parameter erwiesen sich als nicht zuverlässig oder unpraktikabel. Kombinierte Detrusor- und Sphinkterinjektionen können zur Vermeidung einer Katheterisierungspflicht hilfreich sein.

Behandlung: Selbstkatheterismus, Harnableitung über einen suprapubischen oder transurethralen Katheter.

Komplikation: Makrohämaturie.

Häufigkeit: 3,2–5,0 %.

Ursache: Injektionen in die Harnblasenwand.

Vorbeugung: Injektionen in Gefäße bzw. unmittelbar benachbart vermeiden. Zeitgerechtes Absetzen gerinnungshemmender Substanzen. Kleine, lokal begrenzte Hämatome oder Schmerzen an der Injektionsstelle und im Beckenbereich können auftreten.

Behandlung: Konservativ, ggf. Blasendauerspülung, selten so ausgeprägte Hämaturie, dass daraus eine operative Interventionspflicht resultiert.

Komplikation: Infektionen im Harntrakt.

Häufigkeit: Uneinheitlich, 6,4–35,0 %, bei Frauen häufiger als bei Männern.

Ursache: Meist iatrogen bedingt, nicht-diagnostizierter Harnwegsinfekt, Restharnbildung nach Botulinumtoxininjektion.

Vorbeugung: Ausschluss bzw. Therapie eines Harnwegsinfektes vor Injektion.

Behandlung: Antibiotische Behandlung des Infekts.

Komplikation: Inkontinenzepisoden nach Sphinkterinjektion.

Häufigkeit: Selten. Es liegen Fallberichte zu nächtlicher Enuresis nach Sphinkterinjektionen bei Kindern vor.

Ursache: Toxinbedingte und dosisabhängige Wirkung am Sphinkter.

Vorbeugung: Beachtung der Dosis.

Behandlung: Symptomatisch, die Belastungsharninkontinenz ist meist gering ausgeprägt und mit 2–4 Wochen Dauer passager.

Komplikation: Reduktion der Compliance bei mehrfachen Injektionen.

Häufigkeit: Eine definitive Beurteilung des Einflusses wiederholter Injektionen auf die Harnblasencompliance steht aus.

Ursache: Histologisch konnte eine Abnahme oder zumindest keine Zunahme der Fibrosierung nach einer einzelnen bzw. nach wiederholten Detrusorinjektionen gezeigt werden. Die Compliance besserte sich zudem bei den weitaus meisten Studien nach jeweils einer erfolgten BoNT-Injektion. Andererseits konnte urodynamisch im längeren Followup eine Abnahme der (jeweils präinterventionellen) Compliance bei mehrfach injizierten Patienten beobachtet werden. Eine definitive Beurteilung des Einflusses wiederholter Injektionen auf die Harnblasencompliance steht somit aus.

Vorbeugung: Am ehesten injektionsbedingt, keine Prävention möglich.

Behandlung: Keine. Eine Mitinjektion des Trigonums provoziert keinen vesikoureteralen Reflux; dennoch wird empfohlen, die unmittelbare Ostienregion bei der Injektion auszusparen.

Systemische Komplikationen

Komplikation: Muskelschwäche.

Häufigkeit: Bei 2,2–6,0 % der Patienten nach Behandlung mit höheren Dosierungen von Dysport (≥ 750 MU) und Botox (300 MU).

Ursache: Toxinbedingt, der Einfluss von Verdünnung, Injektionsvolumina und Anzahl/Ort der Injektionen auf die Inzidenz ist noch nicht hinlänglich bekannt.

Vorbeugung: Die klinische Erfahrung zeigt, dass größere Gesamtdosen des Toxins gegeben werden können, wenn eine höhere Anzahl kleinerer Injektionsvolumina in mehrere Muskeln gegeben wird; dieses Vorgehen minimiert die Diffusion des Toxins von dem injizierten Muskel in den Kreislauf oder in benachbarte Muskeln.

Behandlung: Selbstlimitierend, über einen Zeitraum von 2 Wochen bis zu 2 Monaten anhaltend.

Komplikation: Grippeähnliche Symptome, Mundtrockenheit und allgemeines Unwohlsein.

Häufigkeit: 5–10 %.

Ursache: Toxinbedingt.

Vorbeugung: Keine.

Behandlung: Konservativ, ggf. Antipyretika/Antiemetika.

Komplikation: Antikörperbildung gegen das Protein.

Häufigkeit: Noch unklar, möglicherweise bis zu 30 %.

Ursache: In den Fällen eines Therapieversagens nach wiederholter urologischer BoNT-Injektion könnte die Bildung von Antikörpern (Nachweis am zuverlässigsten mittels Mouse-Diaphragma-Assay) eine kausale Rolle spielen. Die Inzidenz dieser Antikörper ist höher als bei Anwendung in der Neurologie und möglicherweise höher bei Patienten mit rezidivierenden Harnwegsinfekten.

Vorbeugung: Möglichst lange Injektionsintervalle.

Behandlung: Gegebenenfalls Wechsel auf einen anderen BoNT-Subtyp.

Insgesamt scheint die klinische Verträglichkeit des Botulinumtoxins in jeder Hinsicht gut zu sein.

Literatur
Hinweise unter
  www.thieme.de/komplikationenurologie.de

6.5 Antibiotika

W.F. Beyer, Chr. Gröser

Eine *antibiotikaassoziierte Diarrhö* (AAD) tritt je nach Risikoprofil (Tab. 6.6) in bis zu 25 % der Antibiotikatherapien auf. Antibiotikaassoziierte Diarrhöen, die sich Stunden bis mehrere Tage nach der Antibiotikagabe zeigen, sind häufig Folgen einer toxischen oder allergischen Pharmakonwirkung. Bei der segmentär-hämorrhagischen Kolitis mit Tenesmen, Hämatochezie und nach Penicillingabe wird z. B. eine Hypersensitivitätsreaktion angenommen. Die spätere antibiotikaassoziierte Diarrhö (bis Tage nach Ende der Antibiotikagabe auftretend) entsteht hauptsächlich durch Überwuchern der Darmschleimhaut mit opportunistischen oder pathogenen, antibiotikaresistenten Keimen oder Störungen des intestinalen Kohlehydrat- und Gallensäuremetabolismus mit osmotischer/sekretorischer Diarrhö. Etwa 70 % der antibiotikaassoziierte Diarrhöen sind unspezifisch.

Die bakteriell bedingten antibiotikaassoziierten Diarrhöen (ca. 30 %) werden am häufigsten durch Clostridium difficile (bis zu 25 % aller antibiotikaassoziierten Diarrhöen) hervorgerufen, mit steigender Inzidenz.

Die *pseudomembranöse Kolitis* mit wässrigen Diarrhöen, Fieber, abdominalen Schmerzen wie Tenesmen bis hin zum toxischen Megakolon wird fast ausschließlich durch Clostridium difficile hervorgerufen und kann letal verlaufen. Ein Rezidiv nach abgeschlossener Antibiose (nach 3–21 Tagen) ist bei abwehrgeschwächten Patienten häufig. In Deutschland sind 2007 erste Fälle des hochvirulenten und gegen viele Antibiotika resistenten Stammes Ribotyp 027 isoliert worden. Weitere Keime sind Staphylococcus aureus (meist methicillinresistent), Clostridium perfingens und Klebsiella oxytoca mit einem Nachweis in 73–83 % aller hämorrhagischen antibiotikaassoziierten Diarrhöen.

Weitere unerwünschte Wirkungen einer Antibiotikatherapie sind teilweise gruppenspezifisch (Tab. 6.7). Unabhängig davon kommen häufig Blutbildveränderungen, Leberwert- und Kreatininerhöhung, Myalgien, Arthralgien und das Auftreten von ZNS-Symptomen mit Einschränkung des Reaktionsvermögens vor (Aufklärung!).

Literatur
Hinweise unter
  www.thieme.de/komplikationenurologie.de

Tab. 6.6 Risikofaktoren für das Auftreten einer antibiotikaassoziierten Diarrhö (AAD) oder pseudomembranösen Kolitis.

Antibiotika mit einem erhöhten Risiko:	
■ Breitbandpenicilline ■ Cephalosporine vermehrt in der 3. Generation ■ Clindamycin ■ Clarythromycin **Fluorchinolone** (zunehmende Evidenz für pos. AAD-Risiko)	■ höheres Lebensalter, Immunsuppression ■ langer Krankenhausaufenthalt (> 20 Tage) ■ Pflegebedürftigkeit, Sondenernährung ■ Begleiterkrankungen wie Diabetes mellitus, chronische Nierenerkrankung, Malignom ■ chirurgische Eingriffe ■ Dauer der Antibiose > 15 Tage ■ Kombinationen mehrerer Antibiotika

Tab. 6.7 Übersicht von gruppenspezifischen unerwünschten Wirkungen einzelner Antibiotikagruppen.

Wirkstoffgruppen	Gruppenspezifische unerwünschte Wirkungen	Wechselwirkungen	Weitere mögliche unerwünschte Wirkungen
β-Laktam-Antibiotika: ■ Penicillin G, V (P) ■ Breitbandpenicilline ■ Cephalosporine (Csp) ■ Carbapeneme (Cp) ■ Monobactame (Mb)	Allergien (nach Coombs und Gell) ■ Typ I vom Soforttyp ■ Typ IV Spätreaktion ■ Typ III (selten)	■ Aminopenicillin i. v. hat die höchste Allergierate ■ Kreuzallergie: – innerhalb der Csp 50 % – Cp ca. 50 % bei P- und Csp-Allergien Typ I + IV	pseudomembranöse Kolitis
MLSK-Gruppe = Makrolide + Analoga			
■ Makrolide ■ Linomycine (Clindamycin) ■ Ketolide (Telithromycin) ■ Azalide (Azithromycin)	QTc-Zeit-Verlängerung	CYP450-3A4-Induktoren wie Johanniskraut, Rifampicin, Carbamzepin, Phenytoin, Phenobarbital oder -inhibitoren!!!! Clindamycin: neuromuskuläre Relaxanzien, Verapamil, Makrolide, Ciclosporin	pseudomembranöse Kolitis + Vorsicht bei multiplen Allergien bei Clindamycin allergische Hautreaktion lokale Reaktion an der Einstichstelle reversibler Hörverlust
Chinolone (Gyrasehemmer)	dosisabhängiger Effekt: ■ Leberenzymerhöhung (2–3 %) ■ ZNS-Symptome (1–2 %) (Cave: bei Epilepsie) ■ Haut: allergisch oder fototoxisch (bis zu 14 %)	Resorption ↓ durch Antazida, Multivitamin- und mineralpräparate Warfarin, Glibenclamid Theophyllin ↑ NSAR Krampfbereitschaft ↑ Phenytoin ↓	■ Chondrotoxizität ■ Tendinitis, Sehnenriss ■ QTc-Zeit-Verlängerung ■ Hämolyse bei G-6-D-Mangel ■ Typ-I-, -III-Allergie und Leberversagen sehr selten
Aminoglykoside (AG) Gentamicin, Tobramicin	■ Nephrotoxizität abhängig von der Therapiedauer ■ Ototoxizität	Nephrotoxizität ↑ durch Schleifendiruetika, Cephalosporine, Ciclosporin, Vancomicin, Indometacin, AG-Spiegel, Muskelrelaxantien ↑	Allergie selten, Parästhesien, neuromuskuläre Blockade selten bei zu schneller i. v. Injektion
Glykopeptide (Vancomicin, Teicloplanin)	■ Nephrotoxizität ■ Ototoxizität	Cave: nephro- + ototoxische Kombination, Muskelrelaxanzien ↑	Allergien selten, schwere Hauterscheinungen möglich
Oxazolidione (Linezolid)	■ gastrointestinale Reaktionen ■ Blutdruckerhöhung ■ ZNS-Störungen	MAO-Hemmer: Interaktionen mit adrenerg oder serotenerg wirksamen Medikamenten	bei hohen Dosen, Hautausschläge, Zungenverfärbung, Erhöhung von Amylase + Lipase
Tetracycline	■ gastrointestinale Reaktionen ■ Fototoxizität ■ keine Anwendung in Schwangerschaft und bis zum 8. Lj. wegen irreversiblen Zahnveränderungen	Resorption ↓ durch Milch, Antazida, Cholestyramin und Magnesium, Eisen, Kalzium Sulfonylharnstoffe, Warfarin, Ciclosporin, Methotrexat, Digoxin ↑ orale Kontrazeptiva ↓, Phenytoin, Carbamazepin, Rifampicin, Primidon, Alkohol ↓, Theophyllin: gastrointestinale unerwünschte Wirkungen ↑	selten allergische Reaktionen auch Typ III Sehstörungen – beeinträchtigte Verkehrstüchtigkeit! bei Langzeitanwendung Autoimmunreaktionen lokale Reizerscheinungen z. B. im Ösophagus
Glykocycline Tigercyclin			
Folsäureantagonisten Sulfonamid (S), Trimethoprim (*), Cotrimoxazol	allergische Reaktionen 3 % (5.–9. Tag), Überempfindlichkeitreaktion selten, aber schwerwiegende Hautbeteiligung reversible Knochenmarkdepression* schwere Fotosensibilisierung	Anazida-Resoption ↓, Warfarin, Phenytoin, orale Antidiabetika, Methotrexat, Thiaziddiuretika, Allopurinol ↑ Indometacin: Auskristallisieren des S Trimethoprin: S o. + Primidon ↑, orale Kotrazeptive ↓ Ciclosporin: Nierentoxizität ↑	fulminante Lebernekrosen, aplastische Anämie, selten QTc-Verlängerung und ventrikuläre Arrthythmien, bei hohen Dosen Psychose, Hämolyse bei Glukose-6-Phosphat-Dehydrogenase-Mangel

Tab. 6.7 Übersicht von gruppenspezifischen unerwünschten Wirkungen einzelner Antibiotikagruppen. (Fortsetzung)

Wirkstoffgruppen	Gruppenspezifische unerwünschte Wirkungen	Wechselwirkungen	Weitere mögliche unerwünschte Wirkungen
Nitrofurane Nitrofurantoin	■ dosisabhängige ZNS-Toxizität ■ Polyneuropathie ■ allergische Reaktionen, schwerwiegende Hautreaktionen ■ Fototoxizität	Antazida-Resorption ↓, falsch hohe Laborparameter (AP, Kreatinin, Glucose, Bilirubin), Alkohol-Antabus-Effekt	Hämolyse bei Glukose-6-Phosphat-Dehydrogenase-Mangel, megalozytäre Anämie, Agranulozytose, Porphyrie
Nitroimidazole Metronidazol	■ gastrointestinale Reaktionen, metallischer Geschmack, Stomatitis, ■ ZNS-Reaktionen	Warfarin, Lithium, 5-FU ↑ Wirkspiegel durch Phenobarbital + Phenytoin ↓ + durch Cimetidin ↑	periphere Neuropathien, Beeinflussung von Laborwerten
Ansamicine Rifampicin, Rifabutin	■ gastrointestinale Reaktionen ■ neurologische Störungen	Enzyminduktion: Wirkung vieler Substanzen ↓ Wirkspiegel: durch Ketokonazol, Opiate, Antazida, Ciprofloxacin ↓, durch Erythro- und Clarithromicin, Indinavir ↑	selten Allergie, Leberwerte v. a. mit Isoniazid ↑
antimykobakterielle Substanzen Isoniazid[1] (INH), Ethambutol[2], Pyrazinamid[3]	■ gastrointestinale Reaktionen ■ ZNS-Reaktionen ■ Hepatotoxizität[1] ■ Fotosensibilisierung[3]	Enzyminduktion: Wirkung vieler Substanzen ↓ durch INH	INH :Polyneuropathie – Prophylaxe mit Vit. B6 Schädigung N. opticus[2] allergische Reaktionen[2]
Lipopeptide Daptomycin	selten Myoglobinämie, Einzelfälle von Rhabdomyolyse	Medikamente, die zu einer Myoglobinämie führen, meiden	

6.6 LHRH-Analoga und -Antagonisten, Antiandrogene

N. Rolfes, G. Lümmen

Allgemeine Aspekte

Die Anwendung der Substanzen zielt ab auf eine *Suppression der Testosteronwirkung* (Huggins u. Hodges 1941, Huggins et al. 1941).

Unterschieden werden Wirkstoffe, die den Testosteronspiegel im Blut auf Kastrationsniveau senken (LHRH-Analoga und -Antagonisten, aber auch Östrogene), und solche, die den Androgenrezeptor und damit die Testosteronwirkung kompetitiv blockieren (Antiandrogene), den Testosteronspiegel jedoch nicht senken.

Die heutzutage üblichste Art der Androgendeprivationstherapie ist die subkutane Gabe eines LHRH-Analogons in Form eines Depotpräparats, welches je nach Einzeldosis einmal pro Monat bis einmal pro Jahr appliziert werden muss. Die Wirkstoffe dieser Gruppe binden mit hoher Affinität an den hypophysären LHRH-Rezeptor und führen darüber nach kurzer Zeit zu einer Downregulation der Rezeptorendichte. Dies führt sekundär zu einem Absinken der LH- und FSH-Sekretion aus dem Hypophysenvorderlappen, sodass die testikuläre Testosteronproduktion abnimmt. Damit kann in der Regel der Testosteronspiegel auf Kastrationsniveau (≤ 0,2 ng/ml) gesenkt werden. Durch die anfängliche Überstimulation kann initial ein sog. Flare-up-Phänomen auftreten, welches für einen Zeitraum von etwa 10 Tagen zu einem Anstieg des Testosteronspiegels führt. Da dies durch die Wachstumsstimulation des Prostatakarzinoms zu einer temporären Zunahme karzinombedingter Symptome führen kann, ist überlappend mit der Erstgabe eines LHRH-Analogons die vorübergehende Gabe eines Antiandrogens sinnvoll.

Da durch Suppression der testikulären Testosteronsekretion der Androgenspiegel nur um etwa 90 % abfällt, wurde das Konzept der *maximalen Androgenblockade* (MAB) entwickelt, bei dem das durch die Nebennieren produzierten Testosterons (5–10 % der Gesamtmenge) mittels Gabe eines Antiandrogens in seiner Wirkung blockiert wird. Die Rate der Nebenwirkungen ist unter einer Kombinationstherapie erhöht.

Die LHRH-Antagonisten sind eine relativ neue Substanzgruppe, welche kompetitiv den LHRH-Rezeptor blockiert. Dies führt über einen schnellen, reversiblen Abfall der Gonadotropinsekretion zu einer Senkung des Testosteronspiegels auf Kastrationsniveau. Da ein Flare-up-Phänomen nicht auftritt, kann auf eine antiandrogene Begleitmedikation verzichtet werden. Der Stellenwert bleibt zurzeit jedoch noch abzuwarten.

Tab. 6.8 zeigt eine Übersicht der verfügbaren Wirkstoffe mit ihren Eigenschaften.

Bei *Indikation* zur Einleitung *Androgendeprivationstherapie* müssen Komorbiditäten des Patienten berücksichtigt werden. Diese lassen sich mit dem Charlson-Komorbiditätsindex messen (Tab. 6.9) und bestimmen die Gesamt-, nicht jedoch die tumorspezifische Letalität: Patienten mit einem Charlson-Score 0–1 haben statistisch eine

Tab. 6.8 Übersicht von in Deutschland zugelassenen Wirkstoffen zur Androgendeprivationstherapie.

	Einzeldosis	Applikation	Dosierung	Anwendung beim Prostatakarzinom
Antiandrogene				
Bicalutamid	50/150 mg	p. o.	1 × 1 Tbl./Tag	50 mg initial in Kombination mit einem LHRH-Analogon zur Flare-up-Prophylaxe oder zur maximalen Androgenblockade; 150 mg: Monotherapie
Cyproteron	50/100/300 mg	p. o./i. m.	2–3 × 1 Tbl./Tag oder 1 Amp. alle 14 Tage	initial in Kombination mit einem LHRH-Analogon zur Flare-up-Prophylaxe
Flutamid	250 mg	p. o.	3 × Tbl./Tag	initial in Kombination mit einem LHRH-Analogon zur Flare-up-Prophylaxe oder zur maximalen Androgenblockade
LHRH-Analoga				
Buserelin	6,3/9,45 mg	s. c.	2- oder 3-Monatsimplantat	fortgeschrittenes hormonabhängiges Prostatakarzinom
Goserelin	3,6/10,8 mg	s. c.	1- oder 3-Monatsimplantat	fortgeschrittenes hormonabhängiges Prostatakarzinom
Leuprorelin	3,75 bis 45 mg	s. c.	1- bis 6-Monatsinjektion	fortgeschrittenes hormonabhängiges Prostatakarzinom
Histrelin	50 mg	s. c.	12-Monatsimplantat	fortgeschrittenes hormonabhängiges Prostatakarzinom
Triptorelin	3,75–22,5 mg	s. c./i. m.	1- bis 6-Monatsinjektion	fortgeschrittenes hormonabhängiges Prostatakarzinom
LHRH-Antagonisten				
Abarelix	100 mg	i. m.	1. Monat 100 mg an Tag 1, 15 und 29, dann Erhaltungsdosis 100 mg/Monat	fortgeschrittenes oder metastasiertes hormonabhängiges Prostatakarzinom
Degarelix	80/120 mg	s. c.	Anfangsdosis 240 mg, dann Erhaltungsdosis 80 mg/Monat	fortgeschrittenes hormonabhängiges Prostatakarzinom

Tab. 6.9 Gewichtung der Komorbidität anhand des Charlson-Score (McLeod et al. 2001).

Punkte	Begleiterkrankungen
1	Myokardinfarkt, kongestive Herzinsuffizienz, periphere Gefäßerkrankung, zerebrovaskuläre Gefäßerkrankung, Demenz, COPD, Bindegewebeerkrankung, Ulcus ventriculi/duodeni, leichte Hepatopathie, Diabetes mellitus Typ II
2	Hemiplegie, mäßig schwere Niereninsuffizienz, schwerer Diabetes, jede Tumorerkrankung, Leukämie, malignes Lymphom
3	mäßig schwere Hepatopathie
6	metastasierter Tumor, AIDS

doppelt so hohe Lebenserwartung wie mit einem Score von 2.

Allgemeine Komplikationen und deren Vermeidung

Die häufigsten *Nebenwirkungen* einer Androgendeprivation sind *Hitzewallungen* und *Hyperhidrosis*. Die orale Gabe von Cyproteron in einer Dosierung von 2 × 50 mg/Tag oder die intramuskuläre Injektion von 300 mg alle 2 Wochen soll eine Symptomreduktion erzielen. Die Gabe von Östrogenen und Progesteron stellt eine weitere hormonelle Therapieoption dar; auch Phytoöstrogene werden diskutiert. Ferner können auch Clonidin oder Antidepressiva zum Einsatz kommen.

Wichtige unerwünschte Wirkungen des durch die Hormontherapie verursachten Hypogonadismus sind eine *Abnahme der Muskelmasse*, *Gewichtszunahme*, Entwicklung einer *Hyperlipidämie*, *Insulinresistenz* und *Hyperglykämie*. Diese Stoffwechselveränderungen werden als *metabolisches Syndrom* zusammengefasst und führen möglicherweise zu einer erhöhten Inzidenz kardiovaskulärer Erkrankungen und thromboembolischer Ereignisse (Keating et al. 2006, Braga-Basiaria et al. 2006).

Entwicklung einer *Osteoporose*: Einerseits kommt es unter einer Androgendeprivationstherapie – vor allem im 1. Jahr der Behandlung – zu einer verstärkten Demineralisierung des Knochens mit einer konsekutiven Abnahme der Knochendichte um jährlich 4–13 % und 19,4 % entwickeln innerhalb von 5 Jahren eine Fraktur (Shahinian et al. 2005). Unter einer intermittierenden Androgendeprivation ist die Abnahme der Knochendichte mit 1–2 % im Jahr zwar geringer als unter einer kontinuierlichen Therapie, jedoch ebenfalls nachweisbar (Ross et al. 2002).

Andererseits weisen Patienten mit einem Prostatakarzinom überdurchschnittlich häufig einen Vitamin-D-Mangel oder einen sekundären Hyperparathyreoidismus auf (Shahinian et al. 2005). Die Abnahme der Knochendichte korreliert mit einem zusätzlichen Östrogenmangel (Scherr et al. 2002).

Vor Einleitung einer Androgendeprivation sollte eine Knochendichtemessung (DXA/DEXA) erfolgen, ggf. prophylaktisch die s.c.-Gabe von Denosumab 60 mg alle 6 Monate (Smith et al. 2009).

Eine der häufigsten Nebenwirkungen einer Androgendeprivation sind die Entwicklung einer *Gynäkomastie* und *Schmerzen* im Bereich der *Brustdrüsen*, die durch ein Ungleichgewicht zwischen Östrogen und Testosteron hervorgerufen werden (Tyrrell 2004). Einer Gynäkomastie kann durch eine Radiatio der Brustdrüsen vor Therapiebeginn vorgebeugt werden; eine nachträgliche Bestrahlung hat vor allem unter Antiandrogenen keinen Effekt. Die Behandlung mit Tamoxifen ist der Strahlentherapie zwar überlegen (Perdona et al. 2005), jedoch besteht für diese Indikation keine Zulassung (off-lable use).

Andere typische Nebenwirkungen sind eine *erektile Dysfunktion* und ein *Libidoverlust*, die unter der Monotherapie mit einem nichtsteroidalen Antiandrogen geringer ausgeprägt.

Weitere Nebenwirkungen von LHRH-Analoga und -Antagonisten sind unter anderem:
- lokale Hautreaktionen im Bereich der Injektionsstelle,
- Allergien,
- Blutbildveränderungen,
- Schlafstörungen,
- Anstieg der Transaminasen,
- Arthralgien,
- Pruritus.

Flutamid und Cyproteron können gelegentlich eine vorübergehende Leberfunktionsstörung und Hepatitis mit cholestatischem Ikterus bis hin zu einer hepatisch bedingten Enzephalopathie und Leberzellnekrose, insbesondere bei Patienten mit Lebermetastasen verursachen, wobei diese Nebenwirkungen in der Regel nach Absetzen der Therapie reversibel sind; Einzelfälle von Leberschädigungen mit letalem Ausgang sind jedoch bekannt.

Eine Möglichkeit zur Reduktion unerwünschter Wirkungen der Hormontherapie und damit auch zur Verbesserung der Lebensqualität ist die *intermittierende Androgendeprivation*, bei der – unter der Voraussetzung, dass es zu einem klaren PSA-Abfall auf unter 4 ng/ml bei Patienten mit metastasiertem und unter 0,5 ng/ml bei Patienten mit lokal begrenztem Prostatakarzinom gekommen ist – die initiale Behandlung nach 6–9 Monaten unterbrochen wird. Der Patient sollte hierfür ausführlich aufgeklärt sein, eine gute Compliance aufweisen und strikt nachgesorgt werden. Bei einem zuvor festgelegten PSA-Anstieg auf 10–15 ng/ml bei einem metastasierten und 4 ng/ml bei einem lokal begrenzten Tumor wird die Androgendeprivationstherapie für mindestens 6 Monate fortgesetzt. Diese Zyklen können bei adäquatem Ansprechen wiederholt werden. Dieses Vorgehen hat keinen Einfluss auf den Zeitraum bis zur Entwicklung einer Kastrationsresistenz, die Abnahme der Knochendichte ist jedoch geringer und die Erektion bleibt häufiger erhalten, ohne dass ein signifikanter Unterschied im Gesamtüberleben besteht. Langzeitdaten fehlen jedoch (Heidenreich et al. 2010).

Literatur
Hinweise unter
www.thieme.de/komplikationenurologie.de

6.7 Bisphosphonate

N. Rolfes, G. Lümmen

Allgemeine Aspekte

Die Substanzgruppe der Bisphosphonate sind chemisch gesehen Diphosphat-Analoga, die sich durch ihre beiden Seitengruppen unterscheiden, wobei die längere Kette die pharmakodynamischen Eigenschaften beeinflusst, während die kürzere Kette vor allem Einfluss auf die pharmakokinetischen Eigenschaften hat. Bisphosphonate werden im Darm nur schlecht resorbiert (je nach Wirkstoff 1–10 %) und bilden mit Kalzium unlösliche Komplexe. 25–50 % der peroral aufgenommenen oder infundierten Dosis werden, ohne verstoffwechselt zu werden, renal eliminiert, der Rest rasch vom Knochengewebe absorbiert.

Bisphosphonate bewirken nach Phagozytose durch Osteoklasten eine *Hemmung des Knochenabbaus*, es resultiert ein zugunsten des Knochenaufbaus verschobener Turnover, die Knochendichte nimmt zu (Van Beck et al. 2002).

Bisphosphonaten wird aber auch eine *antitumorale Wirkung* zugeschrieben (Tab. 6.10), die unter anderem aus einer Inhibition der Tumorzelladhäsion im Knochengewebe hervorgeht, welche dieselben Signalwege nutzt wie die Adhäsion der Osteoklasten (Van der Pluijm et al. 1996). Ferner können Karzinomzellen die Osteoklastenaktivität stimulieren und dann über eine Ausschüttung

Tab. 6.10 Übersicht über verfügbare Bisphosphonate und deren zugelassene Indikationen.

Wirkstoff	Anwendungsgebiete gemäß Fachinformation
Clodronat 400/800 mg p. o.	Osteolyse infolge von Knochenmetastasen solider Tumoren (z. B. Mamma-, Prostata-, Schilddrüsenkarzinom) oder infolge hämatologischer Neoplasien (z. B. Plasmozytom)
	Hyperkalzämie infolge ausgedehnter Knochenmetastasierung oder durch maligne Tumoren induzierte Knochenzerstörung ohne Knochenmetastasen
Clodronat 300/1500 mg i. v.	Hyperkalzämie infolge ausgedehnter Knochenmetastasierung oder durch maligne Tumoren induzierte Knochenzerstörung ohne Knochenmetastasen
Ibandronat 6 mg i. v.	Prävention skelettbezogener Ereignisse (pathologische Frakturen, Knochenkomplikationen, die eine Radiotherapie oder einen chirurgischen Eingriff erfordern) bei Patienten mit *Brustkrebs und Knochenmetastasen*
	Behandlung von tumorinduzierter Hyperkalzämie mit oder ohne Metastasen
Pamidronat 90 mg i. v.	Behandlung von Erkrankungen, die mit einer erhöhten Osteoklastenaktivität einhergehen
	tumorinduzierte Hyperkalzämie
	zur Senkung der skelettbezogenen Morbiditätsrate bei Patientinnen mit vorwiegend osteolytischen Knochenmetastasen bei chemotherapeutisch oder mit einer Hormontherapie vorbehandeltem *Mammakarzinom*
	als Ergänzung zur chemotherapeutischen Basisbehandlung bei Patienten mit multiplem Myelom im Stadium III der Erkrankung mit osteolytischen Läsionen zur Senkung der skelettbezogenen Morbiditätsrate
	Morbus Paget des Knochens
Zoledronat 4 mg i. v.	Prävention skelettbezogener Komplikationen (pathologische Frakturen, Wirbelkompressionen, Bestrahlung bzw. Operation am Knochen oder tumorinduzierte Hyperkalzämie) bei Patienten mit *fortgeschrittenen, auf das Skelett ausgedehnten Tumorerkrankungen* (Tab. 6.11)
	Behandlung der tumorinduzierten Hyperkalzämie (TIH)

von Wachstumsfaktoren und Zytokinen zu einer Proliferation von Tumorzellen und Angioneogenese führen (Lee et al. 2001). Durch die Inhibition der Osteoklastenaktivität und die Beeinflussung der Mediatorausschüttung in verschiedenen Zellen (Osteoblasten, Monozyten, Makrophagen und Stromazellen des Knochenmarks) sowie die verminderte Expression von proteolytischen Enzymen der Tumorzellen soll die Entstehung neuer Knochenmetastasen durch Bisphosphonate erschwert werden (Karabulut et al. 2009).

Zoledronat, Ibandronat, Pamidronat und Clodronat sind speziell für die der Behandlung von Knochenmetastasen zugelassen.

Die *Effektivität* der Bisphosphonatbehandlung im Hinblick auf Knochenschmerzen beim Prostatakarzinom gilt als wissenschaftlich belegt: Eine Ansprechrate von 70–80 % mit deutlicher Schmerzreduktion oder sogar Schmerzfreiheit wird erzielt. Metaanalytisch konnte jedoch kein signifikanter Unterschied im Analgetikaverbrauch bei Anwendung gesehen werden, die mittlere Ansprechrate lag bei nur 27,9 % (Hyslop et al. 2008). Eine mögliche Erklärung ist die bevorzugte Wirkung bei osteolytischen Anteilen.

Tab. 6.11 Inzidenz von skelettalen Metastasen bei fortgeschrittenen urologischen Tumoren und deren vorwiegende Erscheinung.

Primärtumor	Häufigkeit von Skelettmetastasen (%)	Erscheinungsbild im Knochen
Prostatakarzinom	65–85	osteoplastisch/osteolytisch
Nierenzellkarzinom	20–30	osteolytisch
Urothelkarzinom	30	osteolytisch
Peniskarzinom	< 3	osteolytisch
Hodentumoren	< 1	osteolytisch

Bisphosphonate sollten jedoch als ideale additive Medikation zur palliativen Therapie des kastrationsrefraktären Prostatakarzinoms bereits frühzeitig zum Einsatz kommen (Van der Puijm et al. 1996). Eine Verlängerung des Überlebens kann jedoch durch Bisphosphonate nicht erreicht werden.

Allgemeine Komplikationen und deren Vermeidung

Bis zu 30 % der mit Bisphosphonaten behandelten Patienten entwickeln Komplikationen:

Die *Akut-Phase-Reaktion* mit grippeähnlichen Symptomen wie Fieber, Schüttelfrost, Krankheitsgefühl und Myalgien ist so häufig, dass der Patient darüber aufgeklärt werden sollte, um einen Therapieabbruch zu vermeiden. Eine Begleitmedikation mit einem nichtsteroidalen Antirheumatikum kupiert diese Beschwerden effektiv.

Häufig besteht eine Therapieresistenz trotz zahnärztlicher und kieferchirurgischer Behandlung bei der *avaskulären Osteonekrose des Kiefers*, deren Pathomechanismen noch nicht vollständig geklärt sind. Die Inzidenz schwankt zwischen weniger als 1 % bis knapp über 10 % (Stränger et al. 2008).

Häufig geht ein oralchirurgischer Eingriff (z. B. Zahnextraktion) voraus. Symptome sind Lockerung von Zähnen, scharfe Knochenkanten in der Mundhöhle, ein Foetor ex ore oder Schleimhautläsionen, die zunächst als Druckstellen (Prothese) fehlinterpretiert werden können. Die durch das Krankheitsbild verursachten Schmerzen reichen von Hyp- oder Dysästhesien bis hin zu starken Kieferschmerzen, welche die Nahrungsaufnahme beeinträchtigen können.

Als Risikofaktoren werden vermutet (Walter et al. 2008, Reid 2009):
- Weichteil- und Knochenwunden (z. B. nach oralchirurgischen Eingriffen oder Druckstellen durch Zahnersatz),
- dentogene Infektionen des Kieferknochens,
- Therapie mit Glukokortikoiden,
- systemische Zytostatikatherapie,
- Radiatio im Kopf-Hals-Bereich,
- Anwendung hochpotenter stickstoffhaltiger Bisphosphonate,
- parenterale Applikation,
- Dauer der Bisphosphonatbehandlung (kumulative Dosis).

Die *sensitivste Untersuchung* ist die Skelettszintigraphie: 66 % der positiven Fälle im Knochenscan waren noch vor dem Auftreten klinischer Symptome positiv (O´Ryan et al. 2009). Im konventionellen Röntgen oder in der Computertomografie können Aufhellungen oder Verdichtungen bis hin zu Knochensequestern zur Darstellung kommen. Es können jedoch auch pathologische Befunde fehlen.

Angiogenese-Inhibitoren wie Bevacizumab und Thalidomid in Kombination mit Bisphosphonaten scheinen die Entwicklung zu prädisponieren (Aragon-Ching et al. 2009).

Therapeutisch empfiehlt sich neben dem Abbruch der Bisphosphonattherapie meist ein ausgedehntes Débridement mit konsequenter Abtragung des befallenen Knochens und einem entsprechenden Weichteilmanagement zur spannungsfreien Deckung des Defekts. Hierdurch kann in 76 % der Fälle eine primäre oder wenigstens sekundäre Wundheilung erreicht werden, während die Heilungsquote bei lokalchirurgischer Therapie bei nur 42 % liegt (Stränger et al. 2008). Im Einzelfall kann bei Minimalbefunden auch ein konservatives Vorgehen mit antiseptischen Mundspülungen (Mittel ohne Alkohol, z. B. 0,12 % Chlorhexidin) ausreichen. In jedem Fall empfehlen sich eine antibiotische Therapie bis zur vollständigen Abheilung sowie eine suffiziente Analgesie.

Das Augenmerk sollte auf der *Prophylaxe* liegen! Es sollten eine strenge Indikationsstellung, eine zahnärztliche Vorstellung und ggf. eine entsprechende Sanierung erfolgen, vorhandener Zahnersatz sollte optimiert werden. Eine Aufklärung zur entsprechenden Oralhygiene ist erforderlich, Ziel ist möglichst keimarme Mundhöhle (Stränger et al. 2008):
- Putzen von Zähnen und Zunge nach jeder Mahlzeit und vor dem Schlafengehen mit einer weichen Zahnbürste, nur sanften Druck anwenden,
- Zahnbelag mit Zahnseide vorsichtig entfernen, Areale mit Zahnfleischblutungen oder schmerzhafte Stellen auslassen,
- Mundhöhle feucht halten durch häufiges Spülen mit Wasser – viele Medikamente verursachen Mundtrockenheit, die zu Karies führen kann,
- keine Mundwässer mit Alkohol verwenden,
- Zähne und Zahnfleisch täglich mit einem Zahnspiegel auf Veränderungen wie Wunden oder blutende Stellen am Zahnfleisch untersuchen.

Grundsätzlich sollte bei jedem invasiven Eingriff im Mundbereich eine antibiotische Therapie gegeben werden. Die Antibiose sollte bis zur Heilung fortgeführt werden.

Bei 23,8 % zeigt sich signifikante *Verschlechterung der Nierenfunktion*, wobei das Alter, eine vorausgegangene Therapie mit Pamidronat, eine bestehende Nierenfunktionsstörung, eine arterielle Hypertonie sowie Rauchen unabhängige Risikofaktoren darstellten (Oh et al. 2007). Bisphosphonate werden renal eliminiert; es sollte vor Therapiebeginn die Kreatininclearance bestimmt werden und bei Vorliegen einer *Niereninsuffizienz* eine Dosisanpassung erfolgen (Tab. 6.12).

▶ Bei einer Clearance unter 30 ml/min ist die Bisphosphonattherapie kontraindiziert.

Weitere Komplikationen/Nebenwirkungen sind:
Hypophosphatämie, Hypokalzämie, sowie Anämie, seltener Thrombozytopenie, Leukozytopenie Kopfschmerzen, Appetitlosigkeit, Übelkeit bis zum Erbrechen sowie gelegentlich Schwindel, Geschmacks- und Empfindungsstörungen, Tremor, Unruhe, Schlafstörungen, verschwommenes Sehen, Durchfall, Verstopfung, abdominale Schmerzen, Dyspepsie, Stomatitis, Mundtrockenheit, Dyspnoe, Husten, Pruritus, Hautveränderungen, Hyperhidrosis, Muskelkrämpfe, Hypertonie, Hämaturie, Hypotonie,

Tab. 6.12 Dosisanpassung von Bisphosphonaten bei Niereninsuffizienz.

Kreatinin-Clearance (ml/min)	Empfohlene Dosierung			
	Clodronat	Ibandronat	Pamidronat	Zoledronat
> 80	initial 2,4–3,2 g/Tag	50 mg/Tag p. o. 6 mg i. v.	90 mg	4 mg
50–80	1,6 g/Tag	50 mg/Tag p. o. 6 mg i. v.	90 mg	3,5 mg
40–49	1,6 g/Tag	50 mg/Tag p. o. 6 mg i. v.	90 mg	3,3 mg
30–39	1,2 g/Tag	50 mg/Tag p. o. 6 mg i. v.	90 mg	3,0 mg
< 30	0,8 g/Tag	50 mg/Woche p. o. 2 mg i. v.	kontraindiziert	kontraindiziert

Proteinurie, Allergien, Asthenie, periphere Ödeme, Thoraxschmerzen, Gewichtszunahme, Hypomagnesiämie und Hypokaliämie sowie selten Panzytopenie, Bradykardie, Vorhofflimmern und Anaphylaxie.

Derzeit liegt noch keine Empfehlung für die zeitliche Begrenzung der Therapie vor, auch bei biochemischer und klinischer Progression des Prostatakarzinoms wird eine Fortführung empfohlen. Für andere urologische Karzinome fehlen hierzu Daten (Weisbach 2006).

Literatur
Hinweise unter
www.thieme.de/komplikationenurologie.de

6.8 Arzneimittelinteraktionen

W. F. Beyer, Chr. Gröser

20–30 % der unerwünschten Wirkungen werden auf Arzneimittelinteraktionen zurückgeführt. Faktoren wie Lebensalter, Therapiedauer, Selbstmedikation, Nahrungseinflüsse, Leber- und Nierenfunktion sowie die Pharmakoneigenschaften fließen hier mit ein.

Metoclopramid oder Erythromycin beschleunigen die *Magen-Darm-Passage* und Opiate oder kalorienhaltige Nahrung verlangsamen sie. Bei verlängerter Passage werden z. B. Penicilline und Erythromycin schneller abgebaut und andere wie Ciclosporin und Spironolacton vermehrt aufgenommen. Eine ph-Wert-Erhöhung z. B. durch PPI kann bei Digoxin und Tetracyclinen eine 10–30 % höhere und für Azolantimykotika eine bis zu 60 % geringere *Bioverfügbarkeit* bedeuten. *Unlösliche Komplexbildungen* entstehen durch Antazida, Cholestyramin oder mineralhaltige Mineralien wie bei den Fluorchinolonen. So genannte „Drug-Efflux-Pumpen" wie z. B. das P-Glykoprotein regeln in den Darmepithelien, in der Blut-Hirn-Schranke oder in den Nierentubuli den Aufnahmeprozess. Chinidin kann es z. B. inhibieren und dadurch das schwach wirksame Opioid Loperamid zentral wirksam machen. Das Cytochrom-P450-System mit seinen Isoenzymen kommt nicht nur in der Leber, sondern auch in den Darmepithelien vor und ist für 50 % des Arzneimittelabbaus verantwortlich. Gleichzeitiger Grapefruitsaftgenuss erhöht die Bioverfügbarkeit von Kalziumantagonisten, Cabamazepin, einigen CSE-Hemmer. Der First-Pass-Mechanismus und die Plasmaproteinbindung stellen weitere Interaktionsmöglichkeiten dar. In Tab. 6.13 sind wichtige allergische Kreuzallergien aufgeführt. In Tab. 6.14 werden Substrate und Induktoren des Cytochrom-P450-Systems mit seinen Isoformen aufgeführt und Tab. 6.15 nennt wichtige klinische Beispiele von Interaktionen.

Literatur
Hinweise unter
www.thieme.de/komplikationenurologie.de

Tab. 6.13 Wichtige Arzneimittelgruppen mit allergischen Kreuzreaktionen (nach Jäger; aus: Mutschler E. Arzneimittelwirkungen. 9.Aufl. Stuttgart: Wissenschaftliche Verlagsgesellschaft mbH; 2008).

Auslösende Stoffgruppe	Kreuzreagierende Verbindung
Stoffe mit p-Verbindungen	Procainderivate, Sulfonamide, Sulfonylharnstoffe, Phenothiazine, Paraaminobenszoesäure, Azofarbstoffe, fotografische Entwickler, Kosmetika
Sulfonamide	Sulfonylharnstoffe, Karboanhydratasehemmer wie Acetozolamid, bestimmte Diuretika wie Thiazide, Furos- und Tarasemid, selten Lokalanästhetika wie Procain oder Tetracain
ß-Lactam-Antibiotika	Aminopenicillin, Ampicillin, Carbenicillin und andere halbsynthetische Penicillinpräparate, Cephalosporine
desoxystreptaminhaltige Antibiotika	Bacitracin, Strepto-, Neo-, Genta-, Kana- und Paromomicin, Framycetin
Acetylsalicylsäure	nahezu alle NSAR (Ursache meist Pseudoallergie)
Ethylenamin-Gruppe	Aminophylin, Promethazin
Thiazid-Gruppe	Antihistaminika, verschiedene Phenothiazide
Terpen-Gruppe	Duftstoffe, Gummiprodukte, Pflaster, verbreitete Anwendung in Hustensäften

Tab. 6.14 Beispiele für Induktoren und Substrate von Isoformen des Cytochrom P450.

Induktoren mit beschleunigtem Abbau von Arzneimittel	Substrate mit verzögertem Abbau von Arzneimittel
Rauchen, Omeprazol, Cimetidin Phenytoin, Barbiturate Rifampicin, Rifambutin Carbamazepin, Johanniskraut Alkohol, Isoniazid Azole wie Ketokonazol Taxane	Kalziumantagonisten vom Dihydropyridintyp
	Erythromycin
	Anthrazykline, Etoposid, Cyclophosphamid, Vincristin
	Benzodiazepine, Imipramin, Fluoxetin Ciclosporin, Tacrolismus Astemizol, Terfendadin Tamoxifen, Carbamazepin, Chindin Ritonovir, Saquinavir, Indinavir, Nelfinavir

Tab. 6.15 Beispiele für klinisch relevante Arzneimittelinteraktionen.

Gleichzeitige Gabe von	Klinische Folgen
Narkotika, Psychopharmaka	Vigilanz ↓, bei Überdosierung Atemdepression, Koma
Ketoconazol + Terfendin	Herzrasen, gefährliches Herzrhythmusstörungen
Azathiorin + Allopurinol oder Methotrexat + Sulfonamide/Trimethoprin	Myelosuppression mit Panzytopenie
Spironolacton und/oder KCl und/oder ACE-Hemmer bei evtl. eingeschränkter Nierenfunktion	Hyperkaliämie → kardiale, gefährliche Arrhythmien
NSAR oder COX-2-Hemmer + ACE-Hemmer	Nierenfunktion ↓
Aminoglykosid + Furosemid/Torasemid	Ototoxizität ↑
Halothan + Sympathomimetika	kardiale Arrhythmien
Selektive Serotonin-Reuptake-Inhibitoren (SSRI) + MAO-Hemmer und/oder Johanniskrautextrakte	Flush, Hyperthermie, Verwirrtheit, Tremor, Zephalgien, Krämpfe, Blutdruckanstieg
Ciclosporin + Johanniskrautextrakte	Abfall des Ciclosporinspiegels – Gefahr der Transplantatabstoßung
Glukokortikoide + NSAR/COX-2-Hemmer + Acetylsalicylsäure und/oder Warfarin	Gefahr der Magen-Darm-Ulzerationen ↑ Blutungen im Magen-Darm-Trakt ↑

7 Komplikationen bei Punktion und Injektion

7.1 Nierenpunktion

F. M. E. Wagenlehner

Allgemeine Aspekte

Die Punktion der Niere beinhaltet zum einen Verfahren, bei denen Gewebe zur histologischen Untersuchung aus dem Nierenparenchym oder anderen Strukturen der Niere (z. B. Nierenzysten) durch einen perkutanen Zugang gewonnen werden kann (Cohen et al. 1989), und zum anderen Verfahren, bei denen perkutan ein Zugang zur Niere geschaffen wird, um Urin abzuleiten oder als Zugang für endourologische transrenale Operationen, wie der perkutanen Steintherapie, Endopyelothomie oder Tumortherapie beim Urothelkarzinom des oberen Harntrakts.

Allgemeine Komplikationen und deren Vermeidung

Komplikation: Indikationsfehler.

Vorbeugung: Verzicht der Punktion (Cohen et al. 1989, Koch 2000, Kuhlmann et al. 1998) bei:
- Störungen der Blutgerinnung (Einnahme blutverdünnender Medikamente, z. B. Thrombozytenaggregationshemmer, Marcumar usw.),
- Harnweginfektionen,
- unkontrollierbarer Hypertonus,
- kleine Nieren (< 9 cm),
- Schwangerschaft,
- lokale Infektionen insbesondere der Haut,
- anatomische Malformationen, Variationen oder Erkrankungen der Nieren (Malrotation, Hufeisenniere, Nierenfehllagen usw.),
- anatomische Malformationen, Variationen oder Erkrankungen des Hohlsystems der Nieren (Doppelniere, Kelchhalsstenosen usw.),
- anatomische Malformationen, Variationen oder Erkrankungen der die Nieren umgebenden Organe (Lungenemphysem, Darmfehllagen, vaskuläre Veränderungen, Voroperationen usw.).

Komplikation: Verletzung benachbarter Organe.

Ursache: Unzureichende Kontrolle des Punktionswegs (z. B. durch Sonografie), mangelnde Erfahrung bzw. Unkenntnis.

Vorbeugung: Topografische Kenntnis der die Nieren umgebenden Organe:
- rechte Niere: Leber, Colon ascendens, Nebenniere, Duodenum, Pankreaskopf, V. cava,
- linke Niere: Milz, Colon descendens, Magen, Nebenniere, Pankreasschwanz, Nebenniere, Aorta.

Behandlung: Sonografische Kontrolle und Laborkontrolle im Intervall, Therapie insgesamt in Abhängigkeit von der Verletzung und mögl. Sekundärkomplikationen.

Komplikation: Infektion, Sepsis.

Ursache: Nichtdiagnostizierter bzw. ungenügend therapierter Harnwegsinfekt, Infektionen der Haut.

Vorbeugung: Kontrolle des Urinbefunds einschließlich der Urinkultur, antibiotische Therapie eines vorliegenden Harnwegsinfekts.

Behandlung: Antibiotische Therapie, bei septischem Befund intensivmedizinische Maßnahmen.

Komplikation: Hämaturie.

Häufigkeit: Mikrohämaturie in 90–100 %, Makrohämaturie ca. 5–10 %, Blasentamponade in < 1 % bei Makrohämaturie.

Ursache: Punktionsbedingte Verletzungen von Blutgefäßen.

Vorbeugung: Thrombozytenaggregationshemmer sollten, wenn medizinisch vertretbar, 5 Tage vor Punktion abgesetzt werden. Die Kenntnis der normalen Gefäßversorgung der Niere ist für die Punktionsprozedur wichtig (Abb. 7.1). Nierenpunktion zur Diagnostik renal-parenchymaler Erkrankungen erfolgt deswegen im Bereich des Nierenunterpols an der posterolateralen Linie von Brödel. Die Linie von Brödel bezeichnet ein avaskuläres Planum zwischen vorderer und hinterer Blutversorgung. Aufgrund der embryologischen Entwicklung der Niere ist jedoch eine hohe Variabilität der Gefäßarchitektur gegeben.

Die Punktion sollte sonografisch gesteuert erfolgen, eine körperliche Schonung sollte bis zu 2 Wochen nach der Punktion erfolgen (Marwah u. Korbet 1996).

Behandlung: 24 Stunden postoperativ sollte eine Kontrollsonografie der Nieren und der Harnblase durchgeführt werden, um größere Hämatome der Niere oder eine Blasentamponade zu identifizieren, Blutbildkontrolle 4 und 24 Stunden nach der Punktion.

Komplikation: Hämatom.

Häufigkeit: Die Häufigkeit eines perirenalen Hämatoms ist abhängig von der Untersuchungstechnik:
- CT-Untersuchungen 90 %,
- Sonografie 20–40 % (Koch 2000),
- transfusionspflichtige Blutungen 0,1–3 %,
- chirurgisch interventionspflichtige Blutungen weniger als 0,2 %,
- Nephrektomie 0,02–0,05 %.

Ursache: Punktionsbedingte Verletzungen von Blutgefäßen.

Vorbeugung: Thrombozytenaggregationshemmer sollten, wenn medizinisch vertretbar, 5 Tage vor der Punktion abgesetzt werden. Nierenpunktion zur Diagnostik im Bereich des Nierenunterpols an der posterolateralen Linie von Brödel. Bis zu 2 Wochen nach der Punktion sollten körperliche Anstrengungen vermieden werden (Marwah u. Korbet 1996).

Behandlung: Angiografische Darstellung und selektives „Coiling" als minimalinvasive Möglichkeit der Therapie (Abb. 7.**2**).

Komplikation: Arteriovenöse Fisteln.

Häufigkeit: Je nach Untersuchungsform variieren die Häufigkeiten zwischen angiografisch nachweisbar (18 %) und doppler-sonografisch nachweisbar (5–10 % der Fälle). Interventionspflichtig sind AV-Fisteln in 1 % (Koch 2000).

Ursache: Verletzungen von arteriellen und venösen Gefäßen bei der Punktion.

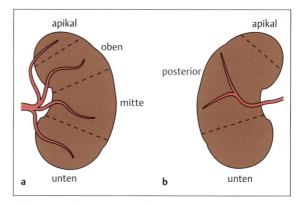

Abb. 7.**1 a** u. **b** Anteriore und posteriore Gefäßversorgung der Niere.
a Anteriore renale Arterien.
b Posteriore renale Arterien.

Vorbeugung: Kenntnis der Anatomie und Topografie, sonografisch kontrollierte Punktion.

Behandlung: Angiografische Darstellung und selektives „Coiling" als eine minimalinvasive Möglichkeit der Therapie (Lee u. Stoller 2007).

Nephrostomie

Allgemeine Aspekte

Die Indikation zu einer Nephrostomie besteht bei einer behandlungsbedürftigen Harnstauungsniere zur Harnableitung oder, um weiterführende diagnostische Untersuchungen oder Druckmessungen im oberen Harntrakt durchzuführen, auch als vorbereitende Maßnahme einer endoskopischen Therapie des Nierenbeckenkelchsystems (McDougall et al. 2002). Die Anlage einer Nephrostomie wird im Allgemeinen perkutan durchgeführt. In seltenen schwierigen Fällen kann eine Nephrostomie auch über eine offene operative Nierenfreilegung erforderlich werden. Es gilt, alternative Verfahren, wie z. B. die Anlage einer Ureterschiene, zur Harnableitung in Erwägung zu ziehen.

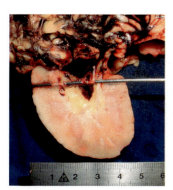 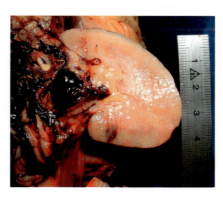

Abb. 7.**2** Nephrektomiepräparat nach Fehlpunktion der großen Hilusgefäße im Rahmen einer diagnostischen Nierenpunktion. Sonde markiert Punktionskanal.

Die Erfolgsrate bei der perkutanen Nephrostomie ist hoch. In einer großen retrospektiven Studie wurde sie mit 98 % angegeben (Radecka u. Magnusson 2004). In 4 % traten schwere Komplikationen wie Herzstillstand, therapiepflichtige Blutung, Sepsis oder Pneumothorax auf. Diese seltenen schweren Komplikationen können dann auf falschem Management von leichten Komplikationen beruhen.

Allgemeine Komplikationen und deren Vermeidung

Komplikation: Infektion, Sepsis.

Ursache: Besonderheit: perkutane Nephrostomie häufig als Notfallmaßnahme, z. B. bei infizierter Harnstauungsniere.

Vorbeugung: Bei nachgewiesener Harnweginfektion sollte eine testgerechte antibiotische Therapie, bei vermuteter Harnwegsinfektion eine empirische Therapie vor der Nephrostomieanlage eingeleitet werden.

Behandlung: Siehe oben.

Komplikation: Fehlpunktionen in der Niere: Extraluminat.

Ursache: Die initiale Punktion des Nierenparenchyms trifft nicht das Hohlsystem der Niere: Bei der Applikation von Kontrastmittel zeigt sich hier ein Extraluminat oder der eingelegte Führungsdraht verliert sich außerhalb des Nierenbeckenkelchsystems.

Vorbeugung: Ist der Grund eine unzureichende Füllung des Nierenbeckenkelchsystems, sollten vor einer weiteren Punktion die Bedingungen optimiert werden. Hierbei kann z. B. durch Infusionstherapie oder retrograde Einlage eines Ureterenkatheters eine Dilatation des Nierenbeckenkelchsystems erfolgen. Bei Fehlpunktionen der Niere oder Unsicherheit des Operateurs muss auf eine Bougierung des Stichkanals verzichtet werden und eine erneute Punktion erfolgen.

Behandlung: Bei erstem Anhalt sollte auf weitere Applikation von Kontrastmittel verzichtet werden, da das Kontrastmittelextraluminat die Sicht in der Röntgendurchleuchtung behindert. Ein ungerichtetes „Stochern" sollte vermieden werden. Es empfiehlt sich eine erneute sonografische Darstellung mit erneuter Punktion.

Komplikation: Fehlpunktionen in der Niere: Gefäßpunktion.

Ursache: Bei der Entfernung des Mandrins entleert sich reines Blut, bei der Applikation des Kontrastmittels verschwindet dieses in der systemischen Blutzirkulation.

Vorbeugung: Sonografisch kontrollierte Punktion.

Behandlung: Bei der weiteren sonografischen Einstellung sollte auf die Entwicklung eines Hämatoms geachtet werden. Da die Punktionsnadeln in der Regel dünnlumig und mit Mandrin versehen sind, ist damit eine Stanzläsion der Gefäßwand nicht zu erwarten. Sollte eine Fehlpunktion in der Niere mit konsekutiver Bougierung und evtl. Einlage der Nephrostomie erfolgt sein, müssen mögliche Komplikationen aktiv gesucht werden. In den meisten Fällen lässt sich eine klinisch signifikante Blutung konservativ durch Induktion einer Tamponade behandeln, d. h., der Nephrostomiekatheter wird über 1–2 Stunden zunächst abgeklemmt und Kreislauf und Blutbild überwacht. Gegebenenfalls kann eine Bluttransfusion notwendig werden. Hat sich die intrarenale Blutung gestillt, wird sich die Tamponade durch die Urokinasefunktion der Niere auflösen. Im Falle einer arteriellen nichtstillbaren Blutung ist die angiografische selektive Embolisation heutzutage Mittel der ersten Wahl (Lee u. Stoller 2007).

Komplikation: Fehlpunktionen in der Niere: benachbarte Organe.

Häufigkeit: Selten, nur Fallberichte.

Ursache: Siehe oben.

Vorbeugung: Siehe oben.

Behandlung: Es muss unterschieden werden, ob eine Fehlpunktion mit der Nadel, bei Bougierung oder gar bei Nephrostomieeinlage erfolgt ist. Wenn z. B. Gallenflüssigkeit bei der Punktion aspiriert wird, sollte eine weitergehende Evaluation und operative Therapie, z. B. im Sinne einer Cholezystektomie, erfolgen (Saxby 1996), um z. B. eine gallige Peritonitis zu vermeiden.

Ebenso muss bei Nachweis einer Punktion des Kolons oder Dünndarms eine weitere Evaluation erfolgen, die je nach Größe der Verletzung und Zeitpunkt der Diagnose in einer konservativen oder operativen Therapie münden kann (Traxer 2009). Folgen einer Kolonverletzung können Fisteln, intraabdominale Abszesse oder Peritonitis sein.

Bei Fehlpunktion der parenchymatösen Organe (z. B. Leber und Milz) mit der Punktionsnadel kann bei entsprechender Überwachung von Kreislauf und Blutbild ein konservatives Vorgehen gewählt werden (El-Nahas et al. 2008, Desai et al. 2010). Bei größerer Verletzung und starker Blutung sollte eine weiterführende Bildgebung erwogen und eine operative Therapie eingeleitet werden. Verletzungen von Milz und Leber können auch minimalinvasiv organerhaltend operativ behandelt werden (El-Nahas et al. 2008, Desai et al. 2010).

Fehlpunktionen der Pleura sind insbesondere bei suprakostaler Punktion möglich (Shaban et al. 2008). Der Verdacht sollte weiter bildgebend abgeklärt werden (Maheshwari et al. 2009).

Komplikation: Arteriovenöse Fisteln oder Pseudoaneurysmen.

Siehe oben.

Nierenzystenpunktion

Allgemeine Aspekte

Die Niere ist das Organ, bei dem am häufigsten Zysten nachgewiesen werden (ca. 5 %) (Agarwal u. Hemal 2011). Die zufällige Diagnose von Nierenzysten hat über die letzten Jahre stark zugenommen, was auf die zunehmende abdominale Bildgebung zurückzuführen ist (McGuire u. Fitzpatrick 2010). Die in der Bildgebung gefundenen Zysten sollten in unkompliziert oder kompliziert klassifiziert werden, da ca. 4–7 % aller Nierentumoren zystisch sind (McGuire u. Fitzpatrick 2010). Unkomplizierte Zysten bedürfen nur dann einer Therapie, wenn sie symptomatisch sind oder Komplikationen wie Einblutung, Infektion, Hydronephrose und Bluthochdruck aufweisen.

Durch eine Zystenpunktion kann die Zystenflüssigkeit aspiriert und untersucht werden. Bei unkomplizierten symptomatischen Zysten wird therapeutisch ein Verödungsmittel eingebracht, welches ein Rezidiv verhindern soll. Die Rate des Wiederauftretens ist jedoch hoch und liegt bei ca. 80 % (Ricci et al. 1993).

Bei komplizierten Nierenzysten etabliert sich die Punktion der Zyste zunehmend als diagnostische Methode, der positive prädiktive Wert, Malignität zu erkennen, liegt bei 95 %, der negative prädiktive Wert beträgt 80 % (McGuire u. Fitzpatrick 2010).

Die perkutane Punktion stellt zur Diagnose einer Raumforderung der Niere eine Option dar. Bei der therapeutischen Punktion wird zunächst die Zyste punktiert, der Zysteninhalt weitgehend abgesaugt und die Zyste mit Kontrastmittel gefüllt, um eine Verbindung zum Nierenbeckenkelchsystem auszuschließen.

Allgemeine Komplikationen und deren Vermeidung

Komplikation: Rezidiv.

Häufigkeit: 80 %.

Ursache: Verklebung der Punktionsstelle.

Vorbeugung: Anwendung von Sklerosierungssubstanzen (hochprozentiger Alkohol, Eigenblut).

Behandlung: Wiederholte Punktion, Aspiration des Inhalts und Sklerosierung, perkutane oder laparoskopische Marsupialisation.

Komplikation: Zysteninfektion.

Ursache: Zysteninfektion durch Punktion.

Vorbeugung: Einhaltung steriler Kautelen.

Behandlung: Mikrobiologische Diagnostik bei Vorliegen einer Zysteninfektion. Im Allgemeinen sind Antibiotika mit guter Gewebegängigkeit, wie z. B. Fluorchinolone oder Makrolide, zur Therapie geeignet, obgleich Therapiestudien hierzu weitestgehend fehlen. Sollte sich die Infektion nicht allein durch Antibiotikatherapie behandeln lassen, wird eine chirurgische Entfernung der Zyste notwendig. Ein retroperitonealer Zugang ist dann vorteilhaft, da keine Verbindung zum Abdominalraum hergestellt wird. Inwieweit ein laparoskopisches Vorgehen vorteilhaft ist, ist abschließend derzeit nicht zu beurteilen.

Nierenabszess

Allgemeine Aspekte

Beim Nierenabszess handelt es sich um konfluierende eitrige Herde einer Rindennephritis. Der hämatogen entstandene Nierenabszess ist selten und wird meist durch Staphylococcus aureus verursacht, aszendierende Infektionen durch gramnegative Erreger werden als Komplikation der akuten Pyelonephritis und bei ureteraler Obstruktion beobachtet. Die klinische Symptomatik entspricht der einer akuten Pyelonephritis und kann mit schweren Allgemeinsymptomen (Fieber, Schüttelfrost) bis hin zur Urosepsis einhergehen. Systemische Entzündungszeichen wie Leukozytose finden sich regelmäßig. Auf eine abszedierende Infektion der Niere deuten persistierendes Fieber und Leukozytose über mehr als 72 Stunden trotz antibiotischer Therapie hin. Die Urinkultur kann bei kompletter Obstruktion negativ sein.

Eine weitere Abklärung eines Nierenabszesses sollte mittels Ultraschall und CT erfolgen (Kawashima et al. 2000). Differenzialdiagnostisch können die akute lobäre Pyelonephritis, infizierte Zysten oder ein Kelchhalsdivertikelempyem sowie der perinephritische Abszess genannt werden.

Die Diagnose des Nierenabszesses sollte bildgebend gestellt und von der lobären Pyelonephritis abgegrenzt werden, da eine lobäre Pyelonephritis mit einem hypodensen Areal nach KM-Gabe einhergeht (Abb. 7.**3**), während ein Nierenabszess ein hypodenses Areal mit Anreicherung im Randsaum nach KM-Gabe aufweist und sich u. U. in die perirenale Umgebung ausbreitet (Abb. 7.**4**). Die therapeutische Punktion einer lobären Pyelonephritis ist nicht indiziert. Teilweise ist die Abgrenzung eines Nierenabszesses von einer lobären Pyelonephritis jedoch schwierig.

Vor geplanter Punktion sollte eine antibiotische Therapie begonnen werden. Bei Abszessen infolge einer aszendierenden Infektion mit gramnegativen Bakterien ist z. B. die initiale Kombination eines Cephalosporins der

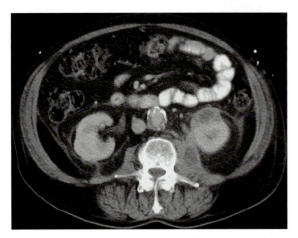

Abb. 7.3 Nierenabszess und perinephritischer Abszess der linken Niere. Kontrastmittel-CT, Parenchymphase.

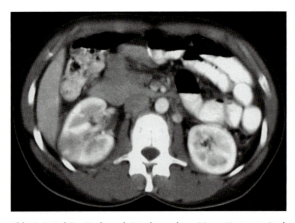

Abb. 7.4 Lobäre Pyelonephritis der rechten Niere. Kontrastmittel-CT, Parenchymphase.

Gruppe 3 in Kombination mit einem Aminoglykosid oder einem Fluorchinolon indiziert (Grabe et al. 2010).

Allgemeine Komplikationen und deren Vermeidung

Therapiedurchführung

Komplikation: Persistenz, Rezidiv.

Ursache: Die Effektivität der Therapie ist von der Größe des Abszessareals abhängig. Kleine Abszesse (< 3 cm) sind allein durch antibiotische Therapie behandelbar, mittelgroße Abszesse (3–5 cm) bedürfen einer perkutanen Drainage und über 5 cm große Abszesse müssen häufig wiederholt punktiert oder chirurgisch-offen entlastet werden (Siegel et al. 1996).

Vorbeugung: Man unterscheidet die einmalige Punktion mit Aspiration des Materials, ggf. auch zur Diagnosesicherung, von der Einlage einer Nephrostomie. Abszesse über 5 cm Größe sollten sämtlich mit einer perkutanen Nephrostomie versorgt werden. Prognostisch ungünstig ist der nichterkannte Nierenabszess mit Urosepsis und septischem Schock, wobei bei gramnegativer Ätiologie in bis zu 50 % über einen septischen Schock mit einer Letalität von 25 % berichtet wird.

Behandlung: Das aspirierte Material soll mikrobiologisch untersucht werden, da die antibiotische Therapie dann anhand der Resistenztestung optimiert werden kann. Bei fehlender Rückbildung ist eine nochmalige Punktion indiziert. Die antibiotische Therapie wird üblicherweise für die Dauer von 10–14 Tagen empfohlen.

Literatur
Hinweise unter
   www.thieme.de/komplikationenurologie.de

7.2 Blasenpunktion (Zystostomie)

W. Werner, J. Kühn

Allgemeine Aspekte

Die Punktion der Harnblase kann sowohl in diagnostischer als auch in therapeutischer Absicht durchgeführt werden. Beispielsweise ist die diagnostische Uringewinnung via punctionem in jedem Lebensalter möglich und kann sogar intrauterin am Ungeborenen durchgeführt werden. Dabei ist die Blasenpunktion mit dünner Kanüle in aller Regel ungefährlich und komplikationslos.

Auch die suprapubische Zystostomieanlage ist für den Geübten unproblematisch.

Trotzdem müssen typische, wenn auch seltene Komplikationen bekannt und Bestandteil der Aufklärung sein. Entsprechend müssen absolute und relative Kontraindikationen beachtet werden.

Unter lokalen sowie ggf. allgemein-analgetischen Maßnahmen ist diese operative Routinemaßnahme im Allgemeinen problemlos.

Indikation und Aufklärung: Die Indikationsstellung kann nach diagnostischer oder therapeutischer Zielstellung unterschieden werden (Abb. 7.5).

Die therapeutische Blasenpunktion wird regelhaft in der Anlage einer suprapubischen Zystostomie bestehen: Hier wiederum können Zystostomieanlagen aus benigner oder maligner Erkrankung heraus unterschieden werden; das gilt für temporäre, auch intraoperativ angelegte Zystostomien und suprapubische Dauerableitungen.

Die Indikationsstellung bestimmt das Aufklärungsgespräch. Eine zwingende Aufklärungspflicht im erweiterten Sinne besteht insbesondere bei relativer Indikation (z. B. Zystostomieanlage im Rahmen einer Prostataresektion).

Kontraindikationen: Kongenitale Koagulopathien sind untherapiert absolute Kontraindikationen. Eine medikamentöse Gerinnungshemmung, Voroperationen im Unterbauch (offen oder laparoskopisch) sowie eine geringe Blasenkapazität sind relative Kontraindikationen.

Allgemeine Komplikationen und deren Vermeidung

Eine Blasenpunktion ist prinzipiell, eine Trokarzystostomie meist in Lokalanästhesie möglich. Unter Zuhilfenahme des Ultraschalls, ggf. der vorherigen Blasenfüllung mit warmer Kochsalzlösung, sind Fehlpunktionen die Ausnahme. Als hilfreich haben sich Lokalanästhetika, schmerzlindernde Salbenpflaster, auch eine ruhige Gesprächführung während der Manipulation erwiesen.

Komplikationen bei Blasenpunktionen/Zystostomieanlagen können akut oder verzögert auftreten.

Komplikation: Blutung, Blasentamponade.

Häufigkeit: In bis zu 4 % der Fälle (Ringert u. Cross 1996). Andere Autoren: Makrohämaturien bis 63 %, interventionsbedürftige Makrohämaturien bis 4 %.

Ursache: Punktionsbedingte Verletzungen von Gefäßen im Stichkanal mit der möglichen Folge einer Blutung und Hämatombildung (Abb. 7.6) sowie Makrohämaturie in unterschiedlicher Ausprägung und einer möglicherweise resultierenden Blasentamponade.

Vorbeugung: Anlage des SPDK unter konsequenter sonografischer Kontrolle, Punktionsstelle in der Medianlinie. Punktionskanüle sollte nicht zu weit in das Blasenlumen vorgeschoben werden, um Stichverletzungen der Prostata mit nachfolgenden Blutungen, insbesondere bei deutlicher Prostatavergrößerung, zu vermeiden. Eine ausreichende Füllung der Blase ist hierbei hilfreich. Gerinnungshemmende Substanzen absetzen, sofern keine Kontraindikationen bestehen, generell gilt eine Risikoabwägung.

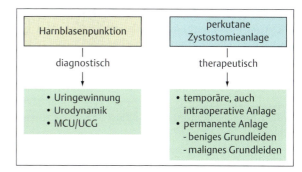

Abb. 7.5 Diagnostische/therapeutische Blasenpunktion

Behandlung: Bei minimalen Hämaturien reicht ein kontrolliertes Zuwarten mit ausreichender Diurese. Bei Blutungen aus dem Stichkanal: Anlage einer durchgreifenden Naht an der Kathetereinstichstelle. Kompression des Stichkanals durch (angemessenen) Zug am Katheter, ggf. Aufblocken des Ballon, um die innere Auflagefläche zu vergrößern. Einlage eines transurethralen DK (sofern möglich) und kontinuierliche Blasenspülung.

Komplikation: Zystostomiedislokation.

Häufigkeit: Katheterdislokation bis 8 %.

Ursache: Ungenügende Fixierung des Katheters, z. B. durch Naht an der Bauchdecke oder Ballonblockung. Zug am Katheter oder Materialdefekt.

Vorbeugung: Ausreichende Fixation des Katheters und zusätzliche Sicherung durch Klebeverband und/oder Naht.

Behandlung: Katheterneuanlage.

Komplikation: Urinom.

Häufigkeit: 0,3 %.

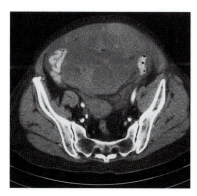
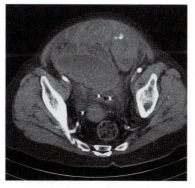
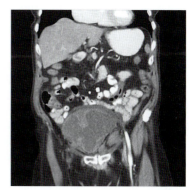

Abb. 7.6 Hämatom nach Punktion trotz zeitgerechten Absetzens von Marcumar.

Ursache: Paravasation von Urin aus der Blase entlang des Stichkanals oder Katheters bei dessen Fehllage oder bei Harnverhalt infolge eines unzureichenden Urinabflusses, z. B. bei verstopftem Katheter.

Vorbeugung: Vermeiden mehrerer Punktionsversuche, korrekte Katheterlage nach Einlage der Zystostomie überprüfen. Auf ungehinderten Urinabfluss über den Katheter achten.

Behandlung: Erfolgt in Abhängigkeit von der Lage, Ausdehnung und Symptomatik des Urinoms. Nach Ausschluss einer Katheterfehllage kann bei kleinen Befunden und fehlendem Infekt konservativ vorgegangen werden, ggf. antibiotische Abdeckung. Bei größeren Befunden, insbesondere bei intraperitonealer Lage, ist eine operative Revision mit antibiotischer Behandlung notwendig.

Komplikation: Verletzungen des Darmes, Sekundärkomplikation einer Peritonitis.

Häufigkeit: Bis 3 %.

Ursache: Inadäquate Darstellung des Blasenlumens, z. B. bei reduzierter Blasenkapazität, zu geringer Blasenfüllung vor Punktion, fehlender sonografischer Kontrolle, bei erheblicher Adipositas und abdominalen Voroperationen.

Vorbeugung: Korrekte Lagerung des Patienten, das Abdomen sollte gestreckt sein. Ausreichende Darstellung des Blasenlumens, bei fehlender Compliance oder reduzierter Blasenkapazität ggf. Katheteranlage in Narkose und unter zystoskopischer bzw. röntgenologischer Kontrolle. Gleiches gilt für Patienten mit abdominalen Voroperationen. Im Zweifelsfall muss allerdings von einer perkutanen suprapubischen Harnblasenfistel Abstand genommen werden.

Behandlung: Entfernung der Zystostomie, Ableitung der Blase über transurethralen DK. Breite antibiotische Abdeckung, operativer Verschluss der Darmläsion.

Komplikation: Katheterobstruktion.

Häufigkeit: Bis 12,2 %.

Ursache: Verwendung kleinlumiger Katheter, Wechselintervalle zu groß, reduzierter Spüleffekt bei unzureichender Urinausscheidung, Infekte, Steinbildung.

Vorbeugung: Regelmäßiger Wechsel der Zystostomie (4-Wochen-Intervall), ausreichende Flüssigkeitszufuhr bzw. -ausscheidung, ggf. manuelle Spülung, Therapie eines symptomatischen Harnwegsinfekts, Regulierung des Urin-pH zur Infekt- und Steinprophylaxe.

Behandlung: Katheterwechsel, ggf. Neuanlage.

Komplikation: Fistelkanalinfektionen.

Häufigkeit: Bis 5 %.

Ursache: Insuffiziente Pflege der Einstichstelle, Harnwegsinfekte, Wechselintervall zu groß, Unverträglichkeit des Kathetermaterials.

Vorbeugung: Adäquate Katheterpflege, regelmäßiger Katheterwechsel, Infektprophylaxe.

Behandlung: Erfolgt in Abhängigkeit vom Ausmaß des Infekts: Katheterwechsel, desinfizierende Salbenverbände, Therapie eines Harnwegsinfekts, antibiotische Behandlung, ggf. Entfernung der Zystostomie.

Auch sehr seltene Komplikationen werden mitgeteilt: So berichten Randenborgh u. Breul (2005) von einer Punktion der V. iliaca communis bei der Zystostomieanlage. Hier wurde bei einer geplanten HNO-Operation trotz vorbestehender Unterbauchnarben nach radikaler Prostatektomie unter nichtoptimalen Bedingungen eine Zystostomieanlage forciert. Dabei kam es zur Einlage des Katheters in die V. iliaca communis. Die Autoren schlussfolgerten mit Recht, dass auch die an sich einfache Einlage einer Blasenfistel unter optimalen Bedingungen und nicht unter Zeitdruck zu erfolgen hat.

Eine retrospektive Arbeit von Spangehl-Meridjen u. Mitarb. (1995) beschreibt 1 % letale Fälle verschiedener Komplikationen.

Perkutane Zystostomie/Blasenpunktion
- Indikation?
- Einwilligung?
- Kontraindikation?
- Einschränkungen?
  - Schrumpfblase,
  - Voroperation im Unterbauch,
  - Adipositas,
  - Entzündungen, z. B. Morbus Crohn, Peritonitis o. ä.,
  - Lagerungsanomalien,
  - unkooperativer Patient,
  - Fehlbildungen (insbesondere bei Kindern),
  - Harnblasenkarzinomanamnese.
- Hilfestellung möglich?
  - Sonografieunterstützung,
  - CT-gestützte Punktion,
  - Punktion mit Zystoskopieassistenz in Narkose.
- nochmalige Indikationsprüfung:
  - Indikation bestätigt: perkutane Zystostomieanlage möglich (ggf. in Narkose),
  - perkutane Zystostomieanlage zu risikoreich: transurethrale Katheterableitung oder
  - offen-chirurgische Zystostomieanlage.

Literatur
Hinweise unter
   www.thieme.de/komplikationenurologie.de

Großes intraabdominales und retroperitoneales Urinom nach Anlage einer suprapubischen Blasenfistel

W. Werner, J. Kühn

Der damals 36-jährige Patient litt unter einem multiplen Myelom. Ein Jahr zuvor erfolgte die Implantation eines internen Fixateurs in einer auswärtigen Klinik bei vermeintlichem Hämangiomwirbel LWK1 sowie dessen Explantation in der hiesigen Klinik bei fortschreitenden lumbalgiformen Beschwerden.

Im Rahmen multipler pathologischer Wirbelkörperfrakturen sowie einer intraspinalen Tumorausbreitung ereignete sich ein akuter, kompletter sensomotorischer Querschnitt mit Paraplegie, neurogener Blasenentleerungsstörung und Harnverhalt.

Ein notfallmäßig eingelegter Dauerkatheter drainierte keinen Urin, stattdessen kam es zu einer profusen Harnröhrenblutung. Eine Harnröhrenrekanalisation war auch durch den konsultierten Urologen nicht möglich, sodass bei massiv gefüllter Harnblase notfallmäßig ein suprapubischer Katheter eingelegt wurde. Es entleerte sich etwa 1,5 Liter klarer Urin.

Noch am selben Abend erfolgte eine dorsolaterale Dekompression LWK1 durch die Neurochirurgische Klinik. Schon im Aufwachraum war postoperativ unter dem klinischen Bild eines akuten Abdomens eine deutliche Umfangsvermehrung des Bauches erkennbar. Der suprapubische Katheter förderte keinen Urin mehr.

Computertomografisch zeigte sich eine Dislokation der Harnableitung unter die Bauchdecke, zusätzlich zeigte sich ein ausgedehntes retroperitoneales und intraabdominales Urinom (Abb. 7.**7**, Abb. 7.**8**).

Im Rahmen der sofortigen abdominalen Revision erfolgten die retro- und intraperitoneale Urinomausräumung mit Drainage sowie die offene Anlage einer neuen Zystostomie. Der postoperative Verlauf gestaltete sich mit zeitgerechter Entfernung der Drainagen komplikationslos. Die Zystostomie wurde unter laufender Radiochemotherapie zunächst belassen und nach etwa 2 Monaten auf dem Boden rezidivierender Infekte und Hämaturien entfernt. Eine subjektiv zufrieden stellende restharnfreie Miktion war möglich.

Der weitere Krankheitsverlauf hinsichtlich der malignen Grunderkrankung verlief protrahiert mit Progress.

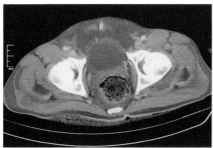
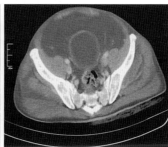

Abb. 7.**7** Dislozierte Blasenfistel mit ausgedehnter Urinextravasation.

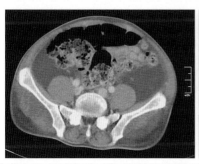
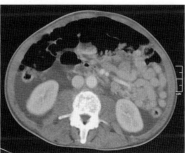

Abb. 7.**8** Retroperitoneales/intraabdominales Urinom.

7.3 Lymphozelenpunktion

P. Anheuser, W. Werner

Allgemeine Aspekte

Eine Lymphozele resultiert als Folge einer Dysbalance zwischen Anfall und (möglichem) Abtransport von Lymphflüssigkeit nach operativen Eingriffen mit Entfernung von Lymphgewebe und stellt selbst eine Komplikation dar! Die Wahrscheinlichkeit einer Lymphozelenbildung nach einer Standardlymphadenektomie im *Becken* beträgt 2–4,4 % (14,8 %) (Nasalli et al. 2010; Solberg et al. 2002, Zorn et al. 2009). Bei Ausdehnung des Resektionsareals steigt die Wahrscheinlichkeit auf 8,9 % und mehr, das bedeutet eine Risikosteigerung auf das Dreifache (Musch et al. 2007).

Nach einer *Nierentransplantation* kann eine Lymphozele verzögert mit Abstand von Wochen bis Monaten nach Transplantation auftreten, die Häufigkeit liegt zwischen 0,6–8,2 % (Zietek et al. 2009), 36 % (Melchior et al. 2008). Die Punktion der Lymphozele erfolgt zum einen *diagnostisch* zum Ausschluss einer Infektion, die eine imperative Therapieindikation darstellt, und zum anderen in *therapeutischer* Absicht.

Allgemeine Komplikationen und deren Vermeidung

Präoperative Komplikationen

Komplikation: Indikationsfehler: Lymphozelen nach Beckenchirurgie.

Ursache: Fehlende Differenzierung zwischen symptomatischen und asymptomatischen Lymphozelen.

Vorbeugung: Circa 60 % aller sonografisch und computertomografisch detektierten Lymphozelen nach Beckenchirurgie sind asymptomatisch (Nasalli et al. 2010; Solberg et al. 2002), 70 % davon zeigen eine Spontanremission innerhalb von 2 Monaten, sie bedürfen lediglich einer Kontrolle, nur 4 % persistieren über 1 Jahr (Solberg et al. 2002). Die Indikation zur Therapie besteht bei Beschwerden, bei Kompression von Nachbarorganen (Harnabflussstörung, Gefahr der Thrombose) und bei Verdacht auf Infektion.

Komplikation: Indikationsfehler: Lymphozelen nach Nierentransplantation.

Häufigkeit: Nach Nierentransplantation in die Fossa iliaca wird die Entstehung einer Lymphozele sehr variabel mit 0,6–18,2 % angegeben (Hamza et al. 2005).

Ursache: Fehlende Differenzierung zwischen symptomatischen und asymptomatischen Lymphozelen, Ausschluss von differenzialdiagnostisch infrage kommenden Ureterleckagen, Blasenfisteln oder Hämatomen, an eine Rejektion muss gedacht werden.

Vorbeugung: Die Mehrzahl dieser Lymphansammlungen im Bereich des Transplantats wird zufällig durch die häufig durchgeführten sonografischen Kontrollen entdeckt und bleibt asymptomatisch.

Die Indikation zur diagnostischen/therapeutischen Punktion besteht bei Infektionsverdacht oder möglichem Urinom sowie bei Beschwerden und/oder Kompressionserscheinungen.

Bei Lymphozelen nach Nierentransplantation, insbesondere Harnabflussstörungen, muss der Patient im Transplantationszentrum vorgestellt werden: Dort erfolgt die Indikationsstellung zur diagnostisch-therapeutischen Punktion und definitiven Therapie (Hamza et al. 2005).

Intraoperative Komplikationen

Komplikation: Blutung.

Ursache: Punktionsbedingte Verletzungen von Gefäßen mit der möglichen Folge einer Blutung in unterschiedlicher Ausprägung, Hämatombildung und Kompressionserscheinungen je nach Lokalisation.

Vorbeugung: Punktion der Lymphozele unter konsequenter sonografischer Kontrolle *und ständiger Aspiration*. Die Punktionskanüle sollte nicht zu weit in den Situs vorgeschoben werden, um gerade Stichverletzungen der Beckengefäße zu vermeiden. Gerinnungshemmende Substanzen sollten abgesetzt werden (cave Kontraindikationen), generell gilt eine Risikoabwägung.

Behandlung: Bei minimalen Blutungen ist eine Befundkontrolle ausreichend. Bei Blutungen aus dem Stichkanal bzw. der Drainagenstelle: Anlage einer durchgreifenden Naht und Kompression des Stichkanals von außen, z. B. Auflage eines Sandsacks.

Komplikation: Verletzungen benachbarter Organe (z. B. Darm), Sekundärkomplikation einer Peritonitis.

Ursache: Fehlende sonografische Kontrolle, weiterführende abdominale Voroperationen.

Vorbeugung: Korrekte Lagerung des Patienten, gute sonografische Darstellung der Lymphozele bzw. der Beckengefäße, ausreichende Lokalanästhesie insbesondere bei gleichzeitiger Drainageneinlage.

Behandlung: Entfernung der Punktionsnadel bzw. der Drainage, antibiotische Abdeckung, Überwachung des Patienten: Klinik, Labor, ggf. operativer Verschluss einer Darmläsion.

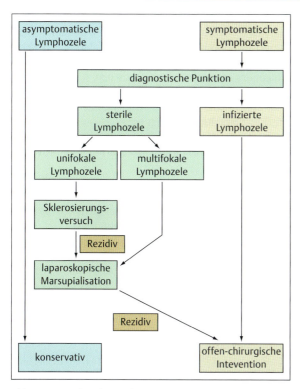

Abb. 7.9 Lymphozelen in der Beckenchirurgie: Therapiealgorithmus.

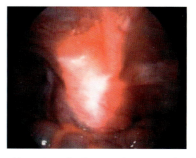

Abb. 7.10 Befund einer pelvinen Lymphozele nach radikaler Prostatektomie.

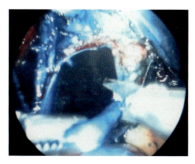

Abb. 7.11 Laparoskopische Marsupialisation unter intraoperativer Markierung mit Methylenblau.

Postoperative Komplikationen

Komplikation: Infektion.

Häufigkeit: Bei zusätzlicher Drainageneinlage i. R. der Punktion besteht eine Infektionsgefahr in bis zu 50 %, ebenfalls bei durchgeführter Sklerosierung (mit z. B. Äthoxysklerol, Ethanol, Fibrinkleber, Tetrazykline).

Ursache: Iatrogen bedingte Infektion, Aszension von Keimen über die Drainage.

Vorbeugung: Sterile Kautelen bei Punktion bzw. Drainagenversorgung, möglichst kurze Liegedauer der Drainagen, Vermeiden von Manipulationen an den Drainagen, z. B. häufige Wechsel der Drainagebeutel, antibiotische Prophylaxe.

Zunehmende Entscheidung für andere, primär sanierende Therapieoptionen bei Vorliegen einer nichtinfizierten, therapiebedürftigen Lymphozele: frühzeitige laparoskopische Marsupialisation (Melchior et al. 2008, Anheuser et al. 2010) (Abb. 7.9, Abb. 7.10, Abb. 7.11).

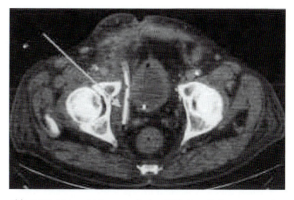

Abb. 7.12 Computertomografisches Bild einer drainageversorgten Lymphozele (Pfeil).

Behandlung: Erneute Punktion und Ableitung der Lymphozele, wenn lediglich eine Punktion vorangegangen war, ggf. offen operative Ableitung, breite antibiotische Abdeckung möglichst nach Resistogramm (Abb. 7.12).

Literatur
Hinweise unter
www.thieme.de/komplikationenurologie.de

7.4 Schwellkörperpunktion

T. Diemer

Allgemeine Aspekte

Punktionen des Schwellkörpers (SK) des Penis (Corpus cavernosum – CC) werden vor allem in der Diagnostik und Therapie der Erektilen Dysfunktion (ED) durchgeführt. Spezielle Indikationen sind hier die SKAT/SKIT-Diagnostik mit der Applikation von vasoaktiven Substanzen (Prostaglandin E1, Papaverin, Phentolamin) in den Schwellkörper sowie die Dynamische (Pharmako)-Infusionskavernosometrie und Kavernosografie (DICC) als röntgeninterventionelles Verfahren in der speziellen Diagnostik der Erektilen Dysfunktion und der Induratio penis plastica (IPP). Aufgrund neuerer diagnostischer und therapeutischer Algorithmen bei der Erektilen Dysfunktion wird die Indikation zur Durchführung einer DICC (Li et al. 2010) aber heute kaum noch gestellt. Auch die Indikation für einen Schwellkörperinjektionstest (SKIT) – heute im Regelfall mit PGE1 – ist mit der Einführung der PDE-5-Inhibitoren vor über 13 Jahren seltener geworden. Die Schwellkörperautoinjektionstherapie (SKAT) hingegen ist weiterhin ein übliches therapeutisches Instrument, welches im Regelfall vom Patienten selbst angewandt wird (Stadler et al. 2010). Somit entstehen in diesem speziellen Fall die „Komplikationen" also eher durch Patienten-, denn durch Therapeutenhand (Alexandre et al. 2007).

Allgemeine Komplikationen und deren Vermeidung

Punktionskomplikationen unterscheiden sich am Schwellköper naturgemäß kaum von Punktionskomplikationen an anderen Organen und werden in ihrer Schwere und Ausprägung von 2 Determinanten beeinflusst:
- Der *Größe der Punktionskanüle* und dem somit entstehenden Defekt in Nachbarstrukturen,
- der *Substanz*, die in den Schwellkörper injiziert wird bzw. eigentlich in den Schwellkörper hätte injiziert werden sollen (Vasodilatatoren, Kontrastmittel).

Hieraus ergibt sich, dass Fehlpunktionen im Rahmen der SKAT-Diagnostik und Therapie aufgrund der Verwendung äußerst dünner Punktionsnadeln in der Regel folgenlos bleiben (Urciuoli et al. 2004), Fehlpunktionen bei der DICC zum Beispiel aber aufgrund der Verwendung deutlich volumenstärkerer Punktionskanülen einen profunderen Effekt zeigen. Aber auch hier sind schwere Komplikationen und bleibende Funktionsschädigungen aber absolute Rarität.

Komplikationen bei der Schwellkörperpunktion sind im Wesentlichen auf eine Fehlpunktion des Schwellkörpers mit einer mehr oder weniger ausgeprägten Läsion der unmittelbaren anatomischen Nachbarstrukturen (Harnröhre und dorsales Gefäß-Nerven-Bündel) zurückzuführen. In äußerst seltenen Fällen kommt es im Rahmen der Schwellkörperpunktion zu schweren allergischen Reaktionen (Kontrastmittel) oder im Rahmen einer Keimverschleppung zu entzündlich-septischen Reaktionen des Schwellkörpers im Sinne einer eitrigen Kavernitis. Die Häufigkeit solcher Maximalkomplikationen kann als kasuistisch betrachtet werden.

Komplikation: Verletzungen der Harnröhre durch Fehlpunktion (SKAT).

Häufigkeit: Im Rahmen klinischer Diagnostik und Therapie quasi unbekannt, im Rahmen der SKAT-Therapie zuweilen auftretend bzw. durch Patienten berichtet, keine exakte Angabe zur Häufigkeit möglich.

Ursache: Abgleiten der Punktionsnadel und Verfehlung des Schwellkörpers, damit Injektion in das Corpus spongiosum der Harnröhre, typisches Symptom ist die urethrale Blutung sowie Brennen der Harnröhre, insbesondere nach PGE1-Applikation, evtl. urethraler Ausfluss der injizierten Substanz.

Vorbeugung: Exakte Isolation des SK vor Punktion durch Daumen und Zeigefinder der haltenden Hand, senkrechte Führung der Punktionsnadel zum Schwellkörper, im Rahmen der DICC: flacher Einführungswinkel der Nadel, damit der Schwellkörper nicht durchstochen wird.

Behandlung: Bei Fehlpunktion mit dünneren Kanülen ausschließlich Kompression oder Wickelverband, ggf. DK-Einlage und Peniswickel bei urethraler Blutung.

Komplikation: Läsion des dorsalen Gefäß-Nerven-Bündels durch Fehlpunktion (SKAT).

Häufigkeit: Im Rahmen der SKAT-Therapie auftretend, keine validen Literaturangaben.

Ursache: Abgleiten der Punktionsnadel zum Dorsum penis, hier Verletzung der Gefäßstrukturen mit Einblutungen oberhalb oder unterhalb der Buck-Faszie, resultierende Schmerzen.

Vorbeugung: Exakte Injektionstechnik, im Rahmen der SKAT-Therapie vor allem Schulung der Patienten (2-Finger-Technik), Injektionswinkel 90° zum Schwellkörper.

Behandlung: Kompression und Wickelverband des Penis, bei kleineren Punktionskanülen entstehen allenfalls kleine Hämatome, keine Reinjektion am gleichen Tag.

Komplikation: Fehlpunktion im Rahmen der DICC (Abb. 7.**13**).

Häufigkeit: Keine Literaturangaben, ca. unter 1 % der Eingriffe.

Ursache: Abgleiten der zögerlich geführten Punktionsnadel an der Tunica albuginea des CC, sodass die Punktionskanüle nicht im SK, sondern unterhalb der Buck-Faszie zu liegen kommt. Hier kommt es zur Ausbildung eines Hämatoms durch Gefäßläsion oder Ausbildung eines Kontrastmitteldepots nach KM-Injektion. Eine andere Möglichkeit ist die Durchstehung des CC mit Platzierung der Kanülenspitze im Corpus spongiosum, seltener in der Harnröhre. Typisch ist auch die Platzierung der Kanülenspitze im Septum des CC. Hier lässt sich hier aufgrund der straffen Gewebestruktur eine Injektion von KM nicht durchführen, sodass die Punktionsnadel korrigiert werden muss.

Vorbeugung: Exakte und geübte Platzierung der großvolumigen Hohlnadel, Einführung der Nadel entweder am Sulcus coronarius in flachem Winkel nach Lokalanästhesie in den SK oder transglanduläre Punktion der SK-Spitzen mit dann weiterhin flach geführter Nadel.

Behandlung: Bei Erkennen der Fehlpunktion sofortiger Rückzug der Nadel, gute Kompression der Punktionsstelle, komprimierender Wickelverband des Penis, ggf. Lokaltherapie bei größeren subkutanen Hämatomen (z. B. Heparin-Gel). Höhergradige Läsionen müssen chirurgisch angegangen werden, wobei eine wasserdichte, fortlaufende Naht des CC anzustreben ist. Komplikationen dieses Schweregrads sind aber eher theoretisch.

Komplikation: Priapismus nach SKAT.

Häufigkeit:
- Prolongierte Erektionen: ca. 5 %, abhängig von Dosis und Präparat.
- Priapismus: Definition: dauerhafte Erektion nach SKAT >4–6 Stunden (Stadler et al. 2010), früher unter Verwendung von Papaverin/Phentolamin im Prozentbereich, heute ca. 1 %.

Ursache: Lang anhaltende Dilatation des Corpus cavernosum nach Pharmakonstimulation, im Regelfall High-Flow-Priapismus, welcher aber in einen Low-Flow-Priapismus konvertieren kann.

Vorbeugung: Keine Dosiseskalation bei SKAT, keine Reinjektionen oder Mehrfachinjektionen an einem Tag, Priapismen unter PGE1 deutlich seltener als in der Papaverin/Phentolamin-Ära.

Behandlung: Diagnostik: Duplexsonografie, Schwellkörperpunktion mit Blutgasanalyse, je nach Priapismustypus therapeutische SK-Punktion und/oder Injektion eines Alpha-Adrenorezeptoragonisten (z. B. Effortil Amp. i. c.).

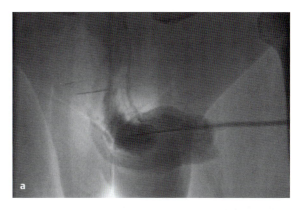
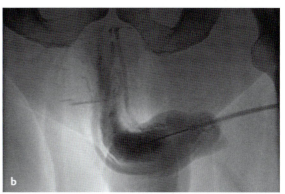

Abb. 7.13 **a** u. **b**
a Fehlpunktion der Corpus cavernosum im Rahmen einer DICC bei IPP (nach Injektion von 20 µg PGE1), die Spitze der Punktionskanüle liegt außerhalb des SK, nach Injektion keine klare Darstellung des SK.
b Nach weiterer KM-Injektion keine Füllung des CC, dafür ausgeprägtes Paravasat seitlich des SK mit Abfluss des Kontrastmittels über das Corpus spongiosum und die V. dorsalis penis superficialis, woraufhin die Entfernung der Kanüle erfolgt.

Literatur
Hinweise unter
  www.thieme.de/komplikationenurologie.de

7.5 Sklerotherapie

U. Rebmann, D. Wießner

Allgemeine Aspekte

Die Sklerotherapie (Verödungsbehandlung, Verklebungstherapie) beinhaltet die direkte Applikation von lokal stark proinflammatorisch wirkenden Stoffen oder Stoffgemischen in Organe (Venen) bzw. pathologisch veränderte Organe (Varizen) sowie in abgeschlossene lokale pathologische Organveränderungen (Zysten, Tumoren) nach gezielter Anpunktion dieser Strukturen. Die eingebrachten Substanzen wirken dabei erwünscht entzündlich-toxisch, unter anderem auch nekrotisierend und thrombogen an der inneren auskleidenden Epi-/Endotheloberfläche. Durch frühe inflammatorische Prozesse werden primär eine Verklebung und später die Vernarbung mit dauerhafter Okklusion infolge einer Defektheilung induziert. Die allgemeine Komplikationsrate liegt zwischen 4 % und 10 %.

Die in der Urologie gebräuchlichsten, aktuell in den Apotheken erhältlichen Substanzen zur Sklerotherapie sind:
- Ethanol-Lösung 10–100 %,
- Polidocanol (Lauromacrocol, Laureth-9) Aethoxysklerol-Lösung 0,25–3 %: Lokalanästhestikum, Gemisch aus Macrogol 400 (Polyethylenglycol) und Fettalkohol (Laurylakohol),
- Povidon-Iod-Lösung,
- Doxycyclinhyclat 115,4 mg (enstprechend 100 mg Doxycyclin-Lösung),
- Essigsäure-Lösung 50 %.

In den letzten 10 Jahren kamen auch folgende Substanzen zur Anwendung (Evidenzgrad III und IV):
- OK 432 (gering virulenter Streptococcus-pyogenes-Stamm) (Ham et al. 2008),
- Substanzgemische wie Povidon-Iod-Lösung 10 % in Kombination mit Doxycyclin-Lösung,
- Natriumchlorid-Lösung 20 %,
- hochprozentige Glukose-Lösungen (40 %),
- Sodium Tetradecyl Sulfat (STS),
- Fibrin- und andere Gewebekleber.

Zur Sklerosierungsbehandlung venöser Strukturen wurden neben Polidocanol (Aethoxysklerol 0,25–3 %) auch Sodium-Tetradecyl-Sulfat-Solution (Fibro-Vein, UK) 0,1–3 % (Gandini et al. 2008) oder z. B. ein Gemisch aus 5 % Natriumsalzen mit Dorschleberöl verwendet (Lebet et al. 2008).

Folgende Substanzen werden heute aufgrund ihrer Toxizität nicht mehr empfohlen:
- Bismuth Phosphat,
- Phenol,
- Ethanolamin-haltige Präparate.

Nierenzysten

Allgemeine Komplikationen und deren Vermeidung

Komplikation: Falsche Indikationsstellung.

Ursache: Falsche Klassifikation der symptomatischen Nierenzyste. Es ist vorstellbar, dass durch die Therapie im weiteren Verlauf Beurteilungsschwierigkeiten in der radiologischen Diagnostik und Verlaufsbeobachtung entstehen.

Tab. 7.1 Kriterien zur Ultraschalldiagnostik von eindeutig einfachen Nierenzysten.

- keine Binnenechos
- klar abgrenzbare, glatte dünne Wand
- gute homogene Schalltransmission durch die Zyste mit eindeutiger dorsaler Schallverstärkung
- rundliche oder ovale Form
- falls gut abgrenzbare dünnwandige Septen vorhanden, Doppler-Sonografie: kein Nachweis von Vaskularisierung in diesen Septen

Vorbeugung: Die Sklerosierungstherapie kann bei einfachen Nierenzysten, im Einzelfall auch bei polyzystischer (autosomal-dominant vererbter) Nierenerkrankung (Kim et al. 2003) durchgeführt werden.

Die Indikation zur Behandlung unkomplizierter Nierenzysten besteht nur bei entsprechender Symptomatik wie Flankenbeschwerden, Beschwerden durch Kompression von Nachbarorganen (z. B. Magen), obstruktiven Harnabflussstörungen oder aus kosmetischen Gründen (Livingston et al. 1981, Lingard u. Lawson 1979, Wallis et al. 2008) (Tab. 7.1).

Behandlung: Besteht in der Berücksichtigung einer eingeschränkten Beurteilbarkeit von Nierenzysten im Verlauf.

Komplikation: Schmerzen im Behandlungsareal.

Häufigkeit: 1,5–10 %.

Ursache: Injektionsschmerz, lokal erzielte Entzündungsreaktion.

Vorbeugung: Verabreichung von Analgetika.

Behandlung: Meist sind die Schmerzen sehr mild und ambulant leicht mit einem Analgetikum behandelbar.

Komplikation: Hämatom.

Ursache: Verletzung von Blutgefäßen mit nachfolgender Blutung und Hämatombildung bei der Applikation der sklerosierend wirkenden Substanz.

Vorbeugung: Die Sklerosierung sollte nur bildgebend gestützt erfolgen, sonografisch problemlos möglich, nur in wenigen Fällen ist die computertomografisch gestützte Punktion erforderlich.

Behandlung: In aller Regel reicht eine Befundbeobachtung, ggf. körperliche Schonung aus. Zur Prophylaxe einer Sekundärinfektion kann eine antibiotische Abdeckung bei größeren Befunden überlegt werden.

Komplikation: Resorption des Wirkstoffs mit systemischer Wirkung.

Häufigkeit: Einzelberichte.

Ursache: Verletzung der Zystenwand an einer weiteren Stelle oder mehreren Lokalisationen und/oder ein zuvor nicht erkannter Kontakt zum Gefäßsystem. Auch die Perforation einer Nierenzyste während einer Nierenzystensklerosierung mit hochprozentigem Ethanol mit der Folge eines ethyltoxischen Komas wurde beschrieben (Blasco et al. 2008).

Vorbeugung: Die korrekte Lage der Punktionsnadel ist zu kontrollieren, die sicherste Methode ist eine Kontrastmitteldarstellung der punktierten Zyste unter Röntgendurchleuchtung. Auf die Applikation des Sklerosierungsmittels bei Kontakt mit der Zystenwand und/oder Aspiration von Blut sollte verzichtet werden; hier nur Aspiration des Zysteninhalts.

Behandlung: Kreislaufüberwachung, Flüssigkeitssubstitution, ggf. intensivmedizinische Betreuung.

Komplikation: Infektionen.

Häufigkeit: Subfebrile Temperaturen oder leichtes Fieber, leichte Leukozytose in 1 %.

Ursache: Lokal ausgelöste Entzündungsreaktion.

Vorbeugung: Die generelle Durchführung einer antibiotischen Prophylaxe periinterventionell wird nicht empfohlen, lediglich bei Risikopatienten. Je nach Punktionsort, Komorbidität des Patienten und nach Mehrfachpunktion ist eine antibiotische Prophylaxe zu erwägen.

Behandlung: Antipyretisch wirksame Substanzen, ggf. antibiotische Behandlung.

Komplikation: Allergische Reaktion.

Ursache: Trotz unauffälliger Anamnese kann prinzipiell auch jedes Sklerosierungsmittel eine allergische Reaktion hervorrufen.

Vorbeugung: Die entsprechenden Notfalltherapeutika sollten im Eingriffsraum direkt zur Verfügung stehen.

Behandlung: Therapie der allergischen Reaktion je nach Schweregrad.

Varikozelen

Allgemeine Aspekte

Prinzipiell existieren 2 Verfahren zur Sklerosierungsbehandlung, das retrograde und das antegrade Verfahren. Urologischerseits wird die antegrade Sklerosierung durchgeführt.

Wurde die Indikation (Tab. 7.2) zur Intervention gestellt sollte primär das risikoärmste und am meisten Erfolg versprechende Verfahren gewählt werden.

Allgemeine Komplikationen und deren Vermeidung

Komplikation: Skrotalhämatome.

Häufigkeit: 1,5 %.

Ursache: Gefäßverletzung mit Blutung und Hämatombildung.

Vorbeugung: Die Verwendung eines Operationsmikroskops oder einer Lupenbrille ist dringend zu empfehlen, um eine Fehlpunktion (z. B. arteriell) vermeiden zu können (Reduktion des Hämatomrisikos). Nach erfolgter Sklerosierung sollte die Kontrolle auf Bluttrockenheit erfolgen.

Behandlung: Konservatives Vorgehen mit lokal abschwellenden Maßnahmen meist ausreichend. In seltenen Fällen ist eine operative Hämatomausräumung notwendig.

Komplikation: Infektionen: Epididymoorchitiden, Wundinfektionen.

Häufigkeit: 0,2–1 % (Galfano et al. 2008).

Ursache: Erregerbedingte Infektionen oder lokal-entzündliche Reaktionen auf appliziertes Sklerosierungsmittel.

Vorbeugung: Sterile Kautelen, Wundspülung vor Verschluss, um Reste der Sklerosierungssubstanz zu entfernen (Reduktion des Entzündungsrisikos).

Tab. 7.2 Indikationen für die Behandlung von Varikozelen.

- schlechte Spermiogrammqualität bzw. unerfüllter Kinderwunsch bei abnormem Spermiogramm
- Symptomatik (Schmerzen)
- Hodenhypotrophie
- keine andere erkennbare Ursache für einen Testosteronmangel
- kosmetische Indikation/Patientenwunsch

Behandlung: Antibiotische Therapie, Wundentlastung, offene Wundbehandlung.

Komplikation: Hodenatrophien, Verlust des Hodens.

Häufigkeit: 0,6 %.

Ursache: Minderperfusion bzw. Auftreten eines hämorrhagischen Infarkts (Göll et al. 1997).

Vorbeugung: Vermeidung von (arteriellen) Fehlpunktionen.

Behandlung: Gegebenenfalls Ablatio testis bei Funktionsverlust infolge Infarzierung.

Komplikation: Rezidivbildung.

Häufigkeit: Circa 10 %.

Ursache: Die extrafunikulären Venen sind sehr wahrscheinlich nicht die Ursache für Varikozelenrezidive, sondern ein nach wie vor existenter Reflux in testikulärer Richtung über eine weitere oder auch rekanalisierte suffiziente V. spermatica (Franco et al. 1999).

Vorbeugung: Die Sklerosierung aller intrafunikulär erreichbaren Venen unter Schonung der extrafunikulär verlaufenden Venen ist anzustreben (zusätzliche Risikoreduktion einer Hydrozelenbildung auf < 3 %).

Behandlung: Laparoskopische Varikozelenversorgung, alternativ offen operatives Vorgehen.

Literatur
Hinweise unter
　www.thieme.de/komplikationenurologie.de

Operative Therapie

8 Komplikationen der offenen Tumorchirurgie

8.1 Niere

J. Bedke, A. Stenzl

Allgemeine Aspekte

Komplikationen in der offenen Nierentumorchirurgie können innerhalb verschiedener zeitlicher Phasen auftreten. Die sorgfältige operative Planung, die Durchführung der eigentlichen Operation und die weitere postoperative Nachbehandlung bergen mögliche Fehlerquellen. Ebenfalls beeinflussen die Lokalisation und Ausdehnung des Tumors, zusammen mit dem gewählten Operationsverfahren der radikalen oder nierenerhaltenden Operation, das Risiko für mögliche Komplikationen.

Allgemeine Komplikationen und deren Vermeidung

Präoperative Komplikationen

Komplikation: Falsche Indikationsstellung: benigner Tumor.

Häufigkeit: Circa 10–20 % der kleinen, soliden, in der präoperativen Bildgebung konstrastmittelaufnehmenden Tumoren (Silver et al. 1997, Remzi et al. 2006).

Ursache: Raumforderungen, die in der Computertomografie mehr als 15–20 HE im Vergleich zur nativen Phase an Kontrastmittel aufnehmen, sind abklärungsbedürftig.

Vorbeugung: Korrekte Unterscheidung in der Schnittbildgebung zwischen:
- *Zystische Raumforderung*: Zystische Läsionen der Niere werden nach der Bosniak-Klassifikation unterschieden: Zysten mit einer regulären oder irregulären Wand bzw. Septen, die Kontrastmittel aufnehmen (Bosniak III), gelten als malignitätsverdächtig; eine operative Abklärung wird empfohlen (Israel u. Bosniak 2005). In verschieden Studien betrug die Malignitätsrate mehr als 65 % bei den präoperativ als Bosniak III eingestuften Zysten. Bei einer Bosniak-IV-Zyste waren mehr als 91 % der Läsionen in der Histologie maligne (Graumann et al. 2011)
- *Onkozytom*: Renale Onkozytome zeigen einen radiären Gefäßverlauf, Nierenzellkarzinome bieten ein heterogenes Bild, bestehend aus Nekrosen und Hämorrhagien (Chao et al. 2002). Somit wäre eine rasche Kontrastmittelaufnahme im Onkozytom im Vergleich zum Nierenkortex zu erwarten, dies bestätigten 2 aktuelle Studien (Bird et al. 2010, Gakis et al. 2010). Dennoch bleibt die Unterscheidung zwischen einem Onkozytom und einem Nierenzellkarzinom, insbesondere der eosinophilen Variante, die auch histologisch schwierig vom Onkozytom zu differenzieren ist, weiterhin erschwert.
- *Angiomyolipom*: Der Nachweis von einem Fettanteil in einer Nierenraumforderung spricht diagnostisch für ein Angiomyolipom, eine OP-Indikation ist mit einer Größe von mehr als 4 cm gegeben, da hier das Risiko für einer Spontanruptur mit der Folge eines hämorrhagischen Schocks erhöht ist (Nelson u. Sanda 2002).

Feinnadelpunktion: Eine Differenzierung zwischen benignen und malignen Läsionen ist in ca. 90 % zu erreichen. Ein gutartiges Ergebnis in der Biopsie schließt jedoch ein Nierenzellkarzinom nicht aus! Die Rate der nicht konklusiv beurteilbaren Biopsien wird mit 3–20 % angegeben (Heuer et al. 2010). Die Feinnadelpunktion kann helfen, zwischen einem Abszess, einer infizierten Zyste, Metastasen oder Lymphomen zu unterscheiden.

Active Surveillance: Goldstandard in der Behandlung kleiner Nierentumoren (cT1a; < 4 cm) ist die chirurgische Entfernung. Dennoch stellt sich die Frage, ob die Operation in jedem Falle die auf den Patienten angepasste, optimale Therapie ist: Patienten mit relevanten Komorbiditäten und einer hierdurch eingeschränkten Lebenserwartung sowie einem erhöhtem operativen Risiko könnten kontrolliert überwacht werden. Die Entscheidung gegen eine Operation und zur Überwachung vermeidet die möglichen Komplikationen, die durch die Operation auftreten können. Circa 20 % der cT1-Tumoren stellen sich in der späteren histologischen Beurteilung als gutartig heraus (Remzi et al. 2006). Anderseits besteht das Risiko der Tumorprogression und -metastasierung, welches in einer Metaanalyse von Chawla u. Mitarb. mit 1 % bei einem medianen Follow-up von 30 Monaten angegeben wurde (Chawla et al. 2006). Aus dieser Metaanalyse schlussfolgerten die Autoren, dass das aggressive Potenzial der Tumoren ab einem Durchmesser größer 3 cm ansteigt (Chawla et al. 2006) (Abb. 8.1).

Behandlung: Besteht in der Prävention.

Komplikation: Falsches Operationsverfahren: Nephrektomie vs. nierenerhaltende Operation.

Ursache: Fähigkeiten des Operateurs, anatomische Lokalisation des Tumors (Tab. 8.1).

Im Vergleich beider Verfahren zeigt die nierenerhaltende Operation eine höhere Komplikationsrate (Van Pop-

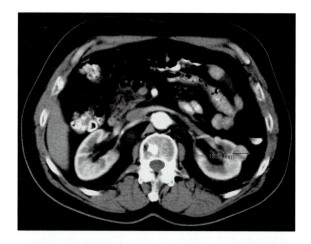

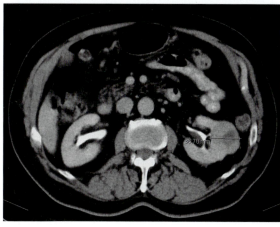

◁ Abb. 8.1 Klarzelliges Nierenzellkarzinom, welches aufgrund der Vorerkrankungen des Patienten zunächst mittels „Active Surveillance" behandelt wurde. In 5 Jahren zeigte der Tumor eine Größenzunahme um 18,5 mm (mittlere Wachstumsgeschwindigkeit 3,7 mm pro Jahr).

Tab. 8.1 Punktesystem der PADUA-Klassifikation (Ficarra et al. 2009).

Anatomische Eigenschaften	Score
Längslokalisation (polar)	
■ Oberpol/Unterpol	1
■ Mittelgeschoss	2
exophytisches Wachstum	
■ ≥ 50 %	1
■ < 50 %	2
■ endophytisch	3
Querlokalisation	
■ lateral	1
■ medial	2
Lage zum Nierenhilus	
■ nicht involviert	1
■ involviert	2
Lage zum Nierenbecken/-kelche	
■ nicht infiltriert	1
■ infiltriert	2
Tumorgröße (cm)	
■ ≤ 4	1
■ 4,1–7	2
■ > 7	3

pel et al. 2007). Der radikalen Nephrektomie wird eine höhere Rate an chronischer Niereninsuffizienz zugeschrieben, sodass die nephronsparende Methode zunehmend auch bei T1 b-Tumoren propagiert wird.

Vorbeugung: Der Erhalt der „Nephronmasse" sollte im Vordergrund stehen (Van Poppel et al. 2010). Beide Verfahren werden als gleich für das krebsspezifische Überleben angesehen, jedoch zeigte die Nephrektomie eine höhere Mortalität in großen retrospektiven Studien (Touijer et al. 2010). Es zeigte sich ein 1,23-fach erhöhtes Sterberisiko für die Nephrektomie im Vergleich zum Organerhalt (Zini et al. 2009). Ursache war in einer prospektiven Studie die resultierende Niereninsuffizienz als Risikofaktor für eine erhöhte Rate an kardiovaskulären Ereignissen und resultierendem geringerem Gesamtüberleben (81,1 % vs. 75,7 %) [14].

Die von der Arbeitsgruppe Ficarra u. Mitarb. vorgeschlagene PADUA-Klassifikation (Preoperative aspects and dimensions used for an anatomical classification of renal tumors) teilte die anatomische Lage und Größe des Tumors in einen Risikoscore ein und verglich den jeweiligen Punktwert mit der Rate der aufgetretenen operativen Komplikationen (Tab. 8.1) (Ficarra et al. 2009). In Abhängigkeit der Höhe des Scores ergab sich in dieser prospektiven Studie ein erhöhtes Risiko für die Gesamtkomplikationsrate. Bezogen auf den als Basisscore gewählten Wert von 6–7 Punkten war bei einem Score von 8–9 das Komplikationsrisiko um das 14fache und bei einem Score von ≥ 10 um das 30fache erhöht (Ficarra et al. 2009).

Behandlung: Sorgfältige OP-Planung einschließlich Schnittbildgebung, ggf. Isotopennephrografie.

Operative Komplikationen

Komplikation: Wahl des Operationszugangs.

Ursache: Prinzipiell stehen 4 Zugangswege (lumbal, abdominal, thorakoabdominal sowie dorsolumbal) zur Verfügung. Die präoperative Beurteilung des Tumors in der Bildgebung bedingt die Wahl des Zugangs. Ein zu kleiner oder nicht korrekt gewählter Zugang vermag während der OP zu einer insuffizienten Darstellung des Tumors (bei der nierenerhaltenden OP) bzw. zu Schwierigkeiten in der vaskulären Kontrolle des Nierenhilus führen.
Spezialfall Kavazapfen: Die Wahl des Zugangs zur Kontrolle des Tumorzapfens ist von essenzieller Bedeutung, um ein Abschwemmen des Zapfens mit nachfolgender

Lungenembolie bzw. arteriellem Embolierisiko bei einem nicht präoperativ ausgeschlossenen Foramen ovale zu verhindern. Der Zugangsweg (thorakoabdominal, mediane Laparotomie ± Sternotomie) orientiert sich hierbei an der Höhe des Tumorzapfens, um frühzeitig die V. cava proximal des Zapfens ausklemmen zu können. Das Risiko der Tumorembolisation wird in der aktuellen Literatur mit 1,5 % angegeben, wobei für einen Thrombus auf Höhe der Nierenvene das geringste Risiko besteht. Kommt es zur Embolie liegt die Mortalität bei 75 % (Shuch et al. 2009). Zur Verringerung des Blutverlusts und der Transfusionsrate ist bei großen Tumoren eine präoperative arterielle Embolisation zu empfehlen (May et al. 2009).

Vorbeugung: Sorgfältige Planung der Operation unter Berücksichtigung aller Befunde, ggf. unter Berücksichtigung anderer Fachdisziplinen notwendige Erfahrung des Operateurs prüfen.

Behandlung: Erweiterung oder Wechsel des Zugangswegs.

Komplikation: Verletzung umliegender Organe (Kolon, Duodenum, Pankreas, Leber und Milz), der Pleura, von Gefäßen mit Blutverlust.

Ursache: Anatomisch bedingte, erschwerte Operation (z. B. großer Tumor, infiltratives Wachstum, Umgebungsreaktion, fehlende Erfahrung des Operateurs).

Vorbeugung: Wichtig sind genaue Kenntnisse der Tumorlage und -ausdehnung und der Gefäßanatomie mit der möglichen Existenz von Polgefäßen und aberranten Gefäßen sowie die Besonderheiten der venösen Versorgung der V. suprarenalis, V. testicularis und oftmals des Abgangs einer V. lumbalis aus der V. renalis sinistra.

Behandlung: Bei Verletzung umliegender Organe müssen diese suffizient versorgt werden. Blutungsursachen müssen ausgeräumt werden. Ein hämodynamisch wirksamer bzw. symptomatischer Blutverlust ist auszugleichen.

Komplikation: Akutes Nierenversagen, Ischämie- und Reperfusionsschaden.

Ursache: Beim nierenerhaltenden Vorgehen spielt die Ischämiedauer eine entscheidende Rolle für ein späteres postoperatives Nierenversagen. Allgemein wird eine warme Ischämiedauer von 20 Minuten als Höchstgrenze für einen reversiblen Nierenschaden angesehen (Becker et al. 2009). Die Auswirkungen eines intraoperativen Blutverlusts auf die postoperative Nierenfunktion sind noch nicht abschließend geklärt.

Vorbeugung: Insbesondere bei vorliegender imperativer Indikation mit einer Einzelniere ist die sorgfältige operative Planung und Gefäßdarstellung, ggf. mittels 3-D-Gefäßrekonstruktion, in der stattgehabten Schnittbildgebung wichtig. Erfolgt eine intraoperative Kühlung, sind Ischämiezeiten von bis zu 3 Stunden beschrieben, nach denen sich eine durch den Ischämie-/Reperfusionsschaden geschädigte Niere zu einer Restitutio ad integrum erholen kann.

Wichtig ist hierbei, dass nach Ausklemmen der Gefäße zunächst eine Kühlung mittels Eis für ca. 10–15 Minuten erfolgt, damit nicht nur eine Kühlung der oberflächlichen Kortexschichten, sondern ein Absenken der Kerntemperatur der Niere erreicht wird. Zur Verringerung eines Ischämie-/Reperfusionsschadens wird allgemein eine intraoperative Hyperhydratation, welche zu einer Drucksteigerung des renalen Blutflusses führt, und die Gabe von Mannitol ca. 15 Minuten vor dem Ausklemmen empfohlen (Collins et al. 1980, Duke 1999). Das Mannitol führt in der Reperfusion zu einer Verringerung der vaskulären Resistance und steigert damit den renalen Plasmaflusses, sodass toxische und radikale Metaboliten schneller ausgeschwemmt werden. Hierdurch verringert sich das intrazelluläre Ödem und die osmotische Diurese wird gesteigert. Als schädlich wird nach erfolgter Ischämie/Reperfusion ein erneutes Ausklemmen der Gefäße gesehen, da die in der Reperfusionsphase entstandenen toxischen Metaboliten und Radikale nicht aus der Niere abschwemmen können. Die Verwendung nephrotoxischer Medikamente sowohl während der OP als auch im postoperativen Verlauf sollte vermieden werden, um so den Nierenschaden bei der NSS als auch bei der RN so gering wie möglich zu halten.

Behandlung: Medikamentöse Unterstützung der Nierenfunktion (z. B. Diuresesteigerung), Kontrolle und ggf. Substitution bzw. Ausgleich der Elektrolyte und des Säure-Base-Haushalts, ggf. (temporäre) Dialyse.

Komplikation: Positiver Absetzungsrand.

Ursache: Inkomplette Tumorresektion, z. B. aufgrund fehlender Abgrenzbarkeit, technisch begrenzter Durchführbarkeit, mangelnder Erfahrung.

Vorbeugung: Detaillierte Op-Planung, ggf. intraoperativ sonografische Darstellung des Tumors.

Behandlung: Aktive Überwachung, Nachresektion oder komplette Nephrektomie.

Bei imperativer Indikation muss abgewogen werden, ob bei einem positiven Schnittrand der Nierenerhalt oder eine Nephrektomie mit der Folge der Dialyse erfolgen sollte, um eine Krankheitsprogression zu verhindern. Bei positiven Schnittrand ist die Lokalrezidivrate höher, jedoch das krebsspezifische Überleben im Vergleich zu Patienten mit einem negativen Schnittrand nicht vermindert (Bensalah et al. 2010, Kwon et al. 2007, Yossepowitch et al. 2008). Zu berücksichtigen ist auch, dass bei einer erfolgten Residualtumorresektion sich in nur 39 % der

Resektate noch Tumor fand (Bensalah et al. 2010). Eine mögliche Erklärung ist die im Rahmen der Nierenrekonstruktion erfolgte Koagulation des Tumorgrunds mit der Zerstörung möglicher verbliebener Tumorzellen (Bensalah et al. 2010).

Postoperative Komplikationen

Komplikation: **Relaxatio der Lumbalmuskulatur.**

Ursache: Verletzung der Interkostalnerven bei lumbalem Zugangsweg, DD Narbenhernie.

Vorbeugung: Wahl des Zugangswegs, Vermeiden von Läsionen: Schnittgröße optimieren, sorgfältige Präparation

Behandlung: Kein kuratives Verfahren, nur symptomatisch.

Komplikation: **Urinom.**

Häufigkeit: 2–13 %, die laparoskopische Technik zeigt eine höhere Urinomrate (Meeks et al. 2008, Simmons u. Gill 2007).

Ursache: Eröffnung des Kelchsystems/Nierenbeckens insbesondere bei Nierenteilresektion, inkompletter Verschluss, Abflussstörung (Abb. 8.2).

Vorbeugung: Schaffung eines Niederdrucksystems durch prä- oder intraoperative Einlage einer Harnleiterschiene und Blasenableitung durch einen Dauerkatheter über ca. 1 Woche.

Behandlung: Einlage einer Ureterschiene und Blasenableitung postoperativ, perkutane Harnableitung oder endoskopische Behandlung mittels Fibrinkleber oder Cyanacrylatkleber sowie Punktion und Ableitung des Urinoms (Aslan et al. 2005, Sharma et al. 2005). Bei Persistenz des Urinoms ggf. operative Revision und Nephrektomie. Die konservative Therapie führt in den meisten Fällen zur kompletten Ausheilung, eine Nephrektomie kann vermieden werden (Meeks et al. 2008).

Komplikation: **Hernienbildung.**

Häufigkeit: Bis zu 7 % bei lumbalem Zugang, die interkostale Hernie ist eine Seltenheit (Honig et al. 1992, Rosch et al. 2006).

Ursache: Insuffizienter Faszienverschluss (Honig et al. 1992).

Vorbeugung: Vollständiger Faszienverschluss.

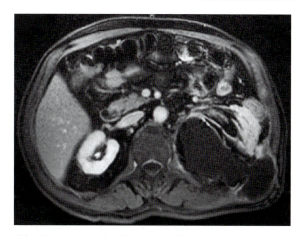

Abb. 8.2 Postoperatives Urinom, welches zu einer kutanen Fistel führte. Die Drainage und DJ-Ableitung führte zu einer kompletten Restitutio ad integrum.

Behandlung: Zur Therapie der lumbalen Hernie ist die laparoskopische Netzeinlage die bevorzugte Therapie (Salameh u. Salloum 2004).

Komplikation: **Nachblutung.**

Häufigkeit: 0–5 % der Fälle (Van Poppel et al. 2007, Heye et al. 2005).

Ursache: Bei erfolgter Nierenteilresektion ist die häufigste Blutungsquelle ein nicht adäquat versorgter Tumorresektionsrand.

Vorbeugung: Konsequente Blutstillung, insbesondere bei Nierenteilresektion. Kontrolle des Operationsgebiets vor Verschluss des Situs.

Behandlung: Bei einer (super-)selektiven Embolisation erfolgt der selektive Verschluss arterieller Segmentarterien, aus denen in der Angiographie die Blutung nachgewiesen wurde (Heye et al. 2005). Blutungsquellen sind im Bereich des Nierenhilus, den hieraus entspringenden Abgängen wie den Suprarenalgefäßen sowie den Testikular- und Lumbalgefäßen zu suchen. Risikofaktoren für eine Nachblutung nach Nierenteilresektion sind eine imperative Indikation sowie das Vorliegen multilokulärer Tumoren (Huber et al. 2010).
Gegebenenfalls Bluttransfusion und Überwachung.

Komplikation: **Arterielles Pseudoaneurysma/AV-Fistel.**

Häufigkeit: Circa 0,4–2 %, wobei die laparoskopische NSS im Vergleich zur offenen NSS ein höheres Pseudoaneurysmarisiko hat (Albani u. Novick 2003, Netsch et al. 2010).

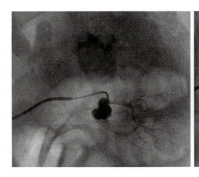 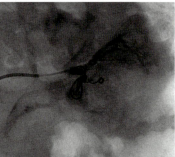

Abb. 8.3 Pseudoaneurysma nach erfolgter nierenerhaltender Operation. Die Vorstellung des Patienten erfolgte mit einer Makrohämaturie und deutlichem Hämoglobinabfall; die nachfolgende Angiografie zeigte ein Pseudoaneurysma, welches mit Coils erfolgreich verschlossen wurde.

Ursache: „Falsches" Aneurysma im Hämatombereich einer arteriellen Blutung (Abb. 8.3).

Vorbeugung: Getrennte Versorgung von Nierenarterie und Nierenvene.

Behandlung: Die Therapie erfolgt primär durch eine superselektive Embolisation des Aneurysmas, bei fortbestehender Blutung verbleibt als Ultima Ratio die Nephrektomie (Albani u. Novick 2003, Netsch et al. 2010).

Literatur
Hinweise unter
  www.thieme.de/komplikationenurologie.de

Der Nierentumor und die Überraschung

T. Enzmann, M. Günther

Eine 62 jährige Frau wurde wegen kolikartiger, linksseitiger Flankenschmerzen stationär in einem auswärtigen Krankenhaus aufgenommen. In der Sonografie zeigte sich ein inhomogener, gering echoarmer Tumor am unteren Nierenpol links. Bei dieser Ultraschalluntersuchung schien der untere Nierenpol vom Nierentumor infiltriert (Abb. 8.4).
Der radiologische CT-Befund lautete: „*maligner* Nierentumor 6,3 × 5,4 cm am unteren Nierenpol" (Abb. 8.5).

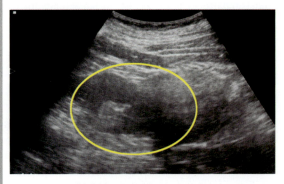

Abb. 8.4 Sonografischer Befund des vom Tumor infiltrierten unteren Nierenpols.

Es wurde eine radikale Tumornephrektomie durchgeführt. Die Präparation des Resektats zeigte, dass der vermeintliche Nierentumor nicht von der Niere ausging! Der histologische Befund ergab die Diagnose *Angiomyolipom* (Abb. 8.6).

Kommentar: Bis 9,3 % aller Nierentumore sind Angiomyolipome (Jeon et al. 2010). Angiomyolipome sind gutartige Nierentumoren und sollten beobachtet werden.
Eine Operationsindikation ist bei großen Angiomyolipomen (> 4 cm) wegen einer zunehmenden Rupturgefahr gegeben. Andererseits wird auch diskutiert, dass das Größenwachstum zu einem erhöhten Risiko perioperativer Komplikationen und damit zum Organverlust führen könnte. Ein weiterer Aspekt für eine Entfernung ist die Verursachung einer Harntransportstörung (Berglund et al. 2009).
Typische Befunde in der Bildgebung für ein Angiomyolipom sind:
- *Sonografie*: glatt begrenzte Raumforderung, hyperreflexiv,
- *CT*: fettadäquate Dichtewerte 40–140 HE,
- *MRT*: typische Fettsättigungssequenz,
- *Angiografie*: multiple typische beerenförmige Mikroaneurysmen.

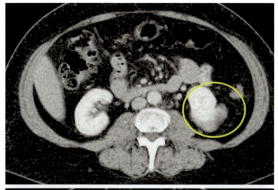
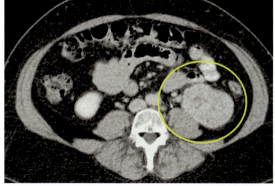

Abb. 8.5 CT-Befund des gleichen Tumors wie in Abb. 8.4.

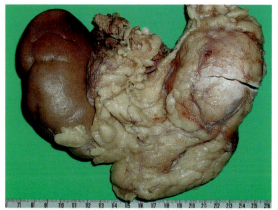
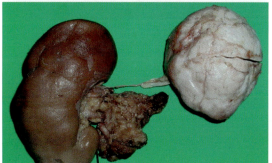

Abb. 8.6 Präparation des Resektats.

Je weniger die Fettkomponente beim Angiomyolipom ausgeprägt ist, desto schwieriger ist die Unterscheidung zum malignen Nierenzellkarzinom. In dem Fall kann keine bildgebende Methode eine sichere Diagnose stellen (Halpenny et al. 2010).

Aufgrund der falsch interpretierten präoperativen bildgebenden Befunde erfolgte bei der oben genannten Patientin die Nephrektomie. Es stellte sich bei der Präparation des Resektats heraus, dass der Tumor nicht mit der Niere in Verbindung stand.

Bei Diskrepanz zwischen dem prä- und postoperativen Befund ist ein intensives Aufklärungsgespräch mit den Patienten und deren Angehörigen sinnvoll. Durch eine professionelle Gesprächsführung kann eine gutachterliche Auseinandersetzung vermieden werden.

Literatur
Hinweise unter
www.thieme.de/komplikationenurologie.de

Akute Blutung bei arteriovenöser Fistel nach Nierenteilresektion

E. Herrmann, T. Allkemper

Ein 53jähriger Patient wurde aufgrund einer tumorösen Raumforderung am Oberpol der linken Niere auswärtig operiert. Es erfolgte bei lokal begrenztem Befund eine partielle Nephrektomie, histologisch zeigte sich ein Onkozytom. Alle postoperativen Kontrolluntersuchungen waren regelhaft, der Patient wurde am 7. postoperativen Tag aus der stationären Behandlung entlassen.

Am 25. postoperativen Tag stellte sich der Patient erneut vor, diesmal klagte er über Schmerzen in der linken Flanke sowie über eine plötzlich aufgetretene Makrohämaturie. Computertomografisch zeigte sich eine ca. 4×4 cm große Einblutung am Oberpol der linken Niere (Abb. 8.7), zahlreiche Koagel fanden sich in der Harnblase. Außerdem war in der arteriellen Phase des CT eine arteriovenöse Fistel, ausgehend von der oberen Polarterie der linken Niere, darstellbar (Abb. 8.8).

Wir übernahmen den Patienten mit liegendem Spülkatheter, über den bereits alle Koagel ausgeräumt waren. Der

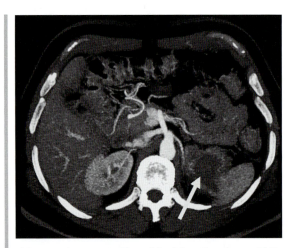

Abb. 8.7 Hämatom am Oberpol der linken Niere (grauer Pfeil).

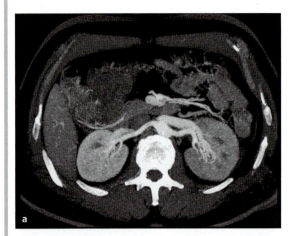

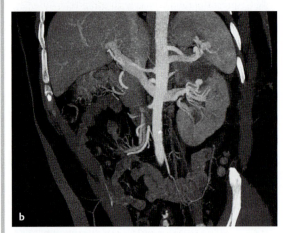

Abb. 8.8 a u. b
a Venöser Abstrom vom Kontrastmittel über die V. renalis in der arteriellen Phase.
b Darstellung der arteriovenösen Fistel.

Patient zeigte sich in gutem Allgemeinzustand. Laborchemisch normwertige Befunde. Wir entschieden uns zu einem zunächst konservativen Vorgehen unter der Vorstellung eines spontanen Verschlusses der Fistel zum Hohlsystem. Wenige Tage später kam es jedoch zu einer plötzlichen und fulminanten Massenblutung über das linksseitige Nierenbeckenkelchsystem mit einem Hb-Abfall auf 8,1 mg/dl und der Entleerung großer Mengen frischblutigen Urins über den liegenden Dauerkatheter. Notfallmäßig wurde die linke Niere lumbal freigelegt, es zeigten sich Adhäsionen der Niere, ein größeres retroperitoneales Hämatom imponierte jedoch nicht. Nach Identifizierung des proximalen Harnleiters war das Lumen desselben blutgefüllt. Harnleiter und Hilusgefäße wurden ligiert und schließlich das Nephrektomiepräparat geborgen. Das Präparat zeigte im Anschnitt lediglich ein Hämatom am Oberpol und ein blutgefülltes Nierenbeckenkelchsystem. Anschließend wurden im Rahmen einer Zystoskopie zahlreiche Koagel geborgen.

Postoperativ erholte sich der Patient rasch und konnte wenige Tage später aus unserer stationären Behandlung entlassen werden.

Kommentar: Die postoperative Entstehung einer arteriovenösen Fistel (AVF) nach Nephrektomie bzw. partieller Nephrektomie wird klinisch nur selten apparent, kann jedoch zu lebensbedrohlichen Komplikationen führen. Ca. 70 % aller postoperativen AVFs verschließen sich spontan (Crotty et al. 1993), die anderen bleiben entweder unentdeckt oder werden als Zufallsbefunde im Rahmen einer duplexsonografischen Untersuchung oder Computertomografie detektiert. Weniger als 1 % aller AVFs führen zu Komplikationen wie Hämaturie, Flankenschmerzen oder arteriellem Hypertonus. Aber auch eine Herzinsuffizienz mit kongestivem Herzversagen wurde schon beobachtet (Crotty et al. 1993, Kember u. Peck 1998). Ein sehr seltenes Ereignis einer AVF stellt die retroperitoneale Ruptur mit entsprechender Massenblutung dar (Mishal et al. 2001). Die Entstehung von intraparenchymalen AVFs ist nach partieller Nephrektomie naturgemäß häufiger. Die Entstehung einer AVF bei größeren Gefäßen (z. B. Polgefäßen) ist seltener und hängt möglicherweise mit der Technik der Gefäßligatur zusammen. Werden Polarterie und -vene getrennt voneinander abgesetzt, so ist die Bildung von AVFs seltener, während eine AVF bei gemeinsamer Ligatur häufiger entsteht. Die angiografisch unterstützte Embolisation ist der therapeutische Goldstandard bei peripheren AVFs. Bei extrarenalen Fisteln können die zuführenden Gefäße außerdem nach entsprechender Freilegung ligiert werden, während bei aneurysmatischen Formen häufig eine Nephrektomie notwendig ist (Singh u. Gill 2005). Ziel sollte immer die Erhaltung der größtmöglichen Nierenfunktion sein (Primus et al. 2007). Eine Makrohämaturie, Flankenschmerzen, signifikante hämodynamische Effekte, große AVFs sowie die Gefahr einer retroperitonealen Blutung stellen klare Indikationen für eine Therapie dar, während asymptomatische Fisteln konservativ behandelt werden können.

Literatur
Hinweise unter
   www.thieme.de/komplikationenurologie.de

8.2 Blase

T. Maurer, J. E. Gschwend

Allgemeine Aspekte

Die radikale Zystektomie mit zeitgleicher pelviner Lymphadenektomie stellt mit einem rezidivfreien, stadienabhängigen Überleben von ca. 50–60 % und Gesamtüberleben von ca. 45 % nach 10 Jahren die Standardtherapie bei der Behandlung des muskelinvasiven Blasenkarzinoms bei Mann und Frau dar. Seit den 90er-Jahren wird die radikale Zystektomie zunehmend auch unter Schonung der neurovaskulären Strukturen und damit weitgehend funktionserhaltend durchgeführt. Die radikale Zystektomie weist jedoch ein nicht unerhebliches Komplikationsspektrum auf. Während in größeren Serien vor 1990 noch Mortalitätsraten von 2,4–15 % beschrieben wurden, konnte die Mortalitätsrate in aktuellen Patientenserien auf 0–4 % gesenkt werden. In etwa 20–60 % kommt es zu geringgradigen Komplikationen, in bis zu 25 % treten auch schwerwiegendere Komplikationen auf (Lawrentschuk et al. 2010). Wesentlich für die Vermeidung von Komplikationen und damit Verringerung der Mortalität sind eine ausreichende Erfahrung des Operateurs und des behandelnden OP-Teams sowie eine enge multidisziplinäre Zusammenarbeit mit Anästhesie, Intensivmedizin sowie interventioneller Radiologie (McCabe et al. 2007).

Allgemeine Komplikationen und deren Vermeidung

Präoperative Komplikationen

Komplikation: Indikationsstellung.

Ursache: Inadäquates präoperatives Staging (z. B. nichterkannte pulmonale oder multiviszerale Metastasierung), falsche Einschätzung des Allgemeinzustands oder von Begleiterkrankungen, Nichterkennen einer zum Operationszeitpunkt vorliegenden relevanten Infektion sowie Vorliegen allgemeiner Kontraindikationen für einen chirurgischen Eingriff.

Vorbeugung: Bei Indikationsstellung müssen Komorbiditäten, Alter und Lebenserwartung sowie der Wunsch des Patienten berücksichtigt werden. Eine neoadjuvante Chemotherapie sollte stadienabhängig (insbesondere cT3/cN+) diskutiert werden. Sofern keine Organmetastasierung vorliegt, ist in kurativer Intention die radikale Zystektomie prinzipiell bei muskelinvasivem Blasenkarzinom (mind. pT2), schlecht differenziertem nicht-muskelinvasiven Blasenkarzinom im Stadium Cis oder pT1 nach Versagen einer BCG-Instillationstherapie ober bei ausgedehntem bzw. multifokalem, transurethral nicht zu beherrschenden nicht-muskelinvasiven Blasenkarzinom indiziert. In palliativer Indikation bei metastasierter Erkrankung kann eine radikale Zystektomie bei rezidivierender oder nicht zu beherrschender Makrohämaturie, Fistelbildung oder konservativ nicht zu beherrschenden lokalen Schmerzen erwogen werden (Stenzl et al. 2009).

Des Weiteren kann die Zystektomie auch bei nichtonkologischen irreversiblen Funktionsstörungen der Blase (z. B. therapierefraktäre neurogene Blase oder kleinkapazitäre, defunktionalisierte Blase, bei interstitieller Zystitis oder Strahlenzystitis) indiziert sein (Albers 2005).

Intraoperative Komplikationen (Tab. 8.2)

Komplikation: Blutverlust.

Vorbeugung: Eine sorgfältige, schrittweise und standardisierte Präparation ist die wichtigste Grundvoraussetzung. Insbesondere die frühzeitige Kontrolle des dorsalen Venenplexus und eine subtile, anatomische Präparation der Blasenpfeiler helfen ebenso wie ein ausgewogenes Flüssigkeitsmanagement, die Kombination der Allgemein- mit einer Epiduralanästhesie und eine modifizierte Trendelenburg-Lagerung den intraoperativen Blutverlust ganz wesentlich zu minimieren (Lawrentschuk et al. 2010). Die Ureteren sollten als Leitstruktur (v. a. bei erwünschtem Erhalt der neurovaskulären Strukturen) zur Präparation genutzt und erst gegen Abschluss der Zystektomie genügend tief, aber in einem optimal durchbluteten und tumorfreien Abschnitt abgesetzt werden, um eine spannungsfreie Anastomose mit der späteren Harnableitung zu gewährleisten. Des Weiteren ist bei der pelvinen Lymphadenektomie auf eine sorgfältige Darstellung der Iliakalgefäße, sämtlicher Gefäßabgänge sowie des N. obturatorius zu achten, um Verletzungen dieser Strukturen zu vermeiden.

Komplikation: Rektumverletzung.

Ursache: Erschwerte Präparation, z. B. bei organüberschreitendem Tumorwachstum, entzündlicher Umgebungsreaktion des Tumors, stattgehabten Voroperationen im kleinen Becken (z. B. radikale Prostatektomie, Rektumresektion) oder einer Radiatio.

Vorbeugung: Bei der dorsalen Mobilisation der Blase vom Rektum muss entlang der vorgegebenen anatomischen Schichten vorgegangen werden, um eine Verletzung des Rektums zu vermeiden.

Behandlung: Übernähung des Rektums, möglichst zweischichtig. Einbringen eines Omentum-majus-Flaps insbesondere bei geplanter Harnableitung über Neoblase, um eine sekundäre Fistelbildung zu vermeiden.

Tab. 8.2 Intra- und perioperative Frühkomplikationsraten nach radikaler Zystektomie, die nicht durch Harnableitung bedingt sind (Metaanalyse publizierter Patientenserien aus den Jahren 1999–2009, modifiziert nach Lawrentschuk et al. 2010).

Komplikation	Häufigkeit
Mortalität	0,3–3,9 %
Transfusionsrate intra- und perioperativ	1–66 %
Nachblutung postoperativ	0–9 %
Rektumverletzung	0–1,7 %
Abszess	
■ pelvin	■ 0–4,4 %
■ revisionsbedürftig	■ 0–0,4 %
Lymphozele	
■ pelvin	■ 0–8,9 %
■ interventionsbedürftig	■ 0–3,5 %
Subileus/Ileus paralytisch	0–22,7 %
Subileus/Ileus mechanisch	0–7 %
Darmanastomoseninsuffizienz	0–8,7 %
Wundkomplikationen	
■ Infektionsrate	■ 0–15 %
■ Fasziendehiszenz	■ 0–9 %
■ sekundäre Wundheilung	■ 0–8 %
■ revisionsbedürftig	■ 0–5 %
Reinterventionsrate	0–17 %

Komplikation: Tumoraussaat.

Ursache: Intraoperative Blaseneröffnung.

Vorbeugung: Die Blase sollte in situ nicht eröffnet werden sowie der durchtrennte Blasenkatheter in der Blase geblockt verbleiben, um eine Urinextravasation und damit mögliche Tumoraussaat zu verhindern.

Behandlung: Spülung des Situs.

Postoperative Komplikationen (Tab. 8.2)

Komplikation: Nachblutung.

Häufigkeit: 0–9 %.

Vorbeugung: Ausgewogenes intraoperatives Flüssigkeitsmanagement, kontrollierte, eher hypotensiv geführte Anästhesie, Vermeiden einer prophylaktischen Volumenüberladung.
Einer durch Aktivierung des Periduralkatheters induzierte Hypotonie kann ggf. auch durch adaptierte Gabe von Vasopressoren anstelle extensiver Volumengabe entgegengewirkt werden.

Behandlung: In Abhängigkeit vom Ausmaß der Nachblutung: Kontrolle unter Bildgebung (z. B. Sonografie, CT), Volumensubstitution, Gabe von Erythrozytenkonzentraten, ggf. operative Revision.

Komplikation: Pelvine Lymphozelen.

Häufigkeit: 0–8,9 %, interventionsbedürftig 0–3,5 %, in der Spätphase persistierend 0–1,5 %.

Ursache: Insuffizienter Verschluss der Lymphgefäße, ausgedehnte Lymphadenektomien.

Vorbeugung: Operationstechnik mit sorgfältiger Versorgung afferenter und efferenter Lymphgefäßstränge durch Ligatur oder Clips sowie ggf. das Belassen eines peritonealen Fensters für den Lymphabfluss via Peritoneum.

Behandlung: Regelmäßige sonografische Kontrollen zur Identifikation postoperativer Lymphozelen, ggf. (bei entsprechender Größe bzw. Symptomatik) frühzeitige Entlastung (z. B. Drainage) zur Vermeidung von Sekundärkomplikationen wie Gefäßthrombosen.

Komplikation: Postoperative Darmatonie.

Häufigkeit: 0–22,7 % paralytisch, 0–7 % mechanisch.

Vorbeugung: „Fast-track"-Konzepte mit patientenkontrollierter, meist periduraler Analgesie, rascher, adaptierter Kostaufbau, frühzeitige medikamentöse Darmstimulation (parenterale Gabe von Parasympathomimetika), Patientenmobilisation.

Behandlung: Differenzierung zwischen ausgeprägter Paralyse und mechanischem Ileus (Obstruktion z. B. infolge Anastomosenenge oder Dünndarmvolvulus), der einer frühzeitigen chirurgischen Intervention bedarf. Eine frühzeitige radiologische Darstellung mit oraler Kontrastierung (Magen-Darm-Passage) ist in diesen Fällen hilfreich. Gegebenenfalls kann in unklaren Fällen ein Abdomen-CT mit oraler und intravenöser Kontrastierung erfolgen.

Komplikation: Insuffizienz der Darmanastomose (bei entsprechender Harnableitung).

Häufigkeit: 0–8,7 %.

Ursache: Meist lokale Durchblutungsstörung, seltener primäre Nahtinsuffizienz.

Vorbeugung: Subtile Darmpräparation und Nahttechnik, Achten auf intraoperative Durchblutungssituation der Anastomose.

Behandlung: Ein frühzeitiges Erkennen, eine schnelle und suffiziente operative Versorgung und eine adäquate intensivmedizinische Betreuung dieser meist septischen Patienten sind entscheidend.

Infektparameter, Vitalzeichen als auch nicht zuletzt die kritische klinische Beurteilung können hier wertvolle Hinweise geben. Im Falle einer bereits etablierten Peritonitis ist neben der Peritoneallavage auch an die Anlage eines doppelläufigen Ileostomas oder Splitstomas und ggf. an die frühzeitige Anlage eines abdominalen Vakuumverbands bei Etablierung eines Laparostomas zu denken.

Komplikation: Abdominale oder retroperitoneale Abszesse.

Häufigkeit: Abszesse pelvin 0–4,4%, revisionsbedürftig 0–0,4%.

Behandlung: CT-gesteuerte Drainageneinlage, testgerechte Antibiose, ggf. offene Revision mit Abszessausräumung.

Auch Abszesse und Wundheilungsstörungen im Bereich der Längslaparotomie werden gelegentlich beobachtet. Neben der Sicherstellung einer suffizienten Drainage und ggf. Anlage eines Vakuumverbands ist hierbei vor allem das frühe Erkennen und die operative Versorgung einer Fasziendehiszenz („Platzbauch") entscheidend.

Späte Komplikationen (Tab. 8.3)

Komplikation: Hernienbildung.

Häufigkeit: 0–14%.

Behandlung: In der Regel konservativ, bei Symptomatik oder großer Hernie ggf. Bauchwandrevision, z. B. mit (ausgedehnter) Adhäsiolyse und alloplastischer Netzplastik. Auch Adhäsionen können zu Subileus- und Ileusbeschwerden führen, die zwar oft konservativ beherrscht werden können, aber gelegentlich auch einer operativen Revision bedürfen.

Komplikation: Persistierende Lymphozelen oder Abszesse.

Häufigkeit: Lymphozelen 0–1,5%, pelvine Abszesse 0–1%. Sollten bedacht werden, wenn der Patient über uncharakteristische Unterbauch- oder Beckenbodenbeschwerden klagt oder es gilt, eine unklare Infektsituation abzuklären.

Behandlung: Drainagenbehandlung, ggf. offene Revision.

Tab. 8.3 Spätkomplikationsraten nach radikaler Zystektomie, die nicht durch die Harnableitung bedingt sind (Metaanalyse publizierter Patientenserien aus den Jahren 1999–2009; Follow-up 3,8–10,2 Jahre; modifiziert nach Lawrentschuk et al. 2010).

Komplikation	Häufigkeit nach Literatur
Hernie der Längslaparotomie	0–14%
Ileus ■ konservativ behandelbar ■ chirurgisch	 ■ 0–7,4% ■ 0–6%
Lymphozele (persistierend)	0–1,5%
Abszess pelvin	0–1%

Komplikation: Erektile Dysfunktion bzw. gestörte Sexualfunktion.

Ursache: Durchtrennung bzw. Schädigung der versorgenden Nerven intraoperativ, auch durch potenzschonende Operationstechnik kann eine Störung der Sexualfunktion resultieren (z. B. bei der Frau fehlende Lubrikation der Vagina, beim Mann erektile Dysfunktion).

Vorbeugung: Anwendung einer nervschonenden Operationstechnik unter Beachtung der Tumorkontrolle, des präoperativen funktionellen Status, Alters und der Komorbiditäten.

Behandlung: Bei Vorliegen einer den Patienten belastenden erektilen Dysfunktion empfiehlt sich ein Vorgehen vergleichbar mit dem nach funktionserhaltender radikaler Prostatektomie.

Literatur
Hinweise unter
   www.thieme.de/komplikationenurologie.de

Postoperatives abdominales Kompartmentsyndrom nach radikaler Zystoprostatektomie und Anlage eines Ileum-Conduit

R. Häußermann, A. Hegele

Ein 70-jähriger männlicher Patient wurde uns mit einem symptomatischen Rezidivtumor der Blase (Makrohämaturie, 2- bis 3-malige Nykturie und Urgency) zugewiesen. Anamnestisch bestand ein Nikotinabusus bis ins Jahr 1969. Begleiterkrankungen waren eine arterielle Hypertonie, ein nichtinsulinpflichtiger Diabetes mellitus Typ II und ein Glaukom. Der Patient war adipös (Gewicht 90 kg, Größe 170 cm; BMI 31,3 kg/m^2).

Wir führten eine TUR-Blase durch, histologisch bestand ein Urothelkarzinom: pT1G3 mit Anteilen eines Cis. In der Ausbreitungsdiagnostik fand sich eine inhomogene Raumforderung des rechten Hodens sowie eine Hydrozele des linken Hodens. Das Urogramm war unauffällig, die Computertomografie des Abdomens und Thorax zeigte lediglich eine zirkuläre Verdickung der Harnblasenwand ohne Anhalt für eine Metastasierung. Wir empfahlen dem Patienten die Durchführung einer radikalen Zystoprostatektomie.

Diese erfolgte mit perinealer Urethrektomie, pelviner Lymphadenektomie sowie simultaner radikaler Orchiektomie rechts. Zur Harnableitung wurde ein Ileum-Conduit angelegt. Der intraoperative Verlauf war unauffällig, es fiel lediglich eine vermehrte intraperitoneale Flüssigkeitssekretion auf. Die Operationszeit war aufgrund der Adipositas mit 420 Minuten verlängert. Es bestand eine relative Hypovolämie, sodass 2 Erythrozytenkonzentrate substituiert wurden. Zur Aufrechterhaltung des mittleren arteriellen Druckes benötigte der Patient niedrigdosiert Katecholamine. Aufgrund einer mäßigen Hypothermie wurde der Patient nach Beendigung der Operation intubiert auf die Intensivstation verlegt. Zu diesem Zeitpunkt war der Kreislauf unter geringer Gabe von Katecholaminen stabil, der pulmonale Gasaustausch bei üblichen Beatmungsdrücken adäquat. Die Urinausscheidung war spärlich.

Im Verlauf der ersten 4 postoperativen Stunden zeigte sich eine Verschlechterung der Herz-Kreislauf-Situation mit der Notwendigkeit einer Erhöhung der Katecholamingabe zur Aufrechterhaltung des mittleren arteriellen Druckes. Zusätzlich manifestierte sich eine neu aufgetretene Tachyarrhythmie, zunehmende Oligurie sowie steigende Beatmungsdrücke. Klinisch fiel eine Bauchumfangsvermehrung ohne Hinweis für eine intraabdominale Blutung auf. Unter dem Verdacht eines abdominalen Kompartmentsyndroms wurde eine explorative Revisionslaparotomie durchgeführt. Nach Eröffnung der Bauchwandfaszie trat eine rapide Verbesserung der kardialen und pulmonalen Situation ein, die Katecholamindosis sowie die Beatmungsdrücke konnten rasch reduziert werden. Im Situs zeigte sich wenig blutig tingierter Aszites, der Darm inkl. der enteralen Anastomose war unauffällig. Die Diureserate stieg deutlich an. Es wurde ein Laparostoma mit eingelegtem Vicryl-Netz angelegt, die Wundversorgung erfolgte mittels feuchter Bauchtücher (Abb. 8.**9**).

Die passagere prärenale Niereninsuffizienz wurde intensivmedizinisch nachbehandelt, das Laparostoma wurde für 4 Wochen mit einem Vakuumversiegelungsverband versorgt. Einen sekundären Wundverschluss lehnte der Patient aus Angst vor einer erneuten Narkose ab. Die Wundheilung verlief anschließend über Wochen mit hydrokolloidalen Verbänden komplikationsfrei und ohne Superinfektion.

Histologisch bestätigte sich der Befund der transurethralen Resektion: Urothelkarzinom pT1, G3, pTis; pN0 M0 R0, der Befund des rechten Hodens entsprach einem Seminom pT1 V0 R0, Stadium Lugano I.

Der Patient konnte nach insgesamt 6-wöchigem stationärem Aufenthalt entlassen werden.

Kommentar: Ein Kompartment ist definiert als abgeschlossener Raum mit limitierter Compliance, in dem eine Volumenzunahme zu einer Druckerhöhung führt. Der intraabdominale Druck beträgt physiologisch 5 mmHg (Tiwari et al. 2002). Die Druckmessung kann mit einer Verres-Nadel (direkt) oder über eine Blasendruckmessung (indirekt) erfolgen (WSACS 2005).

Ein abdominales Kompartmentsyndrom (AKS) ist definiert durch eine dauerhafte Erhöhung des intraabdominalen Druckes auf über 20 mmHg oder durch eine Reduktion des intraabdominalen Perfusionsdrucks auf unter 60 mmHg bei gleichzeitig bestehendem Ein- oder Mehrorganversagen (Bertram et al. 2006). Die Diagnosesicherung erfolgt durch wiederholte, indirekte Messungen des intraabdominalen Druckes über den Blasendruck. Pathophysiologisch führt der Anstieg des intraabdominalen Druckes zu einer mechanischen Einschränkung der Zwerchfellexkursion sowie einer Kompression der Blutgefäße. Dies führt zu einem Rückgang des venösen Abflusses mit Reduktion des Herzzeitvolumens und folglich zu einer Minderung der Organperfusion. Aufgrund einer nachfolgenden Mediatorenaktivierung kommt es zum Capillary Leak mit Ödem-

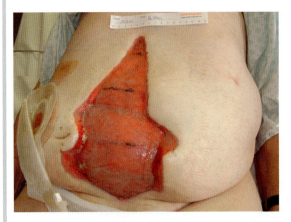

Abb. 8.**9** Laparostoma postoperativ mit guter Wundgranulation und sekundärer Wundheilung.

bildung. Wird diesem mit Volumengabe entgegengetreten, kann eine Verstärkung der intraabdominalen Druckerhöhung resultieren und ein Circulus vitiosus entstehen (Tiwari et al. 2002).

Die häufigsten Ursachen des AKS sind Bauchtraumata, Ileus, abdominale Infektionen und Sepsis sowie bauchchirurgische Eingriffe allgemein. Die Inzidenz des Krankheitsbilds beträgt auf gemischten Intensivstationen 1%, auf traumatologisch orientierten bis 15% (Bertram et al. 2006). Die Letalität beträgt bis 60%. Als prognostisch günstig erwies sich die frühzeitige Operation binnen 6 Stunden nach Auftreten der ersten Symptome (Standl 2007). Ein hohes Basendefizit sowie eine therapierefraktäre Oligurie bei gleichzeitig steigendem Bedarf an Katecholaminen zur Aufrechterhaltung der Herz-Kreislauf-Funktion oder Notwendigkeit zu gesteigerten Beatmungsdrücken sollten an das AKS denken lassen. Risikofaktoren sind ein BMI größer 30 kg/m^2 sowie eine massive Flüssigkeitszufuhr innerhalb der ersten 24 Stunden nach Trauma oder Operation.

Nach Anlage eines Laparostomas treten als Komplikationen in 14% Narbenhernien, in 10% Wundinfektionen und in 9% enterokutane Fisteln auf (Bertram et al. 2006).

Literatur
Hinweise unter
www.thieme.de/komplikationenurologie.de

Clostridium-difficile-assoziiertes, toxisches Megakolon nach Zystoprostatektomie und Anlage eines Ileum-Conduits

S. Rausch, T. Kälbß

Ein 65-jähriger Patient mit stanzbioptisch gesichertem Prostatakarzinom cT4, Gleason 5 + 4 = 9 stellte sich im September 2009 zur operativen Therapie in unserer Klinik vor. Anamnestisch bestanden ferner eine Makrohämaturie sowie ein Harnverhalt, bei Aufnahme zeigten sich beidseitige Harnstauungsnieren. Der initiale PSA-Wert lag bei 161 ng/ml, digitorektal lag ein suspekter Tastbefund mit abgrenzbarer Prostata und verschieblicher Rektumschleimhaut vor. Eine systemische Metastasierung konnte ausgeschlossen werden, jedoch zeigte die Bildgebung (Sonografie, CT) eine Infiltration des Blasenbodens (Abb. 8.**10**). Dieser Befund ließ sich zystoskopisch verfizieren.

Der Patient wünschte trotzdem eine operative Sanierung, das operative Vorgehen erfolgte mittels Zystoprostatektomie und pelviner Lymphadenektomie sowie der Anlage eines Ileum-Conduits. Eine Inguinalhernie und ein Leistenhoden rechts sollten ebenfalls mitversorgt werden. Der Eingriff erfolgte unter antibiotischer Prophylaxe mit 2 g Ceftriaxon und Metronidazol 3 × 500 mg/d i. v. und verlief komplikationslos. Der im Rahmen der Laparotomie dargestellte rechte Leistenhoden imponierte malignomsuspekt, sodass eine Orchiektomie erfolgte.

Die Dauer der Antibiotikagabe erfolgte gemäß klinikinternem Standard für Harnableitungen bis zum 5. postoperativen Tag. Nach planmäßigem perioperativem Verlauf führte der Patient ab dem 6. postoperativen Tag spontan ab. Der weitere Verlauf gestalte sich regelrecht. Kurz vor der Entlassung am 14. postoperativen Tag berichtete der Patient über wässrige Diarrhöen und zeigte bereits am 15. postoperativen Tag ein deutlich distendiertes Abdomen, eine zunehmende abdominale Abwehrspannung und laborchemisch eine Leukozytose von 23.000 pro Mikroliter. Anamnestisch ließ sich retrospektiv ermitteln, dass der Patient bereits seit mehreren Tagen breiig abgeführt hatte, dies bei den täglichen Visiten aber nicht erwähnt hatte. Der Patient wurde mit Metronidazol 3 × 500 mg p. o. antibiotisch behandelt, zusätzlich wurden Probiotika verabreicht (Saccharomyces boulardii). Clostridium-difficile-Toxin A und B wurden in der Stuhlanalytik nachgewiesen. Der Allgemeinzustand des Patienten verschlechterte sich unter Therapie weiterhin.

Bei drohender, intubationspflichtiger kardiopulmonaler Dekompensation und Entwicklung einer begleitenden Pankreatitis wurde eine intensivmedizinische Versorgung des Patienten erforderlich. Radiologisch konnte ein Megakolon mit einer Erweiterung bis zu 15 cm dargestellt (Abb. 8.**11**), eine Darmperforation jedoch in den regelmäßigen Rönt-

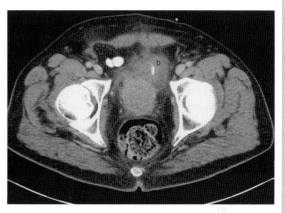

Abb. 8.**10** Präoperatives CT. Anhebung des Blasenbodens und diffuse Blasenwandverdickung als indirekter radiologischer Hinweis auf zystoskopisch nachweisbare Blasenbodeninfiltration des Prostatakarzinoms (a), einliegende suprapubische Zystostomie (b).

genkontrollen ausgeschlossen werden. Die medikamentöse Therapie wurde im Rahmen der Intensivtherapie um Vancomycin p. o. erweitert, die Applikation erfolgte über eine nasoösophageale Sonde. Additiv wurden Immunglobuline verabreicht. Versuche, das Kolon endoskopisch zu entlasten, verliefen mehrmals frustran. Der Patient verblieb insgesamt für 7 Tage auf der Intensivstation. Ein Kostaufbau war sehr protrahiert nach sukzessiver Normalisierung der Infektparameter mit Entblähung des Abdomens möglich. Operationsergebnis und Funktion der Harnableitung waren regelrecht. Die histologische Aufarbeitung ergab ein Adenokarzinom der Prostata: pT4 pN1 und pM1 G3, Gleason-Muster 5 + 4 = 9, bei Nachweis einer Parenchymmetastase im abladierten rechten Hoden. Dem Patienten wurde die LHRH-Analogon-Therapie empfohlen. Nach Verlegung in eine Rehaklinik am 50. postoperativen Tag kam es nach Absetzen von Metronidazol und Vancomycin zu einem Rezidiv-Megakolon, das eine erneute akut-stationäre Behandlung über einige Wochen notwendig machte!

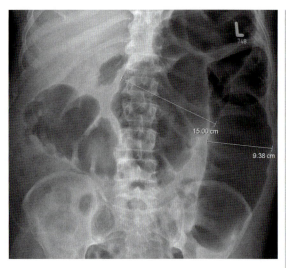

Abb. 8.11 Abdomenübersicht im Stehen: Erweiterte Kolonschlingen bis 15 cm – Verlaufskontrolle bei toxischem Megakolon.

Kommentar: Die Clostridien-assoziierte Enterokolitis ist eine Erkrankung, welche nicht nur hinsichtlich ihrer Inzidenz, sondern auch im Bezug auf die Schwere des Krankheitsverlaufs und ihrer möglichen Komplikationen, insbesondere der des toxischen Megakolons, zunimmt und als problematische nosokomiale Infektion gelten muss.

Die an Oberflächen haftenden Sporen des grampositiven, anaeroben Bakteriums gelangen durch fäkal-orale Übertragung in das Intestinum. Der aktive Erreger synthetisiert hier 2 Zytotoxine, welche an die intestinalen Epithelien binden, deren Zell-Zell-Adhäsionen lösen und somit eine inflammatorische Reaktion auslösen.

Die Kolonisierung des Darmes mit C. difficile wird durch die Zerstörung der physiologischen Darmflora beim Einsatz von Antibiotika begünstigt. Insbesondere Clindamycin, Penicilline, Cephalosporine und Flourochinolone werden als häufig assoziierte Medikamente beschrieben. Die erhöhte Frequenz therapierefraktärer und klinisch schwer verlaufender Infektionen wird unter anderem der zunehmenden Relevanz hypervirulenter Stämme von C. difficile zugeschrieben.

3 % der gesunden Erwachsenen und 20–40 % der hospitalisierten Patienten sind Träger der inaktiven Sporenform von C. difficile. Wenngleich die Betroffenen überwiegend asymptomatisch bleiben, besteht durch sie das Risiko einer Umweltkontamination und Erregerausbreitung.

Die Kasuistik stellt nicht nur einen äußerst schwerwiegenden Verlauf der Erkrankung dar, sondern zeigt zudem auch, dass selbst mehrere Tage nach Absetzen der Antibiotika noch mit einer C.-difficile-assoziierten Diarrhö oder Enterokolitis zu rechnen ist. In Ausnahmefällen wird eine Verzögerung des Auftretens von Symptomen von bis zu 2–3 Monaten beobachtet. Bei Patienten mit offenen Darmeingriffen und konsekutiver Atonie kann die Diarrhö als Leitsymptom maskiert sein und somit die Diagnosestellung erschweren und/oder verzögern.

Neben der Antibiotikatherapie stellen unter anderem Operationen und Interventionen am Gastrointestinaltrakt, der Einsatz von Protonenpumpenhemmern, Vorliegen einer infektiösen Darmerkrankung, eingeschränkte Immunkompetenz, fortgeschrittenes Patientenalter und eine Hypoalbuminämie wichtige Risikofaktoren für die Entwicklung einer C.-difficile-assoziierten Erkrankung dar. Als alarmierende Leitsymptome sollten wässrige, zum Teil auch blutige Stühle, abdominale Schmerzen und Distension sowie eine Leukozytose > 15.000 pro Mikroliter bewertet werden.

Für den in der Kasuistik beschriebenen Patienten ohne relevante Vorerkrankungen sind somit die Art des operativen Eingriffs und die antibiotische Infektprophylaxe als Risikoprofil zu identifizieren. Ob der komplizierte Krankheitsverlauf auf einen hypervirulenten Bakterienstamm oder lediglich auf die verzögerte Diagnosestellung zurückzuführen ist, kann rückwirkend nicht beurteilt werden. Sicher ist jedoch, dass ein frühzeitiges Intervenieren bei Kenntnis und korrekter Interpretation der Symptomatik möglich und erforderlich gewesen wäre. So empfiehlt es sich, gerade bei Patienten nach Zystektomie mit Harnableitung gezielt nach Diarrhöen zu fragen und im Zweifelsfall eine Stuhlanalyse auf C.-difficile-Toxin zu veranlassen. Für die Therapie einer schwer verlaufenden C.-difficile-Enterokolitis wird derzeit die Gabe von Metronidazol i. v. 3 × 500 mg/d und 500 mg Vancomycin als intestinale Instillation alle 4–12 Stunden und/oder Gabe von oralem Vancomycin 500 mg 4 × tgl. über eine Magensonde empfohlen. Eine chirurgische Versorgung mittels Kolektomie wurde im geschilderten Fall ebenfalls diskutiert. Diese sollte bei Perforation und Durchwanderungsperitonitis sowie unter konservativer Maximaltherapie refraktären Verläufen erfolgen. Die Mortalitätsrate unter chirurgischer Therapie ist jedoch hoch.

Zusammenfassend ist die Antibiotikaprophylaxe einerseits zur Verhinderung einer perioperativen und postoperativen Infektion entscheidend, andererseits stellt sie den maßge-

blichen Risikofaktor für die Entwicklung C.-difficile-assoziierter Infektionen dar. Vor diesem Hintergrund sollte die Antiobiotikaprophylaxe so kurz wie möglich erfolgen.
Bei entsprechender Klinik muss differenzialdiagnostisch an eine Clostridien-assoziierte Enteritis gedacht werden. Entsprechende diagnostische und therapeutische Maßnahmen sollten frühzeitig eingeleitet werden. In Kenntnis der möglichen Übertragungswege und der Kontaminationsgefahr spielen weiterhin die Isolation des Patienten sowie sorgfältigste Hygienemaßnahmen eine zentrale Rolle in der Prävention einer endemischen Ausbreitung des Erregers.

8.3 Prostata

S. Vogel, M. Fisch, M. Graefen

Allgemeine Aspekte

Als Goldstandard der kurativen Therapie des lokal begrenzten Prostatakarzinoms gilt derzeit die radikale Prostatektomie, die noch überwiegend über einen retropubischen Zugang durchgeführt wird. Anfänglich eine schwierige und komplikationsreiche Operation, konnte durch stetige Verbesserung der Operationstechnik und Anpassung der Präparation an die anatomischen Besonderheiten ein gut kontrolliertes Standardverfahren entwickelt werden.

Präoperative Komplikationen

Komplikation: Erhöhtes Operations- und Narkoserisiko, vergleichsweise erhöhtes Inkontinenzrisiko (Budäus et al. 2009).

Ursache: Fortgeschrittenes Alter, Komorbiditäten, die z.B. die Fortsetzung einer vorbestehenden Antikoagulation notwendig machen.

Vorbeugung: Alternative Therapieoption berücksichtigen: Active Surveillance, Durchführung einer Strahlentherapie (perkutane Radiatio, HDR- bzw. LDR-Brachytherapie). Genaue Anamnese in Hinblick auf abdominale Voroperationen.

Intraoperative Komplikationen

Komplikation: Blutverluste, teilweise hämodynamisch wirksam.

Häufigkeit: Mittlerer Blutverlust ca. 500–700 ml, Transfusionsrisiko ca. 5% (Budäus et al. 2009).

Ursache: Blutungen aus dem Plexus Santorini und anderen Venengeflechten des Beckenbodens, insbesondere bei nervschonender Technik ohne thermische Blutstillung.

Vorbeugung: Prä- und intraoperative Flüssigkeitsrestriktion: Verringerung des i.v. verabreichten Volumens, Anlage eines Periduralkatheters und Trendelenburg-Lage von 25–35° → Reduktion der Transfusionsrate auf 5% (Schostak et al. 2005).

Behandlung: Blutstillung, Transfusionen.

Komplikation: Rektumverletzung.

Häufigkeit: <1% (Augustin et al. 2003).

Ursache: Fortgeschrittene Tumoren mit Gefahr einer R1- oder R2-Resektion.

Vorbeugung: Strenge Indikationsstellung, vorsichtige Präparation.

Behandlung: Zweischichtige Übernähung des Defekts, Wundspülung (z.B. Lavasept) und antibiotische Abdeckung (z.B. Mezlocillin kombiniert mit Metronidazol). Postoperativ verzögerter Kostaufbau, bis sterile mikrobiologische Kultur aus der eingelegten Wunddrainage vorliegt und damit ein Austritt von Stuhl ausgeschlossen werden kann (Augustin et al. 2003).

Komplikation: Verletzung/Durchtrennung des N. obturatorius.

Häufigkeit: <0,1% (Augustin et al. 2003).

Ursache: Verwachsungen/Voroperationen.

Vorbeugung: Exakte Darstellung der anatomischen Verhältnisse.

Behandlung: Nervennaht.

Komplikation: Lymphorrhoe und Ausbildung einer Lymphozele (Abb. 8.12), mögliche Folgekomplikationen: Ureterkompression mit konsekutivem Harnaufstau oder Gefäßkompression mit Ausbildung von Thrombosen und thromboembolischen Ereignissen.

Häufigkeit: Circa 5–10% (Anheuser et al. 2010, Treiyer et al. 2009).

Ursache: Lymphadenektomie.

Vorbeugung: Indikation und Ausmaß der Lymphadenektomie berücksichtigen (Musch et al. 2008).

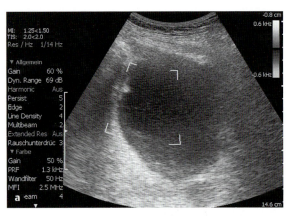
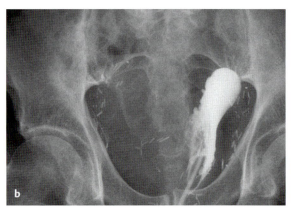

Abb. 8.12 a u. b Lymphozele nach radikaler retropubischer Prostatektomie.
a Sonografische Darstellung einer Lymphozele im rechten Unterbauch.
b Zystogramm: Verdrängung der Harnblase durch Kompression der Lymphozele.

Behandlung: Therapie der Lymphozele: Pelvin lokalisierte Lymphozelen können prinzipiell durch einmalige oder wiederholte Punktion und Aspiration, durch Einlage einer Drainage oder Sklerosierung behandelt werden (Anheuser et al. 2010). Liegt eine Kompression der V. iliaca vor, sollte vorher doppler-sonografisch eine Thrombose ausgeschlossen werden, um Embolien nach der Punktion vorzubeugen. Sollten diese Maßnahmen nicht Erfolg versprechend sein, steht als Ultima Ratio die laparoskopische Lymphozelenmarsupialisation. Infizierte Lymphozelen sollten jedoch immer drainiert werden (Treiyer et al. 2009). Eine ggf. erforderliche Marsupialisation darf erst bei Nachweis einer sterilen Lymphorrhoe erfolgen.

Komplikation: Verletzung der Ureterostien.

Häufigkeit: < 1 % (Augustin et al. 2003).

Ursache: Ausgedehnter Tumorbefall, großer Mittellappen.

Vorbeugung: Vorsichtige und sorgfältige Präparation des Blasenhalses.

Behandlung: Gegebenenfalls Ureterneuimplantation, passagere Harnableitung über Ureterschienen.

Postoperative Komplikationen

Komplikation: Postoperative Wundheilungsstörung.

Häufigkeit: < 1 %.

Ursache: Infektionen.

Vorbeugung: Rasur des Operationsgebiets erst im Operationssaal, Single-Shot-Antibiose (Breitspektrumantibiotikum).

Behandlung: Antibiose, lokale Wundtherapie.

Komplikation: Postoperative Darmatonie.

Häufigkeit: < 5 %.

Ursache: Reflektorisch, medikamentös.

Vorbeugung: Kontinuierliche Periduralanalgesie mit einem Lokalanästhetikum (Schwenk et al. 2005), rascher Kostaufbau, ggf. bereits am Tag der Operation, ggf. Darmstimulation ab dem 2. postoperativen Tag.

Behandlung: Darmstimulation (Laxanzien, Parasympathomimetika).

Komplikation: Thrombosen und thromboembolische Ereignisse.

Häufigkeit: Thrombosen < 5 %, Embolie < 1 %.

Ursache: Operation, Tumorerkrankung, Immobilisation, häufig weitere Risikofaktoren, z. B. Medikamente.

Vorbeugung: Frühmobilisation, Heparinisierung mit einem niedermolekularen Heparin, die laut aktueller S 3-Leitlinien aus dem Jahre 2009 bis 4 Wochen nach radikaler Prostatektomie fortgesetzt werden soll.

Behandlung: Leitliniengerechte Therapie der Thrombose bzw. thromboembolischer Ereignisse.

Literatur
Hinweise unter
  www.thieme.de/komplikationenurologie.de

Diagnose eines Adenokarzinom der Prostata nach offener Tumorresektion paraprostatisch bei Fehlinterpretation im MRT und intraoperativem Schnellschnitt

D. Colleselli, A. Stenzl

Im Rahmen einer Vorsorgeuntersuchung beim Urologen war bei einem 67-jährigen ärztlichen Kollegen eine paraprostatische Raumforderung im transrektalen Ultraschall aufgefallen. Zur weiteren Abklärung wurde eine MRT-Untersuchung des Beckens durchgeführt (Abb. 8.13). Dabei zeigte sich eine unklare Raumforderung rechts dorsal der Prostata. Primär wurde diese als nicht malignitätsverdächtig gewertet. Bei einem aktuellen PSA-Wert von 3,3 ng/ml bei Vorstellung wurde auf eine stanzbioptische Abklärung des Prozesses verzichtet.

Auf dringlichen Wunsch des Patienten wurde jedoch eine offene Exstirpation des Prozesses vorgenommen. Die intraoperativ entnommenen Schnellschnitte zeigten Prostataparenchym ohne Anhalt für Malignität mit zystisch atrophen Anteilen sowie amorphen eosinophilen Ablagerungen, die zur Verdachtsdiagnose einer Amyloidose führten. Auf eine erweiterte Resektion bzw. Prostatektomie wurde deshalb verzichtet. Der weitere Verlauf gestaltete sich unauffällig.

Die endgültige Aufarbeitung des Präparats ergab eine noduläre Hyperplasie und fibromuskuläres Gewebe mit Infiltraten eines mittelgradig differenzierten Prostatakarzinoms, Gleason 2 + 3, welches bis an den Resektatrand heranreichte.

Mit dem Ergebnis der histologischen Aufarbeitung konfrontiert, entschied sich der Patient zur radikalen Prostatektomie. Diese erfolgte im Intervall von knapp 3 Monaten bei einem PSA-Wert von 0,58 ng/ml. Der Eingriff verlief ebenso komplikationslos wie die weitere postoperative Phase. Abschließend ergab sich der histologische Befund eines Adenokarzinoms der Prostata: Gleason 3 + 3 = 6, pT2 a N0 R0.

Kommentar: Die zunehmende Möglichkeit der präoperativen bildgebenden Diagnostik bei pelvinen Raumforderungen, speziell dem Prostatakarzinom, mittels Magnetresonanztomografie mit endorektaler Spule führt zur einer immer größer werdenden Verbreitung derselben. Gerade bei Patienten mit wiederholten negativen stanzbioptischen Ergebnissen oder Biopsieskeptikern ist man daher leicht geneigt, sich durch bildgebende Verfahren in falscher Sicherheit zu wiegen. Zwar liegen Sensitivität und Spezifität des MRT-Stagings beim Prostatakarzinom bei ca. 71 % (Engelbrecht et al. 2002), jedoch ist die eindeutige Zuordnung der Dignität einer Raumforderung allein bildmorphologisch nicht möglich, wie folgende Fallvorstellung zeigen soll.

Bei diesem Fall führten gleich mehrere Faktoren zur eventuell unnötigen Durchführung zweier chirurgischer Eingriffe.

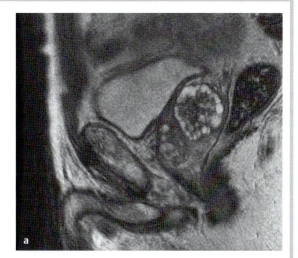

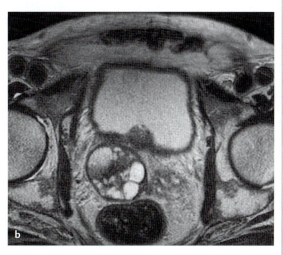

Abb. 8.13 a u. b MRT-Darstellung der dorsalen Raumforderung.
a Sagittalebene.
b Transversalebene.

- Die präoperative MRT-Untersuchung zeigt zwar deutlich die mehrere Zentimeter messende paraprostatische Raumforderung (Abb. 8.13), jedoch wird diese wiederholt und unabhängig als nichtmalignitätsverdächtig interpretiert.
- Trotz tastbarer und im Ultraschall sichtbarer Raumforderung wird bei wenig suspektem PSA-Wert auf eine stanzbioptische Sicherung des Prozesses verzichtet. Dies geschieht im Einvernehmen mit dem Patienten, welcher selbst als Arzt sehr differenziert und kritisch ist und die direkte Exstirpation wünscht.
- Intraoperativ wurden mehrer Exzidate zur Schnellschnittuntersuchung geschickt. Die Aufarbeitung ergab keinen Anhalt für Malignität. Erst eine weitere Aufarbeitung mit immunhistochemischer Färbung stellte die Diagnose eines Prostatakarzinoms.

Literatur

Hinweise unter
www.thieme.de/komplikationenurologie.de

8.4 Retroperitoneum

A. Heidenreich

Nebenniere

Allgemeine Aspekte

Komplikationen der Nebennierentumorchirurgie können prinzipiell in 3 unterschiedliche Kategorien klassifiziert werden. Diese können zum einen aus einer mangelhaften präoperativen Diagnostik und Vorbereitung resultieren, sie können sich aus operationstechnischen intraoperativen Problemen entwickeln (Tab. 8.4) und es können postoperative, meist endokrinologisch getriggerte Komplikationen nach Entfernung beider Nebennieren mit Überfunktion auftreten.

Allgemeine Komplikationen und deren Vermeidung

Präoperative Komplikationen

Komplikation: Insuffiziente Operationsplanung.

Ursache: Eine adäquate präoperative, interdisziplinäre Diagnostik und Vorbereitung unter Beteiligung der Bereiche Endokrinologie, Anästhesie und Urologie ist eine unabdingbare Voraussetzung für die chirurgische Therapie endokrin aktiver, maligner oder benigner Nebennierentumoren (Chen et al. 2010, Naji et al. 2010). Durch den Einsatz moderner Schnittbildverfahren werden in zunehmend höherem Ausmaß adrenale Raumforderungen unklarer Dignität diagnostiziert (Manelli et al. 2010, Niemann et al. 2010). Die Rate der sog. Inzidentalome schwankt zwischen 0,35 % und 4 %. 60–80 % aller Nebennierentumoren sind endokrin inaktiv, ca. 15 % repräsentieren Metastasen und jeweils ca. 5 % resultieren aus einem Conn- oder Cushing-Syndrom bzw. einem Phäochromozytom (Ng et al. 2010).

Vorbeugung:
- *Conn-Syndrom*: Die bildgebende Diagnostik mittels Dünnschicht-CT oder MRT weist in über 80 % der Fälle eine bilaterale Nebennierenhyperplasie und nur in 20 % ein solitäres Adenom nach. Vor Indikationsstellung zur Operation muss eine selektive Nebennierenvenenkatheteruntersuchung mit seitengetrennter Aldosteron- und Kortisolbestimmung erfolgen, um eine bilaterale Überproduktion mit fehlendem Operationserfolg ausschließen zu können (Kahn et al. 2010). Bei solitären Adenom ist die operative Resektion Therapie der Wahl (Herd et al. 2010, Reimel et al. 2010); präoperativ ist die arterielle Hypertonie zu korrigieren, postoperativ ist auf eine ausreichende Flüssigkeits- und Kochsalzzufuhr zu achten, um ein prärenales Nierenversagen zu vermeiden.
- *Adrenales Cushing-Syndrom*: Das adrenale Cushing-Syndrom resultiert aus einer autonomen Kortisolüberproduktion benigner Adenome oder maligner Karzinome der Nebennierenrinde (Steffensen et al. 2010). Die Therapie der Wahl besteht in der operativen Tumorresektion mittels organerhaltender Enukleation (Tumoren < 6 cm) oder Adrenalektomie (Castillo et al. 2008, Porpiglia et al. 2010, Kaye et al. 2010). Postoperativ müssen aufgrund der Suppression der kontralateralen Nebenniere und der daraus folgenden Nebennierenrindeninsuffizienz Kortikosteroide substituiert werden (Abdel Mannan et al. 2010). In aller Regel wird Hydrokortison mit 300 mg/d substituiert und in Abhängigkeit der klinischen Situation bis auf eine orale Erhaltungsdosis von 30 mg/d reduziert. Im postoperativen Verlauf ist bei den Symptomen Übelkeit, Erbrechen, Inappetenz, Hypotonie an eine Nebennierenrindeninsuffizienz zu denken und ggf. die Hydrokortisontherapie neben einer ausreichenden Volumengabe zu intensivieren.
- *Phäochromozytom*: Präoperativ ist bei den Patienten eine antihypertensive Therapie mit einem Betablocker (z. B. Phenoxybenzamin, 3 mg/d bis hin zu 1 mg/kg Körpergewicht und Tag) notwendig, um eine Normotension zu erreichen und intra- und perioperative Blutdruckkrisen zu vermeiden. Durch die nach Tumorentfernung resultierende Vasodilatation ist eine ausreichende Volumenkontrolle und -substitution peri- und postoperativ unbedingt notwendig. Die Therapie der Wahl bei einseitigen Phäochromozytomen besteht in der Adrenalektomie.
- *Nebennierenrindenkarzinom*: Wichtigste Differenzialdiagnose zu den oben genannten Tumoren: Insbesondere bei kleiner Tumorgröße ist nicht immer sicher von benignen, hormonell inaktiven Tumoren auszugehen (Allolio et al. 2006, Balasubramaniam et al. 2010). Die Wahrscheinlichkeit eines malignen Tumors steigt mit zunehmender Größe signifikant an; Tumoren ab einer Größe von 6 cm sind prinzipiell als malignomverdächtig anzusehen und sollten entsprechend der aktuellen Leitlinien aufgrund der längeren Operationsdauer, der steigenden Komplikationsgefahr und der erhöhten Rezidivrate über einen offen-operativen Zugang saniert werden (Balasubramaniam et al. 2010, Castillo et al. 2008, Allolio et al. 2006).

Intraoperative Komplikationen

Die wesentlichen intraoperativen Komplikationen sind in Tab. 8.4 zusammengefasst. Die genannten Komplikationen lassen sich durch eine umsichtige Operationsweise und eine genaue Kenntnis der Anatomie des Retroperito-

Tab. 8.4 Komplikationen der Nebennierenchirurgie sowie deren Versorgung und Prävention.

Art der Komplikationen	Versorgung	Prävention
Intraoperative Blutung		
Nebenniere	Parchymeinrisse: Verklebung mit Tachosil/Flowsil	minimaler Zug im Rahmen der Präparation
V. cava inferior	fortlaufende Naht nach sauberer Exposition der Läsion, ggf. Tourniquets, Gefäßklemmen	kein Zug bei Präparation, saubere Exposition des Situs, Kenntnis der Anatomie
Lumbalvenen	Durchstechungsnaht kavawärts, Durchstechung lumbalwärts	Präparation und selektive Ligatur der Lumbalvenen
Lebervenen	Durchstechungsnaht kavawärts, Durchstechung lumbalwärts	Präparation der Lebervenen, kein kaudal gerichteter Zug am Präparat
Vaskuläre Läsionen		
V. renalis	sorgfältige Naht, PDS 5-0, ggf. Prothese bei langstreckiger Läsion	Präparationstechnik, Kenntnis der Anatomie
Ligatur der V. mesenterica superior	sofortige Rekonstruktion	Kenntnis der Anatomie
Verletzung der V. cava inferior	Sicherung der V. cava durch Gefäßklemmen, Tourniquets, fortlaufender Verschluss mit Gefäßnaht	
Verletzung von Nachbarorganen		
Pleura	intraoperativer Verschluss mit Wassertest, postoperativ Rö-Thorax	
Pankreas, Milz	Parenchymverletzungen werden verklebt, Gangverletzungen: Rekonstruktion, Drainage, Nahrungskarenz, Somatostatin Milz: Parenchymverletzungen werden verklebt, ggf. Splenektomie	
Leber	Parenchymverletzungen werden verklebt, ggf. koaguliert	
Niere	Parenchymverletzungen werden verklebt, ggf. koaguliert	
Dünn-, Dickdarm	bei akzidenteller Eröffnung des Lumens → 2-schichtiger Verschluss bei großem Defekt → Dünndarmsegmentresektion	
Magen, Duodenum	2-schichtiger Verschluss, Omentum-majus-Lappen interponieren	

neums und der benachbarten Organstrukturen vermeiden.

Komplikation: Blutungen aus Nebenniere oder Lumbalvenen.

Ursache: Parenchymeinriss der Nebenniere oder Läsionen der multiplen arteriellen und venösen Gefäße der Nebenniere. Sie stellen aufgrund der meist assoziierten schlechten Sichtverhältnisse schwerwiegende Komplikation dar.

Ausriss oder Verletzung von dorsal eintretenden Lumbalvenen.

Vorbeugung: Notwendige Kenntnis der Gefäßversorgung der Nebenniere; linksseitig sollten die Belsey-Arterie und die begleitende V. suprarenalis bekannt sein. Beide Gefäße sollten sauber dargestellt und durchtrennt werden, bevor die Nebenniere nach kaudal mobilisiert wird. Rechtsseitig prädisponiert die kurzstreckige V. suprarenalis dextra mit Einmündung in die V. cava zu Gefäßkomplikationen.

Behandlung: Kommt es zum Ausriss einer Vene aus der V. cava oder zu einer Verletzung der V. cava selbst, sollte diese zunächst manuell komprimiert und die Läsion lokalisiert werden in den meisten Fällen kann die Blutung durch Setzen einer Allis- oder einer Satynski-Klemme gestoppt werden kann. Bei fehlender Übersicht oder massiver Blutung bei großer Gefäßläsion sollte die V. cava durch Aufsetzen von je einem Stieltupfer kranial und kaudal der Läsion komprimiert werden. Nachfolgend Setzen von Tourniquets oder Gefäßklemmen an der V. cava und kurzfristige Okklusion. Cave: Hypotonie! Fortlaufende Naht der Gefäßläsion, z. B. PDS 5-0.

Bei Blutung aus Lumbalvenen erfolgt eine tiefe Durchstechung der Lumbalmuskulatur, z. B. mit Polyglactin 3-0 bei nicht mehr sichtbarem Gefäßstumpf. Bei sichtbarem Gefäßstumpf kann dieser mit einer Pinzette gegriffen sowie durch drehende Bewegungen und kontinuierliche Applikation der Diathermie versorgt werden.

Postoperative Komplikationen

Komplikation: Endokrinologische Dysbalance.

Ursache:
- *Conn-Syndrom*: Volumenverlust und Hypokaliämie stehen im Vordergrund, die einer kontinuierlichen Laborkontrolle und Bilanzierung bedürfen.
- *Cushing Syndrom*: postoperative Nebenniereninsuffizienz mit den Symptomen Hypotonie, Übelkeit, Erbrechen, Tachykardie, allgemeine Schwäche.
- *Phäochromozytom*: Der postoperative Verlauf kann durch Hyper- und Hypotonien sowie Hypovolämien kompliziert werden.

Behandlung:
- *Conn-Syndrom*: Überwachung und ggf. Substitution.
- *Cushing-Syndrom*: Eine ausreichende Substitution mit Hydrokortison 300 mg/d während der ersten 48 postoperativen Stunden ist notwendig, ggf. kann die Dosis in Abhängigkeit von der Klinik erhöht werden.
- *Phäochromozytom*: ausreichende Kontrolle.

Tumoren und Metastasen

Allgemeine Aspekte

Die retroperitoneale Lymphadenektomie (RLA) wird bei den testikulären Keimzelltumoren heutzutage fast ausschließlich bei Patienten mit Residualtumoren nach systemischer Chemotherapie durchgeführt (Heidenreich et al. 2008). Die primäre nervschonende RLA nichtseminomatöser Hodentumoren im klinischen Stadium I stellt zumindest in Europa eine seltene Indikation dar.

Allgemeine Komplikationen und deren Vermeidung

Präoperative Komplikationen

Komplikation: Insuffiziente Operationsplanung.

Ursache: Lymphknotenresiduen, die die großen Gefäße um mehr als 50 % ummauern oder bei Poor-Risk-Patienten verblieben sind, haben ein signifikant erhöhtes Risiko der Gefäßwandinfiltration mit der Notwendigkeit einer Gefäßresektion und -rekonstruktion (Winter et al. 2010, Heidenreich et al. 2010). Zielsetzung der RLA ist die komplette Resektion aller metastatischen Läsionen unabhängig von ihrer Größe.

Vorbeugung: Eine fundierte, umsichtige und ggf. interdisziplinäre Operationsplanung ist eine wesentliche Grundvoraussetzung für den therapeutischen Erfolg, d. h. die komplette Resektion der Residualtumoren bei minimaler kurzfristiger und langfristiger Komplikationsrate (Williams et al. 2010, Heidenreich et al. 2008).

Behandlung: Abhängig von Lokalisation und Größe der primären und der postchemotherapeutischen retroperitonealen Lymphknotenmetastasen sind das Ausmaß der Resektion (modifiziert vs. bilateral radikal), der operative Zugang (transperitoneal vs. thorakoabdominal) und die Notwendigkeit der Resektion von Nachbarorganen zu diskutieren (Heidenreich et al. 2008, 2009). Bereits die sorgfältige Planung der operativen Strategie erfordert ein hohes Maß an Expertise. Retrokrurale Lymphknoten werden über einen thorakoabdominalen Zugang reseziert (Albers et al. 2005).

Intraoperative Komplikationen

Die intraoperativen Komplikationen der PC-RLA konzentrieren sich auf potenzielle Verletzungen von vaskulären und lymphatischen Strukturen, Nachbarorganen und Nervenstrukturen. Auch wenn die Frequenz von perioperativen Komplikationen gegenüber den 80er- und 90er-Jahren signifikant reduziert werden konnte, ist mit einer Komplikationsrate von 10–15 % zu rechnen (Williams et al. 2010, Kenney et al. 2008, Beck et al. 2007, Permponkosol et al. 2007). Die überwiegende Mehrzahl der Komplikationen umfasst nach der Clavien-Klassifikation geringe Schweregrade wie Wundheilungsstörungen, paralytischer Ileus, Pneumonie usw., in 2–3 % der Patienten ist jedoch mit schweren Komplikationen Grad 3 und 4 nach Clavien zu rechnen (Beck et al. 2007, Pfister et al. 2010).

Komplikation: Vaskuläre Komplikationen: Blutungen.

Häufigkeit: Frequenz vaskulärer Läsionen bzw. vaskulärer Begleiteingriffe steigt mit Ausdehnung der Metastasenlast und beträgt ca. 15 % (Evans et al. 2006, Beck et al. 2001, Duty et al. 2009, Ehrlich et al. 2009, Heidenreich et al. 2003).

Ursache: In Abhängigkeit von der Lokalisation des Residualtumors liegen V. cava inferior, Aorta abdominalis sowie Nierenarterie und -vene im Zentrum des Geschehens. Bei vornehmlich interaortokaval oder retrokaval gelegenen Tumorformationen können Blutungskomplikationen durch Verletzungen der oftmals fingerdick dilatierten Lumbalvenen entstehen. Weitere venöse Blutungskomplikationen können sich bei großen, unter den Nierenhilus ziehenden Residualtumoren durch Verletzungen der V.

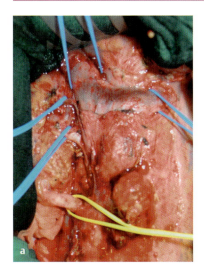 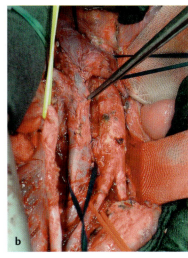

Abb. 8.14 a u. b
a Anzügeln der V. cava inferior suprahilär sowie der beiden Nierenvenen, bevor die Präparation der Lymphknotenmetastasen begonnen wird.
b Der Situs ist von den Tumormassen inkl. einer Kavotomie mit Resektion eines teratomhaltigen Thrombus saniert.

suprarenalis inferior und der V. testicularis sinistra ergeben.

Vorbeugung: Große unilaterale Residualtumoren, Lymphome in interaortokavaler Lokalisation oder Tumoren mit Beteiligung des gesamten Retroperitoneums bedürfen einer routinierten, präventiven Operationsstrategie, um signifikante Blutungskomplikationen zu vermeiden. Die wesentlichen Gefäßstrukturen sollten kranial, kaudal und lateral des Residualtumors gesichert werden, bevor die Metastase reseziert werden kann (Abb. 8.14).

Behandlung: Kommt es zu Gefäßverletzungen, kann die Blutung durch kurzfristige Okklusion der V. cava inferior mittels Tourniquets oder der abdominalen Aorta durch das Setzen von geraden Gefäßklemmen gestoppt und in einem übersichtlichen Raum sorgfältig versorgt werden. Läsionen der V. cava inferior können analog der Chirurgie des Nierenvenenthrombus mittels fortlaufender Naht, z. B. PDS 5-0, versorgt werden.

Die Resektion der V. cava inferior aufgrund einer Tumorinfiltration, Gefäßobstruktion oder intrakavaler Thrombose ist bei bis zu 11 % der Patienten notwendig (Evans et al. 2006, Duty et al. 2009, Ehrlich et al. 2009). In über 90 % der Fälle finden sich Anteile vitalen Karzinoms oder maturen Teratoms in der Gefäßwand. Die En-bloc-Resektion bedarf dabei einer sorgfältigen Operationstechnik mit initialer Durchtrennung der Lumbalvenen und nachfolgender proximaler und distaler Okklusion der V. cava oberhalb der V. iliaca communis. In Abhängigkeit von den vorhandenen Kollateralen muss entschieden werden, ob die V. cava ohne Gefäßersatz oder mit einer Gefäßprothese rekonstruiert wird (Abb. 8.15, Abb. 8.16).

Zieht die Tumorformation hinter die Nierenvene bzw. spannt der Tumor die Nierenvene sichtbar aus, sollte diese medial und lateral des Tumors mit einem Overholt unterfahren und mit einem Tourniquet gesichert werden. Erst nach Sicherung der wesentlichen vaskulären Strukturen wird die Präparation fortgesetzt. Ist der Operationssitus im Bereich des linksseitigen Nierenhilus unübersichtlich oder technisch absehbar schwierig, empfiehlt sich das folgende Vorgehen: Die Tumormanifestation wird medial von der Aorta abdominalis ausgelöst, lateral von Colon descendens, Ureter und Nierenbecken präpariert (Abb. 8.17). Der am weitesten kaudal gelegene Tumoranteil wird vom M. psoas abgehoben und nach kranial in Richtung Nierenhilus präpariert. Nach kompletter Mobilisation des Tumors kann der technisch schwierige Part der Nierenhiluspräparation komplettiert werden. Der präparatorische Weg von kaudal nach kranial erleichtert aufgrund der verbesserten Mobilität des Tumors die Darstellung des Nierenhilus im Vergleich zu der primären Präparation des Nierenhilus mit nachfolgender Auslösung des Tumorpakets in kaudaler Richtung.

Komplikation: Ileus.

Häufigkeit: 2–3 % angegeben (Williams et al. 2010, Beck et al. 2007, Heidenreich et al. 2003).

Ursache: Vom Dünndarmileus ist bei persistierender Nausea und Emesis nach hoher Mobilisation des Duodenums und des Magens die Gastroparese abzugrenzen.

Behandlung: Während der Dünndarmileus einer operativen Korrektur bedarf, kann die Gastroparese konservativ mittels Magensonde und intravenöser Erythromycingabe zur Stimulation des gastroduodenalen Schrittmachers behandelt werden (Heidenreich et al. 2000).

Komplikation: Verletzungen des Dünndarms, insbesondere des Duodenums.

Ursache: Ablösen des Duodenums von der interaortokavalen Region in Höhe der kavalen Nierenveneneinmündungen.

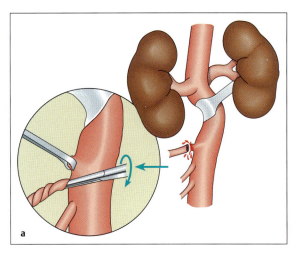
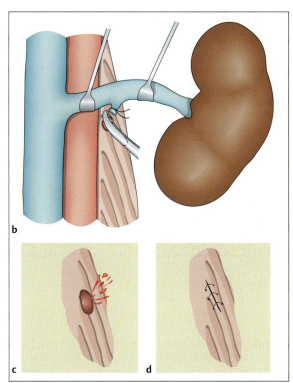

Abb. 8.15 a–h Management intraoperativer retroperitonealer Blutungen.
a Operative Technik der Vesorgung ausgerissener Lumbalvenen.
b–d Operative Technik der Versorgung bei Ausriss der ersten im Nierenhilus mündenden linken Lumbalvene.
e–h Operative Versorgung einer anterioren V.-cava-inferior-Läsion.

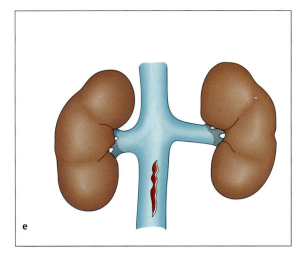
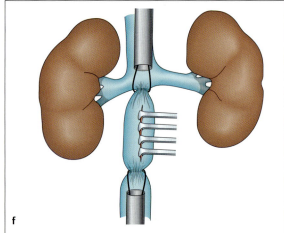
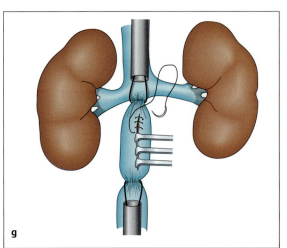
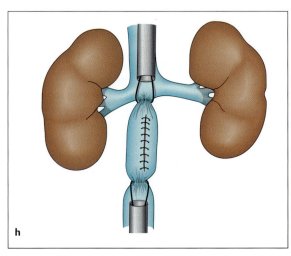

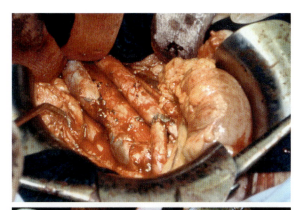

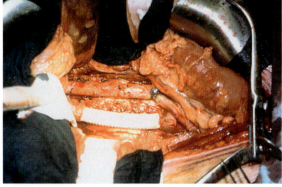

Abb. 8.16 Situs eines Kavaersatzes bei Kavawandinfiltration mit Einengung des Gefäßlumens.

Schicht seromuskulärer Nähte versorgt. In jedem Falle sollte bei duodenalen Verletzungen ein Omentum-majus-Lappen zwischen Duodenum und Gefäße interponiert werden, um spätere Adhäsionen, Abszessformationen und als gefürchtetste Komplikation eine aortoduodenale Fistel zu vermeiden.

Kommt es im weiteren postoperativen Verlauf zu einer intestinalen Fistel, ist das weitere Procedere abhängig von dem Sekretionsvolumen. Bei Volumina von unter 500 ml/d und intraoperativ umschriebener Läsion kann ein konservatives Vorgehen mittels Drainage, intravenöser Ernährung und ggf. Applikation von Somastostatin eingeschlagen werden. Eine operative Reintervention ist immer dann indiziert, wenn eine großvolumige Fistel mittels Magen-Darm-Passage nach Gastrografingabe radiologisch nachgewiesen wurde.

Komplikation: Lymphatische Komplikationen.

Häufigkeit: Bei transperitonealem Zugang unter 1 % (Abb. 8.18).

Ursache: Chylöser Aszites (Tab. 8.5) entsteht durch mangelhaften Verschluss der genannten Lymphgefäße oder nach Resektion der V. cava inferior ohne Gefäßersatz. Wird die Lymphozele erst im Rahmen einer bildgebenden Nachsorgeuntersuchung diagnostiziert, ist diese von einem zystischen Teratom zu differenzieren.

Vorbeugung: Sorgfältige Präparation außerhalb der Serosa.

Behandlung: Eine Läsion mit Eröffnung des Lumens sollte durch einen zweischichtigen Verschluss versorgt werden. Die erste Nahtreihe umfasst alle Wandschichten (z. B. Vicryl 2-0), die zweite Schicht wird nur seromuskulär im Sinne von einstülpenden Nähten gestochen (z. B. Vicryl 3-0). Reine Serosaläsionen werden durch eine singuläre

Vorbeugung: Bereits intraoperativ auf einen sorgfältigen Verschluss der Lymphgefäße insbesondere linksseitig knapp unterhalb des aortorenalen Winkels durch Ligatur oder Clips zu achten.

Behandlung: Die Therapie der Wahl besteht in der sonografisch oder CT-gesteuerten Punktion der Lymphozele mit einer Einlage einer Drainage. Bei frustranem Verschluss muss eine transperitoneale Marsupialisation der Lymphozele vorgenommen werden.

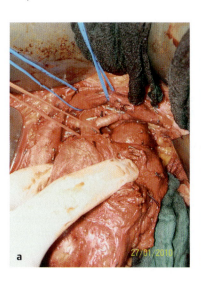

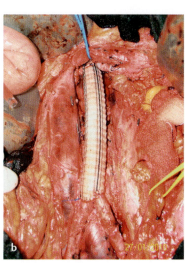

Abb. 8.17 a u. b Situs nach ausgedehnter RLA und Aortenersatz bei Gefäßwandinfiltration.
a Anzügeln und Sicherung der linken Nierenvene sowie der Aorta abdominalis kranial des Tumors.
b En-bloc-Resektion von Residualtumor und Aorta mit nachfolgendem Gefäßersatz.

Tab. 8.5 Typische Komposition des chylösen Aszites.

Zusammensetzung des chylösen Aszites
■ milchige Flüssigkeit
■ alkalischer pH-Wert > 7,8
■ serumäquivalente Elektrolytkonzentration
■ Gesamtprotein geringer als im Serum
■ Triglyzeridkonzentration höher als im Serum
■ spezifisches Gewicht > 1,012

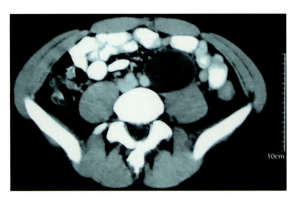

Abb. 8.18 Klassisches Bild einer postoperativen asymptomatischen Lymphozele, die in der ersten CT-Kontrolle 3 Monate nach RLA diagnostiziert worden war.

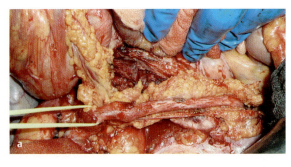

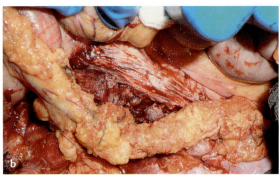

Abb. 8.19 **a** u. **b** Darstellung einer Omentum-majus-Ummantelung nach ausgedehnter Ureterolyse. Cave: Der Ureter sollte vom Nierenbecken bis zur Blase ummantelt werden, um eine Obstruktion zu vermeiden.
a Der Ureter ist komplett ureterolysiert, der gestielte Omentum-majus-Lappen bereits hinter den Ureter gelegt
b Der Ureter ist komplett vom Nierenbecken bis zur Harnblase in den Omentum-majus-Lappen eingeschlagen.

Therapie der Wahl eines chylösen Aszites besteht in einer fettarmen, eiweißreichen Diät mit mittelkettigen Fettsäuren, die bereits im proximalen Dünndarm resorbiert werden. Versagt die konservative Therapie, ist eine parenterale Ernährung in Kombination mit Octreotid (100 µg subkutan, 3 × tgl.) mit kontinuierlicher Drainage notwendig. Operative Verfahren wie die Anlage eines peritoneovenösen Shunts sind nur in Ausnahmefällen notwendig.

Komplikation: Ureterverletzungen.

Häufigkeit: Das Risiko einer ureteralen Verletzung liegt bei PC-RLA in einer Größenordnung von 1–1,5 % (Beck et al. 2007, Heidenreich et al. 2003).

Ursache: Die Verletzung resultiert aus der desmoplastischen, postchemotherapeutischen Fibrose zwischen dem Residualtumor und den Nachbarorganen, die eine Ureterolyse deutlich erschwert.

Vorbeugung: Präoperative Harnleiterschienung.

Behandlung: Intraoperative Ureterverletzungen mit Eröffnung des Lumens sollten aufgrund der oftmals beeinträchtigten Vaskularisation mittels endoluminaler Harnleiterschiene und Naht versorgt werden. In Abhängigkeit der Durchblutungsverhältnisse kann ein Omentum-majus-Lappen in Analogie zur operativen Ureterrekonstruktion bei retroperitonealer Fibrose um den Harnleiter gelegt werden (Abb. 8.19).

Postoperative Ureterstenosen mit konsekutiver Harnstauungsniere müssen in Abhängigkeit von der Lokalisation und Ausdehnung der Fibrose offen durch Psoas-Hitch-Plastik, Boari-Lappen, Ureter-Ileum-Interponat oder Nierenautotransplantation versorgt werden.

Komplikation: Autonome Dysfunktion: retrograde Ejakulation oder Anejakulation.

Häufigkeit: Neuronale Komplikation, die bei PC-RLA in Abhängigkeit von der Ausdehnung und Lage des Residualtumors in bis zu 80 % auftreten kann (Pettus et al. 2009, Heidenreich et al. 2009).

Vorbeugung: Intraoperativ sollten, wenn immer möglich, die sympathischen Fasern durch eine nervprotektive Operationstechnik geschont werden. Zudem sollte, wenn es die onkologischen Optionen zulassen, die radikale bilaterale Resektion durch eine modifizierte RLA ersetzt werden.

Behandlung: Hat sich eine postoperative Ejakulationsstörungsstörung eingestellt, ist zur Festlegung der weiteren Therapieoptionen zwischen einer retrograden und einer Anejakulation mittels postejakulatorischer Urinanalyse zu differenzieren.

Postoperative Komplikationen

Eine Vielzahl der oben genannten intraoperativen Komplikationen besteht postoperativ fort oder wird erst postoperativ diagnostiziert. Lediglich pulmonale Komplikationen entwickeln sich bei den meisten Patienten erst im unmittelbaren postoperativen Verlauf, sodass diese gesondert behandelt werden sollen.

Komplikation: Atelektase, Pneumonie, Pneumothorax, Hämatothorax, Chylothorax, Lungenembolie.

Ursache: Atelektasen und Pneumonien resultieren meist aus einer suboptimalen, schmerzbedingten Atemdepression. Fieber, Leukozytose, Tachykardie und verstärkte Atemgeräusche bei Auskultation sind wegweisend. Sämtliche Formen des Pneumothorax sind durch das typische klinische Bild einer Ruhedyspnoe im Stehen, Sitzen und Liegen sowie das abgeschwächte oder nicht mehr vorhandene Atemgeräusch bei Auskultation charakterisiert. Lungenembolien können besonders bei Patienten nach gefäßchirurgischen Begleitoperationen an der V. cava inferior oder der iliakalen Venen auftreten.

Vorbeugung: Zur Prophylaxe einer Lungenembolie ist die risikoadaptierte Gabe von niedermolekularem Heparin unmittelbar postoperativ und während der ersten 3 postoperativen Wochen unbedingt indiziert.

Behandlung: Optimierung der Schmerztherapie (Morphine, interkostale Blockaden, PDK) mit Atemgymnastik, Mukolyse und ggf. antibiotischer Therapie.

Alle Formen des Pneumothorax bedürfen einer akuten Therapie durch Platzierung einer Thoraxdrainage. Bei massiv blutiger oder chylöser Sekretion ist eine operative Revision bei instabilem Patienten zeitnah durchzuführen.

Literatur
Hinweise unter
www.thieme.de/komplikationenurologie.de

Komplikationen nach postchemotherapeutischer Residualtumorresektion beim Growing Teratoma Syndrome

S. Richter, A. Heidenreich

Bei einem 50-jährigen Patienten erfolgte auswärts eine wohlgemerkt skrotale Orchiektomie rechts. Histologisch lag ein maligner Hodenmischtumor mit Teratom- und Dottersackanteilen sowie Embryonalzell- und seminomatösen Anteilen vor, Stadium pT2a. Es bestand eine retroperitoneale und pulmonale Metastasierung, Tumormarker: AFP 8528 IU/L, ßHCG 238 U/L, LDH 371 U/L. Damit lag ein klinisches Stadium IIIb vor, nach IGCCCG-Kriterien eine intermediate Prognose, sodass 4 Zyklen Chemotherapie (PEB-Schema) geplant waren (Krege et al. 2008a, 2008b, Albers et al. 2005, Heidenreich et al. 2008). Nach 2 Zyklen Chemotherapie zeigte sich ein Abfall der Tumormarker: AFP 833 IU/ml, ßHCG 20 U/L. Klinisch bestand jedoch ein postrenales Nierenversagen mit infizierten Harnstauungsnieren, sodass eine perkutane Harnableitung über Nephrostomien erfolgte. Im Restaging-CT bestätigte sich der Verdacht auf eine Größenprogredienz des „bulky disease", sodass die Indikation zur Tumorresektion bei vorliegendem Growing-Teratoma-Syndrome gestellt wurde.

Der Patient wurde unserer Klinik mit den folgenden Befunden zugewiesen:
- Reduzierter Allgemeinzustand ECOG 1,
- ca. 20 × 30 cm großer retroperitonealer Residualtumor, supra- und infrahilär, ventral der großen Gefäße gelegen,
- beidseits einliegende perkutane Nephrostomien und Normalisierung der harnpflichtigen Substanzen im Serum.

Es erfolgte die Residualtumorresektion über einen thorakoabdominalen Zugang. Der retroperitoneale Tumor konnte komplett reseziert werden (Abb. 8.20), histologisch fand sich ein 1270 g schweres, reines matures Teratom. Der intraoperative Verlauf war komplikationslos.

Einen Tag postoperativ kam es zu einer respiratorischen Insuffizienz und Intubationspflichtigkeit. Im Röntgenthorax zeigte sich eine „weiße" Lunge (Abb. 8.21). Unter kalkulierter Antibiose war keine Besserung zu erzielen, sodass bei V. a. eine Bleomycin-induzierte Pneumonie eine intravenöse und inhalative Therapie mit Fortecortin begonnen wurde, nach 24 Stunden konnte der Patient extubiert werden.

Am 3. postoperativen Tag kam es zu starkem Erbrechen und einer Subileussymptomatik, die Darmstimulation (Neostigmin, Paspertin) war zunächst frustran, Erythromycin (Motilin-aktivierende Substanz) wurde daraufhin intravenös (3 × 250 mg) verabreicht. Zunächst besserte sich die Symptomatik, bis am 6. postoperativen Tag der Patient ein akutes Abdomen entwickelte. Laborchemisch lag eine septische Konstellation vor, Amylase- und Lipasewerte aus dem Drainagensekret waren um das Tausendfache erhöht. Computertomografisch zeigte sich eine nekrotische Einschmelzung am Pankreaskopf, einer nekrotisierenden Pankreatitis entsprechend. Es erfolgte die CT-gesteuerte Drainierung, hierunter erlitt der Patient einen Herzstillstand und wurde über 6 Minuten erfolgreich reanimiert. Eine konservative

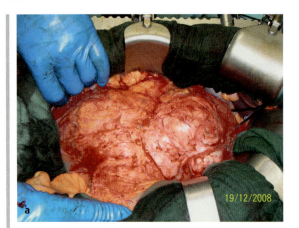

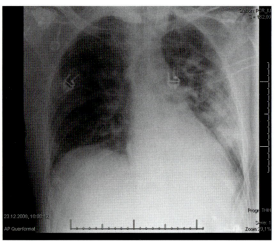

Abb. 8.21 Bild einer typischen „weißen Lunge" als Zeichen des Belomycin-induzierten ARDS.

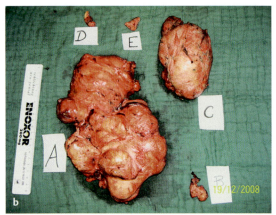

◁ Abb. 8.20 a u. b Residualtumorresektion.
a Intraoperativer Situs.
b Makroskopisches Präparat.

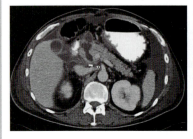 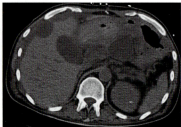 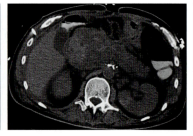

Abb. 8.22 CT-Abdomen: Nekrotisierende Pankreatitis mit Arrosionsblutung.

Therapie mit kalkulierter Antibiose (Vancomycin, Tazobac) und Volumentherapie (Kristalloiden, Kolloiden) wurde begonnen. Hierunter waren die Pankreasenzyme rückläufig, jedoch 2 Wochen nach konservativer Therapie zeigte sich ein protrahierter Verlauf mit konsekutiver Perforation eines Duodenalulkus und einer Colon-transversum-Ischämie mit akuter Arrosionsblutung (Abb. 8.22), sodass eine Nekrosektomie, Pankreasteilresektion, Duodenojejunostomie mit Hemikolektomie rechts und Ileumstomaanlage erfolgen mussten.
Der Patient erholte sich nach mehreren Wochen und konnte nach Hause entlassen werden. Aufgrund des reduzierten Allgemeinbefindens wurden die indizierten Zyklen 3 und 4 jedoch nicht verabreicht.

Kommentar: Definitionsgemäß liegt ein Growing-Teratoma-Syndrome bei Patienten mit einem nichtseminomatösen Keimzelltumor vor, wenn es unter Chemotherapie zu einer Normalisierung der Tumormarker kommt, aber eine Größenprogredienz der Tumormassen unter Therapie beobachtet wird und im resezierten Gewebe matures Teratom vorliegt (Krege et al. 2008 a, 2008 b, Albers et al. 2005, Heidenreich et al. 2008). In diesen Situationen stellt die einzige kurative Therapie eine komplette operative Resektion des Tumorbulks dar (Heidenreich et al. 2008, 2009). Dieser kann bei Patienten nach Chemotherapie ein pulmonales Risiko darstellen, da durch die Oxygenierung intraoperativ eine interstitielle Pneumonie durch die vorangegangene Bleomycingabe induziert werden kann, die aber laut

Literatur erst ab einer Dosierung von 240 mg beschrieben ist (Keijzer u. Kuenen 2007, Efstathiou u. Logothetis 2006), der Patient erhielt 180 mg. Jedoch ist die 8-stündige Beatmung mit O_2 während der Operation als Trigger für das Entstehen der Pneumonie wahrscheinlich.

Eine nekrotisierende Pankreatitis mit septischer Konstellation war aufgrund der Laborkonstellation und des CT-Befundes eindeutig identifiziert worden. Die konservative Therapie ist laut aktueller Literatur Therapie der Wahl (Heidenreich et al. 2000, Wang et al. 2009, Maniatis et al. 2010), dennoch entwickelte der Patient einen protrahierten Verlauf, sodass eine operative Therapie erfolgen musste.

Literatur

Hinweise unter
www.thieme.de/komplikationenurologie.de

9 Komplikationen bei laparoskopischen Eingriffen

9.1 Allgemeine Aspekte

C. Wülfing

Die Indikationsbereiche der laparoskopischen Techniken in der Urologie umfassen vor allem die Nierenchirurgie und die radikale Prostatektomie, aber auch andere Eingriffe, wie z. B. Lymphadenektomien, Blasenteilresektionen, radikale Zystektomie, Harnableitungen, Harnleiterneueinpflanzungen, Varikozelenresektionen usw. Bei allen diesen Eingriffen setzt sich das Komplikationsspektrum nicht nur aus den aus den offenen Techniken bekannten operationsspezifischen, sondern auch aus den mit der laparoskopischen Technik in Verbindung stehenden spezifischen Komplikationsmöglichkeiten zusammen. Die Literatur zu allgemeinen Komplikationen laparoskopischer Eingriffe findet sich daher vor allem in den Fächern, in denen die Laparoskopie schon länger durchgeführt wird als in der Urologie, vornehmlich in der Allgemeinchirurgie und Gynäkologie. Die Häufigkeiten von im englischen Sprachgebrauch als „major complications" bezeichneten Komplikationen werden mit 0,3–2,8 %, diejenigen der „minor complications" mit 1–4 % angegeben (Madeb et al. 2004).

Insgesamt kommt in der Literatur, insbesondere bei älteren Arbeiten, nur selten eine strukturierte Klassifikation der entsprechenden Komplikationen zur Anwendung. Es darf daher an dieser Stelle die Empfehlung unterstrichen werden, bei strukturierten Auswertungen laparoskopischer Operationsergebnisse und deren Publikationen möglichst etablierte Klassifikationssysteme anzuwenden. In diesem Zusammenhang sei die derzeit gängigste Klassifikation nach Clavien u. Mitarb. aufgeführt (Dindo et al. 2004) (Tab. 9.1).

Im Folgenden soll auf die allgemeinen präoperativen, intraoperativen und postoperativen Komplikationsmöglichkeiten bei laparoskopischen Eingriffen eingegangen werden:

Präoperative Komplikationen

Komplikation: Fehlerhafte Indikationsstellung und/oder suboptimale Patientenselektion.

Ursache: Missachtung von Komorbiditäten des Patienten, die Einschränkungen oder Kontraindikationen für einen laparoskopischen Eingriff darstellen, z. B. schwere (obstruktive) Lungenerkrankungen, ausgedehnte abdominale Voroperationen mit Verwachsungen, deutlich erhöhter Body-Mass-Index.

Falsch bestimmte oder eingeschätzte Größe des Zielorgans bei exstirpativen Eingriffen, z. B. extreme Prostatavergrößerung bei radikaler Prostatektomie, großer Nierentumor.

Vorbeugung: Genaue Indikationsstellung unter Berücksichtigung anamnestischer Details und präziser Prüfung bildgebender Befunde.

Intraoperative Komplikationen

Komplikation: Verletzungen viszeraler oder vaskulärer Strukturen: Etablierung des operativen Raumes.

Häufigkeit: 0,05–0,3 % (Champault et al. 1996).

Ursache: Die Spannbreite bei zugangsassoziierten Komplikationen reicht von Fehlpunktionen ohne jegliche Aus-

Tab. 9.1 Classification of surgical complications: the Clavien system.

Grade	Definition
I	Any deviation from the normal post-operative course without the need for pharmacological treatment or surgical, endoscopic, and radiologic interventions. Allowed therapeutic regimens are: drugs as antiemetics, antipyretics, analgesics, diuretics, electrolytes and physiotherapy. This grade also includes wound infections opened at the bedside.
II	Requiring pharmacological treatment with drugs other than such allowed from grade I complications. Blood transfusions and total parenteral nutrition are also included.
III	Requiring surgical, endoscopic or radiological intervention.
IIIa	Intervention not under general anesthesia
IIIb	Intervention under general anesthesia
IV	Life-threatening complication (including CNS complications) requiring intensive care unit management.
IVa	Single organ dysfunction (including dialysis).
IVb	Multiorgan dysfunction.
V D	Death of a patient

Suffix "D": If the patient suffers from a complication at the time of discharge, the suffix "D" (for "Disability") is added to the respective grade of complication. This label indicates the need to follow-up to fully evaluate the complication.

wirkungen bis hin zu lebensbedrohlichen Blutungen oder Organverletzungen. Das größte Risiko besteht hierbei durch Fehlpunktionen durch das Einsetzen der Veress-Nadel und/oder des ersten (Kamera-)Trokares (Vallancien 2002). In 76 % handelt es sich bei den eintretenden Komplikationen um Darmverletzungen und retroperitoneale Gefäßverletzungen, die mit einer Mortalität von 13 % angegeben werden (Chandler et al. 2001, Champault et al. 1996). Das Risiko für derartige Komplikationen scheint bei Gebrauch von wieder verwendbaren Trokaren höher zu sein als bei Einwegprodukten, da letztere unter Anwendung von ca. 50 % weniger Kraft eingebracht werden können (Corson et al. 1989, Netzhat et al. 1991). Einwegtrokare neuerer Generation, die auf einem dilatierenden statt auf einem schneidenden bzw. perforierenden Prinzip beruhen, können darüber hinaus zur Sicherheit beitragen (Melzer et al. 1995).

Vorbeugung: Anheben des Peritoneums vor Punktion mit der Veress-Nadel (z. B. Backhaus-Klemmen), hierdurch Erhöhung des Abstands der Bauchwand von innenliegenden Strukturen, Punktionswinkel 45° (erhöhtes Risiko von Verletzungen bei steilerer, Risiko der präperitonealen Insufflation bei flacherer Punktion).

Einsetzen des ersten Trokars nur nach erfolgreicher Etablierung des Pneumoperitoneums; ggf. erneute Punktion mit Veress-Nadel und Anlage des Pneumoperitoneums vor Einbringen des Trokars, ggf. Minilaparotomie („Hasson-Technik") oder Benutzung endoskopisch-geführter Trokare bzw. Einwegtrokare ohne scharfe Klinge (Hasson 1974, Melzer et al. 1995) insbesondere bei Patienten nach Voroperationen, sehr schlanken Patienten und Kindern.

(Falls möglich) Vermeiden des transperitonealen Zugangs und Wahl eines retro- oder extraperitonealen Zugangs (z. B. nach abdominalen Voroperationen).

Nach Einbringen der Optik sofortige Inspektion der Strukturen auf etwaige Verletzungen (vor allem fehlerhafte, unerkannte Darmpunktion mit der Veress-Nadel), auch bei vermeintlich unkompliziertem Verlauf!

Behandlung: Die Behandlung ist abhängig vom Ausmaß der Komplikation: Bei Verletzung größerer Gefäße kann u. U. ein hoher Blutverlust entstehen, der eine sofortige Laparotomie notwendig macht. Ähnliches gilt für Darm- oder Harnblasenverletzungen, wobei eine intraoperativ erkannte (Fehl-)Punktion auch durch eine laparoskopische intrakorporale Naht der entsprechenden Läsion behandelt werden kann. Cave: Viele Fehlpunktionen bleiben unentdeckt und führen in der Folge zu Ileus und/oder Peritonitis (Stuart Wolf 1993).

Komplikation: Verletzungen viszeraler oder vaskulärer Strukturen: Positionierung der Arbeitstrokare.

Ursache: Direkte Perforation oder Lazeration eines Gefäßes durch die Spitze des eingebrachten Trokars, seltener Hebelwirkung durch Trokarbewegung und Gefäßzerreißung. Am häufigsten betroffen sind die Vasa epigastrica inferiores. Diese sind daher besonders bei abdominalen und pelvinen Eingriffen gefährdet, bei denen ein lateraler Port gesetzt werden muss (McDonald et al. 1978, Vallancien 2002).

Vorbeugung: Einsetzen der Trokare möglichst unter Sicht und diaphanoskopischer Kontrolle.

Behandlung: Abhängig vom Ausmaß der Verletzung: Bei geringer Blutung reicht die alleinige Kompression durch den einliegenden Trokar im Stichkanal. Blutungen, die nicht durch Kompression zu stillen sind, können koaguliert (über selben oder anderen Trokar) oder auch durchgreifend umstochen (Vollwandnähten) werden. Auch das Einbringen eines dünnen Ballonkatheters über den Trokar und anschließender Zug auf dem Katheter können zur Blutstillung beitragen (Madeb 2004). Versorgung von Organverletzungen nach deren Ausmaß.

Komplikation: Verletzungen viszeraler oder vaskulärer Strukturen: Intraoperative Präparation.

Häufigkeit: 0,8 % (Bishoff et al. 1999).

Ursache: Direkte Verletzung (32 %) oder thermischer Schaden (50 %) von Organen, insbesondere des Darmes oder von Gefäßen während der Operation (Bishoff et al. 1999).

Vorbeugung: Äußerste Vorsicht bei Verwendung von monopolarem Strom („Kriechströme")! Verwendung von „kalter Schere", bipolarem Strom oder Ultraschallinstrumenten.

Behandlung: Abhängig vom Ausmaß der Verletzung: Übernähen kleinerer Läsionen. Bei thermischem Schaden Resektion des betroffenen Darmanteils mit ausreichendem Sicherheitsabstand, ggf. Konversion zum offenen Vorgehen (Abdel-Meguid 1996). Gefäßversorgung durch Koagulation, Klippung, Umstechung, ggf. notwendige Konversion.

Postoperative Komplikationen

Komplikation: Sekundärkomplikationen infolge intraoperativer Verletzungen: Ileus, Peritonitis oder Blutung.

Ursache: Intraoperativ unerkannte
- Perforation von Darmanteilen durch fehlerhafte Punktion mit Veress-Nadel mit konsekutiver Peritonitis/Ileus,
- Gefäßverletzung mit Blutung, Hämatombildung, konsekutiver Anämie.

Vorbeugung: Siehe „Intraoperative Komplikationen".

Behandlung: Abhängig vom Ausmaß der Komplikation: ggf. konservatives Vorgehen, laparoskopische Revision oder Laparotomie und offen-chirurgische Versorgung, ggf. Hämatomausräumung, Gefäßrekonstruktion, Darmteilresektion (Mases et al. 2000).

Literatur
Hinweise unter
   www.thieme.de/komplikationenurologie.de

Harnleiterverletzungen infolge laparoskopischer Operationen – zwei vergleichbare Fälle mit unterschiedlichen Ergebnissen

W. Merkle

Harnleiterverletzungen im Rahmen laparoskopischer Operationen im kleinen Becken sind eine bekannte Komplikationsmöglichkeit. Dargestellt sind 2 Fälle, je einmal aus gutachterlicher bzw. klinischer Tätigkeit. Anhand der Verläufe soll gezeigt werden, welche unterschiedlichen Ergebnisse in Abhängigkeit vom postoperativen Procedere möglich sind.

Fall 1: Wegen einer Hypermenorrhoe war bei einer 48-jährigen Patientin die Indikation zur laparoskopischen Hysterektomie gestellt worden. Diese erfolgte laut Aussage des OP-Berichts komplikationslos. Nach einem Monat verliert die Patientin unwillkürlich Urin, als Ursache findet sich eine ureterovaginale Fistel. Im Urogramm ist der rechte Harnleiter gestaut. Intraoperativ findet sich eine nekrotische Höhle, die Harnleiterkontinuität ist unterbrochen, der kraniale Harnleiterstumpf erscheint verschlossen. Er wird teilreseziert, das Ende dann in die Blase implantiert. Der Scheidenstumpf wird verschlossen. Die Kontrolle nach Entfernung der intraoperativ eingelegten DJ-Schiene zeigte weiterhin eine Stauung, eine erneute Schienung unterblieb, die Niere wurde schließlich funktionslos und musste entfernt werden.

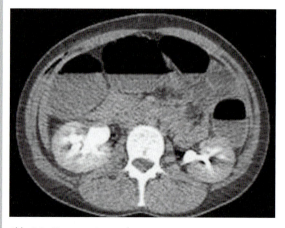

Abb. 9.1 Stauungsniere rechts.

Fall 2: Wegen einer Beckenbodeninsuffizienz mit Rektumprolaps Grad III sowie einer Enterozele, Rektozele und eines Descensus perinei war die OP-Indikation zur laparoskopischen Rektopexie mit Sigmaresektion und Beckenbodenplastik bei einer 39-jährigen Patientin gestellt worden. Laut OP-Bericht war das kleine Becken gut einsehbar, die Operation verlief unauffällig, beide Ureteren konnten identifiziert werden. Am 4. postoperativen Tag traten Schmerzen auf, sonografisch schien ein Hämatom im rechten Unterbauch vorzuliegen, die rechte Niere zeigte sich ektatisch. Computertomografisch fand sich freie Flüssigkeit im Unterbauch, der Harnleiter war nicht darstellbar (Abb. 9.1, Abb. 9.2). Ein Versuch der Ureterschienung verlief frustran, 2 cm kranial des rechten Ostiums fand sich eine Paravasation.
In der darauf durchgeführten Relaparotomie präsentierte sich eine intakte Sigmaanastomose, im rechten Unterbauch lag eine Ansammlung von seröser Flüssigkeit vor, passend zum CT-Befund. Da der blasenseitige Harnleiterstumpf im entzündlichen Regenerat nicht zu finden war, wurde der Ureter an der Gefäßkreuzung dargestellt und nach kaudal verfolgt. Danach wurde die Harnleiterneuimplantation in Psoas-Hitch-Technik durchgeführt.
Diese OP verlief problemlos, nach Entfernung der DJ-Schiene floss die rechte Niere frei ab. Eine bleibende Schädigung der Niere trat nicht ein.

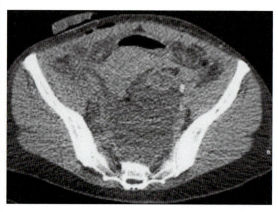

Abb. 9.2 Freie Flüssigkeit im kleinen Becken.

Verläufe: *Gleich:* Beide, jeweils rechte Harnleiter waren in ihrem Verlauf distal der Iliakalgefäßkreuzung durchtrennt und am Stumpfende koaguliert. Beide Harnleiterenden wurden im Gesunden nachreseziert und dann in die Blasenwand implantiert.
Unterschiedlich:
- Im 1. Fall war die Ureterverletzung verzögert bemerkt worden; postoperative Schmerzen wurden analgetisch behandelt, eine Kontrolluntersuchung zur Ursache der Schmerzen war nicht durchgeführt worden.

- Im 2. Fall fiel die Problematik früh postoperativ auf. Sie führte zur sofortigen Konsultation eines Urologen, Durchführung einer CT und zur frühzeitigen Revisionsoperation.

Kommentar: Die erste Quelle, die eine laparoskopisch verursachte Harnleiterläsion beschreibt, stammt laut Medline-Recherche aus dem Jahr 1977 (te Breuil u. Boeminghaus 1977). Diese Verletzung endete letztlich mit der Nephrektomie der zugehörigen Niere. Nachdem 1989 die erste laparoskopische Hysterektomie durchgeführt worden war, wurde auch die Komplikationsdichte dieser Technik untersucht. Berichtet wurde über Einzelfälle (Lee u. Soong 1995, Malik et al. 1997, MacCordick et al. 1999, Lambaudie et al. 2000). In einer Metaanalyse aus dem Jahr 2005 war eines der Ergebnisse, dass Harntraktverletzungen nach laparoskopischer Hysterektomie häufiger waren als nach konventioneller abdominaler Uterusentfernung (Johnson et al. 2005). Die Inzidenz einer Harnleiterverletzung bei Gebärmutterentfernung wurde mit 0,35 % (Carley et al. 2002) angegeben.

Früher wurde die Läsion des Ureters oft erst verspätet diagnostiziert, dann mit der Folge der Nephrektomie. Heute ist eine frühzeitige Diagnose mit Einleitung einer direkten, suffizienten Therapie möglich. Diese reicht von einer unmittelbaren laparoskopischen Reanastomose (Wu et al. 2007) bis hin zum Einsatz eines Darminterponats, wenn der Ureter verletzt ist (Ashley u. Danexhmand 2009). Die Psoas-Hitch-Technik als urologisches Standardverfahren und Variationen dieses Verfahrens bieten sich insbesondere bei distalen Verletzungen des Ureters zur Defektüberbrückung an.

Eine prophylaktische Harnleiterschienung ist in solchen Fällen sinnvoll, die aufgrund von Vorerkrankungen bzw. Voroperationen oder habituellen Verhältnissen ein höheres Risiko einer Ureterläsion tragen. Gerade bei geplanten laparoskopischen Eingriffen ist dies zu überlegen.

Postoperativ sollte bei bestehender Klinik (therapieresistente Schmerzen, neu aufgetretene Flankenschmerzen) die Möglichkeit einer intraoperativen Harnleiterverletzung berücksichtigt werden und unverzüglich eine entsprechende Diagnostik erfolgen.

Besser ist es jedoch, beide Nieren innerhalb der ersten postoperativen Tage routinemäßig zu schallen, um eine aufgetretene Stauung frühzeitig zu erkennen und die weitere Abklärung (z. B. CT) zu veranlassen. Je nach Befund erfolgen dann Harnleiterschienung oder eine operative Revision.

Literatur
Hinweise unter
www.thieme.de/komplikationenurologie.de

9.2 Lymphadenektomie

C. Wülfing

Für die beiden Hauptindikationen der laparoskopischen Lymphadenektomie in der Urologie, der pelvinen Lymphadenektomie (PLA) im Rahmen einer radikalen Prostatektomie und der retroperitonealen Lymphadenektomie (RPLND) bei einer Hodentumorerkrankung, werden die Gesamtkomplikatonsraten mit 15–21 % (Madeb 2004) angegeben. Eher selten kommen Lymphadenektomien bei laparoskopischer Tumornephrektomie, inguinaler Lymphadenektomie bei Peniskarzinom und laparoskopischer radikaler Zystektomie bei Harnblasenkarzinom zum Einsatz.

Im Folgenden wird auf die speziellen Komplikationsmöglichkeiten der laparoskopischen Lymphadenektomien (im Wesentlichen RPLND und PLA) eingegangen.

Intraoperative Komplikationen

Komplikation: Blutungen bei RPLND und PLA.

Häufigkeit: 2,2–20 % bei RPLND (Kenney et al. 2008, Neyer et al. 2007). Konversionsrate auf offene Laparotomie bei laparoskopischer RPLND wegen Blutungskomplikationen: 5,1–11,8 % (Bhayani et al. 2001).

Ursache:
- Intraoperative Verletzung (Lazeration, Abreißen usw.) von lumbalen, renalen, mesenterialen oder gonadalen Gefäßen bzw. weiteren Ästen der Aorta und/oder V. cava (RPLND),
- Verletzung der iliakalen und/oder obturatorischen Gefäße (PLA).

Vorbeugung: Sorgfältige Indikationsprüfung vor Entscheidung für die laparoskopischen Verfahren. Eine große Erfahrung mit der laparoskopischen Technik seitens des Operateurs sollte Voraussetzung für die Indikationsstellung und Operationsdurchführung sein. Insbesondere sollte der Operateur bei einer RPLND das intrakorporale laparoskopische Nähen beherrschen, da dies Voraussetzung für die Beherrschung vaskulärer Komplikationen ist (s. u.; Kenney et al. 2008).

Behandlung: Abhängig vom Ausmaß der Blutung. Bei kleineren Blutungen sind die lokale Koagulation, Applikation von Clips oder hämostyptischen Substanzen (z. B. Fibrinkleber, Gazen usw.) und auch die vorübergehende manuelle Kompression mit simultaner Erhöhung des Pneumoperitoneums zielführend. Bei größeren Blutungen sind u. U. die Verwendung von laparoskopischen Gefäßklemmen und die kontrollierte laparoskopische Gefäßnaht erforderlich. Eine Konversion auf eine offene Laparotomie kann ebenfalls zur kontrollierten Beherrschung der vaskulären Komplikation erforderlich sein. Hierzu wird empfohlen, das Pneumoperitoneum und die lokale laparoskopische Kompression des blutenden Gefäßes längstmöglich aufrecht zu erhalten und parallel die Laparotomie durchzuführen, um dann die Kontrolle über die Gefäßblutung zu übernehmen (Kenney et al. 2008).

Komplikation: Verletzung des N. obturatorius bei PLA.
Im Rahmen der laparoskopischen radikalen Prostatektomie wird häufig eine simultane obturatorische/pelvine Lymphadenektomie durchgeführt. Ebenso wird dieser Eingriff gelegentlich autark als Staging-Lymphadenektomie (z. B. vor Radiatio eines Prostatakarzinoms) durchgeführt. Hierbei ist der N. obturatorius regelhaft im Präparationsgebiet gelegen und muss obligat bei der Präparation dargestellt werden.

Häufigkeit: Wenige Literaturangaben, in publizierten Serien aber sehr selten (0,5%) (Kavoussi et al. 1993).

Ursache:
- Unzureichende Darstellung des N. obturatorius bei Präparation des obturatorischen Lymphknotenpakets,
- unübersichtliche Verhältnisse durch Blutung aus den obturatorischen Gefäßen,
- selten Verlegung des Nervs durch große Lymphknotenmetastasenpakete (Indikation dann fragwürdig!).

Vorbeugung: Obligate Darstellung und Schonung des N. obturatorius bds. bei der Präparation der obturatorischen Lymphknotenpakete.

Behandlung: In der Regel kann der Ausfall des N. obturatorius (z. B. nach akzidenteller Durchtrennung) allein durch physiotherapeutische Maßnahmen kompensiert werden. Eine primäre (laparoskopische) Nervennaht oder auch die mikrochirurgische Nerveninterposition (z. B. N.-suralis-Interponat) sind berichtet worden. Es ist aber unklar, ob dies die Rekonvaleszenz schneller und besser vorantreibt. Hierzu existieren bisher keine kontrollierten Studien in der Literatur.

Komplikation: Organverletzungen im Rahmen einer RPLND oder PLA.
Eine laparoskopische RPLND stellt einen großen, meist transperitoneal durchgeführten Eingriff dar. Die Komplikationsmöglichkeiten betreffen neben den spezifisch benannten vaskulären Komplikationen (s. o.), wie bei allen abdominalen Eingriffen, auch die Verletzung von Organen, z. B. Darm, Milz, Pankreas und Leber. Bei der pelvinen Lymphadenektomie besteht die Organverletzung sehr selten aus Harnblasenperforationen.

Häufigkeit: Selten bzw. Einzelfälle (Permpongkosol et al. 2004, Steiner et al. 2007, Gill et al. 1994).

Ursache:
- Unzureichende Darstellung der anatomischen Strukturen,
- akzidentelle Verletzungen durch Instrumente bei Darstellung bzw. Weghalten der Organe,
- thermische Schäden (v. a. Darmverletzungen, s. Kap. 9.1).

Vorbeugung:
- Auswahl geeigneter Retraktoren zur Schonung der Organe,
- anatomiegerechte Darstellung und Präparation der anatomischen Strukturen,
- Verzicht auf monopolaren Strom bei der Präparation in der Nähe von Darmanteilen.

Behandlung: Blutungskomplikationen können analog des Vorgehens bei vaskulären Verletzungen (s. o.) behandelt werden: Zuerst Versuch der lokalen Blutstillung, ggf. mit lokaler Kompression und/oder Erhöhung des Pneumoperitoneums. Bei größeren Verletzungen Konversion und offen-chirurgische Fortsetzung der Operation (Kenney et al. 2008) (s. a. Kap. 9.1)

Postoperative Komplikationen

Komplikation: Chylusfistel nach RPLND.
Diese aus der offen-chirurgischen retroperitonealen Lymphadenektomie bestens bekannte Komplikation ist auch beim laparoskopischen Vorgehen berichtet worden (Übersicht bei Kenney et al. 2008). Sie ist zurückzuführen auf die Eröffnung der entsprechenden Lymphbahnen bzw. des Ductus thoracicus bei der retroperitonealen Präparation und manifestiert sich typischerweise als milchige Sekretion über einliegende Wunddrainagen oder als Chylusaszitesbildung mit abdominalen Spannungsschmerzen und Umfangszunahme.

Häufigkeit: Die Angaben in der Literatur beziffern diese Komplikation auf 6–21% (Kenney et al. 2008, Janetschek et al. 2000). Es kann jedoch davon ausgegangen werden, dass diese Zahlen ungenau sind, da diese Komplikation in einigen Serien überhaupt nicht berichtet wird. Die Tatsache, dass sie unter konservativer Behandlung meistens in wenigen Tagen sistiert (s. u.), könnte dazu führen, dass sie in entsprechenden Publikationen nicht berücksichtigt wird.

Ursache: Verletzung der entsprechenden retroperitonealen Lymphbahnen bzw. des Ductus thoracicus und persistierende Verbindung zwischen Peritoneum und Retroperitoneum. Einige Autoren vermuten, dass die bei laparoskopischem Vorgehen typischerweise frühe postoperative Nahrungswiederaufnahme ein weiterer Grund für diese Komplikation sein kann (Madeb et al. 2004).

Vorbeugung:
- Vorsichtige retroperitoneale Präparation,
- bevorzugt Clipapplikation bei der Präparation in Regionen mit hoher Lymphgefäßdichte (z. B. Nierenhilus bds) (Kenney u. Türk 2008),
- ggf. Nahrungskarenz für einige Tage postoperativ.

Behandlung: Konservativ, Nahrungskarenz für einige Tage, insbesondere lipidarme Nahrung wird empfohlen (Janetschek et al. 2000). Verabreichung mittelkettiger Fettsäuren, bei Persistenz kann eine Somatostatinapplikation erwogen werden (Leibovitch et al. 2002).

Komplikation: Lymphozele nach PLA und RPLND.
Auch diese Komplikation ist aus den entsprechenden offen-chirurgischen Serien und auch aus der Alltagserfahrung der urologischen Chirurgie bestens bekannt. Der Großteil an Lymphozelen, sowohl nach RPLND wie auch nach PLA, ist asymptomatisch. In der Minderheit der Fälle tritt eine Symptomatik auf, die meistens durch Schmerzen oder Infektion charakterisiert ist.

Häufigkeit: 3,4–13,2 % nach RPLND (Neyer et al. 2007, Bhayani et al. 2003), 1,1–9,1 % nach PLA (Anheuser et al. 2010).

Ursache: Eröffnung von Lymphgefäßen und unzureichender Verschluss derselben. Postoperative Low-Dose-Heparinapplikation in der unteren Körperhälfte kann ein Risikofaktor sein (Kröpfl et al. 1987).

Vorbeugung:
- Vorsichtige anatomiegerechte Präparation,
- Bevorzugung von Clips statt Stromapplikation (Anheuser et al. 2010),
- Low-Dose-Heparininjektionen möglichst in die oberen Extremitäten applizieren.

Behandlung: Bei asymptomatischen Lymphozelen konservatives Vorgehen. Symptomatische Lymphozelen, die z. B. mit Schmerzen einhergehen, sollten heutzutage primär laparoskopisch versorgt, d. h. gefenstert oder marsupialisiert werden (Treiyer et al. 2009). Bei infizierten Lymphozelen kann eine vorherige Punktion mit vorübergehender Ableitung zur effektiven Entzündungsbehandlung beitragen (Anheuser et al. 2010).

Literatur
Hinweise unter
 www.thieme.de/komplikationenurologie.de

9.3 Nephrektomie
F. Greco, P. Fornara

Allgemeine Aspekte

Die onkologischen Langzeitergebnisse der laparoskopischen radikalen Nephrektomie (LRN) sind identisch mit denen der offenen Chirurgie. Die klaren Vorteile des laparoskopischen Eingriffs liegen in einer rascheren Rekonvaleszenz, dem exzellenten kosmetischen Ergebnis sowie dem geringeren intraoperativen Blutverlust (Clayman et al. 1991).

Größere offen-chirurgische Eingriffe im Bereich der Harnwege verursachen aufgrund der Gewebetraumatisierung und der Anästhesieinterventionen systemische Entzündungsreaktionen mit Gewebeschädigungen, welche letztlich zu postoperativer Müdigkeit sowie Affektion verschiedener Organsysteme bis hin zum Organversagen führen können, insbesondere bei Risikopatienten (Greco et al. 2010). Eine Verminderung des perioperativen Stresses ist in der onkologischen Chirurgie von besonderer Bedeutung, da eine exazerbierte Aktivierung bzw. reaktive Suppression des Immunsystems das Tumorwachstum und die Tumorzelldissemination beeinflussen können (Greco et al. 2010, Fornara et al. 2000).

Spezifische Komplikationen der Laparoskopie

Komplikation: Organverletzung durch die Veress-Nadel.

Ursache: Beim transperitonealen Vorgehen wird zum Einbringen der Veress-Nadel und Etablierung des Pneumoperitoneums ein infraumbilikaler Zugang verwendet.

Vorbeugung: Bei Verdacht auf Adhäsionen zwischen Darm und Bauchwand, z. B. infolge Voroperationen, sollte ein Zugang oberhalb oder lateral des Bauchnabels verwand werden. Nach Einbringen der Veress-Nadel in das Abdomen muss die Nadelspitze frei beweglich sein. Der Verdacht einer Verletzung besteht, wenn Darm- oder Mageninhalt beziehungsweise Blut aspiriert werden und der intraabdominale Druck, bei geringem Gasfluss, über 15 mmHg beträgt.

Behandlung: Zeigt sich eine Perforation der großen Gefäße (Abb. 9.3), muss der Operateur entscheiden, ob die Verletzung laparoskopisch versorgt werden kann. Andernfalls ist eine sofortige Laparotomie erforderlich. Eine Darmverletzung ist weitaus schwieriger zu identifizieren, kann jedoch bei Nichterkennen zu schweren postoperativen Komplikationen wie Peritonitis und Ileus führen.

Komplikation: Komplikationen durch das Pneumoperitoneum.

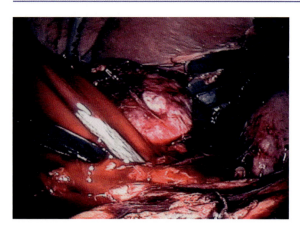

Abb. 9.3 Läsion der V. cava während einer rechtsseitigen laparoskopischen radikalen Nephrektomie.

Ursache: Ein zu hoher intraabdominaler Druck von mehr als 25 cm Wassersäule führt zu einer Reduktion von zentralvenösem Druck und kardialer Auswurffraktion, mit folgend signifikantem Anstieg des intrakraniellen Druckes. Weiterhin konnten klinische Untersuchungen zeigen, dass das CO_2-Pneumoperitoneum zu einer Zunahme der Herzfrequenz, des mittleren arteriellen Druckes und des peripheren Gefäßwiderstands führt. Der venöse Rückfluss zum Herzen ist vermindert. Die Folge ist eine Abnahme des Herzminutenvolumens, was je nach Eingriffsdauer sowie Lagerung und Flüssigkeitsstatus des Patienten unterschiedlich ausgeprägt sein kann. Dieser erhöhte „Stress" hat einen gesteigerten O_2-Bedarf des Herzens zur Folge. Des Weiteren wird das Zwerchfell durch den Druck des Pneumoperitoneums kopfwärts verlagert. Dies führt zur Erhöhung des intrathorakalen Druckes und als Folge zu einer Abnahme des Lungenvolumens. Die Minderbelüftung der unteren Lungenabschnitte wird begünstigt. Durch die eingeschränkte Lungendehnbarkeit wird der Gasaustausch verändert. Zusätzlich gelangt CO_2 ins Blut, was die Azidose verstärkt. Dies hat wiederum ungünstige Auswirkungen auf Herz und Kreislauf. Als Folge kann eine Sauerstoffunterversorgung des Körpers oder einzelner Organe resultieren.

Vorbeugung: Patienten mit eingeschränkter Herzfunktion sind daher durch ein Pneumoperitoneum besonders gefährdet. Herzrhythmusstörungen, Herzinfarkt sowie die Minderdurchblutung anderer Organe sind mögliche Komplikationen.

▶ Schwerwiegende Herz-Kreislauf- und/oder Lungenerkrankungen stellen daher absolute Kontraindikationen der Laparoskopie dar.

Behandlung: Vergleich der unterschiedlichen Herangehensweisen:
- *Transperitoneale und retroperitoneale laparoskopische radikale Nephrektomie*: Vorteil der retroperitonealen Technik ist die schnelle Kontrolle des Nierenhilus. Jedoch zeigt sich dieses Verfahren infolge des eingeschränkten Arbeitsfelds sowie der Orientierungsschwierigkeiten aufgrund des Fehlens von charakteristischen Kennzeichen im Allgemeinen eher nachteilig. Die transperitoneale Technik bietet ein größeres Arbeitsfeld sowie eine bessere Orientierung. Der Zugang zum Nierenhilus erfordert jedoch die Mobilisation und Retraktion des Darmes. Trotz der technischen Variationen gibt es hinsichtlich der Komplikationen keine Unterschiede zwischen den beiden Verfahren (Nambirajan et al. 2004, Desai et al. 2005). Die Mehrzahl der Komplikationen bezieht sich bei der transperitonealen Technik auf intraabdominale Organe, bei der retroperitonealen Technik auf Gefäßverletzungen.
- *Rein laparoskopische radikale Nephrektomie und handassistierte laparoskopische radikale Nephrektomie sowie offene radikale Nephrektomie*: Die handassistierte LRN (HALRN) unterscheidet sich bezüglich der Komplikationen nicht wesentlich von der LRN. So werden im Rahmen der HALRN lediglich Wundinfektionen und Port-Site-Hernien etwas häufiger beobachtet als bei der LRN.

Zusammenfassend findet die LRN in unterschiedlichen Verfahrensweisen eine sichere Anwendung, ohne dass dabei einer der Techniken der Vorzug eingeräumt werden kann. Die Gesamtzahl der Komplikationen ist gering, sodass die Entscheidung über die Vorgehensweise insbesondere von den Erfahrungen und Präferenzen des Operateurs abhängt. Insgesamt unterscheidet sich die Zahl der auftretenden Komplikationen nicht wesentlich von der Zahl der Komplikationen bei offen-chirurgischen Eingriffen.

Allgemeine Komplikationen und deren Vermeidung

Komplikation: Organverletzung durch Trokare.

Häufigkeit: Über Verletzungen von Aorta und V. cava sowie von Magen, Darm und Harnblase wurde berichtet.

Ursache: Adhäsionen zwischen intraabdominalen Organen und Bauchwand erhöhen die Gefahr von Verletzungen durch Platzierung des ersten Trokars (Optiktrokar).

Vorbeugung: Zu Beginn der Lernkurve sollte die Harnblase des Patienten daher durch einen Blasenkatheter drainiert werden. Weiterhin sollten die Trokare immer unter Sicht platziert werden. Auch sollten am Ende des Eingriffs alle Trokare unter Sicht entfernt werden. Die Wunden können so übersichtlich unter laparoskopischer Sicht mittels einer Fasziennaht verschlossen werden. Wird der Faszienverschluss der Trokarzugänge unterlassen, können insbesondere bei den 10-mm-Trokareinstichstellen Hernien entstehen.

Komplikation: Blutungen.

Ursache: Blutungen aus Gefäßen der Abdominalwand, verursacht durch das Einbringen von Veress-Nadel oder Optiktrokar. Kleinere venöse Blutungen werden infolge des erhöhten intraabdominalen Druckes von >12 mmHg meist erst nach Verminderung des Pneumoperitoneums bemerkt.

Vorbeugung: Es ist daher ratsam, den intraabdominalen Druck am Ende des Eingriffs auf eine Höhe von 5–7 mmHg einzustellen und den intraperitonealen Raum nach möglichen Blutungsquellen abzusuchen. Erst danach sollten die Trokare unter Sicht entfernt werden.

Behandlung: Blutung nach Platzierung eines weiteren Trokars mittels Endokoagulation (Mono- oder Bipolare) stillen. Ist ein größeres epigastrisches Gefäß verletzt, sollte dies mit einer Fasszange fixiert und entweder koaguliert oder mittels Clips versorgt werden. Nicht selten können größere Blutungen nur durch eine umgehende Laparotomie kontrolliert werden.

Intraoperative Komplikationen

Komplikation: Verletzung benachbarter Organe: Darm.

Häufigkeit: Entsprechend aktueller Untersuchungen stellen die Verletzung benachbarter Organe die häufigste perioperative Komplikation im Rahmen der LRN dar (Häufigkeit 4%). Die Häufigkeit einer Gefäßverletzung beträgt 2% (Permpongsol et al. 2007, Pareek et al. 2006).

Ursache: Eine Verletzung des Darmes während einer LRN gehört zu den gefürchtetsten Komplikationen, insbesondere, wenn die Verletzung nicht sofort erkannt wird. Darmverletzungen sind zu 50% thermisch und zu 32% traumatisch (operativer Zugang) bedingt.

Vorbeugung: Im Allgemeinen ist es daher üblich, die monopolare Energie bei chirurgischen Eingriffen in Darmnähe zu minimieren. Stattdessen sollten „kalte Scheren" oder Energiequellen mit einer geringeren Energiedispersion, z. B. bipolarer oder Ultraschallenergie, verwendet werden.

Behandlung: Die Art der Behandlung einer Darmverletzung ist abhängig von der Verletzungsursache. Kleinere, thermisch bedingte Verletzungen erfordern eine konservative Behandlung mit entsprechender Nachbeobachtung beziehungsweise einer oberflächlichen Naht. Bei größeren, thermisch bedingten Verletzungen muss vor der Darmanastomose eine Darmresektion mit einer beidseitigen Sicherheitszone von 6 cm durchgeführt werden. Verletzungen, die nicht thermisch bedingt sind, werden üblicherweise direkt durch Naht verschlossen (Bishoff et al. 1999). Leider wird die Mehrzahl der Darmverletzungen intraoperativ nicht erkannt und manifestiert sich erst in der postoperativen Phase, zumeist in Form einer Peritonitis nach einem bis dato unauffälligen Heilungsverlauf.

Komplikation: Verletzung benachbarter Organe: Milz

Häufigkeit: Circa 1,4% der LRN.

Ursache: In der Mehrzahl entstehen die Verletzungen im Rahmen der Dissektion und Mobilisation der linken Kolonflexur bzw. des oberen Nierenpols.

Vorbeugung: Zur Minimierung des Risikos eines Milzeinrisses sollte an dieser daher nur vorsichtig manipuliert und die Traktion minimiert werden. Um das mediale Umschlagen der Milz während der Mobilisation zu erleichtern, wird präoperativ die Entleerung des Magens mittels einer Magensonde empfohlen.

Behandlung: Die meisten Lazerationen der Milzkapsel können konservativ mittels Argonlaser oder bipolarer Koagulation beziehungsweise Fibrinkleber oder Hämostyptika behoben werden. Bei tieferen und großflächigen Läsionen ist dagegen eine laparoskopische oder offen-chirurgische Splenektomie erforderlich.

Komplikation: Verletzung benachbarter Organe: Pankreas.

Häufigkeit: Pankreasverletzungen im Rahmen laparoskopischer Eingriffe am Harnwegssystem sind äußerst selten, können jedoch im Falle ihres Auftretens zu katastrophalen Komplikationen führen.

Vorbeugung: Wesentlich für die Vermeidung von Pankreasverletzungen ist die vollständige En-bloc-Mobilisation von Pankreas und Milz. Nach komplizierter Dissektion Einlage einer peritonealen Drainage und Überwachung von Amylase- und Lipasewerten.

Behandlung: Bei Verletzungen des Pankreasschwanzes ist die Vorgehensweise von der Schwere der Verletzung abhängig. Ist die Verletzung oberflächlich und der Ductus pancreaticus intakt, kann dies konservativ mittels einer peritonealen Drainage behandelt werden. Bei tieferen Verletzungen über den Median des Pankreasschwanzes, die den Verdacht einer Verletzung des Ductus pancreaticus nahe legen, muss eine distale Pankreatektomie durchgeführt werden (Abdel-Meguid u. Gommella 1996).

Komplikation: Verletzung benachbarter Organe: Diaphragma.

Häufigkeit: Verletzungen des Diaphragmas während einer LRN werden bei 0,6% aller Eingriffe beobachtet. Dabei sind die Verletzungen meist intraoperativ erkennbar, da sich das Diaphragma in das Operationsfeld hinein bläht.

Ursache: Das Diaphragma wird meist versehentlich, insbesondere bei großen Tumoren, im Rahmen der Dissektion des oberen Nierenpols verletzt.

Vorbeugung: Daher sollte der Einsatz von J-Haken bei Dissektionen dicht am Diaphragma minimiert werden, denn ihr Einsatz steht in engem Zusammenhang mit einer erhöhten Wahrscheinlichkeit von Verletzungen des Diaphragmas.

Behandlung: Wird die Läsion intraoperativ erkannt, ist ein direkter Verschluss durch Einzelknopfnähte vorzunehmen. Hierbei sollte auf die mögliche Verletzung der Lunge geachtet werden. Wird die Verletzung nicht erkannt und entwickelt sich anschließend ein klinisch signifikanter Pneumothorax, muss für 1–2 Tage ein Thoraxsaugdrainage platziert werden.

Komplikation: Gefäßkomplikationen.

Ursache: Einer der kritischsten Schritte im Rahmen der LRN ist die Kontrolle des Nierenhilus. Nierenvene und -arterie werden nach ihrer Präparation mittels Ligaturclips oder endovaskulärem Klammernahtgerät disseziert. Im Allgemeinen sind Arterie und Vene getrennt zu unterbinden und zu durchtrennen. Jedoch liegen Berichte über komplikationslose En-bloc-Klammerungen des Nierenhilus ohne arteriovenöse Fistelbildung bei einer mittleren Nachbeobachtungszeit von 34 Monaten vor (Kouba et al. 2007). Etwa 63 % aller vaskulären Komplikationen ereignen sich im Zusammenhang mit der Verwendung endovaskulärer Klammernahtgeräte. Weitere 33 % ereignen sich bei der Verwendung von Titanclips und etwa 5 % bei Verwendung von Ligaturclips. Wesentliche Ursachen sind Fehlformungen der Klammernahtlinie und Clipverschiebungen.

Vorbeugung: Generell ist bei Verwendung von Ligaturclips patientenseitig eine Sicherung von Arterie und Vene mit mindestens 2 Clips zu empfehlen. Darüber hinaus sollten zuvor sowohl die Arterie als auch die Vene penibel präpariert werden, sodass das exakte Setzen der Clips nicht durch Lymphgefäße beziehungsweise das perihiläre Fettgewebe beeinträchtigt wird. Für die Verwendung von endovaskulären Klammernahtgeräten gilt die letztgenannte Empfehlung nicht grundsätzlich. Werden Arterie und Vene mittels eines endovaskulären Klammernahtgerätes durchtrennt, ist insbesondere darauf zu achten, dass Metallclips, die nahe dem Nierenhilus gesetzt worden sind, nicht in die Klammernahtlinie einbezogen werden. Darüber hinaus sind die Patronen der endovaskulären Klammernahtgeräte vor ihrem Einsatz sorgfältig zu prüfen.

Postoperative Komplikationen

Komplikation: Portmetastasen.

Häufigkeit: Port-Site-Metastasen sind im Rahmen der LRN nur selten.

Ursache: Da das Pneumoperitoneum als ätiologischer Faktor für die Entwicklung von Port-Site-Metastasen nicht belegt ist, liegt ihr Ursprung am ehesten in der operativen Technik. Intraoperative Tumorzellstreuung infolge traumatischer Manipulation am Tumor ist wahrscheinlich der größte beeinflussende Faktor. Des Weiteren verursacht der im Rahmen der Laparoskopie gleich bleibende intraoperative Gasverlust intraabdominale Druckschwankungen, welche zu einer Tumorzellstreuung in immunoinkompetente Bereiche, wie den Bereich zwischen Faszie und Muskel, führen. Infolge der durch die Trokarbewegungen hervorgerufenen Gewebeverletzungen werden so ideale Bedingungen für die Bildung lokaler Metastasen geschaffen.

Vorbeugung: Bedingungen, welche die Bildung von Port-Site-Metastasen begünstigen, vermeiden beziehungsweise mindern (Micali et al. 2004): Hierzu gehören laparoskopische Eingriffe bei Aszites sowie der Gasaustritt entlang des Trokars oder der Umgebung des Trokars. Das Operationsteam sollte technisch ausreichend befähigt sein (angemessene laparoskopische Ausrüstung und Verfahren, minimales Handling und Vermeidung der Verletzung der Tumorgrenzbereiche). Die Trokare sollten zur Verhinderung des Hinein- oder Herausrutschens ausreichend fixiert sein. Zur Gewebeentnahme sollten spezielle, reißfeste Bergebeutel verwendet werden. Die Platzierung der Drainage sollte vor Desufflation erfolgen, Morcellation vermeiden. Die größeren Trokarwunden sollten ausreichend verschlossen werden (Pareek et al. 2006).

Komplikation: Chylusaszites.

Häufigkeit: Eine seltene, jedoch potenziell schwerwiegende, verzögerte Komplikation nach einer linksseitigen LRN.

Vorbeugung: Das Abklemmen der mittig über der linken Nierenvene verlaufenden großen Lymphgefäße kann diese Komplikation verhindern.

Behandlung: Die Behandlung der Chylusaszites erfolgt in erster Linie konservativ durch eine fettreduzierte Diät, mit Aufnahme nur mittelkettiger Fettsäuren, einer perkutane Drainage sowie der Gabe von Diuretika.

Komplikation: Niereninsuffizienz.

Ursache: Bei Patienten mit hypernephroiden Tumoren (RCC) bestehen häufig Komorbiditäten wie arterielle Hypertonie, Diabetes mellitus oder chronischer Nikotinabusus. Daher weisen diese Patienten oft ein erhöhtes perioperatives Risiko (schlechtere ASA-Klassifikation) sowie ein erhöhtes Risiko für das Auftreten einer postoperativen Niereninsuffizienz auf.

Vorbeugung: Präoperativ wird die Berechnung der geschätzten glomerulären Filtrationsrate (eGFR) empfohlen (McKiernan et al. 2002), um die Patienten mit einem erhöhten CRF-Risiko zu bestimmen und die Auswahl über die Art des chirurgischen Eingriffs zu erleichtern.

Literatur
Hinweise unter
  www.thieme.de/komplikationenurlogie.de

9.4 Nierenteilresektion

F. Greco, P. Fornara

Allgemeine Aspekte

Mit den Fortschritten der laparoskopischen Chirurgie, der Verfeinerung des intrakorporalen Nahtmaterials sowie der Verfügbarkeit von hämostatischen Materialien hat die Laparoskopie der nierenerhaltenden Chirurgie (NSS) in jüngster Zeit enorm an Popularität gewonnen.

Vergleiche zwischen der radikalen Nephrektomie und nierenerhaltenden Eingriffen konnten zeigen, dass für ausgewählte Situationen ähnliche onkologische Ergebnisse erzielt werden. Der Verschiebung zugunsten laparoskopischer nierenerhaltender Eingriffe folgten Studien, welche zeigen konnten, dass bei ausgewählten Tumoren ≤ 4 cm (Gill et al. 2003, Haber u. Gill 2006) laparoskopische Eingriffe, wie auch offen-chirurgische partielle Nephrektomien, ähnliche onkologische Zwischenergebnisse erzielen.

Die laparoskopische partielle Nephrektomie (LPN) ist jedoch ein technisch sehr anspruchsvolles Verfahren. Selbst bei laparoskopisch erfahrenen Operateuren ist die Komplikationsrate des Verfahrens (Ramani et al. 2005) potenziell hoch. Speziell Blutungen mit Notwendigkeit zur Transfusion, Urinlecks sowie tumorpositive Schnittränder sind mögliche schwerere Komplikationen. Besonders die Notwendigkeit des Abklemmens des Nierenhilus hat die Frage der Nierenschädigung, bedingt durch die warme Ischämie, aufgeworfen. Die genaue Kenntnis der Komplikationen ist daher die Voraussetzung zu ihrer Vermeidung.

Nur das Tumorwachstumsmuster (kortikal/kortikomedullär) weist einen Zusammenhang mit der Häufigkeit des Auftretens von Komplikationen auf, wobei die Häufigkeit von Komplikationen bei kortikomedullären Läsionen deutlich höher ist. Hingegen besteht kein Zusammenhang mit dem Alter oder BMI des Patienten, der ASA-Klassifikation (American Society of Anesthesiologists), der Einstufung nach dem Charlson-Komorbiditäts-Index, der präoperativen Serumkreatininkonzentration, der Tumorgröße und der Operationszeit. Eine verlängerte warme Ischämiezeit, ein erhöhter intraoperativer Blutverlust sowie eine Solitärniere haben sich als unabhängige Risikofaktoren für die Entwicklung von postoperativen Komplikationen nach einer LPN erwiesen. Darüber hinaus traten bei Patienten mit Tumorgrößen > 4 cm mehr als doppelt so häufig Komplikationen auf als bei Patienten mit Tumorgrößen < 4 cm.

Allgemeine Komplikationen und deren Vermeidung

Komplikation: Blutung und Urinleckage.

Häufigkeit: Die im Allgemeinen in der Literatur angegebene Komplikationsrate im Rahmen der LPN beträgt 19 %, davon sind 71 % leichterer Ausprägung sind. Hämorrhagische Komplikationen ereignen sich bei 4,5 %, Urinlecks bei 2 % aller Patienten

Ursache: Dabei steht die Tiefe der tumorösen Läsion in unmittelbarem Zusammenhang mit einem erhöhten Verletzungsrisiko für das Nierenbeckenkelchsystem. Eine Urinleckage ist Folge einer Eröffnung des Nierenbeckenkelchsystems während der Exzision des Tumors. Sie tritt daher bei der Resektion von größeren und zentraler gelegenen Tumoren häufiger auf.

Vorbeugung: Zur Vermeidung von Blutungen und Urinlecks verwendet die Mehrzahl der Operateure hämostatische Materialien und Agenzien. Hierzu zählen Gelatine-Thrombin-Matrix-Dichtmassen (FloSeal, Baxter Healthcare, Deerfield, IL, USA), Fibrinkleber (Tisseel, Baxter Healthcare, Deerfield, IL, USA), Kleber auf der Basis von Rinderalbumin (BioGlue, CryoLife, Kennesaw, GA, USA), Cyanacrylat-Kleber (Glubran, General Enterprise Marketing, Viareggio, Lucca, Italy), oxidierte regenerierte Zellulose (Surgicel, Ethicon, Somerville, NJ, USA), TachoSil (Nycomed UK Ltd, UK) oder eine Kombination dieser Substanzen.

Weiterhin ist bei Eingriffen mit Eröffnung des Nierenbeckenkelchsystems darauf zu achten, dass die Naht der Renorrhaphie das interstitielle Gewebe nicht zu tief fasst, um so Verletzungen darunter befindlicher Nierengefäße zu vermeiden, da dies zur Bildung von arteriovenöse Fisteln und Pseudoaneurysmen führen kann.

Bei zentralen Tumorläsionen ist die präoperative Platzierung eines Ureterstents zu empfehlen.

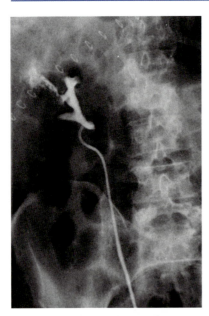

Abb. 9.4 Urinleckage nach LPN und Platzierung eines Ureterstents.

Behandlung: Bei Auftreten einer postoperativen Hämorrhagie hängt das weitere Vorgehen von der Schwere der Blutung ab. Entsprechend des klinischen Erscheinungsbilds kann eine unmittelbar postoperative Blutung mittels Transfusion und kontrolliertem Zuwarten oder mittels Angioembolisation behandelt werden. Bei kreislaufwirksamen Blutungen sollte zwecks Blutungsstillung ein erneuter laparoskopischer oder offen-chirurgischer Eingriff erfolgen.

Wird die Eröffnung des Nierenbeckenkelchsystems noch während des Eingriffs bemerkt, sollte zur Drainage ein Ureterstent eingesetzt (Abb. 9.4) werden, welcher 4–7 Tage nach der Operation nach röntgenologischer Kontrolle (retrograde Ureteropyelografie) entfernt werden kann. In einigen Fällen genügt der Ureterstent nicht zur Behebung der Urinleckage. Dann muss perkutan eine Nephrostomie platziert werden. In seltenen Fällen beziehungsweise Versagen aller genannten Maßnahmen verbleibt als Ultima Ratio nur die Nephrektomie.

Komplikation: Tumorpositive Schnittränder.

Häufigkeit: Ein tumorpositiver Schnittrand ist definiert als Tumorextension in die gefärbte Oberfläche der entnommenen Probe, im Sinne einer nicht vollständigen Exzision des Tumors.

Vorbeugung: Die Lage des Tumors erlaubt im Gegensatz zur Tumorgröße keine Vorhersagen zur Häufigkeit des Auftretens von tumorpositiven Schnitträndern. Das Risiko ihres Auftretens im Rahmen partieller Nephrektomien kann durch eine präzise Visualisierung des Tumors und der Tumorränder minimiert werden. Dies kann bei zentraler gelegenen Tumoren mittels intraoperativer Sonografie oder Verwendung kalter Scheren und Ausklemmen des Hilus erreicht werden. Eine Schnellschnittuntersuchung ist ebenfalls hilfreich.

Behandlung: Bezüglich des Vorgehens bei Auftreten von tumorpositiven Schnitträndern besteht kein allgemeiner Konsens: Wird im Rahmen der postoperativen histopathologischen Untersuchung ein tumorpositiver Schnittrand festgestellt, ist eine erneute Operation zu empfehlen, entweder als offen-chirurgische Nachexzision oder offen-chirurgische beziehungsweise laparoskopische radikale Nephrektomie. Neuere Untersuchungen haben jedoch zeigen können, dass auch eine sorgfältige Nachsorge eine geeignete Option sein kann, wenn zum Zeitpunkt der partiellen Nephrektomie von einer R0-Resektion ausgegangen wird, die mikroskopische Kontrolle jedoch einen minimal positiven Resektionsrand ergibt (Ramani et al. 2005, Bensalah et al. 2010). Letztlich jedoch sind längere Nachsorgezeiten erforderlich, bevor diese Option allgemein befürwortet werden kann.

Komplikation: Ischämiezeit.

Ursache: Die Ausklemmung von Nierenarterie und -vene während einer LPN ist wesentlicher Bestandteil der Operation. Der Blutverlust wird minimiert und eine „trockene" Zone erzeugt, welche eine präzise Tumorexzision ermöglicht. Das Nierenbeckenkelchsystem wird sichtbar und kann im Fall einer Eröffnung in seiner Integrität wieder hergestellt werden. Die Dauer der warmen Ischämiezeit (WIT) ist dabei von primärer Bedeutung. Sie sollte 30 Minuten nicht überschreiten (sichere obere Zeitgrenze), da der renale Funktionsverlust allein durch die Dauer der WIT beeinflusst wird, verdeutlicht anhand nuklearmedizinischer Untersuchungen. Erfolgt derweil die „Early-unclamping-Technik", wird nur die anfängliche Parenchymnaht während der Ischämie ausgeführt, die verbleibenden unterlegten Nähte der Renorrhaphie erfolgen an der revaskularisierten Niere. Die Early-unclamping-Technik reduziert die Ischämiezeit um mehr als 50 %.

Während der Laparoskopie verursacht die Erhöhung des intraabdominalen Druckes generell eine Oligurie. Diese Situation kann zu einer ischämischen Präkonditionierung mit resultierender Reduzierung des Gewebetraumas führen. Theoretisch besteht hierin die Möglichkeit einer Verlängerung der warmen Ischämiezeit während einer LPN im Vergleich zur offenen Chirurgie. Dieses Thema wird kontrovers diskutiert.

▶ Der maximale renale Funktionsverlust bei warmer Ischämie ereignet sich zwischen der 32. und 42. Minute, hier werden die meisten Nephronen geschädigt!

Darüber hinaus werden während dieses Zeitraums Zytokine freigesetzt mit nachfolgender Schädigung der Medulla durch entzündliche Infiltration.

Es muss jedoch betont werden, dass selbst ein nachgewiesener Nierenfunktionsverlust zeitlich und umfänglich begrenzt ist. Dies ist belegt durch eine fortschreitende Wiederherstellung der Nierenfunktion und gestattet die Annahme, dass die Läsionen einiger Nephronen reversibel sind, wohingegen eine dauerhafte Nierenschädigung erst bei warmen Ischämiezeiten von mehr als 45 Minuten auftritt.

Vorbeugung: Zur Herbeiführung der Ischämie können auch diVerent-Techniken genutzt werden, z. B. die Endo-Bulldog-Klemme, die Satinsky-Klemme oder das Rumel-Tourniquet (Nabelband 5 mm, Silikonband 10F). Die Verwendung der Bulldog-Klemme erfordert dabei einiges an laparoskopischer Erfahrung, da sie während des Eingriffs seitlich wegrutschen kann. Gleichzeitig bergen Satinsky-Klemme und Rumel-Tourniquet das zusätzliche Risiko einer unvollständigen Okklusion der Gefäße, hauptsächlich dann, wenn ein kleines Gefäß im distalen Ende der Klemme liegt und nicht adäquat verschlossen wird. Dies kann zu unvorhersehbaren Blutungen im Resektionsbereich und zu venösen Kongestionen führen. Die renale Ischämie im Zusammenhang mit einer LPN kann zu einer Beeinträchtigung der Nierenfunktion führen. So sollte die warme Ischämiezeit 30 Minuten nicht überschreiten.

Komplikation: Verschluss der Exzisionsstelle im renalen Parenchym.

Ursache: Der Verschluss des Parenchyms erfolgt mittels einer zweiten fortlaufenden Naht, welche durch die gesamte Dicke des Nierenparenchyms geführt wird. Die Naht wird mit Hem-o-lock-Clips am Nahtanfang, nach jedem weiteren Stich und am Nahtende gesichert. Nach dem ersten Stich wird ein Verrutschen des Clips durch einen Knoten verhindert.

Vorbeugung: Der letzte Stich wird mit einem Lapra-Ty-Clip und zusätzlich mit einem Hem-o-lock-Clip gesichert. Diese Nähte sind grundsätzlich in rechten Winkel zum Parenchym auszuführen, andernfalls kann es zu kaum reparablen Rissen im Gewebe kommen.

Behandlung: In Abhängigkeit vom Ausmaß der resultierenden Blutung kann der Versuch einer laparoskopischen Blutstillung erfolgen, alternativ ist ein offen operatives Vorgehen abzuwägen. Bei Persistenz der Blutung ggf. Nephrektomie.

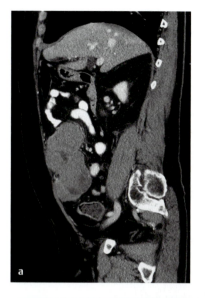
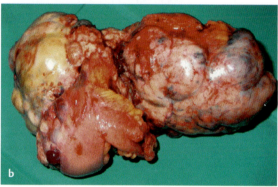

Abb. 9.5 a u. b Port-Site-Metastasen nach LPN.
a MRT-Befund.
b Resektat.

Komplikation: Port-Site-Metastasen (Abb. 9.5).
Siehe Kap. 9.3.

Komplikation: Pseudoaneurysma der Renalarterie.

Häufigkeit: Das Renalarterienpseudoaneurysma (RAP) ist eine seltene, jedoch typische Komplikation nach einer OPN/LPN. Die Häufigkeit dieser Komplikation liegt bei 1–2 % und tritt meist etwa 2 Wochen nach dem Eingriff auf.

Ursache: Ein iatrogenes Pseudoaneurysma beziehungsweise arteriovenöse Fisteln können entstehen, wenn bei der Renorraphie eine Verbindung von Arterien und Venen zustande kommt. Bei den Patienten treten dann im Zeitraum von 1 Tag bis zu 3 Wochen nach dem Eingriff Makrohämaturien sowie Flankenschmerzen auf. Die Diagnose erfolgt entweder über eine kontrastmittelgestütztes Angio-CT oder durch eine digitale Subtraktionsangiografie.

Beides sind eindeutige diagnostische Darstellungsverfahren für ein RAP, welches sich als Ansammlungen von arteriellem Blut in umschlossenen Räumen mit oder ohne perirenalem Hämatom darstellt.

Vorbeugung: Siehe Komplikation „Blutung und Urinleckage".

Behandlung: Dieser Befund macht eine interventionelle radiologische Behandlung mit Embolisation dringend erforderlich. Die selektive angiografische Embolisation ist eine sichere und wirksame Behandlungsmethode. Nur in äußerst seltenen Fällen ist aufgrund anhaltender Blutungen eine Nephrektomie erforderlich.

> Bei Vergleichen mit der offenen partiellen Nephrektomie weist die LPN eine höhere Komplikationsrate auf (Patard et al. 2007). Bei der LPN sind jedoch Blutverlust und Dauer des Krankenhausaufenthalts geringer (Gill et al. 2007). Transperitoneale und retroperitoneale Verfahren wurden ebenfalls untersucht. Die Präferenz der transperitonealen Methode bei allen Tumoren in anteriorer und lateraler Lage sowie bei Tumoren des oberen Nierenpols ist allgemein akzeptiert, während der retroperitoneale Zugang posterioren und speziell posteromedialen Läsionen vorbehalten bleibt. Der begrenzte retroperitoneale Raum macht den Eingriff allerdings technisch komplizierter.
> Zusammenfassend lässt sich sagen, dass die LPN ein technisch anspruchsvolles Verfahren ist, das eine Option ausschließlich für erfahrene Chirurgen in gut ausgestatteten laparoskopischen Zentren bleiben sollte. Obwohl die onkologischen Zwischenergebnisse mit denen offener chirurgischer Eingriffe vergleichbar sind, setzt das Verfahren besondere Schwerpunkte hinsichtlich der exstirpativen und rekonstruktiven Anforderungen sowie des Risikos wesentlicher Komplikationen wie Blutungen mit Notwendigkeit zur Transfusionen und Urinlecks.

Literatur
Hinweise unter
  www.thieme.de/komplikationenurologie.de

9.5 Nierenbeckenplastik

N. Kreutzer, S. Abulsorour, M. C. Truß

Allgemeine Aspekte

Die Nierenbeckenplastik mit minimalinvasivem Zugang ist heute ein etabliertes Verfahren zur Therapie der Nierenbeckenabgangsstenose. Es bestehen 2 mögliche Zugangswege:
- der retroperitoneoskopische Zugang,
- der (von den meisten Operateuren angewandte) laparoskopische Zugang.

In erfahrenen Händen ist die Operation ein komplikationsarmes Verfahren. Der Vorteil für die Patienten liegt in einer deutlich schnelleren Rekonvaleszenz, v. a. durch geringere Schmerzen und wesentlich kleinere Narben.

Allerdings ist die Indikationsstellung manchmal schwierig, da grenzwertige Befunde bzw. subjektive Faktoren (Schmerzen, Druckgefühl) eine Rolle spielen. Außerdem können Fehler in der Operationsplanung und bei der Durchführung des Eingriffs zu schwerwiegenden Komplikationen führen.

Allgemeine Komplikationen und deren Vermeidung

Präoperative Komplikationen

Komplikation: Diagnostische Fehler: allgemeine Aspekte.

Ursache: Die detaillierte Diagnostik einer Nierenbeckenabgangsstenose entscheidet über das angeratene therapeutische Vorgehen (Operation vs. kontrolliertes Zuwarten). Ausgeschlossen oder nachgewiesen werden müssen Begleitanomalien (z. B. vesikoureteraler Reflux, Verschmelzungsanomalien), gleichzeitige Nephrolithiasis, funktionslose Hydronephrosen und Begleiterkrankungen bzw. Voroperationen.

> ▶ Bedeutsam ist die richtige Reihenfolge der diagnostischen Maßnahmen.

Vorbeugung: Begleiterkrankungen, urologische Vorerkrankungen (rez. HWI, Harnsteine, Karzinome) und Vorbehandlungen und Operationen aller Art sowie die Dauer und Typus einer eventuellen Symptomatik müssen genauso anamnestisch erhoben werden wie auch die aktuelle Medikation, um später eine eventuell notwendige Operation angemessen zu planen.

Komplikation: Diagnostische Fehler: Bildgebung.

Ursache: Die Bildgebungsmöglichkeiten sollten passend zur Fragestellung ausgeschöpft werden: Sonografie, Abdomenübersichtsaufnahme, ggf. i. v. Urogramm und Nierenfunkionsszintigrafie sind als Standarddiagnostik anzusehen. Fakultative Untersuchungen sind retrograde Pyelografie, Kernspintomografie und Computertomografie. Die Indikation zu diesen Untersuchungen muss individuell gestellt werden.

Vorbeugung: Sonografisch kann das Ausmaß der Stauung (mit Differenzierung zwischen reiner Nierenbeckenektasie und einer gleichzeitigen Kelchektasie) beurteilt werden. Die Parenchymdicke gibt einen ersten Anhalt für eine eventuelle Parenchymschädigung. Auch Nierensteine und infundibuläre Steine (v. a. nichtschattengebende) können per Ultraschall diagnostiziert werden.

Das i.v. Urogramm lässt eine näherungsweise Beurteilung der Nierenfunktion zu. Der Ausschluss bzw. Nachweis von Steinen im Hohlsystem ist entscheidend für die Planung der weiteren Therapie (vor, während oder nach der Nierenbeckenplastik).

Die Nierenfunktionsszintigrafie dient zur Messung der Abflussverhältnisse und der seitengetrennten Nierenfunktion. Diese Untersuchung sollte möglichst ohne einliegenden DJ-Katheter oder Nephrostomie erfolgen, um das Funktionsergebnis nicht zu verfälschen und um v.a. den Abfluss korrekt beurteilen zu können. Zur korrekten Messung des Nierenfunktionsanteils sollte bei liegendem DJ ein Blasenkatheter eingelegt werden. Eine Computertomografie oder Kernspintomografie kann spezielle Fragestellungen klären (Hufeisenniere, komplexe Nierensteine, extrinsischer/intrinsischer Tumor).

Komplikation: Indikatorische Fehler(möglichkeiten).

Vorbeugung: Eine eindeutige Indikation ergibt sich beim jugendlichen und erwachsenen Patienten aus der Kombination von Nierenfunktionsminderung und dekompensierter Abflussstörung. Im Falle einer dekompensierten Abflussstörung bei seitengleichem Nierenfunktionsanteil und guter Gesamtfunktion muss der Patient über die Möglichkeit eines späteren Nierenfunktionsverlusts oder eventueller sekundärer Komplikationen (Infektion und Nierensteinbildung) aufgeklärt werden, falls ein operatives Vorgehen zu diesem Zeitpunkt abgelehnt wird. Die übrigen Befundkonstellationen (Schmerzen, Steine oder Infekte in Kombination mit kompensierten Abflussverhältnissen) ergeben individuelle Therapieentscheidungen, bei denen genau über die Chancen und Risiken, insbesondere auch die möglicherweise bleibenden Beschwerden, aufgeklärt werden muss.

Komplikation: Planungsfehler(möglichkeiten).

Ursache: Bei der Planung einer laparoskopischen Nierenbeckenplastik müssen alle eventuell benötigten Instrumente und Lagerungshilfen vorhanden sein. Auch an Ersatz für defekte Instrumente muss gedacht werden.

Vorbeugung: Individuelle Besonderheiten des Patienten müssen auch berücksichtigt werden: Für sehr adipöse Patienten werden eventuell extra lange Trokare und Instrumente benötigt, Zugänge müssen ggf. adaptiert geplant werden (weiter lateral).

Bei voroperierten Patienten sollten alte Operationsberichte vorliegen. Auch muss jeder Patient (und gerade komplizierte Fälle) über die Möglichkeit einer Konversion zur offenen Operation aufgeklärt werden, bei deutlich funktionsgeminderten Nieren sollte auch die mögliche Entscheidung zu einer Nephrektomie besprochen werden. Eine unbehandelte, akute Harnwegsinfektion ist eine Kontraindikation für den Eingriff und muss deshalb ausgeschlossen werden. Eine perioperative Antibiotikaprophylaxe ist empfohlen.

Die Besonderheiten der laparoskopischen Chirurgie (Lagerung, Beatmung) müssen mit den Anästhesisten erörtert werden und diese müssen auch bei der Indikationsstellung komorbider Patienten berücksichtigt werden.

Die Einlage eines DJ-Katheters vor Beginn der Operation ist hilfreich, die hierbei meistens durchgeführte retrograde Pyelografie gibt außerdem wertvolle diagnostische Hinweise in Bezug auf Anatomie und Differenzialdiagnosen.

Intraoperative Komplikationen

Komplikation: Lagerungsschäden.

Ursache: Lagerungsschäden sind ernst zu nehmende Komplikationen, die bleibende Schäden, v.a. Nervenläsionen und Durchblutungsstörungen, bedingen können.

Vorbeugung: Die Operation beginnt mit der Lagerung, die zum einen ein Hin- und Herkippen des Patienten zur besseren Exposition möglich machen muss und zum anderen auch eine Konversion zur offenen Operation ohne ein erneutes Abdecken erlaubt. Zur Vermeidung solcher Schäden ist eine standardisierte Lagerung sinnvoll, die allen beteiligten Personen (Chirurgen, Anästhesisten, Pflegekräften) bekannt ist. Die Lagerung muss gemeinsam erfolgen und vor Beginn der Operation kontrolliert werden. Bei intraoperativen Lagerungsveränderungen sollte auch – soweit möglich – eine Überprüfung erfolgen.

Komplikation: Zugangsprobleme und zugangsbedingte Verletzungen.

Häufigkeit: Darmverletzungen sind insgesamt selten und treten meistens in der Lernphase auf.

Ursache: Die wohlüberlegte Anordnung der ersten 3 Trokare (eigenes Vorgehen: supraumbilkal, pararektal subkostal und pararektal auf Höhe der Spina iliaca anterior superior) erleichtert später die Operation und vermeidet Kollisionen von Kamera mit Instrumenten.

Die meisten intraoperativen Darmverletzungen passieren während der Etablierung des Pneumoperitoneums und dem Einbringen des ersten (Kamera-)Trokars. Bei nichtvoroperierten Patienten ist die Etablierung risikoarm.

Vorbeugung: Bei voroperierten Patienten kann eine Minilaparotomie sinnvoll sein und eine Darmverletzung vermeiden helfen. Direkt nach Einbringen des Kameratrokars sollte eine orientierende Spiegelung des Bauchraums vorgenommen werden.

Behandlung: Darmverletzungen sollten je nach Erfahrung des Operateurs laparoskopisch oder auch offen versorgt werden. Angesichts der meist nicht durchgeführten Darmvorbereitung sollte bei Eröffnung des Darmlumens auf jeden Fall eine Antibiotikagabe (z. B. Metronidazol) erfolgen.

Komplikation: Technische Fehler.

Ursache: Akzidentelle Verletzungen des Darmes kommen insbesondere bei aktiviertem Schneidemodus der monopolaren Instrumente vor.

Vorbeugung: Vor Beginn der weiteren Präparation muss unbedingt die korrekte Funktionsweise von mono- und bipolaren Instrumenten überprüft werden, da hier Verwechslungen zu schweren Darm- und Gefäßverletzungen führen können. Es hilft, wenn die Fußschalter für mono- und bipolaren Strom getrennt sind und immer an der gleichen Position stehen.

Komplikation: Organ- und Gefäßverletzungen.

Ursache: Jeder einzelne Präparationsschritt birgt die Gefahr einer schwerwiegenden Komplikation. Die Verletzung des Kolons bei der laterokolischen Präparation widerfährt v. a. ungeübten Operateuren im Rahmen von Lehreingriffen und bei Patienten mit Verwachsungen.

Auf der linken Seite zieht die Kolonflexur oft hoch bis zur Milz, so kann Zug am Darm bei der Präparation zu Milzläsionen führen. Duodenalverletzungen passieren, wenn das Duodenum mit dem rechtsseitigen Nierenbecken verwachsen ist (gerade bei sehr stark dilatierten Nierenbecken). Beachtet werden sollte auch die sehr nahe Beziehung von Duodenum und V. cava.

Gerade bei entzündlich veränderten Nierenbecken können starke Verwachsungen am Hilus vorkommen. Es kann dann bei der Präparation schwierig sein, die Hilusstrukturen zu differenzieren, wodurch es zu Gefäßverletzungen am Hilus bis hin zur V.-cava-Verletzung (rechtsseitig) kommen kann.

Vorbeugung: Entscheidend ist hier die gute Kameraführung mit korrekter Einstellung der Optik, um die Orientierung im Bauchraum zu erleichtern. Bei rechtsseitigen Operationen und weit über die Niere reichender Leber sollte frühzeitig ein weiterer Trokar zum Weghalten der Leber (z. B. mit Johann-Zange) eingebracht werden.

Bei der Lösung von Darm und Nierenbecken sollte auf Stromeinsatz verzichtet werden.

Vor Entfernung der Trokare schließt eine sorgsame Inspektion des Bauchraums Darm- und Gefäßverletzungen aus.

Behandlung: Bei einer Verletzung von Arterie oder Vene kann nur der laparoskopisch sehr erfahrene Operateur eine Gefäßnaht durchführen. Im Allgemeinen wird eine Konversion und im schlimmsten Fall auch eine Nephrektomie notwendig. Weniger folgenreich bei rechtzeitigem Erkennen ist eine Verletzung der Gonadalgefäße, die ggf. mit Clips versorgt werden können.

Komplikation: Harnleiterverletzungen und Durchblutungsschädigungen an Harnleiter und Niere.

Ursache: Bei der Harnleiterpräparation muss eine Durchblutungsschädigung des Harnleiters durch zu viel Zug oder Stromeinsatz vermieden werden, da hierdurch Stenosen auftreten können.

Vorbeugung: Der Harnleiter wird bis zum Nierenbecken präpariert, wobei häufig ein kreuzendes Unterpolgefäß auffällt, dessen Durchtrennung/Verletzung segmentale Durchblutungsstörungen der Niere zur Folge haben kann (Abb. 9.6). Ein solches Gefäß sollte sorgsam vom Ureter gelöst werden und bei Bedarf angezügelt werden. Zu beachten ist hierbei, dass zu starker Zug an der Arterie zur Intimaläsion führen kann.

Vor der anschließenden Eröffnung des Harnleiters und dem Ausschneiden der Stenose kann eine spätere Verdrehung des Harnleiters vermieden werden, indem zuvor der mediale Harnleiter unterhalb der Stenose mit einer Naht markiert wird. Aus einer solchen Torsion resultiert sonst ggf. ein zu kurzer Harnleiter oder eine iatrogene Enge.

Bei der Resektion des Nierenbeckens sollte ein allzu weit reichendes Vorgehen und damit eine Nierenkelchverletzung vermieden werden.

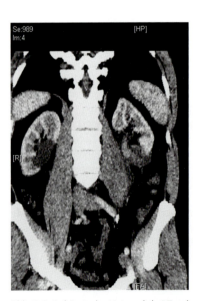

Abb. 9.6 Ischämie des Unterpols bei Z. n. laparoskopischer Nierenbeckenplastik mit Unterpolgefäßverlagerung.

Komplikation: Probleme bei der Nierenbecken-Harnleiter-Anastomose.

Ursache: Eine zu weite Spatulierung des Harnleiters birgt die Gefahr, dass Spannung auf die Fußpunktnaht kommt.
Eine unzureichende Adaptation von Pyelon- und Ureterurothel kann zu einem Urinom führen (Abb. 9.7). Durch diese Paravasation kann es zu Infektionen mit der Folge einer Narbenbildung und der Gefahr von Rezidivstenosen kommen.

Vorbeugung: Der Harnleiter wird streng lateral über eine Länge von etwa 1,5 cm spatuliert. Bei zu großer Strecke zwischen Ureter und Pyelon müssen Harnleiter und Niere mobilisiert werden, sonst kann durch den Zug eine Rezidivstenose auftreten.
Für die Naht der Anastomose ist eine gute Sicht essenziell, ggf. helfen Haltenähte am oberen Pyelon oder am perirenalen Fett.
Bei einliegendem Doppel-J-Katheter muss die Durchgängigkeit durch Füllung der Blase nachgewiesen werden, zu einem Zeitpunkt, an dem der Wechsel noch problemlos erfolgen kann. Doppel-J-Wechsel in der postoperativen Frühphase bergen die Gefahr der Anastomosenverletzung. Nach Fertigstellung der Anastomose sollte wiederum die Blase gefüllt werden, bis eine deutliche Füllung des Nierenbeckens zu sehen ist. Eine eventuell noch undichte Stelle der Anastomose kann so nachgewiesen werden und durch Naht behoben werden.

Komplikation: Okklusion oder Dislokation der DJ-Schiene.

Häufigkeit: DJ-Dislokation ca. 1 %.

Ursache: Entscheidend für den Operationserfolg ist ein guter Urinabfluss aus dem Nierenbecken.

Vorbeugung: Am 1. postoperativen Tag und stets bei Flankenschmerz sollte eine sonografische Kontrolle der Nieren erfolgen.

Behandlung: Bei DJ-Okklusion oder Dislokation muss der DJ-Katheter vorsichtig über einen Draht mit weicher Spitze unter Röntgenkontrolle gewechselt werden. Nachgewiesene Paravasate werden mit prolongierter Dauerkatheterliegezeit behandelt, bis kein Paravasat mehr darstellbar ist.

Postoperative Komplikationen

Komplikation: Rezidive oder fortschreitender Nierenfunktionsverlust.

Ursache: Rezidive treten häufiger nach komplizierten postoperativen Verläufen (Urinom, Infekt) auf.

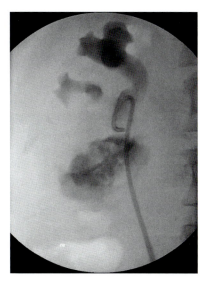

Abb. 9.7 Urinom bei Z. n. laparoskopischer Nierenbeckenplastik rechts.

Vorbeugung: Vermeiden einer Skelettierung des proximalen Harnleiters, Schaffung einer dichten und spannungsfreien Anastomose, Vermeiden einer einengenden Naht (Fußpunkt!).

Behandlung: Die Rezidivstenose wird nach Überprüfung der aktuellen Nierenfunktion mittels Endopyelotomie, Dilatation oder mittels Revisionseingriff (offen oder laparoskopisch) behandelt.

Literatur
Hinweise unter
　www.thieme.de/komplikationenurologie.de

9.6 Prostatektomie

M. Do, A. Dietel, J.-U. Stolzenburg

Allgemeine Aspekte

Die laparoskopische (transperitoneale) radikale Prostatektomie (LRPE) und die endoskopische extraperitoneale radikale Prostatektomie (EERPE) sind standardisierte Verfahren zur Therapie des lokal begrenzten Prostatakarzinoms. Neben den wichtigen onkologischen und funktionellen Ergebnissen ist die Komplikationsrate eines der Hauptkriterien zur Beurteilung der Qualität (Liatsikos et al. 2008) der radikalen Prostatektomie.

Allgemeine Komplikationen und deren Vermeidung

Präoperative Komplikationen

Komplikation: Patientenselektion.

Für die EERPE gibt es keine spezifischen Selektionskriterien. Alle Patienten, bei denen eine RPE indiziert ist, können mittels EERPE therapiert werden. Weniger erfahrene Operateure sollten jedoch einige Spezifika beachten:

- *Body-Mass-Index*: Bei adipösen Patienten kann die Entwicklung des extraperitonealen Raumes schwieriger sein als bei schlanken Patienten. Ein nicht vollständig präparierter Extraperitonealraum beeinträchtigt die Unübersichtlichkeit und kann damit auch das Auftreten von Komplikationen begünstigen. Ein Body-Mass-Index unter 30 ist für Anfänger empfehlenswert.
- *Vorbehandlungen*: Voroperationen im Unterbauch, insbesondere Hernienversorgung mit TEP oder TAAP, erschweren die Präparation des Retz-Raumes. Hier ist eine entsprechende operative Erfahrung notwendig, dies gilt auch für die Salvage-Prostatektomie. Bei vorangegangener Leistenhernienversorgung mit Netz (TEP oder TAAP) sollte in Abhängigkeit der Seite der versorgten Hernie eine spezifische Trokaranordnung gewählt werden (Stolzenburg et al. 2007). Bei Zustand nach TUR-P kann die Identifikation der Ureterostien sehr schwierig sein. Es besteht insbesondere bei weit ausreseziertem Blasenhals die akute Gefahr der Ureterostienverletzung. Um dies zu vermeiden, ist eine präoperative DJ-Katheter-Einlage sinnvoll.

▶ Höherer Schwierigkeitsgrad (abhängig von der Erfahrung des Operateurs):
- Adipositas per magna,
- ausgedehnte Voroperationen im unteren Abdomen,
- Z. n. laparoskopischer Netzeinlage zur Hernienreparation,
- Z. n. ausgedehnter TUR-P,
- Prostatagröße > 130 g,
- großer Mittellappen,
- asymmetrische Prostata (insbesondere apikal),
- ausgedehnte Fibrosen im Becken (Z. n. traumatologischer OP im Becken wie Symphysenverplattung, Schussverletzungen u. a.),
- Salvage-Prostatektomie (nach Brachytherapie, nach externer Bestrahlung, nach HIFU-Therapie),
- T3-Tumor.

Intraoperative Komplikationen

Komplikation: Blutungen (Plexus Santorini).

Ursache: Unvollständiger Verschluss der Gefäße des Plexus Santorini.

Vorbeugung: Es gibt verschiedenen Möglichkeiten der Ligatur des venösen Plexus Santorini: Koagulation und Durchtrennung mit einem Ultraschalldissektor oder eine doppelte Ligatur (Vicryl 2-0). Um eine exakte Blutstillung durch die Ligatur zu erreichen, müssen jedoch der Apex prostatae und die Urethra vollständig dargestellt werden.

Behandlung: Kleinere venöse Blutungen kommen meist allein durch die Erhöhung des CO_2-Druckes auf 20 mmHg zum Stehen. Eine temporäre Blutstillung kann auch durch Ausübung eines gezielten Druckes erreicht werden (Zug am geblockten Katheter). Bei anhaltender Blutung sollte eine erneute Umstechung erfolgen. Eine extensive Koagulation in diesem Bereich muss aufgrund der möglichen Schädigung des Sphinkters vermieden werden.

Komplikation: Blutungen (Gefäß-Nerven-Bündel).

Ursache: Bei der nervschonenden radikalen Prostatektomie werden die Gefäße des Gefäß-Nerven-Bündels nur mit Clips versorgt und mit der Schere von der Prostata abpräpariert. Beim Nerverhalt sollte keine thermische Blutstillung angewendet werden. Bei nichtnervschonender radikaler Prostatektomie werden die Prostatpfeiler unter Blutstillung durchtrennt, trotzdem auftretende Blutungen werden mit bipolarer Koagulation oder mit Clips versorgt.

Vorbeugung: Subtile Blutstillung bei nervschonender Operation, exakte Indikationsstellung zum Nerverhalt.

Behandlung: Blutungen können durch die Erhöhung des intraabdominalen Gasdrucks reduziert werden. Blutende arterielle Gefäßstümpfe werden mit Clips oder mit einer selektiven Umstechung (Vicryl 4-0) versorgt. Bei venösen Sickerblutungen ist die Anwendung von Hämostyptika hilfreich.

Komplikation: Blutungen (Gefäßverletzungen: Vasa epigastrica, Vasa iliaca)

Häufigkeit: 0,6–0,8 % der Vasa iliaca, kann im Rahmen der pelvinen Lymphadenektomie auftreten (Rassweiler et al. 2006).

Ursache: Gefäßverletzung bei Trokarplatzierung (epigastrische Gefäße, Iliakalgefäße), intraoperativ insbesondere bei der Lymphadenektomie (Iliakalgefäße).

Vorbeugung:
- *Vasa epigastrica*: Vorpunktion mit einer dünnen Nadel zur Festlegung der Stichrichtung des Trokars. Einbringen der Trokare unter Sicht, ggf. mithilfe eines Instruments, das über einen schon platzierten Trokar der Gegenseite die Einstichstelle von intraabdominal markiert. Trokarentfernung unter Sicht am Ende der Operation. Zur besseren Visualisierung der epigastrischen

Gefäße der rechten Seite wird die Optik in den linken 10-mm-Trokar eingeführt. Der CO_2-Druck wird dazu auf 6 mmHg reduziert.
- *Vasa iliaca*: schonende und sorgfältige Präparation.

Behandlung:
- *Vasa epigastrica*: Klippung oder einfache Koagulation der Gefäße proximal und distal der Verletzung.
- *Vasa iliaca*: Gasdruck sofort auf 18–20 mmHg erhöhen. Die Gefäßläsion wird laparoskopisch mit einer Gefäßnaht (Prolene 4-0) versorgt, ggf. Konversion.

Komplikation: Blasenverletzung.

Häufigkeit: Bis 0,7 % (Rassweiler et al. 2006).

Ursache: Erschwerte Präparation des präperitonealen Raumes, insbesondere nach Voroperationen, z. B. Hernioplastik mit Netzeinlage (TEP oder TAAP) oder traumatischer Beckenverletzung. Die Blasenverletzung ist somit meistens im Bereich der Blasenvorderwand lokalisiert.

Vorbeugung: Kontraindikationen des endoskopischen/laparoskopischen Verfahrens beachten, sorgfältige Präparation.

Behandlung: Die Läsion wird mit einschichtiger, fortlaufender Naht oder Einzelknopfnähten (Vicryl 2-0) versorgt. Die Dichtigkeit der Naht wird durch das Auffüllen der Harnblase getestet.

Komplikation: Ureterverletzung.

Häufigkeit: Häufiger bei transperitonealem, sehr selten bei extraperitonealem Vorgehen.

Ursache: Fehlende Identifikation des Ureters bei der Durchführung einer ausgedehnten pelvinen Lymphadenektomie.

Vorbeugung: Darstellung und Anschlingen des kaudalen Ureteranteils bei der ausgedehnten Lymphadenektomie.

Behandlung: Bei einer partiellen Läsion kann diese mittels Einzelknopfnähten verschlossen werden. Zudem sollte transurethral eine DJ-Katheter-Einlage erfolgen. Bei einer kompletten Durchtrennung des Ureters erfolgt nach Spatulierung der Ureterenden die laparoskopische/endoskopische End-zu-End-Anastomose, ggf. Konvertierung und offenes Vorgehen.

Komplikation: Rektumverletzung.

Häufigkeit: 0,5–9 % (Lein et al. 2006); 0,4 % eigene Daten.

Ursache: Vorbehandlung der Prostata (z. B. Zustand nach HIFU- oder Brachytherapie), Zustand nach Prostatitis oder bei ausgedehnten kapselüberschreitenden Karzinomen der Prostata, vorrangig bei der apikalen Dissektion.

Vorbeugung: Kontraindikationen des endoskopischen/laparoskopischen Verfahrens beachten, sorgfältige Präparation.

Behandlung: Bei Verdacht auf eine Rektumläsion muss eine Dichtigkeitsprüfung durchgeführt werden, indem man das Becken mit Flüssigkeit über den Sauger füllt und über ein Darmrohr das Rektum mit Luft füllt. Aufsteigende Luftblasen verifizieren eine Rektumverletzung.

Diese muss verschlossen werden; dies ist auf laparoskopischem Weg mit doppelschichtiger Naht möglich. Eine parenterale Ernährung für 5 Tage und Fortführung der Antibiose ist zu empfehlen. Der Katheter sollte frühestens nach 8–10 Tagen nach Zystografiekontrolle entfernt werden.

Postoperative Komplikationen

Komplikation: Nachblutung.

Häufigkeit: Selten.

Ursache: In 57 % der Fälle durch eine Verletzung der epigastrischen Gefäße und in 43 % der Fälle durch Blutungen aus dem Bereich der Gefäß-Nerven-Bündel (eigene Daten).

Vorbeugung: Vermeidung von Gefäßverletzungen (s. o.).

Behandlung: Routinemäßige Labor- und Kreislaufkontrollen zur frühzeitigen Erkennung. Bei Verdacht bzw. Nachweis in der computertomografischen Bildgebung sollte primär endoskopisch bzw. laparoskopisch revidiert werden. Dabei werden die gleichen Trokarinzisionen wie bei der Primäroperation benutzt. Das Hämatom (Abb. 9.**8**) wird mit einem 10-mm-Sauger ausgeräumt und die Blutungsquellen mittels Clips oder Koagulation versorgt. Eine offene Reintervention ist nur äußerst selten notwendig.

Komplikation: Lymphozele.

Häufigkeit: 0,2–2 % bei transperitonealem Zugang (Rassweiler et al. 2006); 3,8 % jedoch nach endoskopischer extraperitonealer radikaler Prostatektomie.

Ursache: Insuffizienter Verschluss der Lymphgefäße, fehlende Resorptionsmöglichkeit über das Peritoneum (extraperitoneales Verfahren).

Vorbeugung: Peritoneale Fensterung: Am Ende der Operation wird das Peritoneum im Bereich der Iliakalgefäße beiderseits auf ca. 4–6 cm bis zur Fossa obturatoria inzidiert. Die Inzision des Peritoneums erfolgt teils stumpf, teils scharf. Auf eine mögliche Verletzung des Ureters

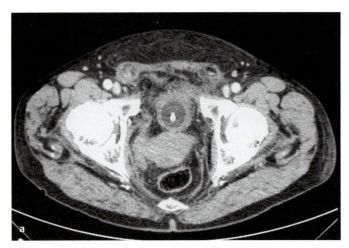
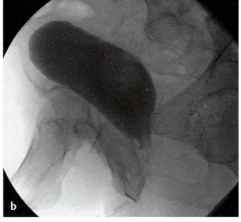

Abb. 9.8 a u. b Prärektales Hämatom.
a CT mit Verdrängung der Blase nach ventral.
  Bl: Blase

H: Hämatom
R: Rektum
b Zystografie, lateraler Strahlengang.

Tab. 9.2 Therapie der Anastomoseninsuffizienz.

Größe des Paravasats	Therapie
klein	Belassen des Dauerkatheters für weitere 3–5 Tage (Abb. 9.9d)
mittelgroß	Belassen des Dauerkatheters für 7–14 Tage (Abb. 9.9e u. f)
groß	Mono-J-Katheter-Einlage bds. für 7–10 Tage, Katheter für insgesamt 3–4 Wochen (Abb. 9.10a–c)
unmittelbar postoperative Anastomoseninsuffizienz (größere Urinausscheidung über die Drainage als über den Katheter)	Reintervention

muss geachtet werden. Damit sich das Peritoneum nicht verschließt, wird die Drainage am 1. postoperativen Tag abgeklemmt. Am 2. postoperativen Tag erfolgt eine Sonografiekontrolle zum Ausschluss einer Lymphozele. Anschließend kann die Drainage entfernt werden (Stolzenburg et al. 2008).

Behandlung: Eine symptomatische Lymphozele sollte therapiert werden. Bei einer infizierten Lymphozele ist eine perkutane Punktion und Drainageeinlage indiziert. Bei einer nichtinfizierten Lymphozele kann eine sofortige laparoskopische Fensterung erfolgen.

Komplikation: Anastomoseninsuffizienz.

Häufigkeit: 1,9 % bei EERPE (Stolzenburg et al. 2008).

Ursache: Schwieriger Operationssitus (ausgeprägte Adipositas, Vorbehandlung der Prostata, z. B. Radiatio), Ausbildung eines Hämatoms im kleinen Becken, unkontrollierter Zug am Katheter.

Vorbeugung: Anastomosenkontrolle durch Auffüllen der Harnblase mit 200 ml Flüssigkeit, Fixierung des Katheters am Bein des Patienten.

Behandlung: Insuffizienz im Rahmen der Anastomosenkontrolle: Platzierung zusätzlicher Nähte oder in seltenen Fällen erneute Erstellung der gesamten Anastomose. Bei postoperativer Anastomoseninsuffizienz empfiehlt sich das in Tab. 9.2 aufgeführte Vorgehen.

Komplikation: Verletzung des N. obturatorius.

Häufigkeit: Selten.

Ursache: Eine komplette Durchtrennung des Nervs wird bei EERPE bisher nicht beschrieben. Motorische Störungen können durch thermische Wirkung bei der Koagulation entstehen.

Vorbeugung: Exakte Darstellung des N. obturatorius vor dem Absetzen des Lymphknotens in der Fossa obturatoria.

Behandlung: Nervennaht möglich, konservatives Vorgehen mit Physiotherapie: Hier ist eine vollständige Regredienz der Symptome in ca. 2–3 Wochen zu erwarten.

Komplikation: Anurie.

Ursache: Gewebeschwellung im Anastomosenbereich mit Kompression der Ureterostien, Verschluss der Ostien durch die Anastomosennähte.

9.6 Prostatektomie

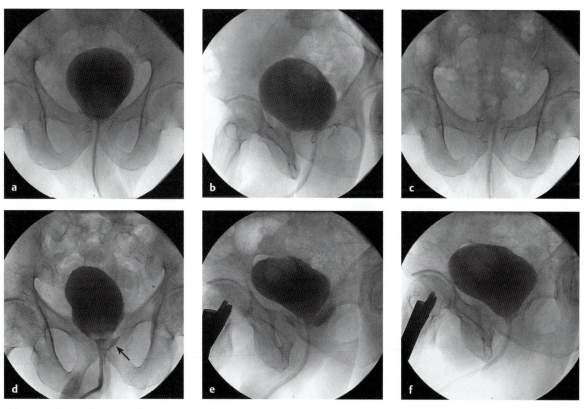

Abb. 9.9 a–f Normale Zystografie am 6. Tag nach EERPE (a–c), Zystografie mit kleinem Paravasat (d, Pfeil), mittelgroßem Paravasat (e). Kontrollzystografie nach 2 Wochen bei gleichem Patienten mit dichter Anastomose (f).

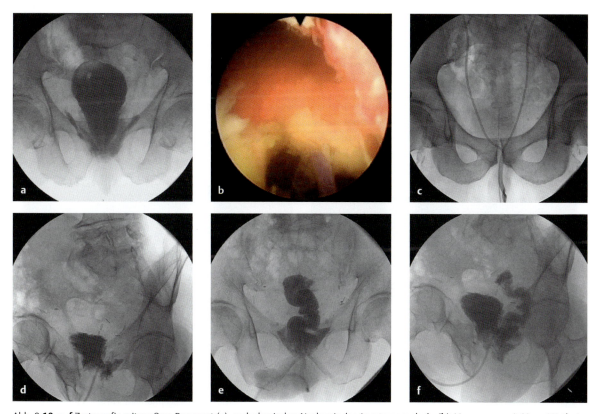

Abb. 9.10 a–f Zystografie mit großem Paravasat (a), endoskopischer Nachweis des Anastomosenlecks (b), Versorgung mit Mono-J-Katheter bds. und Harnröhrenkatheter (c). Zystografie mit Darstellung einer Harnblasen-Rektum-Fistel (d–f).

Vorbeugung: Identifikation und Respektierung der Ostien bei Erstellung der Anastomose.

Behandlung: Konservative Maßnahmen (Antiphlogistika, Diuretika), führen diese nicht zum Erfolg, muss eine passagere Harnableitung durch die Einlage von DJ-Kathetern oder von perkutanen Nephrostomien für 1–2 Wochen erfolgen.

Komplikation: Blasen-Rektum-Fistel.

Häufigkeit: 0,1 % (Stolzenburg et al. 2008).

Ursache: Primäre oder sekundäre Rektumläsion mit Ausbildung einer Fistel meist in Anastomosenebene.

Vorbeugung: Sorgfältige Inspektion des Rektums nach der Prostatektomie, um primäre Rektumläsion nicht zu übersehen, Vermeiden der Koagulation im Bereich des Rektums.

Behandlung: Die Patienten klagen meist über Luftabgang bei der Miktion. Die Diagnostik erfolgt mit Zystografie und Zystoskopie. Zur Sicherung der Diagnose kann der Fistelgang mithilfe eines Ureterenkatheters dargestellt werden (Abb. 9.10). Ein perinealer Fistelverschluss und die passagere Anlage einer Kolostomie für 3 Monate ist bei der Blasen-Rektum-Fistel die Therapie der Wahl.

Literatur
Hinweise unter
www.thieme.de/komplikationenurologie.de

Dünndarmläsion bei endoskopischer extraperitonealer radikaler Prostatovesikulektomie

M. Lehsnau

Bei einem 58 Jahre alten Patienten erfolgte aufgrund eines lokoregionären Prostatakarzinoms (T2c N0 M0 G3) eine radikale Prostatektomie und pelvine Lymphadenektomie beidseits auf endoskopischem extraperitonealem Weg. Anamnestisch erwähnenswert ist bei dem Patienten eine vorausgegangene Varikozelenoperation links nach Bernardi sowie eine offene Leistenhernienoperation ebenfalls links, diese mit sekundärer Wundheilung. Daraus resultierte intraoperativ eine deutlich erschwerte Mobilisierung des Peritoneums nach kranial, hauptsächlich linksseitig. Nach subumbilikaler Platzierung des 10-mm-Optiktrokars sowie eines weiteren rechtsseitigen Trokars (5 mm) verlief die Präparation des Peritoneums von der Bauchdecke linksseitig frustran. Der linkslaterale 12-mm-Trokar wurde deshalb aus peritonealprotektiven Gründen so kaudal wie möglich platziert, dennoch kam es zu einer minimalen tangentialen Eröffnung des Peritoneums. Der weitere intraoperative Verlauf war ohne wesentliche Auffälligkeiten. Bei der abschließenden Inspektion des präperitonealen Raumes fiel im Bereich des linkslateralen Trokars eine weißliche Schleimspur auf. Zur Evaluierung des Befunds erfolgte die Umpositionierung der Trokare in den intraperitonealen Raum. Hier zeigte sich eine ausgeprägte Adhäsion des Ileums an der linken Bauchwand in unmittelbarer Nähe des linksseitigen Trokars mit Nachweis einer Läsion von ca. 1 cm Durchmesser. An dieser Stelle entleerte sich Dünndarminhalt (Abb. 9.11). Es erfolgte zunächst die vollständige laparoskopische Adhäsiolyse des Darmes von der Bauchwand. Der eröffnete Dünndarm wurde laparoskopisch mit Vicryl-Nähten der Stärke 2-0 zweischichtig vernäht sowie eine intra- und eine präperitoneale Drainage platziert (Abb. 9.12). Unter antibiotischer Abschirmung mit Metronidazol 3 × 500 mg sowie Unacid 3 × 3 g i. v. tgl., parenteraler Ernährung und langsamem Kostaufbau ab dem 5. postoperativen Tag war bis auf subfebrile Temperaturen am 1. und 2. postoperativen Tag der postoperative Verlauf komplikationslos. Die Wunddrainagen, das Nahtmaterial und der Dauerkatheter konnten zeitgerecht entfernt werden.

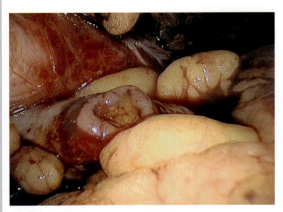

Abb. 9.11 Eröffneter Darm nach Adhäsiolyse.

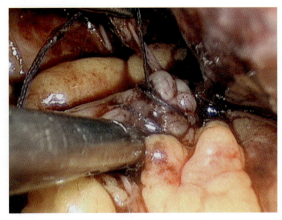

Abb. 9.12 Darmläsion bei laparoskopischer Versorgung.

Kommentar: Darmläsionen unterschiedlichster Lokalisationen, aber vorwiegend Rektumverletzungen, sind mögliche Komplikationen einer radikalen Prostatektomie. Die Läsionen können bei intraoperativem Erkennen sofort adäquat versorgt werden und stellen somit normalerweise kein größeres Problem dar. Nur bei ausgeprägten Verletzungen besteht die Indikation zu einer temporären Darmableitung im Sinne einer Kolostomie. Die Inzidenz von Rektumverletzungen bzw. generellen Darmläsionen bei der radikalen Prostatovesikulektomie wird in der Literatur in Abhängigkeit von den Fallzahlen zwischen 1–7,8 % angegeben (Eden et al. 2002, Gregori et al. 2003, McLaren et al. 1993, Türk et al. 2001). Das Risiko einer Dünndarmläsion ist bei der radikalen Prostatektomie in Abhängigkeit vom Zugangsweg extrem niedrig, bei der endoskopisch extraperitoneal durchgeführten Variante im Vergleich zum intraperitonealen Vorgehen noch geringer. Aufgrund von Voroperationen mit daraus resultierenden Verwachsungen im kleinen Becken zeigt sich eine höhere Rate von Peritoneallasionen beim endoskopischen extraperitonealen Vorgehen.

Deshalb sollte bei Patienten mit Unterbauchvoroperationen sowie postoperativen Verwachsungen, die sich einer endoskopischen extraperitonealen radikalen Prostatektomie unterziehen, eine subtile Präparation des Peritoneums von der Bauchdecke zur optimalen Positionierung der Trokare unter optischer Kontrolle erfolgen. Neben einer Läsion des Peritoneums infolge Trokarplatzierung muss auch an die Möglichkeit einer Verletzung des wandadhärenten Darmes gedacht werden. Die Versorgung einer Dünndarmläsion lässt sich problemlos laparoskopisch durchführen. Eine postoperative antibiotische Therapie sowie adaptierte Nahrungskarenz mit langsamem Kostaufbau sollte unterstützend erfolgen.

Literatur
Hinweise unter
www.thieme.de/komplikationenurologie.de

Linksseitige Lymphozele nach endoskopischer extraperitonealer radikaler Prostatektomie (EERPE)

G. Niegisch, P. Albers, R. Rabenalt

Ein 71-jähriger Patient stellte sich mit einem stanzbioptisch gesicherten Prostatakarzinom zu endoskopischen extraperitonealen radikalen Prostatektomie (EERPE) vor.

Der Eingriff selbst gestaltete sich komplikationslos. Aufgrund des präoperativen pathohistologischen Befunds mit einem Gleason-3 + 4 = 7-Prostatakarzinom bestand die Indikation zur pelvinen Lymphadenektomie. Diese erfolgte im Rahmen des Eingriffs ebenfalls komplikationslos im pelvinen Raum im Bereich der Iliakalgefäße (A. iliaca externa und interna) bis hin zum N. obturatorius unterhalb des R. inferior ossis pubis. Zur Prävention einer Lymphozelenbildung erfolgte eine Fensterung des Peritoneums auf beiden Seiten, beginnend in der Höhe des Samenstrangs bis zur Fossa obturatoria. Der anschließende postoperative Verlauf bis zur Entfernung des transurethralen Katheters am 5. postoperativen Tag gestaltete sich unauffällig. Der abschließende pathohistologische Befund ergab folgende Diagnose: Adenokarzinom der Prostata mit Ausbreitung im Bereich beider Prostatalappen und Perineuralscheideninvasion. pT2 c, pN0 (0/16), pMX, R0; Gleason-Score 3 + 4 = 7. Die Entfernung des transurethralen Katheters erfolgte unter Durchleuchtungskontrolle, eine Anastomoseninsuffizienz konnte dabei radiologisch ausgeschlossen werden, die anschließende Blasenentleerung war bei erstgradiger postoperativer Inkontinenz restharnfrei. Nach einigen Tagen kam es jedoch zu einem Harnverhalt, sodass der Patient, der sich wegen einer Begleiterkrankung (Z. n. atypischer Lungenteilresektion bei einem Bronchialkarzinom) noch in stationärer chirurgischer Behandlung befand, erneut mit einem Katheter versorgt wurde. Ein neuerlicher Auslassversuch scheiterte.

Zwei Wochen postoperativ wurde der Patient durch die chirurgischen Kollegen erneut in der urologischen Ambulanz wegen plötzlich aufgetretener starker linksseitiger Unterbauch- und Flankenschmerzen vorgestellt. Weiterhin klagte er über eine zunehmende linksseitige Beinschwellung. Sonografisch zeigte sich eine liquide Raumforderung im linken Unterbauch mit Ausdehnung nach retroperitoneal.

Zum Ausschluss einer manifesten Beinvenenthrombose und aufgrund der Ausdehnung des Befunds wurde die Diagnostik um eine Computertomografie ergänzt (Abb. 9.13). Dabei zeigte sich eine große, teils gekammerte Lymphozele im Bereich des linken Unterbauchs (20 × 10 × 8 cm). Eine Beinvenenthrombose sowie eine ausgeprägte Harnabflussstörung konnten ausgeschlossen werden.

Es zeigt sich eine deutliche Verdrängung der Harnblase nach rechts. Weiterhin bestand der Verdacht auf ein Urinom bei Anastomosenleckage aufgrund mehrerer vorangegangener Katheterneinlagen im postoperativen Intervall.

Bei dieser symptomatischen Lymphozele wurde die Indikation zur laparoskopischen Lymphozelenfensterung gestellt.

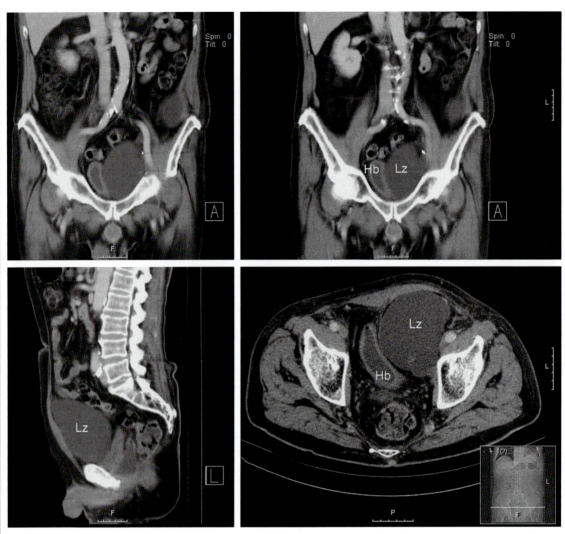

Abb. 9.13 CT des Abdomens mit Befund einer linksseitigen Lymphozele (Lz).

Dies entspricht den gängigen Empfehlungen zur Therapie einer symptomatischen Lymphozele (Anheuser et al. 2010, Pepper et al. 2005, Seitz et al. 2007). Auf eine vorherige Lymphozelenpunktion zum Ausschluss einer Infektion, wie sie von einigen Autoren empfohlen wird (Anheuser et al. 2010), wurde bei fehlenden klinischen Infektzeichen in diesem Fall verzichtet. Der Eingriff erfolgte noch am selben Tag. Dabei wurde das Peritoneum von innen eröffnet und der Lymphozeleninhalt abgesaugt. Zur Verhinderung der Bildung einer neuerlichen Lymphozele wurde daraufhin ein ca. 7 × 5 cm großes Peritonealstück im Bereich der Lymphozelenhöhle reseziert. Anschließend wurde eine Robinson-Drainage eingelegt und perkutan ausgeleitet. Im weiteren Verlauf konnte diese nach Sistieren der Lymphförderung entfernt werden. Sonografisch zeigte sich auch nach 14 Tagen kein Lymphozelenrezidiv. Nach erneuter Katheterentfernung war dem Patienten eine Miktion problemlos möglich.

Bei der letzten Vorstellung des Patienten nach der Anschlussheilbehandlung zeigte sich der Patient beschwerdefrei in einem guten Allgemeinzustand. Die Miktionsverhältnisse waren regelgerecht, eine Inkontinenz bestand nicht mehr.

Kommentar: Obwohl der Nutzen einer zusätzlichen pelvinen Lymphadenektomie (PLND) bisher nicht durch prospektive Untersuchungen belegt werden konnte, scheinen insbesondere Patienten mit einem lokal fortgeschrittenen Prostatakarzinom hinsichtlich des progressionsfreien Überlebens von einer PLND zu profitieren (Bader et al. 2003). Daher wird diesen Patienten ein solcher zusätzlicher Eingriff empfohlen, insbesondere Patienten mit einem lokal begrenzten Prostatakarzinom ab einem PSA-Wert von 10 sowie einem präoperativen Gleason-Score ab 7 (Grimm et al. 2010). Dabei sollte eine extendierte PLND durchgeführt werden, die neben den Lymphknotenstationen entlang der

A. und V. iliaca externa, der A. und V. iliaca interna und der Fossa obturatoria die präsakralen Lymphknoten (medial der A. iliaca interna) mit erfasst (Bader et al. 2002, Heidenreich et al. 2002).

Lymphozelen treten häufig nach einer PLND auf. Ihre Inzidenz wird beim offenen Vorgehen mit teilweise bis über 50 % angegeben, beim laparoskopischen Vorgehen liegt sie deutlich niedriger (Pepper et al. 2005). Allerdings sind die meisten Lymphozelen spontan regredient und nur wenige bedürfen einer Intervention. Die Inzidenz tatsächlich symptomatischer Lymphozelen liegt zwischen 5–15 % beim offenen, 1–3 % beim laparoskopischen (Seitz et al. 2007) und 2–4 % beim endoskopisch-extraperitonealen Vorgehen (Stolzenburg et al. 2008). Dabei handelt es sich oftmals um schwerwiegende postoperative Komplikationen, die neben Harnverhalten, Schmerzen und Beinödemen (wie im Fallbeispiel) mit Infektionen und der Ausbildung von tiefen Venenthrombosen einhergehen können. Solche symptomatischen Lymphozelen bedürfen einer Intervention.

Die Lymphozelenbildung kann durch eine, unmittelbar der Operation folgenden, peritoneale Fensterung reduziert werden (Stolzenburg et al. 2008). Frei werdende Lymphflüssigkeit fließt so nach intraperitoneal ab und wird resorbiert. Dass durch eine solche Erweiterung des Eingriffs eine Lymphozelenbildung jedoch nicht völlig ausgeschlossen werden kann, zeigt sich in dem vorliegenden Fall.

Die Diagnostik der Wahl beim Verdacht auf eine Lymphozele ist die Durchführung einer Sonografie. Hier wurde diese um eine Computertomografie ergänzt, da sich sonografisch die tatsächliche Ausdehnung der Lymphozele nicht erfassen ließ.

Die Entstehung einer Lymphozele dieses Ausmaßes hätte im vorliegenden Fall vermutlich verhindert werden können. Bereits kurz nach Entfernung des Katheters kam es zu einem akuten Harnverhalt. Da ein solcher auch durch eine Lymphozele verursacht werden kann, hätte spätestens vor erneutem Katheterauslassversuch eine Sonografie des kleinen Beckens erfolgen müssen. Wahrscheinlich ist ein Grund hierfür die postoperative Betreuung des Patienten wegen einer Begleiterkrankung durch eine nichturologische Fachabteilung.

Literatur
Hinweise unter
www.thieme.de/komplikationenurologie.de

9.7 Laparoskopische Harnsteintherapie

M. Hruza, J. Rassweiler

Allgemeine Aspekte

Endourologische Verfahren z. B. Ureterorenoskopie, perkutane Litholapaxie oder extrakorporale Stoßwellenlithotripsie sind Standardverfahren in der Therapie von Harnsteinen in Nierenbecken, Ureteren und Harnblase. Die laparoskopische oder retroperitoneoskopische Steintherapie ist eine weitere Option bei speziellen, endourologisch nicht oder nur schwer beherrschbaren Steinsituationen. Sie zeichnet sich aus durch geringere Invasivität, geringeren postoperativen Analgetikabedarf, kürzere Hospitalisierungsdauer, schnellerer Rekonvaleszenz und ein besseres kosmetisches Ergebnis im Vergleich zum offen-chirurgischen Vorgehen.

Allgemeine Komplikationen und deren Vermeidung

Präoperative Komplikationen

Komplikation: Behandlungsziel nicht erreicht oder Notwendigkeit eines weiteren Zugangs bzw. Konversion zur offenen Operation.

Ursache: Indikationsfehler:
- Allgemeine Kontraindikationen gegen einen laparoskopischen/chirurgischen Eingriff.
- Kleine und mittelgroße Ureter- oder Nierensteine ohne vorherigen konservativen oder endourologischen Therapieversuch. Literatur und Leitlinien der urologischen Fachgesellschaften legen sich nicht auf eine bestimmte Steingröße fest: Bei Uretersteinen wird die laparoskopische Ureterolithotomie von Feyaerts u. Mitarb. bei Steinen > 10 mm (Feyaerts et al. 2001), von anderen Autoren bei Steinen > 15 mm als indiziert angesehen (Keeley et al. 1999, Kijvikai u. Patcharatrakul 2006).
- Fehlende Erfahrung des Operateurs.

Vorbeugung:
- Extrem genaue Indikationsstellung. Es gibt keine absoluten Indikationen zur laparoskopischen Harnsteintherapie. Anerkannte relative Indikationen sind in Tab. 9.3 zusammengefasst (Hruza et al. 2009).
- Intensive Planung des laparoskopischen Eingriffs: Sonografie, konventionelles Röntgen und CT, ggf. auch MRT und MR-Urogramm.
- Planung des Zugangswegs aufgrund der vorliegenden Bildgebung.

Intraoperative Komplikationen

Komplikation: Verletzungen intraperitoneal gelegener Organe mit möglicher Folge einer postoperativen Darmparalyse und dem Risiko einer Peritonitis durch Keime oder Urinextravasation, Verletzungen der Milz und/oder der Pleura.

Tab. 9.3 Relative Indikationen zur laparoskopischen Harnsteintherapie.

Verfahren	Indikation
laparoskopische Ureterolithotomie	■ Steingröße > 15 mm ■ dauerhaft impaktierte oder sehr harte Steine, die mit URS oder ESWL nicht entfernbar sind ■ sozioökonomische Notwendigkeit der sicheren Steinentfernung in einer Sitzung ■ Koexistenz von Uretersteinen und anderen Erkrankungen, welche eine laparoskopische Therapie notwendig machen (z. B. langstreckige Ureterstriktur)
laparoskopische Pyelolithotomie	■ anatomische Anomalien der steintragenden Niere (z. B. Beckenniere, Hufeisenniere, malrotierte Niere) ■ Steine in Nierenbecken oder Kelchen, bei denen mittels angewandter endourologischer Verfahren keine Steinfreiheit erreicht werden konnte ■ Steine in Divertikeln des Nierenbeckenkelchsystems, welche den endourologischen Verfahren aufgrund ihrer Lage nicht zugänglich sind bzw. bei denen der Abgang von Steintrümmern nach ESWL nicht gesichert ist ■ Koexistenz von Nierensteinen und anderen Erkrankungen, welche eine laparoskopische Therapie notwendig machen (z. B. Nierenbeckenabgangsenge, steintragende funktionslose Schrumpfniere)

Ursache: Der transperitoneale Zugangsweg bietet den Vorteil, dass über ihn der gesamte obere Harntrakt und die Harnblase erreichbar sind. Ein Nachteil ist jedoch das erhöhte Risiko von intraperitonealen Komplikationen: Verletzungen intraperitonealer Organe, etwa des Darmes, durch die Trokareinlage oder durch laparoskopische Instrumente.

Vorbeugung: Wenn möglich, retroperitoneoskopischer Zugang. Ausreichende Erfahrung des Operateurs.

Behandlung: Reparatur des entstandenen Schadens (Übernähung des Darmes, Darmteilresektion), ggf. auch Konversion zum offen-chirurgischen Vorgehen (u. U. AP-Anlage). Folgen einer intraoperativ nicht bemerkten Darmverletzung können Ileus, Peritonitis oder Ischämie von Darmabschnitten sein.
Medikamentöse Stimulation des Darmes und abführende Maßnahmen.

Komplikation: Dislokation von Steinen oder Versagen des Auffindens von Steinen.

Ursache: Steinlage, z. B. proximaler Harnleiter bzw. Nierenkelch oder Kelchdivertikel.

Vorbeugung: Uretersteine: Anschlingen des Ureters kranial und kaudal des Steins, um eine Diskolation zu vermeiden.

Behandlung: Intraoperativ konventionelle Röntgenuntersuchung sowie intrakorporale Sonografie mit Sonden, die durch laparoskopische Ports eingebracht werden können, Kombination aus Laparoskopie und perkutaner Nephroskopie (El-Kappany et al. 2007) oder flexibler Endoskopie (Kramer et al. 2004).

Komplikation: (Prolongierte) Extravasation von Urin.

Häufigkeit: 12 % (Wolf 2007).

Ursache: Insuffiziente Naht am Hohlsystem der ableitenden Harnwege, Wundheilungsstörung.

Vorbeugung: Einlage einer Doppel-J-Schiene, möglichst transurethral, da wesentlich einfacher durchführbar, Naht der Ureterinzision über der Doppel-J-Schiene. Einlage einer Zieldrainage.

Behandlung: Einlage einer Doppel-J-Schiene sowie einer Zieldrainage, Katheterversorgung.

Postoperative Komplikationen

Komplikation: Blutung, Nachblutung und Hämatombildung, evtl. mit sekundärer Infektion.

Ursache: Blutungen aus Portkanal bzw. aus epigastrischen Gefäßen.

Vorbeugung: Portentfernung möglichst unter Sicht.

Behandlung: Asymptomatische Hämatome bedürfen meist keiner Intervention. Symptomatische Hämatome sollten entlastet werden. Cave: mögliche Nachblutung durch Druckentlastung: Sonografie, Laborkontrolle!

Komplikation: Ausbildung einer arteriovenösen Fistel mit der möglichen Folge eines arteriellen Hypertonus, einer linksventrikulären Hypertrophie und schlimmstenfalls Linksherzversagen sowie Hämaturie und Flankenschmerzen.

Ursache: Durchtrennung von Nierenparenchym.

Vorbeugung: Schonung des Nierenparenchyms, sorgfältige Planung des Zugangswegs.

Behandlung: Optionen sind interventionell-radiologische Maßnahmen wie selektive Embolisation oder Ballonkatheterokklusion sowie die operative Revision mit Gefäßunterbindung oder Nierenteilresektion.

Komplikation: Wundinfektionen, Harnwegsinfektionen.

Häufigkeit: Gering.

Ursache: Keimkontamination.

Vorbeugung: Antibiotikaprophylaxe für Zeitraum der Blasenkathetereinlage (3–5 Tage).

Behandlung: Wunderöffnung, Antibiotikagabe, Ableitung evtl. ursächlicher Flüssigkeitsverhalte (z. B. Hämatom, Urinom).

Spätkomplikationen

Komplikation: Hämaturie, Harnwegsinfektion und irritative Miktionsbeschwerden, Inkrustierungen, Entstehung einer ureteroarteriellen Fistel.

Häufigkeit: Ureteroarterielle Fistel selten (Cevik et al. 2010).

Ursache: Liegedauer der Doppel-J-Schiene zu lang.

Vorbeugung: DJ-Entfernung 4–6 Wochen postoperativ.

Behandlung: DJ-Entfernung, ggf. mit Therapie der Inkrustierungen.

Komplikation: Ureterstrikturen.

Häufigkeit: Circa 3 % (Wolf 2007), Einzelfälle 15 und 20 %.

Ursache:
- Zu enge Naht des Ureters (Keeley et al. 1999, Nouira et al. 2004),
- Entstehung einer retroperitonealen Fibrose durch Urinextravasation mit der Folge einer Entzündungsreaktion und nachfolgender Strikturbildung.
- Anwendung von Diathermie bei der Eröffnung des Ureters.

Vorbeugung:
- Längsinzision des Ureters über der Doppel-J-Schiene ohne Naht verheilen lassen (Keeley et al. 1999) bzw. nur adaptierende Nähte legen (Nouira et al. 2004),
- wasserdichte Naht des Ureters (Mitchinson u. Bird 1971),
- Keine Anwendung von Diathermie bei der Eröffnung des Ureters.

Behandlung: Abhängig von Lage und Ausdehnung: ureterorenoskopische Verfahren bis zur offen-operativen Therapie.

Literatur
Hinweise unter
www.thieme.de/komplikationenurologie.de

9.8 Zystektomie
L. Lusuardi, G. Janetschek

Allgemeine Aspekte

Die erste laparoskopische Zystektomie (LRC) wurde 1992 von Parra bei gutartiger Erkrankung durchgeführt (Parra et al. 1992). Die Laparoskopie hat seither eine rasante Entwicklung durchlaufen, es existieren Berichte von über 1000 laparoskopischen Zystektomien, ergänzt durch das Aufkommen der roboterassistierten Chirurgie. Operativ ausgesprochen anspruchsvoll ist und bleibt allerdings die laparoskopische Harnableitung. Nach einigen Tierversuchen wurde beim Menschen 2001 die erste komplette intrakorporale Anlage eines Ileum-Conduits (Gill et al. 2000) sowie einer Ureterosigmoidostomie (Turk et al. 2001) durchgeführt. Der Wunsch nach laparoskopischer Operation bei orthotopem Blasenersatz führte wegen des Zeitaufwands zum Konzept der LRC mit Bergung des Organs über eine Minilaparotomie. Über diese Inzision wird extrakorporal die Harnableitung angefertigt.

Es gibt eine einzige Studie (Tab. 9.5), die nach der modernen Clavien-Klassifikation die Komplikationen beschreibt (Huang et al. 2010): Die Studie bestätigt den Eindruck, dass so wie bei der offenen Zystektomie auch in der größten Laparoskopieserie die Komplikationen vorwiegend in der Harnableitung liegen.

Tab. 9.4 Intra- vs. extrakorporale Harnableitung nach LRC. Die Erfahrung der Cleveland Klinik (Haber et al. 2008) mit der laparoskopischen Zystektomie (LRC).

Perioperative Ergebnisse	Intrakorporale (n = 17)	Extrakorporale (n = 37)	p-Wert
Blutverlust (ml)	788	378	0,0002
Transfusionrate (%)	23	3	0,01
minor complications (%)	41	14	0,01
major complications (%)	29	11	0,08
late complications (%)	18	14	0,69

Tab. 9.5 Chirurgische Komplikationen der LRC mit extrakorporaler Harnableitung, stratifiziert nach der Clavien-Klassifikation bei 171 Patienten (Huang et al. 2010).

Grad	Komplikation	Fallzahl	%
	Intraoperative Komplikationen	1	0,6
I	Gefäßläsion	1	0,6
	Frühkomplikationen (< 30 Tage nach LRC)	40	23,4
I	Hämatom	1	0,6
I	Wundinfekt	2	1,2
II	paralytischer Ileus	5	2,9
II	tiefe Beinvenenthrombose	1	0,6
II	Agitatio, Delirium	2	1,2
II	Lymphorrhoe	11	6,4
II	Pneumonie	1	0,6
II	Pyelonephritis	1	0,6
II	Anastomsenleck	7	4,1
IIIa	Pouchvaginalfistel	2	1,2
IIIa	Harnleiterimplantationsstriktur	2	1,2
IIIb	Kolonpouchfistel	1	0,6
IIIb	Darmanastomosenleckage	1	0,6
IIIb	Ileumpouchfistel	2	1,2
IIIb	Mesenterialvenentrombose	1	0,6
	Spätkomplikationen (> 30 Tage nach LRC)	26	15,2
I	mechanischer Ileus	3	1,8
I	Harnretention	4	2,3
II	Pouchitis	5	2,9
IIIa	Pouchstein	2	1,2
IIIa	Harnleiterimplantationsstriktur	9	5,3
IIIa	Neublasenhalsenge	3	1,8

Allgemeine Komplikationen und deren Vermeidung

Präoperative Komplikationen

Komplikation: Unklare onkologische Sicherheit, insbesondere bei höheren Tumorstadien.

Ursache: Fehlen valider Ergebnisse aufgrund geringer Zahlen, nur 2,9 % (5 Patienten) Stadium pT4 (Hautmann 2009), lediglich 2 Studien mit 5-Jahres-Follow-up existieren (Haber u. Gill 2007, Huang et al. 2010). Unfähigkeit von CT und MRT, Metastasen normaler Größe bzw. nur leicht vergrößerte Lymphknoten zu diagnostizieren.

Vorbeugung: Strenge Patientenauswahl, Empfehlung zur extendierten Lymphadenektomie bis zur Iliaca communis (Ghazi et al. 2010) und Bergung der Lymphknoten sowie des Zystoprostatovesikulektomiepräparats mittels Bergesack, um Gefahr von Port-Site-Metastasen zu minimieren (Castillo u. Vitagliano 2008), bis dato nur 2 Fallberichte.

Intraoperative Komplikationen

Komplikation: Intraoperative Blutung.

Häufigkeit: 0,6 %.

Ursache: Verletzung größerer Gefäße, insuffizienter Verschluss des Plexus Santorini und/oder anderer Gefäße.

Vorbeugung: Sorgfältige Klippung und/oder Umstechung der Gefäße, Verwendung spezieller Verfahren zur Blutstillung, z. B. Ligasure, bipolare Koagulation (Huang et al. 2010)

Behandlung: Klippung oder Naht, ggf. notwendige Konversion.

Postoperative Komplikationen

Komplikation: Paralytischer Ileus.

Häufigkeit: 2,9–19 % (Haber u. Gill 2007, Huang et al. 2010), vgl. offenes Verfahren mit 7–23 % (Stein et al. 2001, Ghoneim et al. 1997)

Ursache: Operation, selten mechanischer Ileus.

Vorbeugung: Fast Track, Ausgleich der Elektrolyte und Regulation des Säure-Base-Haushalts.

Behandlung: Elektrolytentgleisungen sollten entsprechend substituiert und ein Abszess oder ein Harnleck mittels CT ausgeschlossen werden. Eine Darmdekompression wird traditionell mittels Magensonde durchgeführt oder alternativ, um die erhöhte Gefahr einer Lungenentzündung zu reduzieren, kann eine intubierte Gastrostomie, modifiziert nach Stamm, im Rahmen der Zystektomie durchgeführt werden (Buscarini et al. 2000). Beseitigung eines mechanischen Ileus.

Komplikation: Insuffizienz der enteralen Anastomose.

Häufigkeit: 0,6 % vs. offenes Vorgehen 0,2 % (Huang et al. 2010, Stein et al. 2001).

Ursache: Erschwerte Manipulation am Mesenteriums im Falle ausgeprägter Adipositas.

Vorbeugung: Bei zu kurzem Mesenterium des Darmes (z. B. in Kombination mit Übergewicht) muss konvertiert werden, um Spannungen und einer möglichen Insuffizienz oder gar eine Thrombose der V. mesenterica (0,6 % in der LRC) vorzubeugen (Huang et al. 2010).

Komplikation: Protrahierte Lymphorrhoe, symptomatische Lymphozele.

Häufigkeit: Lymphorrhoe 6,4 %, Lymphozele bei offener OP 1–4 % (Huang et al. 2010, Lerner et al. 1993).

Ursache: Insuffizienter Verschluss von Lymphgefäßen.

Vorbeugung: Korrekte Exposition, Klippung größerer Lymphbahnen an den Enden des Templates, Verzicht auf eine extraperitoneale Drainage (Ghazi et al. 2010).

Behandlung: Diät mit mittelkettigen Fettsäuren.

Komplikation: Wundinfekte.

Häufigkeit: 1,2 %, weit unter der üblichen Inzidenzrate von 3–6 % der offenen Serien (Huang et al. 2010, Stein et al. 2001), ein Platzbauch ist praktisch ausgeschlossen.

Ursache: Schnitt zur Bergung der Blase.

Vorbeugung: Möglichst kurze Minilaparotomie.

Behandlung: Wundbehandlung.

Komplikation: Insuffizienz der neovesikourethralen Anastomose.

Häufigkeit: 4,1 % (Huang et al. 2010).

Ursache: Mesenterium zu kurz, häufig in Kombination mit Übergewicht.

Vorbeugung: Reduktion der Spannung durch eine Rocco-Adaptationsnaht zwischen Neoblasenhals und Perineum (Rocco u. Rocco 2009), evtl. Konversion.

Behandlung: Verlängerte Katheterliegedauer.

Komplikation: Striktur der neovesikourethralen Anastomose.

Häufigkeit: 1,8 % (Huang et al. 2010).

Ursache: Postentzündliche Narbenbildung mit Strikturierung, häufig als Folge einer Urinextravasation.

Vorbeugung: Bildung der Anastomose mit 2 fortlaufenden Nähten. Zusätzlich Rocco-Adaptationsnaht zwischen Blasenhals und Perineum. Eine weitere Naht erfolgt zwischen Blasenhals und den pubouretralen Bändern (Rocco u. Rocco 2009). Ziel ist es, eine spannungsfreie Anastomose zwischen Harnröhre und Blasenhals zu ermöglichen und somit die Gefahr einer Stenose durch Urinaustritt zu reduzieren.

Behandlung: Transurethrale Schlitzung.

Komplikation: Harnleiterimplantationsstenosen.

Häufigkeit: 5,3 % bei nichtantirefluxiver Harnleiterimplantation mit Nippel nach Sagalowsky, entspricht der Literatur der nichtlaparoskopischen Operationstechniken (Huang et al. 2010, Sagalowsky 1995).

Ursache: Postentzündliche Narbenbildung, eingeschränkte Durchblutung nach großzügiger Präparation der Harnleiterenden, Urinleckage.

Vorbeugung: Gefäßschonende Präparation der distalen Ureterenden, suffiziente Naht.

Behandlung: Überbrückung der Striktur mit einer Harnleiterschiene, Harnleiterneuimplantation.

Literatur
Hinweise unter
   www.thieme.de/komplikationenurologie.de

10 Komplikationen bei roboterassistierten Eingriffen (DaVinci)

10.1 Allgemeine Aspekte

M. Stöckle, A. Treiyer

Einleitung

In den letzten 25 Jahren hat der technologische Fortschritt im Bereich der Medizin eine bedeutende Rolle bei der Optimierung der urologischen Patientenbehandlung gespielt. Als Beispiel dafür zählen unter anderen die bereits seit Jahren etablierte Extrakorporale Stoßwellentherapie, die Entwicklung der minimalinvasiven Eingriffe, darunter insbesondere der laparoskopischen Technik mit letztlich roboterassistierter Hilfe. Die Einführung dieser Technologien ermöglichte den Ausbau neuer Therapieoptionen für die betroffenen Patienten, produzierte allerdings neue unbekannte Komplikationen, die aus diesem Grunde gegenwärtig diskutiert werden müssen.

Mehrere Studien konnten im Vergleich zur konventionellen Schlüssellochoperation eine kürzere und komplikationsärmere laparoskopische Lernkurve mithilfe eines Robotersystems nachweisen (Ahlering et al. 2003, Perer et al. 2003, Yohannes et al. 2002). Die Einführung von dreidimensionalen Sichtverhältnissen mit 10facher Vergrößerung des Blickfelds, die Nutzung von abwinkelbaren Instrumenten mit Telemanipulator-Technologie zählen zu den Vorteilen der laparoskopisch-roboterassistierten Chirurgie und verhelfen somit dem Operateur zur präzisen, minimal belastenden Durchführung einer sicheren und komplikationsarmen Technik (Thaly et al. 2007, Wagner u. Dinlenc 2008, van Appledorn u. Costello 2007). Trotz der Vorteile eines Robotersystems zur Verringerung der Komplikationen sollte nicht außer Acht gelassen werden, dass diese Technik ein *laparoskopisches* roboterassistiertes Verfahren ist. Demzufolge sollte der Operateur zur Vermeidung intra- und postoperativer Komplikationen nicht nur über roboterchirurgische Fertigkeiten, sondern auch über ausreichende Kenntnisse der laparoskopischen Technik und der daraus resultierenden physiologischen körperlichen Änderungen verfügen. Viele dieser *„laparoskopisch bedingten"* Komplikationen können durch eine sorgfältige präoperative Selektion der Patienten, eine filigrane und präzise Operationstechnik sowie auch durch eine ausreichende postoperative Verlaufskontrolle des Patienten vermieden bzw. verringert werden.

Präoperative Komplikationen

Komplikation: Erhöhte Morbidität.

Ursache:
- Mangelnde Erfahrung des Operateurs,
- Kriterien, die ein roboterassistiertes Verfahren ausschließen,
- insuffiziente Patientenselektion.

Vorbeugung: Kritische Selektion der Patienten: normalgewichtige Patienten ohne schwere kardiovaskuläre oder pulmonale Vorerkrankungen, Patienten ohne bzw. mit minimalinvasiven abdominalen Voroperationen.

Behandlung: Therapie der jeweiligen Komplikation.

Intraoperative Komplikationen

Komplikation: Blutungen.

Ursache: Können aufgrund thermischer Läsionen, stumpfer Bearbeitung des Gewebes oder durch unzureichende Klippung der Gefäße (Parsons et al. 2004) und durch iatrogene Verletzungen entstehen.

Vorbeugung: Bei der Platzierung der Trokare sollte eine iatrogene Verletzung der epigastrischen Gefäße vermieden werden. Arbeitstrokare sollten aus diesem Grund unter Sicht erst nach Gasinsufflation platziert werden. Die Nutzung der Hasson-Technik empfiehlt sich insbesondere bei Patienten mit multiplen abdominalen Voroperationen in der Anamnese (Lecuru et al. 2001). Zur Sicherung der Hämostase sollte vor dem Abdocken des Roboters das Pneumoperitoneum reduziert werden, weil sich venöse Blutungen u. U. erst dann demaskieren. Ebenso sollten die Arbeitstrokare unter Sicht entfernt werden, um sicher zu stellen, dass keine Gefäße an den Einstichstellen verletzt worden sind.

Behandlung: Anwendung blutstillender Maßnahmen: Clips, Naht, Koagulation.

Komplikation: Verletzungen des Darmes.

Ursache: Verletzungen des Darmes können nach ihrer Ursache in perforierte und thermische Läsionen klassifiziert werden.

Vorbeugung: Zur Vermeidung iatrogener Läsionen sollte darmnah eine sparsame Kauterisierung mittels mono- oder bipolarem Strom benutzt werden. Arbeitstrokare sollten unter Sicht erst nach Gasinsufflation platziert werden.

Behandlung: Kleine oberflächliche Serosaverletzungen können primär verschlossen werden. Größere breitflächige Darmläsionen benötigen im schlimmsten Fall die Anlage eines temporären Kolostomas.

Komplikation: Nichterreichen des Operationsfelds, Kollision der Roboterarme.

Häufigkeit: Selten, abhängig von der Erfahrung des Operateurs.

Ursache: Fehlerhafte Einlage der Arbeitstrokare.

Vorbeugung: Es sollte die maximale Arbeitslänge der Roboterarme von 25 cm berücksichtig werden. Ebenso sollten die Roboterarme 8–10 cm seitlich des Kameratrokars eingelegt werden, um eine Kollision der Instrumente zu vermeiden. Bei den adipösen Patienten ist es wichtig, die Platzierung der Trokare etwas näher zum anatomischen Behandlungsgebiet durchzuführen, da bei der üblichen Trokarplatzierung durch die alleinige Bauchwandverdickung die Instrumentenlänge nicht ausreichend ist. Ebenso ist von Bedeutung, dass keiner der Roboterinstrumente mit einem Körperteil des Patienten in Kontakt gerät. Dies muss durch die Assistenten regelmäßig während der Operation überprüft werden, insbesondere wenn der Roboter in sehr extremen Positionen arbeitet. Ein Beispiel dafür ist, wenn der Operateur versucht, sich auf der vorderen Bauchdeckenwand mithilfe der laparoskopischen Optik Sicht zu verschaffen. Dies kann dazu führen, dass die Optik gegen das Gesicht oder den endotrachealen Tubus des Patienten stößt. Eine protektive Maßnahme hierzu ist das Anbringen ein Metallbügels vor dem Kopf des Patienten.

Behandlung: Neueinlage bzw. Korrektur der Roboterarme.

Komplikation: Nerven-, Gelenk- und Druckschäden des Weichteilgewebes.

Ursache: Die laparoskopisch roboterassistierten Beckeneingriffe werden in einer Trendelenburg-Lagerung durchgeführt.

Vorbeugung: Die unzureichende Polsterung wichtiger Körperteile des Patienten sowie die Druck- oder Zugbelastung eines peripheren Nervs (z. B. Peroneusparese durch Druck auf das Wadenbeinköpfchen bei Lagerung des Beines in einer Beinschale, Schäden des N. ulnaris bei Druck auf den Ellenbogen oder Zugschäden des Armplexus bei extremer Überkopflagerung eines Armes) kann postoperative Lagerungsschäden hervorrufen, die als ärztliche Behandlungsfehler betrachtet werden. Von Bedeutung ist die Einlage von Schulterkissen oder eines thorakalen Bandes, das den Patienten bei der Trendelenburg-Lagerung fixiert. Ebenso sollte die genaue Hautinzisionslänge zur spannungsfreien Einlage der Trokare berücksichtig werden, um Hautdruckläsionen zu verringern.

Behandlung: Abhängig von der jeweiligen Schädigung.

Postoperative Komplikationen

Komplikation: Postoperatives subkutanes Emphysem.

Ursache: Lange roboterassistierte laparoskopische Operationen, die Nutzung einer hohen Anzahl von Trokaren, mehrfache frustrane Versuche der Einlage eines Trokars und die lange intraoperative Nutzung eines hohen intraperitonealen Druckes (> 15 mmHg) sind Faktoren, die die CO_2-Aufnahme im Körper vereinfachen und damit die postoperative Beatmung des Patienten beeinträchtigen (Siu et al. 2003, Murdock et al. 2000).

Vorbeugung: Die körperliche Untersuchung des Patienten zur Erkennung eines postoperativen subkutanen Emphysems, welches mit einem Pneumomediastinum oder Pneumothorax assoziiert sein kann, sollte unmittelbar nach dem Eingriff durchgeführt werden. Dies kann die Entscheidung einer frühen Extubation des Patienten aus anästhesiologischer Sicht etwas verzögern.

Behandlung: Abhängig von der Ausdehnung des Emphysems.

Komplikation: Hernienbildung im Bereich der Trokarstichstellen.

Ursache: Insuffizienter Verschluss der Trokareinstichstellen.

Vorbeugung: Sorgfältiger Verschluss der über 10 mm großen Trokareinstichstellen (Holzinger u. Klaiber 2002). Einen besonderen Vorteil bieten die klingenlosen Trokare, die zum einen niedrige Rate an Bauchdeckengefäßverletzungen produzieren, zum anderen auch kleinere Fasziendefekte mit reduzierter Wahrscheinlichkeit einer Hernienbildung zur Folge haben.

Behandlung: Operative Hernienreparation.

Literatur
Hinweise unter
 www.thieme.de/komplikationenurologie.de

10.2 Nephrektomie

S. Siemer, A. Treiyer

Allgemeine Aspekte

Die erste laparoskopische Nephrektomie wurde von Clayman u. Mitarb. (Clayman et al. 1991) im Jahre 1991 publiziert. Aufgrund der überzeugenden Daten ist die laparoskopische Nephrektomie auch nach den Leitlinien der „Goldstandard" bei der Behandlung des Nierenzellkarzinoms. Eine Weiterentwicklung dieser Technologie stellt die roboterassistierte laparoskopische Nephrektomie dar, die erstmals von Guillenneau u. Mitarb. (Guillenneau et al. 2001) im Jahre 2001 publiziert wurde. Die dreidimensionalen Sichtverhältnisse mit 10facher Vergrößerung des Blickfelds und die Nutzung von abwinkelbaren Instrumenten mit Telemanipulator-Technologie zählen bis heute zu den Vorteilen der roboterassistierten laparoskopischen Chirurgie, die dem Operateur zur präzisen, minimal belastenden Durchführung einer sicheren und komplikationsarmen Technik verhelfen (Thaly et al. 2007, Wagner u. Dinlenc 2008, van Appledorn u. Costello 2007).

Die roboterassistierte laparoskopische radikale Nephrektomie empfiehlt sich grundsätzlich bei allen gesunden Patienten mit einer zu operierenden benignen Nierenerkrankung sowie bei Nierenzellkarzinomen, bei denen ein Organerhalt nicht möglich ist. Kontraindikationen sind kardiovaskuläre und pulmonale Vorerkrankungen, die einen intraperitonealen Druck von 10–12 mmHg nicht tolerieren. Ein Thrombus der Nierenvene mit oder ohne Beteiligung der V. cava inferior stellt prinzipiell keine Kontraindikation dar, wobei hier die individuelle Erfahrung des Operateurs entscheidend für die Indikationsstellung ist. Zu den relativen Kontraindikationen zählen multiple Voroperationen des Abdomens, wobei auch hier die Erfahrung des Operateurs die Indikationsstellung zur roboterassistierten Operation im Wesentlichen beeinflusst.

Allgemeine Komplikationen und deren Vermeidung

Präoperative Komplikationen

Komplikation: Patientenaufklärung: Fehlender Verweis auf Besonderheiten des roboterassistierten Verfahrens.

Vorbeugung: Die Patienten sollten vor der Operation über die verschiedenen Komplikationen des Eingriffs aufgeklärt werden. Insbesondere sollte über die Möglichkeit iatrogener Gefäß- und Darmverletzungen mit der daraus resultierenden operativen „hand-assisted" bzw. offenen Konversion des Eingriffs gesprochen werden. Spezielle roboterassistierte Komplikationen stellen Systemfehler mit Abschaltung des robotischen Systems dar. Auch wenn diese sehr selten sind (deutlich unter 0,1 %), müssen Patienten präoperativ über diese Möglichkeit informiert werden und der Operateur muss in der Lage sein, die Operation zu jedem Zeitpunkt offen beenden zu können (Wolters et al. 2010).

Intraoperative Komplikationen

Komplikation: Fehlerhafte Patientenlagerung.

Ursache: Mangelnde bzw. fehlende Kontrolle/Erfahrung.

Vorbeugung: Die präoperativen Vorbereitungen im Operationssaal sind vergleichbar mit denen der konventionellen Laparoskopie. Der Patient sollte in einer Seitenlagerung mit einem Winkel von 45° gelagert werden. Der Arm der nierentumorbefallenen Seite sollte in einer „low praying position" nah an dem kontralateralen Arm fixiert werden. Diese spezielle Armposition sichert, dass der externe, kranial orientierte Roboterarm nicht mit der ipsilateralen Schulter kollidiert.

Generell sollte bei der Lagerung auf Nerven-, Gelenk- und Druckschäden des Weichteilgewebes geachtet werden. Die unzureichende Polsterung wichtiger Körperteile des Patienten sowie die Druck- oder Zugbelastung eines peripheren Nervs (z. B. Zugschäden des Armplexus bei extremer Überkopflagerung eines Armes) kann postoperative Lagerungsschäden hervorrufen, die als ärztliche Behandlungsfehler betrachtet werden müssen.

Der Roboter wird dorsokranial am Patienten oberhalb der Schulter, hinter dem Rücken und über der zu operierenden Seite angedockt. Mindestens 45–60 cm Entfernung zwischen Robotersystem und Rücken des Patienten sollten eingehalten werden, um das Andocken der Roboterarme zu vereinfachen und somit die Beweglichkeit der hier benutzten Instrumente nicht zu beeinträchtigen. Die Ansammlung von verschiedenen Systemen am Patientenkopf (z. B. Robotersystem, anästhesiologischer Arbeitsplatz, Stromgenerator, Aufwärmungssysteme usw.) kann in dem Bereich zu einem engen Arbeitsraum führen mit den daraus folgenden Komplikationen.

Behandlung: Durch eine schräge Positionierung des Operationstisches kann die Anordnung verbessert werden, was bei schweren Komplikationen mit schnellem Abdocken des Robotersystems und offener Konversion eine bedeutende Rolle (Zeitgewinn!) spielt.

Komplikation: Organverletzungen bei Etablierung des Pneumoperitoneums.

Ursache: Die laparoskopische Gasinsufflation kann entweder mit der Veress-Nadel oder in der Hassan-Technik durchgeführt werden, hierbei kann es zu Verletzungen von Organen kommen.

Vorbeugung: Um iatrogene Verletzungen zu vermeiden, sollte die Veress-Nadel am obersten Punkt der zu operierenden Seite des Abdomens gestochen werden. Hierfür sollte auf eine Seitenlagerung des Patienten geachtet werden, um ungewollte Darmverletzungen zu vermeiden. Bei der Hasson-Technik sollte sich der Patient zunächst in Rückenlagerung befinden. Erst nach Einführung des ersten Arbeitstrokars unter Sicht sollte die Position des Patienten in die Seitenlage verändert werden. Die Inzisionsstelle bei der Hassan-Technik sollte im Nabelbereich sein. Nach Einführen der Kamera sollten die übrigen Arbeitstrokare unter einem intraabdominalen Druck von ca. 12 mmHg eingelegt werden. Bei den rechtsseitigen Niereneingriffen kann optional ein fünfter Arbeitstrokar verwendet werden. Dieser zusätzliche, subxyphoidal gelegene 5-mm-Arbeitstrokar ist bei der Luxation des Leberlappens hilfreich.

Behandlung: Therapie der jeweiligen Komplikation.

Komplikation: Fehlerhafte Platzierung der Arbeitstrokare.

Ursache: Trokareinlage nicht unterhalb der mittleren abdominalen Linie. Die fehlerhafte Einlage der Arbeitstrokare kann die Operation deutlich erschweren. In extremen Fällen kann dadurch der Operateur sein Operationsfeld nicht erreichen oder die Roboterarme kollidieren miteinander.

Vorbeugung: Die maximale Arbeitslänge der Roboterinstrumente von 25 cm muss berücksichtig werden. Ebenso sollten die Roboterarme 8–10 cm seitlich des Kameratrokars eingelegt werden, um eine Kollision der Instrumente zu vermeiden. Bei adipösen Patienten ist es wichtig, die Platzierung der Trokare etwas näher zum anatomischen Behandlungsgebiet durchzuführen, da bei der üblichen Trokarplatzierung durch die alleinige Bauchwandverdickung die Instrumentenlänge (ggf. lange Trokare verwenden!) nicht ausreichend ist.

Behandlung: Trokarneueinlage, ggf. Konversion zur offenen Operation.

Komplikation: Gefäßverletzung bei Trokareinlage.

Ursache: In seltenen Fällen können schwere Gefäßverletzungen bei der Veress-Nadel-Punktion oder Platzierung der Arbeitstrokare vorkommen.

Vorbeugung: Vorsichtige Platzierung der Verres-Nadel, Lagekontrolle, Trokareinlage unter Sicht. Nach der Platzierung aller Arbeitstrokare sollte der Operationstisch bzw. Patient um ca. 70° auf die kontralaterale Seite gedreht werden. Dies ermöglicht die Luxation der Dünndarmschlingen aus dem Operationsfeld, was die Gewebedissektion und die Mobilisation des Kolons sowie auch die Darstellung des retroperitonealen Raumes deutlich vereinfacht.

Behandlung: Bei Gefäßverletzung sollten die Veress-Nadel bzw. der Trokar nicht sofort entfernt werden, um bei der Konversion der Operation die Verletzungsstelle frühzeitig zu erkennen und deutlichere Blutungen zu vermeiden.

Komplikation: Verletzungen von Organen.

Ursache:
- Mangelnde Erfahrung des Operateurs/Assistenten,
- fehlende Sorgfalt,
- Unübersichtlichkeit des Operationssitus.

Vorbeugung: Die Durchführung einer kompletten roboterassistierten laparoskopischen radikalen Nephrektomie ist alleine mit einer bipolaren Maryland-Zange und einer monopolaren, leicht gebogenen Schere möglich. Zur blutungsarmen Operation sollte der Operateur die durch die Gasinsufflation dargestellten avaskulären Gewebeschichten berücksichtigen. Eine bedeutende Rolle zur Vermeidung von intraoperativen Komplikationen hat der Assistent, der durch laparoskopische Vorkenntnisse mit verschiedenen Instrumenten dem Operateur die zu operierenden Gewebestrukturen mit Vorsicht darstellt und somit Verletzungen der Nachbarorgane sowie der wichtigsten Begleitgefäße vermeidet.

Auf der rechten Seite muss bei der Dissektion des retroperitonealen Raumes auf das Duodenum geachtet werden. Dieses sollte per Kocher-Manöver mit präziser und sorgfältiger Präparation nach medial mobilisiert werden. Zur Vermeidung einer Duodenumläsion mit postoperativer Fistelung und Peritonitis sollte in diesem Bereich nur sparsam Strom verwendet werden. Üblicherweise kann nach dem Kocher-Manöver die V. cava inferior mit der rechtsseitigen Nierenvene dargestellt werden. Zur Versorgung dieser und anderer Nierengefäße können Clips oder Stapler zur Anwendung kommen. Die Applikation sollte aber erst dann erfolgen, wenn die Gefäße komplett freigelegt und identifiziert wurden. Vor allem bei Anwendung eines Staplers sollte dieser niemals „blind" über Gewebe geschoben werden. Bei der Versorgung des Nierenhilus ist die optisch horizontale Darstellung der Hauptgefäße (V. cava inferior und Aorta abdominalis) extrem wichtig, um eine ungewollte Unterbindung anderer Strukturen (z. B. A. mesenterica) zu vermeiden.

Bei der linksseitigen roboterassistierten laparoskopischen radikalen Nephrektomie sollten alle arterienähnlichen Strukturen, die vor dem Nierenhilus verlaufen, sorgfältig dargestellt werden, um eine iatrogene Ligatur der A. mesenterica superior zu vermeiden. Ebenso sollte auf eine ausreichende Präparation des oberen, medialen Nierenanteils der linken Niere geachtet werden, da unbemerkte Verletzungen des Pankreasschwanzes oder der Milzgefäße entstehen können.

Behandlung: Therapie der jeweiligen Komplikation.

Komplikation: Blutungen bei Versorgung des Gefäßstiels.

Ursache:
- Insuffiziente Gefäßdarstellung,
- unkontrollierte Manipulation,
- Verwendung von inkompetenten Clips,
- Lernphase.

Vorbeugung: Die Versorgung des Nierenhilus wird in der Literatur unterschiedlich beschrieben (Clips, Stapler, Naht). Nach unserer Erfahrung kann unter Verwendung von 2 Hem-o-Look Clips (XL) am proximalen Ende des Gefäßes eine suffiziente Gefäßversorgung erreicht werden. Hierbei ist zu beachten, dass keine kava- oder aortennahen Clips platziert werden, um sekundäre Strikturen dieser Gefäße mit partiellen Durchblutungsstörungen zu vermeiden.

Die zirkuläre Freilegung der Nierenvene ermöglicht insbesondere auf der rechten Seite die Darstellung und Freilegung der Nierenarterie. Zu diesem Zweck dienen auch Gefäßschlingen („Loops"), die die Gefäße anzügeln und deren Exposition zur Klippung vereinfachen.

Die Darstellung der V. testicularis bzw. V. ovarica ist obligat. Sie ist zudem hilfreich beim Aufsuchen der Nierenvene und kann bis zur Nierenvene (links) bzw. V. cava (rechts) verfolgt werden. Dieser Schritt ist besonders wichtig, wenn die Präparation des Nierenhilus sowie die Identifikation der Gefäße erschwert ist. Trotz alledem sollte nicht außer Acht gelassen werden, dass die gonadalen Gefäße anatomische Varianten bezüglich ihrer Gefäßmündungen haben und dass das o. g. Konzept immer intraoperativ überprüft werden muss. Bei der Präparation sollte auch auf die Traktion der Gefäßstrukturen geachtet werden.

Vor Durchtrennung der Hilusgefäße mittels Clips, Ligaturen oder Stapler sollten die Nebennierengefäße identifiziert und abgesetzt werden. Die ipsilaterale Nebenniere kann somit meist erhalten werden. Lediglich bei großen Tumoren am oberen Pol der Niere belassen wir, wie auch bei der offenen Operation, aus onkologischen Gesichtspunkten die Nebenniere am Präparat.

Die dreidimensionalen Sichtverhältnisse mit 10facher Vergrößerung des Blickfelds und die Verwendung von abwinkelbaren Instrumenten mit Telemanipulator-Technologie ermöglicht in der Roboterchirurgie eine präzise Dissektion der wichtigsten Gefäße (Thaly et al. 2007).

Behandlung: Der Operateur muss zu jedem Zeitpunkt in der Lage sein, die Operation nach Konversion offen zu Ende zuführen. Es empfiehlt sich, zu Beginn einen Tisch mit allen erforderlichen Instrumenten für eine Konversion vorbereitet zuhaben. So kann das Zeitintervall bis zur Konversion auf wenige Minuten reduziert werden. Vor allem venöse Blutungen können durch das Erhöhen des intraperitonealen Druckes auf 20–25 mmHg reduziert werden. Weitere Hilfsmittel wie Kompressen können eingebracht werden, um durch eine lokale Kompression die Akutsituation zu beherrschen. In den meisten Fällen können akute Blutungen so beherrscht und anschließend robotisch versorgt werden.

Nichtsdestotrotz ist eine frühzeitige Konversion gerade zu Beginn der minimalinvasiven „Karriere" eines Operateurs keine Schwäche, sondern dient der Sicherheit des Patienten. Hierüber sollten sich alle Operateure bewusst sein.

Komplikation: Darmverletzungen.

Ursache: Perforierende und/oder thermische Läsionen.

Vermeidung: Zur Vermeidung solcher iatrogenen Läsionen sollte darmnah möglichst auf die Applikation von Strom verzichtet werden.

Behandlung: Kleine oberflächliche Serosaverletzungen können primär mit einer Naht verschlossen werden. Größere breitflächige Darmläsionen müssen ggf. reseziert werden. In seltenen Fällen ist die Anlage eines vorübergehenden Kolostomas erforderlich.

Komplikation: Pleuraläsion/Pneumothorax.

Ursache: Selten können, insbesondere bei Tumoren am Nierenoberpol, Pleuraläsionen mit konsekutivem Pneumothorax entstehen.

Zunehmende respiratorische Beschwerden postoperativ können auf eine intraoperativ unbemerkte Eröffnung der Pleura hindeuten.

Vorbeugung: Vorsichtige Präparation.

Behandlung: Verschluss mit monofilem Nahtmaterial. Nach röntgenologischer Bestätigung dieser Verdachtsdiagnose sollte eine Thoraxdrainage eingelegt werden.

Postoperative Komplikationen

Komplikation: Trokarhernie.

Ursache: Fehlender bzw. inkompletter Verschluss größerer Trokareinstichstellen.

Vorbeugung: Alle Trokarinzisionen sollen bei einer Größe >8 mm mit einer Fasziennaht verschlossen werden (Holzinger u. Klaiber 2002). Einen besonderen Vorteil bieten stumpfen Trokare, die zum einen ein geringeres Risiko von Bauchdeckengefäßverletzungen haben, zum anderen kleinere Fasziendefekte aufweisen.

Behandlung: Operative Revision und Faszienverschluss.

Komplikation: Subkutanes Emphysem.

Ursache: Lange roboterassistierte laparoskopische Operationen, die Nutzung einer hohen Anzahl von Trokaren, mehrfache frustrane Versuche der Einlage eines Trokars und die lange intraoperative Nutzung eines hohen intraperitonealen Druckes (> 15 mmHg) sind Faktoren, die die CO_2-Aufnahme im Körper vereinfachen und damit die postoperative Beatmung des Patienten beeinträchtigen (Siu et al. 2003, Murdock et al. 2000).

Vorbeugung: Die körperliche Untersuchung des Patienten zur Erkennung eines postoperativen subkutanen Emphysems, welches mit einen Pneumomediastinum oder Pneumothorax assoziiert sein kann, sollte unmittelbar nach dem Eingriff durchgeführt werden. Dies kann die Entscheidung einer frühen Extubation des Patienten aus anästhesiologischer Sicht etwas verzögern.

Behandlung: Abhängig von der Ausdehnung des Emphysems.

Komplikation: Nachblutungen.

Ursache: Postoperative Blutungen mit Indikation zu einer notfallmäßigen diagnostischen bzw. therapeutischen Laparoskopie/Laparotomie sowie auch Nervschäden durch Druckläsionen zählen zu den wichtigsten postoperativen Komplikationen, die frühzeitig erkannt und beherrscht werden müssen. Ursachen sind eine insuffiziente Gefäßversorgung, insbesondere bei nichterkannten Gefäßläsionen im Zusammenhang der Trokareinlage.

Vorbeugung: Zur Sicherung der Hämostase sollte vor dem Abdocken des Roboters das Pneumoperitoneum reduziert werden, um vor allem kleine venöse Blutungen darzustellen und zu versorgen. Ebenso sollten die Arbeitstrokare unter Sicht entfernt werden, um sicherzustellen, dass keine Gefäße an den Einstichstellen verletzt worden sind.

Behandlung: Bei kleineren Blutungen ist eine Befundkontrolle und Kontrolle der Laborparameter angezeigt, größere Blutungen erfordern eine Revision, ggf. offen und evtl. eine Substitution von Blutbestandteilen.

Späte postoperative Komplikationen

Komplikation: Infizierte Hämatome der Nierenloge.

Ursache: Sekundär infiziertes Hämatom im Operationsgebiet.

Vorbeugung: Sorgfältige Blutstillung.

Behandlung: Laparoskopische/robotische oder offene Technik der Hämatomausräumung.

Komplikation: Postoperative Niereninsuffizienz mit passagerer bzw. definitiver Dialyse.

Ursache: Die Verschlechterung einer möglicherweise vorbestandenen Funktionseinschränkung der Niere gehört zu den Spätkomplikationen, die eine zusätzliche nephrologische Behandlung erfordern (McKiernan et al. 2002).

Vorbeugung: Nephrologische Mitbetreuung von Patienten mit einer präoperativ bestehenden Funktionseinschränkung der Niere (Kreatinin 1,5 mg/dl und höher). Bei diesen Patienten sollte auch eine kardiologische Betreuung folgen, da aufgrund der chronischen Niereninsuffizienz das Risiko von kardiovaskulären Erkrankungen mit erhöhter Krankenhausaufenthaltsdauer und Mortalität beschrieben worden ist (Go et al. 2004).

Komplikation: Sekundäre Wundheilungsstörungen der Trokareinstichstellen.

Ursache: Sekundärinfektionen an den Trokareinstichstellen, begünstigt teilweise durch übermäßige Manipulation (Bewegung der Trokare), können zu einem langwierigen Prozess mit langfristig notwendiger Beobachtung und Behandlung des Patienten oder sogar die Indikation eines sekundären operativen Eingriffs sein. Hierzu können Hernierungen auftreten, die operativ behandelt werden müssen.

Vorbeugung: Intraoperativ sorgfältiges steriles Arbeiten. Postoperativ adäquate Wundverlaufskontrollen.

Behandlung: Übliche Maßnahmen zur Behandlung einer sekundären Wundheilungsstörung.

Literatur
Hinweise unter
  www.thieme.de/komplikationenurologie.de

10.3 Nierenteilresektion

D. Thüer, A. Mottrie

Allgemeine Aspekte

Die Nierenteilresektion (PN) ist ein etabliertes Standardverfahren für die Behandlung von kleinen und exophytische Nierentumoren (< 4 cm). In dieser Patientenpopulation konnte die Nierenteilresektion gleiche perioperative Komplikationen und krankheitsspezifische Überlebensraten zeigen wie die offene radikale Nephrektomie (ORN) (Van Poppel et al. 2007, Belldegrun et al. 1999, Patard et al. 2004).

Seitdem minimalinvasive Operationstechniken zur Verfügung stehen, konnte die Morbidität der Nierenfreilegung signifikant reduziert werden. Die Komplexität der Nierenteilresektion wurde hierdurch jedoch nicht beeinflusst. Die Komplikationsrate für die laparoskopische partielle Nephrektomie liegt in Expertenzentren bei 18,6 %

(771 Patienten, Gill et al. 2007). Seit der Einführung der roboterassistierten, laparoskopischen partiellen Nephrektomie (RALPN) (DaVinci, Intuitive Surgical Systems) durch Gettman 2004 ist eine Freilegung mit 3-D-Sicht, optischer Vergrößerung und eine mikrochirurgische Dissektion möglich. Die Komplikationsraten liegen bei 9,8 % (Benway et al. 2010).

Allgemeine Komplikationen und deren Vermeidung

Präoperative Komplikationen

Komplikation: Fehlerhafte Patientenselektion.

Ursache: Die Patientenselektion für die RALPN unterscheidet sich von der Selektion für die laparoskopische Nierenteilresektionen (LPN): Der DaVinci-Roboter bietet eine vergleichbare Bewegungsfreiheit wie das Handgelenk, somit sind komplexere Fälle einfacher mit dem Roboter durchzuführen. Die mittleren Ischämiezeiten sind signifikant niedriger gegenüber der laparoskopischen Variante, die hierfür auch eine deutlich länger Lernkurve benötigt – LPN: 235 Patienten (Gill et al. 2007) statt RALPN: 30 Patienten (Mottrie et al. 2010), um Ischämiezeiten unter 20 Minuten zu erreichen.

Patienten mit kleinen exophytischen Tumoren ohne Komorbiditäten und normaler Nierenfunktion sind ideale Kandidaten für die RALPN. Wichtige bildgebende Parameter sind:
- Tumorgröße und -zahl,
- Tumorlokalisation,
- evtl. Beteiligung des Nierenkelchsystems,
- Ausschluss einer Organ- oder Gefäßinvasion (z. B. V. renalis oder V. cava),
- Verlauf und Zahl der Pol- und Nierengefäße,
- Ausschluss von Fernmetastasen.

Abdominale Voroperationen oder eine stattgehabte Peritonitis müssen berücksichtigt werden. Bei Adipositas besteht kein erhöhtes Risiko einer Blutung: In einer Single-Center-Studie waren das Blutungsrisiko (150 ml vs. 100 ml), die Ischämiezeit (26 min vs. 22 min) und die OP-Zeit bei Patienten mit Adipositas nicht signifikant erhöht (265 min vs. 242 min) (Naeem et al. 2011). Über die erschwerte Exposition müssen Patienten aufgeklärt werden.

Vorbeugung: Für Patienten mit einem extrem hohen Operationsrisiko stehen die Kryotherapie, die Radiofrequenzablation oder die aktive Surveillancestrategie als Alternativen zur Verfügung.

Behandlung: Eventuell notwendige Konversion (Konversionsrate 0–2 %).

Komplikation: Lagerungsschäden, Kollision der Roboterarme.

Ursache: Inkorrekte Patientenlagerung.

Vorbeugung: Patienten werden in kompletter Seitenlage gelagert. Der OP-Tisch wird geknickt, um den Abstand zwischen Crista iliaca und Rippenbogen zu vergrößern. Ziel ist es, genügend Platz für die Roboterarme zu gewinnen, um das Kollisionsrisiko zu minimalisieren.

Komplikation: Fehlerhafte Trokarplatzierung.

Vorbeugung: Einbringen der Trokare unter Sicht, um Darm- und Gefäßverletzungen zu vermeiden. Einhalten eines genügend großen Abstands zwischen den Trokaren, um Kollisionen zu vermeiden. Vorsicht ist geboten beim Andocken des Roboters. Der Kameratrokar wird ein wenig zurückgezogen, um Platz zu gewinnen.

Intraoperative Komplikationen

Komplikation: Blutungen.

Häufigkeit: Der mittlere Blutverlust beträgt insgesamt 92–325 ml (Mottrie et al. 2010), bei Hilustumoren 260 ml (50–1250 ml), bei nichthilären Tumoren ist er mit 200 ml geringer (0–2200 ml). Die Transfusionsrate liegt zwischen 2,4 % und 4,2 % (Dulabon et al. 2011).

Ursache: Gefäßverletzungen, insbesondere im Hilusbereich.

Vorbeugung: Größte Vorsicht ist bei der Dissektion des Nierenhilus geboten. Eine Verletzung kann hier zu einer akut lebensbedrohlichen Situation führen. Eine genaue Dissektion und eine komplette Exposition können das Blutungsrisiko minimalisieren.

Behandlung: Venöse Blutungen können meistens unter visueller Kontrolle und Applikation von leichtem Druck und/oder Erhöhung des intraabdominalen Druckes beherrscht werden. Dabei können kleinere Blutungen koaguliert oder geklippt werden, eine Naht kann für größere Blutung indiziert sein.
- Blutungen des Nierenparenchyms und der Kapsel können durch inkompletten Verschluss der A. renalis oder nichtabgeklemmte akzessorische Arterien verursacht werden. Die V. renalis kann unter Umständen von der Klemme befreit werden, um eine renale Kongestion zu vermindern.
- Blutungen in das perirenale Fett können mittels Clip oder Koagulation gestillt werden. Der Nierenhilus kann als Alternative en bloc mittels Satinsky-Klemme oder langer Bulldogg-Klemme verschlossen werden.
- Eine suboptimale Renorraphie kann nach Abnahme der Klemmen Hilusblutungen verursachen. Der intraabdo-

minale Druck kann auch hier erhöht werden, während die Renorraphienähte erneut mittels „Sliding-Clip"-Technik angezogen werden. Bei größeren und unkontrollierten Blutungen sollte der Operateur auf eine Konversion vorbereitet sein (Sukumar et al. 2011). Konversionsraten liegen bei 1,5 % (Dulabon et al. 2011).
- Verletzungen von Gefäßen (z. B. V. cava) können intraoperativ mittels fortlaufender Naht verschlossen werden.

Komplikation: Blutung: insuffiziente Hilusokklusion.

Ursache: Lockerung der Klemme, akzessorische Blutversorgung.

Vorbeugung: 10 Minuten vor Abklemmen der Gefäße werden Mannitol (20 %, 150 ml) und Furosemid (20 mg) sowie ein ACE-Hemmer intravenös als renoprotektive Maßnahme verabreicht. Das Abklemmen der A. renalis wird mit Bulldog-Klemmen erreicht. Für größere und eher zentral gelegene Tumoren werden beide Gefäße (erst A. renalis, dann V. renalis) abgeklemmt.

Bei multiplen Nierengefäßen ist sicherzustellen, dass alle Arterien abgeklemmt sind. Vorsichtige Platzierung der Bulldogklemmen!

Behandlung: Blutungsquelle identifizieren und abklemmen oder ligieren.

Komplikation: Organverletzungen.

Häufigkeit: Leber- und Milzverletzungen sind in Einzelfällen beschrieben.

Ursache:
- Zug an benachbarten Organen (Milz!),
- direkte Organverletzungen bei Präparation.

Vorbeugung: Sorgfältige Präparation und Vermeiden von Diathermieschäden, sichtkontrollierter Einsatz der laparoskopischen Instrumente, um „blinde" Verletzungen zu vermeiden. Darmschlingen sollten ausführlich freipräpariert werden, um den Instrumentenweg nicht zu verlegen.

Behandlung: Bei Verletzung parenchymatöser Organe sollten diese koaguliert, vernäht oder mittels Hämostyptika (z. B. Floseal) behandelt werden. Es gelten die gleichen Behandlungsprinzipien wie bei Nierenparenchymblutungen. Auch hier sollte sich der Operateur bei nichtkontrollierbaren Blutungen auf eine Konversion vorbereiten.

Komplikation: Tumorlokalisationsassoziierte Komplikationen: Oberpoltumoren.

Ursache: Anatomisch ist das Zwerchfell beidseits nicht weit entfernt. Linksseitig besteht die Gefahr der Milzverletzung, bei Tumoren der rechten Niere kann der Leber verletzt werden.

Vorbeugung: Siehe „Organverletzung". Ein vierter Roboterarm kann zur besseren Exposition hilfreich sein.

Komplikation: Tumorlokalisationsassoziierte Komplikationen: zentrale/hiläre Tumoren.

Ursache: Die bis jetzt größte internationale, multizentrische Studie konnte gleiche Komplikationsraten für hiläre als für exophytische Tumoren in Expertenzentren zeigen. Die Ischämiezeiten für hiläre Tumoren waren jedoch signifikant höher (26 min vs. 19,6 min). Auch die Tumorgröße (3,2 cm vs. 2,6 cm) war tendenziell höher (Dulabon et al. 2011).

Vorbeugung: Vernähung impliziert allgemein eine spannungslose Adaptation. Da größere, zentrale Nierendefekte bei ihrer Versorgung die Niere anteroposterior abwinkeln können, wird zusätzlich noch mehr Spannung auf der Naht gesetzt. Eine komplette Unter- und Oberpolmobilisation ist deshalb trotz zentraler Lage notwendig, um die Spannung zum umliegenden Gewebe minimieren zu können und eine Dehiszenz zu vermeiden! Urinome und Blutungen sind wie oben beschrieben zu behandeln.

Komplikation: Tumorlokalisationsassoziierte Komplikationen: posteriore Tumoren.

Ursache: Posteriore Tumoren sind anatomisch schwieriger zu erreichen. Sicht- und Gefäßkontrollen sind deshalb erschwert.

Vorbeugung: Eine komplette Mobilisation und Gefäßkontrolle sollte trotzdem erreicht werden. Bei extrem ungünstig lokalisierten Tumoren kann beim transperitonealen Zugang die Niere um ihre Achse gedreht werden, ggf. kann ein primär retroperitoneoskopischer Zugang gewählt werden.

Komplikation: Tumorlokalisationsassoziierte Komplikationen: multiple Tumoren.

Ursache: Risiken für eine (deutlich) verlängerte Ischämiezeit – Blutungsrisiko.

Vorbeugung:
- Komplette Mobilisation,
- Anwendung der gleichen Technik wie bei singulären Läsionen.

Komplikation: Tumorlokalisationsassoziierte Komplikationen: bilaterale Tumoren.

Ursache: Risiken für eine (deutlich) verlängerte Ischämiezeit – Blutungsrisiko.

Vorbeugung:
- Unilateralen Eingriff planen,
- Operation der kontralateralen Seite im Intervall (mindestens 6 Wochen) nach Stabilisierung der Nierenfunktion.

Komplikation: Infektionen.

Häufigkeit: Das Infektrisiko liegt bei 0,4 % (Dulabon et al. 2011).

Vorbeugung:
- Ausschluss eines Harnwegsinfekts präoperativ,
- Single-Shot-Antibiotikagabe.

Behandlung:
- Antibiotische Behandlung,
- Keimidentifikation und Beachtung von Resistenzen.

Komplikation: Positive Schnittränder.

Häufigkeit: Da die RALP ein onkologischer Eingriff ist, bleibt der wichtigste Parameter selbstverständlich die onkologische Sicherheit. Das Risiko auf positive Schnittränder liegt zwischen 0–7 %. In Expertenzentren beträgt das Risiko 1–2,7 %.

Vorbeugung: Schnellschnittuntersuchungen sind optional. Langzeitergebnisse liegen für diese relativ junge Technik noch nicht vor, sie sollten den Daten der laparoskopischen Nierenteilresektion nicht unterlegen sein. Nach durchschnittlich 26 Monaten Follow-up sind derzeit keine Rezidive bekannt.

Um eine bessere Beurteilbarkeit zu erzielen, sollte das Nierenparenchym einige Millimeter mit Koagulation eingeschnitten werden, was anschliessend die kalte, scharfe und stumpfe Präparation vereinfacht. Hiermit verbleibt gesundes Nierenparenchym auf den Tumor („Enukleoresektion"), um eine adäquate Beurteilung des Tumorgewebes und Resektionsrands zu ermöglichen. Erst dann wird der Tumor hochgehoben und der Hilus des Präparats scharf durchtrennt.

Behandlung: Bei kleinstflächigen Befunden sollte eine individuelle Abwägung zwischen einem kontrollierten Zuwarten und einer operativen Revision mit u. U. notwendiger Nephrektomie erfolgen. Bei großflächigen Befunden ist eher eine operative Revision in Betracht zu ziehen.

Postoperative Komplikationen

Komplikation: Urinom.

Häufigkeit: Das Urinomrisiko liegt bei 0–2,4 % (Dulabon et al. 2010).

Vorbeugung: Eine präventive Harnleiterschienung ist nicht indiziert, da das Hohlsystem intraoperativ verschlossen werden kann. Nur größere Kelchdefekte werden mit einer vorbereiteten monofilen Naht der Stärke 4-0 ligiert, mit gleicher Naht werden Defekte allgemein fortlaufend verschlossen, die Naht wird gesichert über einen Häm-o-loc-Clip. Hierbei sollten zu tiefe Stiche vermieden werden, um darunter gelegene Gefäße nicht zu verletzen. Mit der „Sliding-Clip"-Technik wird nun die richtige Spannung erreicht. Ein Hohlsystemverschluss liegt in 53 % der Fälle vor (Mottrie et al. 2010).

Behandlung: Bei Verdacht auf eine Urinleckage bzw. ein Urinom sollte die abdominale Drainage zunächst belassen werden. Drainagemengen werden bilanziert und auf Kreatinin untersucht. Eine antegrade Darstellung oder CT-Urografie dient der Diagnosesicherung, anschließende DJ-Versorgung und Urinableitung über einen Dauerkatheter (Niederdrucksystem). Eine Nierenpunktion oder gar offene Revision ist nur bei frustraner konservativer Therapiemaßnahme indiziert (Sukumar et al. 2011).

Komplikation: Nachblutung.

Häufigkeit: Das Risiko postoperativer Blutungen, Pseudoaneurysmata oder Hämatome liegt bei 0–9 %.

Ursache: Inkomplette Hämostase, Fädenlockerung.

Vorbeugung: Postoperative Labor- und Sonografiekontrolle zur frühzeitigen Detektion bleiben wie bei der offen-partiellen Nephrektomie indiziert.

Behandlung: Eine transiente Makrohämaturie lässt sich konservativ behandeln (Risiko 1–3 %). Transfusionen sind in 1–3 % der Fälle notwendig. Wenn die Blutungen unter konservativen Maßnahmen nicht beherrscht werden, kann eine selektive Embolisation durchgeführt werden. Das Risiko liegt bei 3,2 % (Mottrie et al. 2010), bei größeren, kreislaufwirksamen Blutungen ist eine offene Revision indiziert.

Komplikation: Tiefe Beinvenenthrombose.

Häufigkeit: Das Risiko liegt bei 1 % (Mottrie et al. 2010).

Ursache: Stase.

Vorbeugung: Wie in der offenen Chirurgie ist Prophylaxe mittels Antithrombosestrümpfen und niedermolekularem Heparin indiziert.

Behandlung: LMW-Heparin.

Komplikation: Lymphozelen.

Häufigkeit: Das Risiko liegt bei 1 %.

Ursache: Insuffiziente Versorgung der Lymphgefäße.

Vorbeugung: s. S. 168.

Behandlung: Positive Drainagemengen oder retroperitoneale Kollektionen können in den allermeisten Fällen konservativ behandelt werden (Benway et al. 2010).

Komplikation: Ischämieassoziierte Nierenfunktionseinschränkung.

Ursache: Eine aktuelle Metaanalyse bestätigt, dass renale Schäden direkt proportional zur Ischämiezeit auftreten. Alle Ischämiezeiten über 20 Minuten sollten vermieden werden (Becker et al. 2009).

Vorbeugung: Um Ischämiezeit zu gewinnen: Nahtmaterial sollte bereits vor dem Abklemmen der A. renalis intrakorporell vorbereitet sein. Die Nierenkapsel sollte bereits vor dem Abklemmen der A. renalis auf der gesamten Zirkumferenz eingeschnitten sein.

Behandlung: Vermeiden weiterer nephrotoxischer Einflüsse, nephrologische Betreuung.

Literatur
Hinweise unter
    www.thieme.de/komplikationenurologie.de

10.4 Nierenbeckenplastik

G. Schön

Allgemeine Aspekte

Die offene Nierenbeckenplastik war bis zur Einführung der laparoskopischen Pyeloplastik Standardbehandlung bei einer Ureterabgangsenge (Orally et al. 2001). Mit vergleichbaren Ergebnissen zum offenen Eingriff ist diese Methode besonders geeignet, ohne Traumatisierung durch einen Flankenschnitt, die Morbidität zu senken (Piaggio et al. 2007).

Wegen der anspruchsvollen Nahttechnik hat sich diese Methode jedoch nur an einigen Zentren durchgesetzt (Eden 2007).

Die Vorteile der *roboterassistierten Technik* bestehen in einer kürzeren Lernkurve und erleichtern die Nahttechnik auch bei komplexen rekonstruktiven Eingriffen, z. B. bei stark hydronephrotisch erweitertem Nierenbecken.

Eine Erfolgsrate von 90–100 % ist vergleichbar der der offenen Operation (Mufarrij et al. 2008).

Allgemeine Komplikationen und deren Vermeidung

Präoperative Komplikationen

Komplikation: Nierenstauung, Pyelonephritis.

Häufigkeit: 3–5 %.

Ursache: Akute Dekompensation der Ureterabgangsenge mit Abflussstörung und Harnwegsinfekt.

Vorbeugung: Regelmäßige Ultraschallkontrolle im kompensierten Stadium.

Behandlung: Pigtailapplikation oder perkutane Harnableitung, antibiotische Therapie bei Vorliegen eines Infekts.
Durchführung der Pyeloplastik im infektfreien Intervall. Bei transperitonealem Zugang kann es zu einer Peritonitis kommen.

Komplikation: Indikationsfehler.

Häufigkeit: ≤ 3 %.

Ursache:
1. Reduzierte Nierenfunktion (≤ 15 %),
2. Erweiterung des Nierenbeckens als Folge einer angeborenen langstreckigen proximalen Harnleiterenge oder Kompression des Harnleiters von außen.

Vorbeugung:
1. Nierenfunktionsszintigraphie zur Bestimmung der Nierenfunktion,
2. Suffiziente (bildgebende) präoperative Diagnostik: Ausscheidungsurogramm mit Lasix-wash-out und Spätaufnahmen. Bei unvollständiger Harnleiterdarstellung retrograde Darstellung, um für alle Therapiemöglichkeiten (Lappenplastik, Ureterersatz durch Dünndarm) vorbereitet zu sein. Sonografische Untersuchung zur Beurteilung des Ausmaßes der Nierenbeckenerweiterung und Beurteilung des Nierenparenchyms (Abb. 10.1).

Behandlung:
1. Nephrektomie, da eine Pyeloplastik nicht mehr indiziert ist,
2. Konversion zum offenen Verfahren.

Intraoperative Komplikationen

Komplikation: Blutungen.

Häufigkeit: Selten.

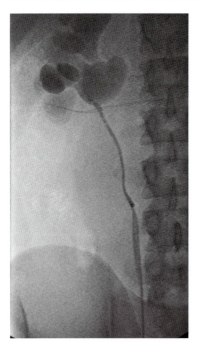

Abb. 10.1 Die retrograde Darstellung zeigt eine langstreckige proximale Harnleiterenge nach retrograder Füllung.

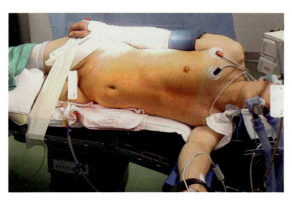

Abb. 10.2 Der Arm wird seitlich mit einem Klebeband am Körper fixiert.

Ursache: Aberrierendes Unterpolgefäß, in ca. 50 % ist mit kreuzenden Gefäßen zu rechnen. Verletzung der Nierengefäße.

Vorbeugung:
- Sorgfältige Präparation im Unterpolbereich bzw. bei der Freilegung des proximalen Harnleiters,
- Identifikation der Nierengefäße,
- schonende Präparation,
- abwinkelbare Instrumente und dreidimensionale Sicht,
- direkter Zugang auf das Nierenbecken ohne ausgedehnte Präparation der angrenzenden Strukturen.

Behandlung: Gefäßversorgung durch Klippung, Naht, bei größeren bzw. nichtbeherrschbaren Blutungen Konversion zum offenen Verfahren.

Komplikation: Nierenbeckensteine.

Häufigkeit: Selten.

Ursache: Übersehene Konkremente des Nierenbeckens, die als Sekundärkomplikation bei Nierenbeckenabgangsenge resultieren können.

Vorbeugung: Suffiziente präoperative Diagnostik und Therapieplanung.

Behandlung: Gleichzeitige Entfernung der Konkremente, ggf. durch flexible Renoskopie über Zusatztrokar.

Komplikation: Streckendefizit bei der Anastomosenbildung.

Häufigkeit: Prozentuale Häufigkeitsangaben fehlen, da nur kasuistische Fälle vorliegen.

Ursache:
- Intrarenales Nierenbecken,
- zu geringe Mobilisation des Nierenbeckens oder des proximalen Ureters,
- langstreckige proximale Ureterenge.

Vorbeugung: Bei unklarer Harnleiterdarstellung in den bildgebenden Verfahren ist präoperativ eine retrograde Harnleiterdarstellung indiziert.

Behandlung: Bei transperitonealem Zugang ist eine Transposition des Ureters vor die aberrierenden Gefäße zu empfehlen (Rassweiler et al. 2007). Dadurch ist auch eine bessere Anastomosenbildung möglich. Beim retroperitonealen Zugang ist darauf zu achten, dass die Anastomose kaudal der kreuzenden Gefäße zu liegen kommt, falls keine Verlagerung erfolgt.

Spirallappenplastik zur Überbrückung eines langstreckigen Defekts bzw. Reduzierung der Spannung bei der Anastomosenbildung, komplette Nierenfreilegung mit Verlagerung der Niere nach kaudal.

Komplikation: Konflikt des Roboters mit dem ausgelagerten Arm.

Häufigkeit: Tritt nur auf, wenn weit kaudal präpariert werden muss.

Ursache: Bei nichtoptimal platziertem kranialen DaVinci-Trokar kann der Roboterarm mit dem ausgelagerten Arm des Patienten in Berührung kommen.

Vorbeugung: Positionierung des Patienten mit an den Körper angelagerten Arm (Abb. 10.2).

Behandlung: Siehe Vorbeugung.

Postoperative Komplikationen

Komplikation: Urinextravasation.

Häufigkeit: ≤1 % der Fälle aufgrund der optimalen Nahtbedingungen mit der roboterassistierten Technik.

Ursache: Undichte Anastomosennaht, Wundheilungsstörung, z. B. bei nichtspannungsfreier Anastomose. Bei transperitonealem Zugang kann vermehrte Urinansammlung zu einem Subileus führen.

Vorbeugung:
- Spannungsfreie Anastomose,
- sorgfältige, wasserdichte Anastomosennaht,
- suffiziente Harnleiterschienung,
- Urinableitung über DK.

Behandlung:
- Belassen der Drainage,
- Darmstimulation,
- Katheterentfernung erst nach Sistieren der Drainagenflüssigkeit.

Komplikation: Rezidiv der Abgangsenge.

Häufigkeit: Circa 3–10 % der Fälle.

Ursache:
- Zu enge Nähte am tiefsten Punkt des spatulierten Harnleiters,
- sekundär durch Harnleiterischämie an der Anastomosenstelle,
- Urinextravasat mit Fibrose (Lim u. Walker 1996).

Vorbeugung: Wasserdichte Naht, Verwendung eines dünnen Fadens (Stärke 5-0, bei Kindern 6-0), spannungsfreie Ankernaht zwischen dem tiefsten Punkt des Nierenbeckens und dem spatulierten Harnleiter, bei Ausreißen der Ankernaht deszendierende Naht der Hinterwand. Der erste Stich kann mehr Gewebe fassen (Schön et al. 2010) (Abb. 10.3).

Behandlung: Erneute Pyeloplastik, evtl. in Spirallappentechnik, je nach Erfahrung roboterassistiert oder in offener Technik.

Komplikation: Verstopfung des Uretersplints.

Häufigkeit: 1–3 % der Fälle.

Ursache: Koagel im Nierenbecken.

Vorbeugung: Sorgfältige Spülung des Nierenbeckens vor Beendigung der Anastomosennaht.

Behandlung: Wechsel der DJ-Schiene.

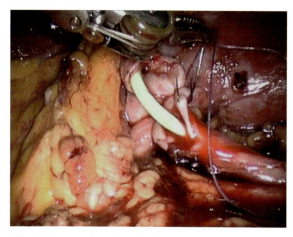

Abb. 10.3 Deszendierende Naht der Hinterwand.

Komplikation: Migration des Harnleiterstents.

Häufigkeit: 1–3 % der Fälle.

Ursache:
- Zu kurzer DJ-Katheter,
- Dislokation des DJ-Katheters aus der Blase.

Vorbeugung: Längerer Splint, Lagekontrolle nach Applikation durch Auffüllen der Blase mit Kochsalzlösung und Beobachtung des Refluxes aus dem Stent zur sicheren Platzierung in der Blase (Lim u. Walker 1996).

Behandlung: Ureterorenoskopisches Retrahieren der DJ-Schiene in die Blase, ggf. Wechsel unter Verwendung eines Splints in passender Größe.

Methodenspezifische Komplikationen und deren Vermeidung

Pyeloplastik nach Anderson-Hynes

Mit dem Operationsverfahren nach Anderson-Hynes als Standardmethode wird das stenotische Segment entfernt und die Anastomose vor kreuzende Gefäße (in 50 % vorhanden) verlegt (Shoma et al. 2007). Bei hydronephrotisch erweitertem Nierenbecken erfolgt eine Verkleinerung zur *Optimierung der Urodynamik*.

Tipps zur Operationsmethode nach Anderson-Hynes:
- Die Mobilisation des Ureters soll nur soweit erfolgen, dass eine spannungsfreie Anastomose durchgeführt werden kann. Verletzungen der zuführenden Gefäße oder der Harnleiteradventitia können zur Striktur der Anastomose führen.
- Spatulierung des Harnleiters von mindestens 2 cm unterhalb der Stenose.
- Resektion überschüssiger Nierenbeckenanteile zur Verbesserung der Urodynamik (Türk et al. 2002),
- Wasserdichte Naht zur Verhinderung von Urinextravasation, die eine sekundäre Entzündung und Fibrose des

periureteralen Gewebes mit persistierender Obstruktion verursachen kann. Vermeidung einer Devaskularisation des proximalen Harnleiteranteils.

Komplikation: Einengung der Nierenkelche beim Nierenbeckenverschluss.

Häufigkeit: ≤1 % der Fälle.

Ursache: Exzision zu großer Anteile eines ballonierten Nierenbeckens.

Vorbeugung: Nach Inzision des Nierenbeckens sorgfältige Inspektion der Einmündungsstelle der Kelche. Zunächst eine sparsame Resektion, in einem zweiten Schritt kann ein evtl. Nachschneiden des Nierenbeckens erfolgen.

Komplikation: Pankreasverletzung.

Häufigkeit: ≤1 % der Fälle.

Ursache: Fehler bei der Präparation an der linken Kolonflexur.

Vorbeugung: Das Abpräparieren des Pankreas ist nur bei stark erweitertem Nierenbecken links oder bei ausgedehnter Mobilisation der Niere notwendig.

Behandlung: Konservativ, Belassen der Drainage bei Nachweis von Pankreassekret.

Komplikation: Hernienbildung bei transmesenterialem Zugang (linksseitig).

Häufigkeit: ≤1 % der Fälle.

Ursache: Inkarzerierung des Darmes in den Mesenterialschlitz.

Vorbeugung: Verschluss des Mesenterialsschlitzes (Romero et al. 2006).

Behandlung: Bei Ileus Revision notwendig.

Komplikation: Darmverletzung.

Häufigkeit: ≤1 % der Fälle.

Ursache: Trokarapplikation mit Verletzung, bei intraperitonealem und retroperitonealem Zugang möglich, Verwachsungen nach Voroperationen.

Vorbeugung: Trokarapplikation unter Sicht, Inspektion des Abdomens vor Einführung der DaVinci-Trokare und des Assistenztrokars. Bei Präparation des Colon ascendens oder Colon descendens vorsichtige bipolare Koagulation, um Nekrosen am Darm zu vermeiden. Bei retroperitonealem Zugang ausreichendes Abschieben des Peritoneums notwendig.

Behandlung: Zweischichtige Darmnaht.

Komplikation: Erschwerte intraoperative Splintapplikation.

Häufigkeit: 3–5 % der Fälle.

Ursache: Der proximale Harnleiter ist nicht weit genug spatuliert bzw. die Harnleiterenge ist langstreckig. Eine prävesikale Stenose kann mit Splint oder Führungsdraht nicht überwunden werden.

Vorbeugung: Splintapplikation präoperativ. Dabei kann gleichzeitig der Harnleiter radiologisch komplett dargestellt werden (Schön et al. 2010). Bei Entscheidung zu einer primär antegraden Splintapplikation ist der Patient so zu lagern, dass ein Zugang zur Harnblase mit einem flexiblen Zystoskop möglich ist.

Behandlung: Retrograde Platzierung eines Führungsdrahts bzw. eines Splints.

Literatur
Hinweise unter
　www.thieme.de/komplikationenurologie.de

10.5 Radikale Prostatektomie

J. H. Witt, C. Wagner, V. Zugor

Allgemeine Aspekte

Roboterassistierte Chirurgie unterscheidet sich von der offenen und auch von der standardlaparoskopischen Chirurgie durch den vermehrten Einsatz von Technik. Hierdurch können neue, technikspezifische und eingriffsunabhängige Komplikationen definiert werden. Diese werden in der Literatur auch vereinzelt als „doulogenisch" (doulos = griechisch Sklave) bezeichnet (Phillips et al. 2010).

Der Operateur befindet sich bei roboterassistierten Eingriffen nicht steril am Patienten, sondern an der Bedienkonsole. Eine entsprechende Teambildung ist inhärenter Bestandteil roboterassistierter Eingriffe. Die profunde Kenntnis des patientenseitigen Geräteteils ist zwingend notwendig.

Allgemeine Komplikationen und deren Vermeidung

Intraoperative Komplikationen

Komplikation: Lagerungsschäden (z. B. Drucknekrosen, Nervenläsionen, Kompartmentsyndrom mit Rhabdomyolyse).

Häufigkeit: Einzelberichte (Yi et al. 2010), verlässliche Zahlen fehlen.

Ursache: Inkorrekte Lagerung und/oder fehlerhafte Anwendung von Lagerungshilfen.

Vorbeugung: Kenntnis und Überprüfung der Lagerung vor sterilem Abdecken, ausreichende Lagerungshilfen.

Komplikation: Darm- oder Gefäßverletzungen beim Zugang (portabhängige Komplikationen).

Häufigkeit: 0,1–0,4 % (Bhandari et al. 2010).

Ursache: Verletzung von intra- oder retroperitonealen Organen oder Bauchdeckengefäßen beim Portplacement.

Vorbeugung: Neben der Punktion des Peritoneums mit der Verres-Nadel kann die von uns bevorzugte Technik der Minilaparotomie in Hasson-Technik zur Anwendung kommen. Insbesondere bei abdominal voroperierten Patienten kann hierdurch die Gefahr der Verletzung von Dünn- oder Dickdarm reduziert werden. Bei ausgedehnten Adhäsionen kann ein extraperitonealer Zugangsweg oder eine offene Adhäsiolyse vor dem roboterassistierten Teil der Operation erwogen werden.
Nach Einbringen des Kameraports erfolgt die Platzierung weiterer Ports unter Sicht. Durch Diaphanoskopie kann die Verletzung von größeren Bauchdeckengefäßen vermieden werden. Nach Portplacement sollte eine Inspektion des Abdominalraums erfolgen.

Behandlung: Darmläsionen können standardlaparoskopisch, roboterassistiert oder ggf. bei größeren Defekten offen-chirurgisch versorgt werden.
Primär unbemerkte Darmläsionen bedürfen üblicherweise der offenen Revision. Die Symptomatik der Patienten ist häufig geringer und weniger charakteristisch als in der offenen Chirurgie. Abwehrspannung und Schmerzen sind häufig geringer ausgeprägt, Schmerzen werden oft mit Punctum maximum an der der Läsion benachbarten Portstelle lokalisiert.
Die Verletzung großer Gefäße (Aorta, V. cava oder Iliakalgefäßen) erfordert oft eine Konversion zur offenen Chirurgie, kann jedoch von versierten Operateuren ggf. auch roboterassistiert beherrscht werden.

Komplikation: Ausfall des Roboters, Fehlermeldungen des Roboters.

Häufigkeit: Geräteausfall 0,1–0,3 % (Patel et al. 2008), eigene Daten 0,1 %, überbrückbare Fehlermeldungen erheblich häufiger, genauere Angaben fehlen.

Ursache: Technischer Defekt z. B. an den patientenseitigen Gerätearmen (Kameraarm, Instrumentenarm), an den Manipulatoren der Bedienkonsole, Defekte von Kamera, Kabeln oder Instrumenten sowie an zusätzlichen technischen Geräten (z. B. Insufflator, HF-Geräten, Lichtquelle inkl. Leuchtmittel usw.).

Vorbeugung: Ein kompletter Geräteausfall kann nicht vollständig ausgeschlossen werden. Dieses sollte im Rahmen der Aufklärung auch immer explizit erläutert werden.
Fehlermeldungen treten z. B. bei zu starkem Druck auf die Instrumentenarme auf, die den Fortgang der Operation nicht beeinflussen. Eine Meldung an den technischen Kundendienst ist aber auf jeden Fall sinnvoll, da es sich auch um Vorboten ernster technischer Probleme handeln kann.
Um die Notwendigkeit zur Konversion (Standardlaparoskopie oder offen) zu reduzieren, sollten Licht-, Elektro-, Kamera- und Verbindungskabel, Optiken, Instrumente und zumindest bei größeren Programmen, auch die Kamera redundant vorhanden sein.

Behandlung: Behebung überbrückbarer Fehlermeldungen, Austausch von defektem Equipment (z. B. Kabel, Lichtleiter oder Optik), ggf. Konversion.

Komplikation: Rektumverletzung.

Häufigkeit: 0,2–0,5 % (Jeong 2010, Menon 2007), eigene Daten: < 0,2 %.

Ursache: Rektumläsionen treten gehäuft bei Patienten mit erschwerten Bedingungen wie lokal fortgeschrittener Tumor oder Salvage-Prostatektomie auf. Oft sind sie nicht in der Medianlinie lokalisiert, sondern lateral (Zug des Rektums nach ventral bei der lateralen Präparation der Prostata). Eine Rektumverletzung lässt sich durch das Füllen des Rektums mit Luft über ein Darmrohr bei gleichzeitiger Füllung der Prostataloge mit NaCl-Lösung ausschließen oder bestätigen.

Vorbeugung: Sorgfältige Präparation, gute Sichtverhältnisse.

Behandlung: Übernähung, wenn möglich zweischichtig. Eine intraoperativ versorgte Rektumläsion bedarf keiner Änderung des postoperativen Vorgehens.

Komplikation: Harnleiterläsion.

Häufigkeit: < 0,1–0,5 % (Bhandari et al. 2010), eigenen Daten: keine Läsion.

Ursache: Ureterverletzungen können entweder im Rahmen der dorsalen Blasen- bzw. Samenblasenpräparation oder im Rahmen der (extendierten) Lymphadenektomie auftreten.

Vorbeugung: Präparation unter Sicht, Kenntnis der Anatomie.

Behandlung: Eine blasennahe Ureterläsion bedarf der Harnleiterneuimplantation, welche roboterassistiert inklusive der Harnleiterschienung gut durchgeführt werden kann. Die Prinzipien der Neoimplantation entsprechen denen der offenen Chirurgie.

Eine kurzstreckige Läsion in Höhe der Gefäßkreuzung kann in End-zu-End-Technik rekonstruiert werden, längerstreckige Defekte bedürfen ggf. einer Psoas-Hitch oder einer Boari-Lappen-Plastik.

Komplikation: Blutung.

Häufigkeit: Hämodynamisch wirksame Blutungen 0,4–2,0 % (Bhandari et al. 2010, Krambeck et al. 2008), eigene Daten (3000 Pat.): kein Patient mit intraoperativ erforderlicher Transfusion.

Ursache: Blutungen aus arteriellen oder venösen Gefäßen (selten). Mögliche Blutungsquellen sind:
- dorsaler vaskulärer Plexus,
- Prostatapfeilergefäße,
- Arterien im neurovaskulären Bündel,
- Gefäße im Bereich des Blasenhalses oder der dorsalen Blase.

Auch akzessorische Pudendalarterien, Arterien im Bereich der Lymphstränge, epigastrische Gefäße, akzessorische obturatorische Venen und selten unerkannte Läsionen des Venengeflecht dorsal des N. oturatorius können ursächlich für Blutungen sein.

Die sehr seltenen Verletzungen von V. oder A. iliaca im Rahmen der Lymphadenektomie können meistens ohne Konversion mittels Gefäßnähten versorgt werden. Bei Läsionen größerer Venen sollte der intraabdominale Druck auf den niedrigst möglichen Wert reduziert werden, um Gasembolien zu vermeiden.

Vorbeugung: Sorgfältige Präparation und Versorgung der Gefäße mittels Kunststoff- oder Titanclips oder Ligatur. Am Ende des Eingriffs ist es hilfreich, den CO_2-Druck auf 0 mmHg zu reduzieren und alle möglichen Blutungslokalisationen noch einmal zu inspizieren. Die Ports sollten unter Sicht entfernt werden, um Blutungen aus den Portdurchtrittsstellen zu erkennen.

Behandlung: Die Notwendigkeit von Transfusionen im Rahmen der RARP ist selten. Eine postoperative Kreislaufinstabilität sollte zu entsprechenden Laborkontrollen, ggf. in Verbindung mit sonografischer oder computertomografischer Bildgebung veranlassen. Ein fortgesetzter Hb-Abfall oder größere Hämatome bedürfen einer Revision. Diese kann bei kreislaufstabilen Patienten laparoskopisch oder offen erfolgen, bei instabilen Patienten ist eine offene Revision zu bevorzugen.

Komplikation: Ereignisse außerhalb des sichtbaren Arbeitsbereichs.

Häufigkeit: Keine sicheren Angaben, aus eigener Serie eine verlorene Nadel im Sukutanbereich.

Ursache: Instrumente und eingebrachte Materialien passieren einen Bereich, der sowohl für den Operator als auch für den Assistenten nicht sichtbar ist. Hierdurch können Verletzungen z. B. von Darm oder Gefäßen entstehen, Nadeln können bei der Entfernung verloren gehen oder wieder in den Körper im vermeintlich ledigen Nadelhalter eingebracht werden. Auch können thermische Schäden durch Fehlbedienung von Roboterinstrumenten außerhalb des Sichtfelds entstehen (Folge z. B. sekundäre Gefäß- oder Darmläsionen).

Vorbeugung: Bewusstsein im Team für den „blinden" Bereich, bei Widerstand keine forcierten Manipulationen, sondern Klärung der Situation durch Arbeiten unter Sicht, entferntes Material, insbesondere Nadeln, werden vom Assistenten oder Instrumentierenden mitgeteilt.

Komplikation: Verletzung motorischer Nerven.

Häufigkeit: Üblicherweise N. obturatorius, < 0,1 % (Einzelberichte).

Ursache: Verletzung des N. obturatorius bei der Lymphadenektomie durch Clippung, Koagulation oder Durchtrennung.

Vorbeugung: Sorgfältige Präparation unter ausreichender Sicht.

Behandlung: Insgesamt sind Läsionen des N. obturatorius sehr selten. Bei versehentlicher Clippung findet sich bei unmittelbarer Clipentfernung entweder keine nachweisbare Schädigung oder eine passagere Muskelschwäche. Akzidentiell durchtrennte Nerven werden (roboterassistiert) reanastomosiert.

Postoperative Komplikationen

Komplikation: Porthernie (Abb. 10.4).

Häufigkeit: < 0,1–0,5 % (Hu et al. 2006, Bhandari et al. 2010).

Ursache: Durchtritt von Netz oder Darm durch eine Faszienlücke im Portbereich.

Vorbeugung: Faszienverschluss aller Ports > 8 mm. Porthernien nach Implementierung dieses Vorgehens haben wir nicht mehr beobachtet (> 2500 Patienten).

Behandlung: Operative Revision (laparoskopisch oder offen).

Komplikation: Fasziendehiszenz/Narbenhernie.

Häufigkeit: Jeweils 0,2 % (Bhandari et al. 2005).

Vorbeugung: Auftreten am häufigsten im Bereich des Bergeschnitts. Die Faziennaht im Bereich des Bergeschnitts sollte suffizient und unter Sicht erfolgen, bei ungünstigen Faszienverhältnissen ggf. mit Doppelung.

Behandlung:
- Fasziendehiszenz: Revision,
- Narbenhernie: Bruchlückenverschluss, meistens mit Netz (laparoskopisch oder offen).

Komplikation: Infektion/Hämatom im Portbereich.

Häufigkeit: Jeweils < 0,1 % (Bhandari et al. 2010).

Vorbeugung:
- Infektion: Asepsis,
- Hämatom: Entfernung der Ports unter Sicht.

Behandlung:
- Infektion: Wunderöffnung und offene Wundbehandlung,
- Hämatom: konservativ oder Entlastung in Abhängigkeit von Größe und Symptomatik.

Komplikation: Anastomoseninsuffizienz, primär und sekundär.

Häufigkeit: 1,9–6,0 % (van Appeldorn et al. 2006, Patel et al. 2008), eigene Daten: 0,3 % (sekundäre Form).

Vorbeugung: Dichtigkeitskontrolle der Anastomose nach Komplettierung der Naht durch Füllen der Blase (z.B. 200 ml NaCl 0,9 %). Verbleibende Insuffizienzen können durch zusätzliche Nähte verschlossen werden.

Behandlung: Primäre Form: Verlängerte Katheterliegezeit (1–2 Wochen zusätzlich) in Abhängigkeit vom Defektausmaß. Anschließend erneute Kontrolle durch ein Zystogramm: Bei Persistenz eines kleinen Extravasats wird der Katheter entfernt, eine Ausnahme ist der Nachweis einer Verbindung zum Peritoneum. Bei sehr ausgeprägtem Paravasat und persistierenden Fördermengen über die Drainage ggf. Harnleiterschienung mit suprapubischer Ausleitung bis zur Konsolidierung der Anastomose.

Selten ist der Sonderfall der sekundären Anastomoseninsuffizienz nach primär unauffälligem Zystogramm. Diese tritt meistens innerhalb der ersten 24 Stunden nach DK-Entfernung auf. Ein pathognomonisches Zeichen sind plötzlich einsetzende starke Schmerzen bei der Miktion. Auch symptomarme Verläufe sind möglich. Die Behandlung besteht in erneuter DK-Ableitung ggf. in Kombination mit passagerer Antibiose.

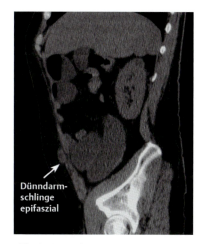

Abb. 10.4 Porthernie.

Komplikation: Urinom.

Häufigkeit: < 0,1–0,7 % (Bhandari et al. 2010).

Ursache: In den überwiegenden Fällen besteht die Ursache in einer Anastomoseninsuffizienz, andere Ursachen wie Harnleiter- oder Blasenverletzungen sollten differenzialdiagnostisch ausgeschlossen werden.

Vorbeugung: Siehe „Anastomoseninsuffizienz".

Behandlung: Urinome mit Anschluss an das Peritoneum führen zu starken peritonealen Reizungen mit entsprechender Symptomatik bedürfen rasch einer Drainage. Diese kann in den meisten Fällen sonografisch gesteuert eingelegt werden. Hierdurch wird eine urinöse Peritonitis vermieden.

Perivesikale Urinome ohne Verbindung zum Peritoneum sind häufig symptomarm. Ein diagnostischer Hinweis kann der Kreatininanstieg im Serum durch Rückresorption sein. Bei Anastomoseninsuffizienz ist die Drainage in der Regel therapeutisch ausreichend, Ureter- oder Blasenverletzungen erfordern meistens eine Revision.

Komplikation: Anastomosenstriktur/Harnröhrenstriktur.

Häufigkeit: Anastomosenstriktur: 0,3–2,0 %, Harnröhrenstriktur: < 0,1 % (Bhandari et al. 2010, Murphy et al. 2009), eigene Daten: Anastomose: 0,3 %, davon 78 % mit lediglich verlängerter DK-Liegedauer, Harnröhre 0,07 %.

Ursache:
- Anastomosenstriktur: Anastomoseninsuffizienz, evtl. sekundäre Infektion.
- Harnröhrenstriktur: Katheter, ggf. Via falsa.

Vorbeugung: Die sichere Anastomose mit Adaptation der Blasenmukosa mit der urethralen Mukosa reduziert die Häufigkeit der Anastomosenstriktur. Auch scheint die fortlaufende Anastomosentechnik (z. B. van Velthoven mit doppelt armierter Naht) die Häufigkeit der Extravasate zu reduzieren und Strikturen vorzubeugen. Die DK-Liegezeit mit harnröhrenschonenden Materialien sollte auf die notwendige Zeit reduziert werden, hierunter sind Harnröhrenstrikturen die Ausnahme.

Behandlung: Anastomosenstriktur: Mercedes-Stern-förmige transurethrale Inzision des Narbengewebes. Harnröhre: entsprechend den Prinzipien der HR-Chirurgie.

Komplikation: Lymphozele.

Häufigkeit: 0,2–2,5 % (Menon 2007, Bhandari et al. 2010).

Ursache: Ansammlung von Lymphflüssigkeit, üblicherweise im Bereich der Lymphadenektomie.

Vorbeugung: Clippung der Lymphgefäße, Fensterung des Peritoneums bei extraperitonealem Zugang.

Behandlung: Nur symptomatische Lymphozelen (Schmerzen/Infektion) bedürfen einer Intervention. Diese kann in einer perkutanen Drainage oder in einer laparoskopischen Fensterung zum Peritonealraum bestehen.

Komplikation: Darmatonie/Ileus.

Häufigkeit: 0,5–4,9 % (Bhandari et al. 2010, Patel et al. 2008).

Ursache:
- Am ehesten multifaktoriell,
- als Folge anderer Komplikationen, z. B. Blutung, Urinombildung, Darmverletzung.

Vorbeugung: Abführende Maßnahmen am 1. postoperativen Tag, Frühmobilisation, ausreichende orale Hydratation.

Behandlung: Einige Patienten entwickeln postoperativ eine Darmatonie unterschiedlicher Ausprägung. Meistens sind abführende Maßnahmen ausreichend. Weitergehende Interventionen wie Magensonde sind die Rarität (bei uns 0,03 %).

Komplikation: Thrombose/Embolie.

Häufigkeit: 0,3–3,1 % (Bhandari et al. 2010), eigene Daten 0,3 %.

Vorbeugung: Frühmobilisation, physikalische und medikamentöse Thromboseprophylaxe. Der Frühmobilisation kommt sicher eine zentrale Bedeutung zu, z. B. Fast-Track-Konzept: Erstmobilisation am OP-Tag, Zielmobilisation Tag 1 8 Stunden, Vollmobilisation Tag 2.

Komplikation: Harnverhalt.

Häufigkeit: 1,0–2,3 % (Hu et al. 2006, Bhandari et al. 2010).

Ursache: Postoperative Schwellung der Anastomose.

Vorbeugung: Katheterliegedauer mindestens 4–5 Tage.

Behandlung: DK-Ableitung für 24 Stunden, abschwellende Maßnahmen (z. B. NSAR).

Literatur
Hinweise unter
www.thieme.de/komplikationenurologie.de

Sekundäre Anastomoseninsuffizienz als seltene Komplikation nach roboterassistierter radikaler Prostatektomie

V. Zugor, A. Labanaris, J. H. Witt

Neun von 2200 unserer Patienten nach roboterassistierter radikaler Prostatektomie (2/2006–7/2010) entwickelten sekundär eine Anastomoseninsuffizienz.
Die Anastomosenkontrolle erfolgt regelhaft an den postoperativen Tagen 3–5 per Zystogramm. Die neun Patienten mit sekundärer Anastomoseninsuffizienz zeigten im primären Zystogramm unauffällige Anastomosenverhältnisse (Abb. 10.**5**), so dass der transurethrale Katheter am 5. postoperativen Tag entfernt wurde. Im weiteren Verlauf kam es bei 6 der Patienten in den folgenden Stunden zu einer plötzlichen Schmerzsymptomatik bei Miktion. Die Patienten wurden erneut mit einem transurethralen Katheter versorgt. 2 weitere Patienten entwickelten einen Harnverhalt, sie erhielten ebenfalls erneut einen transurethralen Katheter, ein Patient gab uncharakteristische Unterbauchbeschwerden an.
Eine erneute Bildgebung (Zystogramm) führten wir am Folgetag bei all diesen Patienten durch, hier konnte sämtlich im Anastomosenbereich ein Extravasat nachgewiesen werden (Abb. 10.**6**). Das weitere Management bestand in einer Entlassung mit liegendem transurethralen Katheter,

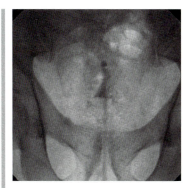 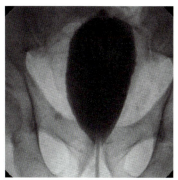 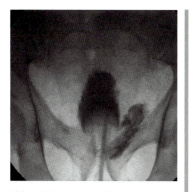

Abb. 10.5 Unauffälliges postoperatives Zystogramm am 5. Tag.

Abb. 10.6 Postoperatives Zystogramm am 6. Tag mit sekundären Anastomoseninsuffizienz.

nach erneuter Kontrolle der Anastomosenverhältnisse nach 10–18 Tagen konnte der Katheter in der Folge jeweils entfernt werden.

Kommentar: Anastomoseninsuffizienzen nach roboterassistierter radikaler Prostatektomie sind als Komplikation bekannt, aber selten. Die sekundäre Anastomoseninsuffizienz nach radikaler Prostatektomie ist ebenso ein seltenes Ereignis (Kiuchi et al. 2006, Dall´Oglio et al. 2003, Harpster u. Brien 2007), im eigenen Patientenkollektiv in 0,4 %. Starke Schmerzen bei der Miktion können als pathognomonisches Symptom gewertet werden, auch uncharakteristische Unterbauchbeschwerden oder Harnverhalte können dem Nachweis der sekundären Anastomoseninsuffizienz vorausgehen. Die möglichen Folgen sind Urinextravasationen und Urinrückresorption über das Peritoneum. Eine weitere Folge einer Anastomosendehiszenz kann eine Anastomosenstriktur sein, diese führt letztendlich nicht selten zur Entstehung einer Blasenhalssklerose mit der notwendigen Folge von Rezidiveingriffen und möglicher Inkontinenzproblematik.

Das Management besteht analog der primären Anastomoseninsuffizienz in einer verlängerten Katheterliegezeit bis zur Abheilung, eine Dichtigkeitskontrolle sollte nach 10–14 Tagen erfolgen. Bei ausgeprägten Urinextravasaten empfiehlt sich die sonografisch gesteuerte Einlage einer perivesikal gelegenen Drainage. Eine operative Intervention ist selten erforderlich.

Komplikationen der DaVinci-Prostatektomie

B. Kopper, St. Siemer, M. Stöckle

Kasuistik 1

Bei einem Patienten mit einem einem lokal begrenzten Adenokarzinom der Prostata erfolgte eine roboterassistierte DaVinci-Prostatektomie. Hierzu wurde zunächst ein Hasson-Zugang zum Einstieg ins Abdomen für den Kameratrokar gewählt. Nach Anlage des Pneumoperitoneums wurden die Robotertrokare (8 mm) eine Handbreit paraumbilikal und 2 Querfinger unterhalb des Nabels unter Sicht eingelegt. Arbeitstrokare für die Assistenten wurden 2 Querfinger oberhalb der Spina iliaca anterior rechts (12 mm) und links (5 mm) eingelegt, zusätzlich wurde zwischen Robotertrokar und Kameratrokar ein weiterer 5-mm-Trokar eingelegt. Intraoperativer und postoperativer Verlauf waren unkompliziert. Am Entlassungstag (5. Tag postoperativ) kam es bei körperlicher Betätigung (Spaziergang) zu einer Kreislaufreaktion mit Blutdruckabfall und Anstieg der Pulsfrequenz. Die Laborkontrolle ergab einen Abfall des Hämoglobinwerts von 15 g/dl auf 10,6 g/dl. Im weiteren Verlauf wurde der Patient kaltschweißig, klinisch zeigte sich ein akutes Abdomen, deshalb erfolgte eine notfallmäßige Laparotomie. Intraoperativ zeigte sich ein Hämoperitoneum, es entleerten sich 1,5 l Koagel aus dem Abdomen. Eine Blutungsquelle konnte primär nicht lokalisiert werden! Erst bei der Inspektion der Trokareinstichstellen stellte sich eine Blutung der epigastrischen Gefäße aus dem Areal des rechten Robotertrokars dar. Diese war primär durch den Hakenzug verdeckt. Nach einer Durchstechungsligatur sistierte die Blutung der alterierten Gefäße. Im Rahmen der Revision hatte der Patient insgesamt 8 Erythrozytenkonzentrate erhalten.

Besondere Aufmerksamkeit sollte im Bereich der epigastrischen Gefäße der Trokareinlage gelten, um eine Arrosion der epigastrischen Gefäße zu vermeiden. Es sollten keine geschliffenen Trokare mit scharfen Kanten verwendet werden. Auch primär nur oberflächlich erscheinende Verletzungen sollten im Zweifel über und unter der Läsion mittels Clips versorgt werden. Zusätzlich sollten nach Beendigung der Operation die Trokare unter Sicht entfernt werden.

Kasuistik 2

Im postoperativen Zystogramm zur Anastomosenkontrolle, die aufgrund einer intraoperativen Blasenhalsrekonstruktion am 7. postoperativen Tag erfolgte, zeigte sich eine insuffiziente Anastomose mit Kontrastmittelextravasation.

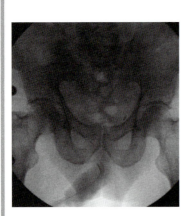 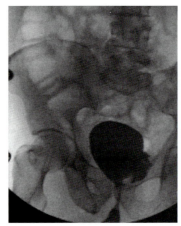 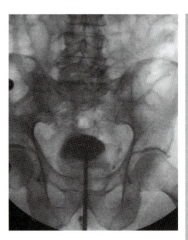

Abb. 10.7 Katheter in Harnröhre.   Abb. 10.8 Katheter retrovesikal.   Abb. 10.9 Zystoskop in Blase.

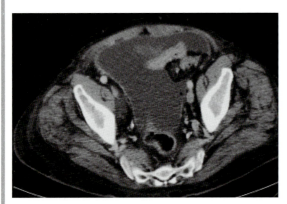

Abb. 10.10 Urinom nach DaVinci-Prostatektomie.

Kasuistik 3

Zwei Wochen nach erfolgter DaVinci-Postatektomie entwickelte ein Patient, nach primär unauffälligem Verlauf mit Entfernung des Blasenkatheters am 5. postoperativen Tag, ein akutes Abdomen: Mit massiv aufgetriebenem, klopf- und druckschmerzhaftem Abdomen sowie Schüttelfrost und Fieber stellte er sich in einer Chirurgischen Klinik vor. Laborchemisch lagen septische Parameter vor, das Kreatinin war auf 3 mg/dl erhöht. Computertomografisch lag ein massiver Aszites (Abb. 10.**10**) vor, die Nieren waren nicht gestaut. Aufgrund des septischen Bildes mit Verdacht auf eine Darmperforation wurde in der Chirurgischen Abteilung eine Laparotomie durchgeführt. Intraperitoneal zeigte sich eine leicht trübe Flüssigkeit, der Darm war unauffällig. Die Inspektion der Blase zeigte einen Defekt der Harnröhrenanastomose, der durch einen problemlos transurethral einzulegenden Katheter überbrückt werden konnte. Der weitere Verlauf war unkompliziert, die erneute Kontrolle der Anastomose nach 3 Wochen zeigte einen unauffälligen Befund.

Aus diesem Grund wurde der Blasenkatheter nicht entfernt und der Patient mit ausführlichen Verhaltensinstruktionen nach Hause entlassen, eine Kontrolle war 2 Wochen später geplant. Zu diesem Termin gab der Patient an, dass er 2 Tage zuvor Fieber gehabt habe und der Blasenkatheter „länger" sei, außerdem bestehen Schmerzen im Unterbauch. Sonografisch zeigte sich eine entleerte Harnblase, im Zystogramm zeigte (Abb. 10.**7**) sich eine Katheterdislokation: Der geblockte Katheter lag in der Harnröhre. Bei erneuter Nachfrage berichtete der Patient, dass er am Katheter hängen geblieben sei. Erst im Anschluss sei das Fieber aufgetreten.

Eine Reposition des Katheters war auch unter rektal-digitaler Führung nicht möglich (Abb. 10.**8**). Zystoskopisch zeigte sich die Harnröhre bis zur Anastomose unauffällig, hier lag jedoch ein deutlicher Defekt vor: Die dorsalen Anastomosenfäden waren ausgerissen. Ventral präsentierte sich eine weiterhin intakte Anastomose. Zystoskopisch gelang das Entrieren des Blasenhalses (Abb. 10.**9**). Über einen vorgeschobenen Draht wurde ein zentral-offener Katheter eingelegt. Unter maximaler Blockung konnte der Blasenhals der Harnröhre angenähert werden. Nach 21 Tagen zeigte sich im Kontrollzystogramm eine suffiziente Anastomose.

Kommentar: Bei Vorliegen einer Anastomoseninsuffizienz im postoperativen Zystogramm ist eine längere Katheterliegedauer als Therapie meistens ausreichend. Für diese Zeit ist eine Entlassung des Patienten möglich, jedoch sollte hier auf eine ausreichende Compliance geachtet werden.

Bei DaVinci-Operationen wird meist ein transperitonealer Zugangsweg gewählt. Die sekundäre Anastomoseninsuffizienz geht deshalb häufig mit einem akuten Abdomen einher. Eine Laparotomie ist sicherlich nur in Ausnahmefällen erforderlich, besonders im Fall sekundärer Abdominalbeschwerden sollte primär ein Blasenkatheter eingelegt werden. Ein retrogrades Urethrogramm kann eine Anastomosenläsion verifizieren. Lässt sich der Katheter unter digitaler oder transrektaler Sonografie nicht einlegen, gelingt dies in der Regel endoskopisch.

Die DaVinci-Prostatekomie ist in der überwiegenden Mehrheit ein komplikationsarmer Eingriff (Rotering et al. 2008).

Literatur
Hinweise unter
  www.thieme.de/komplikationenurologie.de

10.6 Zystektomie

D. Thüer, A. Mottrie

Allgemeine Aspekte

In der Urologie werden minimalinvasive Operationstechniken bereits 20 Jahren durchgeführt (erste laparoskopische Nephrektomie Clayman 1991). Villöse Tumoren wie das Blasenkarzinom wurden wegen des Risikos auf Portmetastasen und frühe Lokalrezidive zunächst zurückhaltend betrachtet. Auch wurde die Lymphadenektomie als nicht ausreichend bewertet (Mottrie et al. 2008). 1992 zeigte Parra als Erster die technische Umsetzung eines minimalinvasiven laparoskopischen Vorgehens zur Entfernung der Harnblase. Menon berichtete 2003 nach bereits sehr großer Erfahrung in der roboterassistierten Prostatektomie über den Einsatz des DaVinci-Systems (Intuitive Surgical Systems) bei der laparoskopischen Zystektomie.

Die RARC ist eine noch junge Technik, die bis jetzt hauptsächlich in Zentren mit entsprechender Expertise in der Roboterchirurgie durchgeführt wird. Damit ist die Erfahrung weltweit noch relativ gering, die größte retrospektive Single-Center-Studie (Guru et al. 2011) konnte 156 Patienten analysieren. Die meisten Daten sind deshalb relativ kritisch zu werten. Insgesamt entwickelten 52 % der Patienten Komplikationen innerhalb von 90 Tagen. Ng u. Mitarb. (2009) dagegen berichteten von deutlich geringeren Komplikationsraten bei der RARC als bei der offene Zystektomie (48 % vs. 62 %), Komplikationen wurden in präoperative, intraoperative und postoperative unterteilt, hier unterscheidet man frühe (< 30 Tage) und späte (> 30 Tage) Komplikationen.

Allgemeine Komplikationen und deren Vermeidung

Präoperative Komplikationen

Komplikation: Falsche Patientenselektion.

Ursache: Patienten, die für eine offene Zystektomie geeignet sind, können theoretisch auch roboterassistiert operiert werden. Zurzeit ist die Indikation, auch organüberschreitende T3–4 Blasentumoren und/oder positive Lymphknoten robotisch zu operieren, zweifelhaft wegen des theoretischen Risikos einer Aussaat von Tumorzellen.

Aus anästhesiologischer Sicht gibt es heute keine anderen Kontraindikationen als in der offenen Chirurgie.

Vorbeugung: Bei kardiologischer und/oder pulmonaler Vorerkrankung ist eine präoperative Abklärung zu empfehlen. Allgemein wird die Kombination von ausgeprägter Trendelenburgposition (25°) und Pneumoperitoneum gut toleriert (Schrijvers et al. 2011).

Intraoperative Komplikationen

Komplikation: Fehlerhafte Trokarplatzierung.

Ursache: Beim Einbringen der Trokare kann es zu Darm- und Gefäßverletzungen kommen, ebenso können Kollisionen bei ungenügendem Abstand zwischen den Trokaren auftreten.

Vorbeugung: Nach Erzeugen eines Pneumoperitoneums bis 12 mmHg intraabdominalen Druckes werden insgesamt 6 Trokare eingelegt. Der erster Trokar (12 mm) wird supraumbilikal platziert, anschließend Inspektion des Bauchraums über eine 0°-Optik. Die anderen Trokare werden unter Sicht angelegt: Drei 8-mm-Trokare für die Roboterarme, ein 12-mm-Trokar und ein 5-mm-Trokar jeweils für die Assistenz am Operationstisch (Mottrie et al. 2011).

Komplikation: Blutungen.

Häufigkeit: Circa 0,6 %, Transfusionsrisiko 16–19 %.

Ursache: Verletzungen großer Gefäße.

Vorbeugung: Auf eine sorgfältige Präparation und das vorsichtige Einbringen der Roboterarme (unter Sicht) sollte geachtet werden.

Behandlung: Größere Blutungen sollten geclippt oder übernäht werden. Bei ausbleibendem Erfolg ist eine Konversion als Option schnell zu entscheiden.

Frühe postoperative Komplikationen

Komplikation: Infekt.

Häufigkeit: 1–3 %.

Ursache:
- Einbringen von Keimen in den Situs,
- nichtdiagnostizierter bzw. unbehandelter Harnwegsinfekt,
- Wundinfektionen.

Vorbeugung:
- Ausschluss einer Harnwegsinfektion präoperativ,
- Antibioseprophylaxe,
- Wundkontrollen.

Behandlung:
- Infektquelle identifizieren,
- Antibiose.

Komplikation: Ileus.

Häufigkeit: Das Risiko liegt bei insgesamt bei 5 %.

Ursache:
- Lange Operationszeiten,
- Alter,
- Komorbiditäten.

Vorbeugung: Reduzierung bzw. Verzicht einer Darmvorbereitung, vgl. Fast-Track-Chirurgie. Minimalisieren der parenteralen Ernährung, frühzeitiger Kostaufbau und Mobilisation. Das Konzept sollte patientenadaptiert erfolgen.

Behandlung: Vorrangig konservativ: medikamentöse Anregung der Darmaktivität, operativ bei Obstruktion.

Komplikation: Hämatom.

Häufigkeit: Das Hämatomrisiko liegt bei 0,6 %.

Vorbeugung: Sorgfältige Hämostase.

Behandlung: Drainage, ggf. Transfusion.

Komplikation: Vesikourethrale Anastomoseninsuffizienz.

Häufigkeit: Risiko liegt bei 4 %.

Vorbeugung: Herstellen einer suffizienten, spannungsfreien Anastomose. Auf genügend Neoblasenvolumen und einen geringen Neoblasen-Urethra-Abstand sollte geachtet werden, um eine Anastomose ohne Spannung zu gewährleisten, Kathetersicherung zur Vermeidung von Zug postoperativ.

Behandlung: Dauerkatheter in situ belassen, bei großen Dehiszenzen bzw. Ausrissen unmittelbar postoperativ ist eine Revision und Neuanlage der Anastomose indiziert.

Komplikation: Lymphozelenbildung.

Häufigkeit: Circa 6,4 %.

Ursache: Insuffiziente Versorgung der Lymphgefäße.

Vorbeugung: Lymphadenektomie mit sorgfältiger Unterbindung der Lymphgefäße, Vermeiden einer Koagulation, Verwendung von Clips.
Das lymphatische Gewebe wird entfernt mittels Split-and-Roll-Technik beginnend 3 cm oberhalb der Aortenbifurkation. Das lymphatische Gewebe der oberen und unteren obturatorischen Fossa wird mobilisiert und für eine En-bloc-Resektion zunächst belassen. Die A. iliaca interna wird nach distal verfolgt. So können die umbilikale Arterie und obere vesikale Gefäße an der Basis geclippt und durchtrennt werden (Mottrie et al. 2008).

Behandlung: Zunächst konservatives Vorgehen unter sonografischer Kontrolle der Lymphozelengröße, bei symptomatischen Lymphozelen ist eine Drainageneinlage bzw. Fensterung der Lymphozele indiziert.

Komplikation: Fistelbildung (Pouch-Vagina, Pouch-Kolon, Ileum-Pouch, enterokutan).

Häufigkeit: 2–4 %.

Vorbeugung: Sorgfältige Präparation, Herstellung einer suffizienten Anastomose, ggf. Netzinterponate.

Behandlung: Operative Korrektur.

Komplikation: Wundheilungsstörungen.

Häufigkeit: Das Risiko liegt insgesamt bei 6–9 %, Wunddehiszenzen in 1,5–3 %.

Ursache: Kataboler Patient, Diabetes, Infekt, Nahtinsuffizienz.

Vorbeugung: Wundhygiene, Beachtung von Komorbiditäten.

Behandlung: Antibiose, operative Korrektur bei der Wunddehiszenz.

Späte postoperative Komplikationen

Komplikation: Pouchitis.

Häufigkeit: Bis 2,9 % in der Literatur.

Ursache: Harnwegsinfekt, Restharn, Stein.

Vorbeugung: Antibiose.

Behandlung: Antibiosetherapie.

Komplikation: Steinbildung.

Häufigkeit: Das Risiko liegt bei 0–1,2 %.

Ursache: Restharn, Stapler.

Vorbeugung:
- Adäquate Diurese,
- häufige Miktionsfrequenz,
- Restharnkontrollen,
- Stapler vermeiden.

Behandlung: Lithotripsie und Steinentfernung, z. B. perkutan, offen-operative Steinentfernung.

Komplikation: Neoblasen-Urethra-Anastomosenstriktur.

Häufigkeit: Das Risiko liegt bei 0–1,8 %.

Behandlung: Transurethrale Inzision.

Komplikation: Uretero-Neoblasen-Anastomosenstriktur.

Häufigkeit: Das Strikturrisiko liegt bei 0–5,3 %.

Ursache: Verletzung, Blutversorgung.

Vorbeugung: Präparation unter Schonung der Blutversorgung (insbesondere linksseitig), hierbei sollten die Ureteren minimalst mit den Roboterinstrumenten gefasst werden, um Quetschungen und entsprechende Durchblutungsstörungen zu vermeiden. Die verschlossenen Ureteren werden in das obere Abdomen gebracht, um sie vor ungewollten Verletzungen (Ureterstriktur, -nekrose) zu schützen. Sorgfältige Erstellung der Anastomose.

Behandlung: Anlage Perkutane Nephrostomie mit antegrade DJ-Anlage (80 % der Fälle), ggf. offene Revision mit Strikturentfernung und Reanastomosierung (20 % der Fälle).

Komplikation: Harnverhalt.

Häufigkeit: Das Risiko liegt bei 0–2,4 %.

Vorbeugung:
- Adäquate Diurese,
- häufige Miktionsfrequenz,
- Restharnkontrolle,
- Schleimbildung minimalisieren.

Behandlung: Intermittierender Katheterismus.

Komplikation: Tiefe Beinvenenthrombose.

Häufigkeit: Das Risiko liegt insgesamt bei 0–15 %.

Ursache: Stase.

Vorbeugung: Genaue Lagerung, Mobilisation und Prophylaxe mittels Antithrombosestrümpfen und niedermolekularem Heparin indiziert.

Behandlung: LMW-Heparin.

Komplikation: Positive Schnittränder.

Häufigkeit: 6–9 % (IRCC-Daten). Langzeitergebnisse liegen für diese relativ junge Technik noch nicht vor, werden aber unter anderem durch das IRCC untersucht.

Ursache: Technik, T-Stadium.

Vorbeugung: Genaue Stagingbestimmung und Dissektion.

Behandlung: Individuell zu diskutieren.

> ▶ Weitere Komplikationen:
> - Metabolismus: 0–3 % (Azidose, Hyperkaliämie, Hypokalzämie),
> - Lungen: 0–4 % (Pneumonie, Pneumothorax, Apnoe, Aspiration),
> - kardiovaskulär: 0–3 % (Infarkt, Rhythmusstörungen, Kardiomyopathie),
> - Dehydratation: 0–3 %,
> - Hernienbildung: 0–3 %,
> - Versterben: Das Risiko liegt bei 0–2 %, meistens innerhalb von 90 Tagen.

Literatur
Hinweise unter
www.thieme.de/komplikationenurologie.de

11 Komplikationen bei endourologischen Eingriffen

11.1 Transurethrale Eingriffe des unteren Harntraktes

H. Leyh

Seit der Entwicklung des ersten „Kystoskops" durch M. Nitze im Jahre 1879, das die blinde Untersuchung der Harnblase revolutionierend ablöste, konnte durch die Einführung des Kaltlichts und durch die Weiterentwicklung der optischen Systeme die endoskopische Orientierung im unteren Harntrakt für Diagnostik und Therapie kontinuierlich verbessert werden.

Urethrozystoskopie

Allgemeine Komplikationen und deren Vermeidung

Komplikation: Traumatisierung von Harnröhre und Blase, sekundäre Strikturbildung.

Ursache: Bei der blinden Einführung des Instrumentenschafts beim Mann bestehen das Risiko einer Harnröhrenverletzung, insbesondere bulbär, die Gefahr der Ausbildung einer Via falsa oder der Unterminierung des Trigonums. Letztere entsteht, wenn das Instrument beim Versuch, in die Blase zu gelangen, nach Perforation des Prostatamittellappens weiter vorgeschoben wird. In diesem Fall wird keine Blasenschleimhaut sichtbar, sondern ein netzförmiges lockeres perivesikales Gewebe.

Vorbeugung: Vorsichtiges Einführen des Zystoskops routinemäßig unter Sicht. Angepasste Größe des eingesetzten Endoskops.

Behandlung: Je nach Lokalisation und Ausmaß der Verletzung: Schienung der Harnröhre durch Einlage eines Katheters bzw. Spülkatheters bei gleichzeitiger Hämaturie. Miktionskontrolle nach Katheterentfernung, Hinweis auf Gefahr einer sekundären Strikturbildung und der Notwendigkeit weiterer invasiver Maßnahmen.

Komplikation: Schmerzen.

Ursache: Folge der Manipulation, insbesondere bei Vorhandensein zusätzlicher Pathologien.

Vorbeugung: Schonende Anwendung des Endoskops, Druck- und Kraftaufwendung vermeiden. Insbesondere bei der Passage der hinteren bulbären und membranösen Harnröhre ist auf den genauen Harnröhrenverlauf zu achten, um dem Patienten unnötige Schmerzen zu ersparen.
Wenn möglich Durchführung einer flexiblen Urethrozystoskopie.

Behandlung: Verweis auf temporäre Begleiterscheinung, ggf. peripher wirksame Analgetika.

Komplikation: Makrohämaturie.

Ursache: Läsionen der Harnröhrenschleimhaut, insbesondere Verletzungen der prostatischen Harnröhre, Läsionen der Blase, z. B. durch einen geöffneten Albarran-Hebel oder durch unsachgemäßes Manipulieren.

Vorbeugung:
- Verwendung von Gleitgel,
- Arbeiten unter Sicht, vorsichtiges Manipulieren,
- Anamneseerhebung im Hinblick auf Pathologien, Voruntersuchungen bzw. Voroperationen,
- Kontrolle der Gerinnungsparameter,
- Absetzen gerinnungshemmender Substanzen,
- Untersuchungsverzicht bei unbehandelter Koagulopathie.

Behandlung: Spülkathetereinlage, Blasenspülung, ggf. Kompressionsverband am Penis.

Komplikation: Harnwegsinfektion.

Häufigkeit: 2–3 %.

Ursache: Verschleppung von Keimen aus der Harnröhre in die Blase.

Vorbeugung: Generell Ausschluss eines Harnwegsinfekts vor der Untersuchung, Zystoskopie erst nach testgerechter antibiotischer Therapie. Desinfektion, sterile Kautelen.
Bei Patienten mit Endoprothesen oder Herzklappen Antibiotikaprophylaxe.
Bei Vorliegen eines fieberhaften Harnwegsinfekts, einer akuten Urethritis oder Prostatitis und bei V. a. Epididymitis soll diese Untersuchung nicht vorgenommen werden, da die Gefahr der Exazerbation der Infektion bis hin zur Sepsis besteht. Falls eine Zystoskopie dennoch dringend notwendig ist, dann nur unter hochdosierter antibiotischer Therapie.

Behandlung: Antibiotische Therapie.

Bougierung

Allgemeine Komplikationen und deren Vermeidung

Komplikation: Rezidivbildung.

Häufigkeit: Nahezu 100 %.

Ursache: Dehnung der Striktur in Form einer unkontrollierten Sprengung des Narbengewebes.

Vorbeugung: Anwendung nur bei Patienten, die aufgrund ihrer Nebendiagnosen keiner anderen Operation zugeführt werden können.

Behandlung: Anwendung anderer Verfahren, z. B. Urethrotomia interna oder offen-chirurgisches Vorgehen.

Urethrotomia interna

Allgemeine Aspekte

Für die operative Planung sind Genese und Geschichte der Striktur von entscheidender Bedeutung. Frische entzündliche Strikturen sollten über einen Zeitraum von 3 Monaten nicht operativ behandelt werden; hier ist eine suprapubische Ableitung unter definierter antibiotischer Therapie angezeigt, um zu vermeiden, dass durch die Operation eine spongiofibrotisch-progrediente Situation entsteht.

Allgemeine Komplikationen und deren Vermeidung

Komplikation: Via falsa urethrae, Harnröhrendivertikel, Harnröhrenfistel.

Häufigkeit: Gefahr insbesondere bei langstreckigen und hochgradigen Strikturen.

Ursache: Eine falsche Schnittführung kann Ursache einer Via falsa (Abb. 11.1), eines Harnröhrendivertikels oder gar einer Harnröhrenfistel (Abb. 11.2) sein.

Vorbeugung: Zur Vermeidung einer falschen Schnittführung Vorlegen eines Ureterkatheters (3 Charr.) als Führungshilfe über die Striktur in die Blase. Intraoperativ ggf. Harnröhrendarstellung mit Kontrastmittel. Durch Inzision bei 12 Uhr SSL ist das Risiko für Divertikel- und Fistelbildungen reduziert.

Behandlung: Bei Vorliegen einer Via falsa reicht eine vorübergehende Katheterbehandlung, eine Harnröhrenfistel benötigt in den meisten Fällen eine offen-chirurgische Revision.

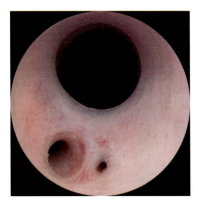

Abb. 11.1 Via falsa urethrae.

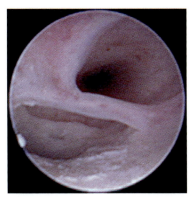

Abb. 11.2 Harnröhrenfistel.

Komplikation: Ausgedehnte intra- oder postoperative Blutungen aus der Harnröhre, Penis-/Skrotalhämatom.

Ursache: Verletzung der Corpora cavernosa mit Shuntbildung zwischen Corpora cavernosa und Corpus spongiosum. Nicht selten kann eine Erektion nach dem Eingriff Auslöser einer erneuten Blutung sein.

Vorbeugung: Reduzierung des Blutungsrisikos durch Inzision bei 12 Uhr SSL sowie durch thermische Wirkung bei Laserinzision (eingesetzt werden Nd-YAG-, Argon-, Holmium- oder KTP-Laser).

Behandlung: Kathetereinlage, ggf. temporäre Anlage eines zirkulären Kompressionsverbands am Penis.

Komplikation: Harnwegsinfekt, Urethritis, Prostatitis, Epididymitis, Kavernitis.

Ursache: Durch Extravasation von Irrigationsflüssigkeit oder Urin in das umliegende Gewebe kann eine lokale Infektion bis hin zur Ausbildung einer Abszedierung entstehen.

Vorbeugung:
- Perioperative Antibiotikaprophylaxe,
- sorgfältige Operationstechnik,
- Irrigation mit isotonen Spüllösungen,
- Antibiotikagabe bei Vorliegen einer Harnwegsinfektion bis zur vollständigen Infektsanierung.

▶ Eine eitrige Urethritis und Harnröhrenabszesse sind absolute Kontraindikationen für eine Urethrotomie.

Behandlung: Antibiotische Therapie, Analgetika, Antiphlogistika, ggf. lokal abschwellende Maßnahmen.

Komplikation: Erektile Dysfunktion.

Ursache: Schwellkörperfibrose durch Verletzung der Corpora cavernosa.
Direkte Läsion der Nn. cavernosi und durch Ausbildung pathologischer venöser Abflüsse.

Vorbeugung: Inzision bei 12 Uhr SSL zur Vermeidung von Verletzungen der Nn. cavernosi

Behandlung: Medikamentöser Therapieversuch mit PDE-Hemmern, s. Leitlinie der Behandlung einer Erektilen Dysfunktion.

Komplikation: Inkontinenz.

Ursache: Sphinkterläsion bei sphinkternahen Strikturen.

Vorbeugung: Äußerst sorgfältige Operationstechnik mit steter Sphinkterkontrolle (hydraulischer Sphinktertest).

Behandlung: Therapie der Belastungsinkontinenz je nach Schweregrad und Leidensdruck des Patienten.

Komplikation: Rezidivstriktur.

Häufigkeit: 50 % für den Ersteingriff und bis zu 75 % beim Rezidiv, nahezu 100 % bei 3. Eingriff. Etwa die Hälfte der Rezidive entwickelt sich während des 1. postoperativen Jahres.

Ursache: Jede Urethrotomie führt zu neuen Vernarbungen unterschiedlicher Ausdehnung, welche die Basis für Rezidive darstellen.

Vorbeugung: Es sollten nur maximal 2 Versuche einer Harnröhrenschlitzung vorgenommen werden. Ebenso sollte bei einer schnellen Rezidivneigung speziell bei jüngeren Patienten und bei Patienten ohne Multimorbidität sowie bei multiplen und bei hochgradigen, langstreckigen Strikturen frühzeitig ein offen-chirurgisches Vorgehen überlegt werden.

Behandlung: s. Vorbeugung.

Transurethrale Elektroresektion der Blase (TURB)

Allgemeine Komplikationen und deren Vermeidung

Komplikation: Blutung.

Ursache: Insuffiziente Versorgung von Blutungen innerhalb des Resektionsareals, postoperatives „Aufbrechen" von koagulierten Bereichen, insbesondere bei Hypertension und/oder Tenesmen der Blase. Koagulopathien, Anwendung gerinnungshemmender Substanzen.

Vorbeugung: Absetzen gerinnungshemmender Substanzen 1 Woche vor dem Eingriff, Kontrolle der Gerinnungsparameter, Quick-Wert > 65 %. Alternativ Anwendung eines Laserverfahrens.
Exakte Blutstillung nach Resektion eines Areals, erst dann Resektion der nächsten Blasenregion. Abschließend sorgfältige Koagulation der gesamten Resektionsfläche mit Kontrolle auf Bluttrockenheit.

Behandlung: Postoperative Blutungen trotz korrekter Spülleistung des Katheters sind alleine über die Katheterirrigation nicht zu beherrschen! Sie bedürfen frühzeitig einer chirurgischen Blutstillung. ggf. Substitution von Erythrozytenkonzentraten.

Komplikation: Ausbildung eines vesikoureteralen Refluxes bzw. einer Ostiumstenose.

Ursache: Ostiumverletzung.

Vorbeugung: Vorsichtige Resektion bei ostiumnahen Tumoren, wenn die Tumorausdehnung dies zulässt. Bei nichterkennbaren Ostien geht jedoch die Radikalität der Tumorentfernung der Ostiumschonung vor.

Behandlung: Postoperativ sonografische Kontrolle der Niere auf der betroffenen Seite, bei Auftreten einer Harnstauung Versuch der retrograden Harnleiterschienung, ggf. Einlage einer Nephrostomie bzw. antegrade Harnleiterschienung. Ostiumfreiresektion in weiterer Sitzung.
Bei Vorliegen einer Ostiumstenose Versuch der Freiresektion. Bei fehlendem Erfolg ist die Ureterneuimplantation Therapie der Wahl.
Bildet sich nach einer Resektion des Ostiums ein Reflux aus, so wird dieser primär konservativ behandelt und eine engmaschige Kontrolle des oberen Harntrakts durchgeführt. Bei drohender Nierenschädigung erfolgt ebenfalls eine Harnleiterneuimplantation.

Komplikation: Reizung des N. obturatorius.

Häufigkeit: Abhängig von der Tumorlokalisation und -ausdehnung.

Ursache: Elektrische Stimulation bei Resektion an der Blasenseitenwand mit der Folge plötzlicher und vehementer Kontraktionen der Adduktorenmuskulatur und Gefahr einer Blasenperforation.

Reizströme entstehen durch den sich zwischen Schneideschlinge und Gewebe bildenden Lichtbogen, der teilweise gleichgerichtet wird und dadurch als Gleichstrom den der Blasenseitenwand direkt anliegenden N. obturatorius stimuliert.

Der Hochfrequenzstrom selbst kann keine Nervenreizung ausüben.

Vorbeugung:
- Kleine Schnitte bei reduzierter Stromleistung,
- Eröffnen des Stromflusses vor Berührung der Blasenwand,
- nur teilweises Vorschieben der Schlinge aus dem Schaft,
- „Staccato-Resektion" in Form eines intermittierenden Einschaltens des Schneidestroms im Sekundentakt,
- Schneiden mit Koagulationsstrom,
- Anwendung von bipolarem Strom (NaCl-Resektion),
- Allgemeinnarkose mit Muskelrelaxation,
- Obturatoriusblockade (Injektion eines Lokalanästhetikums durch das Foramen obturatorium in unmittelbare Nervennähe).

Behandlung: In Abhängigkeit vom Ausmaß der Läsion.

Komplikation: Perforation der Harnblasenwand: extraperitoneale Perforation.

Ursache: Meistens Resultat einer die gesamte Blasenwand durchgreifenden Resektion, insbesondere an der Seitenwand, möglich als Folge einer Reizung des N. obturatorius, Resektion von Divertikeltumoren.

Vorbeugung: Resektion bei mäßig gefüllter Blase, bei Tumoren der Seitenwand s. „Reizung des N. obturatorius – Vorbeugung".

Behandlung: Fortführen des Eingriffs erst nach genauer endoskopischer Inspektion mit geringer Spülung, exakte Blutstillung einschließlich der blutenden Gefäße im sichtbaren Fettgewebe, Vermeiden bzw. deutliche Reduktion der postoperativen Blasenspülung.
- Kleines Extravasat: Belassen des Dauerkatheters für 5–7 Tage, antibiotische Abdeckung, ggf. vor Katheterzug Zystogrammkontrolle, bei inkompletter Tumorresektion Fortführung des Eingriffs nach 2–3 Wochen.
- Ausgedehntes Extravasat: Sonografisch kontrollierte Einlage einer Drainage, in Ausnahmefällen Sectio alta mit Übernähen der Blase und Drainage des Cavum Retzii, Dauerkatheter für 7–10 Tage, vor Katheterentfernung Zystogrammkontrolle, antibiotische Abdeckung.

Komplikation: Perforation der Harnblasenwand: intraperitoneale Perforation.

Ursache: Meistens Resultat einer die gesamte Blasenwand durchgreifenden Resektion bzw. einer zu tief reichenden Mapping-Biopsie, seltener infolge einer Überdehnung der Blase oder als Folge einer echten Perforation mit dem Resektoskop. Ein erhöhtes Risiko besteht bei Divertikeltumoren, da der Detrusor im Divertikelbereich dünner ist.

▶ Zeichen einer intraperitonealen Perforation:
- Unmöglichkeit die Blase genügend auszudehnen,
- Distension des Abdomens (evtl. mit Bauch-, Schulterschmerzen, Übelkeit und Erbrechen),
- Defizit bei der zurückfließenden Spülflüssigkeit,
- endoskopisches Erkennen von Fett oder einem dunklen Loch in der Blasenhinterwand oder am Blasendach.

Vorbeugung: Kontrollierte Resektion bei mäßig gefüllter Blase, besondere Vorsicht bei Divertikeltumoren.

Behandlung: Rasche Beendigung der Resektion nach Blutungskontrolle.
- Kleine Perforation: konservatives Vorgehen ähnlich wie bei der extraperitonealen Perforation empfohlen, Verzicht auf Irrigation zur Vermeidung einer weiteren Extravasation, antibiotische Abdeckung, ggf. sonografisch kontrollierte Einlage einer abdominalen Drainage, Kontrollzystografie nach 8–10 Tagen, Katheterentfernung bei fehlendem Nachweis eines Lecks.
- Größere Perforation: bei größeren Defekten, bei unzureichender Blutstillung, bei Unsicherheit über eine evtl. Darmverletzung oder bei anhaltender peritonealer Reizung trotz Katheterdrainage Unterbauchlaparotomie mit Blasenwandübernähung, falls erforderlich unter Exzision des Tumorareals. Alternativ laparoskopische Versorgung der Läsion mit zusätzlicher Einlage einer peritonealen Drainage.

Komplikation: Knallgasexplosion.

Ursache: Beim Resezieren entwickelt sich durch thermische Zersetzung der Spülflüssigkeit Knallgas. Zur Explosion kommt es, wenn Funken beim Schneiden das Gasgemisch zur Entzündung bringen. Bei Tumoren am Blasendach wird die Operation durch die sich bildende Gasblase in der Blasenkuppe erschwert.

Vorbeugung:
- Absaugen der Luftblase bei jeder Blasenentleerung,
- Operation in nur schwach gefüllter Blase,
- Verwendung eines Rückflussresektoskops,
- manuelles Entgegendrücken der Blase vom Abdomen her,
- Kopftieflagerung des Patienten.

Behandlung: Bei intakter Blase lediglich Ausspülen des Blasenlumens und Maßnahmen zur Prävention. Bei Perforation der Harnblasenwand erfolgt die Versorgung in Abhängigkeit vom Befund, s. „Blasenperforation".

Komplikation: Harnwegsinfektion, Epididymitis.

Ursache: Nichtdiagnostizierter bzw. unzureichend therapierter Harnwegsinfekt.

Vorbeugung: Bestehende Harnwegsinfekte sollten vor einer transurethralen Operation diagnostiziert und suffizient bis zur vollständigen Infektsanierung therapiert werden. Eine postoperative Antibiotikaprophylaxe ist nur bei Risikofaktoren wie reduziertem AZ, Stoffwechselstörungen, Immunsuppression oder bei einer Reoperation notwendig.

Behandlung: Antibiotikagabe, wenn möglich nach Antibiogramm, supportive Maßnahmen in Abhängigkeit vom Ausmaß des Infekts, z. B. Analgetika, Antiphlogistika.

Transurethrale Elektroresektion der Prostata (TURP)

Allgemeine Aspekte

Im Laufe der letzten Jahrzehnte kann trotz eines zunehmenden Alters der operierten Patienten mit einem Median von inzwischen über 70 Jahren eine Reduzierung der Mortalität von 2,5 % auf heute 0,1–0,3 % beobachtet werden. Die Morbidität im Rahmen einer TURP wird seit Jahren konstant mit 11–18 % angegeben. Sie ist erhöht bei einer Resektionszeit von mehr als einer Stunde, bei einem Resektatgewicht von mehr als 50 g sowie bei Patienten von über 80 Jahren. Neuere und zum Teil eigene Daten weisen jedoch darauf hin, dass weder fortgeschrittenes Lebensalter noch schwerwiegende Begleiterkrankungen sich negativ auf den perioperativen Verlauf bei der TURP auswirken.

Allgemeine Komplikationen und deren Vermeidung

Komplikation: Harnwegsinfektion, Epididymitis.

Häufigkeit: 2–40 % Harnwegsinfekte, 0,3–5 % Epididymitis.

Ursache: Nichtdiagnostizierter bzw. unzureichend therapierter Harnwegsinfekt, Freisetzung und mögliche Einschwemmung von Bakterien aus dem Gewebe der Prostata bei Resektion. Eine aszendierende Infektion kann eine Epididymitis zur Folge haben.

Vorbeugung: Ein fieberhafter unbehandelter Harnwegsinfekt stellt eine Kontraindikation für die TURP dar.
Einsatz einer perioperativen Antibiotikaprophylaxe.

Bei nachgewiesenem Harnwegsinfekt wird die Antibiotikagabe nach entsprechender Austestung bis zur vollständigen Infektsanierung fortgesetzt. Ansonsten ist eine postoperative Antibiotikaprophylaxe nur bei Risikofaktoren wie reduzierter AZ, Stoffwechselstörungen, Immunsuppression oder bei einer Reoperation notwendig.

Resektion unter kontinuierlicher Spülung im Niederdruckverfahren mithilfe eines Dauerspül- oder Rückflussresektoskops bzw. eines suprapubischen Trokars, damit Reduktion der Gefahr einer Einschwemmung von Irrigationsflüssigkeit in den Körper über eröffnete Prostatavenen oder über die ausgedünnte Prostatakapsel.

Die früher routinemäßig parallel zur TURP durchgeführte prophylaktische Vasoresektion ist heute verlassen.

Behandlung: Antibiotikagabe, wenn möglich nach Antibiogramm, supportive Maßnahmen in Abhängigkeit vom Ausmaß des Infekts, z. B. Analgetika, Antiphlogistika.

Komplikation: Spülflüssigkeitseinschwemmung/TUR-Syndrom.

Häufigkeit: Spülflüssigkeitseinschwemmung 10–40 %, TUR-Syndrom 0–6 %, abhängig vom verwendeten Resektionsverfahren.

Ursache: Eintritt der Spülflüssigkeit direkt über einen eröffneten prostatischen Venenplexus in das Kreislaufsystem oder indirekt über eine resektionsbedingte Kapselperforation in den retroperitonealen Raum mit nachfolgender Resorption und konsekutiver Verdünnungshyponatriämie.

▶ Anzeichen einer vermehrten Einschwemmung:
- Auffälliges Gähnen,
- Unruhe,
- Frösteln,
- periphere Zyanose.

TUR-Syndrom als schwere Ausprägung der Einschwemmung ist charakterisiert durch Unruhe, Verwirrtheit, Sehstörungen, Übelkeit und Erbrechen, Kreislaufdepression bis hin zum Schock, akutem Nierenversagen, Hirn- und Lungenödem. TUR-Syndrom bei Unterschreiten der Serumnatriumkonzentration von 125 mmol/l mit dem Ergebnis einer hypoosmolaren, hypotonen Hyperhydratation. Bei bestehendem Harnwegsinfekt außerdem Gefahr einer Bakteriämie durch Einschwemmung von Keimen bis hin zum Vollbild der Sepsis.

Vorbeugung:
- Begrenzung des hydrostatischen Druckes der Spülflüssigkeit auf 60 cm H_2O,
- Begrenzung der Resektionszeit auf ca. 60 Minuten,
- strenge Überwachung des Patienten,
- idealerweise Regionalanästhesie,
- bipolare TURP mit Kochsalz.

Behandlung: Diuretika- und Elektrolytgabe (sofortige Verabreichung von 20–40 mg Furosemid, in besonders ausgeprägten Fällen Mannitol), Korrektur des Serumnatriums, wenn < 120 mmol/l: langsame Infusion (10 mmol/h) von 200–500 ml einer 2–5 % hyperosmolaren Kochsalzlösung, rasche Blutstillung und Beendigung des Eingriffes anstreben, Intensivüberwachung angezeigt.

Komplikation: Blutung.

Häufigkeit: In historischen Kollektiven bis zu 20 %, aktuell 2–10 %, durchschnittliche Transfusionsrate von 0–5 %, aktuell < 1 % durch Weiterentwicklung der Hochfrequenzgeräte, bipolare TURP.

Ursache: Arterielle und venöse Blutungen aus dem periprostatischen Venenplexus mit massivem perioperativen Blutverlust.

Vorbeugung: Mehrwöchige präoperative Gabe von Finasterid: Erzielt wird eine Größenreduktion und Minderdurchblutung der Prostata, damit Reduktion der intra- und postoperativen Blutung, mögl. Einsatz bei Risikopatienten mit hohen Resektionsvolumina.

Keine Durchführung einer TURP bei einer unbehandelten Koagulopathie. Eine blutverdünnende Medikation sollte 1 Woche vor dem Eingriff abgesetzt werden. Der Quick-Wert sollte bei > 65 % liegen.

Gezielte Blutstillung mit der Resektionsschlinge und Anwendung von Koagulationsstrom, z. T. auch mit reduziertem Spülwasserzufluss zur Identifikation kleiner Arterien. Nach Entfernen aller Resektionsstücke Kontrolle des gesamten Resektionsbereichs, Hämostase in der Form, dass das Spülwasser klar oder nur gering rosa verfärbt ist.

Behandlung: Bei deutlicher Hämaturie nach Blutstillung und Katheterkorrektur erneute Inspektion der Operationsloge und ggf. Nachkoagulation, solange der Patient noch auf dem Operationstisch verbleibt. Bei postoperativer Blutung Anlage eines temporären Zuges an einem in der Blase mit 100 ml geblockten Katheter (Kontrolle!), bei persistierender Blutung frühzeitig chirurgische Blutstillung: Entfernung der Koagel aus der Prostataloge, Blutungsquelle oft unter Koageln verborgen oder ventral am vesikoprostatischen Übergang lokalisiert.

Komplikation: Subtrigonale Blasenunterfahrung.

Ursache: Unterfahren des Blasenhalses bei Kathetereinlage, insbesondere bei präformiertem Weg infolge Ausdünnung bzw. Eröffnung der Prostatakapsel unter dem Blasenhals nach Resektion eines ausgeprägten Mittellappens.

Vorbeugung: Bei der Resektion ist eine zu tiefe Schnittführung am Blasenhals zu vermeiden. Kathetereinlage unter rektal-digitaler Kontrolle bzw. unter Sicht.

Behandlung: Bei einer großen subtrigonalen Unterfahrung sollte der Eingriff nach suffizienter Blutstillung rasch beendet werden. Gegebenenfalls sollte der Katheter für mehrere Tage belassen werden, bevor ein erneuter Eingriff erfolgt.

Sollte die Kathetereinlage durch eine subtrigonale Unterfahrung trotz digitaler Führung behindert sein, ist das erneute Einführen des Resektionsinstruments unter Sicht erforderlich. Durch den Schaft wird ein Ureterkatheter oder eine gerade Metallsonde in die Blase vorgeschoben und darüber dann ein Dauerkatheter mit zentraler Öffnung eingelegt.

Komplikation: Verletzung der Ureterostien.

Ursache: Bei der Resektion großer Mittellappen und schlechter Identifizierung der Ostien kann, es ähnlich wie bei der TURB beschrieben, zu einer Läsion der Uretereinmündungen kommen.

Vorbeugung: Siehe Abschnitt „Blase".

Behandlung: Siehe Abschnitt „Blase".

Komplikation: Belastungsinkontinenz.

Häufigkeit: Bis 4 % historisch, aktuell im Promillebereich.

Ursache: Verletzung des Sphinkter externus mit konsekutiver Harninkontinenz. Die Resektion der ventralen Anteile ist die häufigste Ursache für eine Sphinkterläsion, da der Kollikel als Resektionsgrenze nicht im Blickfeld ist.

Vorbeugung: Kontrolle der Lage des Resektionsschafts durch regelmäßiges Einstellen des Kollikels. Vermeiden einer Distalbewegung des Instrumentenschafts durch Fixieren des Instruments mit dem kleinen Finger der freien Hand am Schambein des Patienten. Bei der Apexresektion Sphinkterdarstellung durch hydraulischen Sphinktertest.

Behandlung: Je nach Ausprägung der Inkontinenz und in Abhängigkeit vom Leidensdruck des Patienten, s. Kap. 12.6, 12.7.

Komplikation: Harnröhrenstriktur.

Häufigkeit: 0–10 %.

Ursache: Meistens durch mechanische oder elektrische Schleimhautläsionen (Resektoskop) verursacht, aber auch durch postoperative Infektionen und verlängerte postoperative Katheterverweildauer.

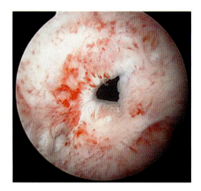

Abb. 11.3 Blasenhalsstenose.

Vorbeugung: Beschichtung des Resektionsschafts mit einem gut leitenden Gleitmittel, Einführen mithilfe eines Spreizobturators, der das scharfkantige Schaftende abdeckt, Augenmerk auf eine widerstandsfreie Bewegung, Hindernis nicht mit Kraft überwinden. Bei behinderter Passage am Meatus urethrae oder am Übergang von der Fossa navicularis zur Pars pendulans urethrae soll eine Urethrotomia interna nach Otis bis zu einer Weite von 27 Charr. durchgeführt werden. Vermeiden eines unnötigen Klammergriffs am Penis mit der freien Hand: Der direkte Kontakt zwischen Schaft und Harnröhrenschleimhaut begünstigt Leckströme und damit lokale Schäden, Verwendung eines 24-Charr.-Resektoskops, da Läsionen hier weniger häufig als bei den größeren Resektoskopen auftreten.

In erster Linie wird jedoch die Häufigkeit der Harnröhrenstriktur durch ein atraumatisches Vorgehen minimiert.

Behandlung: Siehe „Urethrotomie".

Komplikation: Blasenhalssklerose.

Häufigkeit: 0–15 %.

Ursache: Eine ausgedehnte Resektion im Blasenhalsbereich kann insbesondere bei kleinen Prostatae eine Blasenhalsenge zur Folge haben (Abb. 11.3).

Vorbeugung: Das Risiko für das Auftreten einer narbigen Blasenhalsenge ist bei kleinen Prostatae deutlich erhöht. Es wird deshalb besonders bei kleinen Adenomen, aber auch bei Vorliegen eines tiefen Recessus vesicalis nach beendeter Resektion zusätzlich eine Kerbung des Sphinkter-internus-Bereichs mit der Hakensonde bei 5 und 7 Uhr, alternativ bei 6 Uhr empfohlen. Bei dieser Inzision erkennt man deutlich das Auseinanderweichen der Internusfasern und damit eine Erweiterung des Blasenhalses. Bei Rezidivsklerose keine zirkuläre Resektion!

Behandlung: Inzision mit der Hakensonde bei 5, 7 und 12 Uhr. Kommt es zu weiteren Rezidiven der Blasenhalssklerose, so ist die Y-V-Plastik die Therapie der Wahl.

Komplikation: Retrograde Ejakulation.

Häufigkeit: 65–90 %.

Ursache: Sie ist nicht als Komplikation anzusehen, sondern stellt einen nahezu unvermeidbaren Folgezustand einer weiten und damit gut ausresezierten Prostataloge durch fehlenden Verschluss des Blasenhalses dar.

Vorbeugung: Keine.

Behandlung: Keine.

Komplikation: Erektile Dysfunktion.

Häufigkeit: 0–35 %.

Ursache: Störungen der Erektion sind möglicherweise bedingt durch thermische Schädigung der Nn. erigentes in Kapselnähe. Inwieweit die TURP Ursache einer sich verschlechternden Potenz ist oder von dem Patienten nur in zeitlichen Zusammenhang hierzu gebracht wird, lässt sich im Einzelfall schwer ermitteln. Einige Patienten berichten auch von einer durch den Eingriff ausgelösten Verbesserung der Potenz.

Vorbeugung: Keine.

Behandlung: Keine.

Literatur
Hinweise unter
  www.thieme.de/komplikationenurologie.de

Prostatosymphysenfistel nach transurethraler Resektion der Prostata

R. von Knobloch

Der 73-jährige Patient wurde aus der Inneren Klinik im Hause wegen einer schmerzlosen Makrohämaturie zur weiteren Abklärung vorgestellt. Der adipöse, multimorbide Patient stand unter Antikoagulation mit Marcumar wegen einer stattgehabten Lungenembolie infolge einer tiefen Beinvenenthrombose links 8 Monate vor dem Ereignis und unter Kortisondauertherapie wegen schwerer chronischer rheumatoider Arthritis.

Der Versuch einer Zystoskopie gelang bei dem adipösen Patienten in Steinschnittlage unter orthogradem Einspiegeln nicht, da bei 12 Uhr SSL die Prostata durch einen hohen Gewebewiderstand das Weiterführen des Zystoskops verhinderte. Die urodynamisch wirksamen, obstruktiven Miktionsverhältnisse erforderten jedoch eine weitere Abklärung, die in Narkose mit der Option einer TURP stattfand: In Marcumarpause erfolgte die zystoskopische Abklärung der Blasenbinnenverhältnisse und anschließend, wegen der obstruktiv wirkenden Prostata, insbesondere aufgrund der Gewebevermehrung, bei 12 Uhr SSL die transurethrale Resektion der Prostata. Inspektorisch konnte ein Blasentumor ausgeschlossen werden.

Bei der transurethralen Prostataresektion fiel auf, dass sich der Resektoskopschaft zwischen 10 und 2 Uhr SSL nicht frei bewegen ließ, da hier eine Gewebevermehrung den Schaft verdrängte. Schließlich wurde auch in diesem Bereich reseziert und bereits nach nur geringer Resektionstiefe war knöchern imponierendes Gewebe erreicht, das nicht durch die TUR abgetragen werden konnte. Es wurde hier ein ausgeprägter Symphysensporn vermutet.

Nach sorgfältiger Kontrolle auf Bluttrockenheit wurde auf die Blockung des Katheters in der Prostataloge verzichtet, da der Symphysensporn in die prostatische Harnröhre hineinragte. Der Katheterballon wurde daher in der Blase geblockt und auf den Blasenhals gezogen. Der weitere postoperative Verlauf war zunächst unauffällig, der Katheter wurde am 3. postoperativen Tag entfernt, die Miktion gelang problemlos und restharnfrei. Die Entlassung erfolgte am 5. postoperativen Tag.

Einen Monat nach der TURP stellte sich der Patient notfallmäßig in unserer Ambulanz vor: Nach Marcumareinnahme vor 5 Tagen lag nun eine Makrohämaturie vor, zusätzlich fiel bei der klinischen Untersuchung eine Schwellung des linken Beines auf. Eine D-Dimer-Erhöhung sowie eine dopplersonografische Untersuchung und Phlebografie bestätigen die vermutete Thrombose der V. femoralis. Sonografisch fand sich im transrektalen Ultraschall eine weite Resektionsloge, kaum nachweisbares Prostatarestgewebe; eine Tamponade bzw. Koagel konnten ausgeschlossen werden. Es erfolgte eine Spülung von Blase und Prostataloge über den platzierten DK. Im weiteren Verlauf klagte der Patient über Atemnot. Ursächlich fand sich dafür eine Lungenembolie des linksseitigen arteriellen Hauptstammes im HR-Spiral-CT des Thorax. Es schloss sich eine intensivmedizinische, konservative Therapie über 3 Wochen an. Nachfolgend trat eine akute Schwellung des rechten Beines auf. Computertomografisch wurde eine Urinleckage aus der prostatischen Harnröhre über die Symphyse mit Urinombildung am rechten Oberschenkel dargestellt (Abb. 11.4, Abb. 11.5, Abb. 11.6). Diese war kurz nach Entfernung des Dauerkatheters aufgetreten. Es erfolgte die Neueinlage eines DK, im Zystogramm fand sich eine breite Fistelung aus der ventralen prostatischen Harnröhre zum Symphysenspalt und zum Formamen obturatum sowie in beide Oberschenkel. Urethrozystoskopisch zeigten sich ventralseitig in der prostatischen Urethra protroborierende Exostosen der Symphyse und ein weit offener, freigespülter Symphysenspalt.

Ein Versuch der Abtragung beider Exostosen der Symphyse mittels KTP-Laser und die suffiziente Ableitung durch Einlage eines großlumigen suprapubischen Katheters verlief

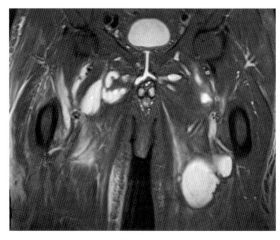

Abb. 11.**4** MRT in T1-Wichtung mit Darstellung von Urin im Symphysenspalt, in den symphysennahen Fistelgängen und in beiden Oberschenkeln (links << rechts).

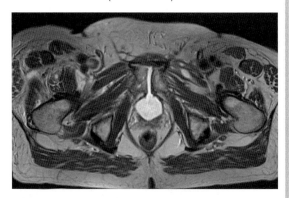

Abb. 11.**5** MRT in T2-Wichtung mit Darstellung der breiten Fistelverbindung des offenen Symphysenspaltes zur Resektionshöhle der Prostata.

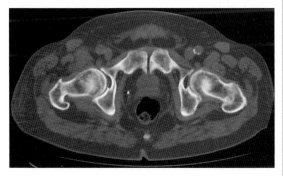

Abb. 11.**6** CT-Becken nativ mit Darstellung des offenen Symphysenspaltes und der beiden großen bis an die Resektionshöhle der Prostata heranreichenden Symphysensporne als Ursache der Fistel durch die TUR-P.

frustran, deshalb Indikation zur offen-operativen Versorgung. Eine erneute Lungenembolie (rechter Hauptstamm) verzögerte die operative Versorgung, die schließlich knapp 5 Monate nach der initialen TURP erfolgen konnte. Dabei wird das epithelial ausgekleidete Fistelgangsystem in der rechten Fossa obturatoria weitgehend abgetragen, ein zusätzlicher Abszess identifiziert und ausgeräumt. Das Fistelareal der prostatischen Urethra wird unter Schonung des M. sphincter externus exzidiert und zweischichtig (Monocryl 4-0) verschlossen. Weiterhin erfolgten eine Exostosenabtragung und eine Verplattung der Symphysensprengung in Kooperation mit den Orthopäden im Hause. Zur Harnableitung wurde ein Cystofixkatheter (16 Charr.), ein Dauerkatheter(20 Charr.) sowie 2 transvesikal und kutan ausgeleitete Mono-J-Ureterenkatheter eingelegt. Orthopädischerseits wurde mit einer 4-Loch-LCP Großfragmentplatte die Osteosynthese nach korrekter Ausrichtung des Symphysenspalts durchgeführt, es erfolgte trotz stattgehabter Embolien eine notwendige Immobilisierung des Patienten über 14 Tage. Am 7. postoperativen Tag wird der Dauerkatheter bei trockener Blase (zur Reinfektionsprophylaxe) entfernt, die Ureterschienen verbleiben 2 Wochen postoperativ. Ein Zystogramm 4 Wochen postoperativ zeigte eine intakte prostatische Urethra ohne Paravasation.

Kommentar: Während prostatorektale Fisteln nach transurethraler Resektion der Prostata relativ häufige Komplikationen darstellen, die sich aus der Nähe der Resektionshöhle zur Rektumvorderwand erklären, sind Prostatosymphysenfisteln eine bislang nur fünfmal beschriebene Komplikation des Goldstandards in der Behandlung der benignen Prostatahyperplasie.

Im vorliegenden Fall ist diese äußerst seltene Komplikation einer transurethralen Resektion der Prostata eindeutig auf die Symphysensporne zurückzuführen, die nach Sprengung des Symphysenspalts mit ihrer Scherwirkung ständig den Defekt der prostatischen Urethra offen hielten (s. Abb. 11.**5**).

Als Empfehlung aus dieser Komplikation kann letztlich abgeleitet werden, dass bei Knochenkontakt im Rahmen der transurethralen Resektion der Prostata der Defekt der Prostatakapsel möglichst klein gehalten werden muss und somit die Resektion in diesem Bereich beendet werden muss. Für die erfolgreiche Behebung dieser seltenen Komplikation waren die folgenden Maßnahmen Voraussetzung:

- Abtragung der Symphysensporne,
- Exzision des Fistelgewebes und suffizienter, mehrschichtiger Verschluss des Defekts der prostatischen Urethra,
- osteosynthetische Versorgung der Symphysensprengung mit suffizienter Ruhigstellung,
- Trockenlegung der Harnblase durch Ableitung der Ureteren transvesikal und die Dauerableitung über einen großlumigen Cystofix- als auch Dauerkatheter.

Literatur
Hinweise unter
www.thieme.de/komplikationenurologie.de

Harnblasenperforation durch Knallgasexplosion während TURP

S. Blaut, F. Steinbach

Ein 57-jähriger Patient wurde wegen eines dauerkatheterpflichtigen, benignen Prostatasyndroms transurethral mit einem 26-Charr.-Dauerspülresektoskop reseziert. Die Prostataresektion erfolgte mit Mannit/Sorbit-Lösung. Das Resektionsgewicht betrug 42 g. Bei der Koagulation der Resektionsfläche ereignete sich eine Knallgasexplosion. Zystoskopisch konnte keine Blasenperforation nachgewiesen werden. Erst ein intraoperativ angefertigtes Zystogramm zeigte ein Extraluminat im Bereich der rechten Seitenwand und des Blasendaches ohne Übertritt in die Peritonealhöhle (Abb. 11.**7**).

Bei diffusen abdominalen Schmerzen nach Beendigung der Narkose und dem sonografischen Nachweis von freier Flüssigkeit im Abdomen wurde die Indikation zur notfallmäßigen Harnblasenübernähung gestellt. Der Eingriff erfolgte laparoskopisch. Intraabdominal fand sich reichlich Flüssigkeit. Im Bereich des Harnblasendaches und der rechten Seitenwand wurde eine etwa 3–4 cm große Harnblasenläsion unter Einbeziehung des peritonealen Überzugs gesichert (Abb. 11.**8**). Diese Läsion wurde zweischichtig mit

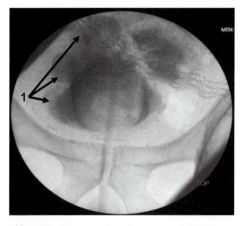

Abb. 11.**7** Intraoperatives Zystogramm. Bei Kontrastmittelfüllung der Harnblase Darstellung eines Extraluminats am Übergang von der rechten Seitenwand zum Harnblasendach. Ausgeprägte Harnblasendivertikel vor allem im Bereich der rechten Seitenwand (1).

Polyglacton 2-0 verschlossen. Die Nahtreihe wurde mit einem Peritonealpatch gedeckt. Über die Trokare wurden 2 Drainagen platziert. Der nachfolgende stationäre Verlauf war unauffällig. Die Katheterentfernung erfolgte am 10.

postoperativen Tag. Anschließend war eine suffiziente Spontanmiktion mit gutem Harnflusswert (Q_{max} = 30,2 ml/s) möglich.

Kommentar: Knallgasexplosionen mit konsekutiver Harnblasenruptur sind aufgrund ihrer Seltenheit selbst für den erfahrenen Operateur ein unerwartetes Ereignis. Die Mehrzahl der veröffentlichten Fallberichte stellen Knallgasexplosionen bei transurethralen Prostataresektionen dar. Berichte über Knallgasexplosionen bei der Resektion von Harnblasentumoren sind demgegenüber seltener. Bei den Kasuistiken fällt auf, dass sich das Ereignis der Knallgasexplosion überwiegend im zeitlichen Bezug zur Evakuation der Resektate findet. Als kausaler Zusammenhang für die Entwicklung explosiver Gase lässt sich das Einbringen von atmosphärischer Luft (Sauerstoff) bei der Resektatbergung postulieren.

In dem hier dargestellten Fall legte der laut vernehmbare Knall eine Knallgasexplosion nahe. Vom Operateur wurden unverzüglich Schritte zur Sicherung einer Harnblasenläsion unternommen. Die Zystoskopie konnte keine Harnblasenruptur sichern. Im Zystogramm wurde zwar ein Extraluminat nachgewiesen, jedoch wurde dieses als extraperitoneal fehlgedeutet. Die endoskopische und zystografische Diagnostik wurden durch ausgeprägte Harnblasendivertikel erschwert. Die klinische Untersuchung mit zunächst weichem Abdomen täuschte eine intakte Harnblase vor. Erst der indirekte Nachweis einer intraperitonealen Harnblasenperforation über die sonografische Darstellung von freier Flüssigkeit im Abdomen und anhaltende Unterbauchschmerzen führten zur Re-Intervention. Die Diagnostik einer konsekutiven Harnblasenruptur kann bei trabekulierter Harnblase erschwert sein. Zur Sicherung einer Harnblasenleckage empfiehlt sich die Kombination der folgenden Verfahren:

- Klinische Untersuchung,
- Zystoskopie,

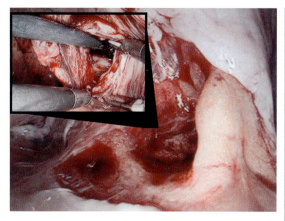

Abb. 11.**8** In-situ-Befund der intraperitonealen Harnblasenperforation. Im Bildeinsatz wird die Leckage zur Verdeutlichung der Form und Größe durch das Instrumentarium offen gehalten.

- Zystogramm,
- Sonografie,
- ggf. CT.

Um eine Knallgasexplosion zu vermeiden, sollte die Resektionsschlinge in einer sichtbaren Gasblase nicht aktiviert werden. Gasansammlungen, insbesondere am Blasendach, sind durch manuellen Bauchdeckendruck zu verlagern und zu evakuieren. So können häufige Spülungen während der Resektion die Akkumulation von Pyrolysegasen verhindern. Die Anlage einer Trokarzystostomie sorgt außerdem für eine kontinuierliche Evakuation atmosphärischer Luft. Bei der Verwendung eines speziellen Evakuators ist auf die korrekte Handhabung zu achten und das Einbringen von atmosphärischer Luft in den unteren Harntrakt zu vermeiden.

Literatur
Hinweise unter
www.thieme.de/komplikationenurologie.de

11.2 Transurethrale und perkutane Eingriffe des oberen Harntraktes

T. Knoll

Allgemeine Aspekte

Extrakorporale und endourologische Therapien von Harnsteinen stellen heute ohne Frage die Verfahren der Wahl dar (Knoll et al. 2005). Offene, aber auch laparoskopische Verfahren werden nur (noch) in selektierten Sonderfällen eingesetzt. Die Komplikationsraten der extrakorporalen Stoßwellenlithotripsie (ESWL), Ureterorenoskopie (URS) und perkutanen Nephrolitholapaxie (PCNL) sind im Vergleich zu den offen-operativen Verfahren niedrig, dennoch werden immer wieder signifikante, teils auch fatale Komplikationen beschrieben (Geavlete et al. 2006, Michel et al. 2007, Salem et al. 2010).

Der entscheidende Schritt zur Vermeidung von Komplikationen ist die richtige *Indikationsstellung* zur Therapie und zum interventionellen Verfahren (Tiselius et al. 2001, Preminger et al. 2007, Türk et al. 2011):

- *Harnleitersteine*:
  - Geringe Spontanabgangswahrscheinlichkeit,
  - persistierende Schmerzen trotz adäquater Schmerzmedikation,
  - persistierende Harnwegsobstruktion,
  - Niereninsuffizienz (Nierenversagen, bilaterale Obstruktion, Einzelniere).

- *Nierensteine*:
    - Wahrscheinliche Komplikationen (Obstruktion, Infektion, Schmerzen),
    - Hochrisikopatienten,
    - nachgewiesene Zunahme der Steinmasse,
    - symptomatische Steine (Hämaturie, Schmerzen, rezidivierende Infektionen),
    - Patientenwunsch (medizinische oder soziale Situation).

Wesentlich für die richtige Planung der Therapie ist die *präoperative Bildgebung* (Lamb et al. 2008, Shine 2008, Ghani et al. 2009, Jellison et al. 2009, Ben Nakhi et al. 2010). Diese beinhaltet Ultraschall, Ausscheidungsurografie, Computertomografie (CT) oder retrograde Ureteropyelografie. Eine klare Präferenz für ein spezifisches Verfahren konnte bislang keine Leitlinie festlegen, in der klinischen Realität gewinnt das CT jedoch weiter an Stellenwert.

Wichtige präoperative Parameter sind:
- Steinlokalisation, -größe
- vermutliche Steinzusammensetzung (anhand Anamnese, Röntgendichte/Housfield-Einheiten),
- Anatomie des Harntrakts (z. B. Nierenanomalien, Harnleiterstrikturen, erhebliche Prostatahyperplasie, Harnableitung usw.),
- Habitus (Skelettdeformitäten, Adipositas),
- Komorbidität,
- Einnahme von Antikoagulanzien, Gerinnungsstörung,
- Urinstatus (Urinkultur bei Infektzeichen),
- Ausschluss Schwangerschaft bei Patientinnen im gebärfähigen Alter.

Die häufigsten Komplikationen der interventionellen Harnsteintherapie sind infektassoziiert (Geavlete et al. 2006, Michel et al. 2007, Zanetti et al. 2008), deshalb ist eine *präoperative Urindiagnostik* unerlässlich (Dogan et al. 2002, Zanetti et al. 2008).

Intraoperative Phase

Der wesentliche Schlüssel zur Vermeidung intraoperativer Komplikationen in der Endourologie ist die *rechtzeitige Beendigung des Eingriffs* beim Auftreten von Problemen. So heilt z. B. eine Harnleiterperforation nach Einlage einer DJ-Schiene in der Regel folgenlos aus, eine renale Blutung nach perkutanem Zugang sistiert in der Regel nach Einlage einer Nephrostomie. Werden die Eingriffe jedoch in solchen Situationen fortgesetzt, um den Eingriff „erfolgreich" abzuschließen, steigt das Risiko des Auftretens schwerer Komplikationen! Die Erfordernis von *Sicherheitsdrähten* wird infrage gestellt (Eandi et al. 2008, Dickstein et al. 2010). Die Leitlinienkommission der EAU empfiehlt jedoch weiterhin die routinemäßige Verwendung, weil hierdurch schwerwiegendere Komplikationen vermieden werden können (Türk et al. 2011).

Septische Ereignisse gehören zu den häufigsten Komplikationen in der Endourologie. Eine perioperative Antibiotikaprophylaxe wird daher auch bei fehlendem Keimnachweis für URS und PCNL empfohlen (Wagenlehner et al. 2011).

Die richtige **Lagerung** ist wie bei allen operativen Eingriffen essenziell und hat einen Einfluss sowohl auf die erfolgreiche Durchführung des Eingriffs als auch zur Vermeidung von Komplikationen. Einen entscheidenden Risikofaktor scheint die Dauer der Lagerung darzustellen. Schwere Komplikationen bis hin zum Kompartmentsyndrom sind nach langen OP-Zeiten beschrieben (Raum et al. 1996). In der eigenen Klinik sind daher Operationen in SSL auf maximal 120 Minuten beschränkt.

Bei der PCNL scheint, entgegen der häufigen Befürchtung seitens der Anästhesiologie, die Bauchlagerung keine erhöhte Komplikationsrate zu bedingen.

Postoperative Phase

Sowohl URS als auch PCNL werden heute zunehmend „tubeless", also ohne Einlage von Harnleiterschienen oder Nephrostomien durchgeführt (Gupta et al. 2008, Haleblian et al. 2008, Ibrahim et al. 2008, Musa 2008, Shao et al. 2008, Istanbulluoglu et al. 2009, Mustafa u. Ali 2009, Xu et al. 2009, Cetti et al. 2010, Knoll et al. 2010, Mishra et al. 2010). Ein solches Vorgehen scheint möglich, wenn ein unkomplizierter Eingriff mit kompletter Steinsanierung erfolgte. Allerdings scheint die Definition „unkompliziert" problematisch, da hier objektive Kriterien fehlen. In zweifelhaften Fällen sollte daher eine Schienung erfolgen, um weitere Komplikationen zu vermeiden. Der Abgang von *Reststeinen* muss vor allem nach ESWL-Therapie überwacht werden. Sie stellen nach interventioneller Therapie ein Risiko sowohl für Koliken als auch für das Auftreten von Rezidivsteinen dar. Bei bis zu 25 % der Patienten kommt es zum Auftreten von Rezidivsteinen aus intrarenalen Fragmenten < 3 mm (Osman et al. 2005). Der Begriff der „klinisch-insignifikanten Reststeine" ist daher nicht korrekt und irreführend!

Langzeitkomplikationen

Hierzu zählen *Harnleiterstrikturen*, allerdings sind diese heute mit 0,1–0,5 % in aktuellen Serien selten (Geavlete et al. 2006). Asymptomatische Harnstauungen konnten jedoch bei bis zu 10 % der Patienten im Zeitraum von 4 Wochen nach OP nachgewiesen werden (Manger et al. 2009). Weitere typische Langzeitkomplikationen der einzelnen Verfahren werden in den nachfolgenden Abschnitten erörtert.

Harnableitung – innere Harnleiterschienung

Allgemeine Aspekte

Die Einlage einer inneren Harnleiterschiene (DJ) kann sowohl aufgrund einer *akuten* als auch *chronischen Obstruktion* erforderlich werden. Häufig erfolgt die Einlage einer DJ-Schiene in einer Notfallsituation wie einer infizierten Harnstauungsniere. Verschiedene Arbeitsgruppen bevorzugen die Einlage von perkutanen Nephrostomien (PCN) in solchen Akutsituationen (Mokhmalji et al. 2001). Dieses Vorgehen wird jedoch weiterhin kontrovers diskutiert. Die Einlage einer Nephrostomie kann in angehobener Rückenlage in Lokalanästhesie erfolgen, was gegenüber einer DJ-Einlage in SSL und Allgemeinanästhesie einen Vorteil darstellen kann. Bei einem unruhigen Patienten kann die PCN-Einlage in Lokalanästhesie schwierig sein. In diesen Fällen ist eine Harnableitung unter Anästhesie zur optimalen Platzierung und Vermeidung von Komplikationen vorzuziehen.

Obwohl die innere Harnleiterschienung seit fast 40 Jahren einen Routineeingriff darstellt, sind DJ-Schienen mit einer *signifikanten Morbidität* assoziiert (Nabi et al. 2007, Dellis et al. 2010).

Allgemeine Komplikationen und deren Vermeidung

Komplikation: Harnleiterperforationen.

Ursache: Entzündlich bedingte Veränderungen des Ureters, z. B. fragiles Gewebe im Steinbett bei impaktiertem Stein, Tumoren, Stenosen, Strikturen.

Vorbeugung: Unbedingt erforderlich ist eine intraoperative Bildgebung durch retrograde Ureteropyelografie, welche eine sichere Darstellung der Obstruktion (Stein, Tumor) und Einschätzung des Harnleiterverlaufs oder der Strikturlänge erlaubt. Bei einer hochgradigen Verengung sollte die Passage primär über einen dünnen (z. B. 0,035 inch) hydrophilen Gleitdraht erfolgten (möglichst mit gebogener Spitze), welcher über einen Ureterkatheter (UK) eingeführt wird. Wenn die Engstelle passiert wurde, kann der UK nachgeschoben werden. Vor der Einlage des DJ erfolgt dann über den UK der Wechsel auf einen dickeren Draht.

Behandlung: Ist bereits eine Perforation aufgetreten, so kann auf gleichem Wege eine Passage versucht werden (Röntgendokumentation!). Gelingt diese nicht, sollte eine perkutane Nephrostomie eingelegt werden.

Komplikation: Harnwegsinfekte, Urosepsis.

Ursache: Harnwegsinfekte treten nahezu unvermeidlich bei Dauerversorgung mit einer DJ-Schiene auf.

Beim Vorliegen einer infizierten Harnstauungsniere können Manipulationen, insbesondere eine (forcierte) retrograde Darstellung, zu einer Urosepsis führen.

Vorbeugung: Bei dauerhafter DJ-Einlage sollten symptomatische Infekte nach Resistogramm therapiert werden, anschließend ein Wechsel der DJ-Schiene erfolgen.

In der Akutsituation ist eine retrograde Kontrastmitteldarstellung auf das Minimum zu begrenzen. Findet sich eine Pyonephrose, so wird im Allgemeinen ein nach extra- korporal ausgeleiteter Mono-J-Katheter eingelegt, wenngleich sich für dieses Vorgehen keine zwingende Evidenz findet. Nach Aufklaren des Urins und Fieberfreiheit kann dieser dann in einen DJ-Katheter gewechselt werden. Bei unkomplizierten Situationen ohne Infekthinweise ist eine antibiotische Prophylaxe bei DJ-Einlage nicht erforderlich (Türk et al. 2011).

Behandlung: Intensivmedizinische Überwachung und Therapie der Sepsis, eskalierte i. v. Antibiose, supportive Maßnahmen.

Komplikation: Komplikationen endourologischer Manipulationen: Harnröhrenverletzung, Prostatablutung, Blasenperforation.

Siehe Kap. 11.1.

Komplikation: Schmerz, Reduktion der körperlichen Belastbarkeit.

Häufigkeit: 80 %, 58 % (Joshi et al. 2003).

Ursache: Irritation von Ureter und Blase.

Vorbeugung: Wahl der geeigneten Stentgröße (Lumen, Länge) und des Materials (Dellis et al. 2010).

Behandlung: Symptomatisch: Analgetika, Spasmolytika.

Selektive Alpha1-Rezeptor-Antagonisten wie Tamsulosin scheinen die stentassoziierte Morbidität zu reduzieren (Damiano et al. 2008, Wang et al. 2009a, 2009b, Navanimitkul u. Lojanapiwat 2010). Die (off-label) Anwendung von Alphablockern bei DJ-Symptomen wird daher auch in die neue EAU-Leitlinie einziehen. Der genaue Wirkmechanismus ist jedoch noch unklar.

Komplikation: Miktionsbeschwerden, Hämaturien.

Häufigkeit: 73 %, Hämaturie häufig.

Ursache: Möglicher Zusammenhang zwischen dysurischen Beschwerden und Länge des intravesikalen Stentanteils: Überschreitet der Stent in der Abdomenleeraufnahme die Körpermittellinie, nimmt die Symptomhäufigkeit zu (Al-Kandari et al. 2007).

Hämaturien als Folge der Manipulation bei DJ-Einlage bzw. als Resultat der Irritation, besonders unter Einnahme gerinnungshemmender Substanzen.

Vorbeugung: Wahl der geeigneten Stentgröße (Lumen, Länge) und des Materials (Dellis et al. 2010). Kontrolle der Gerinnungsparameter vor Wechsel bzw. Einlage bei Einnahme gerinnungshemmender Substanzen.

Behandlung: Makrohämaturien sind häufig, bedürfen aber meist keiner spezifischen Therapie.

Komplikation: Inkrustierungen, Stentfragmentierung.

Ursache: Dauerhafte Versorgung mit einer inneren Harnleiterschiene (z. B. bei Strikturen oder Tumoren).

Vorbeugung: Inkrustierungstendenz bei der Planung der Wechselintervalle berücksichtigen. Neuere Entwicklungen (Beschichtungen, welche beispielsweise Antibiotika abgeben) müssen sich noch beweisen.

Behandlung: Massive Inkrustierungen verhindern gelegentlich einen direkten Wechsel der Schiene, sodass endourologische Verfahren wie URS oder ESWL angewendet werden müssen, um die Inkrustierungen zu lösen (Bultitude et al. 2003).

Komplikation: Stentmigration in den oberen Harntrakt.

Häufigkeit: Selten.

Ursache: Falsche Platzierung der DJ-Schiene im Harnleiter, zu kurzer DJ, insbesondere bei großen Patienten.

Vorbeugung: Wahl der richtigen DJ-Länge, auf korrekte Position der DJ-Schiene im Harnleiter sowie ausreichende Länge des distalen Endes in der Blase achten.

Behandlung: In diesen Fällen müssen die Schienen(-partikel) ureteroskopisch entfernt bzw. neu platziert werden.

Literatur
Hinweise unter
   www.thieme.de/komplikationenurologie.de

Die vergessene Harnleiterschiene

R. Bartmuß, C. Sparwasser

Eine 69-jährige Patientin wurde mit einer linksseitigen Harnstauungsniere sowie deutlichem Anstieg der Retentionswerte stationär aufgenommen. Anamnestisch bestand ein 5 Jahre zuvor diagnostiziertes Non-Hodgkin–Lymphom, das mit Radiochemotherapie behandelt worden war. Damals habe man vor Therapiebeginn in beide Nieren Harnleiterschienen eingelegt, die seitdem nicht gewechselt worden seien! Zum Aufnahmezeitpunkt hatte die Patientin bis auf einen gelegentlichen imperativen Harndrang keinerlei urologische Beschwerden, sie gab allerdings Dyspnoe und linksseitige Thoraxschmerzen an.
Beide Nierenlager waren bei Aufnahme nicht druckdolent. Auskultatorisch fiel über dem linken Unterlappen ein fehlendes Atemgeräusch auf. Sonografisch war die rechte Niere verkleinert und vollständig entstaut, während sich linksseitig ein Harnstau Grad III–IV mit deutlich sichtbarer Harnleiterschiene zeigte. Die Blase war glatt begrenzt, Darstellung der Harnleiterschienen. Laborchemisch fanden sich deutlich erhöhte Retentionswerte (Harnstoff 141,1 mg/dl, Kreatinin 4,16 mg/dl), es lag außerdem eine Anämie bei einem Hb von 10 g/dl vor. Die weitere Bildgebung zeigte einen ausgeprägten Pleuraerguss linksseitig mit Mediastinalshift nach rechts sowie subtotaler Kompression der linken Lunge. Weiterhin auffällig waren multiple Lungenrundherde beidseits. In der abdominalen Computertomografie fanden sich mehrere zystische Leberläsionen, die bekannte Schrumpfniere rechtsseitig sowie der oben beschriebene ausgeprägte Harnstau der linken Niere. Beide Nieren zeigten eingelegte DJ-Katheter mit wenigen Inkrustationen. Entlang des retroperitonealen Gefäßbands sowie auch mesenterial fanden sich multiple Lymphknoten mit einer Größe bis zu 15 mm.

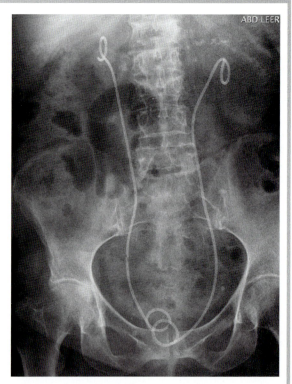

Abb. 11.9 Kaum erkennbarer Bruch des DJ-Katheters im unteren Drittel.

Eine Abdomenübersichtsaufnahme zeigte am rechten DJ eine fragliche Kontinuitätsunterbrechung im distalen Teil (Abb. 11.9, Abb. 11.10, Abb. 11.11). Die im CT beschriebenen Inkrustationen kommen nicht zur Darstellung.
Zur Verbesserung der kardiopulmonalen Situation führten wir zunächst eine Pleurapunktion durch. Am nächsten Tag

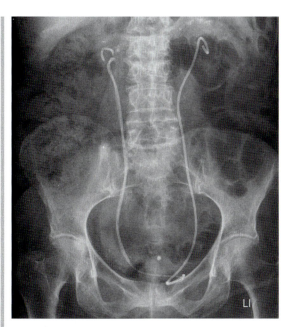 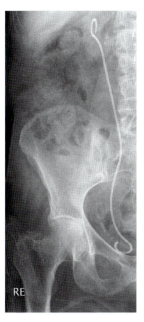

Abb. 11.**10** Proximal abgerissener rechter DJ-Katheter und parallel liegender zweiter DJ-Katheter.

Abb. 11.**11** Korrekte Platzierung des neuen DJ-Katheters rechts nach Extraktion der Restfragmente.

erfolgte der urologische Eingriff. Intraoperativ wurde zunächst linksseitig ein hydrophiler Draht bis ins Nierenbecken vorgelegt und nachfolgend der linke DJ vorsichtig entfernt. Es gelingt hier die vollständige Extraktion des ausgesprochen fragilen DJ-Katheters und eine problemlose Neueinlage. Auf der rechten Seite bricht der Katheter jedoch sofort nach der Fixation in der Zange. Er konnte am verbliebenen sichtbaren Ende erneut gefasst werden, allerdings kam es beim Versuch der Entfernung zum neuerlichen Abreißen des DJ, diesmal Höhe des mittleren Harnleiters, sodass hier nur der distale Teil extrahiert werden konnte. Ureterorenoskopisch gelang es schließlich, den DJ zu fassen. Eine Extraktion war allerdings nicht möglich, der DJ schien im Nierenbecken fixiert. Von weiteren Manipulationen sahen wir ab, eine weitere Passage mit dem URS-Gerät war auch nicht möglich. Es gelang jedoch, einen zweiten DJ-Katheter neben das liegende Teilstück zu platzieren. Zusätzlich wird ein Dauerkatheter eingelegt.

Als Ursache der Fixation des rechten DJ wurden Harnsäureinkrustationen vermutet. Vor diesem Hintergrund wurde versucht, durch tägliche Bikarbonatspülungen der Harnblase und des Harnleiters bzw. des Nierenbeckenkelchsystems diese zur Auflösung zu bringen. Dieses Verfahren wurde über insgesamt 6 Tage angewandt. Nach Abschluss der Spülung erfolgte die neuerliche Ureterorenoskopie der rechten Seite, wobei diesmal der DJ vollständig, ohne Inkrustationen und problemlos entfernt werden konnte. Es wurde ein neuer DJ-Katheter eingelegt.

Die Untersuchung des Pleurapunktats zeigte maligne Zellverbände mit der Verdachtsdiagnose eines Bronchialkarzinoms, sodass die Patientin in onkologische Betreuung hausintern verlegt wurde. Das Kreatinin fiel im Verlauf auf 2,6 mg/dl.

Kommentar: Bei der Einlage von Harnleiterschienen obliegt dem durchführenden als auch dem weiter behandelnden Arzt eine besondere Sorgfaltspflicht. Zusätzlich zur Aufklärung des Patienten über die Notwendigkeit der regelmäßigen Kontrolluntersuchungen als auch des zeitgerechten Wechsels muss der Patient über die Folgen des unkontrolliert langen Liegens von Harnleiterkathetern aufgeklärt werden. Auch ihm obliegt die Verantwortung für seine Gesundheit. Mögliche Hilfsmittel sind hierzu die von den Herstellern beigelegten Implantatpässe, diese sollten dem Patienten ausgehändigt werden.

Synchrone arterioureterale, ureterokolische und arteriokolische Fisteln bei metastasiertem Karzinoid

T. Otto, C. Eimer

Ein 63-jähriger Patient wurde wegen einer neu aufgetretenen, symptomatischen Harnstauungsniere rechts erstmalig in unserer Klinik vorgestellt. Deren Ursache war eine zunehmende, retroperitoneale Lymphknotenmetastasierung bei progredientem, metastasiertem Karzinoid mit Kompression des rechten Ureters.

Wir legten einen DJ-Katheter rechts ein, der in 3-monatlichen Abständen gewechselt wurde. Im Anschluss an eine bilaterale Bestrahlung des Beckens bei expandierenden Lymphknotenmetastasen stellte sich der Patient 1 Jahr später mit einer Hydronephrose der linken Seite und zunehmender Schmerzsymptomatik notfallmäßig vor. Auch hier wurde ein DJ-Katheter eingelegt mit regelmäßigen Wechseln in vierteljährlichen Abständen. Unter dieser Versorgung lagen normwertige Retentionsparameter vor. Nach knapp 2 Jahren trat im Rahmen des routinemäßigen DJ-Wechsels nach Entfernung des linken DJ eine massive arterielle Blutung auf. Die sofortige Neueinbringung eines DJ-Katheters in den linken Harntrakt erreichte eine signifikante Reduktion der Blutung. Die retrograde Darstellung der betroffenen Seite zeigte eine Zeichnung der linken A. iliaca communis (AIC) (Abb. 11.**12**). Der Patient erlitt einen hämorrhagischen Schock, Volumensubstitution und Bluttransfusionen führten zu einer raschen hämodynamischen Stabilisierung. Die weiterführende Diagnostik (pelvine Angiografie) wies eine arterioureteralen Fistel (AUF) nach. Diese konnte mit einem Stent in Overlay-Technik und Positionierung des Stents in ventraler Lage an der ureteroiliakalen Gefäßkreuzung erfolgreich verschlossen werden (Abb. 11.**13**).

In den Folgejahren traten keine weiteren Komplikationen einschließlich der Routinewechsel der DJ-Katheter auf. Nach ca. 3 Jahren mussten die DJ-Katheter aufgrund von Inkrustierungen und rezidivierender, fieberhafter Harnwegsinfekte trotz adäquater (Langzeit-)Antibiose in kürzeren Intervallen gewechselt werden.

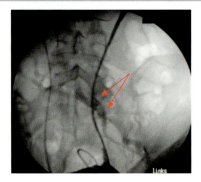

Abb. 11.**12** Arterioureterale Fistel (AUF) zwischen linker A. iliaca communis (AIC) und dem distalen Harnleiter links. Retrograde Darstellung des linken Ureters mit Kontrastmittel (KM) und KM-Enhancement der AIC als Nachweis der AUF (rote Pfeile).

Wenige Monate später traten erneut Hb-relevante Makrohämaturien auf, deren Ursache ein Fistelrezidiv war. Die Embolisation mit Coils erzielte eine suffiziente Langzeitokklusion mit deutlicher Reduktion der Makrohämaturie.
Zusätzlich markierte sich bei der retrograden Darstellung des linken oberen Harntrakts ein Teil des Colon descendens als Ausdruck einer gleichzeitigen ureterokolischen Fistel (UKF), die sich für die rezidivierenden, schweren Harnwegsinfekte verantwortlich zeichnete (Abb. 11.**14**).
In den nächsten Monaten kam es zum wiederholten Auftreten intensiver, peranaler Blutungen, die zunächst spontan sistierten und konservativ beherrschbar waren.
Außer einer Koloskopie, die den dringenden Verdacht auf eine arteriokolische Fistel (AKF) untermauerte, wurden weitere diagnostische und therapeutische Maßnahmen vom Patienten abgelehnt. Nach 1 Jahr verstarb der Patient im Rahmen einer massiven und unstillbaren peranalen Blutung. Die Obduktion des Patienten lieferte den endgültigen Nachweis einer weiteren arteriokolischen Fistel.

Kommentar: Eine Fistelbildung zwischen arteriellen System und Ureter ist ein seltenes Ereignis. Die Kombination

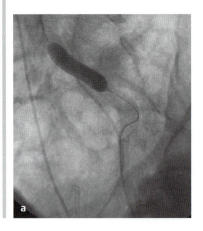
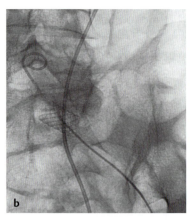

Abb. 11.**13** **a** u. **b** Insertion eines Stent-Grafts in die linke AIC auf Höhe der arterioureteralen Fistel (AUF) an der Gefäßkreuzung von iliakalen Gefäßen und Ureter.
a Positionierung des Stents in Overlay Technik unter Röntgenkontrolle
b Stent-Graft in orthotoper Position.

aus arterioureteraler und ureterokolischer Fistel ist in der Literatur bisher nur ein weiteres Mal beschrieben (Kar et al. 1984). Arterielle Fisteln lassen sich hinsichtlich ihrer Entstehung in primäre (15%) und sekundäre (85%) einteilen. Primäre Fisteln sind ätiologisch auf morphologische Malformationen der Arterienwand zurückzuführen. Sekundäre Fisteln entstehen meistens als Folge von iatrogenen Manipulationen im Rahmen von Therapiemaßnahmen (Bergqvist et al. 2001). Unter diesen Umständen kommt es häufig zu Entzündungs- und Fibrosierungsreaktionen. Daraus folgend kann es – allerdings wesentlich seltener – zur Entstehung von Metaplasien, Dysplasien und schließlich neuen Karzinomen kommen.

Das Vorkommen einer ureterokolischen Fistel ist extrem selten. Die wenigen, berichteten Fälle erwähnen als prädisponierende Faktoren eine vorangegangene Strahlenbehandlung, Divertikulitis, Morbus Crohn, obstruktive Uretersteine mit chronischer Infektbildung im Steinbett, traumatische/chirurgische Interventionen sowie eine Tuberkulose (Lee et al. 2005).

Assoziierte Symptome beinhalten therapieresistente Harnwegsinfekte (100%), Fäkalurie (75%), abdominale (75%) oder Flankenschmerzen (50%) (Cirocco et al. 1994).

Das Karzinoid als eine intestinale Neoplasie mit günstiger Tumorbiologie und langsamer Progression weist eine bessere Prognose als andere Tumorentitäten auf und lässt auch bei Fernmetastasierung bei vielen Patienten ein vergleichsweise langes Überleben erwarten (Bolanowski et al. 2008). Gerade bei diffuser abdominaler Metastasierung ist mit einer steigenden Inzidenz von Fisteln zwischen dem Harn-

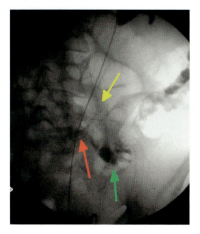

Abb. 11.**14** Darstellung des Colon descendens mit KM (grüner Pfeil) nach retrograder Darstellung des linken, oberen Harntrakts über die ureterokolische Fistel (roter Pfeil). Aortofemoraler Bypass angedeutet durch den gelben Pfeil.

und Verdauungstrakt einerseits sowie mit dem Gefäßsystem andererseits zu rechnen.

Im dargestellten Fall war eine operative Sanierung infolge multipler, abdominaler Voroperationen, einer fortgeschrittenen, onkologischen Situation, stattgehabter extensiver Strahlentherapie aufgrund der dabei zu erwartenden Mortalität des Eingriffs ausgeschlossen. Eine erneute, radiologische Intervention wäre trotz der niedrigen Erfolgsaussichten bei erwähnter Komplexität der Fistelbildung möglich gewesen.

Literatur

Hinweise unter
 www.thieme.de/komplikationenurologie.de

Ureterorenoskopie

A.S. Brandt, S. Roth

Allgemeine Aspekte

Die Ureterorenoskopie (URS) als urologisches Standardverfahren wird sowohl als diagnostisches als auch therapeutisches Verfahren eingesetzt. Als Instrumente stehen starre, semirigide und flexible Instrumente zur Verfügung. Die Komplikationsrate konnte stetig reduziert werden. In den ersten Veröffentlichungen lagen die Komplikationsraten noch zwischen 17 und 21%. Aktuell wird die Komplikationsrate der URS insgesamt mit unter 5% angegeben. Zur Vermeidung von intraoperativen Komplikationen sollte eine standardisierte intraoperative Technik sowohl für die starre als auch flexible URS verwendet werden (Beiko u. Denstedt 2007, Knoll 2009).

Allgemeine Komplikationen und deren Vermeidung

Präoperative Komplikationen

Komplikation: Indikationsfehler.

Ursache: Obwohl die URS in der Urologie weit verbreitet ist und das Management von Harnleitersteinen verändert hat, ist sie nach wie vor eine invasive Methode (versus ESWL). Aus diesem Grund wird die Indikationsstellung zur ureterorenoskopischen Steinentfernung nach wie vor kontrovers diskutiert, obwohl mit der URS höhere Steinfreiheitsraten z.B. bei Harnleitersteinen erreicht werden (Türk et al. 2010).

Vorbeugung: Durch die Bildgebung sollten vor dem Eingriff die Position und das Ausmaß der zu untersuchenden Raumforderung bekannt sein.
 Als Indikationen für eine URS gelten:
- *Diagnostisch* die Abklärung:
  – von Raumforderungen des oberen Harntraktes in der Bildgebung,
  – von unklaren Harnleiterstrikturen,

- einer Makrohämaturie aus dem oberen Harntrakt,
- einer positiven Urinzytologie aus dem oberen Harntrakt.
- *Therapeutisch*:
  - die Entfernung von Steinen aus dem oberen Harntrakt,
  - eine retrograde Harnleiterschlitzung bei Stenose,
  - eine retrograde Endopyelotomie,
  - in ausgesuchten Fällen die endoskopische Behandlung von Tumoren des oberen Harntrakts.

Anhand der Lokalisation und Art der zu untersuchenden Struktur muss die richtige Art des Ureterorenoskops (starr, semiregide, flexibel) mit dem richtigen Durchmesser (6–13 Charr.) und der richtigen Größe und Anzahl an Arbeitskanälen gewählt werden. Die Komplikationsraten bei Ureterorenoskopien im Rahmen von Steinextraktionen liegen deutlich höher als bei der diagnostischen URS (Weinberg et al. 1987, Geavlete et al. 2006).

Behandlung: Abbruch des Eingriffs, Sicherung des Harnabflusses (Schieneneinlage, evtl. perkutane Harnableitung).

Intraoperative Komplikationen

Komplikation: Harnleiterverletzungen: Perforation.

Ursache: Perforation durch blinde Drahtvorlage oder (zu weite) Vorlage eines Ureterenkatheters im Rahmen der retrograden Darstellung, prädisponierend sind Strikturen, Steine, insbesondere bei Okklusion, Tumoren und entzündlich veränderten Wandanteile des Ureters.

Vorbeugung: Durchführung einer retrograden Pyelografie zur Darstellung des Harnleiters und zur Identifikation möglicher Anomalien. Die Verwendung eines Führungsdrahts (safety guidewire) wird explizit von den EAU-Guidelines empfohlen (Türk et al. 2010). Eventuell Verwendung eines zweiten Führungsdrahts bei Sicherungsverlust.

Behandlung: Harnleiterschienung, ggf. antibiotische Abdeckung und Blasenkatheter.

Komplikation: Harnleiterverletzungen: Einriss, Abriss.

Häufigkeit: Die häufigste Lokalisation ist mit 51–91 % der distale Ureteranteil. Seltener sind der mittlere (7–19 %) und der proximale Harnleiter (2–30 %) betroffen (Selzman u. Spirnak 1996). Die Klassifikation von Harnleiterverletzungen erfolgt nach der American Association for the Surgery of Trauma (AAST) (Moore et al. 1992), die in Tab. 11.1 dargestellt ist.

Ursache:
- Missverhältnis zwischen Ureterweite und Instrumentendicke (Hofmann 2006),
- inadäquate Manipulation,
- unzureichende Erfahrung des Operateurs,
- ungenügende Sichtverhältnisse.

Vorbeugung: Bei engem Ostium kann durch eine Bougierung mit Kunststoffbougies oftmals eine Entrierung erreicht werden, in denen eine URS ansonsten nicht möglich scheint. Sollte trotz Dilatation des Ostiums oder Ureters ein weiteres Vorgehen mit dem Ureterorenoskop nicht möglich sein, so sollte die URS abgebrochen und eine DJ-Harnleiterschiene eingelegt werden. Eine gewaltsame Manipulation ist in jedem Fall zu vermeiden.

Behandlung: Bei partiellen Ureterverletzungen, AAST-Klassifikation Grad I und II (Tab. 11.1), Versuch der Harnleiterschieneneinlage und Defektschutz. Ist eine retrograde Anlage nicht möglich, so kann alternativ eine perkutane Nephrostomie (PCN) eingelegt werden. Eine alleinige Harnableitung mittels Nephrostomie kann zur primären Versorgung der Harnleiterverletzung ausreichend sein, jedoch ermöglicht die Ureterschienung eine Stabilisierung der Verletzung. Darüber hinaus besteht die Gefahr, dass der Urinaustritt aus dem verletzten Uretersegment nicht vollständig verhindert wird und ein bestehendes Urinom weiter unterhalten werden kann (Djakovic et al. 2009). Deshalb Versuch der antegraden Schienenanlage über die Nephrostomie im gleichen Eingriff oder im zeitlichen Intervall von 2–7 Tagen (Teber et al. 2005). Bei komplexen Harnleiterverletzungen (AAST-Klassifikation Grad III–V) (Abb. 11.15), bei denen eine Harnleiterschienenanlage endoskopisch nicht möglich ist, muss eine unmittelbare operative Harnleiterrekonstruktion oder bis zur endgültigen operativen Therapie eine Nephrostomieanlage erfolgen. Die Art der operativen Therapiemaßnahme richtet sich nach Lage und Ausdehnung der Ureterverletzung (Brandt et al. 2010). Tab. 11.2 gibt eine Übersicht über operative Therapieoptionen. Sollte eine operative Sanierung der Harnleiterverletzung z. B. aufgrund der Komorbidität des Patienten nicht möglich sein, so kann in ausgewählten Fällen eine endoskopische Ureteroureterostomie kombiniert mit einer antegrad-retrograden Rekanalisierung des Ureters noch die Anlage einer Ureterschiene als temporäre oder endgültige Therapieoption ermöglichen (Brandt et al. 2010). Zum Schutz vor einer refluxiven Paravasation sollte eine Niederdruckableitung mittels Blasenverweilkatheter (BVK) oder suprapubischem Dauerkatheter (SPK) für 2–7 Tage erfolgen. Die einliegende Harnleiterschiene sollte je nach Ausmaß der Verletzung für mindestens 14 (Hofmann 2006) bzw. 21 (Teber et al. 2005) Tage belassen werden. Zur Dokumentation des Heilungsverlaufs sollte die DJ-Harnleiterschienenentfernung entweder mit einer retrograden Pyelografie verbunden oder nach Entfernung ein Ausscheidungsurogramm angefertigt werden (Trottmann et al. 2007). Im

Langzeitverlauf müssen regelmäßige sonografische Kontrollen erfolgen.

Komplikation: Harnstauungsniere postoperativ.

Ursache: Urothelschwellung nach Manipulation, z. B. bei Steinbehandlung (Desintegration, Zangen- oder Schlingenentfernung), Probeentnahme, Bougierung.

Vorbeugung: Bei unkomplizierter URS, insbesondere im distalen Anteil, ist eine Harnleiterschienung nicht obligat, da postoperativ signifikant weniger Dysurie, Drangbeschwerden und Schmerzen auftreten (Byrne et al. 2002, Chen et al. 2002, Srivastava et al. 2003).

Behandlung: Harnleiterschienung mit DJ-Katheter, bei Versagen und Sekundärkomplikationen perkutane Nephrostomie.

Komplikation: Harnwegsinfektion, Sepsis.

Ursache:
- Nichtdiagnostizierter oder unzureichend behandelter Harnwegsinfekt,
- Einschwemmung von Bakterien.

Vorbeugung:
- Präoperative Harndiagnostik,
- Therapie eines Harnwegsinfekts, ggf. nach Resistogramm,
- perioperative Antibiotikaprophylaxe (Türk et al. 2010).

Behandlung:
- Harnableitung durch DJ-Einlage,
- DK-Versorgung oder SPDK-Einlage,
- Kontrolle der Abflussverhältnisse.

Postoperative Komplikationen

Komplikation: Dislokationen, Obstruktionen.

Ursache:
- Inkorrekte Platzierung der Harnleiterschiene,
- falsche Größe.

Vorbeugung:
- Größe (Länge, Lumen) und Material der Harnleiterschiene beachten,
- Lagekontrolle vor Beendigung der Operation.

Behandlung:
- Sonografische Kontrolle am postoperativen Tag,
- Lagekorrektur der Harnleiterschiene, ggf. mittels URS,
- Wechsel der Schiene bei Obstruktion.

Tab. 11.1 Klassifikation der Ureterverletzungen nach der American Association for the Surgery of Trauma (AAST) (Moore et al. 1992) und EAU-Guidelines von 2009 (Djakovic et al. 2009).

Grad	Art der Verletzung
I	Hämatombildung
II	Durchtrennung < 50 % des Harnleiterdurchmessers
III	Durchtrennung > 50 % des Harnleiterdurchmessers
IV	kompletter Abriss mit Devaskularisation < 2 cm
V	kompletter Abriss mit Devaskularisation > 2 cm

Tab. 11.2 Therapieoptionen je nach Art und Lokalisation von komplexen Harnleiterverletzungen, modifiziert aus den EAU-Guidelines von 2009 (Djakovic et al. 2009).

Art der Verletzung	Therapieoption
proximaler Ureter	Ureteroureterostomie Transureteroureterostomie Ureterokalikostomie
mittlerer Ureter	Ureteroureterostomie Transureteroureterostomie Boari-Flap-Rekonstruktion
distaler Ureter	Direkte Reimplantation Ureterozystoneostomie mit Boari-Flap oder nach Psoas-Hitch
komplette Ureterverletzung	Darminterponat Autotransplantation Nephrektomie

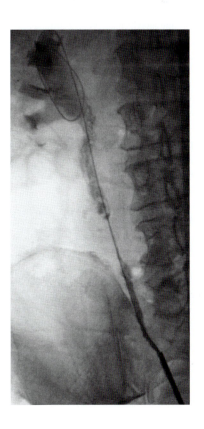

Abb. 11.15 Harnleiterperforation bei einer Ureterorenoskopie mit Ureterverletzung Grad III.

Komplikation: Harnwegsinfektionen.
Siehe oben.

Komplikation: Harnleiterverletzung, intraoperativ nicht diagnostiziert.

Ursache: Sollte eine Harnleiterverletzung intraoperativ übersehen werden, so verläuft die frühe postoperative Phase meist symptomarm. Die ersten Anzeichen einer persistierenden Harnleiterverletzung treten erst nach mehreren Tagen auf und sind oft unspezifisch: zunehmender Druckschmerz, Ileussymptomatik, Peritonismus sowie persistierend erhöhte Entzündungs- und Retentionsparameter. Klassische Flankenschmerzen erscheinen noch später.

Vorbeugung: Insgesamt werden bis zu 66 % aller iatrogen verursachten Harnleiterverletzungen nicht unmittelbar erkannt. Die Wahrscheinlichkeit, dass eine Harnleiterverletzung intraoperativ diagnostiziert wird, liegt bei urologischen Eingriffen mit 77 % jedoch deutlich höher als bei nichturologischen Eingriffen (25–67 %). Die frühe Diagnostik einer Harnleiterverletzung ist in jedem Fall anzustreben, da eine verspätete Diagnostik zu einer deutlichen Steigerung der Komplikationsrate von ca. 5 % auf 40 % führt. Das Spektrum der Komplikationen reicht dabei bis hin zur Sepsis und zum Verlust der Niere (grundsätzlich selten).

Behandlung: Bei persistierenden Beschwerden nach URS sollte eine erneute Kontrastmitteldarstellung des Harnleiters erfolgen. Das Ausscheidungsurogramm (AUG) zeigt jedoch in 33–50 % der Fälle falsch negative Ergebnisse. Ein unauffälliges Urogramm schließt daher eine Ureterverletzung nicht aus!
Eine CT des Abdomens ist sinnvoll, um neben einer Harnleiterläsion ebenfalls mögliche Verletzungen benachbarter Organe sowie Hämatome und Urinome beurteilen zu können. Zur sicheren Beurteilung des Harnleitertraumas sollte die späte renale Ausscheidungsphase (20 Minuten nach Kontrastmittelgabe) abgewartet werden.
Als bestmögliche Darstellung der Ureterverletzung gilt die retrograde Pyelografie, mit ihr lassen sich Lokalisation und Grad der Verletzung gut bestimmen.

Komplikation: Strikturen, Fisteln.

Häufigkeit: < 2 %, < 3 % (Johnson u. Pearle 2004).

Ursache: Harnleiterverletzungen mit narbiger Abheilung und sekundärer Strikturbildung insbesondere bei zusätzlichem Vorliegen einer Harnwegsinfektion, nichttherapierte Harnleiterverletzung mit Urinombildung und sekundärer Fistelung.

Vorbeugung:
- Vermeidung von Läsionen des Harnleiters,
- Infektbehandlung.

Behandlung: Versuch der endoskopischen Schlitzung/Laserung, dauerhafte Versorgung durch eine innere Harnleiterschiene, operative Verfahren in Abhängigkeit von Lokalisation und Ausdehnung der Striktur: End-zu-End-Anastomosierung, Psoas-Hitch-Verfahren, Boari-Plastik, Harnleiterersatzverfahren mit Darminterponat, Mundschleimhaut, Mobilisierung der Niere zur zusätzlichen Überbrückung eines Streckendefizites, bei Vorliegen einer Fistel komplette Exzision.

Literatur
Hinweise unter
www.thieme.de/komplikationenurologie.de

Perkutane Nephrolitholapaxie
K. U. Köhrmann, J. J. Rassweiler

Allgemeine Aspekte

In der Literatur wird eine sehr hohe Varianz in der Häufigkeit der verschiedenen Komplikationen angegeben. Dies ist einerseits durch die Patientenselektion begründet: Mit der Größe des Steines korreliert die Operationsdauer und damit der Blutverlust und die Komplikationsrate insgesamt. Andererseits wird das Risiko durch evtl. Komorbiditäten beeinflusst. Daraus ist grundsätzlich zu folgern, dass je größer der Stein und je morbider der Patient ist, umso schonender und zügiger der Eingriff erfolgen muss. Andererseits beeinflusst die angewandte Technik die Komplikationsrate. Der wesentliche Grundsatz zur Vermeidung von Komplikationen bei der perkutanen Nephrolitholapaxie (PCNL) ist es, das der Anatomie und der Steinsituation angepasste Instrumentarium so einzusetzen, dass das Gewebe nur minimal traumatisiert wird: Ein falsch angelegter Punktionskanal kann schon bei geringer Dilatation zu schweren Blutungen führen. Andererseits kann eine orthotop eingelegte Nephrostomie ausreichend dilatiert werden. Somit ist die Entscheidung zu konventioneller PCNL (24–26 Charr.) oder Mini-PCNL (16–21 Charr.) nicht primär aufgrund der Komplikationsrate zu treffen, sondern aufgrund insbesondere der Steinsituation. Das Risiko bei Entfernung eines größeren Steines durch eine Mini-PCNL mit geringerer Dilatation, aber längerer Lithotripsiedauer ist meist höher als durch die zügiger durchgeführte konventionelle PCNL.

Die richtige Technik entscheidet weniger über die Steinfreiheitsrate, aber umso mehr über die Komplikationsrate.

Allgemeine Komplikationen und deren Vermeidung

Präoperative Komplikationen

Komplikation: Indikationsfehler.

Ursache: Fehlende Erfahrung des Operateurs, Missachtung bestimmter anatomischer Gegebenheiten bzw. der Steinlage intrarenal.

Vorbeugung: Präoperative Sichtung des Bildmaterials und Simulation der sonografischen Punktion (ggf. auch in Bauchlage).

Intraoperative Komplikationen

Komplikation: Fehllage der Punktionsnadel.

Ursache: Ungenügende Darstellbarkeit des Nierenbeckenkelchsystems, Verlegung des perkutanen Zugangswegs (z. B. Zysten, solide Raumforderungen, Darm) bzw. anatomische Fehlbildungen mit Behinderung des Zugangswegs, unzureichende Dilatation des Hohlsystems.

Vorbeugung: Einlage eines Okklusionskatheters mit Gabe von Kontrastmittel und Methylenblau zur Markierung und Dilatation des Hohlsystems, Punktionsziel sollte das zu entfernende Konkrement sein. Vermeiden der Luftinsufflation. Die optimale Richtung der Punktion des Hohlsystems verläuft über den dorsolateralen, gefäßarmen Unterpol der Niere, durch die Papille des dorsalen Unterkelchs, entlang der Achse dieses Kelches ohne wesentliche Abwinklung zum Stein (Knoll, Alken). Die Verlängerung dieser Ideallinie ergibt die kutane Einstichstelle.

Behandlung: Erneuter Punktionsversuch, ggf. Abbruch und Wahl einer alternativen Therapie nach wiederholten Versuchen.

Komplikation: Okklusionskatheter: Dislokation des Ballons in das Nierenbecken.

Ursache: Blocken des Ballons im pyeloureteralen Übergang und Umlagerung des Patienten.

Vorbeugung:
- Blocken des Ballons ca. 2 cm distal des pyeloureteralen Übergangs,
- Fixation (Naht, Pflaster) des Okklusions-UK an einem transurethralen DK.

Behandlung: Entblocken und Reposition des Okklusions-UK.

Komplikation: Okklusionskatheter: Ruptur des Ureters durch den Ballon.

Ursache: Zu starkes Füllen des Ballons ohne Durchleuchtungskontrolle.

Vorbeugung: Langsames Füllen des Ballons mit Luft (ca. 1–1,5 ml meist ausreichend) unter Durchleuchtungskontrolle und Anspritzen von (Blau-)KM über den UK, bis der Ureter abgedichtet ist. Es sollte nicht blind die maximal zugelassene Füllmenge ohne Kontrolle in den Ballon injiziert werden.

Behandlung: Wird die Ruptur anhand von KM-Paravasat erkannt, so ist am Ausmaß des Paravasats zu entscheiden, ob der Eingriff fortgesetzt werden kann (bei sehr diskretem KM-Austritt) oder ob ein Doppel-J-Katheter eingelegt und der Eingriff abgebrochen werden sollte.

Komplikation: Fehlanlage der Nephrostomie.

Häufigkeit: Häufig.

Ursache: Inadäquate Zielführung der Punktion unter Ultraschall und Röntgenkontrolle, unzureichende Füllung des Hohlsystems, Abweichen der Punktionsrichtung durch sehr mobile Niere oder Gewebeindurationen (Narben nach Voroperationen) usw. im Punktionsweg.

Vorbeugung: Dilatation des Hohlsystems und sorgfältige Steuerung der Punktion.

Behandlung: Einlage eines UK über den falschen Zugang zum KM-Anspritzen und Dilatieren des Hohlsystems für die Neuanlage einer orthotopen Punktion.

Komplikation: Darmperforation.

Häufigkeit: Selten.

Ursache: Unvollständige Darstellung des Punktionswegs, Punktion in der Flanke zu ventral, insbesondere bei Voroperationen.

Vorbeugung: Sonografische Kontrolle des Punktionswegs in allen Ebenen.

Behandlung: Eine kurzfristige Punktion des Darmes mit der Nephrostomienadel heilt in der Regel folgenlos aus. Sicherheitshalber kann beim Zurückziehen der Nadel direkt neben den Darm eine dünnkalibrige Drainage eingelegt werden und der Eingriff abgebrochen werden. Selbst Nephrostomien und Drainagen mit einem Kaliber bis 14 Charr., die längere Zeit einlagen, können teilweise ohne Auftreten jeglicher Symptome oder signifikanter Entzündungen entfernt werden. Eine kurzfristige Überprüfung auf Peritonitis oder Abszess ist jedoch essenziell.

Komplikation: Pleuraläsion.

Häufigkeit: Gelegentlich bei suprakostaler Nephrostomieeinlage.

Ursache: Kranialer Zugangsweg.

Vorbeugung: Sonografische Kontrolle.

Behandlung: Die Pleurapunktion per se heilt in der Regel folgenlos aus. Bei größeren Läsionen Einlage einer Pleuradrainage.

Komplikation: Dislokation des Bougierungsschafts.

Ursache:
- Unkontrollierte Bewegungen mit Dislokation des Schaftes, z. B. Zug bei Steinextraktion,
- zu ausgiebige Bewegungen.

Vorbeugung:
- Einlage eines Sicherheitsdrahts neben dem eigentlichen Führungsdraht nach der Punktion des Hohlsystems,
- Vermeiden unkontrollierter Bewegungen,
- Sicherung des Schaftes mit der Hand durch den Operateur.

Behandlung: Einlage einer Drainage über den Führungsdraht bzw. nach der kompletten Aufbougierung und Drahtentfernung über den Sicherungsdraht (z. B. 14-Charr.-Nephrostomie/-Drainage), Neupunktion des Hohlsystems, kein blindes „Ertasten" des Zugangs!
Bei Luxation des Endoskops kann ein vorsichtiger Versuch unternommen werden, unter Sicht den (in aller Regel bei 12 Uhr) zu findenden Zugang aufzusuchen. Wenn dies frustran ist, wird wie o. a. verfahren.

Komplikation: Via falsa beim Bougieren nach orthotoper Drahteinlage.

Ursache: Bougieren über einen abgeknickten Draht. Dabei wird der Draht mitgeschoben und kann nicht als Leitschiene fungieren.

Vorbeugung: Auf Leichtgängigkeit bei der Bewegung der Bougierungsstifte achten! Röntgenkontrolle. Geknickte Führungsdrähte müssen immer über einen UK ausgetauscht werden. Konstante axiale Position der Bougies, ggf. regelmäßige Kontrolle der Position der Bougiespitze unter Durchleuchtung.

Behandlung: Neupunktion und Bougierung, ggf. Abbruch des Eingriffs.

Komplikation: Konkrement ist nicht erreichbar bzw. disloziert.

Häufigkeit: Bei komplexen Steinen hoch.

Ursache:
- Komplexer Stein bzw. vorwiegend Hohlsystem,
- ungünstige Lage des Nephrostomiekanals,
- Manipulation mit Dislokation am Stein.

Vorbeugung: Präzise Planung und Anlage der Punktion.

Behandlung:
- Verwenden von flexiblen Endoskopien über den liegenden Nephrostomiekanal,
- Anlage eines weiteren Nephrostomiekanals (z. B. Mini-PCNL),
- alternative Zugänge (z. B. flexible URS, ESWL).

Komplikation: Blutung.

Häufigkeit: In Abhängigkeit vom Schweregrad häufig bis selten (Transfusionsraten bis > 25 % sind beschrieben).

Ursache:
- Verletzung von Gefäßen,
- bestehende Antikoagulation oder nichtkorrigierte Blutungsneigung.

Vorbeugung: Vermeiden wiederholter Punktionen durch Schaffung optimaler Bedingungen (Lagerung, Okklusionskatheter, sichere Darstellung des Nierenbeckenkelchsystems), Abbruch des Eingriffs bei stärkeren Blutungen sowie allen unübersichtlichen und unklaren Situationen.

Behandlung: In Abhängigkeit von der Blutungsstärke: Fortsetzen des Verfahrens, ggf. Verstärkung der Spülung (cave: Einschwemmung), Abbruch des Eingriffs und Einlage eines Katheters zur Blutstillung, Bettruhe; Substitution des Blutverlustes, u. U. Nephrektomie, Reststeine können dann in einer zweiten Sitzung ggf. auch über einen anderen Zugang (z. B. extrakorporal oder transurethral) entfernt werden.

Komplikation: Einschwemmung von Spülflüssigkeit (hypotone Hyperhydratation).

Häufigkeit: Signifikante Einschwemmung selten.

Ursache: Hoher hydraulischer Druck im Nierenhohlsystem, z. B. bei unzureichendem Abfluss oder Spülung mit zu hohem Druck, Perforation des Nierenhohlsystems, Eröffnung von Venen, Zugang über eine Pyelostomie (dabei wird das Hohlsystem nicht durch das Nierenparenchym abgedichtet).

Vorbeugung: Niederdruckspülung, Kontrolle auf Abfluss der Spülflüssigkeit, regelrechter Zugang zum Hohlsystem durch das Parenchym. Eine Lithotripsiedauer von über 1 Stunde sollte vermieden werden.

Behandlung: (Intensiv-)Überwachung, forcierte Diurese, Antibiose, Ausgleich des Elektrolythaushalts.

Komplikation: Dislokation von Steinfragmenten aus dem Hohlsystem.

Häufigkeit: Selten.

Ursache: Zu starker Druck auf den Stein bei Lithotripsie (z. B. mit Ultraschall-Lithotripter).

Vorbeugung: Vermeiden von Druck auf den Stein gegen die Schleimhaut.

Behandlung: Abbruch des Eingriffs bei zusätzlicher Perforation des Hohlsystems. Repositionsversuch mittels Zange, kleine Fragmente können belassen werden. Das Belassen von Fragmenten außerhalb des Hohlsystems muss sicher dokumentiert und dem Patienten mitgeteilt werden, um die Signifikanz von Restfragmenten zu beurteilen.

Postoperative Komplikationen

Komplikation: Niereninsuffizienz.

Ursache: Vorbestehende Niereninsuffizienz, Schädigung durch PCNL.

Vorbeugung: Postoperativ funktionslose Niere: Nach der PCNL kann sich die Funktion einer vorgeschädigten Niere weiter bis zur Funktionsunfähigkeit verschlechtern. Weiterhin werden insbesondere Infektsteine bei geringer Ausscheidung rasch rezidivieren. Bei Hinweisen auf eine Niereninsuffizienz sollte durch seitengetrenntes Nierenszintigramm die Funktion der zu operierenden Seite beurteilt werden.

Behandlung: Gegebenenfalls Nephrektomie als Alternative zur PCNL.

Komplikation: Fieber, Sepsis.

Häufigkeit: Abhängig auch von der Steingröße und der Dauer des Eingriffs.

Ursache:
- Präoperativ nicht suffizient behandelter HWI,
- lange OP-Dauer,
- Einschwemmung von Spülflüssigkeit,
- Komorbiditäten (Diabetes mellitus, Adipositas, Immunsuppression).

Vorbeugung:
- Präoperative Urinkultur,
- resistenzgerechte Antibiotikatherapie bei bestehendem Infekt,
- antibiotische Prophylaxe.

Behandlung: Antibiotische Therapie des Infekts, je nach Ausprägung supportive Maßnahmen (Flüssigkeit- und Elektrolytsubstitution, Antipyretika, Analgetika, ggf. intensivmedizinische Überwachung bei septischem Bild), Sicherstellung des freien Urinabflusses, differenzierte Bilanzierung der Ausscheidung über Nephrostomie und Blase, Sonografie zum Ausschluss einer Hydronephrose (auch ggf. nur von einzelnen Kelchen), ggf. CT-Abdomen zur Beurteilung eines evtl. Abszesses.

Komplikation: Fehlender Harnabfluss aus der Niere.

Häufigkeit: Gelegentlich.

Ursache:
- Restfragmente in Ureter,
- Ödem im Bereich des pyeloureteralen Übergangs,
- Dislokation der Nephrostomie.

Vorbeugung:
- Ausschluss von Reststeinen intraoperativ,
- Ballonblockade und Nahtfixation der Nephrostomie,
- entlastender Pflasterverband bei unruhigen Patienten.

Behandlung:
- Beseitigung von Restfragmenten,
- antegrade Anlage eines Doppel-J-Katheters,
- protrahiertes Belassen der Nephrostomie,
- Lagekorrektur unter Durchleuchtung.

Komplikation: Arteriovenöse Fistel.

Häufigkeit: Sehr selten.

Ursache: Perforation von Arterie und Vene.

Vorbeugung: Punktion über dorsalen Unterpol.

Behandlung: Superselektive Embolisation.

Komplikation: Subpelvine Stenose.

Häufigkeit: Selten, kann jedoch Wochen bis Monate nach der PCNL auftreten.

Ursache:
- Narben im Steinbett bei impaktierten Steinen,
- intraoperative Läsion des Hohlsystems im Bereich des pyeloureteralen Übergangs,
- Demaskierung einer vorbestehenden Stenose.

Vorbeugung: Vermeidung von Läsionen.

Behandlung: Endopyelotomie, laparoskopische oder offene Pyeloplastik.

Literatur
Hinweise unter
www.thieme.de/komplikationenurologie.de

PCNL mit nachhaltigem Effekt: Abscherung und Verbleib einer Drahtummantelung im Nierenbecken

P. Anheuser, J. Steffens

Ein 55-jähriger Patient stellte sich notfallmäßig wegen akuter Koliken der rechten Niere und subfebriler Temperaturen vor, sonografisch zeigte sich eine zweitgradige Ektasie der rechten Niere.
Ursächlich fand sich ein obstruierendes Konkrement im proximalen Harnleiter, weitere, größere Konkremente waren im Nierenbecken nachweisbar. Nach Entlastung der infizierten Harnstauungsniere durch Einlage eines DJ-Katheters und eines transurethralen DK's zeigten sich unter Gabe einer i. v. Antibiose eine rasche Entfieberung und ein Rückgang der Beschwerden. Nach Behandlung des Begleitinfekts wurde der Patient zunächst aus der stationären Behandlung entlassen.
Die Steinsanierung war aufgrund der Steingröße (2 Konkremente ca. 1,5 cm, weitere Konkremente ca. 0,5 cm) über einen perkutanen Zugangsweg geplant, sie erfolgte 4 Wochen nach Infektsanierung.
Die Punktion der unteren Kelchgruppe gelang problemlos, ebenso die Aufbougierung des Stichkanals und die Positionierung des „Am-Platz"-Bougierungsschafts, zusätzlich wurde ein Sicherheitsdraht eingelegt. Über den Zugangsweg konnten nicht alle Steine geborgen werden. Deshalb erfolgte nach 8 Tagen eine 2. Sitzung, bei der schlussendlich eine komplette Steinsanierung erfolgte. Im postoperativen Verlauf entwickelte der Patient Fieber, der zugrunde liegende Harnwegsinfekt mit multiresistenten koagulasenegativen Staphylokokken wurde resistenzgerecht mit Vancomycin therapiert. Nach Infektsanierung zeigte sich in der radiologischen Kontrolle ein konkrementfreies Hohlsystem, das über den Nierenfistelkatheter verabreichte Kontrastmittel floss prompt über einen zarten Ureter bis in die Blase ab, sodass der Katheter entfernt werden konnte. Sonografisch lag bei Entlassung ein entstautes Hohlsystem der rechten Niere vor, der Patient war klinisch beschwerdefrei.
Zur erneuten stationären Aufnahme stellte sich der Patient nach 1 Jahr vor. Er berichtete über persistierende, rechtsbetonte Rückenschmerzen und rezidivierende Harnwegsinfekte seit Monaten, die ihn zur Konsultation des niedergelassenen Urologen veranlassten. In einer dort erfolgten Röntgenkontrolle unter dem Verdacht eines erneuten Konkrements kam ein Fremdkörper im Hohlsystem der rechten Niere zur Darstellung.
Sonografisch fand sich bei Aufnahme kein Korrelat zu diesem Befund, röntgenologisch zeigte sich eine geschlängelt verlaufende, einige Zentimeter lange, fadenähnliche Struk-

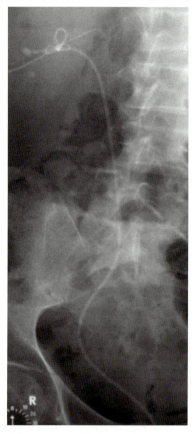

Abb. 11.**16** Geschlängelt verlaufender Fremdkörper im Nierenbecken rechts neben einliegender PCN und Okklusionskatheter im Ureter.

tur im Nierenbecken der rechten Niere (Abb. 11.**16**). Retrospektiv konnte diese Struktur auch auf den Kontrollaufnahmen nach der perkutanen Steinsanierung verfolgt werden! Zur Bergung erfolgte eine URS, endoskopisch zeigte sich ein geschlängelt verlaufendes, oberflächlich verkrustetes, fadenähnliches Gebilde (Abb. 11.**17**), dass sich mittels Zange problemlos bergen ließ und das sich als Ummantelung eines üblicherweise verwendeten hydrophilen Drahtes herausstellte!

Kommentar: Die PCNL in konventioneller Form und als Mini-PCNL zählt heute zu den Standardeingriffen bei der Sanierung von Steinen im Hohlsystem der Niere. Die Komplikationsmöglichkeiten dieses Eingriffs sind vielfältig und betreffen vorrangig Blutungen (ca. 10 %), Infektionen (bis 25 %), Organverletzungen, die Möglichkeit einer Einschwemmung sowie die inkomplette Steinsanierung (Preminger et al. 2005, Michel et al. 2007, Margel et al. 2005, de la Rosette et al. 2011).

Das Abknicken des Führungs- oder Sicherungsdrahts ist ein nicht unbekanntes Phänomen bei diesem Eingriff. Treten beim Einbringen der Bougierungsstifte Scherbewegungen auf oder wird der Draht gegen Widerstand im Bougierungsschaft bewegt und hierbei am inneren Schaftende über dessen (scharfe) Kante gezogen, kann es zum Abknicken des Drahtes kommen und wie in diesem Fall auch zur Ablösung der Drahtbeschichtung.

Neben der Vermeidung von Komplikationen eines Eingriffes ist es wichtig, diese auch frühzeitig zu erkennen und zu beheben bzw. Schadensbegrenzung zu üben!

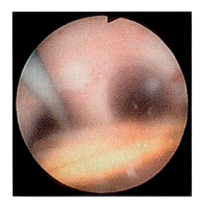

Abb. 11.17 Endoskopisches Bild: Nierenbecken mit Blick auf den Sicherungsdraht und die geschlängelt verlaufende Ummantelung des ehemaligen Sicherheitsdrahts (unten im Bild).

Literatur
Hinweise unter
www.thieme.de/komplikationenurologie.de

Extrakorporale Stoßwellen-Lithotripsie (ESWL)

K. U. Köhrmann, J. J. Rassweiler

Allgemeine Aspekte

Bei diesem Verfahren werden Schallwellen extrakorporal generiert und dann fokussiert. Dabei wird die Schallwelle über eine breite Fläche an den Körper angekoppelt, um mit immer höherer Energie (Energieflussdichte) auf den Fokus gebündelt zuzulaufen. An Grenzstrukturen mit unterschiedlicher akustischer Leitfähigkeit (Impedanzsprung) wird die Energie absorbiert und in andere mechanische Energieformen umgewandelt, die destruierend wirken können. Beim Übergang der Schallwelle aus Gewebe bzw. Urin in einen Harnstein besteht ein besonders hoher Impedanzsprung. Daher treten verschiedene Mechanismen auf, die den Stein fragmentieren, insbesondere wenn er präzise im Fokus positioniert ist (Rassweiler et al. 2011). Hinter dem Fokus wird die nichtabsorbierte Schallenergie divergierend weitergeleitet.

Im Körper gibt es weitere Grenzstrukturen mit deutlichen Impedanzsprüngen. Das Risiko für eine unerwünschte Gewebetraumatisierung korreliert mit der Stoßwellenenergie, mit der Höhe des Impedanzsprungs und mit der Empfindsamkeit des Gewebes gegenüber den destruierenden Kräften. Daher wird nicht nur der Stein fragmentiert, sondern auch Gewebe zerstört. Nahezu immer tritt eine (Makro-)Hämaturie nach der ESWL-Behandlung auf, was ein Zeichen für die Ruptur kleiner Blutgefäße darstellt. Im Extremfall kann dies zu einer interventionsbedürftigen Hämorrhagie führen. Risikofaktoren für das Auftreten von Nierenhämatomen sind u. a. Antikoagulation, arterielle Hypertonie, Alter, Arteriosklerose, Diabetes mellitus.

Für die klinische Routine ist es entscheidend zu wissen, dass das Gewebetrauma auch von der Frequenz der Stoßwellenapplikation abhängt! Bei einer Frequenz über 60–90 Hz nimmt das Traumarisiko deutlich zu. Weiterhin ist bei den höheren Frequenzen die Effektivität der Steindesintegration vermindert. Daher ist die Applikation von Stoßwellen mit mehr als 90 Hz kontraindiziert. Bei anderweitigen, nichtbeeinflussbaren Risikofaktoren (Alter, Arteriosklerose, Diabetes mellitus usw.) ist daher die Stoßwellenfrequenz weiter abzusenken.

Hoch ist der Impedanzsprung an der Grenze Luft zu Gewebe. Bei schlanken Patienten oder Kindern, bei denen die Energiedichte der Stoßwelle aufgrund der kurzen Strecke zwischen Stoßwellenfokus und Haut sehr hoch ist, kann es zu stärkeren Hautunterblutungen oder kleinen Ulzerationen kommen. Dies kann durch optimale Ankopplung mit luftblasenfreiem Koppelgel oder entgastem Wasser vermieden werden. Auf jeden Fall ist jedoch sicherzustellen, dass der Stoßwellenpfad nicht durch Lungengewebe verläuft (Abschirmung oder sonografische Kontrolle des Stoßwellenpfads), da es sonst zur schwerwiegenden Komplikation eines Pneumothorax kommen könnte. Andererseits sind nur wenige Fälle bekannt, bei denen eine Perforation von luftgefülltem Kolon oder Magen aufgetreten ist.

Auch eine Zerstörung von Zellverbänden und Einzelzellen tritt auf. Die ist serologisch, aber kaum morphologisch oder funktionell nachweisbar. Der Funktionsverlust des Nierengewebes ist meist vernachlässigbar, aufgrund der Kompensation durch das übrige Nierengewebe bei ausreichender Nierenfunktion. Selbst die direkte Stoßwellenapplikation auf das Pankreas führt selten zu einer Pankreatitis. Ebenso selten kam es zu Perforationen von verkalkten Aneurysmen. Bei Absorption der Stoßwelle an der Knochenoberfläche treten verstärkt Schmerzen auf, ohne dass der Knochen relevant geschädigt wird.

Die akustischen Stoßwellen können das Reizleitungssystem des Herzens beeinflussen und während der Applikation zu Arrhythmien führen. Selten führen sie zu kreislaufwirksamen Ereignissen. Während der Stoßwellenapplikation kann der Blutdruck ansteigen (durch direkte Stoßwelleneinwirkung oder durch Schmerzen). Da mit steigendem Blutdruck das Risiko für eine Nierenblutung steigt, ist der Blutdruck medikamentös unter 160 mmHg zu halten oder die Stoßwellenapplikation zu unter- oder abzubrechen.

Bei Beachtung dieser Bedingungen ist das Risiko für ein signifikantes Trauma durch direkte Einwirkung der Stoßwelle sehr gering (< 1 %). Kein Beweis gibt es, dass die ESWL zu relevanten Spätschäden wie Nierenfunktionsverlust oder arterieller Hypertonie führt. Im Vergleich zum direkten Stoßwellentrauma ist das Risiko durch indirekte Wirkung bei der Passage der Fragmente (Koliken, Sepsis, Harnstau mit postrenaler Niereninsuffizienz) wesentlich höher. Das Komplikationsmanagement entspricht den üblichen Konzepten der spontanen Steinpassage und soll nicht in diesem Kapitel behandelt werden.

Die Aufklärung des Patienten muss folgende typischen und häufigen Komplikationen umfassen:
- Schmerzen, Risiken der Analgesie/Narkose,
- Nierentrauma bis zum Verlust der Niere,
- Darm-, Magenperforation, offene Schnittoperation,
- Lungenverletzung,
- Blutgefäßverletzung, Transfusion,
- Herzrhythmusstörungen, Herzstillstand,
- Komplikationen durch Fragmentpassage (Koliken, Fieber/Sepsis, postrenale Niereninsuffizienz),
- Wiederbehandlung, Auxiliärmaßnahmen zur Behebung von Komplikationen und Komplettierung der Steindesintegration.

Allgemeine Komplikationen und deren Vermeidung

Präoperative Komplikationen

Komplikation: Postoperativ Fieber, Sepsis.

Ursache: Keimeinschwemmung bei floridem Harnwegsinfekt oder Keimbesiedlung des Harnsteins, fehlende Therapie eines präoperativ bestehenden Infekts.

Vorbeugung: Präoperative Urinkultur, ggf. resistenzgerechten Antibiotikatherapie.

Behandlung: Antibiotikagabe.

Komplikation: Frustraner Ortungsversuch.

Ursache:
- Stein ist bereits abgegangen,
- geringe Röntgendichte des Steines,
- Darmgas- oder Knochen-Überlagerung.

Vorbeugung:
- Ultraschall bzw. Röntgendiagnostik unmittelbar vor der ESWL zum Steinnachweis,
- Ultraschallortung,
- abführende und entblähende Maßnahmen bringen keinen Vorteil bei Darmgasüberlagerung.

Intraoperative Komplikationen

Schwerwiegende Komplikationen während der Stoßwellenapplikation sind relativ selten. Am ehesten treten Probleme der Steinortung, Schmerzen oder Kreislaufstörungen auf, die zu beheben sind. Selten deuten sich bedrohliche Situationen bereits „intraoperativ" an wie Nierenhämatome oder Komplikationen durch die Fragmentpassage.

Komplikation: Stein nicht ortbar (vgl. präoperative Phase).

Behandlung: Umlagern des Patienten, um Stein aus Knochendeckung oder Darmgasüberlagerung zu bringen, Wechsel von Röntgen auf Ultraschallortung, i. v. Gabe von Kontrastmittel.

Komplikation: Schmerzen durch Stoßwellenapplikation.

Häufigkeit: Je nach Lithotripter gelegentlich bis häufig.

Ursache: Hohe Energiedichte im Hautniveau, Schmerzrezeptoren in der Nierenkapsel, Fokus oder Stoßwellenpassage im Bereich von Knochen.

Vorbeugung: Analgosedierung/Narkose.

Behandlung: Analgosedierung/Narkose, Änderung des Stoßwellenpfads (Vermeidung Knochen im Stoßwellenpfad), „Ramping" der Stoßwellenenergie (langsames erhöhen der Energie, z. B. alle 100 Stoßwellen eine Stufe steigern), Lidocain-Gel auf Haut im Bereich der Koppelfläche.

Komplikation: Herzrhythmusstörungen während Stoßwellenapplikation.

Häufigkeit: Gelegentlich.

Ursache: Unbekannt.

Vorbeugung: Keine.

Behandlung: Bei ungefährlichen Extrasystolen ohne Kreislaufwirksamkeit kontrolliert Behandlung fortsetzen, EKG-Triggerung, leichte Änderung des Stoßwellenpfads im Körper.

Komplikation: Arterielle Hypertonie.

Häufigkeit: Gelegentlich.

Ursache: Schmerzen, autonome Kreislaufreaktion.

Vorbeugung: Vermeiden von Schmerzen.

Behandlung: Analgetika, Antihypertonika, Reduktion der Stoßwellenfrequenz, ggf. Abbruch der Behandlung und Verbesserung der medikamentösen Einstellung.

▶ Die akute arterielle Hypertonie kann ggf. das Risiko für ein Nierenhämatom erhöhen (nicht evidenzbasiert), daher ist m. E. der Abbruch der Behandlung bei therapieresistenter Hypertonie geboten.

Postoperative Komplikationen

Komplikation: Nierenhämatom.

Häufigkeit: Interventionsbedürftige Situation < 1 %.

Ursache: Gefäßläsion im Fokus durch Stoßwelleneinwirkung.

Vorbeugung: Limitation von Stoßwellenanzahl und Stoßwellenenergie spezifisch für jeden Lithotripter gemäß Herstellerangaben, Limitation der Stoßwellenfrequenz auf ≤ 90 Hz, Ramping (langsames Steigern) der Stoßwellenenergie, Berücksichtigung der Risikofaktoren (Alter, arterielle Hypertonie, Diabetes mellitus, Arteriosklerose), Unterbrechung/Abbruch der Stoßwellenapplikation bei Blutdruck > 160 mmHg, rechtzeitiges Pausieren von Antikoagulanzien.

Behandlung: Die Makrohämaturie tritt bei Stoßwellenbehandlung insbesondere von Steinen in der Niere regelmäßig auf und ist nicht speziell behandlungsbedürftig. Kleinere intrarenale Hämatome und schmale subkapsuläre Flüssigkeitsansammlungen/Hämatome werden bei routinemäßigen sonografischen Kontrollen nach der ESWL gelegentlich für wenige Tage beobachtet. Eine körperliche Schonung sowie Ultraschallkontrollen sind bis zum Verschwinden des Befunds angezeigt. Größere subkapsuläre oder perirenale Hämatome sind entsprechend den Behandlungskonzepten einer Nierenverletzung bei stumpfen Bauchtrauma zu behandeln: RR- und Hb-Kontrolle, Antibiose und Bettruhe bis zum Sistieren der Makrohämaturie, Intervention (Transfusion, Embolisieren, offene Operation) bei drohender Kreislaufinstabilität.

Verletzungen anderer Organe durch direkte Einwirkung der Stoßwelle sind sehr selten und werden wie stumpfe Traumata dieser Organe entsprechend ihrer Ausprägung behandelt: Leber-, Milzhämatom, Darmperforation, Pankreatitis, Aortenruptur, Hämospermie.

Komplikation: Steinstraße, Harnleiterobstruktion durch Fragmente mit konsekutiver Hydronephrose.

Häufigkeit: In Abhängigkeit von der Indikationsstellung zur ESWL selten bis gelegentlich.

Ursache:
- ESWL-Behandlung großer Steinmassen,
- insuffiziente Desintegration des Steines,
- vorbestehende Obstruktion des ableitenden Harnsystems (angeborene Fehlbildung, postoperativ erworbene HL-Engen).

Vorbeugung:
- Adäquate Indikationsstellung,
- Sicherstellung einer ausreichenden Desintegration während der ESWL-Sitzung,
- Ausschluss eines vorbestehenden Hindernisses für die Fragmentpassage,
- ggf. Harnleiterschienung vor ESWL.

Behandlung: In Abhängigkeit von der Ausprägung: ESWL auf den blockierenden Pilotstein, Harnleiterschienung, ggf. Nephrostomieeinlage, Ureterorenoskopie mit Litotripsie. Komplikationen durch Fragmentabgang (Koliken, Fieber/Sepsis, Harnstau mit postrenaler Niereninsuffizienz).

Literatur
Hinweise unter
  www.thieme.de/komplikationenurologie.de

12 Komplikationen der Inkontinenzchirurgie, Prolapschirurgie, Prothetik

12.1 Allgemeine Aspekte

B. Liedl

Wenn man sich mit Beckenbodenchirurgie und deren möglichen Komplikationen beschäftigt, muss man sich bewusst machen, dass der Beckenboden ein kompliziertes muskuloelastisches System darstellt, das durch unterschiedliche Muskelaktionen zur Kontinenz und Entleerung des unteren Harntrakts und des anorektalen Systems beiträgt (Liedl 2010, Petros 2010, Wagenlehner et al. 2010). Die unterschiedlichen Muskelgruppen funktionieren optimal, wenn sie in einem geordneten bindegewebigen Stützapparat von viszeralen Faszien und Ligamenten gehalten werden. Durch Alterungsvorgänge (Elastinverlust), Schwangerschaft (Depolimerisation des Kollagens), Geburten (Überdehnungen, Risse), operative Eingriffe und angeborene Defekte entstehen Lockerungen der bindegewebigen Strukturen. Hierdurch werden Ansatzareale der Muskulatur verändert, was zu einer Verkürzung oder Verlängerung der Muskelfasern führt bzw. zu einer Zugrichtungsveränderung, es resultiert eine u. U. drastische Minderung der Muskelkraft bis hin zu einem völligen Kraftverlust (Abb. 12.1). Auch eine Zugrichtungsänderung kann eintreten und zur Dysfunktion führen (Petros 2001).

Veränderung von Symptomen durch operative Eingriffe

Jeder operativer Eingriff am Beckenboden greift in dieses komplexe System ein und kann zu gewünschten aber auch unerwünschten Funktionsveränderungen führen. So führt die Korrektur eines Defekts der anterioren Zone in einem hohen Prozentsatz zu Beseitigung einer Belastungsharninkontinenz, als Nebenwirkung kann jedoch eine Blasenentleerungsstörung auftreten. Ursächlich kann das Band zu proximal oder zu straff liegen oder es bestehen unkorrigierte Defekte der mittleren (Zystozele) oder der posterioren Zone (Scheidenstumpfprolaps bzw. Uterusprolaps). Auch eine Harndrangsymptomatik kann aggraviert werden bei zu proximal oder zu straff liegendem Band oder nichtausreichend korrigierter mittlerer oder posteriorer Zone, wobei eine instabile vordere Scheidenwand frühzeitig bei noch geringer Blasenfüllung zur Reizung der Dehnungsrezeptoren in der Blasenwand und damit zum Drang führt. Andererseits kann die operative Korrektur einer Zystozele oder eines apikalen Defekts (Scheidenstumpfprolaps bzw. Uterusprolaps) eine vorher lavierte Belastungsharninkontinenz demaskieren (Roovers u. Oelke 2007). Unphysiologische Fixierungen verändern die bindegewebige Architektur des Beckenbodens mit Auswirkungen auf die Muskelfunktionen. Defekte der posterioren Zone, aber auch am zervikalen Ring und der pubozervikalen Faszie, bewirken eine zentrale Ausdünnung des Gewebes, was mit einer Lateralisierung seitlichen Gewebes einhergeht. Die Ausfüllung des Defekts mit einem alloplastischen Material bzw. Netz belässt Gewebe seitlich mit möglichen Auswirkungen auf die Muskelfunktion.

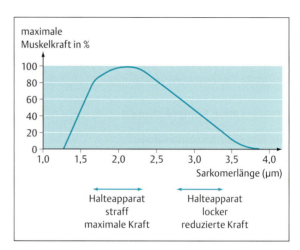

Abb. 12.1 Abhängigkeit der maximalen Muskelkraft von der Muskel-(Sarkomer-)Länge (nach Gordon 1966).

Der Blick auf den diagnostischen Algorithmus (Abb. 12.2) ist prä- als auch postoperativ hilfreich in der Bewertung von Symptomen und Zuordnung zu chirurgisch korrigierbaren Symptomen. Eine möglichst anatomiegerechte Rekonstruktion ist anzustreben.

Als Sonderform ist das „Tethered-vagina"-Syndrom genannt, das bei vernarbter und verkürzter vorderer Scheidenwand in Höhe des Blasenauslasses auftritt und zur Harninkontinenz führen kann. Als wegweisendes Symptom gilt der unmittelbare Urinverlust beim Aufstehen (Petros 2010).

Komplikationen durch Einsatz alloplastischen Materials

Am Beckenboden wurde in den letzten Jahren vermehrt alloplastisches Material eingesetzt. Komplikationen bei dessen Platzierung können sich trokarbedingt ergeben. Hierbei können Organe wie Harnblase, Harnröhre, Rektum, Harnleiter, Nerven und Gefäße verletzt werden.

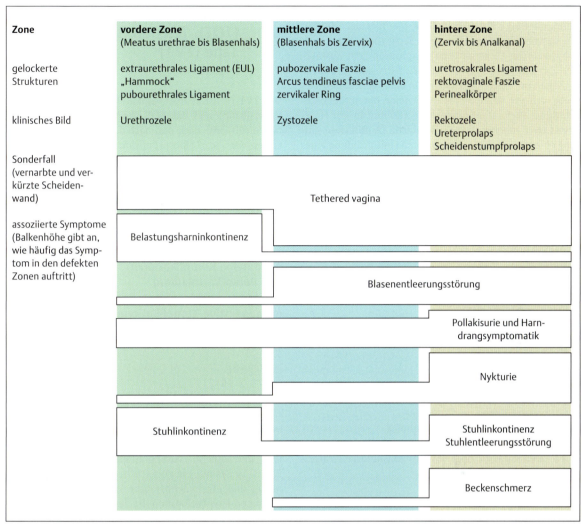

Abb. 12.**2** Diagnostischer Algorithmus: Assoziation von Beckenbodendefekten und Symptomen (mod. nach freundl. Genehmigung von Peter Patros).

Komplikationen können sich aber auch durch die implantierten Materialien selbst ergeben. Früher kamen teils multifile, kleinporige Materialien mit großer Oberfläche zum Einsatz, von denen man heute weiß, dass sie eine erhöhte Infektionsrate, starkes Schrumpfungsverhalten, erhöhte Erosionsraten und auch erhöhte Schmerzraten verursachten. Experimentelle und klinische Untersuchungen zu den Wirkungen dieser Materialien im Körper haben dazu geführt, dass nun überwiegend monofile Materialien mit geringerer Oberfläche und größeren Poren zum Einsatz kommen, deren Infektionsrisiko, Vernarbungs- und Schrumpfungsrisiko und Erosionsrisiko vermindert sind (Amid 1997, Deprest et al. 2006, Bringmann et al. 2010). Am häufigsten werden derzeit Bänder und Netze aus Polypropylen verwendet, das allerdings nach Jahren zunehmend degradiert (Clavé et al. 2010).

Eine Expertengruppe der IUGA/ICS (Haylen et al. 2011) definierte Komplikationen mittels eines Codes, der die Kategorie, den Zeitpunkt und den Ort der Komplikation beschreibt:

Kategorie: Die Zahlen 1–7 benennen folgende allgemeine Beschreibungen:
1. Vaginal: ohne epitheliale Separation (Prominenz, palpable Meshfasern, Kontraktion),
2. vaginal: Materialexposition ≤ 1 cm,
3. vaginal: Exposition > 1 cm,
4. Harntrakt (Beeinträchtigung, Perforation, Fistel, Steinbildung),
5. Rektum, Darm (Beeinträchtigung, Perforation, Fistel),
6. Haut und/oder Muskel/Skelett: (Komplikationen wie Ausfluss, Schmerz, Geschwulst, Fisteltrakt)
7. Patient: einschließlich Hämatom oder systemische Beeinträchtigung.

Definiert wurden Kontraktion (Schrumpfung oder Größenminderung), Prominenz (Teile, die über der Oberfläche hervorstehen ohne epitheliale Separation), Separation (physikalische Diskonnektion), Exposition (ein Zustand, der z. B. ein Netz sichtbar macht), Extrusion (graduelle Passage von einer Körperstruktur oder von einem Gewebe, z. B. ein Band, das in die Scheide hineinragt), Gefährdung, Perforation (abnormale Öffnung in ein Hohlorgan oder inneres Organ), Dehiszenz (Aufbrechen entlang einer natürlichen oder genähten Linie), Bildung eines Fisteltrakts (Ausbildung eines Fisteltrakts in die Vagina oder die Haut, ohne sichtbares Implantatmaterial in der Vagina oder der Haut).

Mit Buchstaben A–D erfolgen Zusatzinformationen:
- A (asymptomatisch),
- B (symptomatisch),
- C (Infektion),
- D (Abszess).

Zeitpunkt: Der Zeitpunkt des Auftretens der Komplikation wird definiert als:
- T1 (intraoperativ bis zu 48 Stunden postoperativ),
- T2 (48 Stunden bis zu 2 Monate),
- T3 (2 Monate bis 12 Monate),
- T4 (über 12 Monate).

Ort: Der Ort der Komplikation wird definiert als:
- S 1 (vaginal, Gebiet der Nahtlinie),
- S 2 (vaginal, außerhalb der Nahtlinie),
- S 3 (Trokarpassage, außer intraabdominal),
- S 4 (anderer Haut oder Ort des Muskuloskelettalsystems),
- S 5 (intraabdominal).

Schmerzgrad: Der Schmerzgrad wird definiert mit:
- a (asymptomatisch oder kein Schmerz),
- b (auslösbarer Schmerz bei vaginaler Untersuchung),
- c (Schmerz bei Geschlechtsverkehr),
- d (Schmerz bei körperlichen Aktivitäten),
- e (spontaner Schmerz).

Der Einsatz dieser neuen Klassifikation der Komplikationen soll eine vergleichbare Komplikationserfassung ermöglichen.

Literatur
Hinweise unter
   www.thieme.de/komplikationenurlogie.de

12.2 Transobturatorisches Tape (TOT), Tension free vaginal Tape (TVT)
A. Gunnemann

Das TVT (Tension free Vaginal Tape – spannungsfreies Vaginalband) und das TOT (transobturatorisches Tape) haben seit 1995 nach und nach das offene operative Verfahren der sog. Kolposuspension nach Burch in der Behandlung der weiblichen Belastungsharninkontinenz als Goldstandard und Therapie der Wahl trotz Datenunsicherheit abgelöst. Die künstlichen Bänder richten sich nach der Integraltheorie und ersetzen körpereigene Ligamente (Sehnenstrukturen) durch den Kunststoff Polypropylen.

Allgemeine Komplikationen und deren Vermeidung

Intraoperative Komplikationen

Komplikation: Harnblasenperforationen.

Häufigkeit:
- TVT: 2–25 %,
- TOT (außen – innen) sehr selten, aber dennoch möglich.

Ursache: Harnblasenvorderwand oder Blasenhals werden vom Tunnelierungsinstrument bei der retropubischen Anlage durchspießt. Voroperationen im retropubischen Raum (TVT-Band), ein zu seitliches Einstechen des Instruments und eine unvollständig entleerte Harnblase begünstigen eine Perforation. Ist der Operateur Rechtshänder, erfolgt die Perforation häufiger links. Am häufigsten erkennt man diese Verletzungen bei der obligaten intraoperativen Zystoskopie. Falsche Bandplatzierungen lassen sich an Bewegungen der Harnblasenwand erkennen, wenn am Band gezogen wird.

Vorbeugung: Konsequentes Einhalten der OP-Technik sowie eine ausreichende Erfahrung des Operateurs: Dauernden Kontakt des Trokars mit der Symphysenkante auf der gesamten Höhe des Knochens suchen (TVT) und beim TOT den Eingriff streng perineal unter der Ebene der Levatormuskeln ausführen. Bei der klassischen „Außen-innen"-Technik holt der Finger in der Inzision die Spitze des Tunnelierers hinter der Kante des R. inferior ossis pubis ab und schützt den Blasenboden und die Urethra mittels kontrollierter Nadelführung. Bei der „Innen-außen"-Technik muss die Einführhilfe als Schutzschild für die Harnblase und Harnröhre gegen Verletzungen verwandt werden. Die Perforationshäufigkeit lässt mit der Erfahrung des Operateurs nach.

Behandlung: Bandentfernung intraoperativ und Lagekorrektur.

Komplikation: Harnröhrenverletzung.

Häufigkeit: < 1 %, selten.

Ursache: Fehlende Schienung/Stabilisierung der Harnröhre.

Vorbeugung: Dauerkatheter einlegen.

Behandlung: Abbruch der Operation ohne Bandimplantation, da das Risiko einer sekundären Erosion deutlich erhöht ist. Eine Endoskopie (0°-oder 12°-Optik) ermöglicht die Diagnose dieser Komplikation.

Komplikation: Blutungen: Gefäßverletzungen.

Häufigkeit: 43 Verletzungen bei > 75.000 Eingriffen (TVT).

Ursache: Verletzung der Vasa epigastrica, Iliaca externa oder Femoralis, sowohl Venen als auch Arterien. Perforation, Erosion intraoperativ oder unmittelbar postoperativ. Betrifft vor allem den retropubischen Weg (TVT), beim transobturatorischen Weg sind die Vasa obturatoria durch ein zu seitliches Einstechen des Tunnelierers oder ein Verrutschen des Trokars betroffen.

Vorbeugung: Vermeiden einer zu starken Beinflexion (Beugung) bei der Lagerung der Patientin (Gefäßbeugung) und eine streng vertikale Trokarführung (TVT), median direkt im Knochenkontakt bei totaler Ruhigstellung der Patientin während der Passage, beim TOT eine Trokarführung eng am Ramus ossis pubis.

Behandlung: Sofortiges gefäßchirurgisches Vorgehen.

Komplikation: Blutungen: Hämatome im Cavum Retzii mit hämodynamischer Auswirkung.

Häufigkeit: In < 2,3 %, deutliche Hinweise sind ein intraoperativer Blutverlust von > 100 ml, ein retropubischer Schmerz postoperativ und hypovolämische Zeichen.

Ursache: Blutungen.

Vorbeugung: Siehe oben.

Behandlung: Bei fehlender Hypovolämie ist eine temporäre Überwachung angezeigt. Die Erstversorgung erfolgt durch eine passagere „Doppeltamponade", bestehend aus einer prall gefüllten Harnblase bei abgestöpseltem Dauerkatheter und gleichzeitiger Vaginalkompressionstamponade. Die interventionelle therapeutische Embolisation bleibt eine absolute Ausnahme und ist nur bei angiografisch nachweisbarer Blutung indiziert. Die Indikation zur Reoperation aufgrund einer Blutung und Bluttransfusionen bleibt eine Ausnahme mit weniger als 1 %.

Bedeutende sekundäre Hämatome sind bei Zerreißung der Levatormuskulatur beschrieben, erfordern eine regelmäßige bildgebende postoperative Kontrolle und eventuell eine offene oder laparoskopische Ausräumung mit Drainage. Belassene Hämatome begünstigen postoperative Schmerzen und Infektionen. Ohne Infektzeichen ist ein Hämatom kein Grund zur Bandentfernung.

Komplikation: Darmverletzungen.

Häufigkeit: 0,22–0,7 %, möglicher Austritt von Darminhalt an den Einstichstellen. Am häufigsten jedoch manifestiert sich eine Darmperforation postoperativ mit peritonitischen Zeichen. Auch „iatrogene Briden" durch das implantierte Band sind beschrieben mit einer zum Teil verzögerten klinischen Symptomatik.

Ursache: Darmperforationen können die Konsequenz einer falschen OP-Technik sein. Am häufigsten entstehen sie bei multipel voroperierten Patientinnen als Folge von retropubischen Adhäsionen, die eine Kontraindikation für ein retropubisches Vorgehen darstellen sollten.

Vorbeugung: Kontraindikationen beachten, besonders strenge Aufmerksamkeit gilt bei ambulanten Operationen, die eine Palpationskontrolle des Abdomens vor Entlassung erfordern und den Hinweis auf eine sofortige Wiedervorstellung bei hypogastrischen Beschwerden, Passagestörungen oder Fieber.

Behandlung: Operative Revision und Darmverschluss, Bandentfernung.

Komplikation: Nervenverletzung (N. obturatorius und N. ilioinguinalis) mit Schmerzen.

Ursache: Trokarpassage durch das Foramen obturatum zu lateral. Bei Passage durch den mittleren Adduktor können inflammatorische Reaktionen durch kleine schmerzhafte Neurinome auftreten. Chronische Irritation des N. obturatorius nach TOT-Einlage, insbesondere mit Bandführung „innen – außen". Beim TVT sind auch klitorale Schmerzen beschrieben.

Vorbeugung: Beachtung der korrekten Trokarpassage.

Behandlung: Entfernung der Bandarme.

Postoperative Komplikationen

Komplikation: Akuter Harnverhalt.

Häufigkeit:
- TOT in 3 %,
- TVT in 3–10 %.

Ursache: Folge einer Hypokontraktilität der Detrusormuskulatur oder einer urethralen Obstruktion durch ein zu stark angezogenes Band. Der retropubische Weg scheint obstruktiver zu sein als der transobturatorische.

Vorbeugung: Kontrollierter Zug am Band bei Platzierung, Vermeiden einer starken Spannung, „Anlegen" des Bandes an die Urethra, standardisierte Lagerung.

Behandlung: Eine Bandlockerung durch Bougierung der Harnröhre mit einem Hegar-Stift ist kontraindiziert, da diese zu einer Inkarzeration des Bandes in die Harnröhre führen kann.

Wird eine zu starke Spannung des Bandes vermutet, ist es nicht sinnvoll, eine Spontanmiktion länger als 3 Tage abzuwarten. Eine frühzeitige Reintervention mit Eröffnung der Vaginalwunde und Lockerung des Bandes sollte angestrebt werden, bevor das Band fixiert ist. Falls aufgrund der präoperativen urodynamischen Untersuchung (schwacher Flow, Restharn, große Blasenkapazität mit verspätetem Harndranggefühl) eine Kontraktilitätsstörung vermutet wird, ist ein abwartendes Vorgehen mit passagerem intermittierenden Selbstkatheterismus gerechtfertigt.

Komplikation: Postoperative Drangsymptomatik.
Oft vergesellschaftet mit einer Pollakisurie, Drangsymptomen und rezidivierenden Harnwegsinfekten. Es müssen nicht zwangsläufig Restharnmengen vorliegen.

Häufigkeit: 1,5–15 %.

Ursache: Zwei pathophysiologische Mechanismen kommen infrage: Entweder eine Obstruktion durch ein zu stark angezogenes Band oder ein Problem der Harnblasenkontraktilität (Abb. 12.**3**).

Vorbeugung: Die optimale Bandposition liegt zwischen 10 und 25 mm distal vom Blasenhals entfernt. Eine zu blasenhalsnahe Position provoziert eine Dysurie, eine zu weit distale Position eine Obstruktion und eine Drangsymptomatik. Es hat sich gezeigt, dass für die retropubischen Verfahren (TVT) die sog. ⅓-Regel gilt, d. h. Positionierung des TVT zwischen das mittlere bis distale Harnröhrendrittel und für das TOT die ½-Regel, d. h. Positionierung des Bandes unter die Urethramitte. Die korrekte Positionierung ist entscheidend für den Erfolg der Operation, daher ist es unablässig, die Harnröhrenlänge, die zwischen 1,5 und 3,5 cm variieren kann, zu bestimmen. Diese kann man am besten präoperativ durch eine Introitussonografie oder intraoperativ endoskopisch ausmessen. Alternativ markiert man unter Zug den geblockten Dauerkatheter distal des Meatus und bestimmt die Länge nach Herausziehen zwischen Markierung und Ballonansatz.

▶ Wichtig ist auch die präoperative Erkennung einer hypokontraktilen Harnblase.

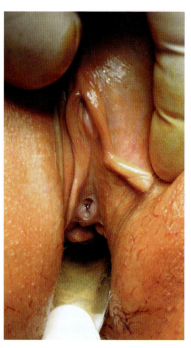

Abb. 12.**3** Deutliche narbige Einziehung suburethral mit „Aufziehen" der Urethra durch die Narbe.

Behandlung: Die Indikation zu einer Reoperation besteht bei schwer tolerierbaren, stark irritativen Symptomen mit Restharn, der zu rezidivierenden Harnwegsinfekten prädisponiert. Die Entscheidung zur Reoperation fällt umso leichter, je einfacher der obstruktive Charakter des Bandes nachgewiesen werden kann. Bei Hypokontraktilität der Harnblase kann eine abwartende Haltung mit intermittierendem Selbstkatheterismus für einige Wochen toleriert werden.

Bei Persistenz sollte eine Banddurchtrennung avisiert werden, bevor eine Destabilisierung des Detrusor-Sphinkter-Gleichgewichts auftritt. Je früher eine Banddurchtrennung vorgenommen wird, desto effektiver scheint diese zu sein. Der chirurgische Zugang erfolgt über eine mediane Eröffnung der suburethralen Wunde. Das Band lässt sich mithilfe einer Hegar-Bougie leicht finden. Die Durchtrennung des Bandes wird gewöhnlich von lateral vorgenommen. Das Band wird mit der Bougie in der Urethra etwas gespannt, sodass es gut mit einem Finger getastet und mit der gegebenen Sicherheit in dem Winkel zwischen Urethra und Band eingeschnitten werden kann. Der Einschnitt erfolgt zunächst unilateral. Wenn der Bougierungsstift in der Harnröhre sich nach der Durchtrennung nicht deutlich absenkt, sollte der suburethrale Anteil des Bandes reseziert werden, ohne jedoch ein Instrument zwischen Urethra und Band einzuführen. Hierbei besteht aber das Risiko einer Harnröhreneröffnung, die eine feine resorbierbare Naht erfordern kann. Bei ungünstigem Lokalbefund mit der Gefahr einer urethrovaginalen Fistel kann eine Martiusschwenklappenplastik dienlich sein.

Komplikation: Harninkontinenzrezidiv.

Häufigkeit: 15–25 %.

Ursache: Der einzig prädisponierende Faktor für ein Therapieversagen ist das Alter über 70.

Behandlung: Zweitlinientherapie: In allen diesen Fällen ist eine exakte Diagnostik und Aufarbeitung notwendig, da jeder Rezidiveingriff mit einem schlechteren Ergebnis verbunden ist.

Komplikation: De-Novo-Urge mit und ohne Urinverlust.

Häufigkeit: 5–33 % (ca. 15,4 %), retropubischer Weg (TVT) 29 %, transobturatorischer Weg 8 %.

Ursache: Verantwortliche Mechanismen können sein:
- eine lokale Irritation (Harnwegsinfekt, urethrale oder vesikale Erosion),
- eine Obstruktion (zu straffes Band),
- ein unterschätzter Deszensus,
- eine kraniale Dislokation des Bandes zum Blasenhals,
- eine Verschlimmerung einer präexistenten Harnblasenüberaktivität (OAB = overactive bladder).

Auch wenn die Implantation eines Bandes in über 50 % der Fälle eine Urge-Symptomatik verbessern kann, so kann sie diese in mindestens 15 % auch verschlechtern.

Vorbeugung: Korrekte Bandapplikation und eine präoperative Abklärung der Detrusorfunktion durch profunde klinische Untersuchung (Fragebogen, Miktionstagebuch, Suche nach Erosion oder Fistel, simulierte Operation mit Pessar oder Tampon, Kalibrierung, ggf. urodynamische Messung).

Behandlung: Falls eine Obstruktion identifiziert werden kann, sollte diese vorrangig therapiert werden. Im ersten Monat postoperativ kann man diese auf eine laterale Inzision des Bandes beschränken. Später ist man gezwungen, aufgrund der Gewebefibrose den suburethralen Anteil des Bandes zu resezieren, was zwar die Obstruktion aufhebt, aber die Drangsymptomatik nicht immer beseitigt. Die Resektion des Bandes führt in einem von drei Fällen zu einer Rezidivinkontinenz. Falls es sich um einen Urinverlust durch Drang ohne Abflusshindernis handelt, sollte eine anticholinerge Therapie evtl. in Verbindung mit Physiotherapie angewandt werden, um die Detrusorinhibitionsreflexe zu fördern. Im Falle des Therapieversagens und vorausgesetzt, in der präoperativen Urodynamik waren keine unwillkürlichen Detrusorkontraktionen vorhanden, kann man einen Teil des Bandes sehr wahrscheinlich als Ursache für diese Drangsymptomatik verantwortlich machen. Waren allerdings die unwillkürlichen Detrusorkontraktionen bereits präoperativ existent, kommt eine Neuromodulation oder eine Botox-Injektion in die Detrusormuskulatur infrage. Falls eine Dislokation des Bandes in Richtung Blasenhals gesehen wird, kann man eine Intervention zur Reposition des Blasenhalses z. B. nach Burch diskutieren.

Komplikation: Rezidivbelastungsinkontinenz.

Ursache: Falsche Bandposition (zu weit distal oder zu blasenhalsnah), ungenügende Anspannung, Bandeinlage auf eine fixierte oder starre Harnröhre, Bandeinlage bei einer Patientin mit einer bekannten Sphinkterinsuffizienz als Alternative zu anderen Lösungen, z. B. der Implantation eines artifiziellen Sphinkters.

Behandlung: Die Sphinkterinsuffizienz ist keine Kontraindikation für eine Band-OP, weil etwa 70 % der Patientinnen durch diesen Eingriff geheilt werden. Bei der Sphinkterinsuffizienz werden bessere Ergebnisse durch retropubische Bänder erzielt als mit transobturatorischen Implantaten. Auch hier ist die rigorose klinische Untersuchung fundamental. Wenn bei der klinischen Untersuchung die urethrale Hypermobilität persistiert, laterale Unterstützungstests der Harnröhre positiv sind und eine erneute urodynamische Messung eine gute Blasenentleerung zeigt, und nur in diesen Fällen, kann man darüber nachdenken, ein zweites Band zu implantieren. Bei hypotonem Sphinkter schlagen neuere Publikationen zunächst den retropubischen Weg vor, zwar mit dem Risiko einer höheren Dysurie, aber wahrscheinlich einer größeren Effizienz. Manche Autoren raten zu einer Faltung des liegenden Bandes mit mehreren Nähten. Hierzu wird das Band in einem Abstand von etwa 15 mm von der Urethra befreit und mit 2 oder 3 Stichen aus Polypropylen gefaltet. Eine Lateralisierung der Stiche ist vorzuziehen, um diese hinter die Urethra zu platzieren, da sonst diese Nähte vaginal fühlbar sind. Manchmal ist dieses Vorgehen aufgrund der lokalen Fibrose unmöglich und deutlich risikoreicher, als ein zweites Band einzulegen. Falls die klinische Untersuchung eine starre Urethra zeigt, ist es nicht sinnvoll, ein weiteres Band zu implantieren, da jede Wiederholung einen artifiziellen Sphinkters kontakariert. Alternativ sollte eine komplette Bandentfernung mit Urethrolyse und Deckung des Defekts mittels Martius- oder Labiaminora-Schwenklappen erfolgen.

Hier ist nach erneuter Evaluation immer noch eine Bandimplantation möglich.

Komplikation: Erosionen und Infektion.

Ursache:
- Patientenseitig: vulvovaginale Atrophie, vorausgegangene Bestrahlungstherapie im kleinen Becken, Vorgeschichte einer vaginalen oder urethralen Voroperation, zu frühzeitige Wiederaufnahme des Geschlechtsverkehrs in einem Zeitraum von 4–6 Wochen postoperativ.
- Iatrogen: Insuffiziente intraoperative Asepsis, zu oberflächliche vaginale Präparation, unzureichend tiefe Dis-

sektion des anterioren vaginalen Rezessus, insuffiziente vaginale Nahttechnik bzw. Nahtmaterial. Die Exposition des Bandes im Sulcus vaginalis lateralis ist eine klassische Komplikation des TOT, in der Regel mehr bei der Technik von innen nach außen. Diese Erosion kann unmittelbar intraoperativ als Vaginalperforation übersehen werden oder sekundär durch zu oberflächliche Implantation des Bandes im Bereich des Sulcus entstehen.

- Materialkomplikation: Die Exposition des Bandes im Niveau der vaginalen Inzision kann die Folge eines fehlerhaften Verschlusses der Inzision sein, z. B. durch Anstechen des Bandmaterials beim Scheidenverschluss oder durch Wahl des falschen Fadenmaterials, z. B. eines schnell resorbierbaren Fadens.

Vorbeugung:
- Ausreichende laterale vaginale Dissektion, diese muss bis zum Sulcus vaginalis lateralis vorgenommen werden.
- Materialkomplikation: Nach derzeitigem Wissensstand soll das Bandmaterial monofil, gewebt und makroporös (> 75 µm) sein, um eine Freiheit für die Zirkulation von Makrophagen und Fibroblasten zu gewährleisten. Die multifilamenten silikonbeschichteten oder thermisch gepressten Polypropylenbänder sind mittlerweile obsolet.

Behandlung: Ein konservatives Vorgehen ist bei frühzeitiger Diagnostik, fehlenden klinischen Zeichen und einer negativen Kernspintomografie möglich, aber nur monofilen, gewebten Polypropylenbändern vorbehalten. Zumeist reicht eine Mobilisation und „Anfrischung" der umgebenden Vaginalhaut und ein Verschluss mit wenigen Nähten. Bei zu großflächiger Exposition sollte das Band vorzugsweise operativ vollständig entfernt werden. In der Regel ist ein infiziertes Band nicht biologisch „eingebaut", also leicht zu entfernen. Für die retropubischen Bänder zeigt sich, dass der vaginale Anteil von vaginal entfernt werden kann und der retropubische Anteil laparoskopisch oder durch eine Minilaparotomie.

Die obturatorischen Bänder können nahezu vollständig von vaginal entfernt werden, damit aber kleine Anteile nicht in der obturatorischen Muskulatur verbleiben und Fasziitiden produzieren, sollte eine muskuläre Exploration entlang des Bandes über den R. inferior ossis pubis hinaus gehen, die dann erlaubt, transmuskuläre Fragmente zu entfernen und die Muskelloge zu drainieren.

Eine bakteriologische Untersuchung des entfernten Materials mit testgerechter Antibiose ist obligat.

Ein infiziertes Band muss komplett entfernt werden, da sich die Entzündung am Material ausbreitet und eine Fasciitis necroticans mit anaeroben Keimen (Gangrän) induzieren kann. Frühzeitig erkannte und behandelte, auch schwere Komplikationen, können bei konsequenter Vakuumbehandlung ohne fatale Dauerfolgen bleiben.

Komplikation: Urethrale Erosionen.

Häufigkeit: Selten, Einzelfälle.

Ursache: Es ist nicht immer einfach, zwischen einer direkt intraoperativ perforierten Harnröhre und einer Spätdurchwanderung nach zu straffem Band zu unterscheiden. Diese Erosionen sind Ursache für Blutungen, rezidivierende Harnwegsinfekte und Schmerzen, Dysurie und irritative Miktionssymptome.

Vorbeugung: Korrekte Bandeinlage, Vermeiden von inadäquatem Zug durch das Band auf die Urethra.

Behandlung: Die endoskopische Entfernung eines Bandes ist selten komplett. Hier ist eine offene Entfernung der Bandanteile mit Versorgung der Harnröhre zu empfehlen.

Komplikation: Vesikovaginale und urethrovaginale Fisteln.

Häufigkeit: Einzelne Kasuistiken, kann als Rezidivinkontinenz fehlgedeutet werden.

Ursache: Vaginale oder urethrale Voroperation, vorausgegangene Strahlentherapie, vulvovaginale Atrophie.

Vorbeugung: Konsequente lokale Östrogenapplikation, Auswahl des richtigen Bandmaterials, subtile Präparationstechnik.

Behandlung: Endoskopische Darstellung z. B. Indigokarmin-Blau-Füllung und radiologisch (MRT, Miktionszysturethrogramm) mit operativer Bandexzision und plastischer Deckung mittels Bulbokavernosus-Plastik nach Martius.

Literatur
Hinweise unter
    www.thieme.de/komplikationenurologie.de

Minimalinvasiv, maximal gefährlich?

G. Breuer

Eine 50-jährige Patientin wurde auswärtig bei einer bestehenden II° Belastungsinkontinenz mit einem transobturatorischen Band (TOT) versorgt. Im postoperativen Verlauf kam es zu einer vaginalen Wundheilungsstörung. Die Wunde wurde zunächst konservativ mit Sitzbädern behandelt, flankierend erfolgte die orale Gabe von Antibiotika. Die lokale Wundbehandlung wurde über einen Zeitraum von wenigen Wochen beibehalten.
Bei persistierendem Wunddefekt entschlossen sich die behandelnden Kollegen schließlich zur Resektion des mittleren Banddrittels.
Im weiteren Verlauf zeigte sich eine urethrovaginale Fistel, die ca. 6 Monate nach der initialen transobturatorischen Bandversorgung auf Wunsch der Patientin komplikationslos verschlossen wurde.
Nach Ablauf von 2 Jahren stellte sich die Patientin in der Chirurgischen Ambulanz des Hauses wegen sehr starker Schmerzen im rechten Oberschenkel vor, die dorsomedial lokalisiert waren. Die körperliche Untersuchung ließ kein morphologisches Korrelat erkennen. Laborchemisch fiel allerdings eine Erhöhung der Entzündungsparameter auf: Leukozyten 12.000/nl, CRP 16 mg%. Trotz der relativ blanden Klinik, die die Patientin zu diesem Zeitpunkt bot, wurde sie stationär aufgenommen.
Innerhalb weniger Stunden kam es zu einer rapiden Verschlechterung des Allgemeinzustands mit einer deutlichen Zunahme der Schmerzsymptomatik im Oberschenkel und zu einem Anstieg der Entzündungsparameter: Leukozyten 29.000/nl, CRP 35 mg%. Außerdem lag ein Anstieg der Retentionsparameter und der Leberwerte vor (Kreatinin 3,8 mg%, γGT 62 U/l) und es zeigte sich ein Einbruch der Gerinnungsparameter: Quick 69%. Das septische Bild wurde verstärkt durch eine zunehmende Reduktion der Vigilanz, die Patientin wurde intubationspflichtig und katecholaminpflichtig. Zusätzlich war eine Hämofiltration bei rasch progredientem akutem Nierenversagen notwendig.
Eine Röntgen-Weichteilaufnahme und Ultraschalluntersuchung des rechten Oberschenkels zeigten deutliche Lufteinschlüsse, sodass notfallmäßig eine umgehende operative Versorgung erfolgte. Der Verdacht einer nekrotisierenden Fasziitis fand sich intraoperativ bestätigt. Es erfolgte ein radikales Wunddébridement bei ausgeprägten Nekrose- und Eiterstraßen. Postoperativ fand sich computertomografisch kein weiterer Verhalt, die Patientin konnte unter intensivmedizinischen Maßnahmen und der Gabe einer kombinierten i.v. Antibiose (Piperacillin/Combactam, Clont, Sobelin) stabilisiert werden. Nach 24 Stunden erfolgte eine Revisionsoperation, hier zeigte sich das implantierte TOT-Band als Ausgangspunkt des massiven Wundinfekts (Abb. 12.**4**). Es erfolgten ein weiteres Wunddébridement und die Explantation des infizierten TOT-Bandrestes. Nach weitern 24 Stunden waren keine Nekrosen mehr darstellbar (Abb. 12.**5**), wir legten einen Vakuumverband an

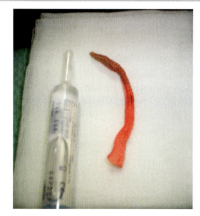

Abb. 12.**4** Entferntes TOT-Band.

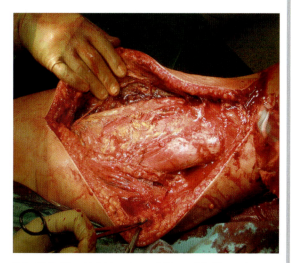

Abb. 12.**5** Wunddefekt nach ausgiebigem Débridement.

der Wunde an. Bereits nach weiteren 72 Stunden zeigt sich am Wundgrund Granulationsgewebe.
Der Allgemeinzustand der Patientin verbesserte sich rasch und nachhaltig. Der sekundäre Wundverschluss verlief regelrecht, schließlich bestand nur noch ein kleines, punktierbares Serom. Zum Entlassungszeitpunkt (6 Wochen nach Aufnahme) bestand nach Krankengymnastik keine Bewegungseinschränkung des Beines.

Kommentar: Die Behandlung der weiblichen Belastungsinkontinenz wird aktuell dominiert durch die Anwendung minimalinvasiver Verfahren, zu denen auch die Implantation transobturatorischer Bänder zählt. Diesen Verfahren ist gemeinsam, dass unter Verwendung von alloplastischem Material über einen kleinen transvaginalen Zugangsweg eine urethrale Unterstützung hergestellt wird, die eine Wiederherstellung bzw. Verbesserung der Kontinenz ermöglicht.

Eine derartige Wundinfektion ist sicherlich eine Ausnahme beim Blick auf die verfahrensspezifischen Komplikationen. Dennoch bleibt die nekrotisierende Fasziitis mit einer Letalität von bis zu 80–90 % auch im Zeitalter einer modernen antibiotischen Therapie ein hochgefährliches Erkrankungsbild. Lediglich die sofortige ausgedehnte chirurgische Intervention und weiterführende interdisziplinäre Therapie kann das Überleben und ein zufrieden stellendes Ergebnis erreichen (Abb. 12.**6**).

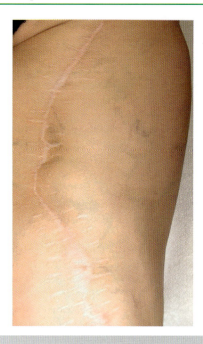

Abb. 12.**6** Ergebnis nach Wundheilung.

12.3 Netzplastiken

M. F. Hamann, K. P. Jünemann

Allgemeine Aspekte

Die nachfolgenden Empfehlungen basieren auf den vorhandenen Daten und ergeben sich zu weiten Teilen aus Expertenmeinungen. Es sei an dieser Stelle auf den geringen Evidenzgrad hingewiesen, der der vergleichsweise jungen Technik geschuldet ist und einen berechtigten Kritikpunkt der Operationsmethodik darstellt. Der Leser ist daher zur kritischen Überprüfung und steten Revision anhand aktueller Daten aufgerufen.

Die wissenschaftliche Debatte zum Einsatz vaginaler artifizieller Netze in der Deszensuschirurgie wird kontrovers geführt. Eine unsichere Datenlage lässt die verlässliche Beurteilung der Erfolgsraten bisher nicht zu. Mit der Zielsetzung einer verbesserten Methodik und gesteigerten Effektivität werden synthetische Netzmaterialien dennoch zunehmend in der Deszensuskorrektur eingesetzt. Hieraus ergibt sich für den Anwender neuer Techniken die Verpflichtung zur sorgsamen Indikationsstellung, standardisierten Durchführung und konsequenten Nachsorge der Prozeduren. Die aktuellen Ergebnisse der anterioren Netzplastiken sind viel versprechend und dokumentieren eine Effektivität von 85 % nach 2 Jahren Follow-up (Moore et al. 2010) (s. Tab. 12.**1**).

Allgemeine Komplikationen und deren Vermeidung

Präoperative Komplikationen

Komplikation: Indikationsstellung.

Ursache: Risikofaktoren für Wundheilungsstörungen, Wundinfektionen, funktionelle Beeinträchtigungen bis hin zum Transplantatversagen ergeben sich maßgeblich aus der lokalen Gewebebeschaffenheit und sind im Sinne der Prävention von Komplikationen bereits präoperativ zu behandeln. Die altersbedingte, lokale Atrophie gilt im Allgemeinen als Ursprung der urogenitalen Dysfunktionen. Der verminderte Östrogenspiegel der Frau nach der Menopause bedingt durch ein verändertes Scheidenmilieu, eine atrophe Schleimhaut der Vagina, eine generelle Alteration der Binde- und Stützgewebe, ein erhöhtes Risiko für Wundheilungsstörungen, Wundinfektionen.

Vorbeugung: Durch die lokale Anwendung eines Östrogens kann der Atrophie präoperativ wirkungsvoll begegnet werden und eine weitgehende Normalisierung des lokalen Milieus erreicht werden. Zusätzlich kann der lokale Einsatz probiotischer Präparate im Vorfeld der operativen Behandlung eine Regulierung mikrobiellen Standortflora bewirken. Der Einsatz von antibiotischen Präparaten sollte lediglich zurückhaltend und anhand eines Antibiogramms erfolgen.

Dem Ausschluss einer vaginalen Mykose sollte besondere Aufmerksamkeit geschenkt werden. Zur Prävention postoperativer Komplikationen muss eine konsequente erregerspezifische Eradikation im Vorfeld des Eingriffs erfolgen.

Komplikation: Koinzidenz Blasenentleerungsstörung.

Ursache: Bereits die Erfolgsbewertung der operativen Deszensuskorrektur ist aufgrund geringer Korrelation symptomatischer wie anatomische Faktoren erschwert (Barber et al 2009). Chronifizierte Beschwerden können auch nach anatomisch erfolgreicher Korrektur persistieren. In diesem Zusammenhang sind in erster Linie das fortbestehende Senkungsgefühl, Blasenfunktionsstörungen wie Detrusorhyper-/hypoaktivitäten sowie Harn- und Stuhlinkontinenz zu nennen. Schmerzleiden (pelvic pain, Blasen-/Harnröhrenschmerzen) sind seltener.

Vorbeugung: Die gewissenhafte Indikationsstellung setzt präoperativ die Beurteilung der Defäkation und der Miktion, ebenso wie der jeweiligen Kontinenzfunktion voraus (AWMF 2010).

Den hohen Erfolgsraten der anterioren Netzkorrektur steht eine erhöhte Rate funktioneller und morphologischer Komplikationen gegenüber. Über diese muss die Patientin präoperativ informiert werden (AWMF 2010). Nur die spezielle Diagnostik ermöglicht die adäquate Prävention respektive individuelle Aufklärung. Grundsätzlich sollte eine präoperativ bestehende Drangsymptomatik als Ursache der Beschwerden ausgeschlossen respektive adäquat therapiert sein. Ebenso sollte die Hypo-/Akontraktilität des Detrusor vesicae als Ursache einer Miktionsstörung und Restharnbildung eruiert worden sein. Aufgrund der eingeschränkten Datenlage kann derzeit keine Empfehlung für oder gegen eine simultane Inkontinenzoperation bei lavierter Stressinkontinenz gegeben werden (AWMF 2010).

Intraoperative Komplikationen

Der Umgang mit alloplastischem Material birgt Risiken und setzt einen gewissenhaften und sorgfältigen Umgang voraus. Es muss größtmöglicher Wert auf Asepsis gelegt werden. Die Standardisierung des Eingriffs anhand des vom Hersteller empfohlenen Vorgehens dient der Risikominimierung und Berechenbarkeit des Outcomes.

Komplikation: Schädigung der Harnblase und des Rektums.

Häufigkeit: Harnblase 0,9–2,1 %, Rektum 0–4 % (Sung et al. 2008).

Ursache: Besonders im Rezidivfall zeigen sich im vorderen Scheidenkompartiment Vernarbungen, die die Präparation erschweren. Eine unzureichende Präparation der anatomischen Leitstrukturen kann unter diesen Umständen die notwendige und sichere Palpation der Zielstrukturen (mediale Kante des unteren Schambeinastes, Lig. sacrospinale) verhindern und zu einer fehlerhaften Passage von Nadeln führen. Ein schlecht platziertes Netz kann nicht den adäquaten Halt gewährleisten.

Vorbeugung: Vollständige Blasenentleerung und perioperative Katheterversorgung minimieren das Risiko der Blasenverletzung und erleichtern die Identifizierung von Harnröhre und Blasenhals anhand des gefüllten Kathetercuffs.

Die Unterspritzung der Vaginalwand erleichtert die Präparation und vermindert bei Verwendung eines niedrig konzentrierten Adrenalingemisches kurzfristig die lokale Durchblutung der Scheidenwand. Die korrekte Platzierung ist wichtig, da eine zu oberflächliche Injektion unter die Scheidenhaut eine falsche Dissektionsebene begünstigt. Demgegenüber kann eine zu tiefe Injektion beispielsweise in die Blasenwand ebenfalls nicht den gewünschten Effekt erzielen.

Die intraoperative Zystoskopie und eine rektale Examination bestätigen im Zweifelsfalle die Unversehrtheit der umliegenden Beckenorgane und sind daher auch ohne entsprechendes Verdachtsmoment perioperativ empfehlenswert.

Bahandlung: Die frühzeitige Identifikation lässt im Falle einer umschriebenen Denudierung des Darmes lokale Maßnahmen zulässig erscheinen.

Bei vollständiger Perforation des Darmes ist die Entfernung des Netzes unumgänglich. Der Darm sollte ferner einer entsprechenden operativen Therapie zugeführt werden. Das Ausmaß der notwendigen Maßnahmen kann in Einzelfällen auch eine Stomaanlage umfassen.

Unter dem Verdacht der Verletzung von Blasenwandanteilen bei erhaltenem Urothel kann unmittelbar intraoperativ eine Lagekorrektur des Netzes vorgenommen werden. Größere Defekte der Detrusormuskulatur sind zu übernähen. Ist die Blasenwand durchstochen, muss eine nach Entfernung des Netzmaterials eine sorgfältige Nahtversorgung von Schleimhaut und Muskulatur zur Prävention einer Fistelbildung erfolgen. Die Kolpotomienaht sollte dem Defekt möglichst nicht angrenzend sein. Die Verordnung einer verlängerten Niederdruckableitung der Blase per Katheter reduziert das Risiko einer Fistelentstehung zusätzlich. Eine Netzimplantation sollte in selbigem Eingriff aus Gründen der erhöhten Infektgefahr des alloplastischen Materials unterbleiben.

Komplikation: Blutungen.

Häufigkeit: 0–15 % (Sung et al. 2008).

Ursache: Die typische Ursache ausgedehnter Hämorrhagien ist in erster Linie der unkontrollierte Gebrauch und die fälschliche Platzierung der Nadelsysteme. Eine erschwerte und unzureichende Präparation sind ebenfalls Ursachen wie Kofaktoren (s. o.). Im Speziellen können Gefäße im Bereich des Foramen obturatum wie im Bereich des pararektalen und präsakralen Venenplexus verletzt werden. Die inkonstant ausgebildete Anastomose zwischen der epigastrischen und der obturatorischen arteriellen Versorgung kann bei aberrantem Gefäßverlauf persistierende Blutungen verursachen.

Vorbeugung: Die oben genannten Maßnahmen erleichtern die differenzierte Präparation. Zusätzlich sollte eine sorgfältige Kontrolle und Versorgung von Blutungen vorgenommen werden. Die Einlage einer Vaginaltamponade reduziert die Traktion des Gewebes und wirkt lokal komprimierend.

Die Resektion von mutmaßlich überschüssiger Scheidenwand wird allgemein als obsolet betrachtet.

Postoperative Komplikationen

Komplikation: Dyspareunie, isolierter Beckenschmerz.

Häufigkeit:
- Dyspareunie 0–17 %,
- Beckenschmerz 1–3 % (Sung et al. 2008).

Ursache: Da sich lokale Schmerzen ebenso wie die Kohabitationsbeschwerden zumeist auf eine spezifische Pathogenese zurückführen lassen, ergeben sich aus der letzteren die jeweiligen Therapieoptionen. Im Rahmen der klinischen Untersuchung können die Schmerzen provoziert oder reproduziert werden. Spezielle, schmerztherapeutische Maßnahmen sollten erst nach Ausschluss einer entsprechenden Pathogenese (Netzerosion, Infektionen, Schrumpfung, Fehllage usw.) ergriffen werden.

Komplikation: Erosionen.

Häufigkeit: 1,3–26 % (Sung et al. 2008, Maher et al. 2010, Nguyen et al. 2008, AWMF 2010).

Ursache: Wundheilungsstörungen, Wundinfektionen, lokale Atrophie, Netzfehllage und Netzschrumpfung.

Tab. 12.1 Zusammenfassung spezieller Komplikationen anteriorer Netze.

Komplikation	Häufigkeit
Rezidiv	(13–15 %)
Wundinfektion	1–4 %
Narbeninduration und Granulome der Wunde	0,9–39 %
Miktionsdysfunktion	0–12 %
OAB	18 %
Defäkationsprobleme	1–10 %
Erosionen	1,3–26 %
Netzschrumpfung	19 %

Vorbeugung: Die präventiven Maßnahmen ergeben sich folgerichtig aus den spezifischen Ursachen. Die präoperative Therapie ist ebenso wie die intraoperative Asepsis wesentlich. Die maßvolle Präparation, die tiefe, kontrollierte Implantation des alloplastischen Materials sowie der sorgfältige Wundverschluss reduzieren das Risiko von Erosionen. Die Einlage des Netzes erfolgt spannungsfrei, Faltenbildung oder Stauchung des Gewebes sind zu vermeiden. Lediglich Typ-I-Polypropylennetze sollten Verwendung finden (AWMF 2010). Diese sind monofilamentär, makroporös und leichtgewichtig (ca. 25 g/m^2). Die apikale resorbierbare Nahtfixierung kann dem Verrutschen des Netzes vorbeugen. Die postoperative Östrogenisierung erfolgt mit dem Ziel einer verbesserten Wundheilung wie Infektprophylaxe. Postoperativ sollte der Vaginalverkehr für mindestens 4 Wochen nach Implantation vermieden werden.

Behandlung: Die Ultima ratio stellt die partielle oder totale Exzision des Netzes dar. In kleineren, klinischen Serien führte die totale Netzexzision zur signifikanten Reduktion der Beschwerden bei 88 % der Patientinnen. Die partielle Netzexzision besserte bei 64 % sexuell aktiven Frauen die Beschwerden (Feiner u. Maher 2010).

Komplikation: Symptomatische Retraktion oder Schrumpfung des synthetischen Netzes.

Häufigkeit: In bis zu 19 % der Fälle (AWMF 2010).

Ursache: Obwohl die Netzschrumpfung ein bekanntes Phänomen ist, bleibt die Pathophysiologie weiterhin ungeklärt. Inflammationsprozesse im Rahmen einer lokalen Fremdkörperreaktion ebenso die inadäquate Gewebeeinsprossung in das Netz werden gleichermaßen als ursächlich postuliert. Fehlende Langzeitdaten lassen eine grundsätzliche Beurteilung dieser biomechanischen Veränderung aktuell nicht zu.

Vorbeugung: Hinsichtlich prophylaktischer Maßnahem muss nochmals auf eine standardisierte Implantationstechnik und auf eine sorgfältige Präparation sowie eine spannungsfreie und faltenfreie Einlage hingewiesen werden. Dabei ist die Anpassung des Netzes an die individuelle Anatomie ratsam. Die Nahtfixierung freier Netzränder verhindert ein Verrutschen des Netzes. Die Vermeidung von übermäßiger Traktion ist wesentlich. Im Rahmen einer Korrekturoperation nach Implantation kann die Durchtrennung der Netzarme die Symptomatik bessern (s. o.). Ebenso kann sich die primär partielle Resektion der verbleibenden, kontrakten Netzanteile positiv auf die Beschwerden auswirken.

Behandlung: Die quasi komplette Entfernung des Netzes verbleibt als Ultima Ratio.

Die ausgedehnte Resektion ist mit einer hohen Rate an sekundären Komplikationen und Verletzung umliegender

Strukturen verknüpft. Die regelhafte Schichtung des Gewebes ist aufgehoben und eine kontrollierte Präparation deutlich erschwert.

Den höheren Erfolgsraten von ca. 10 % stehen Komplikationen inklusive Reoperationen wegen Netzerosionen und anhaltende Dyspareunie bis zu 25 % gegenüber, über die die Patientin präoperativ informiert werden muss (AWMF 2010).

Literatur
Hinweise unter
   www.thieme.de/komplikationenurologie.de

Pelvines Hämatom und Riss der Scheidennaht nach vorderem Beckenbodennetz

R. Thiel

Eine 77-jährige Patientin mit Zystozele III. Grades und drohendem Vaginalprolaps wurde in unserer urogynäkologischen Sprechstunde vorgestellt. Vorangegangen war eine vaginale Hysterektomie mit vorderer Kolporrhaphie 7 Jahre zuvor. Die Beschwerdesymptomatik war: Druckgefühl in der Scheide sowie erschwerte Miktion mit Restharnbildung und Schmerzen bei der Defäkation. Eine wesentliche Inkontinenz lag nicht vor. Bei der vaginalen Untersuchung fand sich eine drittgradige Zystozele mit drohendem vaginalem Prolaps. Zystoskopie und Urodynamik waren unauffällig. Angesichts des Alters der Patientin, des hochgradigen Lokalbefundes und der Tatsache, dass es sich um ein Rezidiv handelte, wurde eine Versorgung mit alloplastischem Netz (Abb. 12.7) vorgeschlagen. Das vorgesehene Implantat (Elevate anterior) hat die Vorteile, dass es rein vaginal eingelegt wird, ohne Ausstichstellen im Beckenbereich und blindes Tunnelieren auskommt und die Einlage komplett unter Sicht erfolgen kann. Die Befestigung des Netzes erfolgte von innen mit Gewebeankern in der Fascia obturatoria und dem Lig. sacrospinale. Prä- und postoperativ erfolgte eine langfristige lokale Östrogenisierung durch Vaginalzäpfchen.

Der Eingriff wurde komplikationslos durchgeführt: Nach vorderer Längskolpotomie wurde die Blase beidseitig abpräpariert und stumpf das Lig. sacrospinale beidseits dargestellt. Das 4-Punkt-Netz wurde beidseits anterior im Foramen obturatum und posterior im Lig. sacrospinale befestigt. Nach Adjustierung konnte eine anatomisch korrekte Rekonstruktion des Beckenbodens erreicht werden. Der Wundverschluss erfolgte durch fortlaufende Vicrylnaht der Stärke 3-0 und Einlage einer Vaginaltamponade für 2 Tage. Intraoperativ waren keine Besonderheiten zu verzeichnen; der Blutverlust lag bei ca. 50 ml.

Eine sonografische Routinekontrolle der asymptomatischen Patientin zeigte am 2. postoperativen Tag nach Entfernung der Dauerkatheters und der Vaginaltamponade ein Hämatom im kleinen Becken. Ein Computertomogramm bestätigte den Befund, wobei das Hämatom zwischen Blase und vorderer Scheidenwand sowie paravesikal rechts ausgeprägt war (Abb. 12.8). Die vaginale Wunde war reizlos und ohne Blutaustritt aus der Scheide. Der Hb-Wert sank von präoperativ 13,8 mg/dl auf 9,7 mg/dl. Da keine subjektive Beschwerdesymptomatik vorhanden war und die Patientin problemlos miktionieren konnte, erfolgten zunächst

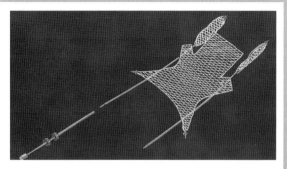

Abb. 12.7 „Elevate anterior Netz" (Foto: AMS).

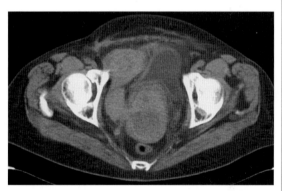

Abb. 12.8 CT-Bild des Hämatoms im kleinen Becken (mit freundl. Genehmigung von Herrn PD Dr. J. Rodenwaldt).

eine konservative Behandlung des Hämatoms mit Kontrollsonografien und Blutbildkontrollen und eine Entlassung der Patientin am 5. postoperativen Tag. Entsprechende ambulante Kontrollen wurden angeraten.

Drei Wochen nach stationärer Entlassung stellte sich die Patientin akut in der Klinik vor, da beim niedergelassenen Gynäkologen im Rahmen einer vaginalen Kontrolluntersuchung eine Scheidennahtdehiszenz festgestellt worden war. Die vaginale Einstellung zeigte, dass die gesamte vordere Scheidennaht (ca. 10 cm lang) aufgerissen war. Das Netz lag komplett frei und das Beckenhämatom war weitgehend organisiert. Das Ereignis musste jedoch unmittelbar zuvor eingetreten sein, da sich keinerlei Entzündungszeichen fanden.

Wir entschlossen uns daher nicht zu einer Netzentfernung, sondern zu einer Hämatomausräumung mit sofortiger Sekundärnaht der Scheidenwand. Dies war problemlos möglich. Die Naht wurde diesmal mit Vicryl der Stärke 0 in Einzelknopftechnik durchgeführt. Für 2 Tage wurde eine

Redon-Drainage eingelegt und eine perioperative Antibiotikatherapie durchgeführt. Die Patientin konnte die Klinik nach einigen Tagen wieder verlassen. Kontrolluntersuchungen in unserer Klinik nach 4 und 12 Wochen zeigten eine nahezu komplette Abheilung der Wunde bis auf eine 1 cm große Resterosion im hinteren Scheidendrittel. Das Netz lag kurzstreckig frei, war reizlos und die Umgebung ohne Entzündungsreaktion. Der freiliegende Netzanteil wurde ambulant lokal ohne Betäubung reseziert. Danach folgte rasch die komplette Abheilung.

Kommentar: Alloplastische Polypropylennetze sollten insbesondere in der vaginalen Deszensuschirurgie nur mit strenger Indikation verwandt werden. Komplikationen wie Netzarrosionen, Dyspareunie, vaginale Schrumpfungen und Dislokationen sind bekannt und können schwerwiegend und für die Patienten sehr belastend sein. Daher empfehlen die meisten Beckenbodenchirurgen eine Verwendung von Netzen hauptsächlich bei älteren Frauen und bei Rezidiveingriffen. Die amerikanische FDA hat 2009 eine entsprechende Zulassungseinschränkung ausgesprochen (Otto 2009).

Bei unserer Patientin kam es zu der Ausbildung eines postoperativen Beckenhämatoms, das nur in der postoperativen Routinesonografie entdeckt wurde. Die differenzialtherapeutischen Überlegungen enthielten sowohl eine sofortige Revision mit Hämatomausräumung als auch ein konservatives Vorgehen. In der Regel werden kleine Hämatome nach beckenchirurgischen Eingriffen mittelfristig resorbiert und heilen folgenlos ab. Problematisch war in diesem Fall auch die Verwendung eines relativ dünnen resorbierbaren Fadens (Vicryl der Stärke 3-0) für eine fortlaufende Scheidennaht. Wir haben daraufhin unsere Technik und das Nahtmaterial des Scheidenverschlusses geändert. Retrospektiv betrachtet wäre eine sofortige Revision mit Hämatomausräumung besser gewesen. Unsere Kasuistik zeigt aber auch, dass auch bei einer ausgeprägten Wunddehiszenz mit großflächigem Freiliegen eines vaginalen Netzes eine Sekundärnaht mit Erhalt des Netzes sinnvoll und erfolgreich sein kann.

Insgesamt ist zu beachten:
- Die Verwendung alloplastischer Netze in der vaginalen Deszensuschirurgie erfordert eine strenge Indikationsstellung und eine große operative Erfahrung.
- Der Scheidenverschluss sollte subtil und sicher sein; besondere Vorsicht ist geboten bei alleiniger Verwendung dünner fortlaufender Nähte.
- Sorgfältige Nachuntersuchungen im stationären und ambulanten Bereich sind essenziell.
- Größere Beckenhämatome sollten operativ ausgeräumt werden.
- Bei Arrosionen und freiliegenden Bändern und Netzen mit fehlender Entzündungsreaktion kann ein netzerhaltendes Vorgehen gewagt werden.

Literatur
Hinweise unter
www.thieme.de/komplikationenurologie.de

12.4 Kolposuspension nach Burch

C. Frohme, R. Hofmann

Allgemeine Aspekte

Die abdominale Kolposuspension nach Burch, eine der häufigsten Operationstechniken zur Behandlung der Belastungsinkontinenz, wurde nach Etablierung der spannungsfreien, vaginalen Schlingen deutlich seltener und meist unter Berücksichtigung der spezifischen Krankheitsgenese durchgeführt. Das Grundprinzip des Therapieverfahrens beruht auf der Annahme, dass die Harninkontinenz durch eine gestörte Unterstützung der Urethra bzw. der urethralen Verschlussfunktion bedingt ist. Somit ist das Ziel der Operation die Rekonstruktion der Unterstützungsfunktion der vorderen vaginalen Wand, um eine effektive Wirkung der passiven und aktiven Drucktransmission auf die Urethra wiederherzustellen. Außerdem führt das Verfahren durch die Unterstützungsfunktion der vorderen vaginalen Wand zu einer Anhebung und Stabilisierung des Blasenhalses.

Die Kolposuspension nach Burch ist mit einer objektivierbaren Erfolgsrate von 50–60 % nach 2 Jahren gleichsam wirksam wie die TVT-Verfahren. Die Reoperationsrate liegt laut Literatur bei 3–4 %.

Bei Versagen einer primär konservativen Therapie, insbesondere aber vor geplanter operativer Therapie, muss diese erweitert werden.

Allgemeine Komplikationen und deren Vermeidung

Präoperative Komplikationen

Komplikation: Falsche Indikationsstellung.

Ursache: Eine korrekte anatomische Rekonstruktion bedingt nicht unbedingt eine Wiederherstellung bzw. den korrekten Erhalt der Blasen- und Kontinenzfunktion.

Die Sanierung des Deszensus kann die Harnkontinenz bei präoperativer Maskierung verschlechtern.

Vorbeugung: Umfassende Untersuchung zur Berteilung evtl. bestehender Begleitpathologien: Zur obligaten Diagnostik der Harninkontinenz gehören die ausführliche und symptombezogene Anamnese, das Miktionsprotokoll, die körperliche Untersuchung einschließlich vaginaler Einstellung sowie der Ultraschall von oberem und unterem Harntrakt. Dann sind die Durchführung einer Zystomanometrie einschließlich Urethradruckprofil und die Dokumentation der Blasenentleerung sowie eine Bildgebung obligat. Diese muss die Beckenanatomie ausreichend darstellen. Hier ist die Durchführung eines lateralen Zystogramms oder Kolpozystorektogramms bzw. eine perineale oder transvaginale Sonografie indiziert. Ein funktionelles MRT des Beckens bietet die größte Aussagekraft bezüglich Anatomie und Topografie des Befunds.

Zu den Indikationen für die Durchführung einer Kolposuspension nach Burch zählt der Nachweis einer Belastungsinkontinenz auf dem Boden eines Descensus vesicae bei normotoner Urethra bzw. die Hypermobilität von proximaler Urethra und Blasenhals. Sie kann auch in Kombination mit einer Sakropexie erfolgen, welche bei prolabiertem Scheidenstumpf durchgeführt wird.

Komplikation: Perioperative Harnwegs- oder Wundinfektion.

Häufigkeit: <3% der Fälle.

Vorbeugung: Antibakterielle Prophylaxe bis einen Tag nach Katheterentfernung unter Berücksichtigung des spezifischen Keimspektrums.

Behandlung: Urinkultur bei Katheterentfernung und ggf. resistenzgerechte antibakterielle Therapie.

Intraoperative Komplikationen

Komplikation: Intraoperative Blutung.

Häufigkeit: <2% der Fälle.

Ursache: Vulnerabilität insbesondere variköser, paraurethraler Gefäße.

Vorbeugung: Eine Präparation ventral der Harnröhre ist zu vermeiden. Elektrokoagulation und vorsichtige Präparation des varikösen Operationsgebiets.

Behandlung: Elektrokoagulation, ggf. Umstechung oder Gefäßligatur. Bei vermehrter intraoperativer Blutung kann auch die Applikation eines resorbierbaren Hämostyptikums, z. B. aus oxidierter regnerierter Zellulose, in den Operationssitus erfolgen.

Postoperative Komplikationen

Komplikation: Blasenspeicher- und -entleerungsstörung.

Häufigkeit: Aufgrund der unterschiedlichen Auswirkung und des subjektiven Wahrnehmungsgrads weit unterschiedliche Literaturangaben (Tab. 12.2).

Tab. 12.2 Postoperative Komplikationen (Novara et al. 2008, 2010, Müller 2000).

Komplikation	Häufigkeit
Blasenentleerungsstörung	3–30,2%
Blasenspeicherstörung	4,7–36,1%
Wundinfektion	1,7%
Verletzung von Blase oder Vagina	2,4–4,4%
Ureterkompression	0,9%
Blutung/Hämatom	2,6–5,7%
Harnwegsinfektion	1,8–12%
Thrombose	0,4%

Ursache: Fehlerhaftes Setzen der Suspensionsnähte.

Vorbeugung: Eindeutige Identifizierung des vesikourethralen Übergangs sowie des Lig. pectineale (Cooper-Ligament). Hierbei kann die Palpation des Katheterballons von Nutzen sein.

Die proximale Naht wird ca. 1 cm lateral des Blasenhalses auf Höhe des vesikourethralen Übergangs gesetzt.

Behandlung: Eine Drangsymptomatik oder Dranginkontinenz sollte durch konservative Maßnahmen (Beckenboden- und Blasentraining, Anticholinergika) bestmöglich therapiert werden.

Komplikation: Obstruktive Blasenentleerungsstörung.

Ursache: Überkorrektur durch zu straffes Knüpfen der Nähte mit Elevation der Vaginalwand an die Cooper-Ligamente.

Vorbeugung: Knüpfen von freihängenden Nähten zwischen Vagina und Cooper-Ligament mit leicht sichtbarer Anhebung der Vaginalwand unter digitaler Kontrolle. Zur Vermeidung einer Überkorrektur sollte Platz zwischen Vagina und Cooper-Ligament verbleiben.

Komplikation: De-Novo-Drangsymptomatik und -inkontinenz.

Ursache: Irritation am Blasenhals durch fehlerhaftes Setzen der Suspensionsnähte.

Vorbeugung: Positionierung am Blasenhals und zu straffe Nähte vermeiden.

Behandlung: Symptomatisch: Anticholinergika. Bei frustranem Verlauf kann eine transurethrale Botulinum-Toxin-Applikation in den Detrusor vesicae erfolgen.

Literatur
Hinweise unter
www.thieme.de/komplikationenurologie.de

12.5 Sakrokolpopexie
C. Hampel

Allgemeine Aspekte

Ein Genitaldeszensus oder Prolaps stellt nicht per se, sondern nur bei Hinzutreten von Symptomen (Harnwegsinfekte, Entleerungsstörungen, Kohabitations- oder Sitzbeschwerden, Drangsymptome) und Leidensdruck eine OP-Indikation dar – eine Selbstverständlichkeit, die aber gerade bei Prolapsoperationen mitunter in Vergessenheit gerät. Man muss sich in diesem Zusammenhang nur die POP-Klassifikation (rein anatomisch, ohne Symptomberücksichtigung), die OP-Indikationen und die Erfolgskriterien der einschlägigen Publikationen ansehen.

Die Sakrokolpopexie ist eine Standardoperation zur Behandlung höhergradiger Vorfallerkrankungen. Sie kann bei Defekten aller Kompartimente (vorderes, mittleres und hinteres) eingesetzt werden und zeichnet sich durch besonders hohe Effizienz und Dauerhaftigkeit unter Inkaufnahme einer höheren Invasivität aus (Maher et al. 2010). Die ihr gegenüber nur geringfügig weniger erfolgreiche sakrospinale Fixation nach Amreich-Richter wird gleichwohl in Deutschland aufgrund der traditionellen gynäkologischen Präferenz vaginaler Zugangswege häufiger durchgeführt, sodass die Sakrokolpopexie vor allem in der Rezidivsituation zur Anwendung kommt und besonders von Urologen wegen der größeren Vertrautheit mit dem abdominalen Zugang geschätzt wird.

Transobturatorische Kunststoffnetze rücken in letzter Zeit bei der Deszensusbehandlung ohne Überlegenheitsnachweis aufgrund kürzerer Operationszeiten, einfacherer technischer Durchführbarkeit und nicht zuletzt massiver Förderung durch die Industrie in den Fokus, obgleich die interdisziplinären AWMF-Leitlinien hierzu eindeutig Stellung beziehen (AWMF 2008). Aufgrund der gegenwärtigen Datenlage, die vor allem durch Warnhinweise der amerikanischen Food and Drug Administration (FDA) und gehäufte Berichte über schwerwiegende Komplikationen bei der Verwendung artifizieller Netze geprägt ist, sollte einer Frau mit Deszensus und Therapiewunsch nur im Rezidivfall oder nach ausführlicher Aufklärung über die Risiken auf ausdrücklichen eigenen Wunsch die Implantation eines transobturatorischen Mehrarmnetzes empfohlen werden. Inwieweit sich in dieser Hinsicht die Behandlungsrealität mit den Leitlinienempfehlungen deckt, möge jeder aufgrund eigener Erfahrungen entscheiden, die Verkaufszahlen transobturatorischer artifizieller Netze liegen allerdings weit über der Inzidenz eines Prolapsrezidivs.

Jedenfalls ist die Sakrokolpopexie ein seit vielen Jahrzehnten erprobtes Verfahren mit exzellenten Langzeitheilungsraten und dementsprechend minimaler Rezidvrate. Das Prinzip besteht in einer Restitution des elongierten oder – im Fall eines Prolapses nach Hysterektomie – durchtrennten Sakrouterinligaments durch Fixierung des Scheidendomes am Os sacrum. Nur in Ausnahmefällen und praktisch nie nach Hysterektomie ist eine Approximierung des Scheidengewölbes an das Kreuzbein ohne Interposition eines ligamentären Ersatzes möglich. Als zu interponierendes Material bietet sich im Fall einer Ablehnung oder Unverträglichkeit gegenüber artifiziellen Materialien aus der Rektusscheide oder Externusaponeurose gewonnene Faszie an, in der Regel wird jedoch ein weiches und an den Rändern abgerundetes Polypropylennetz verwendet. Bei einer generellen Beckenbodenschwäche ist mitunter auch die laterale Aufhängung rekonstruktionsbedürftig („lateraler Abriss" oder Traktionszystozele), was unproblematisch durch eine einzeitige Kombination der Sakrokolpopexie mit einer lateralen Levatorplastik nach Richardson bewerkstelligt werden kann. Liegt eine begleitende Harninkontinenz vor, so bietet sich die Kolposuspension nach Burch als ideale Kombinationsoperation an, da sie ohne Umlagerung von abdominal durchführbar ist und ähnlich der Richardson-OP eine Rekonstruktion der lateralen Beckenbodenverankerung ermöglicht.

Sollte die Gebärmutter noch vorhanden sein, ist die Hysterektomie im Rahmen der Prolapsbehandlung nicht mehr zwingend erforderlich (AWMF-Leitlinien 2008), sollte aber bei postmenopausalen Frauen zur Karzinomprävention empfohlen werden. Die Sakrokolpopexie kann selbstverständlich auch unter Erhalt des Uterus durchgeführt werden.

Technisch ist die Sakrokolpopexie auf verschiedenen Wegen durchführbar:
- Offen-transperitoneal (Nygaard et al. 2004),
- offen-extraperitoneal (Onol et al. 2011),
- konventionell-laparoskopisch (Ganatra et al. 2009),
- roboterassistiert-laparoskopisch (Moreno Sierra et al. 2011).

Alle genannten Methoden der Sakrokolpopexie weisen vergleichbare Erfolgsraten auf, unterscheiden sich jedoch in ihrem spezifischen Komplikationsspektrum.

Allgemeine Komplikationen und deren Vermeidung

Die in der Literatur beschriebenen Komplikationen decken sich bei der Sakrokolpopexie nur teilweise mit den eigenen Erfahrungen. Wichtige Komplikationen wie rechtsseitige Harnstauungsnieren (s. u.) tauchen zum Beispiel nicht auf. Demgegenüber wird die vaginale Netzarrosion überproportional häufig berichtet, obwohl gerade in dieser Hinsicht die Sakrokolpopexie wegen des dorsalwärts gerichteten Interponatzugs der transobturatorischen Meshimplantation deutlich überlegen ist (3,4 % bei der Sakropexie, bis zu 40 % bei den vaginalen Netzen) (Nygaard et al. 2004). Prinzipiell kann es bei der Verwendung artifizieller Materialien immer zu Arrosionen von Nachbarstrukturen kommen, die Verwendung autologer Materialien stellt hier eine diesbezüglich sichere Alternative dar. Transfusionspflichtige Blutungen können wie bei fast jedem abdominalen Eingriff vorkommen (Median 4,4 %, Range 0,18–16,9 %, Nygaard et al. 2004), sind aber selten und nicht eingriffsspezifisch. Präventive Empfehlungen (außer allgemein vorsichtiger Präparationstechnik und akribischer Blutstillung) können hier nicht gegeben werden. Dasselbe gilt für tiefe Beinvenenthrombosen und Lungenembolien (Median 3,3 %, Range 0,4–5 %, Nygaard et al. 2004). Auch hier sind zur Vorbeugung nur Allgemeinplätze wie die Vermeidung langer Operationszeiten in Steinschnittlagerung und adäquate Thromboseprophylaxe möglich.

Präoperative Komplikationen

Komplikation: Ausreißen der Nähte an der Scheide bei der Interposition des ligamentären Materials (Faszie oder Polypropylennetz).

Ursache: Genitalatrophie aufgrund altersbedingten Hormonmangels und/oder Totalprolaps mit Austrocknung der Scheidenhaut.

Vorbeugung: Präoperative Pessarbehandlung mit östrogenhaltiger Salbenapplikation. Präoperative Bestimmung des karyopyknotischen Indexes. OP erst nach Konsolidierung der Genitalatrophie (keine Notfall-OP!).

Komplikation: Wundinfektion, Sepsis, Netzinfektion.

Häufigkeit: Median 4,6 % (Range 0,4–19,8 %) (Nygaard et al. 2004).

Ursache: Wundkontamination mit infiziertem Urin bei nicht testgerecht behandeltem Harnwegsinfekt.

Vorbeugung: Präoperative Infektdiagnostik inklusive Urinkultur und Antibiogramm. Keine OP vor Klärung der Situation in Unkenntnis der potenziellen Urinerreger (etwa Antibiotika-Blindtherapie)!

Intraoperative Komplikationen

Komplikation: Ausreißen der Nähte am Kreuzbein bei der Interposition des ligamentären Materials (Faszie oder Polypropylennetz).

Ursache: Zu hohe Spannung auf dem Interponat, zu frühe körperliche Belastung postoperativ, Nähte nicht tief genug durch das Periost des Os sacrum gestochen.

Vorbeugung: Das Interponat muss spannungsfrei liegen (führt auch zur Vermeidung einer unphysiologischen Scheidenachsenauslenkung mit konsekutiven Kohabitationsbeschwerden).

Das Periost muss gut freigelegt und von Fettgewebe befreit sein (Koagulation der A. mediana!) Verwendung runder 5/8-Nadeln, da scharfe Nadeln das Periost zerschneiden. Ausreichend tiefe, wiegende, nicht schiebende Nadelbewegungen.

Komplikation: Verletzung des rechten Harnleiters.

Häufigkeit: Median 1 % (Range 0,8–1,9 %) (Nygaard et al. 2004).

Ursache:
- Ungenügende Darstellung und ggf. Anzügelung des rechten Harnleiters – vor allem bei transperitonealem Vorgehen und adipösen Patienten,
- Z. n. Hysterektomie mit unerwarteter Vernarbung und Verlagerung des Harnleiters,
- Verletzung im Rahmen der Präparation des Spatium vesicovaginale (Ansatz für das Interponat).

Vorbeugung: Extraperitoneale Sakrokolpopexie (falls die Technik beherrscht wird). Bei transperitonealem Vorgehen sorgfältige Präparation und Anzügelung des rechten Harnleiters, Verfolgung nach kaudal bis zur Einmündung in die Blase, vorsichtige Präparation des Spatium vesicovaginale (feine Instrumente, zur Blutstillung eher Umstechungen als Koagulation (cave. A. uterina, die auch nach Hysterektomie noch stark bluten kann!).

Behandlung: Ureterozystoneostomie.

Komplikation: Blasenverletzung im Rahmen der Präparation des Spatium vesicovaginale, analog Rektumverletzungen bei der Präparation des Spatium rectovaginale.

Häufigkeit: Median 3,1 % (Range 0,4–15,8 %) (Nygaard et al. 204).

Ursache: Ungenügende Aufspannung des Scheidengewölbes. Nichtleere Blase.

Vorbeugung: Statt eines Stieltupfers in der Scheide sollte ein l-förmig gebogener Bauchspatel verwendet werden (alternativ ein dicker Hegar-Stift). Dadurch wird auch vermieden, dass bei der Platzierung der vaginalen Nähte der Stieltupfer oder die gegenüberliegende Vaginalwand mitgefasst wird. Zu Beginn der Operation muss ein transurethraler Katheter steril eingelegt werden. Die Blase sollte während der gesamten OP leer sein.

Behandlung: Mehrschichtige Blasenübernähung.

Komplikation: Zu enge Lagebeziehung zwischen elongiertem rechten Harnleiter und artiziellem Interponat mit der Gefahr einer Arrosion/Narbenfesselung.

Ursache: Interponat zu breit, ungenügende Harnleiterpräparation.

Vorbeugung: In der Regel reicht ein 2 cm breiter Polypropylennetz-Streifen als Interponat aus (3-Punkt Fixierung am Kreuzbein). Das Band kann zusätzlich durch eine Naht in sich gefaltet und damit vom Harnleiter weg verlagert werden (sanduhrförmige Taillierung des Interponats). Der Harnleiter sollte bis über die Iliakalüberkreuzung nach kranial präpariert werden, wodurch er automatisch Distanz zum sakral fixierten Interponat gewinnt.

Behandlung: Revisions-OP.

Postoperative Komplikationen

Komplikation: Harnwegsinfekt.

Häufigkeit: Median 10,9 % (Range 2,5–25,9 %) (Nygaard et al. 2004).

Ursache: Ungenügende perioperative Antibiose, nichtfachgerechte präoperative Abklärung der Keimsituation.

Vorbeugung: Primäre Zystostomieeinlage zusätzlich zur transurethralen Katheterisierung. Der transurethrale Katheter kann dann bereits am 1. postoperativen Tag entfernt werden. Bei vermiedener intraoperativer Blasenverletzung und nichtkombinierter Inkontinenzoperation kann die Miktion bereits am 1. postoperativen Tag freigegeben werden, die Zystostomie dient der Restharnkontrolle und sollte intermittierend verschlossen werden.

Komplikation: Auftreten einer präoperativ nicht bestehenden Harninkontinenz.

Häufigkeit: Circa 20 % (Brubaker et al. 2006).

Ursache: Durch Quetschhahnphänomen lavierte Harninkontinenz, keine einzeitige Kombination der Sakrokolpopexie mit einer Inkontinenzoperation (Kolposuspension nach Burch, suburethrale Schlingenplastik, z. B. TVT).

Vorbeugung: Zur Aufdeckung einer lavierten Harninkontinenz sollte eine präoperative Urodynamik mit und ohne Reposition mittels Pessar erfolgen. Optional kann auch eine Urethradruck-Profilometrie mit und ohne Pessar Zusatzinformationen liefern, vor allem, wenn die Wahl der Inkontinenzoperation sich nach dem Urethradruckprofil richtet. Minimalanforderung zur Evaluation der tatsächlichen Kontinenzsituation ist ein Hustenprovokationstest bei voller Blase mit und ohne Pessar. Präoperativ bestehende Drangsymptome (welche nicht selten eine OP-Indikation darstellen), bessern sich mehrheitlich nach der Sakrokolpopexie, die Rate der De-Novo-Dranginkontinenz ist dagegen vernachlässigbar (Brubaker et al. 2006).

Komplikation: Auftreten einer präoperativ nicht bestehenden Entero- oder Rektozele nach Zystozelenkorrektur.

Häufigkeit: Median 4,4 % (Range 0–18,2 %) (Nygaard et al. 2004).

Ursache: Das mittlere und hintere Kompartiment wird bei Straffung der Scheidenvorderwand im Rahmen der Zystozelenkorrektur durch Sakrokolpopexie aufgezogen und biete nun erst Raum für Rektum- und Dünndarmvorfälle.

Vorbeugung: Wenn möglich, sollte immer eine Präparation des Spatium vesicovaginale und des Spatium rectovaginale erfolgen. Ein Interponat sollte den Scheidendom schnabelförmig einfassen, wodurch gleichzeitig Scheidenvorder- und -hinterwand gestrafft und sakral fixiert werden. Das Rektum vernarbt in diesem Fall mit dem Interponat und wird in seiner nach kranial verlagerten Position fixiert. Der Interponat-„Schnabel" verhindert schließlich den Vorfall von Dünndarmanteilen durch das mittlere Kompartiment.

Behandlung: Rektopexie in 2. Sitzung.

Komplikation: Auftreten eines Prolapsrezidivs.

Häufigkeit: 0–42 % (abhängig von der Rezidivprolapsdefinition und -lokalisation, s. o.) (Nygaard et al. 2004).

Ursache: Ausriss des Interponats vaginal oder sakral durch zu frühzeitige körperliche Belastung.

Vorbeugung: Nach einer Sakrokolpopexie sollte sich jede Patientin mindestens 6 Wochen lang körperlich schonen (< 5 kg heben).

Komplikation: Defäkationsstörungen, Obstipation.

Ursache: Narbenfesselung und Einengung des Rektums.

Vorbeugung: Wie schon zur Vorbeugung einer Harnleitereinengung/Narbenfesselung des Harnleiters (s. o.) kann das Interponat durch eine Naht in sich gefaltet und damit vom Rektum weg verlagert werden (sanduhrförmige Taillierung des Interponats).

Behandlung: Stuhlweichmacher, Laxatim, Revision.

Komplikation: Auftreten einer Harnstauungsniere rechts.

Ursache: Narbige Knickstenose eines elongierten Harnleiters.

Vorbeugung: Präoperative oder intraoperative DJ-Anlage rechts. Bei Reposition der vorgefallenen Blase staucht sich der Ureter entlang der DJ-Achse, eine meanderförmige Verlagerung des Ureters mit der Gefahr einer narbigen Knickstenosenbildung wird vermieden.

Behandlung: Ureterolyse, ggf. Ostermeistomie.

Komplikation: Dyspareunie.

Häufigkeit: Die sehr widersprüchliche Datenlage beschreibt einerseits Verbesserungen der Sexualfunktion nach Sakrokolpopexie in bis zu 89 % (Baessler u. Schuessler 2001), andererseits allerdings wird von De-Novo-Dyspareunieraten von 37,5 % berichtet (Virtanen et al. 1994). Die Beratung über die mögliche Beeinflussung der Sexualfunktion durch eine Sakrokolpopexie ist daher sehr schwierig. Eine unphysiologische Auslenkung der Scheidenachse nach kraniolateral – etwa durch ein zu straff gespanntes und am Promontorium fixiertes Interponat – wird aber allgemein als mögliche Ursache für eine De-Novo-Dyspareunie angesehen, ein Beweis für diese pathophysiologische Hypothese wird aber wohl kaum zu führen sein.

Ursache: Möglicherweise zu straff gespanntes Interponat mit unphysiologischer Auslenkung der Scheidenachse.

Vorbeugung: Spannungsfreie Lage das Interponats. Fixierung des Interponats nicht am Promontorium, sondern 5 cm kaudal direkt am Kreuzbein (Höhe S 1). Dabei ist allerdings die höhere Gefahr der präsakralen Nerven- und Venenplexusverletzung zu berücksichtigen.

Komplikation: Kohabitationsbeschwerden aufgrund in die Scheide penetrierender Knoten/Fäden.

Ursache: Verwendung nichtresorbierbarer monofiler Fäden (z. B. Prolene).

Vorbeugung: Nichtresorbierbare Fäden sind zur Sicherstellung der dauerhaften Scheidenfixierung unabdingbar. Monofile Fäden sollten dagegen vermieden werden, da kurz abgeschnittene Knotenenden starr und spitz sind und zur Scheidenpenetration neigen. Geflochtene Fäden sind geschmeidiger und zeigen diese Penetrationstendenz nicht. Überdies müssen sie für den sicheren Sitz weniger oft geknotet werden. Der Autor verwendet nichtresorbierbares geflochtenes Fadenmaterial der Stärke 1.

Methodenspezifische Komplikationen und deren Vermeidung

Offen-transperitoneale Sakrokolpopexie

Dieses Operationsverfahren ist das bei weitem am häufigsten durchgeführte, was umso mehr erstaunt, als sämtliche Zielorgane und gefährdete Strukturen der Sakrokolpopexie (Scheide, Kreuzbein, rechter Harnleiter, Iliakalgefäße) extraperitoneal gelegen sind. Nach ventraler primärer Peritonealeröffnung über eine Unterbauchlaparotomie (quere Pfannenstiel-Inzision, gefolgt von bogenförmiger epifaszialer Präparation in Richtung Bauchnabel und Längsinzision des M. rectus abdominis oder quere Abtrennung desselben an der Symphyse) wird der Darm nach kraniolateral abgestopft und unterhalb der Iliakalbifurkation das Promontorium dargestellt. Der rechte Harnleiter wird auf der Überkreuzung der A. iliaca communis identifiziert und sorgfältig im Auge behalten. Das Peritoneum wird nun präsakral, pararektal rechts und an der Scheidenhinterwand bis zum Scheidendom inzidiert. Nach Interposition des ligamentären Materials wird das Peritoneum wieder über dem Interponat verschlossen.

Komplikation: Auftreten eines (Sub)Ileus aufgrund von Darmadhäsionen.

Häufigkeit: Median 3,6 % (Range 1,1–9,3 %) (Nygaard et al. 2004).

Ursache: Intraperitoneale Darmmanipulationen (Weghalten, Abstopfen, Peritonealinzisionen und -vernähungen).

Vorbeugung: Wenn möglich extraperitoneale Vorgehensweise. Adhäsionen kommen beim transperitonealen laparoskopischen Vorgehen seltener vor, allerdings lässt sich eine Kolposuspension bzw. eine laterale Richardson-OP laparoskopisch transperitoneal nur schwer mit einer Sakrokolpopexie kombinieren (komplette Blasenmobilisation nötig). Auch sind die Erfolge einer laparoskopischen Kolposuspension nach aktueller Datenlage schlechter als beim offenen Vorgehen.

Behandlung: Abführende Maßnahmen, Darmstimulation (Gastrografie, Neostigmin).

Komplikation: Darmarrosionen durch artifizielles Interponat.

Ursache: Ungenügender Verschluss der dorsalen Peritonealinzisionen, Peritonealnekrose mit frei in der Bauchhöhle liegendem Netzinterponat.

Vorbeugung: Wenn möglich extraperitoneale Vorgehensweise. Ansonsten sorgfältiger Verschluss der Peritonealinzisionen. Laparoskopisches Vorgehen bietet in dieser Beziehung keinen Vorteil gegenüber der offenen OP. Die Verwendung eines autologen (Faszien-)Interponats birgt keinerlei Risiko einer Darm- oder auch nur Peritonealarrosion.

Behandlung: Darmübernähung, ggf. protektiver Anus praeter.

Laparoskopisch transperitoneale Sakrokolpopexie (mit und ohne Roboterassistenz)

Spezifika dieses Operationsverfahrens sind das Pneumoperitoneum und die extreme Trendelenburg-Lagerung der Patientinnen. Die Kopftieflagerung kann in Kombination mit dem intraabdominalen Gasdruck zu Beatmungsschwierigkeiten führen. Die Operationszeit ist in der Regel deutlich länger als beim offenen Vorgehen, die Kombination mit Kolposuspension oder Richardson-OP erschwert und mit geringeren Erfolgsaussichten vergesellschaftet. Der kosmetische Vorzug der Laparoskopie wird durch die Vielzahl der Ports und die unvorteilhafte Lage der Portinzisionen oberhalb der „Bikini"-Linie gegenüber der Pfannenstiel-Inzision relativiert. Gleichwohl ist das Verfahren in Expertenhänden praktikabel und in Bezug auf die Prolapskorrektur den offenen Verfahren ebenbürtig.

Komplikation: Obstipation, Blähungen, Bauchschmerzen.

Ursache: CO_2-Diffusion in den Darm während der OP.

Vorbeugung: Möglichst kurze OP-Zeit, geringer Erhaltungsdruck (12–14 mmHg).

Behandlung: Entschäumer, abführende Maßnahmen.

Komplikation: Unbemerkte Darmverletzungen.

Ursache: Begrenztes intraoperatives Gesichtsfeld, blinder Verschluss der Trokarinzisionen.

Vorbeugung: Nicht möglich.

Behandlung: Laparotomie und Überwachung, ggf. protektiver Anus praeter.

12.6 Bandplastiken beim Mann
R. Thiel

Allgemeine Aspekte

Eine Belastungsinkontinenz beim Mann tritt fast ausschließlich iatrogen nach Operationen an der Prostata auf. Dieses betrifft sowohl operative Eingriffe bei gutartiger Prostatavergrößerung wie die Adenomektomie und transurethrale Eingriffe wie die TURP und ihre Varianten (Vaporisation, Laserungen) als auch die radikale Prostatektomie mit ihren Varianten (retropubisch, perineal, laparoskopisch, robotisch). Der Hauptanteil entfällt auf die postoperativen Inkontinenzen nach radikaler Prostatektomie wegen eines Prostatakarzinoms (Betz et al. 2010, Pottek et al. 2010, Rehder u. Gozzi 2007). Die Zahl der inkontinenten Patienten nach radikaler Prostatektomie ist hoch und diese Komplikation stellt für die Patienten eine erhebliche Belastung dar. Bei fast 50.000 Neuerkrankungen am Prostatakarzinom pro Jahr in Deutschland, einer geschätzten Zahl von 10.000–15.000 radikalen Prostatektomien pro Jahr und einer angenommenen mittleren Inkontinenzrate von 20 % (in Studien 0,8–87 %) sind das mindestens 3000 Männer im Jahr, die einer Inkontinenztherapie nach radikaler Prostatektomie bedürfen.

Bei den Bandplastiken sind derzeit im Wesentlichen 2 Systeme auf dem Markt:
- retropubische adjustierbare (Argus, Reemex) Schlingen,
- transobturatorische nichtadjustierbare (AdVance) Schlingen (Hübner et al. 2010, Rehder u. Gozzi 2007, Romano et al. 2006, Sousa-Escandon et al. 2007).

Die ersteren lassen sich auch noch postoperativ durch einen Zugmechanismus in ihrer Spannung nachstellen. Dies ist in bis zu 100 % der Fälle erforderlich (Sousa-Escandon et al. 2007).

Allgemeine Komplikationen und deren Vermeidung

Präoperative Komplikationen

Komplikation: Indikationsfehler.

Ursache: Unvollständige Anamnese und Diagnostik zur Beurteilung der Inkontinenz und evtl. beeinflussender Erkrankungen.

Vorbeugung: Allgemeine operationstechnische Kontraindikationen müssen beachtet werden (Pottek et al. 2010). Eine subtile präoperative Diagnostik mit Zystoskopie, Sphinkterbeurteilung und Funktionstests (evtl. mit Urodynamik) ist erforderlich. Konservative Möglichkeiten (Medikamente, Physiotherapie) sollten vor einer operativen Therapie möglichst ausgeschöpft werden (Cornu et al. 2009).

Behandlung: Indiziert ist eine Bandplastik (von Ausnahmen abgesehen) nur für Inkontinenzgrade I und II (Pottek et al. 2010). Bei einer kompletten Harninkontinenz (Grad III) ohne Restsphinkterfunktion sind Schlingen weniger indiziert (Bauer et al. 2009, Cornel et al. 2010).

Bei adjustierbaren Bändern treten schwerere Komplikationen (Infektionen, Harnröhrenerosion, Bandausbau) wesentlich häufiger auf als bei nichtadjustierbaren Bändern. Dies mag damit zusammenhängen, dass diese Bänder Druck auf die Harnröhre ausüben (Wirkung durch Obstruktion), während beim transobturatorischen AdVance-Band ein tangentialer Zug vorliegt und ein anderer Wirkmechanismus (funktionelle Wirkung durch Rückverlagerung des Sphinkters- und Halteapparats) postuliert wird (Rehder u. Gozzi 2007). Signifikante Komplikationen sind beim transobturatorischen Band aber sehr selten.

Intraoperative Komplikationen

Komplikation: Läsion der Harnröhre oder Blase.

Ursache: Präparation in der falschen Schicht, falsche Platzierung.

Vorbeugung: Korrekte intraoperative Justierung anstreben.

Behandlung: Beim Auftreten und Erkennen von intraoperativen Läsionen kann nach entsprechenden Korrekturen die Implantation des Bandes in der Regel fortgesetzt werden (Hübner et al. 2010, Romano et al. 2006).

Intraoperative/postoperative Komplikationen

Komplikation: Banddislokation.

Ursache: Da die Bandenden bei nichtadjustierbaren Schlingen ähnlich den suburethralen Bändern bei der Frau nicht fixiert werden und nur durch Einwachsen von Bindegewebe halten, können sie in den ersten postoperativen Wochen dislozieren. Eine zu frühe körperliche Belastung spielt eine Rolle.

Vorbeugung: Bei transobturatorischen Bändern ist subtil auf die richtig lokalisierte Bandpassage durch das Foramen obturatum (Winkel zur Symphyse, richtige Schicht) zu achten. Die Fixierung an der Harnröhre ist nicht nur bei adjustierbaren, sondern vor allem bei nichtadjustierbaren Bändern essenziell. Als Nahtmaterial für die Bandfixierung am Bulbus urethrae (Bauer et al. 2010) sollten (wie in der Netzchirurgie üblich) nichtresorbierbare Fäden verwandt werden. Die subkutane Tunnelung der Bandenden und die Einführung von Widerhaken beim AdVance-XP-Band tragen erheblich zu einer besseren und dauerhafteren Fixierung des Bandes mit geringeren Dislokationstendenzen bei (Pottek et al. 2010).

Einhaltung von Verhaltensempfehlungen durch den Patienten sind essenziell. Verbotene Tätigkeiten sind daher in den ersten 8 Wochen nach der Operation vor allem Radfahren und abduzierende Beinbewegungen wie in die Hocke gehen oder Beine abspreizen. Es ist dringend zu empfehlen, den Patienten entsprechende Verhaltensmaßregeln auch schriftlich auszuhändigen (Pottek et al. 2010).

Behandlung: Falls ein Band dennoch und nachvollziehbar durch ein akutes Ereignis (z. B. schweres Heben oder Beinabspreizen) disloziert, sind operative Revisionen und Versuche der Reposition in den ersten Wochen möglich, aber nur Erfolg versprechend, wenn die Bandenden nicht nahe vor dem Foramen obturatum gekürzt wurden und dann in der Tiefe des Foramens verschwinden.

Komplikation: Bandinfektion.

Ursache: Arrosion der Harnröhre mit freiliegendem Band im Harnröhrenlumen und nachfolgender Infektion (häufiger bei adjustierbaren Bändern) (Hübner et al. 2010).

Vorbeugung: Wie bei allen Implantaten wird eine Antibiotikaprophylaxe empfohlen. Die unmittelbar präoperative Einmalgabe, z. B. eines Cephalosporins, reicht in der Regel aus. Einige Autoren geben Antibiotika auch perioperativ (Pottek et al. 2010), z. B. für die Zeit der Katheterableitung.

Ein sauberer, schichtweiser Wundverschluss ohne Drainageeinlage und eine Intrakutannaht mit zusätzlicher wasserdichter Versiegelung z. B. durch einen Gewebekleber (z. B. Dermabond) sollten anstrebt werden, da es schnell zu einer Kontamination der perinealen Wunde mit Stuhl kommt.

Behandlung: Die frühe Erkennung dieser Komplikation (Ausfluss aus der Harnröhre, rezidivierender Harnwegsinfekt, primäres oder sekundäres Therapieversagen) durch eine Urethroskopie ist entscheidend. Bei einer Infektion des Bandes muss dieses meist operativ revidiert und ggf. auch entfernt werden.

Komplikation: Blasenentleerungsstörung.

Häufigkeit: Eine passagere Blasenentleerungsstörung ist relativ häufig (bis 21 %). Bei den nichtadjustierbaren Bändern kommt es häufiger zu vorübergehenden postoperativen Harnverhaltungen, die nach Tagen oder Wochen folgenlos und ohne Harnstrahlabschwächung oder persistierende Restharnbildung abheilen.

Ursache: Kann u. a. durch ein postoperatives Ödem oder Hämatom bedingt sein (Bauer et al. 2009, 2010, Gill et al. 2010, Pottek et al. 2010, Romano et al. 2006). Die höchste Inzidenz von postoperativen Harnverhaltungen besteht nach Zystektomie mit Neoblase (Bauer et al. 2010).

Vorbeugung: Bei Patienten nach Zystektomie mit einer Harnableitung über eine Neoblase muss ein Band besonders locker angelegt werden und ggf. ein intraoperativer Stresstest sowie eine zystoskopische Kontrolle erfolgen.

Behandlung: Die Überprüfung der Miktion durch Uroflowmetrie und Restharnkontrolle ist obligat. Eine Inspektion des Wundbereichs sowie eine Ultraschalluntersuchung sind erforderlich. Größere Hämatome sollten entfernt werden. Ein postoperativer Harnverhalt kann durch vorsichtigen Einmalkatheterismus behandelt werden. Falls hier nach 2–3 Versuchen keine Besserung erkennbar ist, sollte ein suprapubischer Katheter gelegt werden (Pottek et al. 2010). In fast allen Fällen kommt die Miktion nach einigen Wochen wieder in Gang. Bei adjustierbaren Bändern (Reemex, Argus) sollte der optimale Zeitpunkt der Rejustierung nach Herstellerangaben beachtet werden.

Komplikation: Persistierende Inkontinenz.

Häufigkeit: Häufig.

Ursache: Durch die Bandeinlage wird nicht zwingend eine Heilung der Inkontinenz erzielt, in den meisten Fällen wird lediglich eine Reduktion des Urinverlusts erzielt.

Vorbeugung: Korrekte Indikationsstellung: Patienten nach radikaler Prostatektomie mit Belastungsinkontinenz Grad I und II sind geeignet.

Behandlung: Bei adjustierbaren Bändern kann eine Nachjustierung erfolgen. Bei nichtadjustierbaren Bändern stehen in der Regel nur weitere Therapiemaßnahmen zur Verfügung. Hier können z. B. Bulking Agents effektiver sein als in der Primärtherapie. Eine erneute Bandeinlage (gleiches Band oder Alternative) ist in der Regel möglich und zwar mit gleichen Risiken, aber deutlich besseren Erfolgsaussichten (s. Kasuistik „Erneute postoperative Inkontinenz nach AdVance-Band-Dislokation"). Auch die Implantation eines artifiziellen Sphinkters stellt in den meisten Fällen eine weitere Behandlungsoption dar (Pottek et al. 2010).

Komplikation: Schmerzen, Parästhesien.

Häufigkeit: Schmerzen am Damm und an der Insertion der Adduktoren sind relativ häufig, Parästhesien treten gelegentlich auf.

Ursache: Schmerzen am Damm entsprechen Wundschmerzen im Operationsgebiet bzw. zusätzliche Schmerzen beim Sitzen durch einliegenden Katheter, im Bereich der Adduktoren Resultat des Banddurchzugs.

Vorbeugung: Schmerzen im Oberschenkelbereich: Nicht durch die Muskelsehnen stechen (Bauer et al. 2010, Rehder et al. 2010, Romano et al. 2006, Sousa-Escandon et al. 2007)!

Behandlung:
- Allgemein: Antiphlogistika/Analgetika,
- speziell: am Damm (hartes Sitzen vermeiden, Sitzkissen, Gelringe), Parästhesien am Genitale oder Oberschenkel werden symptomatisch therapiert.

Beschwerden klingen meist nach Tagen oder Wochen ab.

Komplikation: (De-Novo)Urge-Symptomatik.

Häufigkeit: Auftreten eher bei obstruierenden (adjustierbaren) Bändern.

Ursache: Irritation der Blase.

Vorbeugung: Korrekte Platzierung des Bandes, Vermeiden eines zu starken Zuges bei obstruierenden (adjustierbaren) Bändern.

Behandlung: Therapie erfolgt symptomatisch! Bei vorbestehender Drangsymptomatik sollte präoperativ eine urodynamische Abklärung und anticholinerge Therapie durchgeführt werden.

Literatur
Hinweise unter
www.thieme.de/komplikationenurologie.de

Einzeitige Revision eines rupturierten Argus-Bandes mit Explantation und Implantation eines neuen Systems

H.-J. Knopf, M. Härtlein

Einleitung: Die Anwendung suburethraler Bänder zur Therapie der Belastungsinkontinenz des Mannes, z. B. nach Eingriffen an der Prostata, stellt eine akzeptable Alternative zum artifiziellen Sphinkter dar. Grundsätzlich sind nichtadjustierbare und readjustierbare Bänder zu unterscheiden. Letztere bieten auch nach längerer Zeit die Möglichkeit, bei einer Rezidivinkontinenz durch Straffung des Bandes die Kontinenz wieder herzustellen. Nichtadjustierbare, in der Regel aus Polypropylen bestehende Bänder weisen als weiteren Nachteil auf, dass sie bei Komplikationen nach einigen Monaten kaum noch zu entfernen sind.
Im vorliegenden Fall handelt es sich um einen Patienten mit einer Rezidivbelastungsinkontinenz nach Einlage eines „Argus-Bandes". Das „Argus-Band" gehört zu den readjustierbaren Systemen, besteht vollständig aus Silikon und ist somit auch nach Jahren einfach zu readjustieren und vollständig explantierbar.

Kasuistik: Ein 61-jähriger Patient stellte sich mit einer Belastungsinkontinenz II.–III. Grades 2 Jahre nach retropubischer radikaler Prostatovesikulektomie vor. Der onkologische Eingriff war kurativ – pT2 c, N0, R0, G3 Gl. 7 (3 + 4), die PSA-Kontrollen ergaben keine Hinweise auf ein Rezidiv oder einen Progress. Der Vorlagenverbrauch belief sich auf 5–7 über den Tag. Nachts kam es nur in seltenen Fällen zu einem Urinverlust. Dem Patienten wurde aufgrund seines Alters die Implantation eines artifiziellen Sphinkters angeboten, er entschied sich jedoch zur Implantation eines suburethralen, adjustierbaren Bandes.

Nach entsprechender Diagnostik wurde das „Argus-Band" im Januar 2007 implantiert. Der intraoperative Verlauf war komplikationslos, der retrograde „leak-point-pressure" wurde auf 40 cm H_2O eingestellt. Nach Entfernen des Dauerkatheters kam die Miktion spontan bei Strikturflow mit Restharnmengen um 100 ml in Gang. Bei Entlassung bestand vollständige Kontinenz.

Bei vollständiger Kontinenz entwickelte sich ab November 2008 innerhalb weniger Wochen eine drittgradige Belastungsinkontinenz. Die auswärtig durchgeführte Diagnostik ergab keine Hinweise auf eine Harnblasen- oder Harnröhrenarrosion, sodass die Readjustierung geplant wurde. Im 1-Stunden-Pad-Test fand sich präoperativ ein Urinverlust von lediglich 6 ml, was im Gegensatz zur geschilderten Symptomatik stand. Die Beckenübersicht zeigte ein deutlich nach rechts disloziertes Kissen (Abb. 12.9). Es erfolgte die suprapubische Freilegung des Bandes zur Readjustierung. Überraschenderweise fand sich der linke Schenkel rupturiert, sodass eine Readjustierung nicht möglich war. Der Eingriff wurde daraufhin beendet.

Zwei Tage später erfolgte der Revisionseingriff mit Explantation des alten und Neuimplantation eines neuen „Argus-Bandes". Nach suprapubischer Freilegung wurde das rechtsseitige Bandende vom Fixationswasher befreit. Nach perinealer Präparation konnte dann das Kissen dargestellt werden. Erfreulicherweise fand sich eine nur leichte, druckbedingte Impression des Bulbus, eine Atrophie ließ sich nicht nachweisen (Abb. 12.10). Das rechtsseitige Bandende wurde mit einem Faden armiert und das gesamte System von perineal entfernt. Danach erfolgte die Platzierung des neuen Bandes. Rechtsseitig erfolgte der Durchzug über den liegenden Faden, linksseitig mithilfe eines Tunnelierers. Nachdem das „Argus-Band" platziert war, erfolgte die Zystoskopie. Die Harnröhre fand sich völlig unberührt ohne Hinweise auf druckatrophische Veränderungen (Abb. 12.11). Danach wurde der retrograde „leak-point-pressure" auf 39 cm H_2O eingestellt.

Der weitere Verlauf gestaltete sich komplikationslos, nach Entfernung des Dauerkatheters kam die Miktion spontan und ohne relevante Restharnmengen in Gang. Im 1-Stunden-Pad-Test nach ICS-Kriterien ließ sich kein Urinverlust nachweisen. Der Patient wurde vollkommen kontinent entlassen. Die postoperative Beckenübersicht zeigt eine korrekte Lage des Kissens (Abb. 12.12).

Kommentar: Im Gegensatz zu Frauen weisen Männer in hohem Maße (ca. ein Drittel) innerhalb eines Jahres nach Implantation suburethraler Bänder eine Rezidivbelastungsinkontinenz auf. Die Ursachen hierfür können nur vermutet werden. Patienten, die mit nichtadjustierbaren Systemen versorgt wurden, stehen somit vor der Frage, ob ein neues Band oder ein artifizieller Sphinkter implantiert werden soll. Treten Komplikationen Monate später auf, sind diese Polypropylenbänder kaum noch entfernbar. Readjustierbare

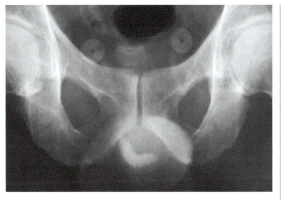

Abb. 12.**9** Präoperative Beckenübersicht mit Nachweis eines deutlich nach rechts dislozierten Kissens.

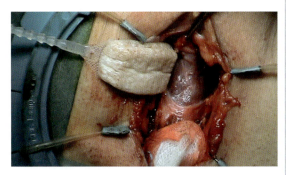

Abb. 12.**10** Darstellung der imprimierten bulbären Harnröhre ohne Hinweise auf druckatrophische Störungen.

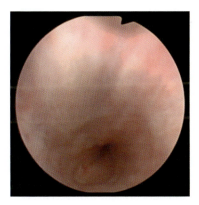

Abb. 12.**11** Endoskopische Darstellung der bulbären Harnröhre mit unauffälliger Schleimhaut.

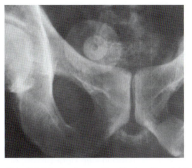

Abb. 12.**12** Postoperative Beckenübersicht mit Nachweis eines nun korrekt platzierten Kissens.

und explantierbare Systeme umgehen diese Probleme gleichermaßen.

Das Problem der Bandruptur beim „Argus-Band" ist selten und trat nur bei Bändern der 1. Generation auf. Durch einen höheren Silikongehalt konnte dieses Problem gelöst werden, weitere Bandrupturen wurden nicht mehr geschildert.

Findet sich eine Bandruptur, sollte der beschriebene, einzeitig durchführbare Eingriff der Explantation des Restbands mit der zeitgleichen Implantation eines neuen Bandes gewählt werden, um den Patienten wieder die Vorteile eines adjustierbaren Systems zu garantieren.

Literatur

Hinweise unter
www.thieme.de/komplikationenurologie.de

Erneute postoperative Inkontinenz nach AdVance-Band-Dislokation und artifiziellem Sphinkter

R. Thiel, K. Eisenblätter

Ein 70-jähriger Pat. wurde uns mit einer Inkontinenz 3,5 Jahre nach auswärtiger laparoskopischer radikaler Prostatovesikulektomie (pT2 c, pN0, M0, Gleason 4 + 3 = 7) vorgestellt. Postoperativ hatte er täglich 10 Vorlagen benötigt. Ein Jahr nach der Prostatektomie war auswärtig ein AMS 800-Sphinkter implantiert worden, der bei Urinombildung entfernt werden musste, 2 weitere Versuche scheiterten ebenfalls. An weiteren Vorerkrankungen bestand lediglich eine medikamentös eingestellte arterielle Hypertonie. Zudem war der Patient adipös (96 kg bei 1,82 m).

Bei der Erstvorstellung in unserer Abteilung ergab ein standardisierter Pad-Test einen Urinverlust von 400 ml. Zystoskopisch zeigte sich ein verminderter willkürlicher Sphinkterschluss bei unauffälliger Harnröhrenschleimhaut. Der Bulbuselevationstest war positiv. Es fiel nach Aufklärung des Patienten die Entscheidung, ein AdVance-Band einzulegen. Intraoperativ fanden deutliche Verwachsungen nach den Voroperationen, eine Bandeinlage war aber problemlos möglich. Postoperativ zeigte sich im Pad-Test ein Urinverlust von 88 ml bei einem Q_{max} von 21 ml/s und einem Miktionsvolumen von 146 ml.

Zwei Monate später wurde der Patient vom niedergelassenen Urologen erneut vorgestellt. Nach zwischenzeitlich guter Kontinenz (eine Sicherheitsvorlage) benötigte er zunächst wieder 3–4 Vorlagen täglich und trug bei der Aufnahme ein Kondomurinal. Im Pad-Test zeigte sich ein Urinverlust von 100 ml. Anamnestisch sei es ca. 2 Wochen nach der Bandeinlage zu einem starken Hustenanfall gekommen, seitdem bestand der verstärkte Urinverlust. Offenbar war es durch den erhöhten intraabdominalen Druck zu einer Bandlockerung gekommen. Trotz der multiplen Voroperationen entschieden wir uns bei zu einer 2. AdVance-Band-Einlage. Als weitere Möglichkeit hätte auch eine adjustierbares Band verwendet werden können.

Die Operation erfolgte 1 Jahr nach der Erstoperation. Intraoperativ ließ sich das erste Band in der Tiefe tasten, der

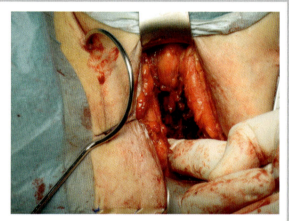

Abb. 12.**13** AdVance-Band-Einlage: Outside-in-Tunnelierung (45°-Winkel) in Richtung auf die Zeigefingerspitze.

Bulbus war allerdings wieder unterhalb des Beckenbodens verlagert, sodass das neue Band distal des alten Bandes, das in situ belassen wurde, am Bulbus fixiert wurde. Das neue Band wurde deutlich ventraler (in Richtung Symphyse) durch das Foramen obturatum geführt (Abb. 12.**13**), sodass sich die Zugrichtung verbesserte, zudem wurden u. a. die Bandenden zusätzlich noch subkutan getunnelt, sodass ein besserer Halt des Bandes erzielt werden konnte (Abb. 12.**14**). Nach der 2. Operation war der Patient vollkommen kontinent (Pad-Test 0 ml). Auch im Verlauf bestand 1 Jahr später weiterhin eine vollständige Kontinenz.

Kommentar: Die Dislokation des AdVance-Bandes als Komplikation wird in der Literatur kaum beschrieben. Explantationen sind meist aufgrund von Infekten notwendig. Bauer et al. (2010) beschreiben eine Explantation aufgrund einer Dislokation, allerdings mit dadurch bedingter Urethrakompression und Harnverhalts sowie aufgrund eines primären inkorrekten Placements.

Allgemein gilt das Verfahren als komplikationsarm. Bauer et al. (2010) beschreiben zwar eine Komplikationsrate von ca. 24 %, darunter befindet sich aber ein vorübergehender postoperativer Harnverhalt mit 21 %. Ernste Komplikationen treten nur in ca. 3 % der Fälle auf. Mittlerweile wurden weltweit über 13.000 AdVance-Systeme implantiert, davon über 3.000 in Deutschland und Österreich.

Im vorliegenden Fall hat die Gewebeveränderung durch die 3 Sphinkterimplantationen zu einem primär schlechteren Einwachsen des Bandes geführt. Der massive Hustenstoß führte dann zu einer Dislokation mit Lockerung des Bandes. Speziell in diesen Fällen sollte aber auf eine entsprechend längere körperliche Schonung (mind. 8 Wochen) geachtet werden.

Trotzdem war eine 2. Bandeinlage ein Jahr später erfolgreich. Hier wurde allerdings das OP-Verfahren nach internationaler Konsensuskonferenz unter Einbeziehung der Erfinder der Operationstechnik optimiert (Pottek et al. 2010).

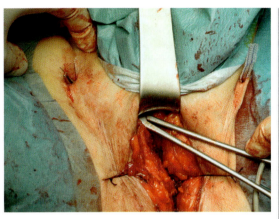

Abb. 12.**14** AdVance-Band-Implantation: subkutanes Einziehen und Versenken der Bandenden führt zu einer besseren Verankerung.

Literatur
Hinweise unter
 www.thieme.de/komplikationenurologie.de

12.7 Artifizieller Sphinkter

U. Grein

Allgemeine Aspekte

Seit nunmehr 3 Jahrzehnten spielt der artifizielle Sphinkter eine herausragende Rolle in der Behandlung der Harninkontinenz bei Mann und Frau. Die Sphinkterprothese besteht aus 3 Komponenten:
- Einer füll- und entleerbaren Manschette, die die Harnröhre umschließt,
- einer Pumpe zum Entleeren der Manschette,
- einem druckregulierenden Ballon (Abb. 12.15).

Die erfolgreiche Anwendung des artifiziellen Sphinkters setzt jedoch die genaue Kenntnis der mechanischen Funktionsweise, der Implantationstechnik, der möglichen mechanischen Funktionsstörungen sowie der Selektion des geeigneten Patienten voraus.

Allgemeine Komplikationen und deren Vermeidung

Präoperative Komplikationen

Komplikation: Falsche Indikationsstellung.

Ursache: Unzureichende Anamnese und Diagnostik!

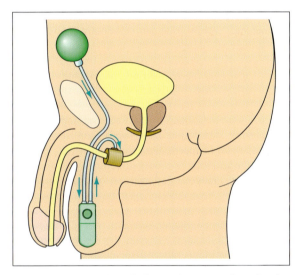

Abb. 12.**15** Schema der Sphinkterprothese. Darstellung des Flüssigkeitstransfers vom druckregulierenden Ballon zur Manschette, die mit definiertem Druck die Harnröhre verschließt.

Vorbeugung: Patienten mit einer intrinsischen Sphinkterläsion sind von denen zu unterscheiden, die eine detrusorbedingte Inkontinenz zeigen, denn diese sind nicht geeignet. Verwendung eines standardisierten Fragebogens (Gaudenz 1979), eines Miktionsprotokolls und des Vorlagengewichts (Test nach Hald) zur Objektivierung der Inkontinenz. Uroflow ist obligat. Eine komplette urodynamische Untersuchung ist nur zwingend bei Hinweisen auf eine zu geringe Blasencompliance oder Urge-Symptomatik. Sonografische Untersuchung zum Ausschluss von Harnstauungsnieren oder Restharn. Fakultativ röntgenologische oder sonografische Untersuchungen zur Darstellung von Harnröhre, Harnblasenkonfiguration, Fisteln oder Arrosionen.

Fragen nach Radiatio, Voroperationen, Diabetes mellitus und die Medikamentenanamnese sind wichtig. Erfragen und Überprüfung mentaler Fähigkeiten und Überprüfung der manuellen Geschicklichkeit zur Bedienung der Pumpe.

Indikationen:
- Belastungsinkontinenz des Mannes nach radikalchirurgischen Eingriffen wie radikale Prostatektomie, Zystoprostatektomie mit orthotoper Harnableitung oder TUR-Prostata,
- Afunktionelle Urethra bei der Frau, in der Regel nach gescheiterten konventionellen Inkontinenzoperationen,
- neurogene Harninkontinenz.

Kontraindikationen:
- Blasenkapazität unter 200 ml,
- hyperaktive Blase,
- mangelnde intellektuelle oder manuelle Fähigkeiten des Patienten.

Behandlung: Unter Umständen Entfernung des artifiziellen Sphinkters.

Komplikation: Harnwegsinfektion, allgemeine Infektionen.

Ursache: Keimbesiedlung im Urin oder an anderen prädisponierten Stellen, z. B. Zähne oder Hautläsionen mit anschließender Keimbesiedlung durch Rasur.

Vorbeugung: Präoperative Sanierung von Infektionen im Körper (Gebiss, Nebenhöhlen), nicht nur die Infektion des Harntrakts.

Eine mehrtägige Hautdesinfektion mit Chlorhexidin führt zur signifikanten Senkung der Keimzahlen und wird neben der präoperativen alkoholischen Desinfektion empfohlen. Eine Rasur sollte zeitnah zur Operation stattfinden, um eine Kontamination der Haut durch Mikroorganismen zu vermeiden. Die Haarkürzung sollte durch eine elektrische Schneidemaschine und nicht durch Nass- oder Trockenrasur erfolgen, da hier Mikroläsionen zu befürchten sind.

Evidenzbasierte Untersuchungen zur Antibiotikaprophylaxe existieren nicht. In der urologischen Implantatchirurgie wird eine sterile Urinkultur beziehungsweise die präoperative mehrtägige resistenzgerechte Antibiose bei nachgewiesenem Harnwegsinfektionen vorausgesetzt. Eine über die Operationszeit hinausreichende Antibiose wird von den meisten Experten trotz fehlender Evidenz durchgeführt, da die schwerwiegenden Folgen eines Scheiterns der Operation erhebliche Folgen für die Lebensqualität der betroffenen Patienten hätten.

Eine Dauerkatheterversorgung sollte 1 Woche vor Operation beendet werden.

Behandlung: Abhängig von der Art der Infektion, allgemein jedoch antibiotische und antiphlogistische Maßnahmen.

Intraoperative Komplikationen

Komplikation: Falsche Positionierung des Cuffs, falscher Zugangsweg.

Ursache: Mangelnde Erfahrung, falsche Indikation.

Vorbeugung: Nach klassischer Ansicht (Raad u. Darouich 1997) sollte der Cuff möglichst proximal platziert werden. Bei der Frau ist die Platzierung am Blasenhals obligat. Nach Prostataadenomenukleation oder TUR-Prostata ist die Implantation am Blasenhals möglich. Der Zugang ist in diesen Fällen suprapubisch. Dieser Zugang setzt große operative Erfahrung voraus. Einfacher ist die Implantation beim Mann über einen perinealen Zugang. Alternativ wird seit 2003 der skrotale Zugang beschrieben (Wilson et al. 2003). Die Technik erlaubt die Implantation der Sphinkterkomponenten über nur eine Inzision. Hinsichtlich der Kontinenz soll sie der perinealen Implantation unterlegen sein (Siegel 2008) (Tab. 12.3).

Behandlung: Gegebenenfalls Neupositionierung des Cuffs.

Komplikation: Wahl des falschen Cuffs.

Ursache: Mangelnde Erfahrung, fehlerhafte Messung intraoperativ.

Tab. 12.3 Cuffposition in Abhängigkeit von der Operationsindikation.

Indikation	Blasenhals	Perineal	Doppelcuff	Transcavernös	Skrotal
Belastungsinkontinenz Frau	x				
TUR-Prostata	x	x	x		x
radikale Prostatektomie		x			x
radikale Prostatektomie + Radiatio oder Bulking Agents			x		
Z. n. Arrosion/Atrophie		x		X	

Vorbeugung: Ausreichende Erfahrung, Supervision, korrekte Messung des Harnröhrenumfangs.

Behandlung: Wechsel des Cuffs, ggf. Neuanlage.

Ein Doppelcuff sollte dann implantiert werden, wenn eine Positionierung an der proximalen Harnröhre problematisch ist. Diese Situation besteht nach Radiatio der Prostataregion sowie nach Applikation von Bulking Agents. Muss die Cufflokalisation distal erfolgen, erzielt man mit 2 Cuffs eine bessere Kontinenzrate (Brito et al. 1993).

Indikation für den transkavernösen Cuff: Bei sehr schmächtiger Harnröhre (z. B. nach antiandrogener Therapie) oder bei voroperierten Harnröhren mit reduziertem Umfang sind die verfügbaren Manschetten zu lang. Die Einbeziehung eines Teils des Corpus cavernosum führt zu einer Vergrößerung des Umfangs und erlaubt so die Implantation normaler Cuffs (Guralnick et al 2002). Nach Bestrahlung oder Explantation arrodierter Manschetten findet sich häufig keine normale anatomische Schicht, um die Harnröhre sauber und ohne Läsion zu präparieren. Auch hier ist die transkavernöse Technik der sichere Weg.

Komplikation: Verletzungen der Harnröhre.

Ursache: Iatrogen bedingt, schwieriger Situs, Voroperationen.

Vorbeugung: Sorgfältige Präparation: Bei der klassischen perinealen Implantation werden 2 Hautschnitte benötigt. Die perineale Inzision dient zur Freilegung der bulbären Harnröhre. Die inguinale Inzision erlaubt die Platzierung des druckregulierenden Ballons intraperitoneal sowie der Pumpe skrotal.

Behandlung: Bei genügender Erfahrung kann der Defekt vernäht werden. Die Manschette wird dann entfernt von dem Defekt implantiert. Bei Unklarheit, ob eine Verletzung der Harnröhre vorliegt, hat sich folgender Test bewert: Instillation von Kochsalzlösung oder Kathetergel über den Meatus. Bei Nichtaustritt der Flüssigkeit ist die Harnröhre dicht.

Postoperative Komplikationen

Komplikation: Persistierende Inkontinenz: Urinverlust beim Aufstehen.

Ursache: Falsche Positionierung des Cuffs.

Vorbeugung: Die Harnröhre sollte soweit wie möglich proximal freigelegt werden, damit der Cuff in eine horizontale Lage gebracht werden kann und sich so nicht mehr in der direkten Druckzone beim Sitzen befindet (Schreiter 1985).

Behandlung: Operative Lagekorrektur.

Komplikation: Pumpenfehllage.

Ursache: Die optimale Bedienbarkeit der Pumpe ist gegeben, wenn die Pumpe dicht unter der Haut lateral im mittleren Skrotum liegt. Früh postoperativ kann die Pumpe bewegungsbedingt in die Inguinalregion gleiten, wo sie nicht mehr zu tasten ist. Wird dieser Vorgang nicht bemerkt, wächst die Pumpe an der falschen Lokalisation ein und kann nicht aktiviert werden.

Vorbeugung: Es ist extrem wichtig, dass in täglichen Abständen früh postoperativ beginnend die Pumpenlage überprüft und ggf. durch Verschieben korrigiert wird.

Behandlung: Operative Revision.

Komplikation: Nichtaktivierbare Pumpe.

Ursache: Gelegentlich findet sich nicht genug Restflüssigkeit im Pumpballon, um die Pumpe effektiv zu betätigen, sodass die Aktivierung nicht gelingt.

Vorbeugung: Auf den Verbleib einer genügenden Flüssigkeitsmenge in der Pumpe vor deren Deaktivierung ist zu achten.

Behandlung: Hier hat es sich bewährt, die Pumpe in Höhe des Deaktivierungsknopfes seitlich zu kneten bzw. zu drücken (Seitendruckmethode, Abb. 12.16). Alternativ kann mit einem Q-Tip die Hinterseite der Pumpe in Höhe des Deaktivierungsknopfs eingedrückt werden (Q-Tip-Methode, Abb. 12.17). Beides führt zum Abheben des Sitzventils und Flüssigkeit kann in die Pumpe und Manschette einfließen. Bei Versagen ist der Austausch der Pumpe notwendig.

Komplikation: Urethraatrophie.

Häufigkeit: 15–20 % (eigene Daten).

Ursache: Im Laufe von 1–3 Jahren führt der chronische Druck der Manschette auf die Urethra zur Gewebeschrumpfung und zum Wiederauftreten der Inkontinenz (Coillard et al. 1995). Zum kompletten Entleeren der Manschette werden zunehmend mehr Pumpenschläge benötigt als anfangs. Die Urethroskopie mit Verschlussdruckmessung zeigt einen erniedrigten Verschlussdruck an (Schreiter 2009).

Behandlung: Die Behandlung besteht in der operativen Revision mit Austausch der Manschette gegen eine kleinere. Alternativ ist die Verlagerung der Manschette möglich.

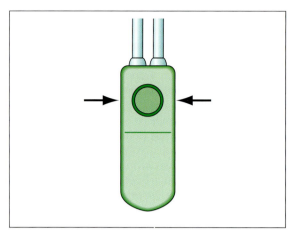

Abb. 12.**16** Seitliches Drücken der Pumpe zur Füllung des Druckballons

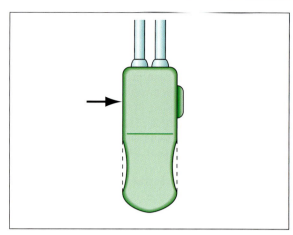

Abb. 12.**17** Pressen der Pumpe mit einem Q-Tip bei schwieriger Aktivierung

Komplikation: Harnröhrenarrosion.

Häufigkeit: Inzidenz liegt bei ca. 6 %.

Ursache: Klinische Zeichen einer Harnröhrenarrosion sind Wiederauftreten der Inkontinenz und Dysurie. Bis zu 40 % iatrogen durch unsachgemäßen Katheterismus, anlässlich von operativen Eingriffen in anderen Fachgebieten, bedingt. Tritt eine Arrosion früh nach der Implantation auf, liegen die Ursachen entweder in einer nichtbemerkten intraoperativen Harnröhrenverletzung oder in der Wahl zu kleiner Manschetten. Fehlende Deaktivierung des Sphinkters vor Katheteranlage, zu lange Liegedauer des Katheters.

Vorbeugung: Vor Anlegen eines Katheters muss der Sphinkter deaktiviert werden und für die Dauer der Einlage deaktiviert bleiben. Verbleibt ein Katheter bei aktiviertem Sphinkter, ist mit einer Arrosion innerhalb von 3 Tagen zu rechnen. Muss ein Katheter länger als 7 Tage belassen werden, ist eine suprapubische Ableitung zu bevorzugen.
Wahl der richtigen Manschettengröße.

Behandlung: Die Diagnose erfolgt durch Urethrografie und Zystoskopie (Abb. 12.**18**). Die Behandlung besteht in der sofortigen Explantation des Systems. Da die Arrosion häufig mit einer Infektion einhergeht, ist es sicherer, nicht nur die Manschette, sondern das gesamte System zu entfernen. Der Harnröhrendefekt kann nicht primär rekonstruiert werden, da im Bereich des Defekts kein gesundes Gewebe zur Deckung zur Verfügung steht. Normalerweise heilt der Defekt über einem liegenden DK innerhalb von 2–3 Wochen ab. Ein Miktionszysturethrogramm wird anschließend angefertigt, um die Abheilung der Harnröhre zu bestätigen. 3 Monate später kann ein neuer Sphinkter implantiert werden, wobei der Cuff an einer anderen Stelle implantiert werden sollte.

Komplikation: Infektion.

Häufigkeit: In etwa 5 % der Primärimplantationen muss mit einer Infektion gerechnet werden. Klinische Zeichen der Infektion sind Schmerz, Schwellung, eine fixierte und druckdolente Pumpe, Fieber oder die Perforation von Komponenten durch die Haut (Abb. 12.**19**).

Ursache: Mögliche Arrosionen oder iatrogene Verletzungen der Harnröhre.

Vorbeugung: Verwendung von antibiotikabeschichteten Sphinktern (Raad u. Darouich 1997). Die verwendeten Antibiotika sind Minocyclin und Rifampicin. Ob die Beschichtung in der Prävention einer Infektion effektiv ist, muss sich erst in kommenden Studien erweisen.

Behandlung: Bei gesicherter Infektion ist ein konservativer antibiotischer Therapieversuch sinnlos. Die Bakterien nisten sich in einem die Prothese umgebenden Biofilm ein und werden von den Antibiotika nicht erreicht. Die vollständige Explantation der gesamten Prothese ist erforderlich (Brito et al. 1993). Eine partielle Explantation führt nie zum Erfolg. 3 Monate später kann ein neuer Sphinkter eingesetzt werden. Über Salvage-Operationen liegen nur wenige Mitteilungen vor (Bryan et al. 2002). Eine routinemäßige Anwendung ist nicht zu empfehlen.

Komplikation: Harnverhalt.

Häufigkeit: Nach der Implantation eines Doppelcuffs kommt es in 10–15 % der Fälle zum Harnverhalt.

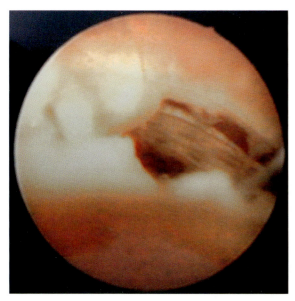

Abb. 12.**18** Endoskopische Sicht einer Harnröhrenarrosion.

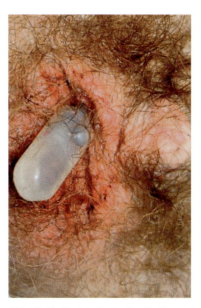

Abb. 12.**19** Skrotale Perforation der Pumpe bei Protheseninfektion.

Ursache: Ursache kann ein periurethrales Ödem oder Hämatom sein.

Vorbeugung: Wahl der richtigen Manschettengröße. Sorgfältige Hämostase.

Behandlung: Für 1 Woche sollte nochmals ein dünner 10- oder 12-Charr.-Katheter eingelegt werden. Falls danach die Miktion nicht in Gang kommt, muss revidiert werden und 1 oder 2 größere Manschetten eingesetzt werden.

Literatur
Hinweise unter
   www.thieme.de/komplikationenurologie.de

13 Komplikationen bei Eingriffen am äußeren Genitale

E. Bismarck, B.J. Schmitz-Dräger

13.1 Penis

Eingriffe am Penis erfolgen überwiegend am Präputium. Hier stellt die Phimose mit einer Häufigkeit von 8 % bei Kindern und 1 % bei Jugendlichen die größte Indikationsgruppe dar. Seltener sind Eingriffe an den Schwellkörpern, die zur Korrektur der Penislängsachse bei angeborener bzw. infolge einer Induratio penis plastica entstandener Deviation durchgeführt werden. Eingriffe im Sinne eines Komplikationsmanagements (Versorgung einer Penisfraktur und eines Priapismus) sind ebenfalls selten. Komplikative Operationsfolgen können zu erheblichen kosmetischen, funktionellen und auch psychischen Beeinträchtigungen führen.

Zirkumzision

Allgemeine Aspekte

Bei 8 % der 6- bis 8-jährigen Knaben besteht eine primäre Phimose. Bis zum 16. Lebensjahr nimmt die Häufigkeit auf 1 % ab. Sekundäre Phimosen sind in 60–80 % durch einen Lichen sclerosus hervorgerufen. Da topische Behandlungen mit Kortikosteroiden nur in geringem Maße einen therapeutischen Erfolg verzeichnen, wird in der vollständigen Zirkumzision die effektivste Behandlungsmethode gesehen. Komplikationen sind mit 0,2–6 % insgesamt selten.

Allgemeine Komplikationen und deren Vermeidung

Komplikation: **Nachblutung.**

Häufigkeit: Mit ca. 1 % die häufigste Komplikation der Zirkumzision.

Ursache: Ungenügende Durchstechung der A. frenularis bzw. Koagulation venöser Gefäße. Aber auch nächtliche Erektionen oder der zu frühe Verlust des komprimierenden Verbands können zu einer Nachblutung führen.

Vorbeugung: Kontrollierte Durchstechung der A. frenularis im Verlauf der Frenuloplastik. Venöse Gefäße sollten bei stärkerem Kaliber ligiert werden. Kleinkalibrige Venen koaguliert man bipolar. Vor monopolarer Koagulation muss aufgrund der geringen Gewebestärke des Penis und möglicher hoher Stromdichte gewarnt werden. Als Folge kann sich eine Penisnekrose entwickeln. Postoperative milde Kompression durch einen Verband. Erektionen sollten vermieden werden.

Behandlung: Kontrollierte manuelle Kompression. Sollte sich diese als nicht ausreichend erweisen, ist eine operative Blutstillung erforderlich.

Komplikation: **Phimosenrezidiv.**

Ursache: Inkomplette, „kosmetische" Zirkumzision.

Vorbeugung: Die Indikation zur kosmetischen Zirkumzision mit Erhalt eines Präputialsaums zum vollständigem bzw. teilweisem Bedecken der Glans penis sollte kritisch gestellt werden. Bei Verdacht auf einen Lichen sclerosus (Balanitis xerotica obliterans) ist auf eine Resektion bis in makroskopisch gesunde Hautareale zu achten, sodass hier die radikale Zirkumzision präferiert werden sollte.

Behandlung: Operative Revision.

Komplikation: **Wunddehiszenz.**

Ursache: Ausreißen der adaptierenden Nähte durch Erektion oder ein Wundhämatom.

Vorbeugung: Vermeiden von Erektionen. Intraoperativ sollte auf suffiziente Blutstillung und Aseptik geachtet werden.

Behandlung: Kleine Dehiszenzen heilen sekundär. Bei ausgedehntem Befund ist jedoch nach Anfrischen der Wundränder eine Sekundärnaht erforderlich.

Komplikation: **Verkürzung des Penisschafthautschlauchs mit Schmerzen oder Hautläsionen nach Erektion und Kohabitation.**

Ursache: Exzessive Resektion des äußeren Präputialblatts.

Vorbeugung: Operatives Training, Inzision des äußeren Präputialblatts distal des Sulcus coronarius.

Behandlung: Korrektur durch eine Z-Plastik des Penishautschlauchs.

Komplikation: Urethrokutane Fistel.

Ursache: Ausgedehnte Koagulation im Verlauf der Frenulotomie und Frenuloplastik.

Vorbeugung: Gezielte sparsame bipolare Koagulation bzw. Versorgung der Blutung mit einer Durchstechung.

Behandlung: Exzision der Fistel und Verschluss des Harnröhrendefekts mit einem Flap.

Schwellkörperchirurgie

Allgemeine Aspekte

Häufigste Indikationen für Eingriffe am Corpus cavernosum sind Deviationen der Penislängsachse, die funktionelle Beschwerden bei der Kohabitation, aber auch psychische Störungen hervorrufen können. Die kongenitale Penisdeviation ist Folge einer Entwicklungsstörung der Schwellkörperwand durch einen Mangel an Androgenrezeptoren. Sekundäre Deviationen können Folge einer Induratio penis plastica, einer Penisfraktur und eines urethralen Manipulationssyndroms sein. Letzteres führt zu einer ventralen Deviation. Es kommen tunikaverkürzende (Korporoplastik n. Nesbit bzw. Schröder/Essed) und tunikaverlängernde (Inzision mit Graft) Verfahren zur Anwendung.

Allgemeine Komplikationen und deren Vermeidung

Komplikation: Signifikante Verkürzung des erigierten Penis nach Nesbit-Verfahren.

Häufigkeit: 17–20 %.

Ursache: Präoperative Deviation > 60°.

Vorbeugung: Kritische Indikationsstellung zum Nesbit-Verfahren.

Behandlung: Durchtrennung des Lig. suspensorium penis.

Komplikation: Rezidivierende Deviation.

Ursache: Floride Induratio penis plastica.

Vorbeugung: Abwarten einer stabilen Deviation nach Therapie/Spontanverlauf der IPP über mindestens 3 Monate.

Behandlung: Zunächst Therapie der Grunderkrankung. In Abhängigkeit der funktionellen Einschränkung nochmalige operative Intervention.

Komplikation: Sensibilitätsstörung der Glans penis.

Ursache: Läsion des neurovaskulären Bündels auf dem Dorsum penis bei Tunikaplikatur bzw. Inzision der dorsalen bzw. dorsolateralen Schwellkörperwand.

Vorbeugung: Darstellung und Mobilisation des neurovaskulären Bündels durch subtile Präparation auf der Schwellkörperwand. Eine Strahlentherapie zur Behandlung der IPP sollte bei Dorsaldeviation des Penis > 60° kritisch diskutiert werden, da hierdurch die Präparation deutlich erschwert wird.

Behandlung: Eine therapeutische Beeinflussung ist nicht möglich.

Ablative Verfahren

Allgemeine Aspekte

Das Peniskarzinom ist eine seltene Erkrankung. Ist eine lokale Therapie unter Erhalt des Penis nicht indiziert, wird eine Teilamputation bis hin zur Penektomie durchgeführt. Ein wesentlicher Fokus ist bei diesen Eingriffen auf die Ausleitung der Harnröhre zu legen.

Allgemeine Komplikationen und deren Vermeidung

Komplikation: Infektion.

Ursache: Bakterielle Besiedlung der teils nekrotischen Oberfläche des Karzinoms.

Vorbeugung: Antibiotische Prophylaxe. Einschlagen des zu präparierenden Tumors in einen Gummihandschuh.

Behandlung: Breitbandantibiose, ggf. Wundrevision.

Komplikation: Stenose des Meatus urethrae externus.

Ursache: Narbige Schrumpfung des Neomeatus bei primär zu kleinkalibrig implantiertem Harnröhrenstumpf.

Vorbeugung: Elliptische urethrokutane Naht.

Behandlung: Plastische Meatotomie.

Denudierter Penis nach radikaler Zirkumzision

S. Schmidt, B. Reisch, J. Steffens

Ein 67-jähriger Patient war 7 Tage vor seiner Vorstellung in unserer Klinik auswärtig zirkumzidiert worden. Ab dem 4. postoperativen Tag zeigte sich eine zunehmende Schwellung des Penisschafts mit konsekutiver Rötung und Überwärmung des Penis. Unter lokal abschwellenden Maßnahmen mit Kälteapplikation und antibiotischer sowie antiphlogistischer Medikation kam es zu keiner nennenswerten Besserung des Lokalbefunds.

Bei Aufnahme zeigte sich ein ausgeprägtes, sekundär infiziertes Hämatom des Penisschafts. Auf Druck entleerte sich putrides Sekret entlang der Wundränder, die Nahtreihe war komplett abgelöst! Die Penisschafthaut war nahezu auf der gesamten Hautfläche nekrotisch und hatte sich vom Penisschaft gelöst.

Eine intravenöse Antibiotikatherapie mit Ciprofloxacin wurde eingeleitet. Der Wundabstrich wies Acinetobacter nach, Ciprofloxacin wurde als resistenzgerecht verifiziert. Die anschließende Abszessausräumung und Nekrosektomie hatte eine Denudierung des Penisschafts zur Folge. An den postoperativen Tagen 3, 5, 7 und 10 erfolgten Wunddébridements mit Verbandswechseln in Narkose.

Zur plastischen Deckung des denudierten Penisschafts führten wir die Einbettung des Penis in die Skrotalhaut durch, eine keimarme Situation wurde vorab durch einen entnommenen Abstrich sichergestellt. Intraoperativ wurde ein suprapubischer Harnblasenkatheter (SPDK) eingelegt. Die Wunde war im weiteren Verlauf bei primärer Wundheilung reizlos, der passagere SPDK konnte am 11. postoperativen Tag bei restharnfreier Miktion entfernt werden, 2 Tage später erfolgte die Entlassung des Patienten.

Nach 3 Monaten erfolgte nun die Penisdeskrotalisierung mit einer Skrotallappenplastik. Intraoperativ konnte die gut durchblutete Skrotalhaut semizirkulär am mobilisierten Penisschaft adaptiert werden, sodass der Penis nun allseits von Skrotalhaut bedeckt war. Es resultierte ein auch für den Patienten kosmetisch zufrieden stellendes Ergebnis.

Kommentar: Der „Buried" oder „Trapped Penis" des Erwachsenen ist Folge eines Traumas, einer operativ-onkologischen Therapie oder einer exzessiven Vorhautresektion im Rahmen einer Zirkumzision. Die in dem Fall durchgeführte Therapie ist eine 2-Stufen-Technik zur funktionellen und kosmetischen Rekonstruktion:

- In der 1. Stufe wird sämtliches Narbengewebe entfernt, es resultiert ein vollständig denudierter Penis. Es werden proximal und distal Querinzisionen der Skrotalhaut durchgeführt. Nach Präparation eines subkutanen Tunnels zwischen den Inzisionen wird der Penis durch den Tunnel gezogen und nach distal ausgeleitet (Abb. 13.1, Abb. 13.2, Abb. 13.3).

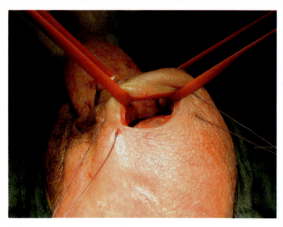

Abb. 13.1 Präparierter subkutaner skrotaler Tunnel.

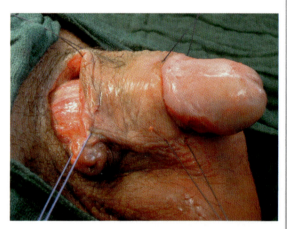

Abb. 13.2 Verlagerung des Penis in den skrotalen Tunnel.

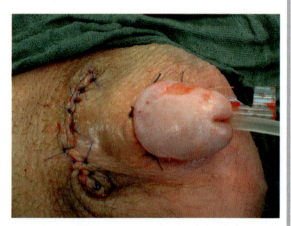

Abb. 13.3 Ergebnis der skrotalen Verlagerung nach Hautverschluss.

- Nach etwa 3 Monaten erfolgt in der 2. Stufe die Deskrotalisierung des Penis mit Rekonstruktion der Schafthaut. Dazu werden bilaterale Inzisionen durchgeführt, die Penishaut von der Skrotalhaut separiert. Durch eine Längsnaht wird der Hautdefekt schließlich primär verschlossen (Abb. 13.**4**) (Zucchi et al., 2010).

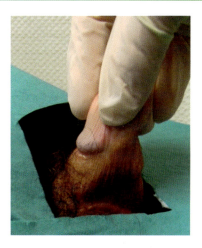

Abb. 13.**4** 6 Monate nach Penisschaftrekonstruktion.

Literatur
Hinweise unter
www.thieme.de/komplikationenurologie.de

13.2 Skrotum

Allgemeine Komplikationen und deren Vermeidung

Komplikation: Blutung.

Ursache: Unzureichende Blutstillung im Bereich der Tunica dartos und der Testikulargefäße.

Vorbeugung: Bei der längeren Inzision des Skrotums zur Hodenfreilegung empfiehlt sich das Fassen der Tunica dartos mit Allis-Klemmen, um bereits zu diesem Zeitpunkt durch Kompression eine Blutstillung zu erreichen. Bei der Wundnaht sollte die Tunica dartos separat durch Einzelknopfnähte verschlossen werden.
- Subtile bipolare Koagulation oder Umstechung am Resektionsrand von Hydrozelen und Spermatozelen,
- separate Versorgung von Ductus deferens und Testikulargefäßen bei der Orchiektomie,
- sichere Ligatur der Venen bei der Varikozelenoperation (skrotal, inguinal und retroperitoneal),
- bipolare Koagulation parenchymatöser intratestikulärer Blutungen und blutstillende Naht der Tunica albuginea,
- postoperativ milde Kompression des Skrotums durch ein zusätzlich mit Kompressen ausgefülltes Suspensorium.

Behandlung: Manuelle Kompression. Bei persistierender Blutung aus der Wunde ist eine blutstillende Naht in Lokalanästhesie erforderlich. Intraskrotale oder inguinale Blutungen müssen revidiert, ausgeräumt und kontrolliert koaguliert oder umstochen werden.

Hydrozelenresektion

Allgemeine Komplikationen und deren Vermeidung

Komplikation: Hydrozelenrezidiv.

Ursache: Methode Lord: Unzureichende Plikatur der Tunica vaginalis (zu wenig Nähte, Verwendung von resorbierbarem Nahtmaterial).

Vorbeugung: Verwendung von nichtresobierbarem Nahtmaterial für die ca. 8 Plikaturnähte.

Behandlung: Erneute Freilegung des Hodens und Entlastung der Hydrozelenflüssigkeit, Drainage des Skrotums.

Orchidopexie

Allgemeine Komplikationen und deren Vermeidung

Komplikation: Erneute Mobilität des vormals fixierten Hodens.

Ursache: Verwendung von resorbierbarem Nahtmaterial.

Vorbeugung: Fixierung des Hodens in seiner Äquatorialebene mit 3 nichtresorbierbaren Nähten.

Behandlung: Reintervention mit Pexie.

Vasektomie

Allgemeine Komplikationen und deren Vermeidung

Komplikation: Vasektomieversagen.

Häufigkeit: 0–2 %.

Ursache: Rekanalisierung des Ductus deferens (Fehllage der Stümpfe, Nekrose der Stumpfenden).

Vorbeugung: Faszieninterposition zwischen die Stümpfe des Ductus deferens.

Behandlung: Revasektomie.

Komplikation: Postvasektomieschmerzsyndrom.

Häufigkeit: 0,4–6,1 %.

Ursache: Kongestive Epididymitis, chronische Testalgie.

Vorbeugung: Bipolares oder monopolares Kauterisieren der Samenleiterstümpfe anstatt Ligatur.

Behandlung:
- Stufenanalgesie nach WHO,
- Samenstranginfiltration mit Lokalanästhetikum oder Kortikosteriod,
- transrektale Infiltration des Plexus pelvicus (Bupivacain, Methylprednisolon),
- Samenstrangdenervierung über inguinalen Zugang,
- Epididymektomie bzw. Orchiektomie.

Komplikation: Bildung von Spermatozoenautoantikörpern.

Häufigkeit: 88 %.

Ursache: Immunreaktion auf Spermatozoenantigene.

Vorbeugung: Nicht möglich.

Behandlung: Nicht erforderlich, da kein Nachweis eines erhöhten Risikos für eine Immunkomplexerkrankung.

Fournier-Gangrän

Allgemeine Aspekte

Aufgrund einer nekrotisierenden Fasziitis durch sowohl aerobe als auch anaerobe Bakterien kommt es zur einer rapid progredienten Nekrotisierung der Perinealregion, des Skrotums und auch der Penisschafthaut. Die Infektion geht von der Haut, vom Urogenitaltrakt oder vom Darm aus. Unbehandelt ist die Sterblichkeit mit 67 % sehr hoch.

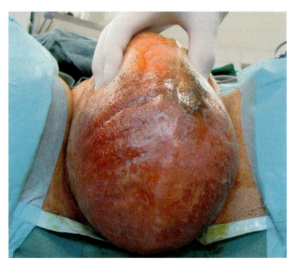

Abb. 13.**5** Präoperativer Befund eines Fournier Gangrän mit beginnender Nekrosebildung.

Durch frühzeitige Intervention kann diese auf 4 % gesenkt werden. Supportiv sind u. U. die Anlage einer Kolostomie oder eines suprapubischen Blasenkatheters erforderlich.

Allgemeine Komplikationen und deren Vermeidung

Komplikation: Septischer Schock.

Ursache: Einschwemmen der Bakterien in die Blutbahn.

Vorbeugung: Kalkulierte antibiotische Therapie (Cephalosporin 3. Generation, Metronidazol, Gentamicin).

Behandlung: Intensivtherapie, Breitbandantibiose unter Einbeziehung der Anaerobier, Herdsanierung.

Komplikation: Progrediente Nekrose der Perigenitalregion.

Ursache: Infektionsausbreitung im Faszienverlauf.

Behandlung: Ausgiebiges Débridement bis in gesunde Hautanteile, ggf. weitere Revisionseingriffe. Im weiteren Verlauf ist oft eine plastische Defektdeckung erforderlich (Abb. 13.**5**, Abb. 13.**6**).

Literatur
Hinweise unter
   www.thieme.de/komplikationenurologie.de

13.2 Skrotum

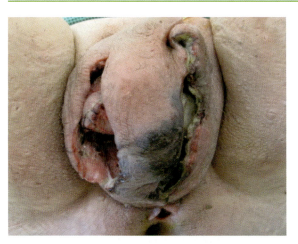

Abb. 13.**6** Demarkierte Nekroseareale des Skrotums nach primärem Wunddébridement.

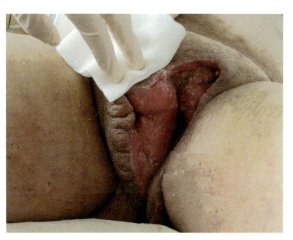

Abb. 13.**7** Situs vor plastischem Wundverschluss.

14 Komplikationen bei der Harnableitung

14.1 Harnleiter-Haut-Fistel

S. Rausch, T. Kälble

Allgemeine Aspekte

Die Harnleiter-Haut-Fistel stellt die einfachste Form der supravesikalen inkontinenten Harnableitungen dar, bei der kein ausgeschaltetes Darmsegment verwendet werden muss.

Das inoperable Harnblasenkarzinom mit schwerer Dysurie, Hydronephrose oder Urämie, Harnblasen- oder gynäkologische Tumoren mit Fistelbildung, Inkontinenz oder Einzelniere stellen palliative Situationen dar, in welchen eine Harnleiter-Haut-Fistel in die therapeutischen Erwägungen einbezogen werden sollte (Wandschneider et al. 1992). Sowohl die Formation des Ureter-Haut-Stomas als auch der Zugangsweg, d. h. extra- oder transperitoneal, sind die entscheidenden Schritte für einen komplikationsarmen Operationsverlauf. Prinzipiell unterschieden werden muss zwischen primär extraperitonealer Uretermobilisation mit direktem Einnähen eines oder beider Ureteren in die Haut oder transperitonealem Vorgehen mit gemeinsamer Ausleitung beider Harnleiter aus einer Hautöffnung und Omentum-majus-Wrapping beider Ureter (Abb. 14.2), sowohl im Faszien- als auch im Hautniveau.

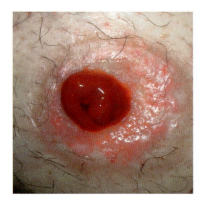

Abb. 14.1 Splintlose, mit einem gemeinsamen Stoma im linken Oberbauch ausgeleitete Harnleiter beidseits mit Omentum-majus-Wrapping (mit freundl. Genehmigung von Prof. Dr. Armin Pycha, Bozen).

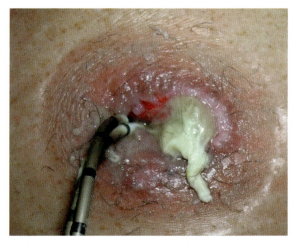

Abb. 14.2 Partielle Nekrose des Stomas beider Harnleiter im linken Oberbauch mit Omentum-majus-Wrapping nach adjuvanter Chemotherapie (mit freundl. Genehmigung von Prof. Dr. Armin Pycha, Bozen).

Allgemeine Komplikationen und deren Vermeidung

Präoperative Komplikationen

Komplikation: Stenosierung des Ureter-Haut-Stomas (Indikationsfehler).

Häufigkeit: Etwa 50 % (Tab. 14.2).

Ursache: Vorausgegangene Radiatio oder Operationen mit erfolgter Mobilisation des Harnleiters mit nachfolgender Beeinträchtigung der Vaskularisation des Ureters, ebenso Narben der Haut. Erhöhter Druck oder Zugspannung auf den distalen Ureter werden prädisponierend postuliert, sodass Adipositas und BMI-Erhöhung als Einflussgrößen diskutiert werden (Namiki u. Yanagi 2005).

Vorbeugung: Strenge Indikationsstellung! Die Indikation zur Ureterokutaneostomie wird in Anbetracht der gegenwärtigen operativ-technischen, anästhesiologischen und intensivmedizinischen Möglichkeiten vergleichsweise selten gestellt und kommt insbesondere bei Patienten mit hohem Lebensalter und Multimorbidität sowie als Harnableitungsform in Palliativsituationen zum Einsatz. Die Anlage einer Harnleiter-Haut-Fistel wird international in ca. 2 % der operativen Harnableitungen durchgeführt (Hautmann et al. 2007).

Die Verwendung von obstruierten, dickwandigen Harnleitern ist vorteilhaft (Shafik 1971, Rainwater et al. 1991, MacGregor et al. 1987).

Behandlung: Lebenslange Ureterstentung.

Tab. 14.1 Komplikationen nach Ureterokutaneostomie.

	Fehler/Komplikationen
präoperative Phase	Adipositas? Bestrahlung/Voroperationen?
intraoperative Phase	Extra-/intraperitoneales Vorgehen? Devaskularisierung des Ureters Darmnekrose nach Mobilisation des Omentum majus spannungsfreie Harnleiterpassage durch die Abdominalwand/kein Kinking?
postoperative Phase	distale Ureternekrose Darmatonie (bei intraperitonealer Präparation) Ureterstenose
Spätphase	Infekte, Steine Dilatation des oberen Harntrakts, Niereninsuffizienz permanente Harnleiterschienung Blutungen durch schienenbedingte Arrosionen

Tab. 14.2 Stenoserate nach Ureterokutaneostomie in der Literatur.

	n	OP-Technik	Stenoserate	Katheterfreie Rate
Wandschneider u. Mitarb. (1992)	64	überwiegend einfache Implantation mit Schleimhautnippel	15 %	-
MacGregor u. Mitarb. (1987)	46	Ureterokutaneostomie	> 50 %	-
Yoshimura u. Mitarb. (2001)	61	Technik nach Tojoda	-	89 % nach 18 Monaten
Chul u. Mitarb. (2005)	48	modifizierter Tunnel: Fixierung der anterioren und posterioren Rektusscheide	-	89,9 %
Lodde u. Mitarb. (2005)	15	Ureterokutaneostomie mit Omentum-Wrapping	-	100 %
Hirokawa u. Mitarb. (1989)	12	distale Ureter-Seit-zu-Seit-Anastomose	8,3 %	-

Intraoperative Komplikationen

Komplikation: Stenosierung des Ureter-Haut-Stomas (operatives Vorgehen).

Häufigkeit: 50 % (Tab. 14.2).

Ursache: Unzureichende Vaskularisation der distalen Ureteranteile mit sekundärer Strikturbildung, insbesondere beim transperitonealen Vorgehen mit Ureter-Wrapping.

Vorbeugung: Die Faszie sollte ausreichend, d. h. kreuzweise inzidiert und der Ureter dort seromuskulär fixiert werden. Bei der Mobilisierung des Ureters ist auf ein großzügiges Belassen von adventitiellem Gewebe mit Gefäßen zu achten. Die Präparation der Ureteren sollte so langstreckig erfolgen, dass eine spannungsfreie Lage bis zum Stoma möglich ist. Beim Hindurchführen des Harnleiters durch die Abdominalwand ist auf das Vermeiden eines Kinkings zu achten (Wandschneider et al. 1992). Die Umlegung des Harnleiters mit mobilisiertem Omentum bis in den Bereich des Umbilikalstomas (Roth 1967) mit retroperitonealem Crossover-Manöver des rechten Harnleiters nach links (Lodde et al. 2005) und das longitudinale Spatulieren des Harnleiters mit Implantation in eine runde, ausgeschnittene Hautstelle (Tojoda 1977) verringern die postoperative Stenosegefahr. Die Implantation des Ureterstomas sollte selbstverständlich nicht im Bereich der Laparotomie erfolgen, sondern lateral davon.

Behandlung: Lebenslange Ureterstentung mit dem Risiko seltener, jedoch schwerer und letaler Verläufe bei mechanischer Arrosion von iliakalen Gefäßen oder der Aorta abdominalis und schweren Blutungskomplikationen (Morelli et al. 2009). Die Verwendung der Technik nach Tojoda bietet die Möglichkeit einer katheterfreien Ureterokutaneostomie; nach einem medianen Follow-up von 18 Monaten wird eine katheterfreie Rate von 89 % beobachtet (Yoshimura et al. 2001).

Komplikation: Sekundäre Darmnekrosen (Abb. 14.2).

Ursache: Kompromittierung des Colon transversum bei der Abpräparation des Omentum majus durch Koagulation oder zu darmnaher vaskulärer Ligatur.

Vorbeugung: Möglicher Verzicht einer Omentum-majus-Plastik im linken Oberbauch, besonders bei älteren, vorbestrahlten oder voroperierten Patienten. Bei ausgeprägtem Verwachsungs- oder Strahlenbauch kann die Entscheidung zum transperitonealen Vorgehen mit dann möglicher Darmschädigung verhängnisvoll sein. Umgekehrt kann eine Entscheidung zum beidseitig extraperitonealen Vorgehen eine bilaterale Stomabildung mit im ungünstigsten Fall lebenslang notwendiger Schienung beidseits bedingen, mit entsprechend schlechter Lebensqualität.

Behandlung: Revisionsoperation, Darmresektion, ggf. notwendige Anlage eines Kolostomas.

Postoperative Komplikationen

Komplikation: Prolongierte Passagestörungen, paralytischer Ileus.

Häufigkeit: Bei extraperitonealem Vorgehen geringer als bei transperitonealem Zugang.

Ursache: Peritoneale Reizung oder Folge eines mechanischen Ileus sowie einer Darmverletzung mit Nekrosebildung.

Behandlung: Einsatz von intestinalen Stimulanzien wie z. B. Distigmin, beziffert mit nur 11 % (Martini et al. 2009), Relaparotomie zur Beseitigung der Ursache, z. B. bei mechanischem Hindernis.

Komplikation: Distale Ureternekrose.

Ursache: Unzureichende Vaskularisation des distalen Ureters.

Vorbeugung: Bei der Mobilisierung des Ureters ist auf ein großzügiges Belassen von adventitiellem Gewebe mit Gefäßen zu achten. Das extraperitoneale Verfahren mit singulärer Implantation der Harnleiter in die Haut sollte absoluten Palliativsituationen vorbehalten sein, da trotz sorgfältigster Präparation der Harnleiter unter Erhalt der gefäßführenden Adventitia die Gefahr einer Ureterostenosierung besteht mit konsekutiver lebenslanger Ureterstentung und entsprechend schlechter Lebensqualität.

Behandlung: Relaparotomie mit möglicherweise sekundärer Verwendung von Darm zur Defektüberbrückung angesichts fehlender Ureterlänge. Ein solcher Eingriff hat bei älteren Patienten bzw. in Palliativsituationen eine hohe Mortalität. Einlage einer perkutanen Nephrostomie.

Literatur
Hinweise unter
   www.thieme.de/Komplikationenurologie.de

14.2 Ileum-Conduit

J. Noldus

Allgemeine Aspekte

Seit mehr als 50 Jahren ist das Ileum-Conduit die am häufigsten verwendete Harnableitung nach radikaler Zystektomie. Trotz der einfachen und sicheren Technik werden Komplikationsraten von 25 % bis zu 60 % in der Literatur beschrieben. Die Stomarevision ist einer der häufigsten Eingriffe nach Zystektomie (Farnham u. Cookson 2004).

Allgemeine Komplikationen und deren Vermeidung

Intraoperative Komplikationen

Komplikation: Venöse Stauung oder Ischämie des Conduits.

Häufigkeit: Stomakomplikationen insgesamt belaufen sich auf etwa 8,5–60 % (Ratcliff et al. 2005, Wood et al. 204, Klein et al. 1989, Knap et al. 2004).

Ursache: Fasziendurchtritt zu eng, Verdrehung des Conduit oder ein langer Weg durch ein ausgeprägtes subkutanes Fettgewebe.

Vorbeugung: Schaffung einer ausreichend weiten Durchtrittspforte durch die Faszie bzw. den M. rectus abdominis (2-Finger-Test). Die Lücke sollte an die Dicke des Mesos angepasst werden und kann bei sehr schlanken und extrem übergewichtigen Patienten enorm variieren. Weiterhin ist auf die exakte Positionierung des Conduits nach Durchzug durch die Faszien-Muskel-Lücke zu achten. Das Conduit darf auf keinen Fall verdreht fixiert werden, das Meso des Conduits liegt dabei regelhaft nach kranial. Bei adipösen Patienten mit ausgeprägtem subkutanem Fettgewebe ist an einen entsprechend langen Weg des Conduits oberhalb der Faszie zu denken. Wird hierauf nicht geachtet und versucht, durch Zug am Conduit Strecke zu gewinnen, kann das nachfolgend zur Abklemmung/Abscherung der arteriellen und venösen Zufuhr subfaszial führen. Bei der Ausschaltung des Conduits aus dem Meso ist deshalb eine ausreichend lange Skelettierung ileozökalklappennah durchzuführen.

Behandlung: Häufig sind diese Komplikationen nur vorübergehender Natur. In einigen wenigen Fällen bedürfen sie jedoch einer zeitnahen Korrektur. Die venöse Stauung präsentiert sich wenige Stunden nach der Operation in einem dunkelroten bis lividen Conduit, hier ist jedoch fast immer von einer spontanen Erholung nach wenigen Tagen auszugehen. Bei der Stomaischämie hingegen zeigt sich ein blass-graues Conduit, welches immer zu einem späteren Zeitpunkt revidiert werden muss. Ist das Conduit komplett nekrotisch, sollte es akut entfernt und die Ureteren ligiert werden. Eine Conduitneuanlage ist erst nach Ablauf von 3 Monaten zu raten. Zeigt sich nur eine Teilnekrose oberhalb der Faszie, heilt das Conduit unter Umständen narbig aus. Auch hier ist eine Revision nicht vor Ablauf von 3 Monaten zu empfehlen, häufig kann dann jedoch der narbige Anteil gekürzt und das Conduit neu in Faszie und Haut eingepflanzt werden.

Postoperative Komplikationen

Komplikation: Parastomale Hernie (Abb. 14.3).

Häufigkeit: 3,9 % bis ca. 28 %, abhängig auch vom Body-Mass-Index (BMI) des Patienten: Normalgewichtige 4,1 %, Übergewichtige 16,4 % und Fettsüchtige 27,3 % (durchschnittlicher BMI: 21,8 vs. 27,1 vs. 35,4) (Kouba et al. 2007).

Ursache: Fettsucht kann zu einem erhöhten intraabdominalen Druck führen und die Bauchwand ausdünnen und schwächen. Eine parastomale Hernie entsteht nahezu immer am mesenterialen, kranialen Stomarand, dort, wo die Fixation des Conduits an der Faszie herausfordernd ist. Meisten tritt eine Hernierung nach Monaten bis Jahren auf. Ursache für eine akute Hernierung kann eine längerdauernde Subileussymptomatik mit stark erhöhtem intraabdominalen Druck sein, der zum Ausriss der Conduitfixation im Faszienbereich führt (Abb. 14.4).

Vorbeugung: Schaffung einer entsprechend großen Faszienlücke und gute Fixation des Conduits an der Bauchwand.

Behandlung: Die Therapie der parastomalen Hernie besteht selten in einer notfallmäßigen Revision (außer Gefahr der Inkarzerierung) und beruht auf einer Herniotomie mit Umschneidung des Conduits im Hautniveau, Abtragen des Bruchsacks und häufig auch komplettem Ablösen des Conduits von der Faszie, Einengen der Faszienlücke und Refixierung des Conduits. Sehr gut lassen sich rüsselartige, alloplastische Netze verwenden, die um das Conduit gestülpt und subfaszial fixiert werden (Abb. 14.5). Bei großen Bauchwanddefekten, die auch mit alloplastischem Material nicht gedeckt werden können, kann eine Conduitneuanlage in der kontralateralen Bauchwand notwendig werden. Tritt eine akute Hernierung innerhalb der ersten Tage postoperativ auf, ist eine

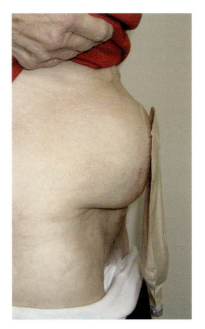

Abb. 14.3 Klinisches Erscheinungsbild einer ausgeprägten parastomalen Hernie 6 Jahre nach Anlage eines Ileum-Conduits.

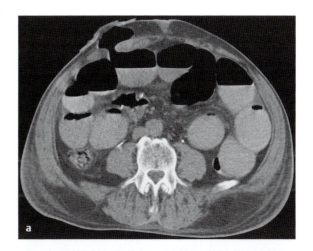

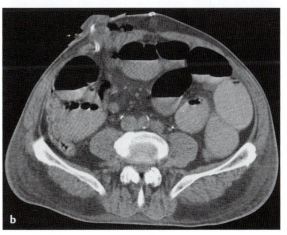

Abb. 14.4 a u. b Parastomale Hernie.
a Akute, 5 Tage postoperativ aufgetretene parastomale Hernie mit Darmpassagestörung. Beachte die distendierten Dünndarmschlingen und den eingeklemmten Darm in der Faszienlücke kranial des Conduits in der Computertomografie des Abdomens.
b Derselbe Patient wie Abb. 14.4a, einige CT Schnitte weiter kaudal. Conduit mit noch liegenden Harnleiterschienen.

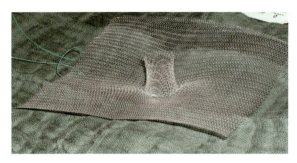

Abb. 14.5 Alloplastisches Netz zur speziellen Versorgung einer parastomalen Hernie

akute Revision mit Neufixation des Conduits und Dekompression des Darmes notwendig und aufgrund der frischen Wundverhältnisse problemlos möglich. Häufig ist damit auch die Subileussymptomatik behoben, da der Dünndarm aus seiner „Falle" befreit wurde.

Komplikation: Dünndarmfisteln.

Ursache: Vaskuläres Geschehen mit Ausbildung einer Nekrose bedingt durch unsachgemäße Behandlung der Arkadengefäße im Mesenterium während des Ausschaltens der Conduitschlinge, unsachgemäßer Verschluss des Mesoschlitzes oder Zug an der Anastomose.

Vorbeugung: Sorgfältige, schonende Präparation.

Behandlung: Operative Revision mit Neuanlage der ileoilealen Anastomose und ggf. Anlage eines protektiven Ileostomas können notwendig werden.

Bei kleinem Extravasat abwarten und die Harnleitersonden zur Schonung der Anastomose belassen. Bei ausgeprägter Extravasation mit Ausbildung eines Urinoms sollte gezielt drainiert und ggf. Nephrostomien eingelegt werden. Auch eine offene Revision kann notwendig werden; eine neue Ureter-Conduit-Anastomose ist dabei schwierig zu bewerkstelligen, da durch die Nekrose und das Urinom das Gewebe fragil geworden ist und Nähte kaum halten. Hier sollten zum Schutz der neuen Anastomose ebenfalls perkutane Nephrostomien erwogen werden (Hinman 1989).

Komplikation: Stomastenose.

Häufigkeit: 0,4–5 % (Farnham u. Cookson 2004, Kouba et al. 2007, Wood et al. 2004, Klein et al. 1989).

Ursache: Zu eng gebildete Durchtrittsstelle des Conduits durch die Faszie neben vaskulären und entzündlichen (→ peristomale Dermatitis) Prozessen im mukokutanen Bereich sein. Als Folgen hieraus können Harnretention und Harnstauungsnieren resultieren.

Vorbeugung: Ausreichende Weite der Durchtrittsstelle.

Behandlung: Operative Revision: Inzision, Neueinpflanzung.

Komplikation: Harnleiterimplantationsenge.

Häufigkeit: Auftreten meistens innerhalb von 2 Jahren postoperativ, linke Seite häufiger betroffen.

Ursache: Ursache ist entweder ein narbiger oder tumorös bedingter Prozess. Langstreckige Denudierungen der Ureteren während der Anlage der Harnableitung führen zu einer Minderversorgung und nachfolgend zur Ausbildung einer narbigen Stenose. Da der linke Ureter aufgrund seiner Tunnelung unter dem Mesosigma nach rechts einer langstreckigen Mobilisation bedarf, ist nach Erfahrung des Autors die Stenoserate höher.

Vorbeugung: Auch sollten die Ureteren so kurz wie vertretbar in das Conduit eingepflanzt werden. Primär wasserdichte Anastomosen vermeiden narbige Prozesse. Auch die Implantationstechnik (Wallace vs. Nesbit) kann Einfluss auf die Ausbildung einer Implantationsenge haben, ist in der Literatur jedoch nicht beschrieben.

Behandlung: Es bedarf in der Regel einer Revision mit Neueinpflanzung der Ureteren ins Conduit. Vorher sollte eine Computertomografie des Abdomens und Beckens als Staging bei karzimombedingter Zystektomie durchgeführt werden. Zur Sicherung der Nierenfunktion wird die Anlage einer perkutanen Nephrostomie einseitig oder beidseitig empfohlen. Hierüber ist so eine Hohlraumdarstellung möglich, die Hinweise auf eine narbige oder tumorös bedingte Stenose erlauben kann. Weiterhin ist vor einer Revisionsoperation eine Nierenszintigrafie empfehlenswert.

Komplikation: Urinleckage, Dermatitiden, Stomablutung.

Häufigkeit: Eine peristomale Dermatitis ist eine häufige und bekannte Komplikation, Berichte in der Literatur sind spärlich (Szymanski et al. 2010). Selten treten Stomablutungen auf. Patienten mit einer portalen Hypertension und bei Leberzirrhose können betroffen sein.

Ursache: Schlechte Lokalisation (→ präoperative Positionierung), flaches Stoma, Intoleranz der Klebstoffe der Stomaplatte, alkalischer Urin und nichtadäquate Stomapflege sind häufig einzeln oder in Kombination ursächlich für die Ausbildung einer Dermatitis. Diese stellt sich zunächst als Hautrötung, untherapiert später als Ulzeration oder Inkrustation dar. Endergebnis ist eine Hyperkeratose mit narbiger Stomastenose.

Vorbeugung: Präoperative Positionierung des Stomas unter Alltagsbedingungen: Aufkleben einer Stomaplatte mit flüssigkeitsgefüllten Beutel beim Tragen von üblicherweise benutzter Straßenkleidung im Stehen und Sitzen.

Wichtig dabei ist die Lage des Rock-/Hosenbunds zum Stoma. Auf vorhandene Hautfalten, Narbenbildung durch Voroperationen (z. B. Appendektomienarbe) ist zu achten. Gegebenenfalls ist bei ausgeprägter Narbenbildung im rechten Unterbauch auch an eine Positionierung des Stomas in den linken Unterbauch zu denken.

Behandlung: Therapeutisch ist in jedem Fall ein auf dem Gebiet der Urostomata erfahrener Stomatherapeut hinzuziehen. Antiinflammatorische Dermatika und Wechsel der Hautplatte auf andere Produkte kann in vielen Fällen zur Abheilung führen. Hat sich eine Stomastenose ausgebildet, ist eine operative Revision mit Neueinpflanzung/Neupositionierung des Stomas notwendig. Wenige Einzelfallbeschreibungen sind bekannt, die entweder mittels Coil-Embolisation oder lokal mit Laserenergie therapiert wurden. Der obere Harntrakt sollte abgeklärt werden, um andere Blutungsquellen auszuschließen.

Literatur
Hinweise unter
   www.thieme.de/komplikationenurologie.de

Enterokutane Fistel nach radikaler Zystektomie und Anlage eines Ileum-Conduit

S. Neudorf, M. Sommerauer, C. Doehn

Bei einem 74-jährigen Patienten wurde im Januar 2008 bei einem Urothelkarzinom der Harnblase eine radikale Zystektomie vorgenommen. Aufgrund massiver Verwachsungen im Bereich des gesamten Dünndarms wurde von der geplanten Anlage einer Ileum-Neoblase Abstand genommen und stattdessen ein Ileum-Conduit angelegt. Die Darmanastomose wurde Seit-zu-Seit mittels Stapler vorgenommen. Histologisch zeigte sich ein Urothelkarzinom der Harnblase im Stadium pT2 pTis pN0 G3 sowie ein Prostatakarzinom im Stadium pT2c pN0 mit einem Gleason-Score von 7. Der postoperative Verlauf war komplikationslos und der Patient wurde am 16. postoperativen Tag in gutem Allgemeinzustand entlassen.

10 Tage nach Entlassung stellte sich der Patient notfallmäßig mit einer handtellergroßen Abszedierung der Bauchdecke ohne Temperaturerhöhung und den folgenden Laborveränderungen vor: Leukozyten: 10.720/µl, Hämoglobin 123 g/l, C-reaktives Protein 245 mg/l (übriges Blutbild, Quick, PTT, Kreatinin und Elektrolyte im Normbereich). Bei klinischem Verdacht auf einen Bauchdeckenabszess erfolgte ein CT des Abdomens mit dem Verdacht auf eine enterokutane Fistel (Abb. 14.**6**). In der durchgeführten Laparotomie zeigte sich der Bauchdeckenabszess als Folge einer enterokutanen Fistel auf dem Boden einer Anastomoseninsuffizienz der Ileoileostomie. Zusätzlich fand sich ein ca. 2 cm großer Defekt im Bereich der HL-Anastomose am Ileum-Conduit, welcher entweder entzündlich bedingt oder im Rahmen der Präparation entstanden war. Der Defekt wurde nach Wundrandexzision übernäht.

Im weiteren Verlauf waren insgesamt 6 operative Revisionen bei rezidivierenden Dünndarmfisteln und aufgrund eines Defekts des Conduits mit konsekutiver Peritonitis erforderlich. Schlussendlich wurden die Entfernung des Ileum-Conduit sowie ein Harnleiterclipping mit Anlage von endständigen Nephrostomien beidseits am 10. Tag nach Wiederaufnahme sowie die Anlage eines Ileostomas am 24. Tag nach Wiederaufnahme notwendig.

Nach 81 Tagen wurde der Patient aus der stationären Behandlung entlassen, nachfolgend waren wiederholt statio-

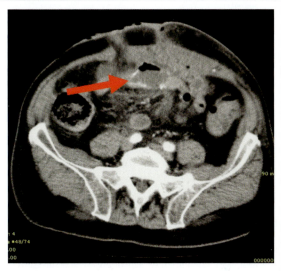

Abb. 14.**6** CT-Abdomen mit Nachweis eines Abszesses (Pfeil) sowie einer enterokutanen Fistel.

näre Behandlungen wegen Exsikkose und prärenalem Nierenversagen notwendig. Im August 2009 stellte sich der Patient mit starken Unterbauchschmerzen erneut notfallmäßig vor. Ursächlich war ein Abszess im kleinen Becken (Abb. 14.**7**). Es erfolgte eine erneute Laparotomie mit Abszessdrainage. Im Rahmen einer Second-Look-Operation wurde eine Leckage am linken Harnleiterstumpf nachgewiesen (Abb. 14.**8**). Möglicherweise war dies der Auslöser für die erneute Abszessbildung. Der Harnleiter wurde erneut verschlossen. Nach 37 Tagen wurde der Patienten in eine geriatrische Rehabilitation entlassen. 2,5 Jahre nach radikaler Zystektomie befindet sich der Patient in einem guten Allgemeinzustand und stellt sich regelmäßig zum Wechsel der Nephrostomiekatheter vor. Es besteht Tumorfreiheit.

Kommentar: Peri- und postoperative Komplikationen nach radikaler Zystektomie mit Harnableitung treten laut Literatur bei 19–64 % der Patienten auf. Wir berichten über den Fall einer enterokutanen Fistel nach radikaler Zystektomie und Anlage eines Ileum-Conduit.

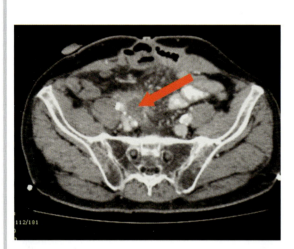

Abb. 14.7 CT-Abdomen mit Nachweis eines Abszesses (Pfeil).

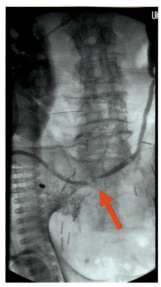

Abb. 14.8 Antegrade Pyelografie mit dem Nachweis einer Leckage am linken Harnleiter (Pfeil).

14.3 Neoblase

B. Volkmer

Allgemeine Aspekte

Die Anlage einer Neoblase nach Zystektomie bietet dem Patienten den Vorteil einer kontinenten Harnableitung mit Erhalt der Miktion per viam naturalis bei intaktem Körperbild. In Deutschland erhalten heutzutage etwa 30 % aller Zystektomiepatienten eine Neoblase, wobei es sich in fast allen Fällen um eine Ileum-Neoblase handelt.

Allgemeine Komplikationen und deren Vermeidung

Präoperative Komplikationen

Komplikation: Falsche Indikationsstellung.

Ursache: Falsche Patientenselektion zur Komplikationsvermeidung.

Vorbeugung: Absolute Kontraindikationen gegen die Anlage einer Neoblase:
- Eine Tumorbeteiligung der Urethra. Hier empfiehlt sich im Zweifelsfall eine intraoperative Schnellschnittdiagnostik des urethralen Absetzungsrands.
- Eine Niereninsuffizienz. Als Grenzwert wird ein präoperativer Serumkreatininwert von 2,0 mg/dl angesehen.
- Eine Darmerkrankung, die die Verwendung von Darmsegmenten verbietet, wie z. B. ein Morbus Crohn oder ein bereits vorbestehendes Kurzdarmsyndrom.
- Ein extrem kurzes Mesenterium des Darmes, das eine spannungsfreie Anastomose an die Harnröhre nicht zulässt.

Wesentlich schwieriger ist die Einschätzung relativer Kontraindikationen:
- Eine bereits präoperativ bestehende Stressharninkontinenz wird nach Anlage einer Neoblase unverändert fortbestehen, führt gleichzeitig aber dazu, dass die Kapazität des Reservoirs nur unwesentlich gesteigert werden kann, da hierzu ein intakter Kontinenzmechanismus zwingend erforderlich ist.
- Ein hohes Alter: Mit zunehmendem Alter wird es für die Patienten zunehmend schwierig, postoperativ eine gute Harnkontinenz zu erzielen. Hier spielt neben der Alterung des Sphinkterapparats auch die abnehmende Fähigkeit eine Rolle, Bewegungsabläufe wie z. B. bei der Beckenbodengymnastik neu zu erlernen. Hier ist es wichtig, das biologische Alter des Patienten richtig einzuschätzen. Im Zweifelsfall kann hier ein geriatrisches Assessment hilfreich sein. Bei Patienten, die älter als 75 Jahre sind, sollte die Indikation zur Neoblase eng gestellt werden. Nach dem 80. Lebensjahr sollte die Neoblase nur noch im Ausnahmefall angelegt werden.
- Ein lokal fortgeschrittenes Tumorstadium. Da die Neoblase die einzige Form der Harnableitung ist, die im vollständig im kleinen Becken gelegen ist, besteht im Falle eines Lokalrezidivs das Risiko einer Tumorinfiltration der Neoblase von außen. Es sollte eine Neoblase

daher nur dann angelegt werden, wenn der Operateur den Eindruck eines tumorfreien kleinen Beckens nach Abschluss der Zystektomie und pelvinen Lymphadenektomie hat. Dies gilt auch für das Vorliegen einer Peritonealkarzinose.
- Eine vorangegangene Strahlentherapie des Beckens. Sie kann zu trophischen Störungen und zur Fibrose der Ureteren, des Sphinkterapparats und des Darmes führen. Hier kann die definitive Entscheidung bezüglich der Harnableitung erst intraoperativ getroffen werden. Diese Patienten weisen besonders hohe Risiken, Strikturen, Wundheilungsstörungen, prolongierte Leckagen, spontane Rupturen oder Fisteln zu entwickeln, auf.
- Neurogene Blasenentleerungsstörungen.

Behandlung: Alternative Harnableitung

Komplikation: (Fortschreitender) Funktionsverlust der Nieren.

Ursache: Im Falle einer präoperativen Harnstauungsniere sollte der Funktionsanteil dieser Niere bekannt sein: Implantiert man Nieren mit einem Funktionsanteil von weniger als 15 % der Gesamtfunktion in eine Neoblase, so drohen im Langzeitverlauf Komplikationen.

Vorbeugung: Bei weitgehend funktionsgeminderter Hydronephrose empfiehlt sich daher die Nephroureterektomie in gleicher Sitzung.

Behandlung: Sekundäre Nephrektomie.

Intraoperative Komplikationen

Komplikation: Kurze Ureteren.

Ursache: Notwendige Resektion/Nachresektion eines oder beider Harnleiter, z. B. bei Tumorbefall.

Vorbeugung: Sorgfältige und gefäßschonende Präparation der Ureteren im distalen Anteil zum Längengewinn.

Behandlung: Sind beide Ureteren stark gekürzt, empfiehlt sich auf jeden Fall eine Ileum-Neoblase mit afferentem Schenkel, in den beide Ureteren implantiert werden (Technik nach Studer). Die W-förmige Ileum-Neoblase nach Hautmann bietet mit der getrennten Harnleiterimplantation nach Wallace in tubulär belassene Dünndarmsegmente an beiden Enden des ausgeschalteten Darmsegments die Möglichkeit, ebenfalls fehlende Uretersegmente zu überbrücken. Ist dies allerdings beidseits erforderlich, wird der verbleibende Ileum-Anteil relativ kurz, was zumindest in der frühen postoperativen Phase zu einer sehr kleinen Neoblasenkapazität führt. Die Entscheidung, welche Form der Ileum-Neoblase gewählt wird, sollte erst getroffen werden, wenn durch Schnellschnittdiagnostik bekannt ist, ob die Ureteren in voller Länge, d. h. bis zur Höhe der Gefäßkreuzung, zur Verfügung stehen oder ob sie nachgekürzt werden müssen.

Bei Patienten, bei denen größere Uretersegmente reseziert werden mussten, empfiehlt sich die Überbrückung durch tubulär belassene Dünndarmsegmente.

Komplikation: Streckendefizit zum urethralen Anschluss der Neoblase.

Ursache: Kurzer Mesenterialstiel, insbesondere bei adipösen Patienten.

Vorbeugung: Nicht zu beeinflussende anatomische Gegebenheit, Möglichkeit einer alternativen Harnableitung mit dem Patienten besprechen.

Behandlung:
- Erstellung eines „flaps" am tiefsten Punkt der Neoblase durch bogenförmige Inzision bei der antimesenterialen Eröffnung des Ileums. Dieser „flap" wird zu einem Rohr geformt und mit dem Ureterstumpf anastomosiert. Der resultierende Streckengewinn beträgt ca. 2–3 cm.
- Querinzision des peritonealen Überzugs an der Mesenterialwurzel. Hierbei ist eine Gefäßverletzung zu vermeiden, um die Durchblutung der Neoblase sicherzustellen, Hämatome oder ungezielte Umstechungen können zur Nekrose des Darmsegments führen! Streckengewinn ca. 1,5–2 cm.

Postoperative Komplikationen

Komplikation: Restharnbildung, Harnverhalt.

Häufigkeit: 30–50 % aller Frauen.

Ursache: Als Ursache werden eine Denervation des Beckenbodens einerseits und ein Abknicken der Neoblase unter Miktion andererseits diskutiert.

Vorbeugung: Ziel ist eine dorsale Stabilisierung der Neoblase, die ein Abknicken verhindert. Es empfiehlt sich bei Frauen die Fixierung des Vaginalstumpfs an den Ligg. rotunda und die Fixierung einer Omentumplombe auf dem Vaginalstumpf hinter der Neoblase. Die neovesikourethrale Anastomose muss zwingend am tiefsten Punkt der Neoblase angelegt werden, da sonst ein Abknicken der Neoblase unter Bauchpresse bei Miktion zur Entleerungsstörung führen kann.

Behandlung: Selbstkatheterismus, permanente Katheterversorgung, Umwandlung der Harnableitung.

Komplikation: Malabsorption, Kurzdarmsyndrom.

Ursache: Insbesondere Fette und Gallensalze werden bei verminderter Resorptionsfläche unzureichend resorbiert. Durch die verminderte Resorption von Gallensalzen wird

Tab. 14.3 Komplikationen nach Ileum-Neoblase innerhalb der ersten 90 postoperativen Tage, Klassifikation nach modifiziertem Clavien-System des MSKCC an 1013 Patienten (Hautmann et al. 2011). Grad 1: orale oder keine Therapie, Grad 2: stationäre Behandlung oder i. v. Medikation, Grad 3: Intervention, Reoperation, Grad 4: dauerhafter Organverlust, Behinderung, Grad 5: tödlich.

	Keine Komplikationen	Grad 1	Grad 2	Grad 3	Grad 4	Grad 5	Komplikationen gesamt
infektiöse Komplikationen	777 (76,7 %)	38	146	35	5	12	236 (23,3 %)
Abszess	988		2	20	3		25
fieberhafter Harnwegsinfekt	837	38	138				176
Urosepsis	978		6	15	2	12	35
urogenitale Komplikationen	843 (83,2 %)	100	6	64	0	0	170 (16,8 %)
Nierenversagen	995	11	3	4			18
Harnstauungsniere	965	16	1	31			48
prolongierte Urinleckage	948	44		21			65
Harntraktfistel	1002	6		5			11
Harnverhalt	985	23	2	3			28
gemischt	918 (90,6 %)	0	6	0	0	0	95 (9,4 %)
metabolische Azidose trotz Bikarbonat-Gabe	1007		6				6
chirurgisch	985 (97,2 %)	0	0	3	0	0	28 (2,8 %)
Narbenhernie	1010			3			3

eine Cholelithiasis begünstigt. Die vermehrte Resorption von ungebundenem Oxalat begünstigt eine Urolithiasis (Kalziumsteinbildung). Außerdem ist die Resorption fettlöslicher Vitamine stark eingeschränkt, bei einem Verlust des Ileums betrifft das auch die Resorption von Cobalamin.

Vorbeugung: Die Länge des auszuschaltenden Ileumsegments sollte ca. 60 cm nicht überschreiten.

Behandlung: Kontrolle der Serumspiegel von Elektrolyten, Kalzium, Magnesium, Phosphat, Zink, Folsäure und Vitamin B12, ggf. Substitution. Bei ausgeprägten Fettstühlen ist eine kohlenhydratreiche Kost angezeigt. Der Anteil mittelkettiger Fettsäuren (MCT) sollte auf 50–75 % erhöht werden. Gegebenenfalls Einsatz eines Anionenaustauschers (Colestyramin) zur Gallensteinprophylaxe.

Komplikation: Strikturen der ureterointestinalen Anastomose.

Ursache:
- Insuffiziente Vaskularisation der Ureteren, insbesondere distal mit sekundärer Strikturbildung im Anastomosenbereich,
- antirefluxive Implantation der Ureteren in die Neoblase nach Le Duc.

Vorbeugung:
- Bei der Präparation der Ureteren sollte darauf geachtet werden, dass die Gefäßversorgung der Ureteren möglichst intakt bleibt.
- Die refluxive Implantation der Ureteren in kurze tubulär belassene Dünndarmsegmente nimmt die Möglichkeit aufsteigender Harnwegsinfekte bewusst in Kauf, führt aber wesentlich seltener zu Strikturen.
- Ureteroneovesikale Anastomosen durch Peritoneallappen.

Behandlung: Der Versuch der Dilatation und passageren Harnleiterschienung sollte unternommen werden. Erfahrungsgemäß stellt die Identifikation der Implantationsstellen von transurethral meist ein Problem dar. Es ist daher eine Tätowierung der Neoblasenschleimhaut in der Umgebung der Implantationsstellen im Rahmen des primären Eingriffs empfohlen worden. Die Alternative ist stets der perkutan-transrenale Zugang, über den in fast allen Fällen eine antegrade Schienung des Ureters möglich ist. Bei therapierefraktärer Anastomosenstriktur ist die offene Harnleiterneuimplantation unvermeidlich. Bei langstreckigen Strikturen kann ein Ileum-Interponat erforderlich werden.

Insgesamt waren unter den beobachteten tödlichen Komplikationen nur Fälle mit Urosepsis auf die Anlage einer Neoblase zurückzuführen (Tab. 14.3).

Komplikation: Metabolische hyperchlorämische Azidose.

Ursache: Resorption saurer Valenzen (und Kalium) aus der Neoblase im Austausch mit Natriumionen, es resultiert eine H_2O-Abgabe in die Neoblase zum Erhalt der Isotonie und damit ein Flüssigkeitsverlust. Es besteht eine hypo- oder normochlorämische Azidose, eine Hypokaliämie und ein Salzverlust.

Vorbeugung: Regelmäßige Blutgasanalyse.

Behandlung:
- Katheterversorgung, Reduktion der Reabsorption,
- Base Excess < -2,5 mmol/L mit Kalzium-Natrium-Hydrogencitrat oder oralem Natriumbikarbonat ausgleichen,
- Ausschluss eines Harnwegsinfekts.

Komplikation: Mukustamponade.

Ursache: Stenose befindet sich praktisch immer im Bereich der ureteroneovesikalen Anastomose.

Vorbeugung: Anwendung von Mukolytika.

Behandlung: Ausräumung des der Neoblase über Katheter oder Schaft, Blasenspülung.

Literatur
Hinweise unter
  www.thieme.de/komplikationenurologie.de

14.4 Sigma-Rektum-Pouch (Mainz-II-Pouch)
A. Soave, R. Dahlem, M. Fisch

Allgemeine Aspekte

Der Sigma-Rektum-Pouch gehört zu den kontinenten, inneren Harnableitungsformen und wurde erstmals 1991 beschrieben (Fisch u. Hohenfellner 1991). Der Urin wird hierbei als Urin-Stuhlgang-Gemisch über den Anus ausgeschieden. Die anale Harnableitung wird bei ca. 10 % aller Harnableitungen angewandt (Hautmann et al. 2007). Der Mainz-II-Pouch stellt im weitesten Sinne eine Weiterentwicklung der von Simon 1852 erstmals beschriebenen Uretersigmoidostomie dar (Fisch et al. 1994, Simon 1852).

Allgemeine Komplikationen und deren Vermeidung

Präoperative Komplikationen

Komplikation: Falsche Indikationsstellung.

Ursache: Fehlerhafte Einschätzung der Funktion des oberen Harntrakts mit postoperativer Kreatininerhöhung und Niereninsuffizienz infolge insuffizienter Anamneseerhebung und Diagnostik, Nichtbeachtung von Kontraindikationen, fehlender Erfahrung des Indikationsstellenden.

Die Compliance des Patienten muss gegeben sein, da lebenslange Kontrollen (Status des oberen Harntrakts, Blutgasanalysen, Ausschluss sekundärer Malignome) erforderlich sind.

Vorbeugung: Der Sigma-Rektum-Pouch ist sowohl zur primären Harnableitung beim muskelinvasiven Harnblasenkarzinom oder bei angeborenen Fehlbildungen wie z. B. der Blasenekstrophie als auch bei Revision einer Uretersigmoidostomie indiziert. Kontraindiziert ist er bei einem inkompetenten Sphincter ani, bei vorbestrahltem Becken, Sigmadivertikulose und -polypen und bei eingeschränkter Nierenfunktion (Serumkreatininwert von > 1,5 mg%) (Fisch u. Hohenfellner 1991). Anamnestisch sind Darm- und Nierenerkrankungen sowie Bestrahlungen zu erfragen, ebenfalls Stuhlgangsgewohnheiten und Stuhlbeschaffenheit sowie Kontinenz bei Durchfällen.

Eine Sonografie der Nieren dient dem Ausschluss einer Dilatation des oberen Harntrakts. Bei deutlicher Dilatation sowie sonografisch nachweisbaren Narben sollte eine Nierenfunktionsprüfung durchgeführt werden. Zur Beurteilung der Abflussverhältnisse und des Hohlraumsystems kann auch ein intravenöses Urogramm erfolgen. Ein wässriger Kolonkontrasteinlauf sollte nicht nur bei Verdacht auf eine entzündliche Darmerkrankung, sondern standardmäßig erfolgen, um eine vorher nicht bekannte Sigmapolyposis bzw. -divertikulose ausschließen zu können. Bei fraglichen Befunden können weitere bildgebende oder invasive Verfahren notwendig werden (CT, Koloskopie). Alternative Formen der Harnableitung müssen diskutiert werden, um auf die Bedürfnisse des Patienten optimal eingehen zu können.

Behandlung: Wahl einer alternativen Harnableitung.

Intraoperative Komplikationen

Komplikation: Infektionsgefahr.

Ursache: Eröffnung des Darmes (sigmorektaler Übergang).

Vorbeugung: Darmvorbereitung (z. B. durch perorale Gabe von Osmotika) sowie perioperative Antibiotikagabe.

Behandlung: Antibiotische Therapie mit Abdeckung anaerober Keime.

Postoperative Komplikationen

Komplikation: Aszendierende Harnwegsinfekte.

Ursache: Bei nicht antirefluxiver Harnleiterimplantation können Keime in die oberen Harnwege aszendieren und hier eine Infektion hervorrufen.

Vorbeugung: Harnleiter müssen beim Sigma-Rektum-Pouch antirefluxiv implantiert werden, um diese Gefahr zu verringern (Standardtechnik submuköser Tunnel, alternativ seröser Tunnel). Auf einen ausreichend weiten Tunnel, eine spannungsfreie Implantation und einen geraden Harnleiterverlauf ist zu achten. Abknickungen, Implantation unter Zug oder zu enge Tunnel führen zur Harnleiterstenose an der Implantationsstelle.

Behandlung:
- Akut: antibiotische Therapie,
- langfristig: Neuimplantation der Harnleiter in den Sigma-Rectum-Pouch, alternativ Umwandlung der Harnableitung.

Komplikation: Pouch-Dilatation bis Perforation.

Ursache: Abknicken des Pouches in das Cavum rectovesicale mit nachfolgender Obstipation.

Vorbeugung: Der tiefste Punkt zur Vorderwandnaht sollte die peritoneale Umschlagfalte sein.

Behandlung:
- Akut: Beseitigung der Obstipation,
- langfristig: Umwandlung der Harnableitung.

Komplikation: Inkontinenz und Versagen der Reservoirfunktion des Pouches.

Ursache: Ungenügende Sphinkterkontrolle, zu kleines Pouchvolumen.
  Beim Mainz-II-Pouch sind sehr gute Kontinenzraten beschrieben: In der Studie aus Mainz waren 93,8 % der operierten Patienten tagsüber vollständig kontinent. Bei 6 % bestand eine erst- bis zweitgradige Belastungsinkontinenz. Nachts bestand bei 93,8 % Kontinenz (Fisch u. Hohenfellner 1991). In der Studie von Hadzi-Djokic und Basic wird die Kontinenzrate tags- und nachtsüber mit 99 % angegeben. Vergleichbare Ergebnisse zeigten Pajor und Obek mit Kontinenzraten von 100 % und 98,3 % (Hadzi-Djokic u. Basic 2006, Pajor u. Kelemen 1995, Obek et al. 2001).

Vorbeugung: Objektive Beurteilung der Sphinkterfunktion: Sphinktermanometrie (Verschlussdruck in Ruhe > 60 cm H_2O, bei Belastung > 100 cm H_2O) und Halteversuch (Einlauf von 350 ml muss mindestens 2–3 Stunden gehalten werden) (Fisch et al. 1994).
  Der Durchmesser des Pouches muss groß genug sein, damit nicht ein hoher Füllungsdruck bei noch geringem Füllungsvolumen zu Beschwerden wie Diarrhö und häufigem Toilettengang führt.

Behandlung: Umwandlung der Harnableitung.

Komplikation: Nahtinsuffizienz.

Häufigkeit: 1,1 % (Fisch u. Hohenfellner 1991) mit Undichtigkeit des Pouches und Ausbildung einer Pouchfistel, Ileus und Peritonitis als Sekundärkomplikationen möglich.

Ursache: Insuffiziente Naht des Pouches, unmittelbar postoperative Volumenbelastung mit resultierender Nahtinsuffizienz.

Vorbeugung: Die Pouch-Naht sollte entweder als zweifache (unterbrochene) fortlaufende Naht oder als seromuskuläre Einzelknopfnaht durchgeführt werden. Monofiles Nahtmaterial mit langer Resorptionszeit ist Standard. Dies minimiert das Risiko einer postoperativen Leckage mit Peritonitis und Sepsis. Intraoperativ Anlage eines Darmrohres zur Drainage des Mainz-II-Pouches.

Behandlung: Revisionsoperation, Übernähung, ggf. (temporäre) Anus-praeter-Anlage, Nierenfistelkatheter bei Harnstauungsnieren, antibiotische Therapie zur Prävention einer Peritonitis.

Komplikation: Implantationsstenose.

Häufigkeit: 7,2 % (Fisch u. Hohenfellner 1991).

Ursache: Die Ureteren werden beim Mainz-II-Pouch wegen des erhöhten Risikos aszendierender Infekte antirefluxiv implantiert (Fisch u. Hohenfellner 1991). Bei der antirefluxiven Ureterimplantation ist das Risiko einer Stenoseentwicklung allgemein erhöht (Hautmann et al. 2007), als Folge kann ein Harnaufstau entstehen. Eine Stenose an der Ureterimplantationsstelle stellt die Hauptursache von Pyelonephritiden bzw. Hydronephrosen dar und ist in jedem der Fälle therapiepflichtig (Versorgung mit einem perkutanen Nephrostoma) (Pajor u. Kelemen 1995, Obek et al. 2001).

Vorbeugung:
- Skelettierung der Harnleiter bei Präparation vermeiden (Blutversorgung),
- ausreichend weite Durchtrittsstelle in das Darmlumen beachten,
- Vermeiden eines zu langen Tunnels.

Behandlung: Einlage eines Nierenfistelkatheters, ggf. antegrade Ballondilatation des stenosierten Bereichs (Fisch u. Hohenfellner 1991). Bei Versagen und bei stark dilatierten Ureteren Harnleiterneueinpflanzung, nach der von Abol-Enein beschriebenen Technik mit Anlage eines serösen Tunnels (Abol-Enein u. Ghoneim 1993).

Komplikation: Zweitmalignome.

Ursache: Bei diesen Zweitmalignomen handelt es sich immer um Adenokarzinome, die an der Grenze von Urothel- und Darmschleimhaut entstehen. Die Ätiologie dieser Adenokarzinome ist Gegenstand aktueller Untersuchungen (Kälble u. Austen 2002).

Vorbeugung: Für die Praxis bedeutet dies, dass (bei maligner Grunderkrankung) ab dem 5. Jahr nach Operation einmal jährlich der Pouch endoskopisch untersucht werden sollte (Fisch u. Hohenfellner 1991, Kälble u. Austen 2002).

Behandlung: Die Therapie der Wahl besteht in einer radikal-chirurgischen Entfernung des betroffenen Anteils mit Umwandlung der Harnableitung in einen Mainz-I-Pouch oder eine inkontinente Harnableitung.

Komplikation: Störungen des Säure-Base-Haushalts: hyperchlorämische Azidose.

Häufigkeit: 6 % der Patienten mussten wegen einer schweren Azidose stationär behandelt werden (Hadzi-Djokic u. Basic 2006, Obek et al. 2001).

Ursache: Resorption von Chlorid aus dem Urin im Colon sigmoideum, im Austausch Sezernierung von Hydrogenkarbonat (Hautmann et al. 2007).

Vorbeugung:
- Gabe alkalisierender Medikamente (Fisch u. Hohenfellner 1991, Hadzi-Djokic u. Basic 2006, Obek et al. 2001, Pajor u. Kelemen 1995),
- prophylaktische Einnahme bereits ab einem Base Excess von -2,5 (Fisch et al. 2006),
- regelmäßig kapilläre Blutgasanalysen.

Behandlung: Gabe von z. B. Kalzium-Natrium-Hydrogenzitrat oder Natrium-Hydrogenkarbonat.

Komplikation: Pyelonephritiden.

Häufigkeit: 9,6 % resp. 8 % (Fisch u. Hohenfellner 1991, Obek et al. 2001).

Ursache: Unmittelbar postoperativ bei noch einliegenden Ureterschienen als Folge einer Keimaszension oder später im Verlauf infolge des Versagens des Refluxmechanismus (Keimverschleppung). Möglich auch als Folge eines Harnaufstaus, z. B. bei Implantationsstenosen.

Vorbeugung: Um beginnende Pyelonephritiden frühzeitig zu erkennen, sollten Kulturen aus den Harnleiterschienen (seitengetrennt) entnommen werden.

Behandlung: Mit der Antibiose sollte empirisch begonnen werden, nach Vorliegen der Resistenzbestimmung zur Urinkultur testgerechte Umstellung.

Literatur
Hinweise unter
    www.thieme.de/komplikationenurologie.de

14.5 Ileozökalpouch (Mainz-I-Pouch)

C. Ziesel, J. W. Thüroff

Allgemeine Aspekte

Der Mainz-I-Pouch wird aus dem Ileozökalsegment gewonnen, welches aus der Darmkontinuität ausgeschaltet wird (Thüroff et al. 1985). Für Patienten mit Blasenkarzinom und entsprechender Indikation zur Zystektomie bietet die kontinente Harnableitung die Möglichkeit, den Urin eigenständig entweder transurethral (orthotoper Mainz-Pouch) oder mittels Selbstkatheterismus (heterotoper Mainz-Pouch) zu entleeren. Auch Patienten mit nichtmalignen Erkrankungen, wie z. B. neurogener Blasenentleerungsstörung bei Spina bifida, kann eine kontinente Harnableitung angeboten werden. Im Vordergrund muss der Erhalt der Nierenfunktion stehen. Abgesehen von einem vorbestehenden Nierenschaden mit einer GFR < 50 % der Altersnorm existieren wenige weitere Kontraindikationen für eine kontinente Harnableitung:
- Schlechter Allgemeinzustand des Patienten,
- schwere internistische oder andere lebenslimitierende Vorerkrankungen,
- fortgeschrittenes Tumorleiden mit palliativem Operationsansatz.

Hohes Alter stellt bei biologisch gutem Zustand des Patienten nur eine relative Kontraindikation dar und muss von Fall zu Fall bewertet werden, während ausgeprägte Adipositas auch beim jüngeren Patienten zu technischen Schwierigkeiten führen kann. Ein Carcinoma in situ im Bereich des Blasenhalses oder ein Harnröhrenbefall machen den Erhalt der Urethra unmöglich und stellen somit eine Kontraindikation der orthotopen Harnableitung dar. Bestehen medizinisch keine Gegenanzeigen, muss der Urologe außerdem individuelle Faktoren wie Patientencompliance, kognitive Fähigkeiten und manuelle Geschicklichkeit berücksichtigen, insbesondere für das Erlernen des CIC (clean intermittent catheterisation) bei katheterisierbarem kutanem Stoma.

Allgemeine Komplikationen und deren Vermeidung

Komplikation: Streckendefizit des Mesenteriums (orthotoper Ileozökalpouch).

Ursache: Ein spezielles Problem bei der Anlage eines orthotopen Ileozökalpouches kann die Länge des Mesenteriums sein, auch wenn ein komplette Mobilisation des Colon ascendens bis über die Flexura coli dextra hinaus erfolgt ist.

Vorbeugung: Eine Rotation des ileozökalen Segments um 180° gegen den Uhrzeigersinn um die ileokolische Arterie bringt die Ileozökalklappe in eine kraniale Position und das Colon ascendens tief in das kleine Becken. Selbst bei sehr adipösen Patienten kann so eine spannungsfreie urethrointestinale Anastomose angelegt werden (Thüroff et al. 2005).

Behandlung: Siehe „Vorbeugung", ggf. alternative Harnableitung.

Komplikation: Infektion, Sepsis, Ileus.

Ursache: Bei der Ausschaltung des Ileozökalsegments wird das Kolon eröffnet, sodass eine Kontamination des OP-Situs mit Dickdarmstuhl möglich ist. Eine Anastomoseninsuffizienz mit Austritt von Darminhalt ist ebenfalls eine mögliche Ursache sowie persistierende Urinfisteln (Abb. 14.9) und eine Urinombildung.

Vorbeugung: Gegebenenfalls kann die perioperative antibiotische Prophylaxe um Metronidazol für anaerobe Enterokokken erweitert werden. Sorgfältige Anastomosennaht.

Behandlung:
- Antibiotische Therapie,
- ggf. abdominale Revision,
- intensivpflichtige Überwachung.

Komplikation: Pouchitis.

Häufigkeit: Selten.

Ursache: Während die asymptomatische Bakteriurie bei Patienten mit Harnableitung bei inkorporierten Darmanteilen ohne Krankheitswert ist, so können selten auch akute entzündliche Komplikationen der Pouchwandung auftreten.

Vorbeugung:
- Urinkontrolle,
- prophylaktische perioperative Antibiotikagabe.

Behandlung: Intravenöse Antibiotikagabe und temporäre Katheterdauerableitung des Pouches.

Komplikation: Nierenektasie.

Ursache: Postoperativ ist eine erst- bis zweitgradige Nierenbeckenkelchektasie tolerabel. Wird jedoch ein deutlicher oder zunehmender Harnstau beobachtet, muss an eine Harnleiterimplantationsstenose gedacht werden (Abb. 14.10). Diese kann uni- oder bilateral auftreten. Seltener sind mittlere oder proximale Harnleiterengen, die durch die veränderte Lage des Ureters und auf der linken Seite nach Durchzug durch das Mesenterium bedingt sein können. Eine Dilatation des oberen Harntrakts kann ebenfalls durch einen sekundären Reflux bedingt sein, welcher bei Insuffizienz der antirefluxiven Implantation des Ureters mit submukösem Tunnel entsteht.

Vorbeugung: Sorgfältige Implantation beider Harnleiter, auf gestreckten Verlauf retroperitoneal achten.

Behandlung: Dilatationen des oberen Harntrakts nach Harnableitung sind abklärungsbedürftig. Neben der engmaschigen Sonografie sollte daher bei Harnableitung wegen eines Blasenkarzinoms jährlich ein Ausscheidungsurogramm angefertigt werden. Bei pathologischem Befund oder ansteigenden Nierenretentionsparametern ist zusätzlich eine Diurese-Szintigrafie angezeigt.

Komplikation: Metabolische Entgleisung: hyperchlorämische Azidose.

Ursache: Die Resorptionsfläche des verwendeten Darmsegments geht für die physiologische Funktion des Darmes verloren, während die absorbierenden und sezernierenden Eigenschaften auch nach Inkorporation in den Harntrakt erhalten bleiben (McDougal 1998). Daraus können Elektrolytverschiebungen resultieren. Durch die Spei-

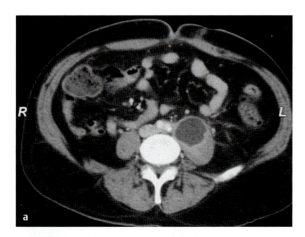

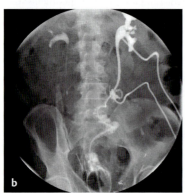

Abb. 14.9 a u. b Ileozökalpouch.
a CT-Bild eines dem linken M. iliopsoas aufsitzenden Urinoms bei distaler Harnleiterleckage nach orthotopem Ileozökalpouch.
b Gleicher Patient wie in Abb. 14.9a. Fistelfüllung über die einliegende Nephrostomie bei Z. n. antegrader Harnleiterschienung sowie Kontrastmitteldarstellung des Urinoms nach Drainageeinlage.

cherfunktion des Pouches ist die Kontaktzeit von Urin und Darmschleimhaut länger als bei inkontinenten Harnableitungen. Ammonium (NH_4^+) und Chlorid (Cl^-) werden aus dem Urin rückresorbiert. Durch weitere zelluläre Austauschmechanismen wird Ammonium (NH_4^+) gegen ein Proton (H^+) ausgetauscht, während Bikarbonat (HCO_3^-) und Kalium (K^+) verloren gehen.

Vorbeugung: Bei einem Base Excess < 2,5 mmol/l sollte Na^+/K^+-Citrat oder Na^+/Ca_2^+-Citrat gegeben werden. So kann sowohl eine klinisch relevante Azidose als auch eine Verminderung der Knochendichte vermieden werden (Stein et al. 2005, Kawakita et al. 1996).

Behandlung: Eine daraus resultierende hyperchlorämische Azidose (McDougal 1992) wird zunächst durch Hyperventilation und vermehrte renale Elimination saurer Valenzen kompensiert. Reichen die körpereigenen Kompensationsmechanismen nicht aus, müssen alkalisierende Medikamente gegeben werden.

Komplikation: Metabolische Entgleisung: Vitamin-B_{12}-Mangel.

Ursache: Ein Mangel von Vitamin B_{12} tritt selbst bei schwerer Malabsorption erst nach frühestens 5 Jahren auf. Dieser kann klinisch inapparent verlaufen oder sich durch eine megaloblastäre Anämie, Hunter-Glossitis oder funikuläre Myelose manifestieren (Snow 1999, Carethers 1988, McRae u. Freedman 1989). Bei Serum-Cobalaminwerten von < 200 ng/l oder bei klinischen Symptomen sollte eine Substitution erfolgen.

Vorbeugung: Parenterale Gabe von Vitamin B_{12}.

Behandlung: Siehe „Vorbeugung".

Komplikation: Metabolische Entgleisung: Gallensäureverlust.

Ursache: Durch die fehlende Resorptionsfläche des Darmes kann es zu einem Gallensäureverlust mit konsekutiver chologener Diarrhö kommen, welche ihrerseits eine Malabsorption von Fetten mit Steatorrhö bedingen kann. Seltener ist die massive Malabsorption bei am Darm voroperierten Patienten mit Kurzdarmsyndrom.

Vorbeugung: Eine Reduktion der Stuhlfrequenz kann durch die Gabe von Colestyramin erreicht werden.

Behandlung: Siehe „Vorbeugung".

Komplikation: Schleimbildung/Pouchobstruktion.

Ursache: Da der in die Harnableitung inkorporierte Darm seine Sekretionsfähigkeit behält, ist bei vielen Patienten mit einer Schleimbildung zu rechnen. Die Unterschiede

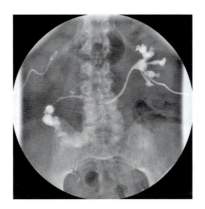

Abb. 14.**10** Bilaterale Implantationsstenose nach kutanem Ileozökalpouch. Im Bild ist die Implantationsstenose des linken Harnleiters über eine Fistelfüllung bei einliegender Nephrostomie dargestellt.

sind hierbei individuell sehr hoch. Schleimbildung und Pouchobstruktion können sowohl bei orthotoper als auch bei kutaner Harnableitung vorkommen. Beim orthotopen Pouch liegt in der Regel eine mechanische Ursache zugrunde. Harnröhrenstriktur, Anastomosenstriktur oder eine Mukustamponade sind mögliche Gründe. Beim orthotopen Pouch kann die Spontanentleerung außerdem durch Schleimhautfalten behindert sein, die sich beim Pressen wie ein Klappenventil vor den Harnausgang legen, aber retrograd durch einen Katheter ohne Widerstand passierbar sind. Beim kutanen Ileozökalpouch sind auch mechanische Ursachen wie Nippelstriktur oder Mukustamponade möglich. Hinzu kommt, dass sich bei starker Pouchfüllung die Lage des Nippels und damit auch die gewohnte Katheterisierungsrichtung ändern können.

Vorbeugung: Während bei einigen Patienten mit kutaner Harnableitung gelegentliches Spülen des Pouches ausreicht, müssen andere Patienten mehrfach täglich spülen. Über die Nützlichkeit von schleimlösenden Medikamenten wie Acetylcystein gibt es unterschiedliche Erfahrungswerte. Generell gilt, dass der Schleimnukleus für eine Pouchsteinbildung verantwortlich sein kann.

Behandlung: Patienten mit Pouchverhalt benötigen vorübergehend einen Pouchdauerkatheter, der ggf. endoskopisch eingebracht werden muss. Eine Katheter-Pouchostomie (Zystofix) ist ebenfalls zur primären Entlastung geeignet, birgt jedoch das Risiko einer Verletzung des Mesos. Im Anschluss an die Entlastung muss eine Evaluation der Ursache und Beseitigung derselben erfolgen.

Eine traumatische Pouchruptur erfordert in der Regel die sofortige Laparotomie, Lavage und operative Sanierung des Defekts, da eine Peritonitis droht.

Abhängig von Größe und Anzahl der Pouchkonkremente können diese endoskopisch oder ggf. offen mittels Pouchotomie saniert werden (Abb. 14.**11**). Fremdmaterial wie z. B. freiliegende Staplerklammern von Ileuminvagi-

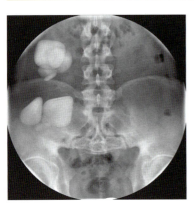

Abb. 14.11 Poucholithiasis bei kutanem Ileozökalpouch. Sanierung über Pouchotomie.

nationsnippeln prädisponieren ebenfalls für die Konkrementbildung.

Komplikation: Tumorrezidiv oder Zweittumor.

Ursache: Nach Harnableitung mit Inkorporation von Darmsegmenten besteht ein erhöhtes Risiko für ein sekundäres Malignom (Austen u. Kälble 2004), wobei in >70 % der Fälle mit einem Adenokarzinom zu rechnen ist. Nach kontinenter heterotoper Harnableitung existieren allerdings nur wenige Berichte über sekundäre Malignome (0,18 %) (Hofmann et al. 2009).

Vorbeugung: Lediglich regelmäßige Tumornachsorge zur frühen Detektion.

Behandlung: Bei einem Urethralrezidiv sollte eine sekundäre Urethrektomie erfolgen, die bei orthotoper Harnableitung die Konversion z. B. zur heterotopen Harnableitung notwendig macht.

Müssen die Ureteren gekürzt werden, bei Strahlenschäden oder malignem Befall, kann das präterminale Ileum im Sinne eines ilealen Ureterersatzes für beide Harnleiter benutzt werden. Die Länge des Ileumsegments muss dabei dem Defekt des Ureters angepasst werden. Das Ileum kann den Ureter bis zum Nierenbecken ersetzen, wobei auf der linken Seite das proximale Segment des benutzten Ileums durch das Mesenterium gezogen werden sollte. Die Durchzugshöhe ist dabei unter dem Duodenum, jedoch über der A. mesenterica inferior (Thüroff et al. 2005).

Komplikation: Stomastenosen (heterotoper Ileozökalpouch).

Ursache: Häufiger kommen auch Narbenkeloide im Bereich des Umbilikus vor, die unter Umständen hinderlich für das Katheterisieren sein können und zu Kontaktblutungen führen können.

Vorbeugung: Es sollten das distale Ende der Appendix und des Nabeltrichters an entgegengesetzten Seiten spatuliert und schräg anastomosiert werden. Die Appendix, sofern vorhanden und verwendbar, wird seit den 1990er-Jahren für den katheterisierbaren Nippel des kutanen Mainz-Pouches verwendet (Riedmiller et al. 1990). Ist die Appendix zu kurz oder lässt sie sich nicht mindestens auf 16 Charr. bei Erwachsenen und 14 Charr. bei Kindern kalibrieren, so ist sie ungeeignet und sollte eher reseziert werden. Als Alternative muss ein Ileuminvaginationsnippel als Kontinenzmechanismus angelegt werden. Hierfür müssen etwa 12 cm mehr Ileum aus der Darmkontinuität ausgeschaltet werden.

Behandlung: Entsteht eine Stomastenose im Faszienniveau oder an der Hautanastomose der Appendix, kann diese, analog zur transurethralen Operationstechnik, mit dem Sachse-Urethrotom sternförmig inzidiert werden. Narbenkeloide müssen exzidiert werden.

Komplikation: Nippelinkontinenz (heterotoper Ileozökalpouch).

Ursache: Die Nippelinkontinenz bei Ileuminvaginationsnippel muss als gesondertes Problem betrachtet werden.

Vorbeugung: Nach der neuen Anastomose des Nippels mit Nabelhauttrichter und Verschluss des Pouches wird der Pouch zur Vermeidung einer Traktion am Nippel, am Peritoneum sowie am inneren Blatt der Abdominalfaszie fixiert (Hohenfellner).

Behandlung: Ist die Invagination insuffizient, muss der Nippel revidiert, ggf. komplett neu angelegt werden. Ist die Ursache für die Inkontinenz ein sog. Nippelgleiten (Desinvagination), muss der Nippel durch Metallstapler stabilisiert werden, bei einem Nippelprolaps muss der Ileuminvaginationsnippel mit einer Staplerreihe an der Pouchwandung fixiert werden.

Komplikation: Anastomosenstrikturen (orthotoper Ileozökalpouch).

Ursache: Narbenbildung mit sekundärer Strikturierung im Bereich der Anastomose, z. B. infolge einer vorbestandenen Insuffizienz und Urinparavasation mit entzündlicher Reaktion. Seltener entwickeln sich Pouchentleerungsstörungen im Sinne einer Harnretention.

Vorbeugung: Suffiziente Anastomose, Anastomosenschienung und Pouchableitung über temporär einliegenden Katheter.

Behandlung: Urethrointestinale Anastomosen können analog zu Anastomosenengen nach radikaler Prostatektomie durch eine Inzision nach Turner-Warwick geweitet werden. Ist eine Obstruktion als Ursache ausgeschlossen und die Harnretention klinisch relevant, muss der Patient erneut in der Pouchentleerung mittels Bauchpresse unterwiesen werden, ggf. unter Durchleuchtungskontrolle nach Kontrastmittelapplikation. Misslingt auch das, wird ein transurethraler Katheterismus notwendig.

Komplikation: Harninkontinenz (orthotoper Ileozökalpouch).

Ursache: Sphinterinkompetenz in unterschiedlichem Ausmaß mit resultierendem Urinverlust.

Vorbeugung: Sorgfältige Präparation der Harnröhre in unmittelbarer Sphinkternähe, nervenerhaltende Präparation (wenn möglich).

Behandlung: Führen alle konservativen Maßnahmen nicht zum gewünschten Erfolg, so können zum Beispiel das ProActVerfahren oder der Scott-Sphinkter zum Einsatz kommen.

Literatur
Hinweise unter
   www.thieme.de/komplikationenurologie.de

15 Komplikationen bei der Harnröhrenchirurgie

A. Kocot, M. Spahn, H. Riedmiller

15.1 Allgemeine Aspekte

Zur operativen Behandlung der symptomatischen Harnröhrenstriktur (penil, bulbär, membranös) stehen unterschiedliche operative Techniken zur Verfügung. Ziel aller Techniken ist die Beseitigung jeglicher urethraler Obstruktion zur Vermeidung der Symptome (reduzierter Uroflow, Palmurie, Harnträufeln, Restharn) sowie weiterer Auswirkungen auf den unteren sowie oberen Harntrakt. Eine frühzeitige Erkennung und Behandlung einer Harnröhrenstriktur ist erforderlich, um irreversiblen Spätschäden rechtzeitig vorzubeugen.

Unterschieden werden:
- Endoskopische Eingriffe (Urethromia interna nach Sachse und Otis),
- offen-rekonstruktive Verfahren:
  - Strikturresektion mit direkter End-zu-End-Anastomose,
  - Verwendung von gestielten Lappen,
  - Verwendung von freien Transplantaten (Mundschleimhaut).

15.2 Allgemeine Komplikationen und deren Vermeidung

Präoperative Komplikationen

Komplikation: Rezidivstriktur durch inadäquate Wahl der Operationstechnik.

Ursache: Abweichung von den für die Operationsplanung notwendigen diagnostischen Maßnahmen zur Erlangung der Kenntnisse über die exakte Lokalisation und Länge der Striktur sowie des Ausmaßes der narbigen Veränderungen.

Vorbeugung: Vollständigkeit der präoperativen Diagnostik:
- Retrogrades Urethrogramm,
- antegrades Miktionszysturethrogramm (MCU),
- Harnröhrensonografie mit Füllung der Harnröhre mit Endosgel,
- Urethroskopie (ggf. antegrade Urethrozystoskopie),
- sonografische Restharnbestimmung,
- Uroflowmetrie,
- bei membranösen Strikturen Beurteilung der Blasenhalssuffizienz,
- nach komplexen Beckenverletzungen in Einzelfällen MRT zur Beurteilung der anatomischen Verhältnisse und der Narbenausdehnung.

Behandlung: Revision.

Komplikation: Infektion.

Ursache: Unbehandelte Harnwegsinfekte präoperativ.

Vorbeugung: Präoperative Behandlung eines vorliegenden Harnwegsinfekts mit konsekutiver Schaffung steriler Verhältnisse für den operativen Eingriff.

Behandlung: Antibiogrammgerechte Antibiose.

Komplikation: Postoperative Störungen der Wundheilung.

Häufigkeit: In bis zu 47 % der Fälle bei Vorliegen eines Diabetes mellitus (Breyer 2010).

Ursache: Falsche Einschätzung der Gewebeverhältnisse: Komorbiditätsprofil bei Vorliegen eines Diabetes mellitus oder einer peripheren arteriellen Verschlusskrankheit berücksichtigen!

Vorbeugung: Präoperativ adäquate und konsequente Diabetes-Einstellung.

Behandlung: Konservativ, ggf. offene Wundrevision.

Intraoperative Komplikationen

Komplikation: Infektion.

Ursache: Symptomatischer, aszendierender bakterieller Infekt durch Ausbildung einer mukopurulenten Membran entlang des einliegenden transurethralen Dauerkatheters.

Vorbeugung: Intra- und postoperativ breite antibiotische Abdeckung.

Behandlung: Antibiose.

Komplikation: Extravasation/Leckage im Bereich des rekonstruierten Harnröhrenareals.

Ursache:
- Inadäquate Nahttechnik,
- inadäquate Wahl des Nahtmaterials,
- hohe operative Gewebetraumatisierung mit konsekutiver Verschlechterung der lokalen Durchblutungsverhältnisse,

- mangelnde intraoperative Visualisierung der Strukturen (mangelnder Einsatz einer Lupenbrille).

Vorbeugung:
- Adäquate Verwendung des Nahtmaterials (monofil, resorbierbar), suffiziente Visualisierung der zu präparierenden Strukturen durch Verwendung von Lupenbrillen, sorgfältige Präparationstechnik mit geringer operativer Gewebetraumatisierung,
- Verwendung adäquaten Instrumentariums inkl. Retraktor zur optimalen Exposition des OP-Gebiets,
- im Rahmen der Präparation maximal möglicher Erhalt suffizienter Durchblutungsverhältnisse.

Behandlung: Nochmalige Dauerkatheter-Einlage unter radiologischer Kontrolle für 7–14 Tage.

Komplikation: Perineales Hämatom.

Ursache: Insuffiziente intraoperative Blutstillung, mangelhafte Anlage eines adäquat komprimierenden Verbands.

Vorbeugung: Intraoperativ penible Blutstillung, nach Wundverschluss suffizienter und adäquat komprimierender Verband.

Behandlung: Konservativ, seltenst offene Revision erforderlich.

Komplikation: Erektile Dysfunktion.

Ursache: Durchtrennung/Traumatisierung des N. pudendus und seiner Äste.

Vorbeugung: Während der Mobilisation der bulbären Harnröhre Präparation direkt am Corpus spongiosum.

Behandlung: Kausal nicht möglich.

Komplikation: Ventrale Penisdeviation.

Ursache: Inadäquate Wahl der OP-Technik bei längerstreckiger Striktur mit spannungsbehafteter Anastomose.

Vorbeugung: Bei längerstreckiger Striktur (> 2,5 cm) Durchführung einer Harnröhrensubstitutionsplastik.

Behandlung: Revision.

Komplikation: Ejakulationsstörungen/Nachträufeln nach Miktion.

Ursache: Traumatische Präparation des M. bulbospongiosus (Abb. 15.1).

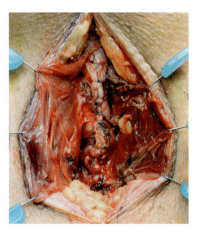

Abb. 15.**1** Traumatisch präparierter M. bulbospongiosus (Barbagli et al. 2008).

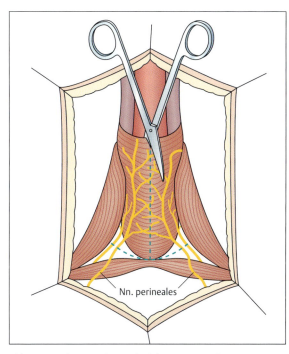

Abb. 15.**2** Schematischer Verlauf der Nn. perineales.

Vorbeugung: Schonende Dissektions- und Präparationstechnik unter Beachtung des muskulären Aufbaus des Bulbus urethrae und des Verlaufs der Nn. perineales (Abb. 15.2).

Methodenspezifische Komplikationen und deren Vermeidung

Strikturexzision und End-zu-End-Anastomose

Die OP-Technik der Strikturexzision über einen perinealen Zugang mit nachfolgender End-zu-End-Anastomose ist die Methode der Wahl zur Beseitigung kurzstreckiger, bulbärer und membranöser Strikturen. Die Erfolgsrate beträgt unter Berücksichtigung von 10-Jahres-Daten >90% (Barbagli et al. 2007).

Tipps zur Operationstechnik:
- Durch eine hyperextendierte Steinschnittlagerung wird der Zugang zur hinteren bulbären und membranösen Harnröhre erleichtert; bei hochgradigen Strikturen ist eine Urethroskopie mit Schienung der Harnröhre mittels eines dünnen Ureterenkatheters zu empfehlen.
- Zur genauen Lokalisation des Strikturareals transurethrale Einlage eines 18–20-Charr.-Katheters und Vorschieben bis zur Striktur mit anschließender Eröffnung der Harnröhre zwischen 2 Haltefäden über der zu palpierenden Spitze des DK. Nachfolgend sollte bds. bis etwa 5 mm in den gesunden Harnröhrenbereich hinein reseziert werden.
- Zur Vermeidung von Läsionen des N. pudendus und seiner Äste sollte bei der Mobilisation der bulbären Harnröhre eine Präparation direkt am Corpus spongiosum erfolgen.
- Ausreichende Mobilisation der beidseitigen Harnröhrenenden nach Resektion des strikturierten, narbigen Areals, um eine spannungsfreie und weite Anastomose zu erreichen. Hierzu Empfehlung zur Spatulierung ventral und dorsal über jeweils eine diametral gelegene, 5 mm lange Inzision.
- Wahl der optimalen Anastomosentechnik durch Vorlegen von Einzelnähten von dorsal beginnend mit Vervollständigung über einem 18–20-Charr.-Silikonkatheter.

Komplikation: Leckage/Extravasat mit konsekutiver Restrikturierung.

Ursache: Mangelnde Spannungsfreiheit im Anastomosenbereich.

Vorbeugung: Ausreichend weite Mobilisierung der Harnröhre durch sorgfältige Präparation sowohl der distalen als auch der proximalen Harnröhre mit jeweils Erhalt einer möglichst optimalen nutritiven Versorgung. Hierbei möglichst gewebeschonende Präparationstechnik.

Behandlung: Nochmalige Einlage eines Dauerkatheters für 7–14 Tage, ggf. Revision.

Komplikation: Rezidivstriktur trotz ausreichender Mobilisation (Abb. 15.3, Abb. 15.4).

Ursache: Inkomplette Resektion der narbigen Areale.

Vorbeugung: Sicherstellung der kompletten Strikturresektion bis in die gesunden, gut durchbluteten Urethralabschnitte. Keine Versuche einer überlappenden Anastomosierung unter Spannung. Bei fehlender Elastizität der Urethra und unzureichend spannungsfreier Anastomose Erweiterung des Eingriffs durch eine dorsale Augmentation der Harnröhre mit einem freien Mundschleimhautinterponat. In der Regel ist ventral in der Folge eine direkte Anastomosierung möglich.

Behandlung: Revision.

Mundschleimhaut-(Buccal-Mucosa-)Urethroplastik

Die offene Harnröhrenrekonstruktion unter Verwendung eines Mundschleimhauttransplantats ist die Methode der Wahl zur Korrektur bulbärer Strikturen, die nicht für eine End-zu-End-Anastomose geeignet sind. Aufgrund mangelhafter Ergebnisse tubularisierter Mundschleimhaut ist die zu transplantierende Mundschleimhaut als Patch-in-Onlay- oder -Inlay-Technik zu favorisieren (Heinke 2003).

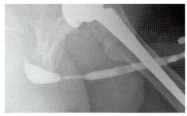
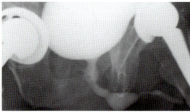

Abb. 15.**3** Urethrastriktur vor End-zu-End-Anastomose (retro- und antegrade Darstellung).

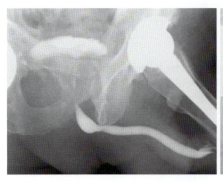
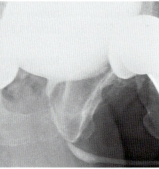

Abb. 15.**4** Drohende Restriktur nach End-zu-End-Anastomose (retro- und antegrade Darstellung).

Die Erfolgsrate beträgt unter Berücksichtigung von 10-Jahres-Daten bis 85 % (Kessler u. Schreiter 2003).

Tipps zur Operationstechnik:
- Die Entnahme der Mundschleimhaut erfolgt entweder aus der Innenseite der Unterlippe oder der Wange unter Beachtung der anatomischen Grenzen.
- Die mediane Längsinzision von Corpus spongiosum und Urethra erfolgt > 5–10 mm über die Strikturenden hinaus.
- Sorgfältiger Verschluss des Corpus spongiosum.
- Mehrschichtige Gewebeadaptatio.
- Verwendung der Onlay-Technik mit Vermeidung einer vollständigen Mobilisation der Urethra (Abpräparation der Harnröhre von den Corpora cavernosa). Hierbei signifikant bessere Erfolgsraten (87,5 % vs. 68 %, Markiewicz et al. 2007).
- Vermeidung tubularisierter Mundschleimhauttransplantate mit signifikant niedrigeren Erfolgsraten (Markiewicz et al. 2007).

Komplikation: **Komplikationen im Rahmen der Mundschleimhautentnahme: Störungen der Sensibilität, Narbenbildung im Bereich der Lippe, Nervenverletzungen, Verletzungen von Ausgängen der Speicheldrüsen.**

Häufigkeit: Langzeitergebnisse: Störungen der Sensibilität (26 %), der Mundöffnung (9 %) sowie des Speichelflusses (11 %) (Wood et al. 2004).

Ursache: Inadäquate Beachtung der anatomischen Grenzen im Rahmen der Mundschleimhautentnahme.

Vorbeugung: Präparation innerhalb der Grenzen zwischen Lippenrot und Übergang zum Unterkiefer (cave: Hier verlaufen Äste des N. mentalis mit Gefahr peridontaler Defekte bei Verletzung, Abb. 15.5).

Bei Entnahme von Wangenschleimhaut Beachtung des Ausführungsgangs der Glandula parotis.

Durch Unterspritzen der Mundschleimhaut wird die Entnahme scharf an der Grenze zum Fett erleichtert.

Behandlung: Kausal nicht möglich.

Komplikation: **Verlust/-Schrumpfung des Mundschleimhauttransplantats.**

Ursache: Mangelnde nutritive Versorgung des freien Transplantats.

Vorbeugung:
- Möglichst schonende, sorgfältige Präparation mit optimalem Erhalt der Strukturen des Corpus spongiosum,
- Adaptation der Nahttechnik sowie optimale Auswahl des Nahtmaterials (monofil, resorbierbar),
- ausreichende Deckung,
- gute Durchblutung im Randbereich des Transplantats.

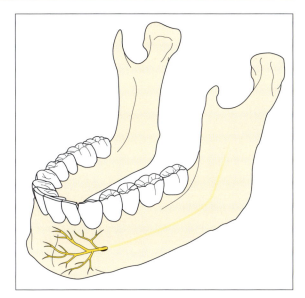

Abb. 15.5 Verlauf und Äste des N. mentalis.

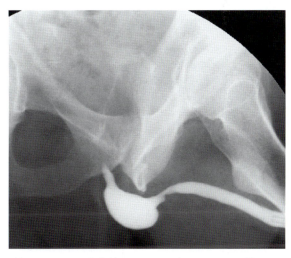

Abb. 15.6 Divertikelbildung mit Restrikturierung am Übergang zum distalen Urethraanteil.

Behandlung: Revision mit z. B. erneuter Verwendung eines Mundschleimhauttransplantats oder Einsatz eines gestielten Lappens (z. B. rotated island flap).

Komplikation: **Divertikelbildung** (Abb. 15.6).

Ursache: Mangelhafter Verschluss des Corpus cavernosum über dem ventral aufgenähten Mundschleimhauttransplantat. Zusätzlich Restrikturierung am Übergang zum distalen Urethraanteil mit konsekutiver Erhöhung des im rekonstruierten Areal herrschenden hydrostatischen Druckes.

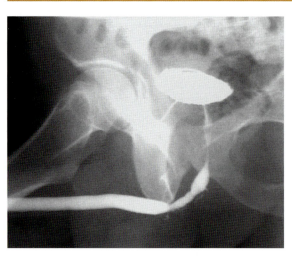

Abb. 15.7 Extravasat ohne urethrokutane Fistel.

Vorbeugung: Sorgfältige Deckung des rekonstruierten Areals durch Verschluss des Corpus spongiosum. Insbesondere im Bereich der Anastomose Gewährleistung einer möglichst optimalen Blutversorgung.

Behandlung: Bei Symptomatik ggf. offene Revision. Bei kleinerer Divertikelbildung und Kombination mit einer Rezidivstriktur in Einzelfällen transurethrale Urethrotomie möglich.

Komplikation: Extravasat mit/ohne Fistelbildung (Abb. 15.7).

Ursache:
- Lokaler Infekt,
- inadäquate Nahttechnik/Nahtmaterialauswahl,
- nichtwasserdichte Anastomose,
- mangelhafter Verschluss des Corpus spongiosum,
- unzureichende mehrschichtige Gewebeadaptation.

Vorbeugung: Korrekte Nahtmaterialauswahl und penible Nahttechnik mit wasserdichter Anastomose. Sorgfältige Präparation mit Verschluss des Corpus spongiosum über dem Graft und Gewährleistung möglichst mehrschichtiger Gewebeadaption über dem rekonstruierten Areal.

Behandlung: Nochmalige Dauerkatheter-Einlage unter radiologischer Kontrolle für 7–14 Tage.

Literatur
Hinweise unter
   www.thieme.de/komplikationenurologie.de

16 Komplikationen bei der Ureterrekonstruktion

16.1 Allgemeine Aspekte

G. Fechner, S. C. Müller

Ureterrekonstruktionen zählen zu den technisch anspruchsvollsten Operationen in der Urologie. Grundsätzlich sieht sich der Operateur mit 2 grundlegend verschiedenen Situationen konfrontiert:

- Bei einer primären morphologischen Fehlbildung oder Dysfunktion des Ureters erfolgt die Rekonstruktion meist am Nierenbeckenabgang oder am Ureterostium. Man findet meist unberührte Gewebeverhältnisse vor, die Operation erfolgt häufig standardisiert und entsprechend komplikationsarm.
- Die zweite und meist weitaus komplexere Herausforderung findet sich nach iatrogener Schädigung des Ureters: Der Operateur muss sich den Problemen eines voroperierten oder sogar therapeutisch bestrahlten Situs stellen. Dementsprechend finden sich in letzterem Falle Komplikationen in erhöhter Frequenz.

Frühe Komplikationen

Komplikation: Anastomoseninsuffizienz, Urinextravasation.

Häufigkeit: Werden Darmsegmente zur Ureteraugmentation verwendet, besteht das Risiko einer Insuffizienz der Darmanastomose, abgesehen von dem selten verwendeten Appendixinterponat. Die resultierende Peritonitis ist stets revisionspflichtig und hat meist unerfreuliche Krankheitsverläufe zur Folge.

Ursache: Wesentlicher Parameter für das Einheilen einer Anastomose am Ureter ist weniger die Liegedauer des obligatorischen Ureterstents als vielmehr die Gewebequalität der zu anastomosierenden Strukturen. Hier kommt als wesentlicher Faktor die Intaktheit der ureteralen Mikroperfusion zu tragen, welche vor allem durch vorherige Strahlentherapie erheblich alteriert sein kann.

Vorbeugung: Eine übermäßige Mobilisation des Ureters oder die Zerstörung seiner gefäßführenden Adventitia ist zu vermeiden, um Perfusionsstörungen zu minimieren.

Behandlung: Kommt es postoperativ nach Stententfernung zu einer Urinextravasation an der ureteralen Anastomose, ist eine sofortige operative Revision in der Regel nicht zielführend. Die früh postoperativ vorhandenen Gewebeverhältnisse lassen eine sinnvolle Rekonstruktion ohnehin nicht zu. Die Anlage einer perkutanen Nephrostomie oder das Belassen einer (noch) vorhandenen Nierenfistel erscheint zwar aus Patientensicht zunächst ernüchternd, bietet aber die größte Sicherheit für die betroffene Niere und letztlich auch den Patienten. Ein erneuter Rekonstruktionsversuch sollte nicht vor Ablauf von 3, besser 6 Monaten erfolgen. In Abhängigkeit von der Gesamtsituation, z. B. einem fortgeschrittenen Malignom, kann es auch durchaus gerechtfertigt sein, die Nephrostomie zu belassen und die Rekonstruktion als endgültig gescheitert zu akzeptieren.

Späte Komplikationen

Komplikation: Harntransportstörung.

Häufigkeit: Wesentliche Spätkomplikation.

Ursache: Strikturbildung im Anastomosenbereich, Harnleiterstriktur.

Vorbeugung: Trotz letztlich nichtbeinflussbarer Gegebenheiten wie der ureteralen Gewebequalität lassen sich mit einigen grundsätzlichen Maßnahmen die Ergebnisse nach Ureterrekonstruktion erheblich verbessern: So sind für jede Art der Ureterrekonstruktion genaue Kenntnisse der ureteralen Blutversorgung mit entsprechender Schonung der „Ureterpedikel" essenziell. Eine absolute Spannungsfreiheit aller Anastomosen ist weitere Vorraussetzung für ausreichende Mikroperfusion zum Einheilen der Anastomose. Zudem erscheint es vorteilhaft, aus eventuell vorhandenem Omentum majus einen ureteralen Mantel zu bilden. Die hiervon ausgehende Angiogenese scheint die ureterale Perfusion langfristig zu verbessern und kann das Ausheilen früher kleiner Urinextravasationen in Anastomosenbereichen begünstigen.

Behandlung: Die Diagnose wird meist sonografisch gestellt und bedarf – sofern keine akute Symptomatik besteht – meist keiner sofortigen Intervention. Entscheidend ist die Frage, ob es sich um eine (fixierte) Dilatation des Hohlsystems oder eine echte Harnstauungsniere handelt. Gerade bei Rekonstruktion eines chronifiziert aufgestauten Systems bildet sich eine länger bestehende Ektasie nur selten komplett zurück. Zur Klärung der Abflussverhältnisse kann eine dynamische Nierenfunktionsszintigrafie wertvolle Dienste leisten. Im Falle einer urodynamisch relevanten Harntransportstörung sollte über eine Entlastung der Niere nachgedacht werden. Die retrograde Entlastung stellt zwar, sofern sie überhaupt gelingt, eine

Komfortzugewinn für den Patienten dar, kann sich aber im Falle eines erneuten Rekonstruktionsversuchs durchaus als nachteilig erweisen: Eine nahezu immer stentbedingt ablaufende Ureteritis verschlechtert die Gewebequalität des Ureters nachhaltig und kann in einer nicht unerheblichen Fibrose mit „Schwartenbildung" münden. Demzufolge ist die Einlage einer perkutanen Nephrostomie hier vorteilhafter.

Grundsätzlich sollten sekundäre Rekonstruktionsversuche auch hier frühestens nach 3–6 Monaten unternommen werden.

16.2 End-zu-End-Anastomose

M. Musch, D. Kröpfl

Allgemeine Aspekte

Die Notwendigkeit zur Rekonstruktion der Harnleiterkontinuität mittels einer End-zu-End-Anastomose entsteht am häufigsten nach iatrogenen Harnleiterverletzungen bei urologischen, allgemeinchirurgischen und gynäkologischen Operationen und seltener nach Schuss- oder Stichverletzungen (St. Lezin u. Stoller 1991). Bei der End-zu-End-Anastomose müssen die spezielle Blutversorgung des Harnleiters und eventuelle Begleitpathologien, wie z. B. entzündliche Veränderungen, eine vorausgegangene Bestrahlung, ein vorausgegangener gefäßprothetischer Ersatz im Bereich des Beckens oder Begleitverletzungen der benachbarten Organe, bedacht werden (McAninch u. Santucci 2007).

Wenn man über die End-zu-End-Anastomose des Harnleiters spricht, ist eine anatomische Unterscheidung eines *abdominalen* Anteils, der vom Nierenbecken bis zur Gefäßkreuzung reicht, und eines *pelvinen* Anteils des Harnleiters, der sich von der Gefäßkreuzung bis zur Blase erstreckt, wichtig:

- In seinem abdominalen Verlauf erhält der Harnleiter seine arterielle Blutversorgung aus der Aorta und den gonadalen Gefäßen, ausgerichtet von medial nach lateral,
- in seinem pelvinen Anteil aus der A. iliaca externa, der A. iliaca interna und der A. uterina, ausgerichtet von lateral nach medial.

Außerdem hat der Harnleiter eine ausgedehnte intramurale Blutversorgung, wobei sowohl Venen als auch Lymphgefäße unterhalb der Adventitia des Harnleiters verlaufen (Anderson et al. 2007). Bei der Rekonstruktion des Harnleiters mittels einer End-zu-End-Anastomose muss peinlichst genau auf eine ausreichende Gefäßversorgung des Harnleiters geachtet werden. Dabei wird eine End-zu-End-Anastomose typischerweise bei Defekten im abdominalen Anteil des Harnleiters empfohlen. Die Rekonstruktion im pelvinen Anteil erfolgt meist mittels einer Harnleiterneueinpflanzung mit oder ohne Psoas-Hitch-Verfahren oder Boari-Lappenplastik.

Allgemeine Komplikationen und deren Vermeidung

Komplikation: Indikationsstellung: Operationszeitpunkt.

Ursache: Fehlende Erfahrung, Unterschätzung des Ausmaßes der entzündlichen Reaktion im Verletzungsgebiet.

Vorbeugung: Eine ideale Situation für eine End-zu-End-Anastomose des Harnleiters bietet eine frische, intraoperativ erkannte, iatrogene Verletzung des Harnleiters. Die postoperativ diagnostizierte Harnleiterverletzung wird, wenn sie innerhalb von ein paar Tagen nach der Operation erkannt wird, in der Regel auch primär versorgt. Bei Patienten, bei denen die Läsion des Harnleiters erst verspätet erkannt wird, ist keine primäre Versorgung indiziert.

Behandlung: Es erfolgt meistens eine primäre Harnleiterschienung oder die Anlage einer perkutanen Nephrostomie mit verzögerter definitiver Versorgung ca. 3 Monate nach der Verletzung (Selzman et al. 1996).

Im Rahmen möglicher Schussverletzungen muss bedacht werden, dass häufig ein erheblicher Schaden um den Schusskanal verursacht wird, v. a. bei Hochgeschwindigkeitsmunition, weshalb bei solchen Patienten an eine sekundäre Nekrose oder Stenose des Harnleiters bei Verletzungen in diesem Gebiet gedacht werden muss (Amato 1970).

Komplikation: Inkomplette Darstellung des Operationsgebiets.

Ursache: Falscher bzw. nichterweiterbarer Zugangsweg bei notwendiger Ausdehnung des Eingriffs: z. B. bei intraoperativ ausgedehnteren Befunden der Ureterläsion mit der Notwendigkeit eines (Darm)Interponats oder einer Nephrektomie.

Vorbeugung:
- Suffiziente Diagnostik zum Abschätzen des Ausmaßes der Striktur,
- Operationsplanung unter Beachtung einer möglichen Ausweitung des Eingriffs,
- Wahl des entsprechenden Zugangswegs und entsprechende Vorbereitung des Patienten, z. B. abführende Maßnahmen,
- Planung einer Mundschleimhautentnahme.

Behandlung: Neuer Zugangsweg.

Komplikation: Anastomoseninsuffizienz.

Ursache: Unzureichende Durchblutung der Harnleiterenden oder Streckendefizit bei der Anastomosenbildung.

Vorbeugung: Adäquate Exposition des Operationsgebiets. Da eine intakte Blutversorgung des Harnleiters für eine funktionierende End-zu-End-Anastomose essenziell ist, soll diese nur dann durchgeführt werden, wenn die proximalen und distalen Harnleiterenden an den Schnittflächen eine Blutung aufweisen. Eine End-zu-End-Anastomose eines komplett denudierten Harnleiters wohlmöglich noch in bestrahltem Gebiet wird unweigerlich zu einer Striktur oder Leckage führen (McAninch u. Santucci 2007). Die Anlage einer spannungsfreien wasserdichten schräg-ovalären Anastomose, die adäquate externe und interne Urindrainage sowie, in bestimmten Situationen, die Anwendung von Omentum majus zur Umwickelung der Anastomose sind „conditiones sine quibus non".

Behandlung: Siehe Persistierende „Urinleckage".

Komplikation: Persistierende Urinleckage.

Häufigkeit: 10–24 % der Patienten nach einer End-zu-End-Anastomose (Campbell et al. 1992; Medina et al. 1998).

Ursache: Primär undichte Anastomose oder Nekrose im Bereich der End-zu-End verbundenen Harnleitersegmente.

Vorbeugung: Anlegen einer spannungsfreien, schrägovalären, wasserdichten Anastomose mit geeignetem Nahtmaterial. Erhalt einer ausreichenden Blutversorgung in beiden Harnleiterenden und ggf. zusätzlich Ummantelung mit Omentum majus oder vitalem Peritoneallappen.

Behandlung: Im Falle einer prolongierten Urinsekretion über die Drainage bei sonst asymptomatischen Patienten (ohne Anzeichen für eine Urinom- oder Abszessbildung) ist zuerst ein abwartendes Vorgehen angezeigt (Steers et al. 1985). Der einliegende multiperforierte Doppel-J-Stent kann zur weiteren Entlastung der Anastomosenregion durch einen nichtperforierten Mono-J-Stent ausgewechselt werden. Dieser wird dann separat neben dem gleichzeitig zu belassenden Harnröhrenkatheter ausgeleitet, ggf. zusätzliche Anlage einer Nephrostomie. Die Drainage sollte erst dann entfernt werden, wenn das Drainagesekret keine Kreatininwerte mehr über dem Serumkreatininlevel aufweist. In der Literatur wird das Belassen der Harnleiterschiene für 4 Wochen bis 3 Monate empfohlen.

Komplikation: Urinom, Fistel, Abszess.

Häufigkeit: Circa 5 % (Palmer et al. 1999).

Ursache: Die potenziellen sekundären Komplikationen einer Urinleckage sind die Bildung eines Urinoms, einer Fistel und/oder eines Abszesses. Besonders komplikationsträchtig ist eine solche Urinleckage, wenn eine End-zu-End-Anastomose des Harnleiters im Zusammenhang mit einem abdominalchirurgischen Eingriff mit Darmnaht oder -anastomosierung durchgeführt wird. In diesem Fall kann die Urinleckage zudem eine Insuffizienz der Darmnaht oder eine Urinperitonitis verursachen.

Vorbeugung: Erkennen einer persistierenden Urinleckage (Kreatininbestimmungen aus dem Drainagesekret). Belassen bzw. Optimierung der internen und externen Urindrainage. Prophylaktische Bakteriologie aus Urin und Drainagesekret, um bei klinischen Infektzeichen eine resistenzgerechte Antibiose einleiten zu können.

Behandlung: Bei Vorliegen eines Urinoms und/oder Abszesses ist eine offene Revision angezeigt. Allerdings kann bei septischem Patienten initial eine CT-gesteuerte Drainage des infizierten Urinoms bzw. des Abszesses erforderlich sein. Falls möglich, sollte eine erneute End-zu-End-Anastomosierung nach Auffrischen der Wundränder durchgeführt werden. Die Mobilisation des Omentum majus und seine Platzierung um den rekonstruierten Harnleiter ist in einer solchen Situation obligat. Ist Omentum majus nicht ausreichend vorhanden, dann muss der Harnleiter mittels eines vitalen Peritoneallappens ummantelt werden. Liegt die insuffiziente End-zu-End-Anastomose im Bereich der Gefäßkreuzung, dann kann bei ausreichender Harnblasenkapazität und beim nichtvorbestrahlten Patienten alternativ ein Psoas-Hitch-Verfahren mit oder ohne Boari-Lappenplastik zur Rekonstruktion verwendet werden (Riedmiller et al. 1984).

Erscheint eine Überbrückung des Harnleiterdefekts in der akuten Situation nicht möglich, müssen das proximale und das distale Harnleiterende verschlossen werden. Die Niere wird dann über eine perkutane Fistel abgeleitet. Ist eine solche Konstellation bereits vor dem Revisionseingriff absehbar, sollte die Nephrostomie idealerweise bereits präoperativ unter sonografischer Kontrolle angelegt werden, da ansonsten bei intraoperativer Anlage einer offenen Nierenfistel eine unnötige Erweiterung des Zugangs und eine Mobilisation der Niere notwendig sind. Ist der Patient in einem solch schlechten Zustand, dass eine definitive Lösung möglichst rasch erfolgen muss, kann eine Nephrektomie indiziert sein.

Komplikation: Gefäßprothese und Urinleckage.

Ursache: Siehe oben.

Vorbeugung: Vermeidung von Sekundärkomplikationen, z. B. eine Urinombildung mit sekundärer Infektion der Gefäßprothese.

Behandlung: Wenn in solchen Situationen eine End-zu-End-Anastomose des Harnleiters nicht möglich ist, muss gelegentlich eine Okklusion des proximalen Harnleiters mit Anlage einer Nephrostomie oder sogar als Ultima Ratio eine Nephrektomie vorgenommen werden (St. Lezin

u. Stoller 1991), wobei zu beachten ist, dass dieses Vorgehen gerade bei gefäßchirurgischen Patienten nicht selten mit einer terminalen Niereninsuffizienz verbunden ist (McAninch u. Santucci 2007).

Komplikation: Harnleiterstriktur.

Häufigkeit: Ist die häufigste Spätkomplikation einer End-zu-End-Anastomose des Harnleiters.

Ursache: Die Harnleiterstriktur kann unmittelbar nach Entfernen der Harnleiterschiene oder im späteren Verlauf auftreten. Meist ist eine schlechte Durchblutungssituation der anastomosierten Harnleiterenden ursächlich. Konsekutiv kommt es zur Ausbildung eines fibrotischen Narbenrings. Auch eine falsche Anastomosentechnik muss als auslösender Faktor bedacht werden.

Vorbeugung: Anlegen einer spannungsfreien, schrägovalären, wasserdichten Anastomose mit geeignetem Nahtmaterial. Erhalt einer ausreichenden Blutversorgung in beiden Harnleiterenden und ggf. zusätzlich Ummantelung mit Omentum majus oder vitalem Peritoneallappen.

Behandlung:
- Kurzstreckige (bis ca. 2 cm Länge) Strikturen: Versuch der (endoskopischen) Ballondilatation oder Inzision (Knowles et al. 2001).
- Strikturen im proximalen und mittleren Ureterabschnitt:
  – Erneute End-zu-End-Anastomose nach Mobilisierung der Niere nach kaudal (Passerini-Glazel et al. 1994), beachte: Spannungsfreiheit!
  – Bei deutlichem Streckendefizit: Rekonstruktion mittels Mundschleimhaut, Anlage eines Darminterponats, Autotransplantation der Niere als Alternativen (Kroepfl et al. 2010, Bonfig et al. 2004, Wotkowicz et al. 2004).
- Striktur im distalen Ureterabschnitt: Harnleiterneueinpflanzung im Psoas-Hitch-Verfahren mit oder ohne Boari-Lappenplastik.

Literatur
Hinweise unter
www.thieme.de/komplikationenurologie.de

16.3 Interponat

A. S. Brandt, S. Roth

Allgemeine Aspekte

Als traditionell gilt die Verwendung eines Ileumsegments als Harnleiterersatz (Bonfig et al. 2004, Abb. 16.1), das auch rekonfiguriert in der Technik nach Yang-Monti (Steffens et al. 2010) verwendet werden kann. Alternativ kann

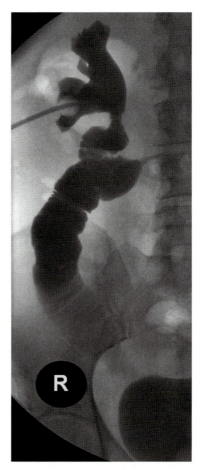

Abb. 16.1 Totaler Harnleiterersatz rechts durch Ileuminterponat.

dieser Harnleiterersatz partiell oder total auch durch ein rekonfiguriertes Koloninterponat (Ubrig u. Roth 2003) erfolgen (Abb. 16.2). Erste Veröffentlichungen zum Harnleiterersatz gehen auf Goodwin u. Mitarb. in den späten 50er-Jahren zurück.

Jede dieser Techniken weist besondere Risiken auf. Insgesamt gilt die Ureterrekonstruktion durch Darmsegmente als ein komplikationsträchtiges Verfahren und kann zudem zeitaufwendig und extrem schwierig sein (Chung et al. 2006). In der Literatur werden Frühkomplikationen in bis zu 50% und Spätkomplikationen in bis zu 30% der Fälle angegeben (Armatys et al. 2009).

Allgemeine Komplikationen und deren Vermeidung

Präoperative Komplikationen

Komplikation: Indikationsstellung.

Ursache: Unzureichende Berücksichtigung bestehender Begleiterkrankungen.

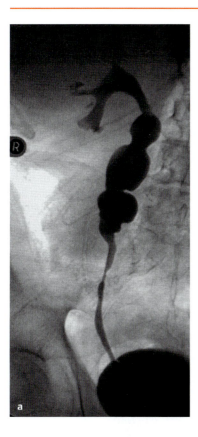 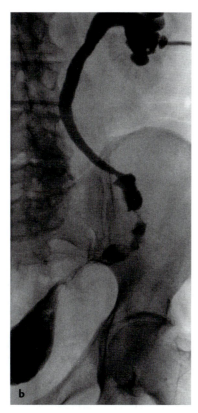

Abb. 16.2 a u. b Partieller Harnleiterersatz.
a Durch Ileum.
b Durch rekonfiguriertes Kolon in der Technik nach Yang-Monti in Kombination mit der Psoas-Hitch-Defektüberbrückung des distalen Uretersegments.

Als relative Kontraindikationen bei der Patientenauswahl für ein intestinales Substitut gelten:
- Chronische Niereninsuffizienz/Azotämie,
- Chronisch-entzündliche Darmerkrankungen (Morbus Crohn, Colitis ulcerosa),
- Z. n. iatrogener Bestrahlung im Bereich des Darmes,
- vermutlich unzureichende Länge des zu verwendenden Darmes,
- Leberschäden,
- (obstruktive) Miktionsstörungen mit hohem intravesikalem Druck,
- ausgedehnte Voroperationen.

Bei präoperativ bestehender Niereninsuffizienz mit Kreatininwerten > 1,5 mg/dl existiert postoperativ ein erhöhtes Risiko einer progredienten Niereninsuffizienz. Bei Kreatininwerten > 2 mg/dl steigt zudem die Gefahr einer hyperchlorämischen metabolischen Azidose mit Elektrolytverschiebungen (Steffens et al. 2010). Bei chronisch-entzündlichen Darmerkrankungen und Z. n. Bestrahlung muss ausreichend gesunder Darm für das Interponat zur Verfügung stehen. Bei Verwendung von bestrahltem Darm steigt zudem die Komplikationsrate des Verfahrens deutlich an (Armatys et al. 2009). Obstruktive Miktionsstörungen mit hohem intravesikalem Miktionsdruck sollten vor Anlage eines Harnleiterinterponats therapiert werden.

Bei großen intraperitonealen Voroperationen, bekannter Schädigung des Ileums oder bei beidseitigen Defekten, bei denen für eine Seite schon ein Ileuminterponat verwendet wurde, muss ggf. ein Koloninterponat Anwendung finden (Chung et al. 2006). Dies ist bei der Operationsplanung zu berücksichtigen.

Vorbeugung: Patientenselektion, Operationsplanung:
- Anamnese über Voroperationen, Begleiterkrankungen, Bestrahlungen, Allergien und eingenommene Medikamente,
- laborchemische Untersuchung mit Bestimmung des Blutbilds, der Serumelektrolyte, der Nierenretentions- und Leberwerte sowie der Gerinnung,
- Informationen zur Funktionsfähigkeit der betroffenen Niere,
- aussagekräftige Bildgebung.

Intraoperative Komplikationen

Komplikation: Unzureichende Länge des Interponats.

Vorbeugung: Durchführung einer suffizienten präoperativen Diagnostik und Wahl eines Zugangswegs mit intraoperativer Entscheidungsfreiheit. Das distale Ende des Interponats kann sowohl refluxiv als auch antirefluxiv in die Blase implantiert werden. Durch die isoperistaltische Implantation und die Länge des Interponats wird ein ausreichender Refluxschutz gewährleistet (Waldner et al. 1999). Durch Kombination mit dem Psoas-Hitch-Verfahren kann zusätzliche Länge gewonnen werden.

Behandlung: Erweiterung des Zugangswegs, Kombination mit einem Psoas-Hitch-Verfahren, Rekonfiguration des Interponats (z. B. Technik nach Yang-Monti).

Postoperative Komplikationen

Komplikation: Metabolische Dysbalance.

Häufigkeit: 0–14 %.

Ursache: Vermehrte Resorption saurer Valenzen über das Interponat proportional zu dessen Oberfläche.

Vorbeugung: Da das klassische Interponat eine große Oberfläche besitzt, wird zur Reduktion der Resorptionsfläche eine Verschmälerung (tailoring) beschrieben. Alternativ kann ein partieller oder kompletter Harnleiterersatz durch ein rekonfiguriertes Kolonsegment (Ubrig et al. 2001) oder in der Technik nach Yang-Monti verwendet werden. Bei letzterer Operationstechnik, die detailliert von Ghoneim und Ali-el-Dein publiziert wurde (2005), wird im Gegensatz zum klassischen Interponat lediglich ein Darmsegment von 6–7 cm Länge benötigt. Der Vorteil dieser Verfahren besteht darin, dass die Darmoberfläche klein gehalten wird und metabolische Entgleisungen vermieden werden können. Aus diesem Grund ist eine Anwendung auch bei präoperativ höheren Kreatininwerten möglich, ohne dass eine weitere Verschlechterung der Nierenfunktion zu erwarten ist. Die Anwendung ist sowohl als partieller als auch kompletter Ureterersatz möglich.

Behandlung: Kontrolle der Nierenretentionswerte, Überprüfung des Bikarbonats, des Base Excess und des Chlorids und ggf. Substitutionstherapie mit Natriumbikarbonat.

Komplikation: Anastomoseninsuffizienz, Anastomosenstriktur.

Ursache: Unzureichende Vaskularisierung des verwendeten Interponats, insbesondere im Bereich der proximalen und distalen Anastomose, sowie in der Technik nach Yang-Monti die höhere Anzahl an Anastomosen (Steffens et al. 2010). Nichtgewährleistete Spannungsfreiheit der Anastomosen und insuffiziente Naht, unzureichende Schienung und Harnstauung.

Vorbeugung: Folgende Grundsätze sollten zur Vermeidung einer Wundheilungsstörung an den Anastomosen bei allen Formen der Harnleiterrekonstruktion beachtet werden (Djakovic et al. 2009):
- Débridement der Ureterenden,
- Spatulation der Ureterenden,
- Harnleiterschienung,
- wasserdichte und spannungsfreie Anastomose mit resorbierbarem Nahtmaterial,
- Einlage einer Robinson-Drainage,
- Schutz der Anastomose durch Peritoneum oder Omentum.

Allen operativen Techniken ist gemein, dass besondere Aufmerksamkeit auf die Präparation der Blutversorgung des Interponats durch das dorsale Mesenterium gerichtet werden muss. Dies ist ein entscheidender Faktor zur Verhinderung von Anastomoseninsuffizienzen. Hierzu zählt besondere Vorsicht bei der Retroperitonealisierung des Interponats. Hier muss darauf geachtet werden, dass es zu keiner Obstruktion des Darmmesos kommt.

Behandlung: Vor Entfernung der einliegenden Harnleiterschiene, des Blasenverweilkatheters und der Nephrostomie ist eine Kontrolle der Anastomose notwendig, nach 3 Monaten sollte ein AUG und ggf. eine Nierenfunktionsszintigrafie zur Kontrolle der Abflussverhältnisse durchgeführt werden.

Komplikation: Prolongierter Ileus.

Häufigkeit: Bis 25 %.

Ursache: Darmalteration.

Vorbeugung: Fast-Track, frühzeitige darmstimulierende Maßnahmen, Reduktion des Darmtraumas durch Verwendung von weiteren Darmanteilen (Meckel-Divertikel; Adams et al. 2007) oder (insbesondere bei Kindern) der Appendix vermiformis (Dagash et al. 2008). Ein routinemäßiger Einsatz beider Verfahren bei der Versorgung von Harnleiterverletzungen ist nicht möglich, da weder die Struktur eines Meckel-Divertikels noch eine ausreichend lange oder mobile Appendix vermiformis permanent zur Verfügung stehen.

Komplikation: Rezidivierende Harnwegsinfektionen.

Häufigkeit: Bis zu 27 % (Verduyckt et al. 2002).

Vorbeugung: Sicherung der Abflussverhältnisse, ausreichende Flüssigkeitszufuhr.

Behandlung: Bei Vorliegen einer Abflussbehinderung muss diese zunächst beseitigt werden, die Therapie des Infekts erfolgt (gezielt) antibiotisch.

Komplikation: Elongation des Interponats, Mukusobstruktion.

Vorbeugung: Bei Verwendung von langen Darminterponaten besteht eine Tendenz zur Elongation und, insbesondere bei partiellen Interponaten, die Gefahr der Mukusobstruktion.

Behandlung: Während eine Mukusobstruktion in der Regel endoskopisch behoben werden kann, ist die Behandlung einer Elongation nur durch einen operativen Sekundäreingriff möglich, um Langzeitschäden der Niere durch bestehende Harntransportstörungen zu verhindern.

Die Reinterventionsrate nach Harnleiterersatzoperation insgesamt ist in der Literatur in bis zu 33 % beschrieben. Neben der Stenose stellen Ileus, Funktionsverlust der Niere mit anschließender Nephrektomie und, insbesondere bei Z. n. iatrogener Bestrahlung, enterale Fisteln (6,6 %) die häufigsten Ursachen für einen zweiten operativen Eingriff dar.

Komplikation: Verschlechterung der Nierenfunktion.

Häufigkeit: Eine postoperative Verschlechterung der Nierenfunktion, gemessen am Serumkreatininwert, wird in 0–25,3 % der Fälle gefunden (Boxer et al. 1979).

Ursache: Obstruktion, vermehrte Resorption saurer Valenzen.

Vorbeugung: Kontrolle und Sicherung des Harnabflusses, Kontrolle und Ausgleich des Säure-Basen-Haushalts.

Behandlung: Bei ursächlicher Obstruktion ist diese zu beseitigen und der Harnabfluss dauerhaft zu sichern. Bei Funktionsverlust der Niere ist eine Nephrektomie indiziert.

Als seltene Spätkomplikationen (0–2 %) können Erweiterungen des Nierenbeckens ohne Abflussstörung, Nierensteine und, bei Verwendung des terminalen Ileums, ein Vitamin-B_{12}-Mangel auftreten. Malignome des Darminterponats entstehen in 0,8 % (Ali-El-Dein et al. 2002). Eine lebenslange Patientennachsorge ist notwendig.

Literatur
Hinweise unter
www.thieme.de/komplikationenurologie.de

Septischer Ileumharnleiterverlust durch unbehandelte Harnwegsinfektion

B. Reisch, J. A. Steffens

Bei einer 28-jährigen Patientin war eine Wertheim-Meigs-Operation bei einem Ovarialkarzinom – pT1, N1 (1/24), L1, G3 – mit adjuvanter Radiatio und Chemotherapie durchgeführt worden. 2 Jahre später wurde uns die Patientin mit einer funktionsgeminderten Harnstauungsniere (26 %) links vorgestellt. Des Weiteren bestand eine gemischte Harninkontinenz bei kleiner Blasenkapazität nach Radiatio. Die retrograde Darstellung zeigte eine distale längerstreckige Harnleiterenge links, die initial mittels Harnleiterschienung beherrscht wurde.

Die Harnleiterfreilegung zur operativen Sanierung erfolgte retroperitoneal über einen Pararektalschnitt. Der Ureter zeigte sich von der Blase bis 5 cm kaudal des Nierenbeckens fingerdick erweitert, fibrös umgebaut und perfusionsgemindert. Es erfolgte ein partieller Harnleiterersatz von 15 cm mittels rekonfigurierter Ileumsegmente ohne Refluxschutz.

Die antibiotische Abdeckung erfolgte mit Ampicillin/Sulbactam und Metronidazol. Die Urinkultur wies 10000 KBE/ml Acinetobacter sowie Candida albicans in gleicher Keimzahl nach. Postoperativ zeigte sich über die liegende Unterbauchdrainage eine Urinextravasation. Bei sonografisch ektatischem Hohlsystem erfolgte eine sekundäre perkutane Nephrostomie links. Eine radiologische Fistelfüllung 4 Tage später zeigte keinen Kontrastmittelübertritt in den Harnleiter bei V.a Mukusobstruktion. Die Urinsekretion über die noch liegende Unterbauchdrainage war rückläufig. Die angelegten Urinkulturen vor Entlassung wiesen keine signifikante Keimzahl auf. Die Entlassung erfolgte am 16. postoperativen Tag. Ambulant erfolgten die Entfernung der Wunddrainage und der Harnleiterschiene.

Eine erneute stationäre Aufnahme wurde 14 Tage später notwendig. Im Zystogramm zeigte sich keine Leckage im Bereich der Zystoileostomie. Sonografisch zeigte sich bei noch liegender Nephrostomie ein ampulläres Nierenbecken. Wir führten eine antegrade Harnleiterschienung mit einer 9-Charr.-DJ-Schiene durch, die Patientin konnte in gutem AZ entlassen werden. Laborchemisch bestand eine geringe CRP-Erhöhung, sonst unauffällige Parameter. Nach Entlassung Erhalt der positiven Urinkultur mit 2 Enterokokkenkeimen in signifikanter Keimzahl.

Eine erneute stationäre Aufnahme erfolgte notfallmäßig 7 Tage später mit subfebrilen Temperaturen, Erbrechen, AZ-Verschlechterung und Anstieg der Entzündungsparameter. Das CT ergab mehrere abszesstypische Formationen im Bereich des Neoharnleiters sowie der linken Niere. Die operative Freilegung zeigte retroperitoneal ein infiziertes Urinom, der Neoharnleiter zeigte sich ohne nekrotische Anteile, gut perfundiert, jedoch über die gesamte Länge eröffnet (Abb. 16.3). Die Niere wies multiple Abszesse auf (Abb. 16.4, Abb. 16.5), sodass eine Nephrektomie und Resektion des Ileumureter-Substituts erfolgte.

Zu diesem Zeitpunkt fand sich in der Urinkultur ein multiresistenter Enterokokkus und bestehend Candida albicans. Postoperativ kam es erfreulicherweise zur raschen Rekonvaleszenz.

Kommentar: Langstreckige Harnleiterstrikturen, bei denen aufgrund der Länge weder eine Psoas-bladder-Hitch- noch eine Boari-Ureteroneozystostomie (Schoeneich et al. 1997) zur Anwendung kommen können, werden häufig mit einem Dünndarm- oder Koloninterponat überbrückt. (Ali-El-

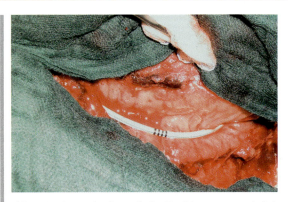

Abb. 16.3 Gut perfundiertes ileales Harnleitersegment mit freiliegendem DJ-Splint in situ.

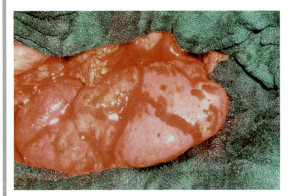

Abb. 16.4 Niere mit multiplen Abszessen in situ.

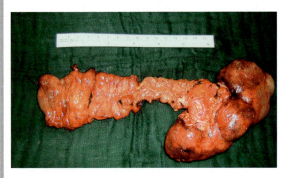

Abb. 16.5 OP-Präparat: gut durchbluteter Ileumharnleiter und abszedierte Niere.

Dein u. Ghoneim 2003, Armatys et al. 2009, Bonfig et al. 2004, Boxer et al. 1979, Chung et al. 2006, Gill et al. 2000, Goodwin et al. 1959, Hendren 1978, Mattos u. Smith 1997, Tveter et al. 1980, Ubrig et al. 2001, Verduyckt et al. 2002). Alternativ besteht die Möglichkeit der Harnleiterrekonstruktion mittels aufgelegtem oder tubularisiertem Mundschleimhautlappen (Fichtner 2005, Kröpfl et al. 2005, Naude 1999).

Seit der Veröffentlichung erster Ergebnisse vor 50 Jahren durch Goodwin u. Mitarb. stellt die Harnleitersubstitution mit Ileum ein bewährtes Verfahren dar (Goodwin et al. 1959). Historische Indikationen waren die tuberkulöse Obstruktion. In den letzten beiden Dekaden trat ein Wandel im pathogenetischen Indikationsspektrum ein (Armatys et al. 2009, Goodwin et al. 1959). 70% der ureteralen Rekonstruktion erfolgen heute aufgrund einer Strahlenfibrose oder einer iatrogenen Verletzung (Armatys et al. 2009, Bonfig et al. 2004, Gill et al. 2000, Hendren 1978).

Standardtherapie ist bisher der komplette Harnleiterersatz durch ein tubularisiertes Segment von durchschnittlich 14 cm Länge (Range 4–5 cm) (Armatys et al. 2009, Bonfig et al. 2004, Boxer et al. 1979, Gill et al. 2000, Goodwin et al. 1959, Mattos u. Smith 1997). Alternativ wurde der Einsatz rekonfigurierter Ileumsegmente favorisiert (Ali-El-Dein u. Ghoneim 2003, Ghoneim u. Ali-El-Dein 2005, Shokeir u. Ghoneim 1995, Steffens u. Schumpelick 2005, Steffens et al. 2010). Die ursprünglich als efferentes Segment beim kontinenten Harnblasenersatz konzipierte Technik nach Yang-Monti zeichnet sich durch Verwendung kurzer Darmsegmente von 6–8 cm mit der Konsequenz fehlender metabolischer Komplikationen aus (Ghoneim u. Ali-El-Dein 2005, Monti et al. 1997, Steffens et al. 2010, Yang 1993). Sie erlaubt die Konstruktion eines Ileumharnleiters, dessen Durchmesser dem originären ähnelt und der eine antirefluxive Reimplantation erlaubt.

Eine testgerechte antibiotische Therapie ist bei plastisch-rekonstruktiven Eingriffen mit Inkorporation von Darmanteilen zwingend notwendig. Multiresistenzlagen erfordern eine angepasste antibiotische Behandlung.

Die fehlende ärztliche Reaktion auf 2 Antibiogramme erklärt die Infektion des Ileumharnleiter-Substituts mit sekundärem ipsilateralem oberen Verlust des Harntraktes.

Literatur
Hinweise unter
www.thieme.de/komplikationenurologie.de

16.4 Psoas-Hitch

Siehe Beitrag „Ureterozystoneostomie", S. 275 f.

17 Komplikationen in der Kinderurologie

17.1 Allgemeine Aspekte

W. H. Rösch

Das Fachgebiet der Kinderurologie umfasst die Fehlbildungen von Niere, Harnleiter, Harnblase und Genitale, die weiterhin die mit Abstand größte Gruppe der kongenitalen Anomalien darstellt. Dazu kommen zahlreiche andere Erkrankungen des urogenitalen Systems, die erst im weiteren Verlauf des Kindesalters auftreten, wie Harnwegsinfektionen, Blasenentleerungsstörungen, Harnsteinerkrankungen und die kindlichen Tumoren dieser Organe. Nicht nur die Operationstechniken im Säuglings- und Kindesalter unterscheiden sich wesentlich von denen im Erwachsenenalter, sondern es gilt vor allem auch, physiologische und pathologische Besonderheiten des Kindesalters in der Indikationsstellung zu berücksichtigen.

Im Übrigen besteht ein verbindlicher Rechtsanspruch der Kinder auf eine altersgerechte Behandlung. Dieser begründet sich u. a. auf der 1989 von der UNO verabschiedeten UN-Konvention für die Rechte des Kindes, sowie der EACH- Charta (European Association for Children in Hospital), die beide auch von der Bundesrepublik Deutschland ratifiziert wurden. In Artikel 3 (3) dieser UN-Konvention verpflichten sich die Vertragsstaaten sicherzustellen, dass die für die Fürsorge für das Kind „...verantwortlichen Institutionen (auch das InEK), Dienste und Einrichtungen den von den zuständigen Behörden festgelegten Normen entsprechen, insbesondere im Bereich der Sicherheit und Gesundheit sowie hinsichtlich der Zahl und der fachlichen Eignung des Personals."

Allgemeine Komplikationen und deren Vermeidung

■ Präoperative Phase

Häufig ist die *Indikationsstellung* zu einem operativen Eingriff das Schwierigste in der Kinderurologie. Vor diesem Hindergrund ist deshalb stets eine aussagekräftige und zielführende Diagnostik vor jedem Eingriff zu fordern. Dabei müssen alle notwendigen Kriterien für eine optimale Therapieplanung erfasst werden, bei gleichzeitig möglichst geringer Invasivität. Diese Besonderheiten verlangen ein wohlüberlegtes *diagnostisches Konzept*. Durch den zunehmenden ökonomischen Druck im Gesundheitswesen kommt es zu einer Verschiebung von Leistungen aus dem stationären in den ambulanten Bereich. Dies betrifft nicht nur diagnostische Maßnahmen, sondern auch kleinere operative Eingriffe. Meist handelt es sich dabei um Eingriffe mit verzögerter Dringlichkeit, die gut planbar sind und mit einer niedrigen Komplikationsrate einhergehen. Dennoch darf hierbei nicht die Qualität des medizinischen Handelns und der Betreuung gefährdet werden. Grundsätzlich ist der organisatorische Aufwand ohnehin höher als bei der stationären Betreuung. Die rechtlichen Rahmenbedingungen des ambulanten Operierens wie die Art der Eingriffe, Gründe gegen die ambulante Durchführung sowie Qualitätssicherungsmaßnahmen sind im AOP-Vertrag geregelt (SGB V). Weitere Rahmenbedingungen sind durch die Leitlinien der Fachgesellschaften vorgegeben (Stark u. Steffens 2006, Strauß et al. 2007).

Eine ganz wesentliche Rolle in der präoperativen Phase spielt gerade im Kindesalter die *Patientenaufklärung.* Von rechtlicher Seite ist der Zeitpunkt der Aufklärung leider nicht eindeutig festgelegt. Sie sollte prinzipiell jedoch so frühzeitig erfolgen, dass eine Beratung zwischen den Eltern oder mit anderen Ärzten noch möglich ist. Generell sind die Eltern über Behandlungsalternativen aufzuklären, wenn eine konkrete Wahlmöglichkeit zwischen verschiedenen Behandlungsmethoden besteht. Der späteste Zeitpunkt für ein Aufklärungsgespräch sowohl für ambulant als auch stationär geplante Eingriffe ist 24 Stunden vor der Operation.

Kinder unter 14 Jahren gelten juristisch als nichteinwilligungsfähig. Dem Eingriff müssen hier beide Elternteile zustimmen, jedoch kann ein Elternteil den anderen ermächtigen, für ihn mitzuhandeln. Besondere Vorsicht gilt bei getrennt lebenden Eltern. Hier muss geklärt werden, ob ein alleiniges oder gemeinsames Sorgerecht vorliegt. Auch wenn das Kind ausschließlich bei einem Elternteil lebt, müssen bei Vorliegen eines gemeinsamen Sorgerechts stets beide Elternteile aufgeklärt werden und sowohl für den operativen Eingriff als auch für die Anästhesie unterschreiben.

Jugendliche im Alter von 14–16 Jahren sind prinzipiell einwilligungsfähig, die Zustimmung der Eltern ist jedoch erforderlich.

Jugendliche zwischen 16 und 18 Jahren sind einwilligungsfähig ohne zwingende Beteiligung der Eltern, dennoch wird die Zustimmung der Eltern dringend empfohlen. Letzteres gilt insbesondere bei plastisch-rekonstruktiven Eingriffen (Stark u. Steffens 2006, Wölk 2001).

▶ Grundsätzlich muss die Einwilligungsfähigkeit stets einzelfallabhängig geprüft werden (Wölk 2001)!

Weiterhin ist zu beachten, dass gegen den Willen eines einwilligungsfähigen Jugendlichen auch mit Zustimmung der Eltern nicht behandelt werden darf.

■ Intraoperative Phase

Eine besondere Bedeutung kommt im Säuglings- und Kindesalter der *Lagerung* zu. Trotz der meist eher kurzen Operationsdauer ist aufgrund der rasch auftretenden Druckschädigungen des Weichteilgewebes auf eine sorgfältige altersadaptierte Lagerung zu achten.

Säuglinge und Kleinkinder neigen zudem zu einem extrem hohen Wärmeverlust innerhalb kürzester Zeit. Die Anpassung der OP-Saal-Temperatur sowie die Verwendung von Wärmematten und Wärmelampen ist deshalb aus anästhesiologischer Sicht obligat.

Endoskopische Untersuchungen im Säuglings- und Kleinkindalter sollten stets unter sterilen Kautelen erfolgen, d. h. mit entsprechend steriler Abdeckung des Patienten und sterilem Mantel des Operators. Weiterhin darf nur angewärmte Spüllösung verwendet werden.

Bei Neugeborenen und Patienten mit gravierenden Fehlbildungen, insbesondere Spina bifida oder Fehlbildungen aus dem Epispadie-Ekstrophie-Komplex, sollte der Eingriff unter latexfreien Bedingungen erfolgen.

Abgesehen von wenigen Einzelfällen werden alle pädiatrischen Endoskopien in Narkose durchgeführt. Es gilt deshalb gerade bei Kindern, vor dem Eingriff zu prüfen, ob eventuell zusätzlich erforderliche Geräte (z. B. zur Ureterozeleninzision, Klappenresektion, Tumorbiopsie usw.) in dieser speziellen Größe zur Verfügung stehen, um einen zweiten Narkoseeingriff zu vermeiden. Trotz der instrumentellen Fortschritte birgt die Urethroskopie vor allem bei männlichen Säuglingen und Kleinkindern eine wesentlich größere Gefahr für Verletzungen und dauerhafte Folgeschäden als im Erwachsenenalter. Entscheidend für ein schonendes Vorgehen mit möglichst geringer Schleimhauttraumatisierung sind vor allem die ausreichende Erfahrung des Operators sowie die Beachtung grundsätzlicher Regeln, wie das ausschließliche Eingehen unter Sicht und die Verwendung von reichlich Gleitmittel. Natürlich muss auch die Gerätegröße stets individuell angepasst werden – es gibt kein universelles Kindergerät!

Diese speziellen, kindgerechten Voraussetzungen gelten natürlich genauso für die offen-operativen Eingriffe. Das Vorhandensein einer bipolaren Diathermie gilt heute als Standard für die Blutstillung in der Kinderurologie. Dieses Gerät muss natürlich auch für Säuglinge und Kleinkinder programmierbar sein. Instrumentelle Voraussetzungen sind bei entsprechenden Eingriffen (z. B. Hypospadie) ein Mikroinstrumentarium sowie die Lupenbrille. Weiterhin gehört dazu auch eine entsprechende Auswahl altersadaptierten Nahtmaterials. Grundsätzlich sollte gerade im Kindesalter gewährleistet sein, dass bei einer unvorhergesehenen Erweiterung des Eingriffs neben der fachlichen Kompetenz des Operators auch alle apparativen und instrumentellen Voraussetzungen gegeben sind, damit keine Kompromisse in der Therapie eingegangen werden müssen.

Einen nicht unerheblichen Beitrag für die Qualität des operativen Eingriffs, die Wundheilung und das postoperative Wohlbefinden der kleinen Patienten, leistet die kinderanästhesiologische Fachkompetenz. Nicht nur bei den ambulanten Eingriffen gelten heute Regionalanästhesieverfahren als Standard (Ilioinguinalis- oder Peniswurzelblock), sondern bei kleinen und mittleren Eingriffen der Kaudalblock (= Kaudalanästhesie). Für große kinderurologische Eingriffe insbesondere im Bereich der Blase ist heute aufgrund der erheblichen Vorteile im Hinblick auf intra- und postoperativen Schmerzmittelbedarf, deutlich kürzere Intensivüberwachungsdauer und raschem Nahrungsaufbau der routinemäßige Einsatz der kontinuierlichen Periduralanästhesie bereits ab dem Säuglingsalter zu fordern.

■ Postoperative Phase

Nach dem Ausschleusen der Kinder sollten die Eltern sofortigen Zugang erhalten. Für große kinderurologische Eingriffe muss zur initialen postoperativen Versorgung eine pädiatrische Intensivstation zur Verfügung stehen, deren Personal auch mit den entsprechenden Eingriffen vertraut ist. Die Dauer der Überwachung sollte bei ambulanten Patienten 4 Stunden betragen. Bei Kindern mit erhöhtem Risiko für Apnoen sollte die Beobachtungszeit nach einer Anästhesie ausgedehnt oder eine stationäre Aufnahme erwogen werden (siehe Tab. 17.1). Vor der Entlassung sollte das Kind getrunken, gegessen und miktioniert haben. Die abschließende Visite durch den Operateur und den Anästhesisten muss dokumentiert werden (Stark u. Steffens 2006, Strauß et al. 2007). Sie dient einerseits der Erhebung des postoperativen Status, andererseits erfolgt nochmals die ausführliche Erläuterung über das weitere Vorgehen, Nachuntersuchungen, Überwachung, Schmerztherapie und Verhaltensmaßregeln im Notfall. Die Entlasskriterien sind in Tab. 17.2 aufgeführt. Der Ope-

Tab. 17.1 Krankheitsbilder, die mit einer erhöhten Inzidenz von Apnoen nach Allgemeinanästhesien einhergehen (Strauß et al. 2007).

Gestationsalter
Verzögerung von Wachstum und Entwicklung
bronchopulmonale Dysplasie, pulmonale Erkrankung
subglottische Stenose
Erkrankung von Herz und ZNS
endokrine oder metabolische Erkrankung
Anämie (Hk < 30 %)
perioperativ durch: Hypoglykämie, Hypoxie, Hypokalzämie, Hypothermie, Sepsis

Tab. 17.2 Entlasskriterien nach den Vereinbarungen zur Qualitätssicherung ambulante Anästhesie (2006).

Patient im Vollbesitz seiner Schutzreflexe
stabile Kreislaufverhältnisse
keine respiratorischen Einschränkungen
Orientierung nach Zeit und Ort
kein akutes postanästhesiologisches Erbrechen
Nahrungsaufnahme möglich
Sicherstellung einer adäquaten postoperativen Schmerztherapie
Bei Regionalanästhesien ist zusätzlich zu prüfen und zu dokumentieren, dass die Blockade von Sensorik und Motorik rückläufig ist.
Bei rückenmarknahen Verfahren ist zusätzlich die Blasenfunktion zu berücksichtigen.

rateur muss rund um die Uhr erreichbar sein oder die Notfallversorgung anderweitig sicherstellen.

Literatur
Hinweise unter
www.thieme.de/komplikationenurologie.de

17.2 Zirkumzision
N. Fischer, S. C. Müller

Allgemeine Aspekte

Die Beschneidung wird entweder aus rituellen, hygienischen, medizinischen oder präventiven Gründen durchgeführt. Die Prävalenz variiert weltweit zwischen unter 20% und über 80% (Drain et al. 2006).

Es gibt viele Kontroversen über diesen häufigsten „plastisch-chirurgischen" Eingriff. Allgemeine Empfehlungen der medizinischen Fachgesellschaften werden in Leitlinien verfasst. Zusätzlich werden Empfehlungen von Interessengemeinschaften herausgegeben (American Academy of Pediatrics 1999, Fetus and Newborn Committee 1996, Boyle u. Bensley 2001, Poland 1990). Der routinemäßigen Zirkumzision bei Neugeborenen stehen Argumente wie das der Genitalverstümmelung mit den möglichen Sexualstörungen und der Verletzung des Persönlichkeitsrechts des Kindes gegenüber. Deutsche und Europäische Fachgremien empfehlen, die Zirkumzision nicht als Routineeingriff zu betrachten und die Indikation streng zu stellen (American Academy of Pediatrics 1999, Tekgül et al. 2010).

Bei Kindern empfiehlt man eine Zirkumzision frühestens nach Vollendung des 2. Lebensjahrs. Eine Kortikoidsalbe, topisch angewendet, hat immerhin eine 80%ige Erfolgsrate. Bei Patienten und Patienteneltern ist eine ausführliche Aufklärung unabdingbar. Es sollen sowohl medizinische als auch soziokulturelle Aspekte erörtert werden.

Die medizinischen und hygienischen Vorteile werden durch viele Studien belegt:
- Geringere Inzidenz von Harnwegsinfekten (2,4% bei Beschnittenen zu 20,1% bei nichtbeschnittenen Kindern) (Shaikh et al. 2008),
- weniger Balanitiden (11% vs. 18%) (Fergusson et al. 1988),
- Peniskarzinomrisiko wird um das 3–6fache erniedrigt (Young et al. 1981),
- geringere Inzidenz von sexuell übertragbaren Erkrankungen (STDs) (Auvert et al. 2009, Gray et al. 2009),
- Zervixkarzinomrisiko für den Partner 4fach niedriger (Agarwal et al. 1993),
- HIV-Infektionsrisiko wird um 50–60% verringert (Auvert et al. 2005),
- bessere Hygiene im Schulalter (Oster 1968),
- keine Beeinträchtigung der Sexualfunktionen (Kigozi et al. 2008).

Allgemeine Komplikationen und deren Vermeidung

Insgesamt tauchen 2–5 Komplikationen je 1000 Zirkumzisionen auf (Gee u. Ansell 1976, Harkavy 1987, Wiswell u. Geschke 1989). Bei Kindern beträgt die Komplikationsrate 0,2–3% (Ben Chaim et al. 2005, Christakis et al. 2000).

Präoperative Komplikationen

Komplikation: Falsche Indikationsstellung.

Ursache: Fehlende Erfahrung bei besonderen anatomischen Gegebenheiten.

Vorbeugung: Korrekte Indikationsstellung nach suffizienter Anamnese und Untersuchung: Das Ballonieren der Vorhaut bei Miktion stellt keine strikte Indikation dar.

Eine routinemäßige Zirkumzision bei Neugeborenen wird von der EAU nicht empfohlen (Tekgül et al. 2010).

Hypospadien und „buried penis" sollten nicht beschnitten werden (Wiswell 2000, Hiraoka et al. 2002, To et al. 1998, Herndon et al. 1999, American Academy of Pediatrics 1989, Thompson et al. 1975).

Behandlung: In Abhängigkeit vom kosmetischen Ergebnis ggf. plastische Revision (buried penis).

Intraoperative Komplikationen

Komplikation: Blutung.

Häufigkeit: 0,08%.

Ursache: Unzureichende Koagulation bzw. Unterbindung von Gefäßen.

Behandlung: Elektrische (bipolare) Koagulation, ggf. Ligatur von Gefäßen. Bei Nachblutungen, die sich durch temporäre Kompression nicht beherrschen lassen, sollte eine Revision mit Blutstillung erfolgen.

Komplikation: Lokaler Infekt, Bakteriämie, nekrotisierende Entzündung.

Häufigkeit: 0,06 %, > 0,01 %.

Ursache: Fehlende Sterilität, Sekundärinfektionen, mögliche Ausbildung einer Meatusstenose.

Komplikation: Iatrogene Verletzung.

Häufigkeit: 0,02 %.

Ursache: Urethral- und Glansverletzungen, zu radikale oder zu zögerliche Resektion.

Behandlung: Direkte Versorgung des Defekts. Bei einer totalen Amputation des Penis durch die Beschneidung sind 2 Möglichkeiten beschrieben worden:
- Eine späte Rekonstruktion, wenn eine sofortige Versorgung in einem spezialisierten Zentrum nicht möglich ist.
- Alternativ wird eine Geschlechtsumwandlung mit Orchiektomie durchgeführt (Bradley et al. 1998). Diese Methode führt jedoch zu einem späteren Identitätskonflikt (Diamond u. Sigmundson 1997, Reiner 1996).

Methodenspezifische Komplikationen

Elektrokauterverletzungen: Verbrennungen am Genitale oder an nichtisolierten Körperpartien. Der Verlust des Penis ist beschrieben worden (Gearhart u. Rock 1989). Besser sollte eine bipolare Koagulation verwendet werden.

Klemmenverletzung: Glansverletzung und Amputation: Besonders für Sheldon- und Mogen-Klemmen sind diese Komplikationen beschrieben worden (Gluckman et al. 1995, Sherman et al. 1996). Plastikglocken und Gomco-Klemmen sind in dieser Hinsicht sicherer.

Zu radikale Resektion der Vorhaut: Kleinere Defekte granulieren durch sekundäre Wundheilung. Bei zu extensiven Resektionen bedarf es eines Vollhaut- oder Spalthauttransplantats, evtl. unter Verwendung der Meshgraft-Technik (Thompson et al. 2006).

Literatur
Hinweise unter
www.thieme.de/komplikationenurologie.de

Zirkumzision – do it yourself – neue Möglichkeiten dank Internet

M. Beuke, D. Pfalzgraf, M. Fisch, S. Riechardt

Ein 46-jähriger Patient stellte sich notfallmäßig mit zunehmenden Schmerzen am Penis vor. Aus Angst vor Ärzten hatte sich der Patient bei Wunsch nach einer Beschneidung über Alternativen informiert. Für 15 Euro bestellte er über das Internet einen hierzu angeblich geeigneten Apparat „Tara-Klamp-Methode" (Abb. 17.**1**). Dieser war gemäß Anleitung angesetzt worden. Die Vorhaut sollte über einen Konus eingeklemmt werden, die Miktion war durch den Konus möglich. Nach 10 Tagen wurde der Beschneidungsapparat entfernt. Bei kosmetisch unbefriedigendem Ergebnis wandte der Patient sich dann an die Klinik.
Klinisch fand sich eine zirkuläre Nekrose ca. 6 cm unterhalb der Glans mit Entzündungsreaktion des umgebenden Gewebes (Abb. 17.**2**). Ein Großteil der Penisschafthaut war in die Nekrose einbezogen, wohingegen der Großteil des inneren Vorhautblatts intakt war. Das zeigt eine entweder mangelhafte Funktion oder mangelhafte Anwendung des bestellten Apparats.
Unter antibiotischer Abdeckung erfolgte eine Zirkumzision und eine Schafthautrekonstruktion mit innerem Vorhaut-

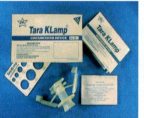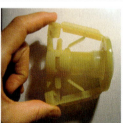

Abb. 17.**1** Tara-Klamp-Methode

blatt (Abb. 17.**3**), da nicht mehr genug Penisschafthaut zur Verfügung stand.

Kommentar: Die Beschneidung der Vorhaut ist ein einfacher urologischer Eingriff, die mit zu den ersten Operationen zählt, die ein urologischer Assistenzarzt in seiner Ausbildung lernt. Komplikationen dieser Operation wie z. B. Meatusstenosen sind bekannt.
Der durch das Internet wohl informierte Patient ist in der Sprechstunde heute häufig anzutreffen. Die Quellen, aus denen die Informationen stammen, sind leider oft irreführend. Verunsicherungen und Fehlinformationen müssen im persönlichen Gespräch mit dem Arzt wieder ausgeglichen

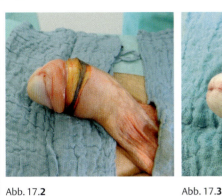
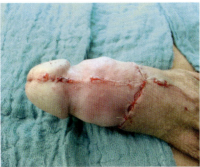

Abb. 17.2 Zirkuläre Nekrose nach Anwendung der Tara-Klamp-Methode.

Abb. 17.3 Ergebnis nach Zirkumzision und Schafthautrekonstruktion.

werden. Hier besteht die Möglichkeit, Fehler zu korrigieren. Im vorliegenden Fall zeigt sich eine neue Variante: Der Arzt wird überflüssig. Da es im Internet Informationen und Angebote zu allen Themen gibt, können zum einen der mit Angst belegte Arztbesuch und zum anderen Kosten gespart werden. In der aufgrund des vorliegenden Falles diesbezüglich durchgeführten Internetrecherche zeigten sich diverse Quellen. Von der Bestellung verschiedener Beschneidungsapparate bis hin zu der Beschreibung einer chirurgischen Zirkumzision für zu Hause („…ein intimes Geschehen mit der Partnerin…") bietet das Netz umfassende Informationen. Bei der in diesem Fall verwandten Methode wurde zumindest in einer Quelle (www.circlist.de/tara-klamp.htm) auf eine Komplikationsrate von 32 % gegenüber der konventionellen Zirkumzision hingewiesen.

Zusätzlich stellt sich die Frage, ob kleine chirurgische Eingriffe, die in der Regel komplikationslos ambulant durchgeführt werden, den Eindruck erwecken, zur Durchführung bedürfe es keiner besonderen ärztlichen Kompetenz: „Das kann ja jeder." Zumal im Internet durch das große Informationsangebot eine Scheinkompetenz vermittelt wird, die zum Selbstversuch geradezu auffordert. Der vorliegende Fall zeigt erneut, dass auch scheinbar einfache Eingriffe in falscher Hand schwerwiegende Folgen haben können.

Literatur
Hinweise unter
www.thieme.de/komplikationenurologie.de

17.3 Hypospadiekorrektur

J. Oswald

Allgemeine Aspekte

Trotz jahrzehntelanger Entwicklung verschiedener Operationstechniken stellt die operative Korrektur der Hypospadie nach wie vor eine Herausforderung für den kinderurologisch Tätigen dar, Komplikationen sind durch Beachtung einfacher (mikro)chirurgischer Techniken in der Hand des Erfahrenen reduzierbar.

Die Verwendung eines Mikroinstrumentariums – monofile Fäden der Stärke 6-0, 7-0 und 8-0 mit (atraumatischen) TF-Nadeln sowie einer Lupenbrille (2,5–3fach) – gehört heute zum Grundarmentarium der operativen Hypospadiekorrektur. Eine Standardisierung von Hypospadieoperationen mit geringer Komplikationsrate und kosmetisch ansprechenden Ergebnissen lässt sich nur sowohl durch eine entsprechende kinderurologische Ausbildung als auch Operationsfrequenz erzielen. Fallzahlen sind ein entscheidendes Qualitätsmerkmal, es besteht ein klarer Zusammenhang zwischen der Qualität des Operationsergebnisses und der Erfahrung des Operateurs, bei Patientenforderungen wird dieser Nachweis immer wichtiger (SGB V 2004).

Die Vorverlegung des Operationszeitpunkts auf den 1. Geburtstag begründet sich auf das postnatal hormonell stimulierte äußere Genitale („Minipubertät"), welches eine optimale Wundheilungstendenz mit nur geringer Narbenbildung aufweist. Wird die Primäroperation nach dem 2. Lebensjahr durchgeführt, steigen die Komplikationsraten kontinuierlich an, dies betrifft sowohl Wundheilungsstörungen als auch Hypospadiefisteln. Zum anderen sprechen psychosoziale Gründe, wie z. B. die Entwicklung der Geschlechtsidentität um das 2. Lebensjahr mit dem Erlernen der Miktion im Stehen, für diesen Zeitpunkt. Eventuelle Komplikationen oder zweizeitige Operationsverfahren können damit außerdem vor Vollendung des 2. Lebensjahres abgeschlossen werden (American Academy of Pediatrics 1996). Eine Operationsplanung vor dem 12. Lebensmonat kann mit den Eltern diskutiert werden, sie ist im Hinblick auf das erhöhte Anästhesierisiko im 1. Lebensjahr nur bei vorhandener kinderanästhesiologischer Infrastruktur berechtigt (Murat et al. 2004).

Proximale Hypospadien mit oder ohne penoskrotaler Transposition, mit oder ohne Mikropenis (2,5 SD unter der altersentsprechenden mittleren Penislänge) sollten wie bei Rezidiveingriffen eine lokale hormonelle Stimulationstherapie erhalten (Koff u. Jayanthi 1999). Da sowohl Meso- als auch Entoderm dihydrotestosteronsensibel

(DHDT) sind, führt eine 6-wöchige lokale 5α-DHDT-Therapie des untervirilisierten Genitales nicht nur zu einer lokalen Gewebestimulation, sondern auch zu einer verbesserten Vaskularisation und damit optimierter postoperativer Wundheilung. Die lokale Hormontherapie kann außerdem im Gegensatz zur i. m. Therapie von Testosteron oder HCG schmerzfrei durchgeführt werden. Um eine unerwünschte intraoperative vermehrte Blutungsneigung zu verhindern, sollte diese Therapie 6–8 Wochen vor dem geplanten Operationstermin beendet werden (Aigrain et al. 2010). Ein blandes Operationsgebiet ohne Hinweise auf Lokalentzündungen (bakteriell, Candidasoor usw.) ist Grundvoraussetzung jedes elektiven Eingriffs in diesem OP-Gebiet, ausgeprägte Wundheilungsstörungen bei Nichtbeachtung wären die Folge.

Allgemeine Komplikationen und deren Vermeidung

Nichtchirurgisches Management

Komplikation: Dislokation/Schmerzen der Harnableitung.

Ursache:
- Dislokation: ungenügende Fixierung des Katheters, iatrogene Dislokation bei Bewegung, Wechseln der Windeln,
- Schmerzen: vesikale Hyperreagibilität bzw. Blasentenesmen.

Vorbeugung: Die häufigste postoperative Standardharnableitung erfolgt heute in Form eines Drip- oder Dripping-Stents, welcher in eine Doppelwindel eingeleitet wird, eine frühe Mobilisation des Kindes mit direktem Elternkontakt ermöglicht und damit postoperative Unruhezustände reduziert. Verschiedene Modifikationen dieser transurethralen Harnableitung (Tarkington Urethral Stent oder Koyle Diaper Stent) zeigen keine Unterschiede im Hinblick auf zu erwartende Drainageprobleme. Bei größeren Kindern müssen höherkalibrige transurethrale Drainagen (ab 10 Charr.) verwendet werden, es sollten jedoch nur (Silikon)Ballonkatheter mit integriertem Ballon zur Verwendung kommen, Urethraläsionen beim Legen wie bei Entfernung (OP-Gebiet!) werden dabei minimiert. In Ausnahmefällen, d. h. bei komplexen Fehlbildungen (perineale, skrotale Hypospadien) oder Rezidiveingriffen, kann alternativ zur transurethralen Drainage eine suprapubische Blasendrainage in Kombination mit einem Urethralstent (Zaontz Stent), welcher die prostatische Harnröhre nicht tangiert, verwendet werden.

Behandlung: Blasentenesmen per se können durch eine Reduktion der Katheterballonfüllung in Kombination mit reichlich Flüssigkeitszufuhr und adäquater analgetischer Therapie ausreichend behandelt werden, in Ausnahmefällen werden perorale oder intravesikale Anticholinergika (off label use!) verwendet.

Komplikation: Vesikale Blutung mit passagerer Makrohämaturie.

Ursache: Verletzung der Blasenwand durch liegenden Katheter.

Vorbeugung: Ausreichende Fixation des Katheters. Katheterlose Versorgung von Hypospadieoperierten ist umstritten: ältere Studien ohne signifikanten Unterschied, neuere Studien mit höherer Komplikationsrate bei stentlosem Management (mit oder ohne Dartos-Lappen: s. u.) (Braga et al. 2010).

Behandlung: Korrekte Platzierung des Katheters, Blasenspülung.

Komplikation: Fistelbildung (Tab. 17.3).

Ursache: Bei nicht absoluter „Wasserdichtigkeit" der Urethralanastomose und/oder relativer distaler Engstelle, verursacht durch das Operationsödem, fehlender Sekundärlappendeckung sowie einer postoperativen Wundheilungsstörung ist die Urinextravasation Ausgangspunkt für eine Fistelbildung.

Vorbeugung: Keinen Konsensus gibt es bezüglich der Drainagedauer: Durchschnittlich wird die Urethralschienung für 5–8 Tage belassen, dies entspricht auch der Zeit der Reepithelialisierung der dorsalen „Midline"-Inzision (siehe Urethralstenosen).

Behandlung: Revisionsoperation im Intervall von mindestens: 6 Monaten.

Chirurgisches Management

Komplikation: Blutungen/Ödeme.

Ursache: Akute Nachblutungen können durch eine unzureichende intraoperative Blutstillung im Rahmen von postoperativen Unruhezuständen des Kindes mit Verlust des (Druck)Verbands entstehen.

Vorbeugung: Zur Vermeidung möglicher Nachblutungen wird die Verwendung einer bipolaren Diathermie empfohlen, diese sollte nur zur punktgenauen Koagulation eingesetzt werden, Flächenkoagulationen führen zur

Tab. 17.3 Vergleich zweier Operationsmethoden bzgl. der Fistelrate (Wilkinson et al. 2010).

	Mathieu-OP	TIP Snodgrass	p
Patientenzahl	1496	1872	
Fistelrate	5,3 %	3,8 %	0,028

Schädigung der Mikrovaskularisation sowohl der Urethralplastik als auch des subkutanen und kutanen Gewebes mit nachfolgender Nekrosebildung.

Behandlung: Während der Glansinzision mit Mobilisierung der Glansflügel kann es zu vermehrter Blutung kommen, diese sistiert in der Regel nach erfolgtem Glansverschluss. Bei ausgedehnter intraoperativer Glansblutung kann kurzfristig ein atraumatisch angelegtes Tourniquet verwendet werden. Dies gilt ebenso für Blutungen aus den Corpora cavernosa, welche im Rahmen einer ausgedehnten Chordaresektion entstehen können. Sollte eine Koagulation nicht zum Ziel führen, können Durchstechungsligaturen der Stärke 7-0 verwendet werden. Die Verwendung von Adrenalin-NaCl (1:100.000) kann nur in Ausnahmefällen empfohlen werden, zum einen kann es postoperativ zur Reboundblutung kommen, zum anderen können an Geweberandbezirken, z. B. der Urethralplatte, Mikronekrosen auftreten (Kajbafzadeh et al. 2007).

Komplikation: Hautlappeninfektionen/-nekrosen.

Ursache: Die Hauptursachen von postoperativen kutanen und subkutanen Infektion sind fehlerhaftes Gewebehandling (Ziel: „soft tissue handling"), ausgedehnte Koagulationen (Ziel: „sparsame" punktgenaue bipolare Koagulation) sowie unzureichend durchblutete Geweberänder z. B. von gestielten Lappen. Hautnekrosen können durch eine exzessive Präparation mit Schädigung des gefäßversorgenden Gewebes („Denudierung") entstehen; trotz der ausgeprägten lokalen Regenerationsmöglichkeit ist dies zu vermeiden, die darunter liegenden Gewebeanteile, insbesondere über der Neourethra, sind damit ungeschützt und jeglicher Infektion zugänglich. Eine weitere Ursache stellt das relative Hautdefizit bei proximalen Hypospadien dar, hierbei können unter Spannung stehende Anastomosen partiell nekrotisch werden, spannungsfreie Rotationslappen wie z. B. aus der dorsalen Präputialschürze oder zweizeitige Operationstechniken können diese Komplikation vermeiden.

Vorbeugung: Werden die Grundsätze der aseptischen chirurgischen Desinfektion beachtet, sind primäre Infektionen, durch Hautkeime verursacht, selten. Eine nach Narkoseeinleitung durchgeführte parenterale „Single-Shot"-Antibiotikagabe wie eine ab dem 1. postoperativen Tag verabreichte (evtl. low-dose) Antibiotikaprophylaxe wird empfohlen.

Behandlung: Revisionsoperation im Intervall von mindestens 6 Monaten.

Komplikation: Wund- und Glansdehiszenz.

Ursache: Wund- und Glansdehiszenzen können sekundär (s. o.) nach Nekrosen und bei lokalen Infektionen auftreten, meist steht der Hautverschluss und/oder die Glans unter Spannung, letztere kann dabei durch eine unzureichende Glansflügelmobilisation mit nur oberflächlicher Anastomosierung „rupturieren". Bei ausgeprägten Hypospadien mit einem untervirilisierten Genitale kann ein signifikantes lokales Androgenrezeptordefizit die Ursache einer früh auftretenden Wunddehiszenz sein. Eine Androgenrezeptorbestimmung kann dies verifizieren. Eine weitere Ursache kann eine Fadenunverträglichkeit darstellen, eine entsprechende dermatologische Austestung vor einer Rezidivoperation ist durchzuführen.

Vorbeugung: Eine Präparation der Glansflügel erfolgt exakt auf der Tunica albuginea der Spitzen der Corpora cavernosa. Damit wird nicht nur ausreichend Glansgewebe zum Verschluss gewonnen, es werden auch ausgedehnte Blutungen vermieden. Verbände mit einem Lokaldesinfizienz (z. B. 2-Hydroxy-1,2-diphenylethanon-Tinktur), Silikongitter und einer Okklusionsfolie (z. B. Tegaderm) im Sinne einer „feuchten" Wundbehandlung mit Verhinderung einer Krustenbildung tragen zur Prophylaxe einer Lokalinfektion und/oder Wunddehiszenz bei.

Behandlung: Revisionsoperation.

Komplikation: Drainageinsuffizienz, Drainageverlust.

Ursache: Eine insuffiziente Urindrainage findet sich vor allem bei Drainagesystemen mit einem fix verbundenen Harndrainagebeutel. Durch die Länge des Katheters in Verbindung mit der kindspezifischen motorischen Aktivität kann es zu unterschiedlich ausgeprägter Abknickung bis zur gänzlichen Obstruktion kommen. Entsprechende Unruhezustände führen zum Urinleckage entlang des Katheters und in der Folge zu lokalen Wundheilungsstörungen.

Vorbeugung: Regelmäßige Kontrollen der Urindrainage sind obligatorisch, wenn möglich sollten „freie" Drainagesysteme, d. h. Dripstents, verwendet werden.

Behandlung: Ein (seltener) Katheterverlust muss nicht obligatorisch zu einer Neuanlage der Drainage führen, je nach Schwere der Hypospadie, Operationsdauer, Wundheilung sowie der bereits erfolgten Drainagedauer kann eine individuelle Risikoabschätzung zur Entscheidung für oder gegen eine neuerliche Anlage eines Katheters in Sedierung oder Allgemeinnarkose führen.

Komplikation: Persistierende Deviation/Torsion.
Als Komplikation wird eine persistierende (ventrale) Deviation von ca. 10–15° bezeichnet

Ursache: Unzureichende primäre Chordaresektion: Das dysplastische Corpus spongiosum beidseits der Urethralplatte führt zu unterschiedlich ausgeprägten Ventraldeviationen, meist ist eine Korrelation mit dem Schweregrad der Hypospadie zu finden.

Torsionen entstehen meist durch die unzureichende Mobilisation des Gefäßstiels eines von dorsal rotierten Präputial- oder Dartos-Lappens.

Vorbeugung: Auch distale Hypospadien, mitunter diskret ausgeprägte Hypospadien mit orthotopem Meatus (Hypospadien „sine") können Deviationen aufweisen. Oft genügt es hierbei, subkutane Stränge im Rahmen des „Deglovings" zu entfernen („Hautchorda"): Eine intraoperativ durchgeführte Erektionsprobe vor und nach Korrektur ist obligatorisch. Sollte nach der Chordektomie noch eine (Rest)Krümmung vorhanden sein, ist eine dorsale Plikation links und rechts des Gefäß-Nerven-Bündels (z. B. Schröder-Essed oder Yachia-Technik) oder eine singuläre mediane Plikationsplastik nach Baskin indiziert (Baskin et al. 2000). Eine komplette Urethralplattenmobilisierung zeigt keine Vorteile, Mikrovaskularisationsstörungen des originären Gewebes werden wahrscheinlicher, besser ist es, bei stark verkürzter Urethralplatte diese subkoronar komplett zu durchtrennen und entweder eine einzeitige (z. B. Duckett-Tube) oder zweizeitige (z. B. Bracka I und II oder sekundärer Duckett-Onlay) Urethrarekonstruktion anzuschließen (American Academy of Pediatrics 1996).

Behandlung: Ist trotz dieser Maßnahmen keine zufrieden stellende Begradigung ohne ausgeprägter Verkürzung des Gliedes zu erreichen, kann eine ventrale Ausgleichsinzision mit Implantation eines Albuginea- oder Tunica-vaginalis-Grafts indiziert sein. Minimale Formen einer postoperativen Torsion müssen nicht korrigiert werden, sie berichtigen sich im Rahmen des Peniswachstums selbst, sollte eine starke Torsion (>30°) persistieren, muss diese sekundär revidiert werden. Eine intraoperative Korrektur von Torsionen ist immer möglich, gering ausgeprägte Formen können durch einen entgegen gesetzten Hautverschluss ventral ausgeglichen werden.

Komplikation: **Stenosen: Urethra.**

Ursache: Entstehen durch proximale Anastomosenengen oder durch distale stenosierende Urethraanastomosen, welche entweder im Bereich der gesamten Neourethra zu straff genäht wurden, oder durch einen zu „streng" durchgeführten Glansverschluss („glans approximation procedure" nach Zaontz) mit sekundärer Stenosierung der glandulären Urethra per se.

Vorbeugung: Bei zu schmalen, bereits chirurgisch definierten, Urethralplatten kann die Snodgrass-Modifikation der sagittalen Inzision der Urethralplatte eine spannungsfreie Anastomose schaffen. Diese als „internal relaxing incision" bezeichnete Modifikation der Thiersch-Duplay-Technik gilt heute als integrativer Bestandteil der In-situ-Tubularisation (Snodgrass 1994). Der distale, glanduläre Urethralplattenbereich sollte jedoch von dieser Inzision ausgespart werden, da es vor allem bei tiefen Inzisionen in diesem Bereich zu Sekundärvernarbungen mit sekundärer Meatusstenose kommen kann (Lorenz et al. 2004). Um eine sekundäre Vernarbung der Sagittalinzision zu verhindern, sollte bis zur Reepithelialisierung dieser Inzision eine Stentung bzw. Drainagedauer von 5–7 Tagen eingehalten werden (Lopes et al. 2001).

Behandlung: Umschriebene, d. h. kurzstreckige Stenosen werden akut oder im Intervall (endoskopisch) urethrotomiert, langstreckige Stenosen müssen offen revidiert werden. Zusätzlich müssen Sekundärkomplikationen wie z. B. Fistelbildungen spezifisch versorgt werden (s. u.)

Komplikation: **Stenosen: Meatus.**

Ursache: Entstehen durch eine zu ausgedehnte Primäranastomosierung der Urethralplatte am distalsten Ende oder sekundär durch vernarbende, entzündliche Wundheilungen.

Vorbeugung: Eine postoperative mehrmals täglich applizierte, lokal wirksame Antibiotikasalbe (z. B. Bacitracin/Neomycin) am Drainageaustritt kann diese Komplikation weitgehend vermeiden. Distale Urethralstenosen wie Meatusstenosen können Fistel- oder auch Divertikelbildungen begünstigen, eine intraoperative Kalibrierung ist zu empfehlen. Die sekundäre Morbidität jeder distalen Urethraeinengung ist durch die hochgradige proximale Drucksteigerung mit dem Endresultat einer Fistelbildung erklärbar (Hagen-Poiseuille-Gesetz!)

Behandlung: Offene Meatotomie mit Readaptierung der Schleimhautränder, intensive lokale Salbennachbehandlung. Bei ausgedehnter Vernarbung Dorsalinzision mit Implantation eines gestielten („Triangularis"-)Lappens.

Komplikation: **Divertikelbildung.**

Ursache: Divertikelbildungen treten vor allem bei Verwendung von gestielten (Duckett)Onlay- oder auch (Duckett-)Tube-Urethralplastiken sowohl bei einzeitigen als auch bei zweizeitigen Hypospadieoperationen auf. Die Ursache ist die Kombination einer relativ distalen (z. B. glandulären) Obstruktion der Neourethra mit einer proximal dilatierten Neourethra. Diese kann primär zu weit anastomosiert worden sein oder durch die Drucksteigerung und zu geringe Deckung mit dem gefäßversorgenden Gewebe entstehen (Abb. 17.**4**).

Vorbeugung: Eine exakte intraoperative Kalibrierung der Neourethra und Vermeidung einer distalen (relativen) Obstruktion sowie verlängerter Drainagedauer vermeidet diese Komplikation.

Behandlung: Sekundär chirurgisch können Divertikelbildungen durch Resektion von überschüssiger Urethralschleimhaut und Kalibrierung sowie Korrektur einer distalen Obstruktion gut versorgt werden.

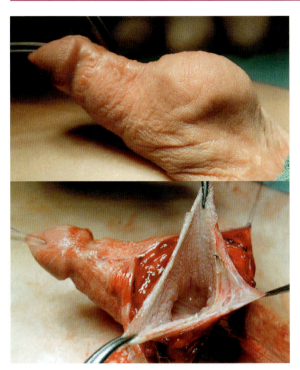

Abb. 17.**4** Distales Urethradivertikel nach Duckett-Onlay Operation (oben), eröffnetes Divertikel (unten).

Komplikation: Fistelbildung.

Häufigkeit: Die häufigste chirurgisch zu therapierende Komplikation stellt die Fistelbildung dar. Die Inzidenz liegt durch ein modernes Hypospadiemanagement unter 10 %.

Ursache: Die Ursachen einer Fistelbildung sind multifaktoriell: Primär sollte eine ausreichend weite Urethralplatte „wasserdicht" anastomosiert sein, dabei sollte invertierend, fortlaufend oder in Einzelknopftechnik genäht werden. Evertierende Urethralschleimhautinseln können sich in Kombination mit Mikronekrosen, distalen Obstruktionen und Sekundärentzündungen zu einer Fistel entwickeln.

Vorbeugung: Ganz entscheidend zur Fistelprophylaxe ist die Sicherung oder weitere „Abdichtung" des Anastomosengebiets mit einem Subkutanlappen, der meistens aus der dorsalen Vorhautschürze entweder rotiert oder in der sogenannten „Button hole"-Technik als dorsaler „Dartosflaps" nach ventral verlagert wird (Baccala et al. 2005). Eine weitere „Fistelprophylaxe" stellt die überlappende Hautdeckung dar, trotzdem finden sich zumindest 3 Nahtreihen im Bereich des ventralen Sulcus coronarius, dem klassischen „locus minoris resistentiae", die häufigste Lokalisation der urethrokutanen Fistelbildung. Eine ausreichende Hautdeckung kann durch eine primär großzügige Belassung von koronarem Präputialblatt erreicht werden, nach erfolgtem Glansverschluss verbleibt ausreichend gut durchblutetes Gewebe, um eine Heilung zu gewährleisten.

Behandlung: Eine „Akutbehandlung" von postoperativen Fisteln, welche bereits unmittelbar oder kurzfristig nach der Drainageentfernung auftreten, hat wenig Aussicht auf Erfolg! Lediglich bei ausgeprägten Lokalentzündungen oder obstruktiven Miktionsbeschwerden ist eine sekundäre transurethrale Schienung indiziert. Der chirurgische Fistelverschluss kann nach Beendigung des Heilungsverlaufs bzw. „tissue matrix remodeling's" 6 Monate nach der Primäroperation durchgeführt werden (Eassa et al. 2010). Eine Fistelexzision stellt die Grundlage der Sekundärkorrektur dar, ein schichtweiser Wundverschluss mit erneuter Interposition eines Subkutanlappens bzw. bei vernarbtem oder fehlendem Gewebe eines Tunica-vaginalis-Lappens ist obligatorisch. Ist das distale Gewebe atroph bzw. vernarbt, empfiehlt es sich, vor allem bei koronar liegenden Fisteln, eine Reglanduloplastik mit sekundärer glandulärer Tubularisation auszuführen, d. h. eine koronare Fistel wird als koronare Hypospadie versorgt (Abb. 17.**5**).

Komplikation: Komplettes Hypospadierezidiv („complete failure").

Ursache: Komplette Hypospadierezidive, oft mehrmals voroperiert, stellen die schwierigste Patientengruppe hinsichtlich der Rezidivoperationen dar. Vernarbte Hautareale, persistierende Krümmungen, mehrere Fisteln, persistierende penoskrotale Transposition, Scrotum bifiduum sowie eine chronische Balanitis xerotica in Form eines Lichen sclerosus et atrophicans sind Teildiagnosen dieser komplexen Rezidive (Abb. 17.**6**).

Behandlung: Eine Korrektur aller Einzelpathologien, mitunter zweizeitig, ist durchzuführen: Eine Verwendung der vorhandenen Urethralplatte ist nur in Ausnahmefällen möglich, da sie nur residual vorhanden ist, aufgrund der chronischen Vernarbung schlecht vaskularisiert ist und in hohem Maße zur Revernarbung bzw.- kontraktion neigt. Nach kompletter Resektion des vernarbten Urethralgewebes bis zu einer gut vaskularisierten Schicht an den Corpora cavernosa bzw. proximal nicht vernarbtem Corpusspongiosum-Rest wird ein freies Gewebetransplantat, bevorzugt Mundschleimhaut aus der Wange, als dorsales Inlay transplantiert, entsprechend den lokalen Gewebeverhältnissen wird dieses primär oder sekundär tubularisiert (Beuke u. Fisch 2007). Ein gut vaskularisierter gestielter Tunica-vaginalis-Lappen sichert die Neourethra, eine Schienung, transurethral oder suprapubisch mit Urethralstent ist für 2–3 Wochen nötig.

Komplikation: Spätkomplikationen.

Vorbeugung: Es empfiehlt sich, die Kontrollen bis in das Adoleszentenalter bzw. postpubertär durchzuführen. Das

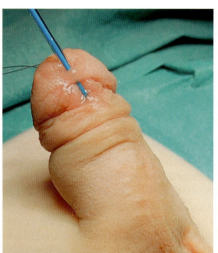 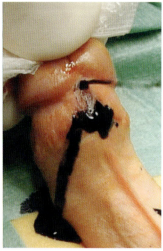

Abb. 17.5 Koronare Fistel mit rudimentärer Glansbrücke (links), koronare Fistel (Methylenblaudarstellung, rechts).

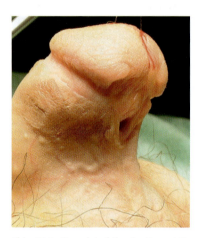

Abb. 17.6 „Complete failure" mit persistierender Krümmung und Verkürzung des Gliedes, offener Glans, peniler Fistel und Narbenbildung bei einem Adoleszenten.

Augenmerk liegt dabei auf kosmetisch wie funktionell störenden Narbenbildungen (Abb. 17.7), persistierenden funktionellen und subjektiv störenden Deviationen und Torsionen, persistierenden penoskrotalen Transpositionen, Glansdehiszenzen, Meatusdislokationen/-stenosen, persistierenden Fistelbildungen sowie intraurethralen Haaren und Steinen („hair-bearing urethra" nach alten OP-Techniken). Wenngleich verschiedene Scoringsysteme zur objektiven Evaluierung der Langzeitergebnisse nach Hypospadiekorrekturen empfohlen werden, scheint die subjektive Evaluierung diesen Scoringsystemen gleichwertig zu sein (Ververidid et al. 2005, Scarpa et al. 2009).

Literatur
Hinweise unter
 www.thieme.de/komplikationenurologie.de

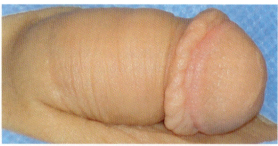

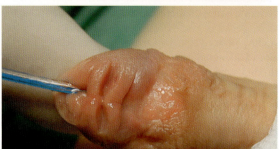

Abb. 17.7 Kosmetische Spätkomplikationen mit zirkulären Resten der Vorhautschürze (oben) und queren Glansnarben bei insuffizienter Glansverschlusstechnik (unten).

17.4 Orchidopexie

W. H. Rösch

Allgemeine Aspekte

Die 3 entscheidenden Prinzipien für den dauerhaften Erfolg der operativen Verlagerung eines nichtdeszendierten Hodens sind seit über 100 Jahren bekannt (Bevan 1903) und gelten bis heute:
- Adäquate Mobilisation des Funikels (speziell der Gefäße),
- Versorgung eines meist vorhandenen offenen Processus vaginalis,
- dauerhafte Fixation des Hodens im Skrotum.

Die Komplikationsrate für ein Rezidiv oder eine postoperative Atrophie des Hodens ist heute zwar weniger hoch als früher, liegt aber immer noch bei 1–3 % im Hinblick auf die Atrophie und 1–5 % in Hinblick auf das Rezidiv (Baker et al. 2001, Körner u. Rübben 2010) und ist somit auch Ausdruck dafür, dass die Operation anspruchsvoll ist und deshalb nur von erfahrenen Operateuren durchgeführt werden sollte.

Allgemeine Komplikationen und deren Vermeidung

Präoperative Komplikationen

Komplikation: Falsche Indikationsstellung.

Ursache: Ungünstige Untersuchungsbedingungen, mangelnde Erfahrung des Untersuchers.

Vorbeugung: Das entscheidende Untersuchungsverfahren zur Diagnostik des Maldescensus testis ist auch weiterhin die Palpation. Die Untersuchung sollte in ruhiger Atmosphäre ohne Zeitdruck und in einem ausreichend warmen Raum sowie mit warmen Händen des Untersuchers durchgeführt werden. Nicht selten bestehen Diskrepanzen zwischen dem klinisch erhobenen Befund des Zuweisers und dem aktuellen Befund. In solchen Fällen oder bei Grenzbefunden sollte grundsätzlich eine nochmalige Wiedervorstellung stattfinden, um unnötige Operationen zu vermeiden. Zudem sollte in Zweifelsfällen stets sowohl in Rückenlage als auch im Schneidersitz (bei Säuglingen mit Unterstützung der Mutter) untersucht werden. Gerade bei Säuglingen mit reichlich präpubischen Unterhautfettgewebe kann sich die Palpation als schwierig erweisen, in diesen Fällen kann die Sonografie hilfreich sein, um einen nichtpalpierbaren Hoden im Leistenkanal oder präskrotal zu lokalisieren.

> ▶ Die CT des Beckens ist im Säuglings- und Kindesalter aufgrund der hohen Strahlenbelastung und der fehlenden Konsequenz heute obsolet!

Eine MRT des Beckens ist aufgrund der stets notwendigen Narkose einerseits und der fehlenden Konsequenz aufgrund der zu niedrigen Sensitivität und Spezifität der Untersuchung andererseits, abgesehen von wenigen Ausnahmefällen (z. B. Intersexualität), sowohl beim unilateralen als auch beim bilateralen Kryptorchismus nicht indiziert.

Bei bilateralem Kryptorchismus kann als nächster diagnostischer Schritt entweder die Durchführung eines β-HCG-Tests oder alternativ die Bestimmung von Inhibin B im Serum erfolgen, um entweder das Vorhandensein von Hodengewebe oder das Vorliegen einer Anorchie zu bestätigen. Ansonsten erfolgt sowohl beim unilateralen als auch beim bilateralen Kryptorchismus als nächster diagnostischer Schritt die Laparoskopie. Sie gilt heute als zuverlässigste Methode zum Nachweis von Hodengewebe sowie zur Klärung der anatomischen Situation beim Kryptorchismus. Grundsätzlich sollte gewährleistet sein, dass sowohl von fachlicher Kompetenz, als auch von instrumenteller Ausstattung in der gleichen Sitzung alle zu erwartenden therapeutischen Schritte (Orchiektomie, ein- oder zweiseitige Orchidopexie) durchgeführt werden können, um dem Kind weitere Eingriffe zu ersparen.

Bei allen anderen Formen des maldeszendierten Hodens, der außerhalb des Bauchraums lokalisiert ist, wird die offene Standardorchidopexie geplant, die entweder ambulant oder stationär durchgeführt werden kann.

Intraoperative Komplikationen

Komplikation: Fehlende Regionalanästhesie.

Ursache: Ergänzend zur Allgemeinnarkose gelten die peripheren Blockaden heute als Standard in der modernen Kinderanästhesie. Dabei kommen rückenmarkferne Verfahren, wie die Blockade des N. ilioinguinalis (Ilioinguinalisblock) ebenso wie die rückenmarknahen Verfahren, beispielsweise die Kaudalanästhesie (= Transsakralblock oder Kaudalblock) zur Anwendung. Zahlreiche Studien belegen, dass die regionale Infiltration des N. inguinalis zu keiner Erhöhung des Risikos für Wundheilungsstörungen führt (Tobias 2003).

Vorbeugung: Die Anlage der Regionalanästhesieverfahren vor Operationsbeginn im Sinne einer präemptiven Schmerztherapie führt zu einer erheblichen Reduktion sowohl des intraoperativen als auch des postoperativen Schmerzmittelbedarfs.

Komplikation: Lagerungsschäden, Auskühlung.

Ursache: Trotz vergleichsweise kurzer Operationszeit sind Gelunterlagen empfehlenswert, um Drucknekrosen zu vermeiden. Eine ausreichende Saaltemperatur und die Verwendung von Patientenwärmesystemen sind notwendig, um die Kinder vor Auskühlung zu schützen.

Postoperative Komplikationen

Komplikation: Wundheilungsstörung.

Ursache: Infektionen, Hämatombildung.

Vorbeugung: Allgemein wird eine körperliche Schonung für 5–7 Tage empfohlen. Kinderfahrzeuge wie Bobbycar, Dreirad usw. sollten 4 Wochen gemieden werden. Eine postoperative Wundkontrolle sollte zwischen dem 4.–6. postoperativen Tag erfolgen, um Wundheilungsstörungen rechtzeitig zu erkennen. Im Hinblick auf eine möglichst wenig invasive Behandlung verwenden wir bei Kindern ausschließlich resorbierbares Nahtmaterial für die Hautnaht, sodass kein Fadenzug notwendig ist. Trokarinzisionsstellen können auch geklebt werden.

Bei sehr ausgiebiger Mobilisation, Rezidiveingriffen und beidseitigen Operationen ist aus medizinischer Sicht die stationäre Aufnahme jedenfalls gerechtfertigt.

Methodenspezifische Komplikationen und deren Vermeidung

Offene Standardorchidopexie

Komplikation: Falsche inguinale Schnittführung.

Ursache: Eine schräge Inzision, wie sie bei Erwachsenen bei Hernienoperationen bevorzugt wird, ist aus kosmetischen Gründen abzulehnen.

Vorbeugung: Wahl einer flacheren Schnittführung im Verlauf der Hautlinien.

Komplikation: Läsion des Ductus deferens.

Ursache: Außer bei der Hodenektopie kann in den seltenen Fällen eines „looping vas deferens" der Duktus distal und kaudal des Hodens gelegen sein (Baker et al. 2001).

Vorbeugung: Es ist deshalb notwendig, das Gubernakulum stets sorgfältig darzustellen und möglichst hodenfern schrittweise zu durchtrennen, um bereits zu diesem Zeitpunkt eine Läsion des Ductus deferens zu vermeiden. Insbesondere ist darauf zu achten, dass der Ductus deferens nicht komplett skelettiert wird, sondern die begleitenden Gefäße in seiner direkten Umgebung erhalten bleiben, um Nutritionsstörungen mit dem Risiko einer nachfolgenden Okklusion zu vermeiden. Bei Vorliegen eines offenen Processus vaginalis ist stets zu prüfen, ob vor Durchtrennung auch der medial gelegene Duktus von der Wand des Prozessus abgeschoben und isoliert wurde. Je proximaler diese Abpräparation erfolgt, umso sicherer gelingt sie, ohne den Processus vaginalis selbst zu eröffnen. Bessere Übersicht und leichtere Präparation durch zusätzlichen Raumgewinn erhält man, wenn man rechtzeitig die Fascia transversalis von kranial mit einem Scherenschlag erweitert. Die unmittelbar kaudal davon quer verlaufenden epigastrischen Gefäße dürfen dabei nicht verletzt werden.

Behandlung: Versuch der mikroskopischen Reanastomose bei Läsion des Ductus deferens.

Komplikation: Hodenatrophie.

Häufigkeit: Bei der Standardoperation in ca. 1 % (Baker et al. 2001, Körner u. Rübben 2010).

Ursache: Die Atrophie entsteht immer aufgrund einer Zirkulationsstörung.
Die 3 wichtigsten Hauptursachen sind:
- Verletzung bzw. Durchtrennen der Spermatikalgefäße bei der Skelettierung des Funikels,
- unbeabsichtigtes Verdrehen des Gefäßstiels bei der Verlagerung und Pexie des Hodens im Skrotum,
- zu starker Zug am Funikel, entweder intraoperativ bei der Präparation oder häufiger durch persistierende Spannungen des Funikels bei unzureichender Mobilisation nach kranial oder anatomisch zu kurzen Gefäßen und gleichzeitig forcierter Fixation des Hodens im Skrotum.

Vorbeugung: Gelingt durch die subtile Skelettierung des Funikels noch keine spannungsfreie Verlagerung des Hodens, so sollten die peritonealen Bindegewebestränge oberhalb des inneren Leistenrings, oft als Lig. spermaticum laterale bezeichnet, vorsichtig durchtrennt werden. Dadurch kommen die Spermatikalgefäße mehr nach medial zu liegen, wodurch eine beträchtliche Verlängerung erreicht werden kann. Durch die bereits erwähnte Einkerbung der Fascia transversalis wird dieser Effekt noch verstärkt. Der Effekt des zusätzlichen sog. Prentiss-Manövers (Isolierung der inferioren epigastrischen Gefäße mit nachfolgender medialer kaudaler Transposition des Samenstrangs) ist in der Literatur umstritten (Baker et al. 2001), wird an unserer Klinik jedoch gelegentlich noch durchgeführt.

Behandlung: Bei Hodenatrophie Orchiektomie erforderlich!

Komplikation: Rezidiv der dystopen Lage.

Häufigkeit: Die Rezidivrate wird in der Literatur mit 1–5 % bei der Standardorchidopexie angegeben (Baker et al. 2001, Körner u. Rübben 2010).

Ursache: Abgesehen von den Fällen mit extrem kurz angelegten Spermatikalgefäßen sind die Ursachen für ein Rezidiv in erster Linie die ungenügende retroperitoneale Skelettierung zur Verlängerung der Gefäße sowie die unvollständige Kremasterdurchtrennung.

Vorbeugung: Sorgfältige Präparation und ausreichender Längengewinn durch die bereits oben beschriebenen Maßnahmen.

Behandlung: Rezidiv-Orchidopexie nach frühestens 3 Monaten.

Komplikation: Verletzung des N. ilioinguinalis.

Ursache: Bei der Rekonstruktion der Externusaponeurose kann der N. ilioinguinalis mit gefasst werden, was später meist zu erheblichen Schmerzen führt und zu einer Revision der Wunde zwingt.

Vorbeugung: Aus diesem Grund muss der Nerv bereits bei der Spaltung der Aponeurose identifiziert und stumpf nach lateral abgeschoben werden. Bei der Fasziennaht muss er noch einmal sicher identifiziert werden, um ein Einnähen zu vermeiden. Das Durchtrennen des Nervs ist weniger kompromittierend, führt aber zur Gefühllosigkeit seines inguinalen Versorgungsgebiets.

Behandlung: Wundrevision mit Neurolyse.

Komplikation: Infektion.

Ursache: Keimaszension.

Vorbeugung: Bei der Orchidopexie ist darauf zu achten, dass resorbierbares Nahtmaterial verwendet wird und dass die Naht nicht komplett nach außen durch die Skrotalhaut gestochen wird.

Die immer noch praktizierte temporäre Fixation des Hodens mittels Fadens, der außerhalb des Skrotums über einen Tupfer geknotet wird, birgt ebenfalls ein erhöhtes Infektionsrisiko sowie ein erhöhtes Risiko für eine spätere Torsion bei ungenügender Verklebung mit der Umgebung, insbesondere dann, wenn die Hodenhüllen nicht reseziert wurden.

Hauptnachteil beider Methoden ist jedoch die transparenchymal gestochene Naht. Der größtmögliche Schutz des Hodens vor einem operativen Trauma sollte heute Standard sein. Dazu gehört die Vermeidung einer transparenchymal gestochenen Fixationsnaht. Inwieweit das relative Risiko einer späteren Infertilität bei Patienten mit transparenchymaler Fixationsnaht im Vergleich zum untangierten Hoden höher ist, bleibt bislang in der Literatur widersprüchlich (Coughlin et al. 1999, Rakesh et al. 2005).

Aus diesem Grunde gilt heute die Bildung einer Dartos-Tasche (Methode nach Schoemaker, Herzog 1981) als Methode der Wahl, sowohl für die offene als auch für die laparoskopische Orchidopexie. Dabei wird der Hoden zwischen Tunica dartos und Skrotalhaut fixiert.

Behandlung: Bei Infektion am Skrotum frühe Wundrevision erforderlich.

Laparoskopie

Komplikation: Trokarverletzungen.

Ursache: Für die laparoskopische Hodensuche im Säuglings- und Kleinkindalter stehen heute Optiken in der Größe von 2,3 und 5 mm zur Verfügung. Angesichts der kurzen Distanzen zwischen Bauchdecke und den großen Gefäßen einerseits und dem im Säuglingsalter oft sehr zähen und derben Peritoneums anderseits, das auch mit sehr scharfen Trokaren einen nicht unerheblichen Druck bei der Punktion verlangt, kann es zu Verletzungen kommen.

Vorbeugung: Das Einbringen des Optiktrokars sollte nicht blind, sondern über eine (infraumbilikale) Minilaparotomie erfolgen. Zur Inspektion des Bauchraums wird das Kind in Trendelenburg-Stellung gebracht, um das Darmkonvolut nach kranial zu verlagern. Ein intraabdominaler Druck von 8–10 mmHg ist meist ausreichend, sind zusätzliche Arbeitstrokare erforderlich, kann der Druck kurzfristig auf 14 mmHg erhöht werden, was das Einbringen der Trokare deutlich erleichtert.

Die routinemäßige Einlage eines transurethralen DK ist nicht erforderlich und sollte im Hinblick auf die Invasivität (notwendige Single-Shot-Antibiose, Schleimhautalteration, postoperativer Harnverhalt) nur erfolgen, wenn sich die Blase intraoperativ als gefüllt erweist und eine einzeitige laparoskopische Orchidopexie durchgeführt werden soll. In diesem Falle wäre durch die gefüllte Blase der optimale Durchtrittspunkt für die von skrotal eingebrachte Fasszange nicht gut darstellbar und das Verletzungsrisiko der Blasenwand erhöht.

Komplikation: Verletzung der Samenstranggefäße.

Ursache:
- Direkte Verletzungen,
- Diathermieschäden.

Vorbeugung: Wie bei der offenen Orchidopexie sollte auch bei der Laparoskopie ausschließlich mit bipolarer Diathermie gearbeitet werden, um einen Stromfluss über die zarten Samenstranggefäße und den Ductus deferens zu vermeiden.

Die einaktige oder zweiaktige Orchidopexie nach Fowler-Stephens mit Durchtrennung der Spermatikalgefäße sollte ausschließlich extrem kranial im Bauchraum gelegenen Gonaden vorbehalten werden. Zurzeit existieren noch keine prospektiven Studien, die zuverlässig darüber Auskunft geben können, ob dem einzeitigen oder zweizeitigen Verfahren der Vorzug gegeben werden kann. Die bislang vorliegenden Veröffentlichungen sind zudem kaum vergleichbar, insbesondere im Hinblick auf die Länge des Zeitraums zwischen den beiden Eingriffen und der Form des Zweiteingriffs – ob erneut laparoskopisch oder offen-operativ.

Wenn möglich, sollte der einzeitigen laparoskopischen Mobilisation und Verlagerung des Hodens ohne Durchtrennung der Samenstanggefäße immer der Vorzug gegeben werden. Bei dieser Methode gilt es, das Retroperitoneum in ausreichendem Abstand von den Samenstranggefäßen und vom Ductus deferens zu mobilisieren, sodass die umgebenden Begleitgefäße möglichst nicht tangiert werden. Über eine Inzision am Skrotum, entsprechend der Inzision für eine Pexie nach Schoemaker, kann dann entweder ein zusätzlicher Arbeitstrokar oder eine Pean-Klemme direkt eingebracht werden und unter Sicht unmittelbar lateral der Blase und medial des Lig. umbilicale laterale in den Bauchraum vorgeschoben werden. Mit dieser Klemme wird der mobilisierte Hoden gefasst und nach außen durchgezogen. Weder der retroperitoneale Defekt noch der innere Leistenring müssen gesondert verschlossen oder versorgt werden. Es kommt rasch zu einer Reperitonealisierung dieser Areale und damit auch zum Verschluss des Leistenkanals.

Behandlung: Relevante Gefäßverletzungen führen zur Hodenatrophie, die eine Orchiektomie erforderlich macht.

Literatur
Hinweise unter
www.thieme.de/komplikationenurologie.de

17.5 Refluxoperationen

Unterspritzung
I. Rübben

Allgemeine Aspekte

Ein vesikoureteraler Reflux (VUR) wird etwa bei 1% aller Kinder diagnostiziert. Die angeborene Fehlbildung kann als Folge von Pyelonephritiden zu renaler Parenchymnarbenbildung und konsekutiver juveniler Hypertonie führen. Sie kann aber auch mit einer dysplastischen, funktionseingeschränkten Niere per se vergesellschaftet sein, was embryologisch durch eine Fehlaussprossung der Ureterknospe bedingt ist, die dadurch das metanephrogene Blastem der Nierenanlage nicht optimal zur Einsprossung erreicht.

Behandlungsziel jeder VUR-Therapie ist es, bei Harnwegsinfekten eine aufsteigende Infektion mit nachfolgender Pyelonephritis zu verhindern sowie die Morbidität der Behandlung wie der Nachsorge möglichst zu minimieren. Behandlungsoptionen umfassen die antibiotische Prophylaxe, die endoskopische oder offene Antirefluxkorrektur. Bereits 1997 hat die amerikanische urologische Gesellschaft Richtlinien zur Behandlung des primären vesikoureteralen Refluxes im Kindesalter publiziert. Diese Leitlinien wurden aktualisiert und 2010 publiziert (Peters et al. 2010). Alternativ wurden 2009 alters- und stadienabhängige Therapieempfehlungen der Europäischen Gesellschaft für Urologie (EAU) erarbeit (Tekgül et al. 2009).

Allgemeine Komplikationen und deren Vermeidung

Präoperative Komplikationen

Komplikation: Falsche Indikationsstellung.

Vorbeugung: Bei Kindern im 1. Lebensjahr, die in der Regel im Rahmen der Abklärung fieberhafter Harnwegsinfekte zur vesikoureteralen Refluxdiagnose gelangen, ist eine kontinuierliche antibiotische Prophylaxe aktuell die Therapie der ersten Wahl. Bei männlichen Säuglingen jünger als 6 Lebensmonate kann mit den Eltern eine Zirkumzision zur Beseitigung des Vorhautkeimreservoirs diskutiert werden. Durchbruchinfekte unter einer kontinuierlichen antibiotischen Prophylaxe stellen immer die Indikation zur Änderung des therapeutischen Vorgehens. Es ist dann ein operatives Vorgehen zur Beseitigung des Refluxes indiziert.

Bei älteren Kindern (>1–2 Jahre) ist mit den Eltern die Befundsituation zu besprechen, da die spontane Maturationsgeschwindigkeit nach dem 2. Lebensjahr abnimmt, sodass bei radiologisch persistierendem VUR individuell für das Kind und die Eltern, aber auch angepasst an die anatomische Situation, ggf. ein operativer Behandlungspfad gesucht werden sollte (McLorie et al. 1990).

Ein Ureter duplex, ein refluxiv-obstruktiver Megaureter sowie ein viert- bis fünftgradiger VUR sind relative Kontraindikationen zur endoskopischen Refluxtherapie.

Komplikation: Harnwegsinfektion.

Vorbeugung: Ein frisch gewonnenes Harnsediment hat vor dem Eingriff den infektfreien Zustand zu dokumentieren. Liegt eine Harnwegsinfektion vor, ist diese zunächst resistenzgerecht zu therapieren. Eine perioperative Antibiose wird empfohlen.

Behandlung: Verabreichung einer resistenzgerechten Antibiose.

Intraoperative Komplikationen

Komplikation: Falsche Injektionstechnik.

Ursache: Während alle offen-operativen Techniken durch eine Verlängerung des intramuralen Harnleiteranteils mittels submuköser Tunnelung zu einem passiven Refluxschutzmechanismus führen, wird bei der endoskopischen Operation der ostiale Anteil des Harnleiters umgeformt (vulkankegelartig), sodass nach heutiger Erkenntnislage der Urineinstrom in den intramuralen Harnleiter erschwert ist (Abb. 17.**8**, Abb. 17.**9**). Verbreitet in der Anwendung ist eine kombinierte Injektionstechnik, die zunächst den Harnleiter mittels Spülstrom erweitert, sodass die Injektionsnadel im ostialen Boden positioniert werden kann (Hydrodistensions-Injektions-Technik, HIT). Dort wird dann das erste, manchmal auch das zweite Depot gesetzt (bei zwei Depots auch genannt Double-HIT). Der ostiale Boden hebt sich dadurch an und kann anschließend durch eine zweite oder dritte subureterale Injektion im Ostiumbereich bei 6 Uhr in Steinschnittlage ergänzt werden (STING-Technik), sodass eine vulkankegelartige Umformung des Ostiums erzielt wird und der ostiale Eingang mit dem Spülstrom nicht mehr aufspülbar auf der Kegeloberfläche positioniert ist (Abb. 17.10).

Vorbeugung: Die Blase sollte nicht mit mehr als der Hälfte ihrer altersentsprechenden Kapazität gefüllt sein (altersentsprechende Kapazitätsbestimmung = [Alter + 1] × 30 ml). Es wird im Mittel ein Volumen von etwa 1–2 ml Deflux benötigt, um eine erfolgreiche Umformung des refluxiven Ostiums zu erzielen (Sorensen et al. 2010, Keating 2005).

Ein paraureterales Hutch-Divertikel sollte ausgeschlossen sein (verhindert eine adäquate Depotbildung, da sich das injizierte Material im Divertikel verteilt). Die alleinige Anwendung der STING-Technik ist nicht so erfolgreich wie eine Kombination aus HIT und STING oder die alleinige Anwendung der HIT-Technik. Zur endoskopischen VUR-Therapie bei refluxiven Transplantatharnleitern liegen aktuell noch keine Langzeitbeobachtungen vor; die Erfolgsrate ist, am ehesten anatomisch bedingt, niedrig, obstruktive Harntransportstörungen mit passagerer Oligurie wurden für Einzelfälle beschrieben. Diese spezielle Indikation ist im weiteren Verlauf nicht berücksichtigt (Romero et al. 2010).

Komplikation: Falsches Injektionsmittel.

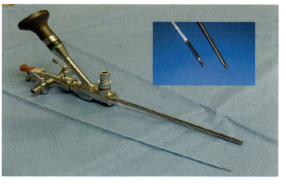

Abb. 17.**8** Kinderzystoskop mit Injektionsnadel – im kleinen Feld zum Vergleich Kinderzystoskopschaft mit einer Kugelschreibermiene.

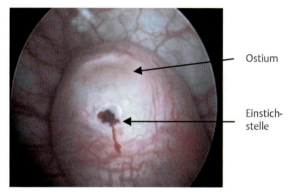

Abb. 17.**9** Vulkankegelartig umgeformtes Ostium auf der Kegeloberfläche, benachbart sieht man die frische Nadeleinstichstelle.

Ursache: Zur endoskopischen Refluxbehandlung wurde 1984 erstmals Teflon injiziert und die sog. endoskopische submuköse Tefloninjektionstechnik, kurz genannt STING, beschrieben. Erfordernisse, die an eine Substanz gestellt

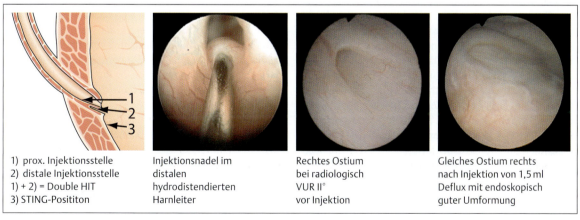

1) prox. Injektionsstelle
2) distale Injektionsstelle
1) + 2) = Double HIT
3) STING-Positition

Injektionsnadel im distalen hydrodistendierten Harnleiter

Rechtes Ostium bei radiologisch VUR II° vor Injektion

Gleiches Ostium rechts nach Injektion von 1,5 ml Deflux mit endoskopisch guter Umformung

Abb. 17.**10** Die subureterale endoskopische Antirefluxplastik (SEARP).

Tab. 17.4 Anforderungen an Substanzen zur endoskopischen Behandlung des vesikoureteralen Refluxes (VUR).

	PTFE	Kollagen	Silikon	Dx/HS	PPC
Biokompatibilität[1]		+		+	(+)
Biodegradabilität[2]		+		+	
gute Injizierbarkeit	(+)	+	(+)	+	+
keine Antigenität[3]	+		+	+	+
keine Migration		+		+	(+)
keine Granulombildung		+		+	+
Beständigkeit	+		+	(+)	?

PTFE: Polytetrafluoroethylene; entspricht Teflon
Kollagen: bovines Kollagen
Silikon: Silikonelastomer in einem Trägergel; entspricht Makroplastique
Dx/HS: Dextranomer und Hyaluronsäure; entspricht Deflux
PPC: Polyacrylat/Polyalkohol-Copolymer; entspricht Vantris
[1] biokompatible Substanzen lösen keine signifikante Reaktion im Körper aus
[2] Eigenschaft einer Substanz, auf natürlichem Wege abbaubar zu sein
[3] Fähigkeit einer Substanz, als Antigen zu wirken

werden müssen, sind für die jeweiligen, aktuell auf dem Markt verfügbaren Substanzen in Tab. 17.4 zusammengefasst. Von der Food and Drug Administration (FDA) ist lediglich das aus einer Zuckerbasis bestehende, Dextranomer und Hyaluronsäure beinhaltende, Polysaccharid zugelassen.

Vorbeugung: Injektionsbehandlungen mit Teflon oder bovinem Kollagen sind heute bei Kindern obsolet und sollten nicht mehr durchgeführt werden. Allgemein anerkanntes und verwendetes Substrat ist Deflux, in der Literatur finden sich bisher keine Hinweise oder Publikationen, die schwerwiegende Komplikationen nach einer endoskopischen Antirefluxbehandlung mit der Substanz beschreiben (Seibold et al. 2010, Cerwinka et al. 2008, Molitierno et al. 2008).

Durch publizierte Fallbeschreibungen ist jedoch bekannt, dass es nach Anwendung von Dextranomer/Hyaluronsäure im injizierten Depot zu kalzifizierenden Arealen kommen kann, die nachfolgend im Rahmen einer Flankenschmerzsymptomatik als Harnleiterkonkrement fehlgedeutet wurden und invasive und aufwendige Diagnostik nach sich zogen (Palagiri u. Pankaj 2010). Eine Patientenaufklärung sollte darauf aufmerksam machen, dass sich im Deflux-Depot Kalzifizierungen entwickeln können, die im Rahmen von Flanken- oder Bauchschmerzsymptomatiken fehlgedeutet werden.

Postoperative Komplikationen

Komplikation: Injektionsversagen.

Ursache: Dem Injektionsversagen liegt in ca. einem Drittel der Fälle eine Fehlplatzierung des Depots, ein einem weiteren Drittel ein Volumenverlust und im dritten Drittel eine Kombination aus beidem zugrunde (Diamond et al. 2003). Endoskopisch injiziertes Deflux-Material kompliziert eine nachfolgend durchgeführte offen-operative Refluxbehandlung nicht (Keating 2005). Kritisch muss die Anzahl der endoskopischen Eingriffe beleuchtete werden. Warum es in einigen Fällen zum Volumenverlust des injizierten Depots kommt, kann bisher nicht schlüssig beantwortet werden. Tierstudien konnten zeigen, dass der Hyaluronsäureanteil im Verlauf durch Kollagen und Fibroblasten ersetzt wurde, jedoch das Depot selbst über viele Jahre größenkonstant blieb (Keating 2005).

Vorbeugung: Die endoskopisch makroskopische Beurteilung der ostialen Umformung, die im idealen Fall vulkankegelartig sein sollte, scheint das beste prognostische Erfolgskriterium zu sein und stellt damit besondere Anforderungen an den Operateur (Keating 2005).

Behandlung: Während mit einer operativen Technik das Ziel eines antirefluxiven Schutzes in mehr als 95 % der Patienten unabhängig vom Refluxgrad erreicht wird, ist die endoskopische Technik mit 70–80 % nicht so erfolgreich. Im Gegensatz zur offenen Operation sinkt der Erfolg mit zunehmendem Refluxgrad, sodass für höhere Refluxgrade (VUR III–IV) zur Erzielung eines effektiven Refluxschutzes in ca. 25 % der Fälle mehr als eine endoskopische Operation benötigt wird (Körner u. Steffens 2010).

Komplikation: Postoperativer Harnverhalt.

Ursache: Schmerzen, Dysurie.

Vorbeugung: Für mindestens eine Nacht wird die Einlage eines transurethralen Katheters zur Vermeidung beim Kind empfohlen. Zur Vorbeugung von Blasentenesmen bei Ballonkathetereinlage sollte perioperativ neben einer harngängigen oralen Antibiose die kurzzeitige Gabe eines Anticholinergikums in körpergewichtsadaptierter Dosis vorgehalten werden.

Behandlung: Transurethrale Katheterversorgung.

Komplikation: Harnstauung/Harntransportstörung.

Ursache: Depotwirkung mit Harnabflussstörung.

Vorbeugung: Sonografische Kontrolle postoperativ und Darstellung des injizierten Depots am Blasenboden zur besseren Verlaufskontrolle. Die weitere Nachsorge umfasst bei infektfreiem, komplikationslosem Verlauf sonografische Kontrollen in 3-, dann 6- und schließlich 12-monatigen Intervallen. Bei Begleitanomalien des Harntrakts wird das Follow-up individuell an die klinischen Erfordernisse angepasst. Konnte eine gute Umformung des refluxiven Ostiums erzielt werden und ist das injizierte Depot (Längsdurchmesser ≥ 1 cm) sonografisch gut darstellbar, ist eine radiologische Erfolgskontrolle bei blandem klinischen Verlauf durch ein MCU nicht indiziert.

Behandlung: Bilden sich im Verlauf von Tagen bis Wochen in der Regel selbständig zurück und bedeuten lediglich einen erhöhten sonografischen Nachsorgeaufwand für den Patienten (Keating 2005).

Komplikation: Fehldiagnose des Depots.

Ursache: In Miktionszysturethrografien (MCU) kann das Dextranomer-Hyaluronsäure-Implantat als Kontrastmittelaussparung – sog. Füllungsdefekt – auffallen und bei mit der Anamnese nicht vertrauten Untersuchern als Ureterozele oder unklare Raumforderung fehlgedeutet werden.

Sonografisch sind Dextranomer-Hyaluronsäure-Implantate gut zu identifizieren als am Blasenboden gelegene ellipsoide, isoechogene Areale, die teilweise den Blasenboden auch anheben können und ebenfalls bei mit der Anamnese nicht vertrauten Untersuchern zu Fehlinterpretation führen. Kalzifikationen im Implantat führen zur typischen dorsalen Schallauslöschung.

Im CT stellen sich nichtkalzifizierte Implantate nichtkontrastmittelaufnehmend mit 22-Hounsfield-Einheiten charakteristisch dar. Bei kalzifizierenden Anteilen im Implantat lagen die Hounsfield-Einheiten zwischen 126 und 367 mit einem Mittelwert von 193. Im MRT erscheinen die Implantate nur in T2-gewichteten Aufnahmen, in T1-gewichteten Aufnahmen sieht man die Implantate lediglich als Füllungsdefekte (keine Aufnahme von Gadolinium); auch hier sollte der Untersucher mit der Anamnese vertraut sein, damit es nicht zu Fehlinterpretationen und nachfolgend unsinnigen, nichtindizierten weiteren Abklärungsuntersuchungen kommt (Cerwinkla et al. 2010).

Vorbeugung: Notwendigkeit der Patientenaufklärung über diesen besonderen Aspekt sowie Berücksichtigung in Untersuchung.

Mit Polyacrylat/Polyalkohol-Copolymer (Vantris) steht eine relativ neue Substanz zu Verfügung, für die sich Indikations-, Wirk- und Nebenwirkungsspektrum erweisen werden.

Literatur
Hinweise unter
www.thieme.de/komplikationenurologie.de

Ureterozystoneostomie
J. Steffens, J. Fichtner, M. Fisch

Allgemeine Aspekte

Die distale Harnleiterrekonstruktion erfolgt zur Refluxkorrektur oder zur Widerherstellung eines ungestörten Harnabflusses bei obstruktivem Megaureter oder Ureterozele. Unterschieden werden:
- Eingriffe mit und ohne Harnblaseneröffnung bei nichtdilatiertem Harnleiter,
- Operationen wegen eines Megaureters.

▶ Alle genannten Methoden zeichnen sich durch hohe Erfolgsraten von ca. 95 % aus.

Allgemeine Komplikationen und deren Vermeidung

Präoperative Komplikationen

Komplikation: Postoperativ evtl. komplizierter Verlauf wegen fieberhafter Pyelonephritiden.

Ursache: Bei intravesikaler Technik kann aufgrund eines entzündlichen Harnblasenschleimhautödems die Harnleiterneueinpflanzung erschwert sein.

Vorbeugung: Präoperative Behandlung eines evtl. vorliegenden Harnwegsinfekts.

Komplikation: Sekundäre Ureterstenosen mit Harnstauungsniere und Nierenfunktionseinschränkung im 1. Lebensjahr.

Häufigkeit: Prozentuale Häufigkeitsangaben fehlen, da nur kasuistische Beiträge vorliegen (Steffens 2000).

Ursache: Physiologische Blasenunreife (Reflexblase).

Vorbeugung: Eine intravesikale Refluxkorrektur ist im 1. Lebenshalbjahr zu unterlassen, da das Risiko einer sekundären Harnstauungsniere erhöht ist (Abb. 17.**11**).

Bei Hinweisen für eine neurogene Harnblasenfunktionsstörung sollte nach dem 2. Lebensjahr eine urodynamische Untersuchung erfolgen (Abb. 17.**12**).

Komplikation: Nicht ausreichende Nierenfunktion vor operativer Beseitigung einer Obstruktion oder eines Refluxes.

Vorbeugung: Präoperativ ist eine MAG-3-Clearance sinnvoll, um die durch Reflux oder Obstruktion möglicherweise beeinträchtigte Nierenfunktion beurteilen und Aussagen zum potenziellen Nierenfunktionsgewinn machen zu können. Bei einer tubulären Nierenpartialfunktion

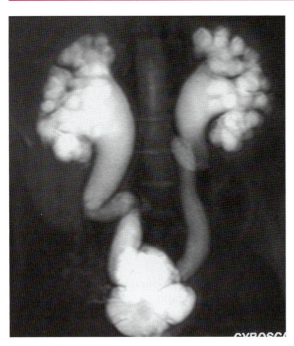

Abb. 17.**11** Harnleiterstenosen nach intravesikaler Antirefluxplastik (Politano-Leadbetter) im 1. Lebensjahr.

≤ 15% besteht keine Indikation mehr zum Organerhalt und es sollte bei symptomatischem Krankheitsbild eine Nephrektomie (Obstruktion) bzw. Nephroureterektomie (Reflux) erfolgen.

Intraoperative Komplikationen

Komplikation: **Neurogene Blasenentleerungsstörungen.**

Häufigkeit: In 5% der Fälle bei einzeitigem, bilateralem extravesikalen Vorgehen (Lipsky et al. 1998, Elder 2000, Leißner et al. 2001, Wicher et al. 2010).

Ursache: Schädigung des Ganglion pelvicum bei einzeitiger, beidseitiger Korrektur (Lich-Gregoir, LG).

Vorbeugung: Das Dogma einer zweizeitigen *extravesikalen* Korrektur (LG) zur Therapie eines bilateralen Refluxes besteht daher weiterhin.

Demgegenüber kann eine *intravesikale* Harnleiterneueinpflanzung zur einzeitigen Therapie bilateraler Reflux gefahrlos erfolgen, wenn die Harnleiter anatomiegerecht innerhalb der Waldeyer-Scheide ohne Läsion des Ganglion pelvicum präpariert werden (Leißner et al. 2001, Steffens et al. 2006).

Komplikation: **Refluxrezidiv und Harnleiterstenose.**

▶ Bei fehlender Rückbildung einer Dilatation kann nuklearmedizinisch zwischen einer Restektasie oder Obstruktion erst nach Rückbildung des Schleimhautödems im 3. postoperativen Monat unterschieden werden.

Häufigkeit: Refluxrezidiv in 2–5% der Fälle abhängig vom präoperativen Refluxgrad und Harnleiterstenose in 2–3% der Fälle (Elder 1997, 2000, Steffens et al. 2000, Wicher et al. 2010).

Vorbeugung:
- *Rezidivrefluxschutz*: Präparation eines ausreichend langen Schleimhauttunnels, der 4-mal länger als der Harnleiterdurchmesser sein sollte.
- *Harnleiterstenosenschutz*: Vermeidung einer Devaskularisation des terminalen Harnleiters. Beachtung eines spannungsfreien Ureterverlaufs vor und im Schleimhauttunnel (weiter Neohiatus!).

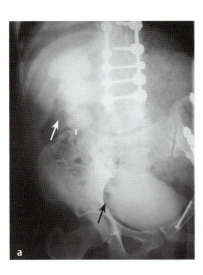
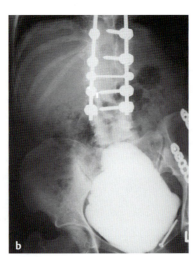

Abb. 17.**12 a** u. **b** Distale Harnleiterstenose rechts.
a Urogramm: Distale Harnleiterstenose (unterer Pfeil) mit funktionsgeminderter Harnstauungsniere (oberer Pfeil, Einzelniere) rechts im Erwachsenenalter nach extravesikaler Antirefluxplastik (Gregoir) im Kindesalter bei übersehener neurogener Harnblase.
b MCU, gleicher Patient wie in Abb. 17.**12a**. Z. n. knochenstabilisierenden Eingriffen wegen Hüftdysplasie und Folgeschäden.

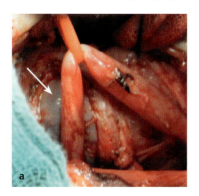
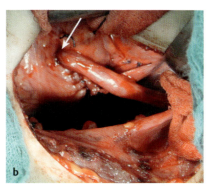

Abb. 17.**13 a** u. **b** Intraoperativer Situs bei Lich-Gregoir-OP.
a Darstellung einer exakten Myotomie (Pfeil).
b Darstellung eines spannungsfreien Neohiatus am Harnleitereintritt (Pfeil) nach Harnblasenwandverschluss.

Behandlung: Bei Symptomen wie *Flankenschmerzen* oder *Fieber* und sonografischer Harnstauungsniere sollte frühzeitig eine perkutane Nephrostomie angelegt werden (Haben u. Steffens 2002).

Dauerhafte Harnleiterobstruktionen erfordern eine operative Revision in 2–4 % der Fälle (Elder 2000, Riedmiller u. Bonfig 2004, Ebert u. Rösch 2005). Symptomatische Refluxrezidive sollten revidiert werden. Bevorzugte OP-Methode: Psoas-Hitch-Ureterozystoneostomie.

Methodenspezifische Komplikationen und deren Vermeidung

Extravesikale Antirefluxplastik nach Lich-Gregoir

Das Operationsverfahren nach Lich-Gregoir ist die Standardmethode zur Beseitigung des einseitigen, primären Refluxes mit sonografisch oder urografisch nicht dilatiertem Harnleiter (im Miktionszystourethrogramm kann der Harnleiter dilatiert sein!) (Fisch 2005).

Tipps zur Herstellung eines ungehinderten Urinabflusses:
- Der prävesikal mobilisierte Ureter muss nach ausreichender Spaltung des Detrusors lotrecht zur Einmündungsstelle verlagert und ein ausreichend weiter Neohiatus angelegt werden (Abb. 17.**13**).
- Die Tunnelweite am Harnleitereintritt in die Harnblase kann mit spreizenden Overholt-Bewegungen überprüft werden.
- Die Detrusornähte an der Uretermündung in die Harnblase dürfen nur die oberflächlichen Muskelschichten erfassen.

Abschließend sollte der Harnleiterverlauf bei gefüllter und leerer Harnblase beobachtet werden, um keine Abknickung zu übersehen.

▶ Eine fortgeleitete Peristaltik bei zartem Ureter weist auf einen guten Harnabfluss hin.

Komplikation: Samenstrangdurchtrennung.

Häufigkeit: < 1 % der Fälle.

Ursache: Suprainguinale Wunderöffnung ohne sichere Identifikation der anatomischen Strukturen.

Vorbeugung: Der Ductus deferens sollte nach Spaltung der Externusaponeurose identifiziert und angezügelt werden.

Behandlung: Mikrochirurgische Reanastomosierung der durchtrennten Samenleiterenden in gleicher Sitzung.

Komplikation: Strangulation des Harnleiters.

Ursache: Das Lig. umbilicale laterale ist die Leitschiene zum dorsal verlaufenden Ureter und wird bei Belassen zum Hypomochlion (Ebert u. Rösch 2005).

Vorbeugung: Vollständige Durchtrennung des Lig. umbilicale laterale.

Behandlung: Revision vor Wundverschluss.

Komplikation: Obstruktion des prävesikalen Ureters.

Vorbeugung: Eine Devaskularisation des prävesikalen Ureters ist zu vermeiden. Es empfiehlt sich ein Erhalt des terminalen Mesoureters und Präservation der A. ureterica posterior.

▶ Der Schutz der ureterotrigonalen Einheit mit den zugehörigen Blutgefäßen ist eine wesentliche Voraussetzung für eine gute Durchblutung und den Erhalt eines ungestörten Harntransports (Ebert u. Rösch 2005).

Komplikation: Koagulationsnekrose mit konsekutivem Urinom und sekundärer Harnstauungsniere (Abb. 17.**14**).

Vorbeugung: Eine exakte Koagulation blutender Uretergefäße sollte punktgenau nur bipolar vorgenommen werden (Haben u. Steffens 2002).

Behandlung: Sekundäre perkutane Nephrostomie.

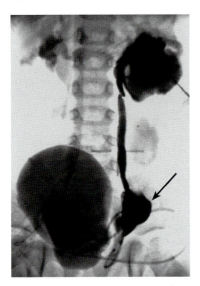

Abb. 17.**14** Urinom (Pfeil) mit sekundärer Harnstauungsniere wegen Koagulationsnekrose des distalen Harnleiters bei Verwendung monopolaren Stroms bei extravesikaler Antirefluxplastik nach Gregoir. Nach perkutaner Nephrostomie für 6 Wochen Restitution ad integrum ohne operative Revision.

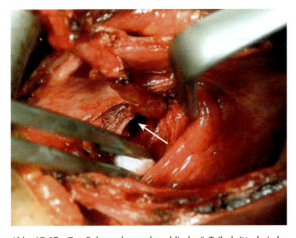

Abb. 17.**15** Zur Beherrschung des „blinden" Teilschritts bei der extravesikalen Ureterolyse der OP nach Politano-Leadbetter sollte der Harnleiter mithilfe eines kleinen Langenbeck-Hakens extravesikal (Pfeil) dargestellt werden.

Komplikation: Versehentliche Harnblaseneröffnung.

Behandlung: Eine akzidentelle Harnblaseneröffnung bei der Myotomie lässt sich durch monofile Nähte (Monocryl der Stärke 6-0) sicher verschließen. Durch eine anschließende Harnblasenfüllung über den präoperativ gelegten transurethralen Katheter kann ein persistierendes Extravasat ausgeschlossen werden.

▶ Eine auf diese Weise behandelte Harnblaseneröffnung beeinträchtigt den Behandlungserfolg nicht.

Intravesikale Antirefluxplastik nach Politano-Leadbetter

Komplikation: Peritoneal- und Ureterverletzung und unbemerkter Harnleiterdurchzug durch den Darm.

Häufigkeit: < 1 % der Fälle.

Ursache: Die intravesikale Antirefluxplastik nach Politano-Leadbetter enthält einen extravesikalen, „blinden" Teilschritt.

Vorbeugung: Sorgfältige Identifikation des extravesikalen Harnleiterverlaufs bis zu seinem Eintritt in den Neohiatus am Harnblasenboden durch Einsatz eines kleinen Langenbeck-Hakens unter Zuhilfenahme von Stirnlampe und Lupenbrille (Steffens et al. 2006) (Abb. 17.**15**).

Behandlung: Operative Revision.

Komplikation: Harnleiterstenose.

Häufigkeit: 2 % der Fälle.

Ursache: Zu enger Neohiatus oder Schleimhauttunnel.

Vorbeugung: Vor der Reimplantation des Harnleiters sollte die Harnleiterschiene dem Ureterdurchmesser angepasst (4–6 Charr.) und mühelos transvesikal bis in das Nierenbecken hochgeschoben werden können. Die kritische Stelle für eine Stenose ist der neu geschaffene Durchtritt durch die Harnblasenwand und der terminale Ureter. Wenn die Harnleiterschiene dort nur erschwert vorgeschoben werden kann, sollte der noch nicht eingenähte Ureter durch den noch unverschlossenen Neohiatus mit spreizenden Overholt-Bewegungen mobilisiert werden. Gelingt auch dann keine mühelose Splintplatzierung, muss der Harnleiter extravesikal dargestellt und auf einen spannungsfreien Verlauf überprüft werden.

Behandlung: Operative Revision.

Psoas-Hitch-Ureterozystoneostomie

Die Psoas-Hitch-Ureterozystoneostomie ist ein sicheres Universalverfahren zur Beseitigung distaler Harnleiterstenosen und zur Korrektur des vesikoureteralen Refluxes.

Insbesondere zur Operation des Megaureters oder bei Rezidiveingriffen nach fehlgeschlagenen Voreingriffen stellt es das Verfahren der Wahl dar. Zur Korrektur des vesikoureteralen Refluxes bietet sich die Psoas-Hitch-Technik bei allen älteren Kindern und Erwachsenen an, bei denen die Lich-Gregoir-Technik aufgrund des größeren Harnleiterdurchmessers nicht infrage kommt.

Im Rahmen der Präparation des Harnleiters ist die operative Durchtrennung der Chorda umbilicalis lateralis essenziell, um eine Kompression des reimplantierten Harnleiters durch die als Hypomochlion wirkende Chorda zu verhindern.

▶ Entscheidend für den Erfolg sind eine ausreichende Harnblasenkapazität sowie der Ausschluss einer neurogenen Blasenfunktionsstörung mit einem hypertrophierten Detrusormuskel.

Bei sehr kleiner Kapazität sollte die gesamte Harnblase eröffnet und der Harnleiter in die „Harnblasenplatte" reimplantiert werden (Müller 2005). Zur Erlangung eines ausreichenden Harnblasenreservoirs kann eine Augmentation mit Ileum oder Colon sigmoideum erfolgen.

Komplikation: Implantationsstenosen und konsekutive Nierenfunktionseinschränkungen.

Häufigkeit: 1–2 % aller Fälle

Ursache:
1. Ausgedehnte, nah am Ureter verlaufende Präparation mit Läsion der längs verlaufenden Gefäße,
2. zu dicht aneinander platzierte Hitch-Nähte mit folgender Einengung des Harnleiters am Eintritt in den Tunnel,
3. Kompression des Ureters durch einengende Mukosa- und Detrusornähte am obersten Winkel der wieder verschlossenen Blase.

Vorbeugung:
1. Megaureteren sollten möglichst ohne Verschmälerungsplastiken („tailoring") eingepflanzt werden (Abb. 17.16), da ausgedehnte Harnleiterlängsresektionen die Durchblutung kompromittieren und zu Nekrosen, Obstruktion und Nierenfunktionseinschränkungen führen können. Im Bedarfsfall ist eine sparsame Ureterverschmälerung nur auf den submukös zu reimplantierenden Harnleiterabschnitt zu beschränken. Dann sollten die medial einstrahlenden Gefäße erhalten und der Ureter lateral reseziert oder plikiert werden (Müller 2005).
2. Ausreichender Abstand der Hitch-Nähte am oberen Ende des Blasenzipfels mit geradem Eintritt des Ureters zwischen den Nähten, bei fraglicher Einengung des Harnleiters Verwendung nur einer Hitch-Naht, die lateral des Harnleiters platziert wird.
3. Lockerer Verschluss von Mukosa und Detrusor über dem im Tunnel liegenden Harnleiter am oberen Blasenzipfel ohne Kompression und Einengung des Harnleiters.

Behandlung: Operative Revision.

Komplikation: Schädigung des R. femoralis des N. genitofemoralis.

Häufigkeit: < 1 % der Fälle.

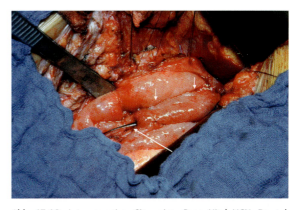

Abb. 17.**16** Intraoperativer Situs einer Psoas-Hitch-UCN. Darstellung einer spannungsfreien Harnblasenfixation an der Psoasfaszie und Harnleiterneueinpflanzung eines kindlichen Megaureters (Pfeile).

Vorbeugung: Bei der Fixation des Harnblasenzipfels an der Psoasfaszie ist das Erfassen oder Einnähen der Nerven durch Längsstich der Naht zu vermeiden.

Behandlung: Operative Revision.

Komplikation: Hämatom des submukösen Harnleitertunnels.

Vorbeugung: Vermieden werden kann diese Komplikation durch sorgfältige Tunnelpräparation in der richtigen anatomischen Schicht mit geeignetem Instrumentarium (Reynolds-Schere = Tunnelschere mit gebogener Spitze) und subtile punktgenaue bipolare Koagulation.

Behandlung: Längeres Belassen der Harnleiterschiene für 10–14 Tage.

Literatur
Hinweise unter
www.thieme.de/komplikationenurologie.de

17.6 Nierenbeckenplastik

A. K. Ebert

Allgemeine Aspekte

Die Methodik der Nierenbeckenplastik im Kindesalter gehört wie im Erwachsenenalter zum urologischen Standard. Die Ziele im Kindesalter jedoch fokussieren sich wesentlich darauf möglicherweise lebenslang relevante Komplikationen, nämlich den Verlust renaler Substanz durch Einschränkung der Partialfunktion oder renale Parenchymnarben und damit einen konsekutiven renalen Hypertonus zu vermeiden.

Konsens besteht für Indikationen zur Pyeloplastik im Kindesalter bei (Tekgül et al. 2010):
- Partialfunktion < 40 %,
- Verlust der Partialfunktion über mehrere Untersuchungen von > 10 %,
- sonografisch zunehmendem Nierenbeckenquerschnitt (anterior–posterior > 3 cm),
- gravierender Harntransportstörung Grad III–IV nach der Society of Fetal Urology mit Rarefizierung des Parenchymsaums bis hin zur Atrophie (http://main.uab.edu/fetalurology/).

Allgemeine Komplikationen und deren Vermeidung

Präoperative Komplikationen

Komplikation: Fehlerhafte Diagnostik.

Ursache: Beim Routineultraschall zur Detektion oder Verlaufsbeurteilung einer Hydronephrose sind die häufigsten Fehler ein nichtadäquates Ultraschallequipment und eine nichtausreichende Hydrierung des Patienten.

Vorbeugung: Apparative Voraussetzungen für die pädiatrische Abdomensonographie (www. DEGUM.de) beinhalten eine altersabhängige Mindestfrequenz der Schallköpfe von 7 MHz für Neugeborene und Säuglinge, 5 MHz für Kleinkinder und 3 MHz für Jugendliche. Neugeborene und Säuglinge sind besser von dorsal mit dem Linearschallkopf zu schallen. Verlaufsbeobachtungen sollten sich grundsätzlich der gleichen Methodik bedienen. Die Kinder sollten gut hydriert sein, im Zweifelsfall muss die Untersuchung nach altersentsprechender oraler Hydrierung (10 mg/kg Körpergewicht 1 Stunde vor Untersuchung) wiederholt und/oder nach 4 Wochen erneut kontrolliert werden. Neugeborene sollten außer bei V. a. Harnröhrenklappen wegen der postnatalen Oligurie erst nach den ersten 48 Lebensstunden geschallt werden. Obligat sollte eine volle Blase untersucht und auf die Ureterenmorphologie geachtet werden, da Funktionsstörungen des unteren Harntrakts, dilatierende vesikoureterale Refluxe sowie Megaureteren eine Hydronephrose ebenso kausal bedingen oder unterhalten können, die im Verlauf abgeklärt und je nach Ausprägung kausal therapiert werden müssen. Wichtig sind zudem eine kindgerechte Atmosphäre, Geduld und eine ausreichend lange, ungestörte Untersuchungszeit.

Symptomatische Nierenbeckenabgangsengen können sich im symptomfreien Intervall sonografisch blande darstellen, weshalb idealerweise im Beschwerdeintervall untersucht werden sollte. Dabei sollte auch (doppler-)sonografisch auf ein unteres Polgefäß geachtet werden.

Komplikation: Indikationsfehler.

Ursache: Lag früher bei einer symptomatischen Nierenbeckenabgangsenge mit Makrohämaturie, Infektion, Steinen oder Nierenfunktionseinschränkung die Indikation zur Pyeloplastik klar auf der Hand, werden heute durch das flächendeckende pränatale Ultraschallscreening bei 0,2–2 % der Neugeborenen obere Harntraktdilatationen zunächst unklarer klinischer Signifikanz und Ätiologie diagnostiziert (Churchill u. Feng 2010). Die häufigste zugrunde liegende Pathologie einer neonatalen Hydronephrose ist die Nierenbeckenabgangsenge mit einer Inzidenz von 1:1500 Neugeborenen (Churchill u. Feng 2010). Die größte Sorge ist eine Pyeloplastik nicht rechtzeitig zu indizieren und damit unter Beobachtung einen vermeidbaren irreversiblen Nierenfunktionsverlust zuzulassen.

Vorbeugung: Als Hilfskonstrukt zur Entscheidungsfindung, welche Harntraktdilatation wirklich einer operativen Korrektur bedarf, gilt der Begriff der „(partiellen) Obstruktion", welcher einen eingeschränkten Urinfluss aus dem Nierenbecken in den proximalen Ureter beschreibt und heute aus einer 99mTc-MAG3-Nierenfunktionsszintigrafie abgeleitet wird. Eine Obstruktion wird nur dann als definitiv angesehen, wenn eine Nierenfunktionsschädigung resultiert (Koff 1987). Wird die Pyeloplastik aufgrund einer im Verlauf verschlechterten Partialfunktion durchgeführt, erholen sich 36 % der Nieren komplett und 29 % partiell, 21 % zeigen keine Verbesserung und 9 % verschlechtern sich weiter (Ransley et al. 1990). Klare Indikationen bestehen bei symptomatischer Nierenbeckenabgangsenge, primärer Einschränkung der Partialfunktion, postpartal tastbarer abdominaler Pyelondistension oder sonografischer Parenchymrarefizierung. Häufig sind jedoch dynamische Verlaufsbeobachtungen notwendig, wobei die Operationsindikation am klinischen Verlauf, den renalen Parametern sowie der Präferenz und Compliance der Eltern zu orientieren ist. Möglicherweise liefern in Zukunft neue radiologische Parameter der Nierenfunktionsszintigrafie wie die parenchymalen Transitzeit des Radiotracers prädiktiv Hinweise, welche hydronephrotische Nieren sich unter konservativem Management verschlechtern oder nach Beseitigung der Obstruktion verbessern werden (Piepsz et al. 2010).

Bei der Durchführung der szintigrafischen Untersuchungen sollen verbindliche Behandlungsstandards in Hinblick auf Urinableitung, Hydrierung des Patienten mit dezidierter Angabe der Infusionsrate vor und während der Untersuchung, Dosierung und der Zeitpunkt der Diuretikagabe als F-0, F-15 oder F+ 20-Protokoll der Diureserenografie sowie eine Beurteilung durch erfahrene Untersucher Fehler vermeiden helfen (O'Reilly et al. 1996).

Komplikation: Falsche Operationstechnik.

Ursache: Die operative Korrektur des pyeloureteralen Übergangs orientiert sich an der Pyelon- und Nierenmorphologie. Da szintigrafische Abflussstudien die morphologische Bildgebung mittels Ausscheidungsurografie in den Hintergrund gedrängt haben, kann der Operateur oft erst anhand des intraoperativen Situs über die angemessene Technik entscheiden.

Vorbeugung: Notwendig ist die Beherrschung verschiedener situationsadäquater Operationstechniken, z. B. beim hohen Ureterabgang, Rotationsanomalien oder einem Rezidiveingriff:
- Standardtechnik nach Anderson und Hynes (Anderson u. Hynes 1949),
- kontinuitätserhaltende Y-V-Plastik (Foley 1937),
- Ureterokalikostomie (Radford et al. 2010),
- Flaptechnik bei kleinem Pyelon (Culp u. DeWeerd 1951),
- vertikale Schwenklappenplastik (Scardino u. Prince 1953).

Eine in 25 % vorhandene, extrinsische Kompression des pyeloureteralen Übergangs durch ein akzessorisches Gefäß wird von manche Autoren unter dem A-priori-Ausschluss einer koexistenten intrisischen Enge durch eine vaskuläre Transpositionsplastik nach dem Hellström-Prinzip korrigiert (Gundeti et al. 2008). Anderseits besteht allgemeiner Konsens über die Notwendigkeit einer partiellen Pyelonresektion im Rahmen der Pyeloplastik, sowie, unserer Erfahrungen nach, obligaten Resektion des pyeloureteralen Übergangs. Eine verbindliche retrograde Darstellung des pyeloureteralen Übergangs mittels retrograder Ureterografie in gleicher Narkose wird allgemein wegen der möglichen Gefahr der Harnröhrentraumatisierung und Ureterverletzung im Säuglings- und Kleinkindesalter abgelehnt und sollte nur bei sonografischen Besonderheiten vorgeschaltet werden (Churchill u. Feng 2010).

Komplikation: Methodenspezifisch: pararektaler Zugang.

Ursache: Entsprechend der gewichts- und altersabhängigen Nierenposition bieten sich verschiedene Zugangswege an. Eine intraoperativ nicht ausreichende Exposition des pyeloureteralen Übergangs kann den Erfolg einer komplikationsarmen und übersichtlichen Operation ernsthaft gefährden.

Vorbeugung: Schnittverfahren bevorzugen meist einen extraperitonealen Zugang aufgrund der im Vergleich zu transperitonealen Techniken geringen Morbidität und geringen postoperativen Komplikationsrate.
- Säuglinge in den ersten 8 Lebensmonaten mit einem Köpergewicht unter 10 kg: Der pararektale extraperitoneale Zugang (Abb. 17.**17**) erlaubt bei eine perfekte Ex-

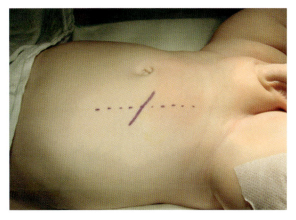

Abb. 17.**17** Anteriorer pararektaler Zugang beim Säugling < 8. Lebensmonat.

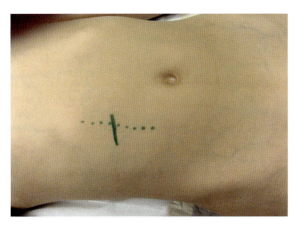

Abb. 17.**18** Sub- oder suprakostaler anteriorer Zugang bei größeren Kindern.

position der in diesem Alter noch tief stehenden Niere, des oft extrem dilatierten Pyelons in Relation zu dem häufig noch unreif und meandriert verlaufenden Ureter über einen kleinen Schnitt in einfacher Rückenlagerung. Problematisch sind in diesem Alter Einrisse des dünnen Bauchfells, welche durch sorgsame Handhabung von Haken und Sperrern vermieden werden. Bei Malrotation bis hin zu Becken- oder Hufeisennieren ist diese Schnittführung kaudal erweiterbar.
- Bei größeren schlanken Kindern kann analog der sub- oder suprakostale anteriore Zugang genutzt werden (Abb. 17.**18**).

Komplikation: Methodenspezifisch: lumbaler Zugang.

Ursache: Als Flankeninzision ist der lumbale Zugang Standard im Erwachsenenalter und bei größeren Kindern ab dem 8. Lebensmonat oder > 10 kg, geeignet auch bei dystopen Lage- oder Rotationsanomalien einschließlich der Hufeisenniere. Bei allen Seitenlagerungen muss präoperativ zwingend über lagerungsbedingte Schäden der peri-

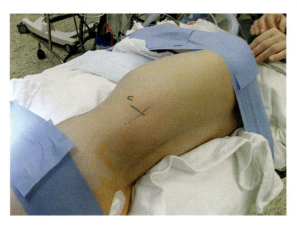

Abb. 17.19 Dorsale Lumbotomie nach Lurz.

pheren Armnerven und des Plexus aufgeklärt werden. Problematisch ist das Durchtrennen der Muskulatur, welches vor allem postoperativ zu erheblichen Schmerzen führt.

Vorbeugung: Der Operateur ist für die Lagerung verantwortlich und sollte schon daher besondere Sorgfalt walten lassen, da in der deutschen Rechtsprechung Lagerungsschäden als vermeidbare Komplikation gelten (Heimbach u. Weissauer 2004). Um eine Überstreckung oder Druckbelastung des freihängenden Schulter- und Ellenbogengelenks zu vermeiden, wird der Plexus brachialis der gesunden Seite unterpolstert und der Arm der erkrankten Seite kopfwärts hängend gelagert, wodurch sich die Distanz zwischen Rippenbogen und Darmbeinkamm vergrößert. Den Patienten fixieren in Seitenlage je nach Gewicht und Größe kleine Tücher, weiche Rollen, gepolsterte Gurte oder Klebetücher. Größere Patienten werden durch Haltevorrichtungen gestützt, welche aber wegen der Gefahr von Drucknekrosen oder Verbrennungen abgepolstert werden müssen.

Intraoperativ sollten grundsätzlich die Nn. subcostalis und ilioinguinalis identifiziert sowie die Rippen unterpolstert werden, um sperrerbedingte Druckschädigungen oder direkte Verletzungen zu vermeiden.

Die dorsale Lumbotomie nach Lurz (Abb. 17.19) hat den wenig bekannten, aber klinisch evidenten Vorteil eines muskelschonenden transfaszialen Zugangs direkt zum Pyelon und proximalen Ureter (Sigel u. Schrott 1986). Da keine Muskulatur durchtrennt wird, ist der Raum jedoch limitiert, weshalb der Zugang bei größeren übergewichtigen Kindern sowie bei malrotiertem und tief stehendem Nierensitus eher ungeeignet ist.

Komplikation: Methodenspezifisch: Laparoskopie/Endopyelotomie.

Ursache: Der Goldstandard der offen-operativen Pyeloplastik im Kindesalter wurde vor allem durch die Einführung der laparoskopischen oder retroperitoneoskopischen Pyeloplastik oder auch der Endopyelotomie auf den Prüfstand gestellt (Yeung u. Thakre 2010, Baldwin et al. 2003, Penn et al. 2010, Bernardo u. Smith 1999). Im Gegensatz zum Erwachsenenalter sind die pädiatrischen Serien jedoch vergleichsweise klein und stammen aus Zentren mit großer laparoskopischer Erfahrung. Eine aktuelle Metaanalyse bestätigt laparoskopischen Pyeloplastiken im Vergleich zu offenen Verfahren optimale kurz- und mittelfristige Erfolgsraten bei vergleichbarer Komplikationsrate, und hält den kleinen Schnitt und die schnellere Rekonvaleszenz für einen echten Vorteil der Methode (Mei et al. 2011).

Abgewogen werden müssen die transperitoneale gegen die retroperitoneoskopische Technik: Retroperitoneoskopisch problematisch ist der anatomische Platzmangel, eine damit fehlende Übersicht und ein Missverhältnis ausreichend kleiner Instrumente; von Vorteil sind hierbei jedoch der direkte gewohnte Zugang zur Niere, das verminderte intraabdominale Verletzungsrisiko sowie ein geringeres Kontaminationsrisiko in Hinblick auf infizierten Urin. Transperitoneal ist der Arbeitsraum größer und die Exposition des Ureters in seiner ganzen Länge universeller, was sich in relevant kürzeren Operationszeiten niederschlägt (Canon et al. 2007, Penn et al. 2010).

Komplikationen beim transperitonealen Vorgehen gliedern sich in 3 % intraoperative, wie zusätzliche Ports oder Portfehlplatzierung, und 12 % postoperative, wie Ileus, Urinom, Fieber, Hämaturie sowie Rezidivnierenbeckenenge. Die Reoperationsrate aufgrund der Rezidivenge wird mit 4,85 % angegeben (Nerli et al. 2009).

Vorbeugung: Die Indikation zur laparoskopischen Pyeloplasik im Kindesalter sollte immer auch in Hinblick auf den Zugangsweg eine individuelle Entscheidung sein und wird bei hohem technischen Aufwand und beeindruckender Lernkurve meist erst nach dem 1. Lebensjahr gestellt. Versierte Experten verbessern stetig ihre laparoskopische Technik z. B. durch Anpassung der Trokarpositionierung sowie Splint- und Nahttechniken, weshalb dieser Eingriff im Säuglings- und Kleinkindesalter ausschließlich in deren Hände gehört (Yeung u. Thakre 2010).

Intraoperative Komplikationen

Komplikation: Blutung.

Häufigkeit: Unter 1 %, bei Endopyelotomie in bis zu 16 % (Baldwin et al. 2003).

Ursache: Unabhängig von der Operationstechnik ist eine intraoperative Blutung als Folge einer versehentlichen Verletzung aberrierender Unterpolgefäße sowie des Nierenhilus möglich. Bei kleinen Kindern reicht auch ein unangemessener Zug an den Gefäßen aus. Eine höhere Blutungsbereitschaft herrscht generell bei Rezidivpyeloplastiken oder entzündlichem Situs mit periureteraler und perirenaler Fibrose.

Vorbeugung: Unterpolgefäße stellen wegen des Risikos einer unkontrollierbaren Blutung eine klare Kontraindikation für eine Endopyelotomie dar, auch wenn eine laterale ureterale Inzision empfohlen wird (Bernardo u. Smith 1999). Das Blutungsrisiko hier wird mit bis zu 16 % beziffert (Baldwin et al. 2003). Daher muss, wird ein endoskopisches Verfahren in Betracht gezogen, bei der Operationsplanung immer eine moderne Schnittbildgebung vorgeschaltet werden. Bei laparoskopischen Komplikationen wird eine Konversionsrate von 1,6–5 % berichtet (Nerli et al. 2009, Juliana et al. 2011), wobei erfahrungsgemäß auch da intraoperative Blutung inkludiert sind.

Behandlung: Bei endourologischen Eingriffen muss immer ein Notfallequipment für eine offen operative Problemlösung bereitstehen.

Postoperative Komplikationen

Komplikation: **Urinome oder Urinleckagen.**

Häufigkeit: Abhängig vom operativen Verfahren und dem primären Konzept der Anastomosenschienung in bis zu 15 % (Churchill u. Feng 2010, Canon et al. 2007, Juliano et al. 2011, Yiee u. Baskin 2010, Smith et al. 2002).

Ursache: Die inkorrekte Platzierung der Ureterschiene hängt von der Methodik ab, 18 % der antegrad und 4 % der retrograd eingebrachten Ureterschienen sind fehlpositioniert (Chandrasekharam 2005). Zudem können Okklusion oder Dislokation der Ureterschiene oder Nephrostomie auftreten. Urinome finden sich vor allem im Kindesalter bei der primär stentlosen Pyeloplastik in bis zu 15 %, was auch eine höhere Reoperationsrate zur Folge hat (Smith et al. 2002).

Vorbeugung: Prophylaktisch wird die Pyelonnaht wasserdicht genäht und eine drucklose Harnableitung mittels Ureterschiene und Dauerkatheter und/oder Pyelostomie eingelegt. Pyelostomien verbleiben für 5–7 Tage, interne Ureterschienen 2–6 Wochen. Intraoperativ bestätigt bei abgeklemmtem Blasenverweilkatheter das Zurückfließen des Urins – dieser Aspekt kann auch mit Blaufarbstoff intensiviert werden – aus der Blase die korrekte Lage der antegrad eingebrachten Ureterschiene. Bei laparoskopischer Pyeloplastik ist schon aufgrund der problematischeren Pyelonnaht eine interne Schiene obligat, welche ante- oder retrograd eingebracht wird.

Klare Überlegenheit der externen und stentlosen gegenüber der internen gestenteten Pyeloplastik in Hinblick auf Komplikationen und Kosten bestätigten Yiee u. Baskin 2010.

Behandlung: Die Bergung der im Ureter fehlplatzierten Ureterschiene muss transureteral endoskopisch versucht werden, selten können auch eine Ureterotomie oder perkutane transrenale Bergung nötig sein. Meist ist bei einem Urinextravasat ein konservatives Management mit Niederdruckableitung unter Antibiotikatherapie ausreichend. Nur selten muss ein Urinom perkutan drainiert werden. Als Folge kann sich der stationäre Aufenthalt bei stentloser Pyeloplastik deutlich verlängern. Operative Revisionen bei persistierender Leckage oder konsekutiver Rezidivstenose sind in bis zu 5 % nötig (Churchill u. Feng 2010, Smith et al. 2002).

Komplikation: **Frührezidiv.**

Häufigkeit: Insgesamt 0–20 % (Churchill u. Feng 2010): offen-operative Pyeloplastiken 0–5 % je nach Erfahrung (Churchill u. Feng 2010), Endopyelotomie 14 % (Bernardo u. Smith 1999).

Ursache: Risikofaktoren für eine Rezidivengstelle sind:
- eine unter Zug geknüpfte Anastomose,
- nicht sauber Mukosa an Mukosa adaptierende Pyelonnaht,
- zu grobes, schlecht resorbierbares Nahtmaterial,
- ein durch unvorsichtige Präparation vaskulär kompromittierter Ureter,
- ein nichterkanntes Urinextravasat im frühem postoperativen Verlauf mit konsekutiver peripyelärer Entzündung und Fibrose,
- die abrupte Transition am pyeloureteralen Übergang nach klassischer Anderson-Hynes-Plastik,
- eine entzündlich verdickte Pyelonwand bei pflastersteinartig verändertem Urothel nach Nierenfistelanlage.

Retrospektiv wurden der operative Zugang und das Fehlen der retrograden Darstellung als statistisch unabhängige Faktoren für eine Rezidivnierenbeckenabgangsenge bestätigt (Braga et al. 2008).

Vorbeugung: Extrem hilfreich ist die Modifikation der klassischen Anderson-Hynes-Nierenbeckenplastik nach Sigel u. Schrott 1986: Eine nach kaudal reichende, dependierende Lippe durch parallele, nach kranial gerichtete Inzision der Vorder- und Hinterwand des Nierenbeckens ermöglicht eine stufenfreie Anastomose mit dem spatulierten Ureter. Nephrostomien sollten absolut zurückhaltend indiziert werden, nur bei septischer Pyonephrose und postpartaler extremer Funktionseinschränkung. Wenn überhaupt, sollte die Fistel so kurz wie möglich verbleiben und auch bei postpartal gravierender Nierenfunktionseinschränkung bei günstigen sonografischen Verhältnissen eine primäre Pyeloplastik erwogen werden.

Bei postoperativ gebessertem sonografischen Befund ist eine Kontrollszintigrafie entbehrlich (Almodhen et al. 2010). Persistiert die Hydronephrose postoperativ auf Ausgangsniveau, ist die Nierenszintigrafie in 40 % obstruktiv und in 20 % eine Rezidivoperation vonnöten (Almodhen et al. 2010). Die Wertung einer postoperativen szintigrafischen Abflusskinetik bedarf Informationen über die postoperative Pyelonmorphologie. Verläuft 3 Monate postoperativ die szintigrafische Abflusskinetik nicht obstruktiv, sind weitere szintigrafische Kontrollen entbehrlich. Wir indizieren abhängig vom sonografischen Befund, wenn vertretbar, die Szintigrafie erst nach 6 Monaten, wobei für uns bei der Bewertung die Stabilität der Partialfunktion im Vordergrund steht. Im Zweifelfall oder bei Symptomatik ist immer eine retrograde Ureterografie in Therapiebereitschaft indiziert.

Behandlung: Einer operativen Revision bedürfen nur bis zu 5 % der Fälle, da sich ödematös verquollene pyeloureterale Anastomosen in der frühen postoperativen Phase spontan oder durch vorübergehende Schienung stabilisieren lassen.

Komplikation: Spätrezidiv.

Häufigkeit: Abhängig von der Methode in bis zu 5 %. Nach laparoskopischer Pyeloplastik treten zwei Drittel in der frühen postoperativen Phase, ein Drittel jedoch nach 2–6 Jahren auf (Rabii et al. 2008).

Vorbeugung: Die Notwendigkeit einer Nachsorge in Hinblick auf Hydronephrose- und Parenchymentwicklung sowie Komplikationen wie Nierensteine ist klar; Zeiträume oder Kontroll- und Outcomeparameter sind weiterhin nicht definiert.

Komplikation: Verlust des Ureters.

Häufigkeit: Unklar, Einzelfälle.

Ursache: Meist durch monopolare Blutstillung verursachte Verletzung der ureteralen Durchblutung mit konsekutiver Zerstörung der ureteralen Kontinuität.

Vorbeugung: Die Blutstillung sollte ausschließlich bipolar erfolgen. Sorgfältige Präparation unter Erhalt der versorgenden Gefäße ist essenziell.

Behandlung: Die Rekonstruktion ist meist komplex und umfasst neben der kompletten Nierenmobilisation auch Ureterersatztechniken wie Ileuminterponate oder gar die Autotransplantation (Churchill u. Feng 2010).

Komplikation: Arterielle Hypertonie.

Häufigkeit: Bei Patienten mit Hydronephrose in bis zu 10 %.

Ursache: Detaillierte Langzeitauswirkungen pränatal diagnostizierter Hydronephrosen auf die spätere Blutdruckentwicklung sind weder nach konservativem noch operativem Management ausreichend bekannt (Carlström 2010). Eine obstruktive Uropathie ist nicht allein die Folge einer einfachen Urinabflussbehinderung, sondern das Ergebnis komplexer Veränderungen der glomerulären Hämodynamik und tubulären Funktion. Die Auswirkungen der operativen Korrektur des pyeloureteralen Übergangs auf die Blutdruckentwicklung sind kontrovers. Eine Arbeitsgruppe fand überwiegend eine postoperative Blutdrucknormalisierung, wenn die Pyeloplastik bei koexistenter arterieller Hypertonie (in 5 % der Patienten) indiziert worden war (de Waard et al. 2008).

Vorbeugung: Es empfiehlt sich Patienten sowohl im konservativen Konzept als auch vor und nach der Pyeloplastik in Hinblick auf die Blutdruckentwicklung langfristig nachzusorgen (Carlström 2010).

Literatur
Hinweise unter
   www.thieme.de/komplikationenurologie.de

18 Komplikationen in der Andrologie

18.1 Allgemeine Aspekte

W. Weidner

Eine systematische Erfassung von Komplikationen in der urologischen Andrologie, insbesondere der operativen Andrologie, erfolgt unserer Kenntnis nach in systematischer Form nicht. Während Qualitätsmanagementprogramme in der Labordiagnostik, insbesondere der Ejakulatdiagnostik (QuaDeGA), flächendeckend in Deutschland etabliert sind und damit auch die „Qualität" des untersuchenden Labors mit definieren (Cooper et al. 2007), liegen entsprechende Programme für die operative Andrologie nicht vor (Popken 2011). Den Autoren bekannte Leitlinien, die ja nur Entscheidungskorridore darstellen, umfassen weder bei der AUA noch EAU Angaben zu standardisierten, allgemein vorgeschriebenen Operationsabläufen oder Techniken, zur Fehlerprophylaxe bzw. die Vorgabe von standardisierten Nachuntersuchungsprotokollen (Björndahl et al. 2010).

Der Anreiz für das Management urologischer Kliniken, andrologische Prozeduren grundsätzlich auch einer Komplikationsanalyse zu unterziehen, erscheint aufgrund des relativ kleinen Anteils an DRGs gering zu sein. So hat Popken die Anzahl andrologischer Entitäten an ca. 35.000 DRGs analysiert und kommt zu einem Anteil der operativen Andrologie am gesamten Patientengut von ca. 1 % (Popken 2011). Im Gießener „Hessischem Zentrum für Reproduktionsmedizin", in dem die Urologie alle urologisch-operativen Eingriffe am Mann durchführt, waren im Jahr 2010 von 3500 Eingriffen 350 eindeutig andrologisch, was etwa 10 % der operativen Tätigkeit entspricht. Dieser Prozentsatz entspricht in etwa auch dem andrologischen Anteil ambulanter Patienten (ca. 1200) an der Gesamtzahl von 12.000 Patienten pro Jahr. Es ist daher Popken (Popken 2011) beizupflichten, dass bei Krankenhausträgern und auch sonstigen Qualitätsmanagementprogrammen (z. B. BQS) ein Komplikationsmanagement und auch in Zukunft eine operative andrologische Qualitätssicherung nicht im Fokus des Interesses stehen kann.

Aus meiner Sicht müsste durch Organisationen der Subspezialitäten, z. B. der Deutschen Gesellschaft für Andrologie (DGA) in Deutschland oder der Euopean Society for Andrology in Urology (ESAU) für Europa, entsprechende Programme aufgelegt werden. Derzeit sind derartige Aktivitäten nach Kenntnis des Autors nicht angestoßen. Bemerkenswerte Ausnahmen sind hier die Aktivitäten der International Society for Sexual Medicine zur IPP (Ralph et al. 2010) und zur Penisprothetik (Hellstrom et al. 2010), die auf dem Level von Expertenmeinungen nach Auswertung der Literatur sich auch um das operative Komplikationsmanagement bemühen. Dabei werden bei der Penisprothetik nicht nur „Handling-Probleme" aufgezeigt, sondern auch Zahlen für die Infektionsrate mit 1–3 % der Primärimplantationen und 7–18 % der Sekundärimplantationen benannt. Insgesamt wird auch die Frage aufgeworfen, warum in europäischen Multicenter-Studien die Ergebnisse schlechter sind als in Monocenter-Berichten aus den Vereinigten Staaten. Die Frage der Mindestmenge zur Komplikationsverminderung wird angesprochen. Dies könnte die Richtschnur auch für die operative Therapie anderer andrologischer Krankheitsbilder werden.

Literatur
Hinweise unter
  www.thieme.de/komplikationenurologie.de

18.2 Korporoplastik

T. Diemer

Allgemeine Aspekte

Korporoplastiken werden im Regelfall bei einer Deviation des Penis zur Erreichung einer Schaftstreckung durchgeführt. Penisdeviationen können dabei primär kosmetisch oder aber auch funktionell von Bedeutung sein, wenn diese zu einer Unmöglichkeit der Ausübung des Geschlechtsverkehrs durch den Patienten geführt haben. Ätiologisch sind diese Penisdeviationen entweder angeboren (genuine Penisdeviation) oder erworben. Erworbene Penisdeviationen können nach Verletzungen des Schwellkörpers (SK) entstehen (z. B. nach Penisschaftfraktur, andere Traumata), viel häufiger ist aber die erworbene Deviation im Rahmen einer Induratio penis plastica (IPP), eine pathogenetisch letztlich unklare Bindegewebeerkrankung, welche etwa 2,6 % aller Männer betrifft. Erfahrungsgemäß ist nur ein geringer Teil dieser primär Betroffenen an einer operativen Korrektur aufgrund der Schwere des Befunds interessiert.

Das operative Spektrum erstreckt sich dabei von eher einfachen Eingriffen (z. B. Plikaturen) bis hin zu ausgedehnten penilchirurgischen Interventionen unter Isolierung des Corpus cavernosum (CC) von der Harnröhre und dem dorsalen Gefäß-Nerven-Bündel, wobei das CC im Regelfall eröffnet und plastisch durch Interpositionen von autoplastischen und alloplastischen Grafts ersetzt oder korrigiert wird, in manchen Fällen wird simultan zur Korporoplastik auch ein Schwellkörperimplantat bei prävalenter Erektiler Dysfunktion (ED) implantiert. In Abhängigkeit von der Invasivität der chirurgischen Maßnahme erhöht sich auch erfahrungsgemäß die Inzidenz der intra- und postoperativen Komplikationen (Ralph et al. 2010).

Die IPP führt dabei häufig neben der dorsalen Deviation des Penis durch indurierte Plaques der Tunica albuginea des SK zu SK-Deformitäten in Sinne einer Rotation des Penis sowie ausgeprägten Verschlankungen des SK (sog. „Uhrglasphänomen"). Ebenso berichten nahezu alle Patienten von einer Verkürzung des Penis im Verlauf der Erkrankung (Ralph et al. 2010) (s. Abb. 18.1).

Die vielfältigen operativen Verfahren und ihre Modifikationen lassen sich prinzipiell in 2 Hauptgruppen einteilen:

- Korporoplastiken, deren chirurgisches Prinzip primär die Verkürzung der Tunica albuginea auf der gegenüberliegenden Seite („lange Seite") der Schwellkörperveränderung ist, wodurch eine Begradigung des Penisschafts erzielt werden kann. Diese Verfahren sind prinzipiell verkürzend, die Reduktion kann durch Exzision von SK-Material (z. B. Verfahren nach Nesbit) oder nur durch Raffung mittels Plikaturnähten (z. B. Verfahren nach Essed-Schroeder) oder Kombination beider Verfahren chirurgisch bewerkstelligt werden.
- Korporoplastiken, die primär an der Schwellkörperveränderung („kurze Seite") ansetzen und hier eine chirurgische Verlängerung durch Inzision und Interposition von Ersatzmaterial für die Tunica albuginea des SK erreichen. Vom operativen Zugang setzt dies im Regelfall die Mobilisation des dorsalen Gefäß-Nerven-Bündels und/oder der Harnröhre voraus und erhöht somit die Invasivität der Maßnahme. Diese Verfahren sind von ihrer Konzeption nicht primär verkürzend, sondern versuchen, die präoperative Penisschaftlänge zu erhalten (Bella u. Brock 2007, Kovac u. Brock 2007).

Allgemeine Komplikationen und deren Vermeidung

Intraoperative Komplikationen

Komplikation: Akzidentelle Verletzungen der Harnröhre durch Präparation.

Häufigkeit: Unbekannt, Läsion durch Mobilisation möglich.

Ursache: Unübersichtliche Verhältnisse und Vernarbungen (Rezidivoperationen), zu dichte Präparation an der Harnröhre.

Vorbeugung: Scharfe Präparation auf dem Schwellkörper bei Mobilisation der Harnröhre, Verwendung von scharfen Scheren mit abgerundeter Spitze, frühzeitige DK-Einlage zur besseren Identifizierung der Harnröhre.

Behandlung: Nach eingetretener Läsion Anfrischen der Enden, Mobilisation der Harnröhrenenden bei kompletter Durchtrennung und spannungsfreie End-zu-End-Anastomose

Komplikation: Läsion des dorsalen Gefäß-Nerven-Bündels durch Präparation.

Häufigkeit: Entstehen im Rahmen der dorsalen Mobilisation. Kleinere Läsionen sind nicht zu vermeiden, größere Läsionen oder gar eine Durchtrennung sind unbedingt zu umgehen und können zur Nekrose der Glans penis führen.

Ursache: Bei IPP oft schwierige Präparation durch Vernarbung, entzündliche Verklebung und zu grobes Instrumentarium.

Vorbeugung: Exakte Präparation, weit lateraler Einstieg auf die Tunica albuginea, scharfe Präparation direkt auf dem CC, Verwendung von feinen, spitzen Scheren (Fistelschere).

Behandlung: Bei intraoperativer Läsion im Regelfall keine Rekonstruktion möglich. Bei chronischen Gefühlsstörungen der Glans penis („numbness") hochdosierte Vitamin B-Gabe empirisch.

Komplikation: Blutung, Läsion des SK, Herniation des SK durch Ausdünnung.

Häufigkeit: < 3 % der Eingriffe.

Ursache: Unsaubere Präparation auf die Basis von Vernarbungen, Verklebungen, falsche Schicht bei der SK-Präparation.

Vorbeugung: Identifizierung der Schichten sofern möglich, Vermeidung einer Arrosion der Tunica albuginea des SK. Nach ausgiebiger Präparation am Schwellkörper kann man das Gefäß-Nerven-Bündel optimal mit Fibrinkleber replatzieren („zurückkleben"), das ist im Regelfall besser als Nähte und Elektrokoagulation.

Behandlung: Bei Schwellkörperläsionen und Blutungen sofort wasserdichte Naht (fortlaufend, Z-Naht), bei ausgedünnter Tunica albuginea am ehesten glatten Schnittrand herstellen und vernähen.

Postoperative Komplikationen

Komplikation: Nachblutungen nach Freilegung in Sleeve-Technik.

Häufigkeit: Revisionsrelevant in ca. 0,5 % der Fälle.

Ursache: Blutungen aus dem Subkutangewebe, dem Gefäß-Nerven-Bündel oder dem SK.

Vorbeugung: Subtile bipolare Koagulation. Tipp: Koagulationspinzetten aus nichthaftendem, beschichteten Material, Fibrinklebung am SK, ggf. Läsionen am SK mit Tachosil abdecken, Peniswickelverband für ca. 48 Stunden belassen (cave: venöse Stauung, Sensibilitätsprüfung der Glans penis).

Behandlung: Kleinere Hämatome unter konservativer Therapie mit Peniswickelverband, größere Schafthämatome mittels chirurgischer Ausräumung versorgen.

Komplikation: Trophische Vorhautläsionen und Vorhautnekrose bei Sleeve-Technik ohne simultane Zirkumzision.

Häufigkeit: Kein seltenes Problem, chronische Lymphödeme in ca. 30%.

Ursache: Trophische Störung nach Inzision der Penisschafthaut, diese wird verstärkt durch eine postoperative Schwellung und ein Lymphödem des Präputiums.

Vorbeugung: Möglichst die Schaftfreilegung mittels Sleeve-Technik mit kompletter Zirkumzision kombinieren, liefert kosmetisch die besten Ergebnisse.

Behandlung: Konservative Behandlung, Kamillebad, kein Peniswickelverband, bei Hautnekrosen im Regelfall zeitige Zirkumzision indiziert.

Komplikation: Peniles Rezidiv der Deviation durch Fadenruptur nach Essed-Schroeder-Verfahren (genuine Deviation und IPP).

Häufigkeit: Nicht genau bekannt, im eigenen Krankengut ca. 5%.

Ursache: Ruptur des zur Plikatur verwendeten Nahtmaterials unter Erektion, typischerweise bei Belastung durch GV, vermutlich auch Teilausrisse aus der Tunica albuginea.

Vorbeugung: Verwendung eines geeigneten, starken Nahtmaterials (z.B. Goretex-Fäden der Stärke 2), bei monofilen Fäden ausreichende Knoten (6–8), kräftiger primärer Durchstich durch die Tunika.

Behandlung: Operative Revision mir neuerlicher Plikatur im Regelfall notwendig.

Komplikation: Penile Redeviation infolge Vernarbung mit und ohne IPP-Rezidiv.

Häufigkeit: In bis 30% aller Fälle postoperativ, abhängig von der Definition einer signifikanten Restdeviation oder Redeviation des Penis, echte IPP-Rezidive seltener, insbesondere, wenn OP in stabiler Phase der IPP (Breyer et al. 2007, Ralph et al. 2010).

Ursache: Vernarbungen des Schwellkörpers posttraumatisch mit Elastizitätsminderung der Tunica albuginea des SK, inflammatorische Läsion des SK im Sinne einer IPP bei echtem Rezidiv, Auftreten im operativen Randbereich oder auch entfernt davon, teils Monate nach chirurgischer Korrektur, Inzidenz erhöht bei OP in der instabilen, inflammatorischen Phase der IPP.

Vorbeugung: Bei IPP sollte stets die stabile Phase der Erkrankung abgewartet werden, bevor eine chirurgische Korrektur erwogen wird. Klinische Zeichen: kein Schmerz, kein Progress der Deviation, ggf. Verkalkungen des Plaques, empirisch 6–12 Monate nach Erkrankungsbeginn, IPP-Rezidive scheinen dann unwahrscheinlicher.

Passive Streckung des Penis postoperativ mittels Vakuumpumpe usw., Beginn ca. Tag 14–21 postoperativ, generelle Empfehlung ohne Studienhintergrund (Expertenmeinung).

Behandlung: Bei manifester Redeviation Therapieversuch mittels Streckung, bei IPP-Rezidiv Therapieversuch mittels medikamentöser Therapie (z.B. Paraaminobenzoat, Verapamil, Iontophorese und andere, empirisch PDE5-Hemmer) (Ralph et al. 2010).

Bei Therapieresistenz chirurgische Korrektur.

Komplikation: Herniation des Schellkörpers nach Plikaturen und Inzisionsverfahren.

Häufigkeit: Nicht bekannt, im eigenen Krankengut Einzelfälle.

Ursache: Ausdünnung und Instabilität des SK durch vorhergehende chirurgische Manipulation, klinisch apparent im Regelfall durch Redeviation des Penis und Verformung des SK.

Vorbeugung: Nicht bekannt.

Behandlung: Im Regelfall ist eine chirurgische Reintervention mit Stabilisierung und Streckung des Penisschafts notwendig, Deckung mit alloplastischem Material stabil und gut applizierbar, ggf. Plikaturen zur Schaftkorrektur.

Komplikation: Erektile Dysfunktion nach Korporoplastiken.

Häufigkeit: Abhängig von operativem Verfahren und präoperativem erektilen Status (IIEF-Score), höhere Invasivität am CC mit „wide excisions" der IPP-Plaques scheint die Wahrscheinlichkeit einer operativen ED deutlich zu erhöhen, historisch immer wieder zu venösem Leakage korreliert, nach Literaturdaten ED postoperativ in 0–50%(!) (Ralph et al. 2010).

Ursache: Vermutlich Bildung venöser Abflüsse mit venösem Leakage im Operationsgebiet, Läsionen im Bereich

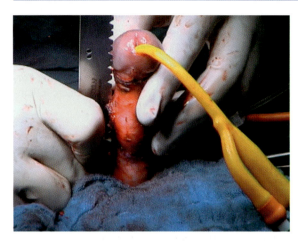

Abb. 18.1 Intraoperative Messung der Penislänge mit sterilem Lineal vor und nach korrigierendem chirurgischen Eingriff, die Messung erfolgt nach NaCl-Injektion (0,9 %) in den SK nach Setzen eines Tourniqué an der Penisbasis. Zur Prophylaxe von Harnröhrenläsionen wurde am Beginn der OP ein Katheter eingelegt.

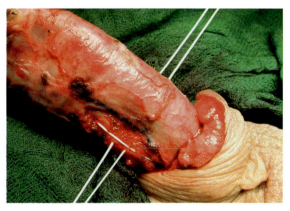

Abb. 18.2 Naht mit invertierten Knoten beim Essed-Schroeder-Verfahren zur Reduktion des „Nodding"-Phänomens, hier unter Verwendung einer Goretex-Naht der Stärke 2.

der A. penis profunda mit arterieller Perfusionsstörung im CC.

Vorbeugung: Vermeidung tiefer Läsionen am CC, wasserdichte Einnaht von Deckungsmaterial am SK, empirisch Stimulationstherapie mit PDE5-Hemmern postoperativ, unterschiedliche Schemata in Gebrauch.

Behandlung: Wie Vorbeugung, orale Medikation mit PDE5-Hemmern, ggf. SKAT-Therapie, in ausgeprägten Fällen SK-Implatate auch simultan zur Penisschaftkrorretur, falls höhergradige ED prävalent.

Komplikation: Penisverkürzung nach Korporoplastik.

Häufigkeit: Abhängig von operativem Verfahren: 100 % bei Plikaturverfahren und Nesbit-OP, ca. 20 % auch bei Interpositionsverfahren im weiteren Verlauf.

Ursache: Primäre Raffung des SK durch Naht, Vernarbungsvorgänge von SK und Gefäß-Nerven-Bündel mit Inelastizität des SK bei Erektion (Breyer et al. 2007, Kadioglu et al. 2007), potenzielle Abhängigkeit von verwendeten Grafts (Kadioglu et al. 2007).

Vorbeugung: Keine Plikaturverfahren, wenn Penisverkürzung inakzeptabel erscheint. Tipp: präoperative und intraoperative Messung der Penislänge zu Dokumentationszwecken (Abb. 18.1).

Behandlung: Passive Penisstreckung mittels Vakuumpumpe oder „Stretcher" (z. B. „Andropenis" und andere), empfohlen bei allen Interpositionsverfahren, keine evidenzbasierte Empfehlung, aber Expertenmeinung (Ralph et al. 2010). Operativ ist eine Verlängerung schwierig, Möglichkeiten der optischen Verlängerung durch V-Y-Plastik der Skrotalhaut (Penisbasis) oder Mobilisation des Lig. suspensorium penis.

Komplikation: „Nodding"-Phänomen.

Ursache: Dieses Phänomen bezeichnet die schmerzhafte Tastbarkeit von „Knotenbäumchen" nichtresorbierbarer Fäden am CC, insbesondere, wenn diese nicht in Taschen der Tunica albuginea versenkt wurden und so quasi direkt unterhalb des Gefäß-Nerven-Bündels zu liegen kommen (Abb. 18.2).

Vorbeugung: Die Ausprägung dieser Komplikation scheint insgesamt abhängig vom verwendeten Nahtmaterial zu sein (Ralph et al. 2010).

Behandlung: In ausgeprägten Fällen operative Revision.

Literatur
Hinweise unter
  www.thieme.de/komplikationenurologie.de

Penisteilamputation bei initialer Behandlung einer IPP mit Dorsaldeviation

O. Luzar, S. C. Müller

Bei einem 55-jährigem Patienten erfolgte bei Induratio penis plastica und einer Dorsaldeviation von mehr als 90° distal (Abb. 18.3) im Rahmen einer operativen Begradigung die Präparation des dorsalen Gefäß-Nerven-Bündels weit nach subglandulär, bis weicheres Gewebe erreicht wurde. Anschließend Riffelung des Plaques mit dem Skalpell und partielle Resektion. Eine erneute artifizielle Erektion zeigte allerdings, dass dies an der Deviation nichts geändert hatte. Da eine Begradigung mittels Raffungsnaht zu einer Penisverkürzung von mindestens 4–5 cm geführt hätte, wurde darauf verzichtet. Der Plaque wurde reseziert und anschließend mit einem Goretex-Patch gedeckt. Eine nochmalige artifizielle Erektion zeigte einen geraden Penis, aber auch distal eine nicht zu behebende sanduhrartige Einschnürung der Corpora cavernosa. Das dorsale Gefäß-Nerven-Bündel wurde abschließend ausgebreitet und mittels Catgutfäden über dem Patch fixiert.

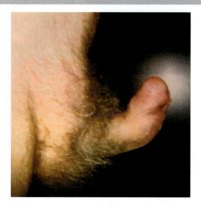

Abb. 18.3 Initiale Penisdeviation nach dorsal.

Der Patient wurde bei unauffälligem Verlauf am 8. postoperativen Tag entlassen. Im Weiteren stellte sich eine leichte Perfusionsstörung und epitheliale Nekrose im Bereich der Corona glandis ein. Später zeigte sich eine Fadenfistel im Sulcus coronarius rechts, welche durch einen der Goretex-Fäden hervorgerufen wurde. Nach weiteren 5 Monaten lag eine persistierende Fadenfistel mit V. a. einen Protheseninfekt vor, die Indikation zur Revisionsoperation wurde gestellt. Der Wundabstrich erbrachte den Nachweis von Staphylococcus epidermidis. Es erfolgt eine gezielte intravenöse Antibiotikatherapie mit Ampicillin-Sulbactam (Unacid) dreimal 1,5 g (Tag 1 u. 2) und ergänzend ab dem 3. Tag Gentamicin (Refobacin) 80 mg zweimal täglich. Ab dem Operationstag wurde anstatt Ampicillin-Sulbactam Vancomycin 1 g zweimal täglich verabreicht. Intraoperativ zeigte sich das gesamte distale penile Gewebe massiv narbig verändert. Die Fistel selbst führte über den Goretex-Faden zu den distalen Anteilen des eingesetzten Patches. Das gesamte dorsale Gefäß-Nerven-Bündel war an dem Goretex-Patch narbig adhärent, konnte jedoch weiter proximal zumeist stumpf abpräpariert werden. Besonders distal (subglandulär) blieb lediglich eine dünne Gewebebrücke erhalten, die nur fraglich eine arterielle Versorgung der Glans penis über die A. dorsalis penis aufrechterhalten konnte. Bereits bei der ersten Operation war die Glans weit nach distal mobilisiert und die Tunica albuginea im distalen Anteil durch Goretex ersetzt worden, sodass sich nunmehr folgende Situation vorfand:

- Ein abpräpariertes dorsales Gefäß-Nerven-Bündel, das nur noch über eine dünne Gewebebrücke Verbindung zur Glans hielt,
- ein komplett narbig verändertes Schwellkörpergewebe, welches entlang der Innenseite der Tunica albuginea

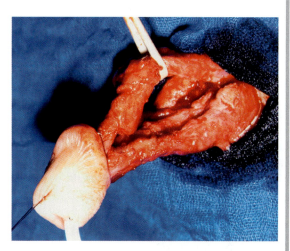

Abb. 18.4 Komplette Präparation der Schwellkörper.

exzidiert werden musste, um genügend Raum für die einzusetzenden Penisprothesen zu schaffen (Abb. 18.4). Der Entschluss zur Implantation einer Penisprothese (AMS 6000) basierte zum einen auf der Überlegung, dass eine Wundheilung unter Einhaltung der anatomischen Gegebenheiten des Penis ohne Prothese nicht möglich gewesen wäre. Zum anderen wäre eine sekundäre Prothesenimplantation nicht mehr geglückt.

Zur Deckung des distalen Defekts der Tunica albuginea und, um die Prothese zu fixieren, wurde eine Dacrongefäßprothese medial im Bereich des ehemaligen Septums fixiert. Weiterhin erfolgte zur Verbesserung der schlechten, narbig bedingten Durchblutungssituation die Umhüllung des gesamten Penisschafts mit einem gestielten Omentumlappen (suprapubisch subkutan durchgezogen) (Abb. 18.5).

Postoperativ stellte sich noch im stationären Verlauf eine Minderperfusion im Bereich der Glans penis bei erhaltener Durchblutung des Penisschafts ein. Die Entlassung erfolgte am 9. postoperativen Tag. Am 16. Tag nach der Operation

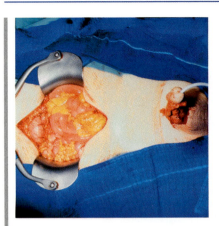

Abb. 18.**5** Vorbereitung des gestielten Omentumlappens.

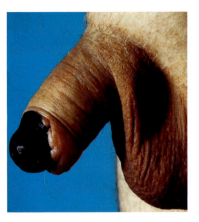

Abb. 18.**6** Glansnekrose.

stellte sich der Patient erneut mit Harnverhalt und Temperatur bis 39,2 °C vor. Eine Glansnekrose (Abb. 18.**6**) sowie die Perforation der linken Penisprothese in die Harnröhre machten eine Prothesenentfernung sowie Penisteilamputation nötig. Postoperativ zeigten sich keine weiteren Probleme, die Miktion gelang nach initialer Ableitung über einen suprapubischen Katheter problemlos.

Kommentar: In diesem Fall kompliziert der Diabetes mellitus den Fehler der Plaqueresektion statt Inzision (Hauck et al. 2006, Gholami et al. 2003) und auch den Einsatz von Goretex als Gewebeersatz. Ursache des iatrogenen Penisverlusts ist letztlich der aufwendige operative Eingriff bei schon vorgeschädigtem Organ sowie der Einfluss bestehender Begleiterkrankungen.

Literatur
Hinweise unter
www.thieme.de/komplikationenurologie.de

18.3 Schwellkörperimplantat

A. Kaminsky, H. Sperling

Allgemeine Aspekte

Die Implantation einer Schwellkörperprothese ist nur bei Patienten indiziert, bei denen sowohl eine orale medikamentöse Therapie mit mindestens einem der Phosphodiesterasehemmer als auch eine intrakavernöse oder intraurethrale Therapie mit Prostaglandin E1 zuvor erfolglos angewandt worden sind oder wenn Kontraindikationen gegen diese Therapieoptionen vorliegen.

Allgemeine Komplikationen und deren Vermeidung

Intraoperative Komplikationen

Komplikation: Erschwerte bzw. unmögliche Platzierung des Reservoirs intraabdominal oder erschwerte Platzierung der Zylinder.

Häufigkeit: Im Vergleich zur Primärimplantation sind die Komplikationsraten bei Rezidiveingriffen deutlich erhöht (Grein et al. 1989, Stief et al. 2000).

Ursache: Abdominale Voroperationen, Rezidiveingriff.

Vorbeugung: Penoskrotaler Zugang: Er erlaubt gerade bei intrakavernösen Vernarbungen und/oder Rezidiveingriffen eine bessere Dilatation der Schwellkörper sowie eine sichere Schonung des Gefäß-Nerven-Bündels.

Nach mehreren abdominalen Voroperationen ist auch die Implantation eines Zweikomponentenmodells (z. B. Ambicor) zu diskutieren, bei dem Reservoir und Pumpensystem kombiniert sind und im Skrotum platziert werden können (Sohn 2009).

Behandlung: Ist nach multiplen abdominalen Voroperationen die Platzierung des Reservoirs nach intraabdominal nicht möglich, kann von vorneherein ein Zweikomponentenmodell (z. B. Ambicor) gewählt werden, bei dem Reservoir und Pumpe kombiniert sind und skrotal platziert werden. Eine Alternative ist die Platzierung des Reservoirs perivesikal oder präperitoneal.

Komplikation: Harnröhrenverletzung.

Häufigkeit: Weniger als 1 % (Sadehi-Nejad 2007).

Ursache: Iatrogene Läsion, häufiger nach Voroperationen.

Vorbeugung: Vorsichtige Präparation, Zugangsweg.

Behandlung: Abbruch der Operation, Intervall bis zur nächsten Implantation 3–6 Monate.

Postoperative Komplikationen

Komplikation: Protheseninfekt.

Häufigkeit: 2–3%.

Ursache: Systemischer Infekt oder kutane Infektionskrankheiten, insbesondere im Genitalbereich und Unterbauch sowie ein unbehandelter Harnwegsinfekt.

Vorbeugung: Präoperative Urinuntersuchung und Inspektion des Operationsgebiets sowie ggf. Infektsanierung. Rasur des Patienten erst im OP, 15-minütige alkoholbasierte Desinfektion. Vor dem Hautschnitt Verabreichung einer parenteralen Antibiose, die das Spektrum der grampositiven Hautkeime abdeckt (Mulcahy et al. 2004, Henry u. Wilson 2007, Sadehi-Nejad 2007, Sohn 2006). Während der OP unnötiges Betreten des Operationssaals vermeiden. Es sollte eine wasserdichte Einmalabdeckung verwendet werden. Durch die perioperative Antibiotikaprophylaxe konnte die Infektionsrate auf 2,3% gesenkt werden und durch die zusätzliche Verwendung der neuen antibiotikabeschichteten Implantate sogar auf unter 1% bei Primäroperationen (Carson et al. 2011).

Behandlung: Implantatentfernung und anschließende Antibiotikatherapie. Reimplantation erst nach 6–12 Monaten möglich (Abb. 18.7)

Komplikation: Mechanische Komplikationen.

Häufigkeit: 2–5% (Sperling 2001).

Ursache (Tab. 18.1):
- Abknickung oder Verletzung der Verbindungssysteme intraoperativ,
- Luft oder Blut im System,
- Zylinder- oder Reservoirleckage,
- Malposition einzelner Komponenten.

Vorbeugung:
- Intraoperativ nur silikonarmierte Klemmen verwenden,
- Vermeiden von Luft und/oder Blut im System.

Behandlung: Revisionsoperationen können zu einer Aktivierung von „ruhenden" Keimen im Biofilm (silent infection) um das Implantat führen und somit die hohen postoperativen Infektionsraten nach Revisionsoperationen verursachen. Bei nichtinfektiös bedingten Revisionen hat sich eine „Salvage-wash-out"-Prozedur bewährt (Henry et al. 2007). Eine antiseptische Spülung konnte die Nachweisbarkeit von Bakterien in Gewebekulturen aus dem entnommenen Biofilm halbieren, was zur grundsätzlichen Empfehlung dieser Vorgehensweise bei allen Revisionsoperationen geführt hat (Sohn 2009).

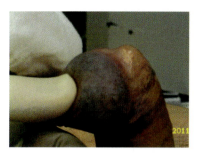

Abb. 18.7 Concorde-Phänomen. Glans nicht ausreichend durch die Prothese armiert.

Tab. 18.1 Komplikationen bei 346 Schwellkörperimplantaten (AMS 700 CX/Ultrex) (Overbeck u. Schreiter 1997, mod. nach Sperling 2001).

Mechanisch	n	Operativ	n
Pumpendefekt	1	Infektion/Arrosionen	10
Zylinderleckage	3	Abknicken der Schläuche	6
Konnektorleckage	2	Malposition der Pumpe	5
Reservoirleckage	1	Malposition der Zylinder	5
Gesamt	7 (2%)	Gesamt	26 (7,5%)

Komplikation: Hochskrotale/inguinale Lokalisation der Pumpe: „Aufwärtswanderung".

Häufigkeit: 1,5% (Overbeck u. Schreiter 1997).

Ursache: Ungenügende Fixation der Pumpe im Skrotum.

Vorbeugung: Pumpe täglich an den tiefsten Punkt des Skrotums ziehen und Vermeiden enger Unterwäsche.

Behandlung: Revisionsoperation.

Komplikation: Zylinderkomplikationen (Zylinderaneurysma oder Leckage).

Häufigkeit: 4–8% (CX-Zylinder bzw. Ultrex-Zylinder) (Daitsch et al. 1997).

Ursache: Implantate stehen mit 2 verschiedenen Zylindern zur Verfügung. Die CX-Zylinder haben die Möglichkeit zur begrenzten Durchmesserexpansion, während die Ultrex-Zylinder eine kontrollierte Längen- und Durchmesserzunahme bieten. Dieser Vorteil der Längenexpansion, der durch die Ausbildung einer fibrösen Kapsel im Schwellkörper postoperativ allerdings limitiert ist, birgt aber das im direkten Vergleich höhere Risiko von Zylinderkomplikationen, da die axiale Stabilität dieses Implantattyps geringer ist als bei den CX-Zylindern.

Vorbeugung: Wahl des geeigneten Implantats in passender Größe, Erfahrung des Operateurs.

Behandlung: Bei Revisionsoperationen ist daher grundsätzlich die Implantation von CX-Zylindern zu empfehlen (Daitsch et al. 1997, Oberbeck u. Schreiter 1997, Stief et al. 1997).

Komplikation: Ventrale Abknickung der Glans (Concorde-Phänomen).

Häufigkeit: Bis zu 10 % (Sadehi-Nejad 2007).

Ursache: Unzureichende Dilatation unterhalb der Glans und Verwendung zu kurzer Zylinder.

Vorbeugung: Verwendung ausreichend langer Zylinder und ausreichende Dilatation im Glansbereich.

Behandlung: Bei deutlicher Ausprägung dieses Concorde-Phänomens ist eine Reoperation erforderlich (s. Abb. 18.7).

Komplikation: Aneurysma (bulking).

Häufigkeit: 2–6 % (CX-Zylinder bzw. Ultrex-Zylinder) (Daitsch et al. 1997).

Ursache: Überfüllte Zylinder, Corpus cavernosum intraoperativ nicht exakt verschlossen.

Vorbeugung: Füllmenge der Zylinder genau beachten und exakter Nahtverschluss des Corpus cavernosum.

Behandlung: Operative Revision und Ersatz des betroffenen Zylinders. Rekonstruktion des Corpus cavernosum mit einem synthetischen Transplantat.

Komplikation: Erosion bzw. Arrosion.

Häufigkeit: 1–10 % (Sadehi-Nejad 2007).

Ursache: Schwellkörperimplantat zu lang, zu frühzeitige Aufnahme des Geschlechtsverkehrs postoperativ, Verwendung von semirigiden Schwellkörperimplantaten, reduzierte Sensibilität z. B. bei neurologischen Erkrankungen (Sohn 2009).

Vorbeugung: Wahl der richtigen Implantatgröße, mindestens 6-wöchige Sexualkarenz.

Behandlung: Explantation (Abb. 18.8).

Komplikation: Fehlerhafte Handhabung, Patientenunzufriedenheit.

Häufigkeit: Etwa 10 % (Sohn 2009).

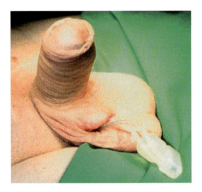

Abb. 18.8 Arrosion einer Pumpe skrotal.

Ursache: Fehlende bzw. mangelnde manuelle Fähigkeiten.

Vorbeugung: Patientenselektion, Patientenaufklärung.

Behandlung: Intensive Schulung des Patienten zur Handhabung oder auch Schulung der Lebenspartnerin zur Handhabung. Wenn alle Versuche, die Handhabung zu erlernen, frustran verlaufen oder eine massive Unzufriedenheit besteht, Explantation des Implantats.

Komplikation: Spontane Erektionen.

Häufigkeit: Sehr selten.

Ursache: Implantat kann durch eine ausgeprägte Vernarbung im Bereich des Reservoirs nicht komplett entleert werden. Bei muskulösen Patienten kann sich ein erhöhter intraabdominaler Druck auf das System übertragen. Je nach Implantattyp und Größe der Zylinder kann es zu einer verstärkten Kompression von verbliebenem Schwellkörpergewebe kommen und dadurch zu einer Spontanerektion. Ursächlich können auch Phytotherapeutika sein, die u. U. erektionsfördernde Nebenwirkungen haben (Yildrim et al. 2007).

Vorbeugung: Im Falle ausgeprägter Vernarbungen ein Zweikomponentenmodell wählen oder das Reservoir perivesikal platzieren. Bei sehr muskulösen Patienten das System nicht ganz maximal füllen. Auf eine möglichst komplette Zerstörung des Schwellkörpergewebes während der Operation achten. Den Patienten darauf hinweisen, keine Medikamente eigenmächtig einzunehmen.

Behandlung: Je nach Anamnese alle erektionsfördernden Medikamente, auch Phytotherapeutika, absetzen.
Reoperation mit Implantattypwechsel oder Zylinderaustausch.

Literatur
Hinweise unter
 www.thieme.de/komplikationenurologie.de

Gedeckte Dünndarmperforation durch das Reservoir einer hydraulischen Penisprothese

J. Grosse, P. Firek, A. Heidenreich

Ein an der hiesigen Klinik mehrfach abdominal wie auch an seiner Penisprothese voroperierter 60-jähriger Patient stellt sich in der Notfallaufnahme vor mit dem seit wenigen Stunden nach Defäkation sichtbar aus dem Anus herausragenden verplombten Schlauchende des in situ belassenen Reservoirs einer AMS 700 Penisprothese, welches 11 Jahre zuvor im Rahmen eines kompletten Austauschs der hydraulischen Dreikomponentenprothesese intraperitoneal implantiert worden war.

Weder klinisch noch laborchemisch ergeben sich Zeichen eines akuten Abdomens wie Peritonitis, mechanischer Ileus oder Sepsis. Die Abdomenaufnahme im Stehen zeigt radiologisch keine freie Luft oder Ileuszeichen. Im Computertomogramm nach i. v. und oraler Kontrastmittelgabe zeigt sich proximal des ileoanalen Pouches das im proximalen Ileum intraluminal liegende Reservoir ohne Abszessbildung, gedeckt und abgekapselt durch adhärente Darmschlingen. Unmittelbar distal hiervon lässt sich die separate Penetration des plombierten Verbindungsschlauchs in das Darmlumen und dessen intraluminaler Verlauf durch den J-Pouch bis zum Anus darstellen (Abb. 18.9).

Anamnestisch erwähnenswert sind eine linksseitige Hemikolektomie 1978 (Hartmann-Situation) mit Anlage eines rechtsseitigen Ileostomas sowie die subtotale Kolektomie mit Umwandlung des Stomas in einen kontinenzerhaltenen ileoanalen J-Pouch 1985 wegen einer Colitis ulcerosa. Aufgrund der iatrogen eingetretenen Erektilen Dysfunktion erfolgte 1991 die Erstimplantation einer hydraulischen AMS 700 Penisprothese über einen infrapubischen Zugangsweg mit Platzierung des Reservoirs in das linke Cavum Retzii. Ausgeprägte Verwachsungen und Kapselbildung der Reservoirloge machten 1999 die intraperitoneale Platzierung des Reservoirs in den rechten Mittelbauch notwendig im Rahmen eines kompletten Prothesenwechsel wegen mechanischen Defekts. 6 Wochen vor der jetzigen Notfallaufnahme führten wir wegen Infektion beider Prothesenzylinder und Arrosion des linken Skrotums durch die Pumpe ein Salvage-Operation durch mit Entfernung dieser Prothesenkomponenten, ausgiebiger Wundspülung, Einlage von Wunddrainagen und primärem Wundverschluss. Bei völlig reizlosen Gewebeverhältnissen wurde der epifaszial verlaufende Verbindungsschlauch zum intraperitoneal liegenden Reservoir diskonnektiert, verplombt und beides in situ belassen. Unter 3-wöchiger testgerechter Antbiose erfolgte die Wundheilung per primam.

Gemeinsam mit den Abdominalchirurgen erfolgt die explorative Laparotomie, die den computertomografischen Befund bestätigt. Nach Lösen von Darmadhäsionen zeigt sich ein reizloser lokaler Situs, da die intraluminale Reservoirperforation wie auch die separate Eintrittstelle des Verbindungsschlauchs in den J-Pouch durch Dünndarmschlingen vollständig gedeckt waren. Nach Bergen von Reservoir und Schlauch kann das antimesenterial perforierte, reizlos und gut durchblutete Ileumsegment nach Abnahme von Abstrichen und ausgiebiger Spülung ohne Resektion durch Anfrischen der Wundränder einschichtig verschlossen werden. Bei liegender Zieldrainage und primärem Wundverschluss erfolgt unter testgerechter Antibiose der weitere stationäre Verlauf komplikationslos.

Sechs Monate später wird eine AMS 700 InhibiZone Penisprothese erneut implantiert und das Reservoir in das rechte Cavum Retzii platziert, bisher mit klinisch und funktionell erfolgreichem Verlauf.

Kommentar: Für die Behandlung infizierter Penisprothesen werden in der Literatur das von uns vorgenommene Salvage-Verfahren mit Erhalt nichtaffektierter Prothesenkomponenten (Godiwalla et al. 1987, Furlow u. Goldwasser 1987) wie auch die komplette Entfernung aller Komponenten mit sofortiger oder späterer Reimplantation diskutiert (Dupont u. Hochman 1988, Fitch u. Roddy 1986). Insofern bleibt unser Vorgehen Gegenstand der offenen Diskussion. Die Entscheidung, das Reservoir in situ zu belassen, begründete sich einerseits auf dem makroskopisch reizlosen Lokalbefund subkutan und epifaszial in Höhe des Reservoirs weit entfernt von den infizierten Komponenten, andererseits auf dem Bemühen, die Reservoirloge bei dem komplex intestinal voroperierten Patienten für eine einfachere

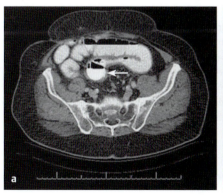
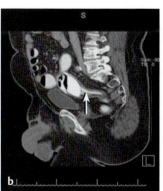

Abb. 18.9 a u. b Kontrastmittel-CT. Koronare Ebene mit Nachweis des Reservoirs im Dünndarm proximal des J-Pouches ← (a). Sagittale Ebene mit separater Penetration des Verbindungsschlauchs in das Darmlumen und Migration ins Rektum ↑.

spätere Prothesenreimplantation zu erhalten.
Hinsichtlich der Ätiologie der Reservoirmigration können retrospektiv 2 Hypothesen generiert und deren Konsequenzen diskutiert werden:

- Zum einen wurde das äußerst seltene Risiko der sekundären spontanen Migration eines diskonnektierten, intraperitoneal belassenen, partiell befüllten Reservoirs, insbesondere nach mehrfachen intestinalen Voroperationen, unterschätzt. Der verplombte Verbindungsschlauch hätte durch eine epifasziale Fixationsnaht gesichert werden müssen als Ersatz für die fehlende Fixation zur explantierten Pumpe.
- Zum anderen könnte die Präparation vom Verbindungsschlauch zum Reservoir durch Zug bei der Explantation der Pumpe bereits eine Ischämie adhärenten Darmes mit konsekutiver gedeckter Perforation in das Darmlumen induziert haben. Die damit nicht mehr gegebene Fixation des Reservoirs in eine nun offene Loge führte über die Darmperistaltik zur intraluminalen Migration des Reservoirs mit Retraktion des Verbindungsschlauchs nach intraabdominal, sodass dessen plombiertes Ende ebenfalls nach intraluminal perforieren und über die Darmperistaltik bis peranal migrieren konnte.

Aufgrund des Fehlens eines lokalen Abszessgeschehens ist eine infektbedingte Darmperforation eher zu verneinen.
Die Perforation eines Reservoirs in Nachbarorgane tritt als seltene Komplikation der Prothesenimplantation typischerweise während der stumpfen Präparation der Loge unter eingeschränkten Sichtverhältnissen ein (Bettocchi et al. 2008) und wird unmittelbar behandelt.

Die verzögerte, z. T. nach Jahren eintretende Migration von Reservoirs hydraulischer Penisprothesen mit konsekutiver Perforation in Nachbarorgane wie Harnblase, Dünn- oder Dickdarm stellt eine seltene, schwere und damit ebenfalls aufklärungspflichtige Komplikation dar, die chirurgisch beherrschbar ist. Sie wurde erstmals von Leach u. Mitarb. (1984) publiziert. Singh u. Godec (1992) präsentierten 1992 neben einem Fall mit asynchroner Perforation des Reservoirs in Dünn- und Dickdarm in einer Literaturübersicht weitere 15 Fälle. Bis 2009 wurden lediglich 20 Fälle von sekundären Organperforationen – 3 × Darm, 15 × Harnblase, 2 × Ileum-Conduit – in peer-reviewed englischsprachigen Journalen veröffentlicht. In den überwiegenden Fällen war das Reservoir nicht dekonnektiert wie in unserem Fall. In 15 Fällen konnten entweder vorangegangene radikale Prostatektomien oder Zystektomien als prädisponierende Risikofaktoren identifiziert werden. Insofern minimiert die heutzutage meist favorisierte extraperitoneale Platzierung des Reservoir das Risiko der Darmperforation, nicht jedoch das der Harnblasenperforation. Begünstigend wirken sich ausgeprägte Vernarbungen im kleinen Becken oder ein nicht bzw. unvollständig verschlossenes Peritoneum nach Zystektomie aus.
Falls eine intraperitoneale Platzierung eines Prothesenreservoir unumgänglich ist, sollte bei einer konsekutiven Protheseninfektion das Salvage-Verfahren die Entfernung oder den Austausch sämtlicher Komponenten umfassen, da ein dekonnektiertes Reservoir in seltenen Fällen auch Jahre später nach Implantation zur Perforation in den Darm führen kann.

Literatur
Hinweise unter
www.thieme.de/komplikationenurologie.de

Miktionsbeschwerden und rekurrente Abdominalschmerzen nach Penisprothesenimplantation

F. Gottardo, S. Kliesch

Die Migration des Reservoirs von hydraulischen Penisprothesen stellt ein seltenes Ereignis dar. Trotzdem können solche Ereignisse zu gefährlichen Komplikationen führen, die eine prompte chirurgische Revision erfordern. In der Literatur sind vesikale Erosionen mit zunehmenden Blasenentleerungsstörungen, ileale Erosionen oder Bildung von ilealen Adhärenzen, Kompression der Samenblase mit postejakulatorischen Schmerzen, Kompression des Ureters bis zur akuten Ischämie und Venenthrombose durch Kompression der A. und V. iliaca durch das Reservoir beschrieben worden. In den meisten Fällen handelt es sich um eine Spätkomplikation, z. T. viele Jahre nach Entfernung der restlichen Komponenten wegen Malfunktion, wobei das Reservoir nicht entfernt wurde, um eine zusätzliche Laparotomie zu verhindern.
Die intraperitoneale Anlage des Reservoirs durch eine separate Minilaparotomie ist bei Patienten mit vorausgegangenen abdominalen chirurgischen Eingriffen (Zystektomie, radikale Prostatektomie, Nierentransplantation, bilaterale Leistenhernie) problematisch. In diesen Fällen wird das Reservoir im Rahmen der infrapubischen oder penoskrotalen Inzision über den jeweiligen Zugang implantiert und zwischen der Fascia transversalis und der Muskelwand in einem dafür geschaffenen Raum oder im Spatium Retzii platziert.

Kasuistik: Herrn G., einem 39-jährigen Patienten mit 8-jähriger sekundärer Erektiler Dysfunktion und Z. n. frustraner venöser Sperroperation bei Leckage 2005, wurde 2006 auswärtig eine hydraulische Penisprothese AMS 700 CX Inhibizone implantiert.

Er stellte sich Anfang 2008 in unserer Ambulanz wegen rezidivierender ausgeprägter Miktionsbeschwerden und in der Folge krampfartigen Unterbauchbeschwerden vor.

Der Patient berichtete, dass immer wieder insbesondere auch bei zunehmender Blasenfüllung Beschwerden auftraten, und dass er bei gefüllter Blase das Schlauchsystem fühlen konnte. Darüber hinaus störte ihn eine Knickbildung im Bereich des linken Schwellkörpers, die mit einer deutlichen Berührungsempfindlichkeit der Penisschafthaut einherging. Die Funktion des Implantats war jedoch vollständig regelrecht. Bezüglich der Vita sexualis waren der Patient und seine Frau mit der Anwendung der Prothese sehr zufrieden.

Bei der körperlichen Untersuchung zeigten sich ein reizloser verheilter medianer Unterbauchlaparotomieschnitt, über den das Reservoir implantiert worden war, sowie ein infrapubischer Schnitt zur Schwellkörperimplantation. Die Schlauchsysteme waren sowohl suprapubisch als auch im Subkutangewebe im Unterbauch palpabel. In den Schwellkörpern tastete man die leicht geknickten Implantate und im rechten Skrotalfach lag die Pumpe reizlos.

Ein Abdomenultraschall zeigte das Reservoir neben der Harnblase ohne Zeichen von Entzündung (Abb. 18.**10**).

Wir führten eine Abdomenübersichtsaufnahme durch, die eine gefältelt einliegende Schwellkörperprothese in den beiden Schwellkörpern sowie die Pumpe darstellte (Abb. 18.**11**). Der Pumpmechanismus war über ein sehr langes Schlauchsystem mit dem Reservoir in Verbindung, und das Reservoir projizierte sich auf das kleine Becken.

Eine Zystoskopie mit zusätzlicher simultaner Aktivierung der Prothese zeigte keine mechanische Kompression der Urethra und keine intravesikale Raumforderung.

Auf diesem Grund wurden eine Unterbauchlaparotomie, Explantation des Reservoirs und Implantation eines neuen 65 ml großen Reservoirs paravesikal links durchgeführt.

Bei der postoperativen Kontrolle einem Monat später zeigten sich reizlos verheilte Unterbauchverhältnisse, und der Patient berichtete über eine komplette Remission der Beschwerden.

5 Monate später stellte sich der Patient erneut wegen Malfunktion des Pumpmechanismus vor: Die vorbeschriebenen Beschwerden traten nicht mehr auf, aber er berichtete, dass erst nach mehrfacher Manipulation am Ablassbutton sowie am Ventilbulk die Füllung der Zylinder möglich sei. Es erfolgte bei prinzipiell funktionierendem System, aber mechanischer Komplikation des Pumpmechanismus unklarer Ursache die erneute operative Revision.

Intraoperativ zeigten sich die Schwellkörperzylinder und Schlauchsysteme torsions-, knickungs- und spannungsfrei im Situs, die Pumpe war jedoch in einer fibrösen Tasche fixiert. Die Pumpe wurde freigelegt, mit Refobacinlösung gespült und erneut, rechts skrotal, in ein frisches subkutan gelegenes Bett platziert.

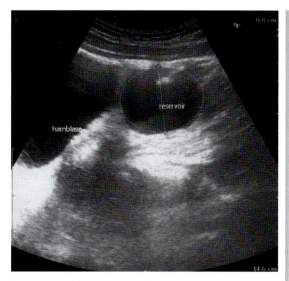

Abb. 18.**10** Abdomenultraschall, der das Reservoir zart angelegt neben der Harnblase zeigt.

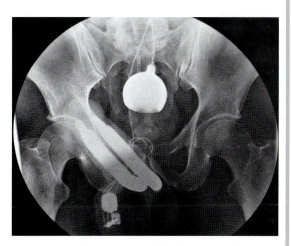

Abb. 18.**11** Beckenaufnahme. Das Reservoir projiziert sich in das kleine Becken und das Schlauchsystem ist geknickt.

Ein postoperativer CT-Scan 7 Monate später zeigte normal gelegene Komponenten mit uneingeschränkter Funktion (Abb. 18.**12**).

Kommentar: Die Einführung von antibiotikabeschichteten Penisprothesen hat die Inzidenz von postoperativen Infektionen deutlich reduziert. Die mechanischen Komplikationen wie die Prothesenmalfunktion oder die Pumpenmigration stellen sich als zweithäufigste Ereignisse dar, jedoch treten nur noch in 15% der Fälle nach 5 Jahren und 30% nach 10 Jahren Probleme auf.

Die Migration des Reservoirs einer hydraulischen Penisprothese ist ein ausgesprochen seltenes Ereignis (0,7%) und häufiger bei dem penoskrotalen Zugang. Die Migration des Reservoirs beeinträchtigt die Funktion der Schwellkörper

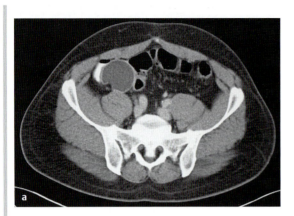
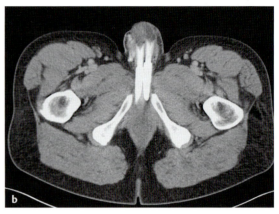

Abb. 18.**12 a** u. **b** Postoperativer CT-Scan 06/10: zart angelegtes Reservoir in Fossa iliaca rechts, SW-Zylinder in situ.

normalerweise nicht, kann aber zu unterschiedlichen Symptomen führen: rekurrente Schmerzen bei gefüllter Harnblase oder post miktionem, aber auch Inguinal- oder Skrotalschmerzen, Flankenschmerzen und Infektionen des Harntrakts, Makrohämaturie bis hin zur Neubildung von Harnsteinen.

Das Eintreten solcher Symptome erfordert die prompte diagnostische Abklärung und die chirurgische Revision der Implantate. Wenn in der früheren Lage des Reservoirs vernarbtes Gewebe entstanden ist, ist die gegenseitige Anlage des neuen Reservoirs empfehlenswert.

Die „blinde" Anlage des Reservoirs ins Cavum Retzii durch einen penoskrotalen oder durch einen infrapubischen Zugang sowie die vorausgegangene Beckenchirurgie (z. B. radikale Prostatektomie) oder lokale Bestrahlungen stellen sich als begünstigende Faktoren für eine spätere Migration des Reservoirs sowie für die Kompression der Harnblase dar. Die separate intraperitoneale Anlage erfordert jedoch einen zusätzlichen Unterbauchschnitt. Bei diesem Patienten trat die Migration des Reservoirs mehr als 2 Jahre später trotz getrennter intraperitonealer Reservoiranlage ein. Anschließend trat 6 Monate später eine zweite mechanische Komplikation auf (Malfunktion des Pumpmechanismus durch Ummantelung mit fibrosiertem Gewebe), die aber mit Freilegung des Pumpmechanismus und Einlage in ein neues subkutanes Bett beseitigt werden konnte.

Schlussfolgerungen: Bei den mechanischen Komplikationen der Anlage einer Penisprothese stellt sich die Migration des Reservoirs als seltenes Ereignis dar. Das Eintreten von Miktionsbeschwerden, Unterbauch- und Inguinoskrotalschmerzen, unabhängig von der Handhabung der Pumpe und der Zylinder, erfordert die prompte diagnostische Abklärung mit der Durchführung eines Ultraschalls des Abdomens und des Beckens, ggf. einer Urethrozystoskopie, um eine eventuelle Kompression der Harnblase nachzuweisen. Die Migration des Reservoirs kann durch die Entfernung des alten und die Anlage eines neuen Reservoirs (gleich- oder gegenseitig in Abhängigkeit vom Lokalbefund) erfolgreich korrigiert werden.

Literatur
Hinweise unter
www.thieme.de/komplikationenurologie.de

Blasenekstrophie – plastische Penisrekonstruktion mit ischämischer Penisnekrose

O. Luzar, S. C. Müller

Bei einem Mann mit Blasenekstrophie wurde im Alter von 4 Jahren in einem auswärtigen Krankenhaus die Blasenplatte exstirpiert, der Penis rekonstruiert und ein Ileum-Conduit angelegt. Im Alter von 20 Jahren erfolgte die Vorstellung in unserer Klinik mit dem Wunsch einer Umwandlung des Ileum-Conduits in eine kontinente Harnableitung und einer Korrektur des äußeren Genitales, hier insbesondere der dorsalen Deviation unter Erektion.

Wir führten die Umwandlung des Ileum-Conduits in einen Kolon-Pouch durch, dieser wurde aus der linken Flexur unter Einbeziehung des Conduits mit MONTI-Nippel als efferentes Segment und Rekonstruktion des Nabels gewonnen. Der postoperative Verlauf zeigte sich komplikationslos, wobei im Weiteren eine Stomainsuffizienz unklarer Ursache auftrat, sodass 4 Wochen später eine Revision notwendig wurde: Entfernung des MONTI-Nippels und Anlage eines invaginierten Ileum-Nippels sowie Augmentation des Pouches. Auch hier war der postoperative Verlauf komplikationslos, erst nach Monaten entwickelte sich eine narbige Stomastenose, überschüssiges Narbengewebe wurde entfernt.

Kurze Zeit später erfolgte die geplante plastische Rekonstruktion des Penis. Der operative Eingriff wurde in der „penile-disassembly"-Technik (Abb. 18.13) durchgeführt mit Rekonstruktion des gesamten Gliedes, Ventralverlagerung und Verschluss der Urethra, Rekonstruktion der Glans, kutaner Verschiebeplastik und Aufbau des Mons pubis. Intraoperativ zeigte sich eine massive Vernarbung besonders im Bereich des rechten Corpus cavernosum, welches auch deutlich kleiner war. Beim Primäreingriff (vor 17 Jahren) waren offensichtlich beide neurovaskulären Bündel lädiert worden, denn die Glans zeigte sich hauptsächlich aus der Urethralrinne heraus durchblutet. Aus diesem Grund wurde davon abgesehen, die Glans komplett von der Urethralrinne zu trennen. Nach Verschluss der Rinne wurden beide Korpora median leicht innenrotiert vernäht, sodass eine Streckung des Gliedes resultierte. Wegen starker Vernarbungen war eine komplette dorsale Mobilisation nicht möglich, da hier die Gefahr bestand, die Gefäßversorgung zu verletzen. Insgesamt blieb der Penis relativ klein. Die Hautdeckung wurde mittels Skrotalhautlappen erreicht. Zum Ende der Operation zeigte eine Punktion der Glans eine gute Mikrozirkulation. Unter antibiotischer Abschirmung traten keine Komplikationen auf, nach 14-tägigem stationärem Aufenthalt konnte der Patient entlassen werden.

Bei der ersten ambulanten Vorstellung (7 Tage nach Entlassung) zeigte sich eine oberflächliche Wundheilungsstörung. Das intraurethrale Sekret wurde weiterhin über den einliegenden Stent der Neourethra nach außen drainiert. Insbesondere im rechten lateralen Anteil des rekonstruierten Gliedes wurden Nekrosen abgetragen. Eine Verbindung zwischen der Neourethra und der Haut bestand nicht, sodass die Hoffnung auf einen Verschluss der Wunde unter sekundärer Granulation bestand. Hierzu wurden supportive Maßnahmen mittels Kamillebäder und Betaisodonaverbände verordnet und die Gabe von Levofloxacin 250 mg fortgesetzt. Bei der Wiedervorstellung 1 Woche später zeigte sich allerdings an der rekonstruierten Harnröhre dorsal eine größere Läsion, welche im Verlauf zunahm. Der Harnröhrenstent wurde noch belassen. Nochmals 7 Tage später konnte nunmehr die Glanskappe zum Teil abgehoben werden, das Gewebe darunter erschien gut durchblutet. Die Harnröhre war dorsal komplett offen, sodass der Stent entfernt und eine Lasche eingelegt wurde. Letztlich zeigte sich ca. 2 Monate nach der Operation eine Teilnekrose der Glans, des linken Corpus cavernosum sowie der dorsal bedeckenden Haut.

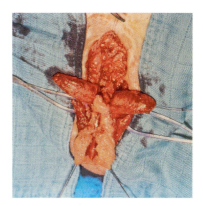

Abb. 18.13 Penisrekonstruktion.

Aufgrund des postoperativ unbefriedigenden Ergebnisses stellte sich der Patient ca. 4 Monate später auswärts vor, um sich über die Möglichkeiten eines kompletten Penisneuaufbaus zu informieren.

Zum Untersuchungszeitpunkt zeigte sich eine mutilierte Restglans. Nach Angaben des Patienten komme es unter sexueller Erregung zu einer geringen Größenzunahme des noch vorhandenen, aber nicht sauber tastbaren Restschwellkörpers. Die Sensibilität der Restglans war eingeschränkt, rechts kranial fand sich eine 0,6 cm durchmessende Öffnung, aus der der Patient ejakulierte. Orgasmus und Ejakulation konnten durch manuelle Stimulation der Restglans ausgelöst werden.

Es wurde die Möglichkeit der Anlage eines Neopenis aus einem radialen Unterarmlappen diskutiert. Zweizeitig müsste dann die Prothetik mittels funktionsadaptiver hydraulischer Prothese im Dacron-Sock erfolgen. Als problematisch wurde die Innervation angesehen, da vermutlich keine Dorsalnerven mehr für eine superselektive Nervenanastomose zur Verfügung stünden. Ohne ausreichende Sensibilität sei ein Neopenis jedoch nur eingeschränkt sinnvoll.

Kommentar: Bereits intraoperativ war die verursachte Schädigung durch die schon lang zurückliegende Primäroperation im Bereich des Gefäß-Nerven-Bündels mit deutlicher Minderperfusion des Gewebes zu erkennen. Diese war letztlich ebenfalls als Ursache für die beschriebenen Komplikationen anzusehen. Der Erfolg rekonstruktiver Eingriffe am Penis ist sehr stark von den gegebenen Bedingungen abhängig und sie beinhalten eine hohe Komplikationsgefahr. Aus diesem Grund kommt der Indikationsstellung einerseits als auch der ausführlichen Beratung und Aufklärung des Patienten andererseits eine hohe Bedeutung zu. Der Patient muss um die Risiken, insbesondere einer Verschlechterung des Zustands bis hin zum Penisverlust, wissen.

18.4 Mikrochirurgische Refertilisierung

S. Kliesch

Allgemeine Aspekte

Die häufigste mikrochirurgische Refertilisierungsoperation ist die Vasovasostomie nach Sterilisationsvasektomie. Andere Gründe für eine mikrochirurgische Refertilisierung, wie z. B. eine iatrogene Obstruktion nach Hernienchirurgie oder erworbene entzündliche Verschlüsse der ableitenden Samenwege sind eher selten. Patienten mit einer Azoospermie stellen 12 % aller Infertilitätspatienten, wobei bei der Diagnose einer Azoospermie in 11,3 % eine Obstruktion zugrunde liegt. Im eigenen Patientenkollektiv weisen von 178 Patienten mit nachgewiesener Obstruktion insgesamt 94 einen Z. n. Vasektomie auf, bei 53 Patienten liegt eine kongenitale Aplasie des Vas deferens vor und bei 32 Patienten andere Gründe wie z. B. eine postentzündliche Stenose (Tüttelmann et al. 2010).

Als mikrochirurgische Refertilisierungsoperationen kommen 2 Eingriffe zum Tragen:
- Vasovasostomie (VV),
- Vasotubulostomie (VT) (Synonym: Vasoepididymostomie, VE).

Tab. 18.2 Bei insgesamt 97 Patienten lag eine intraoperative Silber-Klassifikation vor. Dabei fanden sich in 5 Fällen Einzelhoden, sodass insgesamt 189 Samenleiteroperationen ausgewertet werden konnten, bei denen eine Silber-Klassifikation vorlag (Kliesch, eigenes Patientenkollektiv 2008).

Patientenzahl (n = 97) Samenleiteranzahl (n = 189)	Beidseitiger Befund	Einseitiger Befund
keine Samensekretion	0	4 (2,1 %)
keine Spermien im Sekret	6 (3,2 %)	13 (6,9 %)
Nebenhodenfehlbildung	0	2 (1,1 %)
Ductus-deferens-Aplasie	0	1 (0,5 %)

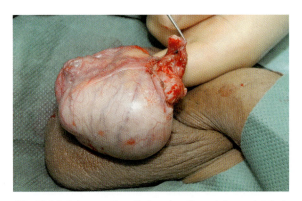

Abb. 18.14 Intraoperativer Hoden ohne Samenleiter und Aplasie von Nebenhodenkorpus und -kauda bei CBAVD. Lediglich das Nebenhodenkaput ist rudimentär angelegt (Pinzette).

Die Vasovasostomie zeichnet sich durch hohe Erfolgsraten mit einer durchschnittlich zu erreichenden Durchgängigkeit der Duktus von 85–90 % aus. Die Erfolgsraten der Vasotubulostomie sind mit rund 65 % etwas geringer.

Allgemeine Komplikationen und deren Vermeidung

Präoperative Komplikationen

Komplikation: Chronisch-persistierende oder akute Epididymitis mit der Folge eines postoperativen Reverschlusses oder primär nicht zu erreichender Durchgängigkeit.

Häufigkeit: Bei Azoospermie finden sich nachweisbare urogenitale Infektionen bei rund 10 % der Patienten (Tüttelmann et al. 2010).

Ursache: Präoperativ bereits bestehende, klinisch inapparente Samenwegsinfektion.

Vorbeugung: Präoperative Ejakulatanalyse mit mikrobiologischer Untersuchung des Seminalplasmas. Bei Nachweis eines Infekts (Chlamydien, Mykoplasmen, Ureaplasmen, Enterokokken, E. coli) präoperative antibiotische Behandlung. Bei intraoperativ pastöser Samenflüssigkeit an potenziellen Infekt denken und antibiotisch behandeln.

Behandlung: Eine postoperativ auftretende Infektion der ableitenden Samenwege muss antibiotisch und ggf. auch antiphlogistisch behandelt werden, um eine Obstruktion der Anastomose möglichst zu vermeiden.

Intraoperative Komplikationen

Komplikation: Intraoperativ keine Möglichkeit zur Vasovasostomie oder Vasotubulostomie wegen Aplasie des Vas deferens oder der Epididymis.

Häufigkeit: Bei 3 % aller Infertilitätspatienten mit Azoospermie liegt eine kongenitale Aplasie des Vas deferens vor (Tüttelmann et al. 2010). Als Überraschungsbefund zeigen sich eine einseitige Nebenhodenfehlbildung und/oder Duktusaplasie bei 1,6 % der Refertilisierungspatienten (Tab. 18.2).

Ursache: Kongenitale Fehlbildung (Abb. 18.14), häufig als Minimalform der Zystischen Fibrose, die als einziges klinisches Symptom die Azoospermie aufweist (Kliesch 2011).

Vorbeugung: Skrotale Palpation: Ductus deferens und/oder Epididymis palpabel? Ergänzung durch Skrotalsonografie zur Beurteilung der Epididymis. FSH als Marker der Spermatogenesefunktion des Hodens im Serum ist normwertig. In der Ejakulatuntersuchung fallen ein reduziertes Ejakulatvolumen (< 1,5 ml) und ein meist erhöhter pH-

Wert auf. Bestimmung der Seminalmarker alpha-Glucosidase und Fructose, die bei einer beidseitigen Aplasie beide erniedrigt sind (Normwerte: alpha-Glucosidase ≥ 20 mU/Ejakulat, Fructose ≥ 13 μmol/Ejakulat (Gottardo u. Kliesch 2011).

Behandlung: Eine Refertilisierung ist nicht möglich. Alternativ können epididymal Spermien aspiriert oder testikuläre Spermien mittels Hodenbiopsie extrahiert und kryokonserviert werden, die dann allerdings ausschließlich für eine assistierte Befruchtungsbehandlung im Rahmen einer intrazytoplasmatischen Spermieninjektionsbehandlung zur Verfügung stehen.

Komplikation: Fehlende Samensekretion nach Anschnitt des epididymalen Duktusendes.

Häufigkeit: Das völlige Ausbleiben einer Samensekretion kann bei rund 2 % der Patienten beobachtet werden (Tab. 18.2). Es gibt auch Daten, die zeigen, dass trotz fehlender intraoperativer Sekretion nach einer Vasovasostomie eine Durchgängigkeit und Schwangerschaften erreicht werden können (Berger et al. 1989).

Ursache: Verschluss im Bereich der kaudalen Epididymis.

Behandlung: Bei fehlender Samensekretion ist eine weitere Präparation des Ductus bis zur Epididymis erforderlich. Tritt Samensekret aus den Mäandern der distalen kaudalen Nebenhodenschlinge aus, so kann eine distale Vasoepididymostomie (Vasotubulostomie) durchgeführt werden. Ist auch die Cauda epididymis trocken, ist eine weitere Präparation im Korpusbereich erforderlich. Wenn die Inspektion der Epididymis unter dem Mikroskop ein farblich abgesetztes Nebenhodenareal oder eine Induration aufweist, können diese Hinweise auf eine Tubulusruptur sein. Manchmal zeigt sich auch eine Demarkierung, oberhalb derer die Nebenhodenschlingen dilatiert sind. Im Bereich der Dilatation des Ductus epididymis wird eine prominente Schlinge präpariert und inzidiert. Tritt Samensekret aus und sind Spermien nachweisbar, so kann bei ausreichender Länge des abdominalen Ductus-deferens-Endes eine Vasotubulostomie erfolgen.

Komplikation: Samensekretion nach Anschnitt des epididymalen Duktusendes ohne den Nachweis von Spermien.

Die Beurteilung des intraoperativ gewonnenen Samensekrets erfolgt nach der Klassifikation von Silber (1977). Zusätzlich wird das Aussehen des Sekretes beschrieben.

Häufigkeit: Bei 6–27 % aller Refertilisierungen können im postepididymalen Samensekret intraoperativ keine Spermien nachgewiesen werden. Im eigenen Patientengut findet sich dieser Befund bei 10 % der Samenleiter ein- oder beidseitig (Tab. 18.2). Das Vorliegen von Spermien wird als positiver prognostischer Marker im Hinblick auf die Erfolgswahrscheinlichkeit der Operation angesehen. Die Beurteilung erfolgt nach der Silber-Klassifikation (Tab. 18.3) (Silber 1977). Bei fehlendem Nachweis von Spermien oder Spermienfragmenten kann das Aussehen des Aspirats noch eine Hilfe sein, ob eine VV durchgeführt werden kann oder vielleicht eher ein Wechsel auf eine VT erfolgen sollte. Das Aussehen des Aspirats wird unterschieden in:

- klar,
- opaleszierend,
- cremig,
- pastös.

Bei fehlendem Spermiennachweis und klarem oder opaleszierendem Aspirat werden immerhin noch Durchgängigkeitsraten von 91 % bzw. 93 % und Schwangerschaftsraten von 49 % bzw. 59 % beschrieben (Belker et al. 1983). Ist das spermienfreie Aspirat hingegen cremig oder pastös, dann reduzieren sich die Durchgängigkeits- und Schwangerschaftsraten auf durchschnittlich 26 % (Belker et al. 1983, Sheykin et al. 2000, Paick 2000) (Übersicht bei Schroeder-Printzen et al. 2003).

Vorbeugung: Keine.

Behandlung: Bei fehlendem Spermiennachweis im Aspirat kann die VV durchgeführt werden, wenn das Aspirat klarflüssig oder opaleszierend aussieht. Bei einem cremigen bis pastösen Sekret sollte ggf. der methodische Wechsel auf die aufwendigere Vasotubulostomie erfolgen.

Tab. 18.3 Beurteilung des intraoperativen Samensekrets nach Silber und der Nachweis von Spermien im Ejakulat sowie postoperative Schwangerschaftsraten (modifiziert nach Silber 1977* und Belker 1991**).

Spermienqualität im Aspirat; Grad*	Mikroskopische Beschreibung*	Spermiennachweis im Ejakulat postoperativ (%)**	Schwangerschaftsraten postoperativ (%)**
I	vollständige, überwiegend motile Spermien	94	63
II	vollständige, überwiegend immotile Spermien	91	54
III	einige vollständige immotile Spermien, Spermienfragmente	96	50
IV	nur Spermienfragmente	75	44
V	keine Spermienfragmente, nur Zelldebris	60	31

Komplikation: Pastöses Sekret, das eine mikroskopische Beurteilung erschwert.

Behandlung: Verdünnung des Sekrets mit Kochsalzlösung auf dem Objektträger vor der mikroskopischen Analyse, um möglichst keine Spermien oder Fragmente zu übersehen.

Postoperative Komplikationen

Komplikation: Postoperative Hämatombildung.

Häufigkeit: <1%

Vorbeugung: Sorgfältigste Koagulation auch kleiner Blutungen während der Operation unter mikroskopischer Sicht und fortwährender Spülung.

Behandlung: Körperliche Schonung, Skrotum hochlagern und intermittierend kühlen. Keine Thrombozytenaggregationshemmer als Schmerzmedikation.

Komplikation: Postoperative Azoospermie.

Häufigkeit: Durchschnittlich 10–15% der Patienten nach VV und mindestens 35% der Patienten nach VT erreichen keine Durchgängigkeit der Samenleiter und bleiben azoosperm.

Ursache: Unzureichende Anastomosentechnik oder narbige Striktur. Selten primäre testikuläre Vorschädigung.

Vorbeugung: Ausreichende körperliche Schonung und keine sportliche Aktivität für 3–4 Wochen nach Operation, GV erst nach 14 Tagen (Practice Committee of the ASRM 2008).

Behandlung: Ejakulatkontrollen postoperativ alle 2–3 Monate. Wenn 6 Monate nach Vasovasostomie oder 18 Monate nach Vasotubulostomie keine Spermien nachweisbar sind, war die Operation nicht erfolgreich. Erneute Vasovasostomie oder Vasotubulostomie. Die Erfolgsraten einer Wiederholungsoperation liegen bei 75% bzgl. der erreichbaren Durchgängigkeit und bei 43% im Hinblick auf die Schwangerschaftsraten (Belker et al. 1991, Matthews et al. 1997, Hernandez et al. 1999, Paick et al. 2003, Fox 2000). Eine zweite Vasotubulostomie ist nur in der Hand sehr erfahrener Mikrochirurgen Erfolg versprechend (Pasqualotto et al. 1999).

Komplikation: Ausbleiben einer Schwangerschaft trotz postoperativer Normalisierung der Ejakulatwerte.

Häufigkeit: Es gibt keine klaren Angaben dazu. Im Normalfall sollte eine Schwangerschaft ohne weitergehende Behandlung innerhalb von 24 Monaten nach der Refertilisierungsoperation eingetreten sein (Practice Committee of the ASRM 2008).

Ursache: Weiblicher Sterilitätsfaktor oder Spermienautoantikörper.

Vorbeugung: Reproduktionsmedizinische Untersuchung der Partnerin vor Durchführung der Refertilisierung.

Behandlung: Ejakulatanalyse mit Bestimmung der Spermienantikörper im MAR-Test (mixed antiglobulin reaction-Test). Eine immunologische Infertilität muss angenommen werden, wenn der prozentuale Anteil beweglicher antikörpergebundener Spermien ≥50% (IgG und/oder IgA) beträgt (Gottardo u. Kliesch 2011). In diesem Fall ist eine assistierte Fertilisation indiziert.

Komplikation: Erneutes Auftreten einer Azoospermie nach postoperativen positiven Spermiogrammbefunden.

Häufigkeit: Die Inzidenz des Reverschlusses postoperativ liegt zwischen 3% und 12% nach Vasovasostomie und ca. 21% nach Vasotubulostomie (Belker et al. 1985, Matthews et al. 1995).

Ursache: Narbige Strikturentwicklung im Bereich der Anastomose.

Vorbeugung: Nach Dokumentation eines positiven Spermiogrammbefundes sollte bis zum Eintreten der gewünschten Schwangerschaft alle 4 Monate eine Ejakulatuntersuchung erfolgen, um eine Verschlechterung der Samenqualität rechtzeitig zu bemerken und ggf. mittels Kryokonservierung von Spermien eine Fertilitätsreserve anzulegen.

Behandlung: Erneute Vasovasostomie oder Vasotubulostomie. Die Erfolgsraten einer Wiederholungsoperation liegen bei 75% bzgl. der erreichbaren Durchgängigkeit und bei 43% im Hinblick auf die Schwangerschaftsraten (Belker et al. 1991, Matthews et al. 1997, Hernandez et al. 1999, Paick et al. 2003, Fox 2000). Eine zweite Vasotubulostomie ist nur in der Hand sehr erfahrener Mikrochirurgen Erfolg versprechend (Pasqualotto et al. 1999).

Methodenspezifische Komplikationen und deren Vermeidung

Vasovasostomie

Sie ist das mikrochirurgische Standardverfahren zur Wiederherstellung der Samenleiterdurchgängigkeit. Sie kann als ein-, zwei- oder dreischichtige Methode durchgeführt werden, die durchaus vergleichbare Ergebnisse liefern. Überwiegend werden die zwei- und dreischichtigen Verfahren heutzutage als Standardverfahren angesehen. Die Refertilisierung erfordert als Standardvoraussetzung ein Operationsmikroskop sowie monofiles Fadenmaterial der Stärken 10-0 und 9-0, optional auch 11-0. Eine Lupenbrille ist nicht ausreichend. Bei den Verfahren mit Lupenbrille liegen die erreichbaren Durchgängigkeitsraten rund

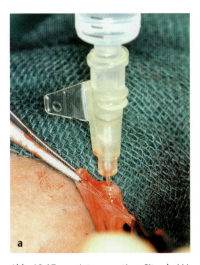 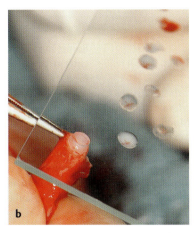 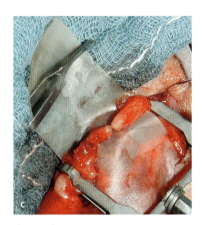

Abb. 18.15 a–c Intraoperativer Situs bei Vasovasostomie.
a Darstellung der Durchgängigkeitsprüfung des abdominalen Duktusendes.
b Auffangen des Samensekrets zur intraoperativen Beurteilung nach Silber aus dem epididymalen Duktusanschnitt nach Resektion des Narbenanteils.
c Adaptation der Samenleiterenden mit einem Approximator zum spannungsfreien Legen der inneren Nahtreihe mit Nähten der Stärke 10-0.

10 % niedriger, die Restenoseraten sind deutlich höher und die Schwangerschaftsraten deutlich niedriger.

Tipps zur Durchführung einer spannungsfreien Vasovasostomie:

- Die skrotale Freilegung der Samenleiter erfolgt entweder durch eine ca. 3–4 cm lange, mediane Inzision der Raphe oder durch 2 getrennte skrotale Inzisionen rechts und links.
- Die Samenleiterenden müssen unter Schonung der Gefäßstrukturen ausreichend nach abdominal und epididymal mobilisiert werden. Die Präparation beginnt am besten an der Narbe, sodass möglichst wenig gesunder Samenleiter präpariert werden muss. Die Narbe des abdominalen Endes wird reseziert und der Samenleiter auf Durchgängigkeit geprüft (Abb. 18.15a). Das Lumen kann vorsichtig mit einem Tränenkanaldilatator intubiert und anschließend mit NaCl 0,9 % angespült werden. Der nicht mehr narbig veränderte Duktusstumpf ist an seiner Kontraktionsfähigkeit im Bereich des Lumens zu erkennen.
- Die Narbe des epididymalen Samenleiterendes wird mit einem Skalpell reseziert und das austretende Samensekret auf Spermien analysiert. Es ist bei beiden Enden auf eine saubere, glatte Schnittfläche zu achten. (Abb. 18.15b), weswegen eine feste Unterlage bei der Resektion, z. B. ein Spatel, verwendet werden sollte. Zur Resektion eignet sich ein Skalpell oder Federskalpell.
- Nach ausreichender Mobilisation zur Überbrückung der Fehlstrecke erfolgt die spannungsfreie Adaptation der Duktusenden in einem Approximator. Zur besseren optischen Differenzierung der Anastomose und des Nahtmaterials zur Umgebung wird die Anastomosenstelle mit einem glatten Material, z. B. Ausschnitt aus einem Biogelhandschuh, unterlegt (Abb. 18.15c).
- Die doppelt armierten Nähte der Stärke 10-0 für die innere Anastomose können vorgelegt werden, die Stellen für den Nahteinstich können mit blauem Stift markiert werden. Es werden im Normalfall mindestens 4–8 innere Einzelknopfnähte gelegt, die die Lumina optimal adaptieren.
- Die äußere Anastomose der Muskularis (zweite Nahtschicht) wird mit Nahtmaterial der Stärke 9-0 zirkulär ebenfalls mit Einzelknopfnähten genäht. Es darf kein Samensekret mehr aus der Naht austreten. Es kann danach noch eine dritte periduktale Schicht mit Nähten der Stärke 9-0 adaptiert werden, die zusätzliche Stabilität und Sicherheit für die Anastomose gibt.

▶ Die Kontraktion des abdominalen Duktuslumens weist auf einen narbenfreien Samenleiterstumpf hin.

Komplikation: Sehr kurzer abdominaler Duktusstumpf, der sich bei skrotaler Präparation und Freilegung nach Resektion der Narbe in Richtung des äußeren Leistenringes retrahiert.

Ursache: Ungünstige hohe Resektion im Rahmen der Vasektomie und/oder langstreckige Vernarbung des Duktus.

Vorbeugung: Vor Durchtrennung und Resektion der Narbe Anlage einer feinen Haltenaht (Vicryl 5-0), die nur das periduktale Gewebe erfasst und den Duktusstumpf sichert.

Behandlung: Erlaubt die infrapubische Inzision die hohe Freilegung des Ductus deferens kurz vor dem äußeren Leistenring und ermöglicht die Anastomose bei atypischer Vasektomienarbe oder extrem langer Fehlstrecke.

Komplikation: Atypisch hohe Vasektomienarbe oder extrem lange Fehlstrecke mit hohem Absetzungsrand, die eine VV oder VT über den skrotalen Zugangsweg nicht erlaubt.

Häufigkeit: Nur Kasuistiken verfügbar (Belker 1988).

Behandlung: Infrapubische Inzision, die das Aufsuchen und die ausreichende Mobilisation des abdominalen Ductus deferens ermöglicht und durch die Mobilisation des Hodens aus dem Skrotalfach in Einzelfällen sogar eine Vasotubulostomie erlaubt (Belker 1988).

Komplikation: Obstruktion/Vernarbung des abdominalen Duktus im Bereich des Leistenkanals.

Häufigkeit: 27 % aller im Kindesalter erfolgten Herniotomien führen zu einer obstruktiven Läsion (Shaeer u. Shaeer 2005).

Behandlung: Pelviskrotale Vasovasostomie nach Shaeer (Shaeer u. Shaeer 2004): Bei dieser Technik wird der abdominale Ductus deferens laparoskopisch freigelegt und am inneren Leistenring durchtrennt. Der durchtrennte abdominale Duktusstumpf wird dann durch den äußeren Leistenring manövriert. Letztendlich erfolgt nach Präparation des skrotalen Duktusendes die End-zu-End-Vasovasostomie in zweischichtiger Technik. Es sind 25 Patienten mit dieser Methode publiziert. In 68 % konnte eine Durchgängigkeit erreicht werden mit Spermienkonzentrationen zwischen 11,8 und 17 Millionen/ml.

Komplikation: Nekrose und sekundär resultierende Obstruktion der Anastomose.

Vorbeugung: Eine Devaskularisation der Duktusenden ist zu vermeiden. Für die Präparation ist darauf zu achten, dass die noch gefäßführende Serosa möglichst nicht zerstört wird. Wenn aufgrund von Blutungen, die die Sicht bei der Anastomosierung beeinträchtigen, koaguliert werden muss, so sollte dies ausschließlich in bipolarer Technik unter gleichzeitiger Spülung mit Kochsalz- oder Ringer-Lösung erfolgen, um bestmögliche Sicht zu haben und den thermischen Schaden gering zu halten.

▶ Koagulation ausschließlich mit bipolarer Elektrode. Gefäßschonende Präparation des Duktus ist unerlässlich.

Vasotubulostomie

Die Vasotubulostomie wird dann durchgeführt, wenn eine Vasovasostomie nicht durchführbar oder nicht Erfolg versprechend ist. Wichtige Kriterien für die Entscheidungsfindung sind das Aussehen der Samenflüssigkeit und die intraoperative Analyse derselben (s. Tab. 18.**3**) (Silber 1977, Belker 1991).

Es gibt verschiedene Techniken (End-zu-Seit-Anastomose, Triangulartechnik, Invaginationstechnik). Die Erfolgsraten sind etwas schlechter als bei der VV. Rund 35 % der Patienten müssen mit einer postoperativen Azoospermie rechnen (Boorjian et al. 2004).

Komplikation: Atypisch hohe Vasektomienarbe und extrem lange Fehlstrecke, die eine skrotale spannungsfreie VT unmöglich macht.

Häufigkeit: Nur Kasuistiken verfügbar (Belker 1988).

Behandlung: Infrapubische Inzision, die das Aufsuchen und ausreichende Mobilisation des abdominalen Ductus deferens ermöglicht und durch die Mobilisation des Hodens aus dem Skrotalsack eine spannungsfreie Vasotubulostomie erlaubt (Belker 1988). Allerdings verändert sich dadurch u. U. die Lage des Hodens in eine hochskrotale Lage.

Komplikation: Nur Spermienköpfe bzw. Fragmente in der intraoperativen Samenflüssigkeit.

Häufigkeit: Bei 6–27 % aller Refertilisierungen (Schroeder-Printzen 2003).

Ursache: Partielle kaudale epididymale Obstruktion? Epididymale Transportstörung?

Behandlung: Wenngleich auch gute Durchgängigkeitsraten mit der Vasovasostomie erreicht werden können, kann dieser intraoperative Befund durchaus die Entscheidungsgrundlage für eine Vasotubulostomie darstellen (Sigman 2004, Kolettis et al. 2006).

Komplikation: Fehlender Spermiennachweis in der intraoperativen Samenflüssigkeit.

Häufigkeit: Bei 6–27 % aller Refertilisierungen (Schroeder-Printzen 2003).

Ursache: Wenn die Inspektion der Epididymis unter dem Mikroskop ein farblich abgesetztes Nebenhodenareal oder eine Induration aufweist, kann dies ein Hinweis auf eine Tubulusruptur sein. Manchmal zeigt sich auch eine Demarkierung, oberhalb derer die Nebenhodenschlingen dilatiert sind.

Behandlung: Entscheidung zur Vasoepididymostomie (CVT).

Literatur

Hinweise unter
www.thieme.de/komplikationenurologie.de

18.5 Sperm Retrieval

T. Diemer

Allgemeine Aspekte

Der Begriff des „Sperm Retrieval" bezeichnet die operative Gewinnung von Spermatozoen exklusiv zum Zwecke der Durchführung einer assistierten Reproduktion (ART) (im Regelfall ICSI aufgrund der quantitativen Beschränkung des gewonnenen Materials).

Allen hierzu heute etablierten Verfahren ist eines gemeinsam: Spermatozoen können durch den Einsatz der Kryokonservierung für mehrere ICSI-Versuche sicher und mit niedriger Morbidität operativ entnommen werden. Das Risiko einer permanenten endokrinen Insuffizienz (Testosterondefizit) der therapierten Patienten durch testikuläre Gewebeentnahme ist dabei real, aber insgesamt gering (Diemer et al. 2011).

Die operative Spermatozoenasservierung ist ein hochelektives Verfahren und muss allein schon aus diesem Grunde sicher und komplikationsarm sein (Pantke et al. 2008). Da es sich bei der Spermatozoenasservierung prinzipiell um Eingriffe des äußeren Genitales handelt, ist die Invasivität naturgemäß nicht hoch und die allgemeine Komplikationsrate erfahrungsgemäß gering. Intraoperative Komplikationen, die ein spezielles Management erfordern würden, sind quasi kaum bekannt. Der Verlust eines Hodens ist sicherlich eine Maximalkomplikation, sei es durch Perfusionsschaden oder durch primäre Nachblutung, die aber nur kasuistisch auftritt. Im chronischen Verlauf ist aber insbesondere bei Patienten mit nicht-obstruktiver Azoospermie (NOA) ein vorübergehendes oder permanentes Testosterondefizit als Folge des testikulären Traumas bei oft kleinen und vorgeschädigten Hoden bekannt (Diemer et al. 2011).

Indikationen zur operativen Spermatozoengewinnung

Die Hauptindikation für die Durchführung einer operativen Spermatozoengewinnung ist die Azoospermie. Grundsätzlich werden 2 Azoospermieformen unterschieden:
- Nichtobstruktive Azoospermie (NOA): Aufgrund eines schwerwiegenden Defekts der Spermatogenese unterschiedlicher Ätiologien werden im Hodengewebe keine oder zu wenig Spermatozoen produziert, sodass Spermatozoen nicht in den Nebenhoden übertreten und in die Samenflüssigkeit gelangen können.
- Obstruktive Azoospermie oder Verschlussazoospermie (OA): Spermatozoen werden zwar im Hoden in ausreichender Quantität produziert, aufgrund eines Verschlusses des Samenwegs, der in verschiedenen Lokalisationen möglich ist, gelangen die Spermatozoen aber nicht in die Samenflüssigkeit.

Verfahren zur operativen Spermatozoengewinnung

Operative Spermatozoengewinnung bei nichtobstruktiver Azoospermie (NOA)/„testikuläre" Azoospermie:
- Testikuläre Spermatozoenextraktion (TESE),
- Mikro-TESE (M-TESE),
- Kombination beider Verfahren (TESE/M-TESE).

Testikuläre Spermatozoenextraktion (TESE): Das Prinzip der testikulären Spermatozoenextraktion (TESE) beruht auf der Beobachtung, dass auch in Hoden mit schwersten Spermatogenesestörungen Spermatogeneseinseln mit zumindest intakter qualitativer Spermatogenese mit Ausreifung einzelner testikulärer Spermatozoen vorkommen, die durch eine randomisierte Biopsie zur Aufarbeitung zur Verfügung stehen können (Silber 2000). Das Dilemma bei der NOA besteht darin, dass bei 35–50 % dieser Patienten Spermatozoen grundsätzlich im Hoden zu finden wären, jedoch keine Diskriminierung möglich ist, ob mittels TESE Spermatozoen gewonnen werden könnten. Aus publizierten Daten großer TESE-ICSI-Serien kann für die NOA eine erfolgreiche Spermatozoengewinnung von durchschnittlich ca. 50–60 % mit einer Fertilisierungsrate von durchschnittlich 53 % (40–70 %) und einer Schwangerschaftsrate von durchschnittlich 25 % errechnet werden (Diemer et al. 2011). Die Indikation für TESE beschränkt sich damit im Wesentlichen auf die testikulär bedingte Azoospermie (komplettes oder inkomplettes „Sertoly-cell-only-Syndrom", Spermatogenesearrest, Hypoplasie der germinativen Zellen, tubuläre Sklerose, bunte Atrophie).

Operative Technik: Im gefäßfreien Raum werden je Hoden mehrere Biopsien durchgeführt, morphologisch analysiert und kryokonserviert (Abb. 18.16).

Mikro-TESE (M-TESE): Eine Technik mit mikroskopischer Identifikation einer fokalen Spermatogenese bei testikulärer Azoospermie, sie wurde in den letzten 10 Jahren

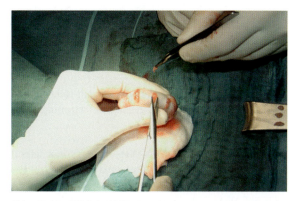

Abb. 18.16 Trifokale TESE eines Hodens: zur Verringerung des testikulären Traumas werden die Inzisionen der Tunica albuginea parallel zur testikulären Perfusion (subkapsulär und quer) geführt, schonende und vorsichtige Entnahme des Gewebes mit einer Fistelschere.

entwickelt: Mikro-TESE, auch M-TESE (Tsujimura et al. 2006). Dabei macht man sich die morphologischen Eigenschaften von Hodentubuli mit intakter Spermatogenese zunutze, die im mikroskopischen Bild eine Dilatation im Vergleich zum umliegenden Gewebe zeigen. Die selektive Komponente soll die M-TESE im Vergleich zur randomisierten TESE effektiver und gewebeschonender machen (Tsujimura et al. 2002, Ramasamy et al. 2005).

Operative Technik: Operationstechnisch erfordert diese Technik allerdings einen Sektionsschnitt des Hodens, um diverse Lobuli untersuchen zu können. Das testikuläre Trauma hierbei ist groß! Es ist umstritten, ob die M-TESE die Ausbeute an Spermatozoen wirklich erhöht und mit dieser Technik Spermatogeneseinseln erfasst werden können, die der TESE entgangen wären. Es werden auch Kombinationen aus konventioneller TESE und m-TESE durchgeführt (Diemer et al. 2011).

Operative Spermatozoengewinnung bei Verschlussazoospermie (OA):
- Mikrochirurgische epididymale Spermatozoenaspiration (MESA),
- TESE (zumeist kombiniert mit der MESA: MESA/TESE).

Mikrochirurgische epididymale Gewinnung von Spermatozoen (MESA): Eine Indikation zur MESA besteht bei Ductus-deferens-Aplasie, bei inoperabler Obstruktion des Ductus deferens und bei persistierender Azoospermie nach Refertilisierungsoperationen (Schroeder-Printzen et al. 2000).

Operative Technik: Bei der MESA wird nach operativer Exploration des Nebenhodens schrittweise vom Nebenhodenschwanz beginnend bis zum Caput epididymidis Fenster auf Fenster der Nebenhodenkapsel eröffnet und Spermien aspiriert und – falls beweglich – kryokonserviert (Schroeder-Printzen et al. 2000).

Allgemeine Komplikationen und deren Vermeidung

Intraoperative Komplikationen

Komplikation: Verletzungen der A. testicularis in der Hodenpforte (v. a. bei MESA).

Häufigkeit: Extrem selten, kasuistisch.

Ursache: Unübersichtliche Verhältnisse am Nebenhoden durch Vernarbung und vorangegangene chirurgische Interventionen.

Vorbeugung: Präparation des Nebenhodens von lateral fern vom Gefäßband, vorsichtige mikrochirurgische Exploration bei unübersichtlichen Verhältnissen, ggf. Verzicht auf MESA und alleinige Durchführung einer technisch einfacheren TESE.

Behandlung: Bei einer arteriellen Läsion besteht keine Rekonstruktionsmöglichkeit, bei ischämischer Hodennekrose ist somit ggf. zweizeitig die skrotale Semikastratio indiziert.

Postoperative Komplikationen

Komplikation: Intra- und peritestikuläre Hämatome.

Häufigkeit: Nach Literaturangaben und im eigenen Krankengut ca. 1 %, meist keine Intervention notwendig, kleinere intratestikuläre Hämatome werden im Regelfall resorbiert (Diemer et al. 2011).

Ursache: Einblutungen in den evakuierten testikulären Binnenraum oder Einblutungen in die Hodenhüllen postoperativ.

Vorbeugung:
- Subtile Blutstillung in allen Schichten,
- komprimierende, fortlaufende Naht der Hodenhüllen und des Tunica-dartos-Gewebes,
- sauberer Verschluss der Tunica albuginea testis nach TESE.

Behandlung: Kleinere Hämatome resorbieren sich in der Regel von selbst, nur bei ausgedehnten Befunden frühe Indikation zur Revision und Ausräumung, da die Gesamtmorbidität damit verringert werden kann.

Komplikation: Intraskrotaler/intratestikulärer Abszess nach TESE.

Häufigkeit: Sehr selten, in unserem Krankengut nur 1 Fall, keine detaillierten Literaturangaben.

Ursache: Infektion eines skrotalen oder intratestikulären Hämatoms, tritt zumeist mit deutlicher Latenz zur primären OP auf.

Vorbeugung:
- Vermeidung von perioperativen Hämatomen,
- subtile Blutstillung in allen Schichten,
- komprimierende, fortlaufende Naht der Hodenhüllen und des Tunica-dartos-Gewebes,
- sauberer Verschluss der Tunica albuginea testis nach TESE.

Behandlung: Skrotale Revision und Drainage, bei kleineren Befunden ist die Erhaltung der testikulären Einheit imperativ.

Spätkomplikationen

Komplikation: Spermagranulome am Nebenhoden bei Z. n. MESA.

Häufigkeit: Nicht bekannt, eher kasuistisch, viel häufiger bei Z. n. Vasoresektion zu beobachten.

Ursache: Austritt von Spermatozoen mit antigener Wirkung, Bildung eines Granuloms über Wochen und Monate bei insuffizient verschlossenem Nebenhoden. Gleiches gilt auch für die Exposition von Hodengewebe.

Vorbeugung: Sorgfältiger Verschluss der Nebenhodenkapsel und der Tunica albuginea testis durch Naht (Abb. 18.17). Am Hoden werden die Schnittinzisionen an der Tunica albuginea parallel zur Gefäßversorgung geführt, damit das operative Trauma und der Perfusionsschaden lokal so gering wie möglich gehalten werden können (s. Abb. 18.16).

Behandlung: Falls symptomatisch: Resektion möglich, sonst eher harmloser Befund, der bei asymptomatischem Auftreten keiner operativen Intervention bedarf.

Komplikation: Postoperatives Testosterondefizit (testikuläre endokrine Insuffizienz), Hypogonadismus.

Häufigkeit: Relevante Spätkomplikation in bis zu 10 % der Fälle (neu aufgetretener Hypogonadismus postoperativ bei vorherigem eugonadalem Status des Patienten), je nach Patientengut auch höhere Prozentzahlen beschrieben (Anmerkung: relevante Patientenzahlen mit kleinen Hodenvolumina und hohen FSH-Werten sind aber schon präoperativ hypogonadal!) (Diemer et al. 2011).

Ursache: Leydig-Zell-Reduktion durch testikuläre Gewebereduktion und testikuläres Trauma, partielle Ischämie des Hodens durch intratestikuläre Perfusionsschädigung (scharf, Koagulation, Naht).

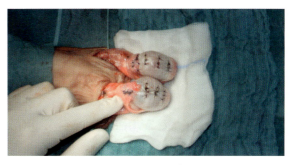

Abb. 18.17 Postoperative Situation nach MESA und TESE beider Hoden. Die Inzisionen an Hoden und Nebenhoden wurden mit resorbierbaren Vicryl-Fäden (4-0) verschlossen, testikuläres Gewebe wird nicht exponiert, NH-Flüssigkeit sollte nicht austreten können.

Vorbeugung: Subtile, gefäßschonende Präparation, beginnend mit der querverlaufenden Inzision der Tunica albuginea parallel zum typischen Gefäßverlauf (s. Abb. 18.16) bei multifokaler Entnahmetechnik. Präoperativ sollte der T-Spiegel bestimmt werden, postoperativ endokrine Kontrolle nach zirka 3 Monaten.

▶ Unmittelbar im postoperativen Verlauf sinkt der Testosteronspiegel durch Gewebetraumatisierung fast in allen Fällen ab, deshalb endokrine Kontrollparameter nicht zu früh postoperativ abnehmen.

Behandlung: Testosterontherapie (i.m., transkutan usw.) und Kontrolle gem. Leitlinien.

Literatur
Hinweise unter
www.thieme.de/komplikationenurologie.de

19 Komplikationen bei der Behandlung von Notfällen

19.1 Allgemeine Aspekte

G. Hofmockel

Die Therapieoptionen bei der Behandlung von urologischen Notfällen haben sich innerhalb der letzten 2 Jahrzehnte teilweise deutlich verändert. Wurde früher z. B. bei Nierenverletzungen eher eine operative Behandlung vorgenommen, hat sich in den letzten Jahren ein eindeutiger Trend zu mehr konservativem Vorgehen etabliert. Um die richtigen Weichen stellen zu können, kommt der raschen Therapieplanung, sprich Indikationsstellung zu weiteren Maßnahmen, eine erhebliche Bedeutung zu. Die notwendige zügige Entscheidung in Notfallsituationen birgt allerdings naturgemäß auch das Risiko von in der Folge auftretenden Komplikationen bzw. von Fehlentscheidungen. Denn im urologischen Fachgebiet ist zwar die Anzahl der Notfallsituationen beschränkt. Jedoch können übersehene Verletzungen des harnableitenden Systems zu schweren Komplikationen führen.

Zu den urologischen Notfallsituationen gehören auf der einen Seite die spontan auftretenden Ereignisse, z. B. Nierenkoliken, Harnverhalt, akutes Skrotum und Priapismus. Auf der anderen Seite gibt es die traumatologischen Ereignisse des Urogenitalsystems. Bei den Traumata, insbesondere bei den Polytraumata, stehen allerdings selten urologische Verletzungen im Vordergrund. Daher besteht die Gefahr, urologische Verletzungen nicht zu erkennen. In Deutschland überwiegen dabei stumpfe Traumata, wobei 70 % auf den Straßenverkehr zurückzuführen sind. Die meisten Verletzungen urologischer Organe (ca. 75 %) werden im Rahmen von Polytraumata beobachtet (Zink et al. 1990). Obwohl gewöhnlich primär Läsionen anderer Organe mit akut lebensbedrohlichen Blutungen im Vordergrund stehen, können jedoch die Verletzungen des Urogenitalsystems im weiteren Verlauf erhebliche Probleme bis hin zu vital gefährdenden Zuständen verursachen.

Bei polytraumatisierten Patienten ist es deshalb empfehlenswert, nach einem *Stufenplan* vorzugehen (Tab. 19.1) (modifiziert nach Siemer et al. 1997):

- Nach der *Reanimationsphase* kann nach Stabilisierung der Kreislaufverhältnisse bereits eine urologische Abklärung im Rahmen der Gesamtdiagnostik durchgeführt werden (Sonografie, Computertomografie). Solange eine Verletzung der Harnröhre nicht ausgeschlossen ist, sollte bei männlichen Patienten kein transurethraler Blasenkatheter eingelegt werden. Es könnten sonst vorhandene Läsionen der unteren Harnwege verschlimmert und damit schwerwiegende Spätfolgen verursacht werden.
- In der *ersten Operationsphase* ist im Rahmen von lebenserhaltenden Operationen urologischerseits lediglich die Nephrektomie zu nennen.
- In der *Stabilisierungsphase* kann eine erweiterte urologische Diagnostik erfolgen.
- In der *zweiten Operationsphase* werden dringliche Operationen durchgeführt (z. B. bei kompletter Nierenzertrümmerung), die entweder primär bereits festgestellt, jedoch nicht unmittelbar lebensbedrohend waren, oder die erst in der Stabilisierungsphase diagnostiziert wurden.
- In der *Erholungsphase* erfolgen Second-Look-Operationen. Von urologischer Seite wird hier die Sicherung des Harnabflusses und Drainage von Urinextravasationen durchgeführt.
- In der *dritten Operationsphase* werden verzögerte Operationen vorgenommen (z. B. rekonstruktive Operationen). Diese Phase ist zeitlich noch eng mit dem Trauma verbunden (z. B. 2–10 Tage). Danach werden mit unterschiedlich langem Zeitintervall zum Primärtrauma in einer weiteren rekonstruktiven Phase noch plastisch-wiederherstellende Eingriffe durchgeführt.

Ganz essenziell sind somit bei der *Therapieplanung* die adäquate und zeitgerechte Durchführung der diagnostischen Maßnahmen. Werden die in den nachfolgenden

Tab. 19.1 Stufenplan bei polytraumatisierten Patienten unter Berücksichtigung von Verletzungen urologischer Organe (modifiziert nach Siemer et al. 1997).

1. Reanimationsphase	Stabilisierung von Atmung und Kreislauf Kontrolle sichtbarer Blutungen Keine transurethrale Kathetereinlage ohne Ausschluss einer Becken- oder Harnröhrenverletzung
2. Erste Operationsphase	Versorgung von foudroyanten Verletzungen und Blutungen zur Lebenserhaltung
3. Stabilisierungsphase	erweiterte Diagnostik (Sonografie, Computertomografie, ggf. retrogrades Urethrozystogramm, ggf. Ausscheidungsurografie)
4. Zweite Operationsphase	Versorgung weiterer dringlicher Verletzungen
5. Erholungsphase	Sicherung des Harnabflusses Drainage von Urinextravasationen ggf. Second-Look-Operationen
6. Dritte Operationsphase	Versorgung von Verletzungen mit aufgeschobener Dringlichkeit ggf. plastisch rekonstruktive Maßnahmen

Kapiteln dargestellten Untersuchungen nicht oder nicht vollständig veranlasst und treten im weiteren Verlauf Komplikationen auf, muss zunächst von einem Behandlungsfehler im Sinne einer unterlassenen Maßnahme ausgegangen werden.

Gerade bei der *Therapieplanung* bei urologischen Notfällen kommt der exakten Beurteilung der Situation oft entscheidende Bedeutung zu. Es stellt sich nämlich häufig die Frage, ob eine invasive therapeutische Maßnahme sehr zügig erfolgen muss oder ob sie verzögert erfolgen kann. Beispiele hierfür sind das akute Skrotum, die Urosepsis bei obstruktiver Pyelonephritis oder bestimmte Nierenverletzungen. Liegt eine nicht eindeutig zu beurteilende Situation vor, muss immer von der ungünstigsten Möglichkeit ausgegangen werden. Nur dann sind Entscheidungen, die im Nachhinein als Behandlungsfehler eingestuft werden könnten, zu vermeiden.

Weitere Komplikationsmöglichkeiten können sich bei der *Nachbehandlung* ergeben. Naturgemäß tritt dies bei den urologischen Notfällen in den Hintergrund, weil hier der zügigen Therapieplanung und -durchführung eine größere Bedeutung zukommt. Ist eine verzögerte primäre Versorgung (2.–10. Tag posttraumatisch) nicht möglich, ist die *verzögerte sekundäre operative Versorgung* 3–6 Monate nach dem Trauma indiziert. Aufgrund der dann vorliegenden Vernarbung ist dieses Vorgehen jedoch relativ schwierig.

Potenzielle Gefahren beim Spätverlauf sind bei urologischen Notfällen eher selten. Sie kommen z. B. vor bei Nierenruptur, Harnröhrenabriss und Penisruptur.

Literatur
Hinweise unter
www.thieme.de/komplikationenurologie.de

19.2 Nierenkolik

P. Anheuser, T. Knoll

Allgemeine Aspekte

Nierenkoliken sind akute Schmerzzustände, die ihre Ursache in einer Abflussbehinderung des Urins aus den oberen Harnwegen haben. Diese Abflussbehinderung lässt sich auf eine teilweise oder vollständige Obstruktion zurückführen.

In den meisten Fällen ist für eine solche Obstruktion eine Urolithiasis ursächlich. Deren Inzidenz nimmt insbesondere in den westlich geprägten Industrienationen zu. Nach einer Erhebung in Deutschland liegt die derzeitige Prävalenzrate der Urolithiasis bei 4,7 %. Die Zahl der Neuerkrankungen verdreifachte sich in den letzten 10 Jahren von 0,54 % auf 1,47 %. Mit mindestens einem Steinrezidiv muss bei rund 50 % der Patienten gerechnet werden, bei 10–20 % der Patienten sogar mit ≥ 3 Steinrezidiven (Knoll et al. 2009, Straub et al. 2005, Knoll 2009).

Aber auch tumoröse Raumforderungen der ableitenden Harnwege können kolikartige Schmerzen verursachen, ebenso Abflussbehinderungen infolge einer extrinsischen Ursache wie postoperative Narbenbildung (Gefäßprothesen, Ureterverletzungen, Ligaturen), Tumoren (Lymphome, Morbus Ormond u. a.) und Blasenentleerungsstörungen mit sekundärer Harnstauung.

Allgemeine Komplikationen und deren Vermeidung

Komplikation: Persistierende Schmerzen.

Häufigkeit: Entsprechend der o. g. Inzidenz.

Ursache: Insuffiziente Schmerztherapie, fehlende Harnableitung.

Vorbeugung: Prophylaktische Behandlung von Nierensteinen bei Steingenese.

Behandlung: Ausreichende Analgetikagabe, ggf. kombiniert mit zentral wirksamen Substanzen. Bei steinbedingter Symptomatik kann eine Begleitmedikation mit α-Blockern oder Kalziumantagonisten den Abgang insbesondere von distalen Uretersteinen beschleunigen.

Komplikation: Fornixruptur.

Ursache: Okklusion des Ureters mit Druckerhöhung im Hohlsystem und nachfolgender Ruptur an seiner schwächsten Stelle.

Vorbeugung: Vermeiden von diuretisch wirksamen Substanzen (z. B. Diuretika, Kontrastmittel) bei bestehender symptomatischer Harnstauung. Cave: Ausscheidungsurogramm: Keine Applikation von Röntgenkontrastmitteln in der Kolik!

Behandlung: Ureterstentung (z. B. DJ-Katheter) mit zusätzlicher Einlage eines Blasenkatheters zur Schaffung eines Niederdrucksystems. Antibiotische Abdeckung zur Infektprophylaxe.

Komplikation: Infizierte Harnstauungsniere.

Ursache: Unzureichender oder fehlender Abfluss des Urins durch den Ureter infolge einer vollständigen oder teilweisen Lumenverlegung und eines zusätzlich bestehenden Harnwegsinfekts. Die Folge kann eine fieberhafte Harnwegsinfektion bis hin zu einer Urosepsis sein.

Vorbeugung: Eine Harnstauungsniere in der Kombination mit einem Harnwegsinfekt erfordert eine Entlastung der Harnwege. Die Ableitung muss zur Vermeidung weiterer Komplikationen dringlich erfolgen.

Behandlung: Ableitung der Harnwege in Abhängigkeit von klinischen und laborchemischen Parametern (DJ- oder Mono-J-Versorgung, perkutane Nierenfistelung), bei ursächlicher Urolithiasis auch von der Steingröße und Lokalisation.

Komplikation: Fehlender Konkrementnachweis bei Urolithiasis.

Ursache: Eine Abdomenleeraufnahme kann einen Nieren- oder Harnleiterstein nachweisen. Röntgennegative Steine (z. B. Harnsäuresteine) entgehen jedoch der Nativdiagnostik. Auch Darmgasüberlagerungen oder Knocheninterferenzen können die Aussagekraft eines solchen Leerbilds einschränken (Sensitivität 69 %, Spezifität 82 %).

Vorbeugung: Die bildgebende Diagnostik sollte immer mittels Kontrastmitteldarstellung in der konventionellen Bildgebung oder ein natives Dünnschicht-CT erfolgen.

Behandlung: Ausweitung der bildgebenden Diagnostik, z. B. MRT bei gegebenen Kontraindikationen für die Anwendung von Röntgenstrahlen, z. B. bei Schwangeren und Kindern oder invasive Diagnostik (retrogrades Ureteropyelogramm) mit der gleichzeitigen Option einer Harnableitung bzw. Steinsanierung.

Komplikation: Konservative Steintherapie mit fehlendem Spontanabgang.

Ursache: Steingröße und Lokalisation erlauben keinen Spontanabgang: Steine, die bereits im proximalen Harnleiterabschnitt symptomatisch werden, haben eine niedrigere Wahrscheinlichkeit eines raschen, spontanen Steinabgangs verglichen mit distalen Harnleitersteinen.

Vorbeugung: An erster Stelle steht die Entscheidung über die Spontanabgangsfähigkeit des Steins unter konservativer Therapie. Hierbei sind folgende Faktoren zu berücksichtigen: Steincharakteristika (Größe, Lokalisation, vermutete Zusammensetzung), Symptomatik (Schmerzen, Nierenfunktion, Harnweginfektion). Harntransportstörungen, Allgemeinzustand des Patienten (Alter, Komorbiditäten). Die Wahrscheinlichkeit eines spontanen Steinabgangs hängt ab von der Steingröße, der Steinlokalisation bei Erstmanifestation und von früheren Steinepisoden auf der gleichen Seite. Distale Konkremente haben zudem eine höhere Wahrscheinlichkeit, unter konservativer Therapie abzugehen als proximale Uretersteine gleicher Größe. Distale Uretersteine < 5 mm zeigen sich unter konservativer Therapie in 71–98 % spontan abgangsfähig, Steine mit einer Größe von 5 mm bis zu 1 cm in 25–53 %. Der Urin wird vom Patient zum Auffangen ausgeschiedener Konkremente gesiebt.

Behandlung: Steintherapie: ureterorenoskopische Steinextraktion oder ESWL. Die Wahl zwischen diesen Therapiealternativen hängt von der Steingröße, der Expertise des Operateurs und der technischen Ausstattung ab. Auch der Patientenwunsch ist in möglichem Umfang zu berücksichtigen.

Literatur
Hinweise unter
www.thieme.de/komplikationenurologie.de

19.3 Nierentraumata

M. Staehler

Allgemeine Aspekte

In Deutschland und Europa gehören Nierentraumata zu den seltenen Erkrankungen. In Mitteleuropa ebenso wie in einem Großteil der industrialisierten Staaten präsentieren sich Patienten mehrheitlich mit stumpfem Nierentrauma, wobei die Verletzung durch Schuss-, Stich- und Hiebwaffen in den Schwellenländern der Industriestaaten und in USA deutlich höher ist. Weltweit werden pro Jahr etwa 250.000 Verletzungen der Nieren registriert, wobei die Dunkelziffer stumpfer niedriggradiger Nierenkontusionen sicherlich höher liegt. Der Anteil der Patienten mit einer Beteiligung der Nieren an der Gesamtzahl der Traumapatienten wird mit etwa 2–5 % angegeben (Santucci et al. 2004, Al-Qudah u. Santucci 2006, Santucci u. Fischer 2005, Buse et al. 2005, Lynch et al. 2005).

Das primäre Ziel ist es, ein Sistieren der Blutung zu erreichen. Sekundär soll die renale Funktion erhalten werden und tertiär sollen Komplikationen vermieden werden, die eine indirekte Folge des Traumas sind oder sich als Spätkomplikationen (Hypertonus, arteriovenöse Fistel, Urinom, Niereninsuffizienz) manifestieren können. Dabei ist die konservative Therapie Standard bei Grad-I/II-Nierentraumata (Schmidlin et al. 1997, Schmidlin 2005) und meist möglich bei Grad-III/IV-Traumata (Santucci et al. 2004, Santucci u. Fischer 2005, Lynch et al. 2005, el Khader et al. 1998). Die Bildgebung erfolgt mittels Schnittbildverfahren (kontrastmittelgestützte Computertomografie in Mehrphasentechnik mit arterieller, venöser und Sekretionsphase), Alternative: Magnetresonanztomografie (Grill et al. 2010). Bei höhergradigen (> Grad III) Nierentraumata sollte 2–4 Tage nach initialer Bildgebung eine erneute Kontrolle mittels CT/MRT erfolgen (Santucci et al. 2005, Lynch et al. 2005, Baverstock et al. 2001).

▶ Ausscheidungsurogramm, retrogrades Pyelogramm, renales Arteriogramm sind obsolet! Bei unerklärlichem Fieber, Flankenschmerzen oder persistierender Blutung ist eine erneute Bildgebung indiziert!

Einteilung

Nierentraumata werden nach dem Umfang der Organschädigung eingeteilt. Die Klassifikation erfolgt nach dem System der Amerikanischen Gesellschaft für Traumachirurgie (AAST) (Tab. 19.2). Je höher eine Verletzung klassifiziert wird, desto wahrscheinlicher wird die Notwendigkeit der Intervention (Tab. 19.3, Abb. 19.1).

Komplikation: Stumpfes Nierentrauma.

Häufigkeit: 90 % der renalen Traumata.

Ursache: Beschleunigungsverletzungen, bei denen es zum Dezelerationstrauma oder zu Gefäßverletzungen kommt: stumpfe Gewalteinwirkung, verursacht durch Schläge, Stürze und oder Tritte, Unfälle, Sportverletzungen.

Behandlung: Die klinische Bewertung ist unsicher. Ultraschall oftmals nicht aussagekräftig. Genaue Diagnose nur durch die Schnittbildgebung. Gefäßverletzungen des arteriellen und venösen Stromgebiets mit Einriss, Abriss oder intramuraler Intimaläsion. Parenchymschädigung durch die Minderperfusion. Von einem Verlust der Nierenfunktion im nichtperfundierten Areal ist erst nach mindestens 1 Stunde warmer Ischämie auszugehen. Urinom durch Verletzung des harnableitenden Systems. Blutungsschock bei massiver Blutung. Urosepsis bei Superinfektion. OP-Indikation im Stadium V.

Komplikation: Penetrierendes Nierentrauma/Hieb- und Stichverletzungen.

Häufigkeit: 10 % der Nierentraumata in der BRD (höhere Zahlen im Ausland).

Ursache: Gewalteinwirkung mit penetrierenden Gegenständen.

Tab. 19.2 Klassifikation der Nierentraumata nach der AAST.

Grad	Typ der Läsion	Beschreibung
I	Kontusion	Mikro- oder Makrohämaturie, stationäres subkapsuläres Hämatom, keine Parenchymläsion
II	Hämatom	stationäres perirenales Hämatom auf das Retroperitoneum beschränkt, Parenchymlazeration < 1 cm, keine Urinextravasation
III	Lazeration	Parenchymlazeration > 1 cm, keine Urinextravasation
IV	Lazeration	Parenchymlazeration mit Beteiligung des Hohlsystems
	vaskulär	Verletzung der A. oder V. renalis
V	Lazeration	„Crush"-Niere, Parenchymsequester, Multifragmentation
	vaskulär	Gefäßabriss, Devaskularisation

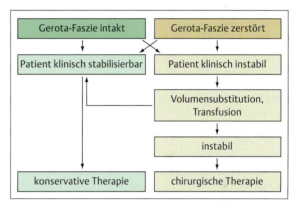

Abb. 19.1 Klinische Entscheidungshilfe der Therapie renaler Traumata.

Tab. 19.3 Absolute und relative Indikationen zur chirurgischen Intervention renaler Traumata (nach Martinez-Pineiro et al. 2010, Lynch et al. 2005).

Absolute Indikationen
▪ persistierende lebensbedrohliche Blutung, die aus der Niere zu stammen scheint
▪ Abriss des Nierenstiels (Grad-5-Trauma)
▪ expandierendes, pulsierendes retroperitoneales Hämatom (als Folge eines Nierenstielabrisses)

Relative Indikationen
▪ große Lazeration des Nierenbeckens oder des pyeloureteralen Übergangs
▪ Mitbeteiligung anderer Organe des Abdomens
▪ persistentes Urinom nach frustraner perkutaner und endoskopischer Therapie
▪ devitalisierte Nierenanteile mit Urinom
▪ komplette Nierenarterienembolie beider Nieren oder einer solitären Niere bei erhaltender Nierenperfusion
▪ Nierengefäßverletzungen, die einem angiografischen, interventionell radiologischem Management nicht weiter zugänglich sind
▪ renovaskulärer Hypertonus

Es sollte versucht werden, den Verletzungsmechanismus durch den penetrierenden Gegenstand zu rekonstruieren.

Behandlung: Eröffnung der Gerota-Faszie und direkter Weg von der Niere nach extrakorporal. Somit Therapie als Nierentrauma Grad V mit operativer Exploration. Oftmals konsekutiv Verletzungen andere Organe.

Komplikation: Schussverletzungen.

Ursache: Beschuss mit Projektil.

Behandlung: Abhängig vom Schusskanal und Verlauf des Projektils. Größe der Eintritts- und Austrittswunde lässt keinen Rückschluss auf Schweregrad der inneren Verletzung zu. Wenn klinisch stabil, kann vor Exploration Bildgebung erfolgen, ansonsten sofortige chirurgische Exploration. Wunde gilt prinzipiell als infiziert.

Bei Vollmantelgeschossen, wie von Behörden verwendet (Polizei, Bundeswehr usw.), und „glattem" Durchschuss muss die operative Revision nicht zwingend erfolgen. Auch bei kleinkalibrigen Faustfeuerwaffen kann unter Umständen die konservative Therapie gerechtfertigt sein (Santucci et al. 2005, Brandes u. McAninch 2004).

Allgemeine Komplikationen und deren Vermeidung

Komplikation: Urinom.

Ursache: Zerreißung des urinableitenden Systems: z. B. Fornixruptur, Harnleiterriss, tiefe Nierenruptur bzw. –zerberstung.

Vorbeugung: Keine vorbeugenden Maßnahmen möglich.

Behandlung: Harnableitung nicht in der akuten Situation indiziert! (Unterhält Blutung, Keimeintrag, primäre Koagelokklusion). Harnableitung frühestens 3 Tage nach dem traumatischen Ereignis. DJ-Katheter bevorzugen.

Komplikation: Superinfektion, Pyelonephritis, perinephritischer Abszess.

Ursache: Keimeintrag bei offener Verletzung, iatrogen durch Intervention, Dauerkatheter, Harnleiterschienung, Harnwegsinfektion, Pneumonie.

Vorbeugung: Prophylaktische Gabe eines Breitspektrumantibiotikums.

Behandlung: Interventionelle Drainage, ggf. sekundär OP, uringängiges Breitspektrumantibiotikum (Cephalosporin, Penicillin, Gyrasehmmer usw.).

Komplikation: Gerota-Faszie nicht intakt oder Crush-Niere.

Ursache: Ausgeprägte Nierenverletzung mit Mehrfragmentierung, Penetration der Gerota-Faszie, zerstörte retroperitoneale Strukturen.

Behandlung: Sofortige OP!

Komplikation: Klinisch instabiler Patient.

Ursache:
- Gerota-Faszie nicht intakt,
- Substitutionstherapie insuffizient,
- Blutung außerhalb der Gerota-Faszie.

Vorbeugung: Intensivmedizinische Überwachung, Volumensubstitution, Kontrolle der Laborparameter, bei persistierender Blutung interventionelle Blutstillung.

Behandlung: Volumensubstitution (Ringer, Blut), wenn insuffizient, akute diagnostische Laparotomie! Gegebenenfalls verfeinerte Diagnostik postoperativ nach Stabilisierung (Santucci et al. 2005, Buse et al. 2005, Lynch et al. 2005, Dobrowolski et al. 2002).

Komplikation: Gefäßmalformation (AV-Fistel, Malformation, Pseudoaneurysma).

Ursache:
- Defektheilung,
- Gefäßeinriss,
- Punktion,
- Resektion.

Vorbeugung: Keine präventiven Maßnahmen möglich, lediglich Früherkennung durch bildgebende Kontrolle (CT).

Behandlung: Gefäßkomplikationen sollten primär endovaskulär interventionell radiologisch therapiert werden (Al-Qudah et al. 2006, Starnes et al. 2010, Umbreit et al. 2009, Costantini et al. 2009, Schwartz et al. 2008, Dunfee et al. 2008, Aulakh et al. 2007, Chedid et al. 2006).

Patienten sollen Bettruhe für mind. 3 Tage (Patienten dürfen die Toilette aufsuchen) einhalten, i. v. Flüssigkeitszufuhr, unringängiges Breitspektrumantibiotikum (z. B. Cephalosporin, Penicillin, Gyrasehmmer). Die Bettruhe kann nach sekundärer Bildgebung und stabiler Situation aufgehoben werden.

Literatur
Hinweise unter
www.thieme.de/komplikationenurologie.de

19.4 Harnverhalt

H.-H. Seifert

Allgemeine Aspekte

Als akuter Harnverhalt (AHV) wird das plötzlich auftretende, schmerzhafte Unvermögen bezeichnet, spontan die Blase zu entleeren. Der AHV zählt zu den häufigsten urologischen Notfällen und betrifft in erster Linie Männer mit vorbestehender subvesikaler Obstruktion (65% aller AHV). In der Olmsted-County-Studie betrug das Risiko der Männer zwischen 71–79 Jahren, innerhalb von 5 Jahren einen AHV zu entwickeln, 10%. Die Behandlung des AHV erfolgt durch:

- transurethrale Katheterisierung der Blase (Einmalkatheter, Dauerkatheter) oder
- Anlage einer Zystostomie.

Allgemeine Komplikationen und deren Vermeidung

Transurethrale Kathetereinlage

Komplikation: Blutung.

Häufigkeit: In bis zu 10% der transurethralen Katheterisierungen zur Behandlung eines AHV tritt eine Makrohämaturie oder urethrale Blutung auf.

Ursache:
- Verletzung der Urethralschleimhaut (Via falsa),
- Blockung des Katheters in der prostatischen Harnröhre.

Vorbeugung:
- Verwendung von ausreichend Gleitgel,
- technisch korrektes Vorgehen bei der Kathetereinlage (Streckung des Penis, Absenken bei Passieren der bulbären Harnröhre),
- Katheter genügend weit in die Blase vorschieben.

Behandlung: Bei korrekt liegendem transurethralen Katheter sistiert die Blutung in der Regel spontan. Bei prolongierter Makrohämaturie ist ggf. eine manuelle Blasenspülung oder Einlage eines Spülkatheters notwendig.

Komplikation: Harnwegsinfektion.

Häufigkeit: Eine akute Harnwegsinfektion wird in bis zu 3,2% der Fälle beobachtet, wobei eine Sepsis selten ist (ca. 1,5%). Eine asymptomatische Bakteriurie wird in ca. 10% der katheterisierten Patienten beobachtet. Die bakterielle Besiedlungsrate steigt mit zunehmender Katheterverweildauer.

Ursache: Unzureichende Desinfektion vor Kathetereinlage, unsteriles Vorgehen bei der Einlage des Katheters, fehlende Reinigung des Katheters und des äußeren Genitales bei liegendem Katheter, vorbestehende bakterielle Kolonisierung der Blase.

Vorbeugung: Genügende Desinfektion des äußeren Genitales bei Einlage des Katheters sowie eine sorgsame Vorbereitung, um eine sterile Einlage zu gewährleisten, ggf. unter Hinzuziehen einer Assistenzperson. Die tägliche Reinigung des Katheters und des äußeren Genitales mit lauwarmem Wasser und Seife beugt Harnwegsinfektionen vor. Bei Verdacht auf vorbestehende Bakteriurie ist ggf. eine antibiotische Prophylaxe vorzunehmen.

Behandlung: Bei klinisch signifikantem Infekt muss der Katheter gewechselt und ggf. eine antibiotische Therapie eingeleitet werden. Cave: Asymptomatische Bakteriurien sind bei Dauerkathetern die Regel und bedürfen keiner antibiotischen Therapie.

Komplikation: Kathetereinlage transurethral nicht möglich.

Häufigkeit: Weniger als 1% aller Katheterisierungen bei AHV.

Ursache:
- Technisch falsche Durchführung,
- erhöhter Sphinktertonus bei ängstlichen Patienten,
- Phimose,
- Anasarka/Genitalödem,
- Harnröhrenstriktur,
- bestehende Via falsa,
- Blasenhalssklerose,
- Blasenhalsunterminierung bei Z. n. TURP,
- massive Prostatavergrößerung.

Vorbeugung: Essenziell ist die Verwendung einer korrekten Technik (s. o.). Eine Beruhigung, ggf. Sedierung des Patienten ist gelegentlich notwendig. Bei vorbekannten Ursachen für eine erschwerte Einlage ist die Durchführung der Kathetereinlage zumindest durch erfahrenes Personal, besser durch einen Urologen vorzunehmen.

Behandlung:
- Bougierung der Harnröhre bei Vorliegen einer Striktur,
- Verwendung eines Führungsdrahts und Seldingertechnik,
- ggf. Urethroskopie und endoskopisch assistierte Einlage,
- ggf. Einlage eines suprapubischen Katheters.

Komplikation: Harnröhrenstriktur.

Häufigkeit: Exakte Zahlen liegen in Zusammenhang mit der notfallmäßigen Einlage eines transurethralen Katheters beim AHV nicht vor. Es muss mit einer hohen Dunkelziffer gerechnet werden.

Ursache:
- Verletzung der Harnröhrenschleimhaut,
- Via falsa.

Vorbeugung: Technisch korrekte Durchführung (s. o.).

Behandlung: Je nach Ausmaß und Lokalisation Strikturresektion und End-zu-End-Anastomose bzw. Harnröhrenrekonstruktion mittels gestielten Haut- oder Präputiallappens oder Verwendung von Mundschleimhaut.

Suprapubische Kathereinlage

Komplikation: Blutung.

Häufigkeit: Nicht selten kommt es zur Blutung aus dem Stichkanal bzw. zur Entwicklung einer Makrohämaturie. Eine Häufigkeit von bis zu 16,9 % der Einlagen im Falle eines AHV ist beschrieben.

Ursache: Gefäßverletzung im Verlauf des Punktionskanals bzw. in der Blasenwand.

Vorbeugung: Die Punktion streng in der Mittellinie vorzunehmen, um eine transmuskuläre Punktion zu vermeiden. Eine evtl. bestehende medikamentöse Antikoagulation des Patienten ist zur Vermeidung von Blutungskomplikationen abzusetzen bzw. umzustellen.

Behandlung: Durch Zug am SPK und Fixierung durch Annähte komprimiert der Ballon des SPK eine Blutung aus der Blasenwand. Eine Durchstechung neben dem SPK kann eine Blutung im Haut- und Subkutanniveau zum Stillstand bringen ebenso wie die Anlage eines Druckverbands.

Komplikation: Intraperitoneale Fehleinlage des SPK bzw. Verletzung von Darm/Tube/Ovar/Uterus.

Häufigkeit: In ca. 2,5 % der Primäreinlagen eines SPK kommt es zur Fehleinlage intraperitoneal bzw. zur Verletzung von Bauch- oder Beckenorganen.

Ursache: In der Regel direkte Verletzung durch den Punktionstrokar.

Vorbeugung:
- Punktion 1–2 Querfinger oberhalb der Symphyse strikt in der Mittellinie mit einem Winkel von 90–110°,
- Kopftieflagerung des Patienten,
- ausreichende Blasenfüllung (mind. 300 ml) essenziell,
- sonografische Kontrolle der ausreichenden Füllung der Blase und des mutmaßlichen Punktionsverlaufs durch die Bauchdecke,
- Vorpunktion der Blase mit dünner Kanüle, um Tiefenlage und korrekte Punktionsrichtung zu überprüfen,
- Sicherung des Punktionstrokars durch die Gegenhand, um nach Durchstoßen der Blasenwand eine akzidentelle zu tiefe Punktion mit Gefahr der Rektumverletzung zu vermeiden.

Behandlung: In der Regel ist einen offene Revision unumgänglich, wenn der Verdacht auf Verletzung von Bauch- oder Beckenorganen besteht.

Komplikation: Infektion (Harnwegsinfektion, Weichteilinfektion Punktionskanal/Punktionsstelle, Sepsis).

Häufigkeit: In bis zu 3,2 % der Fälle zu beobachten. Eine Sepsis ist selten (ca. 1,4 %).

Ursache:
- Unzureichende Desinfektion des Punktionsgebiets,
- nichtsteriles Vorgehen bei der Punktion,
- vorbestehende bakterielle Kolonisierung der Blase.

Vorbeugung:
- Ausreichende Desinfektion des Punktionsareals und Einlage unter sterilen Bedingungen,
- antibiotische Prophylaxe bei Patienten mit Risiko einer Bakteriurie.

Behandlung: Eine systemische antibiotische Therapie ist i. d. R. notwendig.

Literatur
Hinweise unter
   www.thieme.de/komplikationenurologie.de

19.5 Harnröhrenabriss
H.-H. Seifert

Allgemeine Aspekte

Ein Harnröhrenabriss bzw. eine Harnröhrenverletzung ist eine typische Begleitverletzung von Beckentraumata und tritt z. B. in 3–25 % aller Beckenfrakturen auf. Zu zwei Dritteln ist hierbei die posteriore Urethra betroffen. Die Verletzung erfolgt durch partiellen (ca. 35 %) oder kompletten (ca. 65 %) Abriss der membranösen Urethra durch Scherkräfte oder durch direkte Verletzung von z. B. Knochenfragmenten oder stumpfe Gewalteinwirkung. Bei Frauen tritt, bedingt durch die größere Mobilität der Harnröhre, eine Urethralverletzung nur sehr selten auf.

Allgemeine Komplikationen und deren Vermeidung

Komplikation: Harnröhrenstriktur.

Häufigkeit: Bei Verletzungen der posterioren Harnröhre ist je nach Zeitpunkt und Art der Versorgung mit einer Strikturrate zwischen 53–97 % zu rechnen.

Ursache: Die Dislokation der Stumpfenden sowie Begleitödem und Hämatom verursachen in der Mehrzahl der Fälle ausgedehnte und z. T. langstreckige Strikturen.

Behandlung: Aufgrund der sehr häufigen Strikturen, einer erhöhten Rate von Impotenz und Harninkontinenz wird in der Regel eine verzögerte operative Therapie der Striktur ca. 3 Monate nach Trauma durchgeführt. Eine sofortige z. B. endoskopisch assistierte Therapie sollte nur durch Urologen erfolgen, die eine ausgewiesene Expertise in der Versorgung dieser Verletzungen aufweisen.

Komplikation: Verschlimmerung der Verletzung, z. B. eines partiellen Abrisses in einen kompletten Abriss.

Ursache: Versuch der Einlage eines transurethralen Katheters mit Verkennung der Verletzungszeichen bzw. Unkenntnis des Ausmaßes der pelvinen Verletzung.

Vorbeugung: Durchführung einer retrograden Urografie bei Verdacht auf Harnröhrenläsion insbesondere bei:
- Blutung aus dem Meatus externus urethrae,
- Makrohämaturie,
- Harnverhalt/Miktionsschwierigkeiten,
- Genital- oder Perinealhämatom,
- nichtpalpabler oder sehr hoch stehender Prostata,
- gesicherter Beckenknochendislokation oder ausgedehntem Beckenhämatom.

Komplikation: Nichtdiagnostizierte Begleitverletzungen der Blase.

Häufigkeit: In 10–20 % der Harnröhrenverletzungen beim Mann zu erwarten.

Ursache: Fehleinschätzung der Verletzungskomplexität.

Vorbeugung: Bei Verdacht auf Blasenläsion Zystogramm anfertigen.

Behandlung: Eine offene Revision und ein Verschluss der Blasenverletzung ist bei intraperitonealer Läsion unumgänglich, bei der extraperitoneale gelegenen Verletzung ist ggf. die Drainage der Blase mittels Katheter ausreichend.

Literatur
Hinweise unter
 www.thieme.de/komplikationenurologie.de

19.6 Akutes Skrotum
A. Hillmer, P. J. Bastian

Allgemeine Aspekte

Beim akuten Skrotum handelt es sich um einen urologischen Notfall, der mit akut oder schubweise auftretenden Schmerzen im Skrotum sowie einer Skrotalschwellung einhergeht. Die häufigsten Ursachen sind eine Hodentorsion, eine Hydatidentorsion, Entzündungen (Epididymitis, Orchitis, Epididymorchitis) sowie eine inkarzerierte Skrotalhernie.

Allgemeine Komplikationen und deren Vermeidung

Komplikation: Fehldiagnose: Torsion/Entzündung.

Ursache: Vor allem die Differenzierung zwischen Entzündung und Perfusionsstörung des Hodens ist von entscheidender Bedeutung. Die Gefahr einer Hodennekrose mit Verlust des Hodens bei unbehandelter bzw. zu spät oder nicht erkannter Hodentorsion schafft dem Untersucher einen gewissen Zeitdruck (Tab. 19.4).

Zu einer erneuten Torsion nach Orchidopexie kann es in ca. 5 % der Fälle kommen. Diese kann noch Jahre nach der Operation erfolgen.

Vorbeugung: Ein wichtiger Schritt zur Differenzialdiagnostik ist die Berücksichtigung des Prädilektionsalters (Tab. 19.5). Während Patienten mit einer Epididymitis meist älter als 16 Jahre sind, zeigt die Hodentorsion 2 Altersgipfel:
- Den ersten in der Neonatalperiode,
- den zweiten um das 13. Lebensjahr.

Der älteste berichtete Fall einer Hodentorsion liegt bei 69 Jahren. Des Weiteren kann eine genaue Evaluation der Schmerzsymptomatik zielführend sein. Dabei zeigen Hoden- bzw. Hydatidentorsionen einen eher plötzlich auftretenden Schmerz, während eine entzündliche Ursache eher mit länger andauernden, progredienten Schmerzen einhergeht. Eine Schwellung des beteiligten Skrotalfachs findet sich in fast allen Fällen. Eine damit verbundene Rötung und Überwärmung tritt vor allem bei entzündlicher Genese auf, kann aber ebenfalls auf eine zurücklie-

Tab. 19.4 Erhaltungsrate torquierter Hoden abhängig vom Torsionsgrad.

	Erhaltungsrate torquierter Hoden in %
< 5 Stunden	80–100
5–12 Stunden	70
> 12 Stunden	20

Tab. 19.5 Prädilektionsalter zur Differenzialdiagnose des akuten Skrotums.

	Altersgipfel
Hodentorsion	Neugeborene, 12.–16. Lebensjahr
Hydatidentorsion	8.–12. Lebensjahr
Epididymitis	jenseits des 16. Lebensjahres

gende Hodentorsion hinweisen. Häufig liegt bei einer Hodentorsion ein auslösendes Ereignis vor (z. B. ruckartige Anstrengung, Radfahren, Drehbewegungen).

Das Fehlen des Kremasterreflexes ist ein relativ simples und sicheres Zeichen für eine Hodentorsion (Sensitivität 100 %, Spezifität 66 %). Hodenhochstand und positives Prehn-Zeichen (Zunahme der Schmerzen bei Hodenhochlagerung) sind hingegen eher unsichere Zeichen, die vor allem bei Säuglingen und Kleinkindern häufig fehlen und daher irreführend sein können. Eine Urindiagnostik kann nicht sicher zwischen Ischämie und Entzündung unterscheiden. Ein positiver Urinbefund schließt eine Hodentorsion nicht aus, genauso wenig wie ein negativer Urinbefund eine Epididymitis ausschließt.

Fieber tritt in 11–19 % bei akuter Epididymitis auf. Präpubertäre Jungen mit akuter Epididymitis zeigen in etwa 26 % der Fälle urogenitale Anomalien.

Behandlung: Im Zweifelsfall ist eine Hodenfreilegung indiziert! Bei Vorliegen einer Hodentorsion erfolgt nach Detorquierung bei anschließend guter Durchblutung die Orchidopexie. Ist nach mehreren Minuten keine ausreichende Durchblutung zu erkennen, muss eine Orchiektomie durchgeführt werden. Dies ist in etwa 20–34 % der Fall.

Komplikation: Fehldiagnose: Hydatidentorsion.

Ursache: Etwa 90 % aller Männer erleben im Laufe ihres Lebens eine Hydatidentorsion. Die wenigsten dieser Fälle werden symptomatisch, die Symptomatik lässt nicht immer eine Torsion ausschließen. Neben der typischen Schmerzsymptomatik im Bereich des oberen Hodenpols oder Nebenhodenkopfs lässt sich häufig ein etwa erbsengroßer, schmerzhafter Tumor in diesem Bereich tasten. Des Weiteren finden sich das sog. „blue-dot-sign" (Durchschimmern der hämorrhagischen infarzierten Hydatide) sowie sonografisch bei einer Begleithydrozele die sichtbare Hydatide.

Vorbeugung: Differenzierte Anamnese und Diagnostik!

Behandlung: Im Zweifelsfall ist eine Hodenfreilegung indiziert!

Komplikation: Fehldiagnose: Leistenhernie (inkarzeriert).

Ursache: In der Regel zeichnen sich Skrotalhernien durch eine dezente Symptomatik aus. Die Symptomatik verschwindet meist bei Ruhe oder im Liegen.

Anhaltende Schmerzen evtl. in Kombination mit einem Stuhlverhalt weisen auf eine inkarzerierte Hernie hin. Dabei kommt es sowohl zu einer Behinderung des Abtransports des Darminhalts als auch zu einer Störung des venösen Blutabflusses mit resultierendem Stauungsödem. Es entsteht eine Volumenvermehrung, die die Durchblutungsminderung verstärkt und zur Ausbildung von Nekrosen führt. Eine ischämische Durchwanderung mit generalisierter Peritonitis kann die Folge sein.

Behandlung: Die Indikation zur sofortigen chirurgischen Exploration besteht; nekrotische Darmanteile müssen reseziert werden. War die Reposition einer inkarzerierten Hernie möglich, sollte der Patient engmaschig überwacht werden, um eine Reposition en bloc auszuschließen. Bei anhaltender Schmerzsymptomatik ist ebenfalls eine chirurgische Exploration indiziert. Die operative Verfahrenswahl muss individuell auf die Situation des Patienten angepasst werden. Prinzipiell steht bei jungen Patienten (< 35 Jahre) die Operation nach Shouldice im Vordergrund. Dabei wird auf die Implantation eines Kunststoffnetzes verzichtet, welches zu Spätkomplikationen wie Fertilitätsstörungen und Kanzerogenität führen kann. Bei Patienten über 35 Jahren wird die Operation nach Lichtenstein bevorzugt. Eine niedrige Rezidivrate und die Möglichkeit der Durchführung in Lokalanästhesie (v. a. bei multimorbiden Patienten) zeichnen diese Technik aus.

Die generellen Komplikationen bei offenen Operationen liegen zwischen 6 und 10 %. Dabei stehen die Verletzung der A. obturatoria, des N. iliohypogastricus, des R. genitalis des N. genitofemoralis sowie des N. ilioinguinalis im Vordergrund. Eine Taubheit im Operationsgebiet tritt in 8 % der Fälle auf, zu Hämatomen und Seromen kommt es in 6–8 %, zu Wundinfektionen in 2–4 %. Die ischämische Orchitis mit eventueller späterer Hodenatrophie ist als schwerwiegende Komplikation anzusehen und tritt in 0,5–4 % der Fälle auf. Die Ätiologie ist dabei unklar, diskutiert werden arterielle sowie venöse Durchblutungsstörungen. Leitsymptom ist eine bis zu 3 Tagen nach der Operation auftretende schmerzhafte Schwellung des Hodens und des Samenstrangs und damit einhergehend Fieber und Leukozytose. Eine operative Revision ist dabei analog zur Hodentorsion in 4–8 Stunden durchzuführen.

Komplikation: Falsche Perfusionsbestimmung bei Ischämie des Hodens.

Ursache: Ein entscheidendes diagnostisches Mittel bei Verdacht auf eine Hodentorsion ist der Dopplerultraschall. Dieser hat (untersucherabhängig) eine Sensitivität von 64–100 % bei einer Spezifität von 97–100 %. Trotz der immensen Bedeutung der Doppler-Sonografie in der

Diagnostik des akuten Skrotums kann sie zu falschen Ergebnissen führen, da sie nur einen Hinweis auf das Vorhandensein oder Fehlen der arteriellen Perfusion des Hodens gibt. Eine Perfusion kann gerade in der Frühphase der Hodentorsion sowie bei Torsionen von unter 360° zumindest partiell bzw. intermittierend erhalten sein. 24 % der Patienten zeigen eine normale bzw. sogar erhöhte arterielle testikuläre Perfusion.

Vorbeugung: Weitere bildgebende Verfahren sind MRT und Szintigrafie. Diese zeigen mit dem Doppler-Ultraschall vergleichbare Resultate im Hinblick auf Sensitivität und Spezifität bei der Diagnostik der Hodentorsion. Aufgrund des hohen Zeitaufwands sollte bei Verdacht auf eine akute Hodentorsion jedoch auf MRT und Szintigrafie verzichtet werden. Das MRT findet vor allem Anwendung bei der Diagnostik verschleppter Hodentorsionen.

Behandlung: Im Zweifelsfall ist immer eine Hodenfreilegung indiziert!

Komplikation: Verzicht auf kontralaterale Orchidopexie bei Torsion.

Ursache: Es gilt, die *intravaginale* Form von der *extravaginalen* Form einer Hodentorsion zu unterscheiden:
- Die häufigere der beiden ist mit ca. 90 % die *intravaginale* Form. Diese tritt vor allem bei Jugendlichen und jungen Männern auf. Die sog. „Bell-Clapper-Deformität" ist bei der intravaginalen Form ein prädisponierender Faktor. Dabei umgibt die Tunica vaginalis den gesamten Hoden sowie den Nebenhoden und verhindert so eine Fixation des Hodens an der Skrotalwand. Dies führt zu einer erhöhten Mobilität des Hodens und zu einer erhöhten Torsionsgefahr. In bis zu 80 % tritt diese anatomische Deformität beidseits auf.
- Die seltenere *extravaginale* Form (10 %) tritt meist in der Neonatalperiode auf und ist häufig auf eine ungenügende Fixation des Samenstrangs zurückzuführen. Risikoschwangerschaften sowie vaginale Geburten scheinen einen prädisponierenden Faktor für die extravaginale Form darzustellen.

Vorbeugung: Die Hodentorsion tritt üblicherweise einseitig auf. Nur 2 % der Patienten zeigen eine bilaterale Torsion. Patienten mit Kryptorchismus zeigen ein zehnfach erhöhtes Risiko für eine Hodentorsion.
Obligat ist die kontralaterale Orchidopexie, die im Falle einer fortgeschrittenen Nekrose des akut betroffenen Hodens aufgrund von möglichen Wundheilungsstörungen zweizeitig durchgeführt werden sollte. Chronisch-intermittierende Torsionen können elektiv beidseits orchidopexiert werden. Eine möglichst zeitnahe Intervention sollte angestrebt werden.

Behandlung: Anschluss einer kontralateralen Orchidopexie im Intervall.

Komplikation: Postoperativ verminderte Spermienproduktion.

Ursache: Hodenschädigung unter der Ischämie; bei etwa 36 % der Patienten liegt die Spermienzahl < 20 Millionen/ml.

Vorbeugung: Angestrebt werden sollte eine umgehende Diagnostik und Hodenfreilegung, um die Parenchymschädigung so gering wie möglich zu halten.

Komplikation: Epididymitis: Abszess/Atrophie.

Ursache: Bei konservativ behandelten Epididymitiden treten in etwa 39 % der Fälle sekundäre Komplikationen auf. Diese sind intratestikuläre und epididymale Abszesse, testikuläre Infarzierung und späte testikuläre Atrophie.

Vorbeugung: Eine adäquate Therapie mit testgerechter antibiotischer Medikation, Antiphlogistika und lokal abschwellenden Maßnahmen sollte frühzeitig eingeleitet werden. Die Abszessrate liegt dann unter 3 %. Bei verzögerter Therapie kann sie bis auf 8 % ansteigen. Die Beziehung von akuter Epididymitis und Subfertilität ist bisher wenig untersucht. Eine mögliche Mitbeteiligung des Hodens durch die Entzündung kann dabei eine verminderte Spermatogenese verursachen.

Literatur
Hinweise unter
   www.thieme.de/komplikationenurologie.de

19.7 Priapismus
A. Hillmer, P. J. Bastian

Allgemeine Aspekte
Der Priapismus ist definiert als eine schmerzhafte Dauererektion (≥ 4 h), die unabhängig von sexueller Stimulation auftritt. Er stellt eine Notfallsituation dar. Eingeteilt wird er in eine ischämische (Low-Flow) sowie eine nichtischämische (High-Flow) Form. In etwa 30 % der Fälle kann dem Priapismus keine eindeutige Ursache zugewiesen werden (primärer Priapismus). Die restlichen Fälle sind auf hämatologische, medikamentöse, drogeninduzierte, tumoröse, traumatische, metabolische oder neurologische Gründe zurückzuführen (sekundärer Priapismus). Das Ziel der Behandlung liegt in der Wiederherstellung des kavernösen Blutflusses und dem vollständigen Erhalt der erektilen Funktion.

Allgemeine Komplikationen und deren Vermeidung

Komplikation: Versagen der Differenzierung von Low- und High-Flow-Form.

Ursache: Eine Verwechslung der Formen kann zu schwerwiegenden Behandlungsfehlern führen.

Vorbeugung: Die Erektion beim Low-Flow-Priapismus ist meist schmerzhaft und zeigt eine vollständige Rigidität des Penisschafts. Klinisch häufig nicht nachweisbar ist die in der Literatur wiederholt beschriebene Imprimierbarkeit des nichtbeteiligten Corpus spongiosum. Daher sollten weitere diagnostische Schritte erfolgen. Hinweise auf einen Low-Flow-Priapismus geben hämatologische (z. B. Sichelzellanämie), metabolische und neurologische Grunderkrankungen sowie Medikamenten- bzw. Drogeneinnahme. Der High-Flow-Priapismus ist durch sehr geringe oder gar keine Schmerzsymptomatik gekennzeichnet. Er zeigt eine unvollständige Rigidität bei kompletter Tumeszenz. Traumatische Ereignisse in der Anamnese deuten auf einen High-Flow-Priapismus hin.

Laborchemisch sollten ein Differenzialblutbild sowie eine Blutgasanalyse (BGA) aus den Corpora cavernosa erfolgen. Die typischen Blutgaswerte beider Formen zeigt Tab. 19.6. Eine mögliche diagnostische Fehlerquelle liegt in der Tatsache, dass alle Priapismusformen mit dem Einstrom arteriellen Bluts beginnen und jeder High-Flow-Priapismus nach einer gewissen Zeit in einen Low-Flow-Priapismus übergeht. Eine zu frühe BGA kann daher irreführend sein. Im Verlauf sollten regelmäßig Blutgasanalysen durchgeführt werden. Ein Drogenscreening (Toxikologie im Urin) sollte bei unklarer Ursache im weiteren Verlauf durchgeführt werden.

Ergänzt werden sollte die Diagnostik durch eine Farbduplexsonografie von Penis und Perineum. Ein geringer bzw. kein arterieller Blutfluss der kavernösen Arterien deutet auf einen Low-Flow-Priapismus hin, während beim High-Flow-Priapismus ein erhöhter arterieller Blutfluss anzunehmen ist.

Behandlung: Eine vollständige Detumeszenz und der Erhalt der erektilen Funktion sind das Ziel der Behandlung des Priapismus. Jeder unbehandelte Priapismus geht nach etwa 12 Stunden Ischämiezeit in einen irreversiblen Schaden der Corpora cavernosa im Sinne eines fibrotischen Umbaus über.

- *High-Flow-Priapismus*: Da während eines High-Flow-Priapismus die arterielle Blutversorgung gewährleistet ist, führt diese Form selten zu einem Endorganschaden. In etwa 60 % der Fälle erfolgt eine spontane Detumeszenz. Nur zur Gewinnung einer BGA sollte der Schwellkörper punktiert werden. Kontraindiziert ist die Gabe von α-adrenergen Substanzen. Besondere Vorsicht sollte bei der supraselektiven Embolisation bei Kindern gelten. Aus anatomischen Gründen besteht die erhöhte Gefahr einer Gefäßruptur. Als Alternative zur i. v. Kontrastmittelgabe kann bei Kindern die Steuerung des Angiografiekatheters durch Farbduplexsonografie erfolgen. So können die Nebenwirkungen der Kontrastmittelgabe sowie der Strahlenbelastung vermieden werden.
- **Low-Flow-Priapismus**: Die Therapie des Low-Flow-Priapismus sollte schrittweise erfolgen. Zu Beginn empfiehlt sich die kavernöse Punktion mit Aspiration von Stasablut (bis 200 ml), des Weiteren die intrakavernöse Gabe von vasoaktiven Substanzen. Als vasoaktive Substanz der ersten Wahl wird aufgrund der geringen kardiovaskulären Nebenwirkungen Phenylefrin empfohlen (selektive Wirkung am α-1-Rezeptor, AUA-Guidelines). Patienten sollten wegen möglicher Herzrhythmusstörungen und einer hypertensiven Entgleisung überwacht werden. Ein kontinuierliches Kreislaufmonitoring (HF, RR, EKG) sollte bei kardiovaskulär vorbelasteten Patienten gewährleistet sein. Generell ist spätestens nach 72 Stunden eine erfolgreiche Therapie durch vasoaktive Substanzen sehr unwahrscheinlich und eine chirurgische Therapie indiziert. Erst bei einem Versagen der Therapie durch kavernöse Punktion und Applikation vasoaktiver Substanzen ist eine operative Shunttherapie indiziert.

Komplikation: Hämatombildung, urethraler Fistelbildung.

Ursache: Blutung im Rahmen der chirurgischen Intervention, Verletzung der Urethra bei Anlage eines distalen Shunts.

Vorbeugung:
- Kompression nach Shuntanlage,
- Vermeiden einer urethralen Verletzung.

Behandlung: Hämatome bilden sich unter abschwellenden Lokalmaßnahmen in aller Regel selbständig zurück. Urethrale Fisteln müssen ggf. in einem Sekundäreingriff verschlossen werden.

Komplikation: Kavernitis, eitrig.

Ursache: Bakterielle Infektion der Korpora im Rahmen der Shuntanlage (Ochoa Urdangarain et al. 1998).

Tab. 19.6 Differenzierung der Priapismustypen durch kavernöse Blutgasanalyse.

	pO$_2$ (in mmHg)	pCO$_2$ (in mmHg)	pH
gemischtvenöses Blut	40	50	7,35
Low-Flow-Priapismus	<30	>60	<7,25
High-Flow-Priapismus	>70	<40	7,4

Vorbeugung: Invasive Maßnahmen zur Punktion der Korpora und bei Shuntanlage müssen unter sterilen Bedingungen erfolgen. Eine antibiotische Flankierung ist sinnvoll.

Behandlung:
- Antibiotische Therapie unter Einschluss von Anaerobiern,
- ggf. chirurgische Intervention mit Penis(teil)amputation notwendig.

Komplikation: Erektile Dysfunktion.

Ursache: Ursächlich sind entzündliche und degenerative Prozesse in den Korpora nach dem Ereignis des Priapismus. Außerdem ist sie abhängig vom Zeitpunkt der Behandlung (Tab. 19.7).

Häufigkeit: Die Rate der erektilen Dysfunktion liegt nach proximalen Shunts bei 50 % (Quackels u. Greyhack) und damit höher als bei distalen Shunts (25 %).

Vorbeugung: Frühe Einleitung einer effizienten Therapie.

Tab. 19.7 Häufigkeit Erektiler Dysfunktion nach Priapismustyp und operativem Behandlungskonzept.

Therapieform	Häufigkeit Erektiler Dysfunktion in %
Low-Flow-Priapismus	
proximale Shunts	50
distale Shunts	25
High-Flow-Priapismus	
permanente Embolisation	39
temporäre Embolisation	5
Fistelligatur	50

Behandlung: Symptomatisch nach individuellem Bedarf unter Rücksicht auf Begleiterkrankungen.

Literatur
Hinweise unter
www.thieme.de/komplikationenurologie.de

Partieller Verlust der Corpora cavernosa nach initialer Priapismusbehandlung

O. Luzar, S. C. Müller

Ein 47 Jahre alter, seit Jahren dialysepflichtiger Patient stellte sich mit einem stark schmerzhaften Low-Flow-Priapismus, der seit mehr als 24 Stunden bestand, notfallmäßig vor. Noch in der Ambulanz erfolgte eine Punktion des linksseitigen Corpus cavernosum zur Entlastung, die Spülung der Schwellkörper sowie die Gabe von Effortil waren letztlich wirkungslos, sodass noch am gleichen Tag die Anlage eines Winter-Shunts erfolgte. Postoperativ fanden sich ein großes Ödem und ein Hämatom des linksseitigen Penisschafts sowie beginnende Hautnekrosen im Bereich der distalen Penishaut. Im weiteren Verlauf kam es zum Rückgang der ausgeprägten Schwellung sowie zur Abnahme einer initial noch bestehenden Verhärtung des proximalen Penisschaftes. 8 Tage nach der stationären Aufnahme konnte der Patient in die weitere ambulante Betreuung entlassen werden.

Nach ca. 2 Monaten wurde der Patient erneut stationär aufgenommen. Es lag eine Schwellung des gesamten Penis mit einer 4 × 1 cm durchmessenden, trockenen Nekrose des linkseitigen Penisschafts vor. Die Glans war aufgrund der Schwellung nicht einsehbar. Es erfolgte eine Nekrosektomie am Penisschaft links lateral, dabei reichte die Nekrose in die Tiefe, Schwellkörper und Urethra waren nicht eindeutig zu identifizieren. Glans und Meatus konnten ebenfalls nicht dargestellt werden. Der entnommene Abstrich erbrachte keinen Keimnachweis. Ein Verbandswechsel wurde am 4. postoperativen Tag in Narkose mit ausgedehnter Spülung der Wunde durchgeführt. Eine weitere Nekrosebildung hatte nicht stattgefunden, es gab keinen Hinweis auf Infektzeichen. Nach 3 Tagen erfolgte erneut eine Wundinspektion in Narkose mit transurethraler Zystoskopie. Der distale ödematöse Penisteil ließ bei der Spiegelung eine „leere Höhle" ohne Nachweis von Glans oder Harnröhre erkennen. Auf eine offene Inspektion mittels Inzision der Vorhaut zur Identifikation der noch vorhandenen Strukturen wurde bewusst verzichtet, um die Hautversorgung im Hinblick auf eine mögliche Penisrekonstruktion nicht zu gefährden. Erst im Bereich des proximalen Penis (in der Tiefe des distalen „schlaffen" und „leeren" Vorhautanteils) stellte sich eine unauffällige Harnröhre bis zum Sphinkter (ca. 7 cm) dar. Es wurde ein Dauerkatheter transurethral eingelegt und über den distalen Vorhautanteil ausgeleitet.

Nach ca. 6 Monaten erfolgte problemlos eine allogene Nierentransplantation der linken Niere in die rechte Fossa iliaca bei bekannter terminaler Niereninsuffizienz bei Alport-Syndrom.

Nach kompletter Abheilung stellte sich der Patient 1 Jahr später in einer auswärtigen Klinik zur Penisrekonstruktion mittels eines freien Unterarmtransplantats vor. Nach initial geglückter Transplantation eines Unterarmlappens kam es zur venösen Thrombose mit der Folge, dass das Transplantat wieder entfernt werden musste.

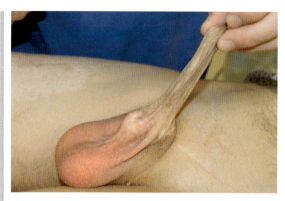

Abb. 19.2 „Leere" Penishülle.

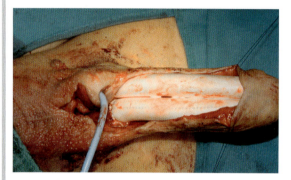

Abb. 19.3 Rekonstruktion der Schwellkörper mit Dacrongefäßprothesen.

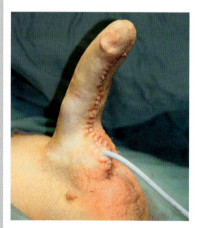

Abb. 19.4 Postoperatives Ergebnis.

Nach weiteren 3 Monaten stellte sich der Patient zu einem weiteren Rekonstruktionsversuch in unserer Klinik vor. Bei der Untersuchung ließen sich beidseits an der Penisbasis erhaltene Schwellkörperstümpfe tasten, nach distal eine ca. 8–10 cm lange leere „Hauthülse" (Abb. 19.2). Weiterhin hatte der Patient eine reizlose und ausreichend weite Urethrostomie am Übergang des Skrotums in den Penisrest. Zur Rekonstruktion wurden eine mögliche Augmentation der Schwellkörperstümpfe mit Dacrongefäßprothesen und eine semirigide Penisprothese erwogen. Im Falle eines guten Heilungsverlaufs wäre so die Voraussetzung geschaffen, zu einem späteren Zeitpunkt (mindestens 12 Monate) die semirigide Prothese gegen ein hydraulisches System zu wechseln. Mit dem Patienten wurde ausführlich über das extrem hohe Risiko einer Wundheilungsstörung mit Nekrose des verbliebenen Hautrests bzw. eines Protheseninfekts insbesondere unter dem Aspekt der Immunsuppression nach Nierentransplantation gesprochen.

Intraoperativ zeigte sich folgender Befund: Die Penisschafthaut war komplett erhalten und vital, die Harnröhre penoskrotal vergleichbar einer Hypospadie ausgeleitet. Die Schwellkörperreste waren komplett fibrosiert, sie wurden aufbougiert. Um eine Gesamtlänge der Corpora cavernosa (inkl. Prothesenersatz) von 20 cm anzustreben, war eine Augmentation der Schwellkörperansätze von 8 cm notwendig. Es erfolgte die Implantation einer semirigiden Prothese (AMS) mit dem kürzesten Reartip-Expander (0,5 cm). Die Gefäßprothesen wurden strumpfförmig über die Schwellkörperprothesen gezogen und mit den verbliebenen Schwellkörperresten sowie der Länge nach miteinander vernäht (Abb. 19.3). Abschließend ließ sich die Penisschafthaut problemlos und spannungsfrei über die rekonstruierten Schwellkörper legen und verschließen (Abb. 19.4). Der postoperative Verlauf gestaltete sich komplikationslos, am 5. postoperativen Tag konnten der zunächst verbliebene Dauerkatheter und der Verband entfernt werden. Am 8. postoperativen Tag wurde der Patient entlassen.

Die weiteren ambulanten Kontrollen zeigten zunächst eine reizlose und infektfreie Abheilung. Im Verlauf stellten sich allerdings im Bereich der Neoglans als Abdruck der Prothesenspitzen 2 kreisförmige Druckstellen dar, welche zunehmend größer wurden und nässten. Letztlich kam es zur Perforation der Penisprothese nach außen, sodass ca. 1 Jahr nach Implantation die Entfernung der semirigiden Penisprothese sowie des Dacronschwellkörperersatzes notwendig wurden. Intraoperativ lagen Zeichen der Protheseninfektion vor, es entleerte sich Pus. Der Abstrich erbrachte den Nachweis von Staphylococcus aureus und koagulasenegativer Staphylokokken. Nach Entfernung des Fremdmaterials komplikationslose Abheilung unter i. v. antibiotischer Therapie. Es erfolgte die Entlassung am 5. postoperativen Tag. Über die Möglichkeiten weiterer plastischer Operationen wurde unsererseits abgesehen.

Kommentar: Im geschilderten Fall beginnt die Problematik schon bei der initialen Behandlung des Priapismus (Anheuser 2009). Zum einen stellte sich der Patient erst nach mehr als 24 Stunden mit bestehendem Priapismus vor, zum anderen erfolgte dann eine (fraglich sogar mehrmalige) Punktion des linksseitigen Corpus cavernosum von lateral und nicht durch die Glans, sodass hierauf ein Hämatom mit folgender Kavernitis entstand, was zu einem Verlust des Schwellkörpers linksseitig führte sowie wahrscheinlich eine generelle Verschlechterung der Mikrozirkulation verursachte. Zudem bestand bei dem Patienten eine terminale Niereninsuffizienz mit bestehender Dialysepflicht, was möglicherweise zusätzlich eine verschlechterte Abheilung bedingte. Die Voraussetzungen für die daraufhin folgenden Versuche einer Rekonstruktion waren demnach schon deutlich eingeschränkt.

19.8 Penisruptur

A. Hillmer, P. J. Bastian

Allgemeine Aspekte

Die Schwellkörperruptur ist eine seltene, jedoch urologisch bedeutsame Verletzung des Penis, die im Sinne eines urologischen Notfalls behandelt werden muss. Ein direkter Stoß an den eregierten Penis führt dabei zur Ruptur der kavernösen Tunica albuginea. In 60 % der Fälle geschieht dies während des Geschlechtsverkehrs.

Allgemeine Komplikationen und deren Vermeidung

Die Therapie der akuten oder subakuten Penisruptur sollte aufgrund der hohen Rate an Früh- und Spätkomplikationen primär operativ durchgeführt werden. Empfohlen wird dabei eine Denudierung des Penisschafts („Sleevetechnik") zur vollständigen Inspektion der Corpora cavernosa und des Corpus spongiosum. Nach der Evakuierung des Hämatoms wird anschließend die Rupturstelle mittels Einzelknopfnähten versorgt. Dabei ist darauf zu achten, resorbierbares Nahtmaterial zu verwenden, da es bei nichtresorbierbarem Nahtmaterial zu Schmerzen bei der Erektion kommen kann.

Komplikation: Urethralverletzung, Urethraldivertikel, Fistelbildung.

Häufigkeit: 10–20 % der Fälle findet sich eine begleitende Urethralverletzung.

Vorbeugung: Bei angegebener Harnstrahlabschwächung, Hämaturie oder Blutaustritt aus dem Meatus urethrae sollte ein Urethrogramm zur weiteren diagnostischen Abklärung durchgeführt werden. Dabei ist eine Kontrastmittelüberspritzung mit Extravasation unbedingt zu vermeiden. Diese führt zu einem falsch-positiven Befund, beinhaltet aber auch eine erhöhte Infektionsgefahr. Der Verdacht oder der Nachweis einer Urethralverletzung sollte immer Anlass zum Ausschluss einer bilateralen Schwellkörperruptur sein. Vor der bildgebenden Diagnostik sollte bei Verdacht auf eine Urethralverletzung keinesfalls ein transurethraler Katheter angelegt werden. Dies kann bei einer noch inkompletten Urethraruptur zu einer vollständigen Ruptur der Harnröhre führen, was wiederum ein erhöhtes Risiko von Langzeitkomplikationen beherbergt (v. a. rezidivierende Harnröhrenstrikturen). Als Folge der Urethralverletzung kann es zu einem Harnverhalt, urethralen Blutungen, Urethrastrikturen, kavernosourethralen Fisteln oder einer Urinombildung kommen. Daher sollten ausgeprägte und komplette Harnröhrenrupturen in der gleichen Sitzung operativ mitversorgt werden. Harnröhrenverletzungen sollten dabei immer zweischichtig versorgt werden (Schleimhaut und Spongiosum), da ansonsten die längs verlaufende Durchblutung kompromittiert wird. Die Nahtführung sollte in Längsrichtung erfolgen, um eine postinterventionelle Harnröhrenenge zu vermeiden. Eine suprapubische Ableitung bzw. die Anlage eines transurethralen Katheters ist bei inkompletten Rupturen meist ausreichend.

Komplikation: Subkutanes Hämatom.

Ursache: Einblutung infolge der Ruptur.

Häufigkeit: Regelhaft in unterschiedlicher Ausprägung vorhanden.

Behandlung: Bei fehlender Beteiligung der Tunica albuginea bedarf es keiner operativen Intervention. In diesen Fällen werden nichtsteroidale Antiphlogistika und eine Kühlung des Penis empfohlen.

Komplikation: Sekundärinfektion des Hämatoms, Abszessbildung.

Ursache: Sekundäre bakterielle Besiedlung des Hämatoms.
Wenn nicht operativ behandelt wird, zählen neben verlängerten Krankenhausaufenthalten hauptsächlich Hämatominfektionen und Schwellkörperabszessbildungen zu den häufigsten Frühkomplikationen.

Vorbeugung: Eine frühzeitige Hämatomausräumung sowie ein Defektverschluss sind anzustreben. Um eine Infektion der Schwellkörper mit möglicher Abszessbildung zu vermeiden, empfiehlt sich eine peri- und postoperative Antibiose. Darunter lässt sich die Zahl der postoperativen Infektionen auf etwa 9 % senken.

Behandlung: Breitbandantibiotika unter Einbeziehung von Anaerobiern.

Komplikation: Fibrose, Penisdeviation, erektile Dysfunktion.

Häufigkeit: Penisdeviation (35 %), Dysfunktion (62 %). Die Quote der Erektilen Dysfunktion reduziert sich nach operativer Intervention auf ca. 1 %.

Ursache: Narbige Abheilung des Defekts der Tunica albuginea mit einer damit einhergehenden Penisdeviation sowie einer Erektilen Dysfunktion.

Behandlung: Nach Befund: ggf. operative Intervention.

Literatur
Hinweise unter
www.thieme.de/komplikationenurologie.de

Sachverzeichnis

A

AAST-Klassifikation 186 f
Abdomen
- akutes 39, 85, 166
- distendiertes 105, 173
- Flüssigkeit, freie 53 f
Abflussbehinderung 307
Abszess 103, 235 f, 257 f
- epididymaler 315
- Harnleiterrekonstruktion 253
- intraskrotaler 304
- perinephritischer 81 f
- retroperitonealer 103
Abwehrspannung 39, 105
ACE-Hemmer 155
Acetylsalicylsäure 29 ff, 62
Adenokarzinom 244
Adhäsiolyse, laparoskopische 140
Adhäsion 126, 213
Adipositas 136, 154, 233
Adrenalektomie 110
Adrenalininjektion 205
AdVance-Band-Implantation 214, 218 f
Akut-Phase-Reaktion 75
Allergische Reaktion 43 ff
- - Antibiotika 70
- - Antikoagulanzien 62
- - Kontrastmittel 48, 50, 53
- - Sklerosierungsmittel 91
Alpha1-Rezeptor-Antagonisten 181
Anamneseerhebung, unvollständige 38 f
Anästhesie 260, 269
- Entlasskriterien 261
Anastomose
- neovesikourethrale 147, 237
- urethrointestinale 242, 244
Anastomoseninsuffizienz 138 f, 163 ff, 235
- enterale 146 f
- Harnleiterinterponat 256
- Harnleiterrekonstruktion 251 ff
- Komplikation 242
- vesikourethrale 147, 168
Anastomosenstriktur 147, 163 ff, 238, 244
Anderson-Hynes-Verfahren 159 f, 281, 284

Androgenblockade, maximale (MAB) 71
Androgendeprivationstherapie 71 ff
Androgenrezeptordefizit 265
Andrologie 285 ff
Anejakulation 116
Aneurysma 48, 98
Angiogenese 251
Angiogenese-Inhibitor 75
Angiografie 48
Angiomyolipom 98 f
Angioödem 66
Ankernaht 159
Antiandrogene 71 ff
Antibiotika 69 ff, 77, 106
Antibiotikaprophylaxe 9, 180, 220
Antihistaminika 50
Antikoagulanzien 26 ff, 32 f, 62 ff
Antikoagulation
- Lungenembolie 35
- Unterbrechung 29 ff
Antikörper
- gegen Botulinumtoxin 69
- gegen Heparin-Plättchenfaktor-4-Komplex 64
Antirefluxplastik
- endoskopische, subureterale (EEARP) 273
- extravesikale 277 f
- intravesikale 276, 278
Antirheumatika, nichtsteroidale 62, 64 ff
Anurie 138, 140
Aortenersatz 115
Appendix 244, 256
Appendizitis, akute 39
Arbeitsbelastung 8, 15
Arbeitsdiagnose 5
Arcus tendineus fasciae pelvis 197
Argus-Band, rupturiertes 216 ff
Armlagerung 150, 282
Arrhythmie, kritische 60
Arrosionsblutung 118
Arteria
- frenularis 224
- iliaca 162, 184
- mesenterica superior 151
- testicularis 304
Arzneimittelinteraktion 76 f
Arzneimitteltherapie 13, 62 ff

Arzneimittelvorhaltung 6
Arzt als Risikofaktor 8
Arzthaftungsrecht 6
Aszites 104
- chylöser 115 f
Atemdepression, schmerzbedingte 117
Atrophie, vulvovaginale 202, 204
Aufgabenorientierung 20
Aufgabenverteilung 19
Aufklärung 4, 24 f, 150
- Kindesalter 259
- Zystostomie 82
Aufmerksamkeit 16
Ausbildung 11
Auskulation 40
Ausscheidungsurogramm 54, 157, 188
Ausstattung, technisch-apparative 5
Ausstattungsstandard, personeller 6
AV-Fistel 48, 79, 97 f
- Embolisation 100
- Harnsteintherapie 144
- Nierenteilresektion 99 f
- Ruptur, retroperitoneale 100
- traumatisch bedingte 310
Azidose, hyperchlorämische 239, 241 ff
Azoospermie 298, 300, 303

B

Bakteriurie, asymptomatische 311
Ballon, Dislokation 189
Band
- adjustierbares 214 ff
- Erosion 202
- Faltung 201
- infiziertes 202 f, 215
- rupturiertes 216 ff
- straffes 202
- suburethrales 216
- transobturatorisches 198 ff, 203, 215
- - Exposition 202
- - 1/2-Regel 200
- - Wundheilungsstörung 203
Banddislokation 215, 218 f
Bandexplantation 202, 218
Bandimplantation 198 ff
- erneute 201
- Indikation 216

- beim Mann 214 ff
- 1/3-Regel 200
Bandmaterial 202
Bandposition, falsche 201
Base Excess 239, 241, 243
Bauchdeckenabszess 235
Bauchumfangsvermehrung 104
Bauchwanddefekt 233
Bauchwandhämatom 56
Beatmungsdruck, gesteigerter 104 f
Beckenboden 197
Beckenbodenchirurgie 122, 196 ff
Beckenbodendefekt 197
Beckenbodenplastik 122
Beckenbodenschwäche 210
Beckenfraktur 312
Beckenhämatom 207 f
Beckenniere 53 ff
Beckenschmerz 197, 206
Begriffsbestimmung 2 ff
Behandlungsergebnis 8
Behandlungsfehler 3 f, 14
- Umgang, professioneller 7
Behandlungsfehlerregister 3, 7
Behandlungspfad 9
Behandlungsqualität 9
Behandlungsrisiko, Verringerung 9
Behandlungsstandard, sektorübergreifender 9
Behandlungsvertrag 2
Beinschwellung 141, 177
Beinvenenthrombose, tiefe 27, 31, 156, 169
Belastungsinkontinenz 175, 196 f, 203
- Kolposuspension 198, 208
- beim Mann 214 ff
- Rezidiv 201, 216 f
Belastungsspitze, Vorkehrung 18
Bell-Clapper-Deformität 315
Belsey-Arterie 111
Beratungsmängel 4
Beschneidungsapparat 262 f
Bewusstsein, situationsgerechtes 15 ff
Bikarbonatspülung 183
Bisphosphonate 73 ff, 76
Bleomycin 117 ff
blut-dot-sign 314
Blutgasanalyse, kavernöse 316
Blutstillung 264 f
Blutung 21 f, 53, 97
- Angiografie 48
- arterielle 184
- AV-Fistel 99 f
- Blasenpunktion 83
- Eingriff, roboterassistierter 152, 162, 167
- Elektroresektion, transurethrale 172
- gastrointestinale 65
- Kolposuspension 199, 209

- laparoskopisch verursachte 127, 136 f, 144
- lebensbedrohliche 62, 64
- letale 65
- Nephrolitholapaxie, perkutane 190
- Netzplastik 205 f
- Nierenbiopsie 58
- Nierenteilresektion 129 f, 154 f
- peranale 184
- Plexus Santorini 136
- postoperative 97
- Prostatektomie 136 f, 162
- retroperitoneale 100, 114
- urethrale 171
- venöse 112 ff, 154
- vesikale 264
- Zirkumzision 262
Blutungsrisiko 26 ff, 35
- Adipositas 154
- Antikoagulanzien 29 f, 32 f, 62
- Reduktion 41
Blutverlust, intraoperativer 19, 107
- - Vorbeugung 101
Body-Mass-Index 136
Bosniak-Klassifikation 94
Botulinumtoxin 67 ff, 201
Bougierung 171, 186
Bougierungsschaft, Dislokation 190
Briden, iatrogene 199
Bronchokonstriktion 66
Bulky disease 117
Bulldog-Klemme 131
Burch, Kolposuspension 208 ff
Burried penis 261

C

Capillary Leak 104
Cavum Retzii, Hämatom 199
Cephalosporin 69 f
$CHADS_2$-Score 26 f
Charlson-Komorbiditätsindex 71 f
Chefideal 20
Chemotherapie 117
Chorda umbilicalis lateralis 278
Chordaresektion 265
Chordektomie 266
Chylothorax 117
Chylusaszites 128
Chylusfistel 124 f
CIRS = Critical Incidence Reporting System 7, 13, 15
Clavien-Klassifikation 112, 120
Clips 128, 131, 152
Clopidogrel 29 ff
Clostridium difficile 105 ff
Colon-transversum-Ischämie 118, 231 f
Compliance-Steigerung 7
Computertomografie 46 f

Concorde-Phänomen 291 f
Conduit, Ischämie 232 f
Conn-Syndrom 110, 112
Cooper-Ligament 209
Coretex-Faden 289
Corpus cavernosum s. Schwellkörper
COX-2-Hemmer 64 ff
Cuff 220 f
Cushing-Syndrom 110, 112
Cyproteron 72 f

D

daily hassles 12
Dammschmerz 216
Danaparoid-Na 63 f
Darm
- Denudierung 205
- Fehlpunktion 80
- Inkarzerierung 160
Darmadhäsion 213
Darmanastomose 102 f, 127, 235
Darmarrosion 213
Darmatonie 102, 108, 164
Darmdekompression 146
Darmerkrankung 239, 255
Darmläsion, thermische 148 f, 152
Darmnekrose 231 f
Darmpassagestörung 233
Darmperforation 121, 189, 199
Darmschlinge, flüssigkeitsgefüllte 53 f
Darmstimulation 108, 117, 232
Darmverletzung 56, 58, 111
- Behandlung 161
- Eingriff, laparoskopischer 121, 127, 133 f
- Prostatektomie 140 f, 161
- punktionsbedingte 84, 86
- Pyeloplastik 160
Darmvorbereitung 239
Darmwandverdickung 53
Dartos-flap 267
Dartos-Tasche 271
DaVinci-Roboter 148 ff, 154, 165 f
D-Dimer-Test 34
Deflux 274
Delegation 20
De-Novo-Urge 201, 209, 216
Dermatitis, peristomale 234 f
Descensus vesicae 209
Deszensuschirurgie 204 f
Detrusorhyperaktivität 68
Detrusorhypokontraktilität 200, 205
Detrusorinhibitionsreflex 201
Detrusorinjektion 67 f
Detrusorkontraktion, unwillkürliche 201
Detrusornaht 277
Dextranomer-Hyaluronsäure-Implantat 274 f

Diagnose, falsche 5
Diagnostik 4, 38 ff
- bildgebende 43 ff
- fachgerechte 5
- fehlerhafte 5
- invasive 58 ff
- Übernahmeverschulden 5
Diaphanoskopie 161
Diaphragmaverletzung 127 f
Diarrhö 69, 105
Diathermie, bipolare 260, 264
DICC = dynamische Infusionskavernosometrie und Kavernosografie 88 f
Diclofenac 65
Dienstvertrag 2
Dihydrotestosteron 263 f
Divertikel 249, 266 f
Divertikeltumor 173
DJ-Schiene s. Harnleiterschiene
Dokumentation 4
Drahtummantelung, Abscherung 192 f
Drip-Stent 264
Druck
- intraabdominaler 104, 126, 128, 130
- intrathorakaler, Erhöhung 126
Drug-Efflux-Pumpe 76
Drug-Eluting-Stent 29
Duckett-Onlay-Operation 267
Ductus
- deferens
- - Aplasie 298, 304
- - Läsion 270, 277
- - Obstruktion 302
- - Rekanalisierung 228
- pancreaticus 127
- thoracicus 124
Duktusstumpf 301
Dünndarmfistel 234
Dünndarmileus 113
Dünndarmschlinge, distendierte 233
Dünndarmverletzung 113, 115, 293 f
Duodenum, Mobilisation 151
Duodenumverletzung 115, 134, 140 f
Durchleuchtung 45 f
Durchstechungsligatur 265
Durchwanderungsperitonitis 106
Dysfunktion, erektile 60, 73, 247
- - nach Korporoplastik 287 f
- - Penisruptur 319
- - Priapismus-Behandlung 317
- - Prostataresektion, transurethrale 176
- - Schwellkörperfibrose 172
- - Schwellkörperpunktion 88
Dyspareunie 206, 213
Dysurie 200 f, 222

E

Early-unclamping-Technik 130
Eingriff
- am äußeren Genitale 224 f
- endourologischer 170 ff
- laparoskopischer 120 ff
- - Blutung 127
- - Gasaustritt 128
- - Gewebeentnahme 128
- - Harnleiterverletzung 122 f
- - Kindesalter 271
- - Kontraindikation 126
- - Konversion 123 f, 152, 155
- - roboterassistierter 148 ff, 162
- - Schwierigkeitsgrad 136
- perkutaner 179 ff
- roboterassistierter 148 ff
- transurethraler 170 ff, 179 ff
Einwilligungsfähigkeit 259
Ejakulation, retrograde 116, 176
Ejakulationsstörung 247
Elektrokauterverletzung 262
Elektrolytentgleisung 146
Elektrolytverschiebung 242
Elektroresektion, transurethrale 172 ff
Elevate anterior Netz 207
Embolektomie 35, 41
Empathie 25
Emphysem, subkutanes 149, 152 f
Endopyelotomie 282 f
- retrograde 186
Endoskop, Luxation 190
Endoskopie, pädiatrische 260
End-zu-End-Anastomose 252 ff
Enterokolitis 106
Enterozele 212
Entgleisung, metabolische 242 f, 256
Entscheidungsfindung 20 ff
Entzündung, nekrotisierende 262
Entzündungsparameter 203
Entzündungsreaktion, systemische 125
Enukleoresektion 156
Epididymitis 171, 298, 315
- Eingriff, transurethraler 174
- kongestive 228
- Skrotum, akutes 313 f
Epididymoorchitis 91
Ereignis, unerwünschtes (UE) 14
- - vermeidbares (VUE) 14
Ergebnisqualität 10
Ermüdung 15, 18
error of commission 3
Erythromycin 76
Essed-Schroeder-Verfahren 286 ff
ESWL s. Stoßwellenlithotripsie, extrakorporale
Etoricoxib 65
Exsikkose 49

Externusaponeurose 271
Extraluminat 80
Extraperitonealraum 136
Extravasat 173

F

Facharztstandard 6
Fachwissen, mangelndes 38
Fadenfistel 289
Fäkalurie 185
Fast-Track-Konzept 164
Faszie, rektovaginale 197
Faszendehiszenz 103, 163
Faszienverschluss 162
Fasziitis, nekrotisierende 202 ff, 228 f
Fehler 2, 14
- Anamnese 38 f
- diagnostischer 132 f
- latenter 14 f
Fehlerentstehungsmechanismus 14 f
Fehlerforschung 15
Fehlerkette 14 f
Fehlermanagement 10 ff
Fehlermeldesystem 7
Fehlerquelle 4
Feinnadelpunktion 94
Fensterung, peritoneale 137
Fettstuhl 238
Fibrinkleber 129
Fibrose
- perirenale 282
- retroperitoneale 145
- systemische, nephrogene 44
Fieber 191, 194
Figur-Grund-Unterscheidung 16
Finasterid 175
Fistel 54, 168
- arteriokolische 184 f
- arterioureterale 184 f
- arteriovenöse s. AV-Fistel
- Embolisation 184
- enterokutane 105, 235 f
- Hypospadiekorrektur 264, 267
- intestinale 115
- koronare 267 f
- kutane 97
- penile 268
- prostatorektale 178
- synchrone 184
- ureterale 188, 253
- ureterokolische 184 f
- ureterovaginale 122
- urethrale 316
- urethrokutane 225, 250, 267
- urethrovaginale 200, 202 f
- vesikovaginale 202
Fistelexzision 267
Fistelgang 177
Fistelkanalinfektion 84

Fistelverschluss 267
Fistelprophylaxe 267
Fixation, sakrospinale 210
Fixierungsfehler 18
Flankeninzision 281 f
Flankenschmerz 40, 98, 185
Flap 237
Flare-up-Phänomen 71
Fluroskopie, Strahlenschutz 46
Flüssigkeit, freie 54, 122
Flutamid 72 f
FMEA = Failure Mode and Effects Analysis 13
Fondaparinux 62 ff
FORDEC-Modell 21
Fornixruptur 51, 307
Fournier-Gangrän 228
Fraktur 66
Frösteln 174
Frühmobilisation 164
Führung 19 ff
Führungsdraht 186
- Abknicken 190, 193
Full-Scale-Simulationsszenario 24
Furosemid 155
Fußpunktnaht 135

G

Gadolinium 44 f
Gähnen, auffälliges 174
Gallenblasenpunktion 80
Gallensäureverlust 243
Ganglion pelvicum 276
Gasinsufflation, laparoskopische 150
Gastroparese 113
Gefäßanatomie 96
Gefäßkompression 107
Gefäßmalformation 310
Gefäßnaht 124, 137
Gefäß-Nerven-Bündel 136
- dorsales 88, 286
Gefäßprothese 253
Gefäßverletzung 46, 134
- laparoskopisch verursachte 123 f, 128, 151
- Prostatektomie 161
- punktionsbedingte 79 f, 86
- retroperitoneale 121
- traumatisch bedingte 309
- Vaginalband 199
Gefäßverschluss 33, 64
Genitalatrophie 211
Genitale, äußeres 224 ff
Gerätesicherheit 6
Gerota-Faszie, Perforation 309 f
Geschlechtsidentität 263
Gesetz
- der Gleichheit 16
- der Nähe 16

Gestaltgesetz 16
Gesundheitsschaden, Definition 6
Glans penis, Sensibilitätsstörung 225, 286, 297
Glansbrücke 268
Glansdehiszenz 265
Glansinzision 265
Glansnarbe 268
Glansnekrose 290
Glansverletzung 262
Gleason-Score 142
Gonadotropinsekretion 71
Growing-Teratoma-Syndrome 117
Gynäkomastie 73

H

Hämatom 83, 90
- infiziertes 226
- perineales 247
- perirenales 79, 309
- peritestikuläres 304
- präektales 138
- Prostatektomie 163, 168
- renales 100, 195
- retrovesikales 207
- Sekundärinfektion 319
Hämatoperitoneum 165
Hämaturie 62, 78, 175
- Eingriff, endourologischer 181
Hämoglobinwert 165
Hämorrhoidalvenenblutung 59
Hämostase 129
Händehygiene 7, 13
Handeln
- ärztliches 2
- iteratives 23
- unsachgemäßes 3
Handlungsoption 21 f
Harnableitung 180 ff, 230 ff
- anale 239 ff
- beim Kind 264
- kontinente 239, 241
- laparoskopische 145 f
- Ureterverletzung 186
Harnaufstau 107
Harnblase
- Elektroresektion, transurethrale 172 ff
- hypokontraktile 200
- prall gefüllte 42, 56
- Tumorinfiltration 105
- Verdrängung 108, 141 f
Harnblasencompliance 68
Harnblasendachtumor 173
Harnblasendivertikel 178
Harnblasenekstrophie 296 f
Harnblasenentleerungsstörung 49, 197, 205
- Bandplastik 215 f

- Kolposuspension 209
- neurogene 241, 276
- obstruktive 209
Harnblaseneröffnung, versehentliche 278
Harnblasenfistel, suprapubische 85
Harnblasenhals, Hypermobilität 209
Harnblasenhalsobstruktion 42
Harnblasenhalssklerose 176
Harnblasenhalsstenose 176
Harnblasenkapazität 273
Harnblasenkarzinom 101, 167, 241
Harnblasenleckage 179
Harnblasenperforation 56, 173, 198
- Knallgasexplosion 178 f
Harnblasenpunktion 82 ff
Harnblasen-Rektum-Fistel 139 f
Harnblasenschleimhautödem 275 f
Harnblasenspeicherstörung 209
Harnblasentamponade 78 f, 83
Harnblasentenesmen 264, 274
Harnblasentumorchirurgie, offene 101 ff
Harnblasenüberaktivität 67, 201
Harnblasenunterfahrung, subtrigonale 175
Harnblasenverletzung 137, 205, 313
- Sakrokolpopexie 211
Harnblasenwand, Verdickung 105
Harndrang 182, 197, 200
Harninkontinenz s. Inkontinenz
Harnleiter 252
- Abgangsenge 157 ff
- Darstellung, retrograde 157 f
- Durchblutungsschädigung 134
- Eröffnung 145
- hydrodistendierter 272 f
- Implantation
- - antirefluxive 240, 242
- - refluxive 238
- kurzer 237
- Mobilisierung 231 f, 234
- Narbenfesselung 212
- Okklusion 307
- Omentum-majus-Ummantelung 116
- Strangulation 277
- Streckendefizit 158, 254
- Torsion 134
- Transposition 158
- Verlust 284
- Wandläsion, minimale 55
Harnleiterabriss 186
Harnleiter-Conduit-Anastomose 234
Harnleiterersatz 244
Harnleiter-Haut-Fistel 230 ff
Harnleiter-Haut-Stoma, Stenose 230 f
Harnleiterimplantationsstenose 147, 234, 240, 242 f, 279
Harnleiterkompression 107, 184
Harnleiterlängsresektion 279

Sachverzeichnis

Harnleiternekrose, distale 232
Harnleiterneuimplantation 162, 172, 276
Harnleiterobstruktion 195, 277
Harnleiterperforation 52, 181, 186 f
Harnleiterrekonstruktion 251 ff
- Abszess 257
- Interponat 254 ff
- - Elongation 256 f
- Reinterventionsrate 257
Harnleiterruptur 189
Harnleiterschiene 53 ff, 122, 180 ff
- dauerhafte 182
- Dislokation 135, 159, 187
- Entfernung 183 f
- Inkrustierung 182, 184
- Okklusion 135
- Obstruktion 159, 187
- Platzierung, falsche 182, 283
- prophylaktische 123
- transurethrale 144
- vergessene 182 f
Harnleiterschlitzung, retrograde 186
Harnleiterstein 143, 179, 308
- Dislokation 144
- Entfernung, ureterorenoskopische 185
Harnleiterstenose 116, 212 f, 276 ff
- distale 257, 276
- Rezidivstenose 135
Harnleiterstenoseschutz 276
Harnleiterstent 130, 231
- Migration 159
Harnleiterstriktur 180, 188, 251 f
- End-zu-End-Anastomose 254
- Harnsteintherapie 145
- langstreckige 257
Harnleitertunnel, submuköser 272, 279
Harnleiterverletzung 53 ff, 116
- Behandlung 186 f, 252
- blasennahe 162
- intraoperativ übersehene 188
- Klassifikation 187
- laparoskopisch verursachte 122 f, 134
- Prostatektomie 137, 161 f
- Sakrokolpopexie 211
Harnröhre
- afunktionelle 220
- Arrosion 215, 222 f
- Atrophie, druckbedingte 221
- bulbäre 217
- - Mobilisation 248
- End-zu-End-Anastomose 247 f
- Erosion 202
- Hypermobilität 209
- Schleimhautinsel, evertierende 267
- starre 201
- Tumorrezidiv 244
- Zugang 248

Harnröhrenabriss 312 f
Harnröhrenabszess 172
Harnröhrenanastomose 264, 266
Harnröhrenchirurgie 246 ff
Harnröhrendivertikel 171, 249, 266 f
Harnröhrendruckprofil 212
Harnröhrenfistel 171
Harnröhrenrekonstruktion 246 ff
- Extravasat 250
Harnröhrenruptur 319
Harnröhrenschienung 264
Harnröhrenstriktur 163 f, 175 f, 246 ff
- katheterbedingte 311 f
- Rezidiv 246, 248
- traumatisch bedingte 312 f
Harnröhrensubstitutionsplastik 247
Harnröhrenverletzung 52 f, 56, 88
- Bandplastik 215
- Begleitverletzung 313
- Korporoplastik 286
- Penisruptur 319
- Schwellkörperimplantat 290
- Sphinkter, artifizieller 221
- Urethrozystoskopie 170
- Vaginalband 199
Harnsäureinkrustation 183
Harnstauung 132, 157, 274 f
- asymptomatische 180
Harnstauungsniere 40, 105, 184, 237
- DJ-Schiene 182
- Hypertonie, arterielle 284
- infizierte 181, 307 f
- neonatale 280
- Nephrostomie 79
- Sakrokolpopexie 212
- Sonografie 280
- Ureterorenoskopie 187
Harnstein 168, 185, 188 ff
- Größe 188
- nicht erreichbarer 190
- Ortungsversuch, frustraner 194
- Reststein 191
Harnsteinabgang 180, 308
Harnsteinfragment 191, 195
Harnsteinnachweis, fehlender 308
Harnsteinrezidiv 49, 307
Harnsteintherapie 308
- interventionelle 179 f
- laparoskopische 143 ff
Harnstrahlabschwächung 319
Harntrakt
- oberer 179 ff
- - Dilatation 280
- unterer 170 ff
Harntransport 277
Harntransportstörung 51, 251 f, 280
Harnverhalt 39, 42 f, 311 f
- Antirefluxoperation 274
- Bandplastik 215
- Botulinumtoxin 67 f

- Kolposuspension 199 f
- Lymphozele 141, 143
- Neoblase 237
- Sphinkter, artifizieller 222 f
- Vorbeugung 169
Harnwegsinfektion 52, 68, 256 ff
- aszendierende 174, 239 f
- DJ-Schiene 181
- Eingriff, transurethraler 174
- Harnsteintherapie 145
- katheterbedingte 311 f
- Kolposuspension 209
- Nephrostomie 80
- Sakrokolpopexie 212
- therapieresistente 185
- Ureterorenoskopie 187
- Urethrozystoskopie 170
Hasson-Technik 151, 161
Hasson-Zugang 165
Hautdesinfektion 220
Hautkrebs 45 f
Hautlappennekrose 265
Hautreaktion, allergische 62
Hem-o-lock-Clip 131, 152
Heparin
- Nebenwirkung 33, 62
- niedermolekulares 28, 62 f
- - Kontraindikation 32, 35
- unfraktioniertes 28, 35, 62 ff
Heparininjektionsstelle, Nekrose 33
Heparinoid 63 f
Heparintherapie, Monitoring 63 f
Hernie 103, 149, 160
- interkostale 97
- parastomale 233 f
Herzinsuffizienz 65
Herzklappenprothese 27
Herz-Kreislauf-Komplikation 104, 144
Herzrhythmusstörung 126, 194
Herzzeitvolumen, Minderung 104, 126
Heuristik 20 f
High-Flow-Priapismus 316 f
Hiruidinderivat 62
HIT s. Thrombozytopenie, heparininduzierte
HIT-Technik 273
Hitzewallungen 72
Hoden, nichtdeszendierter 269
Hodenatrophie 92, 269 f, 314
Hodenhochstand 314
Hodeninfarkt, hämorrhagischer 92
Hodenischämie 314 f
Hodennekrose 304, 313
Hodensuche, laparoskopische 271
Hodentorsion 313 f
- Doppler-Sonografie 314 f
- intra-/extravaginale 315
- Vorbeugung 315
Hodentumor 74, 112, 117
Hormontherapie, lokale 263 f

Human Factor 11 f
Hutch-Divertikel, paraureterales 273
Hydatidentorsion 313 f
Hydrodistensions-Injektionstechnik (HIT) 273
Hydronephrose s. Harnstauungsniere
Hydrozelenresektion 227
Hydrozelenrezidiv 227
Hygiene 7
Hyperhidrosis 72
Hyperhydratation 96, 174, 190
Hyperkalzämie, tumorinduzierte 74
Hyperkoagulabilität 62
Hyperthyreose 49 f
Hypertonie, arterielle 144, 194 f, 284
Hypogonadismus 72, 305
Hypospadie 261
- koronare 267 f
- proximale 263, 265
Hypospadiekorrektur 263 ff
- Fistelbildung 267
- Narbenbildung 268
- Stenose 266
Hypospadierezidiv 267 f
Hypotonie 19, 102
Hysterektomie 210

I

Ibuprofen 65
Ileozökalpouch 241 ff
- Anastomosenstriktur 244 f
- heterotoper 244
- orthotoper 241, 244 f
Ileumaugmentat 42 f
Ileum-Conduit 104 f, 232 ff, 296
- Fistel, enterokutane 235 f
Ileumharnleiter, Indikation 258
Ileumharnleiterverlust, septischer 257 f
Ileuminterponat 254
Ileuminvaginationsnippel 244
Ileum-Neoblase 236 ff
Ileus 164, 213, 256
- mechanischer 102
- paralytischer 146, 232
Implantatpass 183
Indikationsfehler 5, 46
Induratio penis plastica (IPP) 88 f, 225, 285 ff
- - - Fallbeispiel 289 f
Infektion 46, 52, 56 f, 87
- Nierentrauma 310
- nosokomiale 106
- Sanierung 220
- Sklerotherapie 91
Infektionsrisiko, erhöhtes 66
Infertilität, immunologische 300
Information, fehlerhafte 38
Informationsverarbeitung 15, 23

Informationsweitergabe 9, 19, 39
Injektionskomplikation 78 ff
Inkontinenz 172, 175, 219
- Bandplastik 216
- Botulinumtoxin-Applikation 68
- Diagnostik 208 f
- Ileozökalpouch 245
- neurogene 220
- präoperativ nicht bestehende 212
- Sphinkter, artifizieller 221 f
Inkontinenzchirurgie 196 ff
Inkontinenzrezidiv 201
INR-Wert 27
Inspektion 39
Interkostalnerv 97
Interventionsablauf, optimaler 24
Inzidentalom 110
Irrigationsflüssigkeit 171, 174
Ischämieschaden 96
Ischämiezeit 130 f, 157

J

J-Haken 128

K

Kalzifizierung 274 f
Kalzinose 62
Kameratrokar 154
Kardiomyopathie, postpartale 40 ff
Karzinoid, metastasiertes 184 f
Karzinom 185
Katheter
- Fehlproduktion 42 f
- suprapubischer 85, 312
- transurethraler 311 f
Katheterdislokation 83, 166
Katheterobstruktion 84
Kausalität 6
Kavaersatz 115
Kavazapfen 95 f
Kavernitis 88, 171, 316 ff
Kavotomie 113
Kiefer, Osteonekrose, avaskuläre 75
Kind, Lagerung 260
Kinderanästhesie 269
Kinderurologie 259 ff
Kinderzystoskop 273
Klammernahtgerät, endovaskuläres 128
Kleber 129
Klemmenverletzung 262
Knallgasexplosion 173 f, 178 f
Knochenmasseverlust 66, 73
Knochenmetastase 74
Knochenschmerzen 74
Koagulationsnekrose 277
Kocher-Manöver 151
Kohabitationsbeschwerden 213

Kolektomie 106
Kolitis
- hämorrhagische 69
- pseudomembranöse 69
Kolon, rekonfiguriertes 255 f
Kolonflexur 134
Kolonschlinge, erweiterte 106
Kolposuspension nach Burch 198, 208 f
Kommunikation 4, 8, 18 f
- missverständliche 38
Kommunikationsbarriere 12
Kommunikationsdefizit 15
Kompartmentsyndrom, abdominales 104 f
Komplikation 2
- Klassifikationssystem 120
- 6-Punkte-Management 24
- Risikofaktor 22
- tumorlokalisationsassoziierte 155
Komplikationsbewältigung 23
Komplikationskonferenz 7
Komplikationsmanagement 22 ff, 285
Komplikationsrate 22
Kontrastmittel
- gadoliniumhaltige 44 f
- iodhaltiges 43 f, 48 f
- nichtionisches 51
Kontrastmittelextraluminat 80
Kontrastmittelextravasation 51, 57
Kontrastmittelreaktion, allergische 50, 53, 57
Kontrastmittelübertritt, urethrovaskulärer 57
Kooperation 18 f
Koordination 4
Kopftieflagerung 173, 214
Koronarintervention, perkutane (PCI) 29
Korporoplastik 285 ff
Kortikosteroide 50, 66 f
- Substitution 110
Kortisolüberproduktion, autonome 110
Krankenaktenanalyse 7
Krankenhaus 22
- Qualitätskriterien 11
Krankenhausinfektion 7 f
Krankenhausträger 6
Krebsentwicklung, strahlungsbedingte 44 f, 47
Kremasterreflex, Fehlen 314
Kreuzreaktion, allergische 77
Krise, thyreotoxische 50
Kryptorchismus 269, 315
KTQ = Kooperation für Transparenz und Qualität 11
Kumarinnekrose 62
Kundenorientierung 10

Sachverzeichnis

Kunststoffnetz, transobturatorisches 210
Kurzdarmsyndrom 237 f

L

Lagerung 150, 180
- des Kindes 260
Lagerungsschäden 133, 149, 269, 282
- Prostatektomie 160 f
Laktatazidose 50 f
Laparostoma 104 f
Laparotomie 103, 124
Lapra-Ty-Clip 131
Lebenserwartung 26
Leber, Fehlpunktion 80
Leberfunktionsstörung 73
Lebervenenverletzung 111
Leckstrom 176
Leistenhernie, inkarzerierte 314
Leistenhernienoperation 136, 140
Leistenhoden 105
Leistungsfähigkeit 11 f
Leitlinie 3, 9
Leitungsanästhesie 59
Levatormuskulatur, Zerreißung 199
Levatorplastik 210
Leydig-Zell-Reduktion 305
LHRH-Analoga 71 ff
LHRH-Antagonisten 71 ff
Lichen sclerosus 224, 267
Lich-Gregoir-Operation 277 f
Ligament(um)
- extraurethrales 197
- pectineale 209
- pubourethrales 197
- sacrospinale 207
- sakrouterines 210
- umbilicale laterale 277
- uretrosakrales 197
Linie von Brödel 78
Lithotripsie 191
Lokalanästhetika, Injektion, intravasale 60
low praying position 150
Low-Flow-Priapismus 316 f
Lubrikation, fehlende 103
Lumbalmuskulatur, Relaxatio 97
Lumbalvene 111 f, 114
Lumbotomie, dorsale nach Lurz 282
Lunge, weiße 117 f
Lungenembolie 33 ff, 117, 177
Lupenbrille 247, 260, 263
Lymphadenektomie 107
- inguinale 123
- laparoskopische 123 ff, 137
- pelvine 101, 123 ff, 141 ff
- retroperitoneale 112, 123 ff
Lymphknotenmetastase, retroperitoneale 184

Lymphografie 48
Lymphorrhoe 107, 147
Lymphozele 107 f, 125, 156 f
- Diagnostik 143
- infizierte 138
- Nebennierenchirurgie 115 f
- pelvine 102
- Prostatektomie 137 f, 141 ff, 164
- symptomatische 143
- Zystektomie 103, 168
Lymphozelenfensterung, laparoskopische 141 f
Lymphozelenpunktion 86 f
Lysetherapie 35, 42

M

Magenverletzung 111
Magnetresonanztomografie 47 f, 109
Mainz-I-Pouch 241 ff
Mainz-II-Pouch 239 ff
major complications 120
Makrohämaturie 68, 78, 83
- transiente 156
- Urethrozystoskopie 170
Malabsorption 237 f, 243
Malformation 78, 310
Management, perioperatives 26 ff
Manipulationssyndrom, urethrales 225
Mannitol 96, 155
Marsupialisation, laparoskopische 87, 108
Material
- alloplastisches 196 ff, 205
- autologes 211
Mathieu-Operation 264
Meatusstenose 225, 266
Megakolon, toxisches 105 ff
Megaureter 275, 279
MERS = Medical Error Reporting System 3, 7
MESA s. Spermatozoenaspiration, epididymale, mikrochirurgische 304 f
Mesenterialinfarkt 41
Mesenterialwurzel, Malrotation 53 f
Mesenterium, kurzes 147, 236 f, 241
Metabolisches Syndrom 72
Metallimplantat 47
Metformin 50 f
Metoclopramid 76
Mikrohämaturie 78
Mikro-TESE 303 f
Miktion, schmerzhafte 163 ff
Miktionsbeschwerden 181
Miktionszysturethrografie (MCU) 56
Milzverletzung 111, 127, 155
Minilaparotomie 133, 145
Mini-PCNL 188, 190, 192
minor complications 120

Mitarbeiterorientierung 20
Mono-J-Katheter 138 f, 181, 253
Mortalität 14, 71 f
Mortalitätsrate
- kontrastmittelassoziierte 43
- Reduktion 22
MU = mouse unit 67
Mukusobstruktion 256 f
Mukustamponade 239, 243
Multiplexing 23
Mundschleimhaut-Urethroplastik 248 ff
Musculus bulbospongiosus 247
Muskelkraft 196
Muskelschwäche 67 ff
Myalgie 75
Myelom, multiples 49
Mykose, vaginale 204
Myopathie 66

N

Nabelstoma 42 f
Nachblutung 102, 137
- Roboterchirurgie 153, 156
Nachsorge-Programm 9
Nachträufeln 247
Nadel, verlorene 162
Nähen, laparoskopisches 123
Nahrungskarenz 50
Naht, wasserdichte 159
Nahtmaterial 247, 271
- nichtresorbierbares 288
Narbenhernie 97, 163
Narbenkeloid 244
Narkoserisiko, erhöhtes 107
near misses 13
Nebenhoden 305
- Aplasie 298
Nebennierenblutung 111
Nebennierenchirurgie 111 ff
Nebennierenhyperplasie, bilaterale 110
Nebenniereninsuffizienz 110, 112
Nebennierenrindenkarzinom 110
Nebennierentumor 110 ff
- Residualtumor 112 f
negligence 3
Nekrose, perigenitale 228 f
Neoblase 168, 236 ff
Neoblasen-Urethra-Anastomosenstriktur 169
Neohiatus 277 f
Neourethra 265, 297
- Obstruktion 266
- Schienung 267
Nephrektomie
- laparoskopische 125 ff
- - handassistierte 126
- - roboterassistierte 150 ff

- partielle s. Nierenteilresektion
- Sterberisiko 95
- versus nierenerhaltende OP 94 f
Nephritis, interstielle 66
Nephrolitholapaxie, perkutane (PCNL) 179, 188 ff
- - Einschwemmung von Spülflüssigkeit 190 f
- - Harnabfluss, fehlender 191
- - Via falsa 190
Nephronschädigung 131
Nephropathie, Kontrastmittel-induzierte 44, 50
Nephroprotektion 49, 155
Nephrostomie 79 ff, 181
- Fehlanlage 189
- Ureterverletzung 186
Nephrostomieeinlage, suprakostale 190
Nephrostomienadel 189
Nephrotisches Syndrom 66
Nephrotoxizität 49, 70
Nephroureterektomie, Indikation 276
Nervennaht 124
Nervenschäden 149, 173
Nervus(-i)
- cavernosus 172
- erigentes 176
- ilioinguinalis 199, 271
- mentalis 249
- obturatorius 172 f
- - Verletzung 107, 124, 138, 162, 199
- perinealis 247
Nesbit-Verfahren 225
Netz, alloplastisches 233 f
- - freiliegendes 207 f
Netzarrosion 208, 210
Netzerosion 206 f
Netzexzision 206
Netzinfektion 211
Netzplastik 204 ff, 210
Netzschrumpfung 206 f
Neurinom 199
Niere
- Durchblutungsschädigung 134
- Fehlpunktion 80
- Gefäßversorgung 79
- Ischämiedauer, warme 96
Nierenabszess 81 f, 258
Nierenarterie 130
- Pseudoaneurysma 131 f
Nierenbecken, Mobilisation 158
Nierenbeckenektasie 132, 157, 242
Nierenbeckenenge 132, 280
- Rezidiv 282, 284
Nierenbecken-Harnleiter-Anastomose 135
Nierenbeckenkelchsystem, Eröffnung 129 f
Nierenbeckenplastik 159 f, 279 ff

- Blutstillung 284
- Blutung 282 f
- Frührezidiv 283 f
- Hypertonie, arterielle 284
- Indikationsfehler 133, 157
- laparoskopische 132 ff, 282
- - roboterassistierte 157 ff
- offene 282
- Planungsfehler 133
- retroperitoneoskopische 282
- Spätrezidiv 284
- stentlose 283
- transperitoneale 282
- Urinleckage 283
- Zugang 281 f
Nierenbeckenquerschnitt, Zunahme 280
Nierenbeckenstein 158
Nierenbeckenverschluss 160
Nierenbiopsie 58
Nierenfistel, offene 253
Nierenfunktionsstörung 75, 157, 257
- Urogramm 49 f
Nierenfunktionsszintigrafie 133, 280, 283
Nierenfunktionsverlust 130 f, 237
Nierenhilus
- Absetzen 128
- Verschluss 151 f, 154 f
- Verwachsung 134
Nierenhilusblutung 154 f
Nierenhilustumor 154 f
Nierenhohlsystem 189
- Druckerhöhung 307
- Fremdkörper 192
- Perforation 190
Niereninfarkt, postpartaler 40 ff
Niereninsuffizienz 28, 49, 153
- Antikoagulanzien-Kumulation 63
- Komorbidität 129
- Nephrolitholapaxie, perkutane 191
- prärenale 104
- progrediente 255
Nierenkelchdivertikelempyem 81
Nierenkelcheinengung 160
Nierenkelchektasie 132
Nierenkolik 307 f
Nierenkontusion 309
Nierenlager 39
- schmerzhaftes 17
Nierenoperation, laparoskopische 97 f
Nierenparenchymblutung 154
Nierenparenchymlazeration 309
Nierenparenchymnaht 131
Nierenparenchymnarbe 279
Nierenparenchymrarefizierung, sonografische 280
Nierenparenchymverletzung 111
Nierenpartialfunktion, Abnahme 275, 280

Nierenpunktion 78 f
Nierenstein 132, 143, 180
Nierenteilresektion 96 f
- Blutung 99 f
- laparoskopische 129 ff
- - roboterassistierte 153 ff
- - Konversionsrate 155
- Schnittrand, tumorpositiver 130, 156
Nierentransplantation 86
Nierentrauma 308 ff
Nierentumor 58, 94, 153
- bilateraler 155 f
- Differenzialdiagnose 98 f
- posteriorer 155
- Resektion, inkomplette 96 f
- Zugangsweg 95 f
Nierentumorchirurgie, offene 94 ff
Nierentumoren, multiple 155
Nierenunterpolgefäß 134, 282 f
- aberrierendes 157
Nierenvene 111, 115, 152
- Tumorformation 113
Nierenversagen 50, 66, 96
Nierenzellkarzinom 74, 94 f, 150
Nierenzyste 90 f
Nierenzystenpunktion 81
Nippel, katheterisierbarer 244
Nippelgleiten 244
Nippelinkontinenz 244
Nippelstriktur 243
Nodding-Phänomen 288
Notfall 38, 306 ff
Notfallkoffer 50
NSAR 62, 64 ff
Nykturie 197

O

OAB = Overactive Bladder 67, 201
Oberpoltumor 155
Oberschenkelschmerz 203, 216
Obstipation 212, 214
Obstruktion, subvesikale 311
Obturatoriusblockade 173
off-label use 67
Okklusionskatheter 189
Oligurie 104
Omentum-majus-Lappen 116, 289 f
Omentum-majus-Wrapping 230 ff, 251, 253
Onkozytom 94, 99
Operation
- Blutungsrisiko 26
- minimalinvasive 167
- nierenerhaltende 94 f
Operationsdienst 6
Operationsrisiko, erhöhtes 107
Operieren, ambulantes 259
Orchidopexie 227, 269 ff, 315
- Fixationsnaht 271

- laparoskopische 271 f
- Rezidivrate 270 f
Orchiektomie 227
Orchitis, ischämische 314
Organisation 4
Organisationsverschulden 5 f
Organverletzung
- Eingriff, roboterassistierter 151
- laparoskopisch verursachte 124 f
Osteolyse 74
Osteoporose 62, 73
Ostium
- refluxives 275
- Umformung, vulkankegelartige 273
- Verletzung 108, 136, 175
Ostiumstenose 172, 186
Östrogene 72, 206 f

P

PADUA-Klassifikation 95
Palpation 39 f
Pankreasverletzung 111, 127, 160
Pankreatitis 193
- nekrotisierende 117 ff
Parästhesie 216
Paravasat 139
Partizipation 20
Patient als Risikofaktor 8, 22
Patientenpass 9
Patientensicherheit 2, 7
PDCA-Zyklus 10
Penektomie 225
Penicillin 69 f
Penis 40
- Amputation 262, 289 f
- denudierter 226 f, 319
- Nekrose, zirkuläre 262 f
Penisdeviation 225, 285, 319
- dorsale 289, 296
- Rezidiv 287
- ventrale 247, 265 f
Peniseingriff 224 ff
Penisfraktur 225
Penishämatom 171, 226, 319
Penishautschlauch, Verkürzung 224
Peniskarzinom 74, 225
Penisnekrose 224, 296 f, 317
Penisprothese 289
- Abdominalschmerz 294 ff
- antibiotikabeschichtete 295
- Perforation 318, 293 f
- semirigide 318
Penisprothesenmalfunktion 295
Penisrekonstruktion 296 f, 317 f
Penisruptur 319
Penisstreckung, Vakuumpumpe 287 f

Penistorsion 266
Penisverkürzung 225, 288
Peniswickelverband 287
Peritonealverletzung 58
Peritoneum
- Fensterung 141
- Inzision 137
- Mobilisierung, erschwerte 140
Peritonitis 103
Perkussion 39 f
Peroneusparese 149
Personal, medizinisches 7 f
Phäochromozytom 110, 112
Phenprocoumon 63
Phenylephrin 316
Phimose 224
Phlebografie 48
Plättchen-Aktivierungstest 33
Platzbauch 103
Pleura, Fehlpunktion 80
Pleuraerguss 182
Pleuraläsion 111, 152, 190
Plexus-Santorini-Ligatur 136
Pneumomediastinum 149
Pneumonie 117 ff
Pneumoperitoneum 121, 126, 150 f
- Druckerhöhung 123 f
Pneumothorax 117, 128, 149, 152
- Stoßwellen-Lithotripsie 193
Polidocanol 90
Politano-Leadbetter-Operation 278
Pollakisurie 197, 200
Polyacrylat/Polyalkohol-Copolyper 274 f
Polypropylenband 198, 202
Polypropylennetz 206, 208, 210 ff
Polytrauma 39, 306
Port-Site-Hernie 126, 162 f
Port-Site-Metastase 128, 131
Postvasektomieschmerzsyndrom 228
Pouch 240, 243
Pouch-Dilatation 240
Pouchitis 168, 242
Pouchkonkrement 243 f
Pouchobstruktion 243 f
Pouchruptur 243
Povidon-Iod-Lösung 90
Präputium s. Vorhaut
Prehn-Zeichen 314
Prentiss-Manöver 270
Priapismus 89, 315 ff
Prolapschirurgie 196 ff, 210
Prolapsrezidiv 212
Prostata
- Elektroresektion, transurethrale 30, 174 ff
- Größenreduktion 175
Prostataabszess 39
Prostatabiopsie 30, 59 f
Prostatakarzinom 73, 105 f

- Fehlinterpretation 109
- kastrationsrefraktäres 74
- MRT-Staging 109
- Operation, offene 107 ff
Prostatektomie 107
- extraperitoneale, endoskopische 141 ff
- Inkontinenz 214, 218
- laparoskopische 124, 135 ff
- roboterassistierte 160 ff
Prostatitis 59, 171
Prostatosymphysenfistel 176 ff
Prostatovesikulektomie, extraperitoneale, endoskopische 140 f
Prothetik 196 ff
Prozessablauf 11
Prozessoptimierung 10
PSA-Anstieg 73
Pseudoallergie 62, 77
Pseudoaneurysma 97 f, 131 f, 310
Psoas-Hitch-Technik 123, 253, 255
Psoas-Hitch-Ureterozystoneostomie 278 f
Pudendalarterie, akzessorische 162
Pumpe
- nichtaktivierbare 221 f
- Perforation, skrotale 223
Pumpenfehllage 221
Pumpenmigration 295
Punktion 78 ff
Punktionsnadel, Fehllage 189
Punktionszystografie 56
Pyelografie 144, 188
Pyelolithotomie, laparoskopische 144
Pyelonephritis 81 f, 157, 241
Pyeloplastik s. Nierenbeckenplastik
Pyelostomie 283
Pyeloureteraler Übergang 191
- - Kompression 281
Pyonephrose 181

Q

Qualitätsmanagement 10 f
Qualitätszirkel 7

R

Radiologie
- diagnostische 44 f
- Indikationsfehler 46
- interventionelle 45 ff
Ramus femoralis nervi genitofemoralis 279
Rasur 220
Raumforderung, paraprostatische 109
Reanimation 306
Recessus vesicalis, tiefer 176

Refertilisierung, mikrochirurgische 298 ff
- - Schwangerschaftsrate 299 f
- - Spermiennachweis, fehlender 299, 302
Reflux, vesikoureteraler 172, 272 ff
- - bilateraler 276
- - Injektionsversagen 274
- - Lich-Gregoir-Operation 277 f
- - Politano-Leadbetter-Operation 278
- - Psoas-Hitch-Ureterozystoneostomie 278 f
Refluxkorrektur, intravesikale 275 f
Refluxrezidiv 276 f
Regionalanästhesie 269
Reizstrom 173
Rektopexie, laparoskopische 122
Rektozele 197, 212
Rektumperforation, Netzplastik 205
Rektumverletzung 101, 211
- Dichtigkeitsprüfung 137
- Prostatektomie 107, 137, 140, 161
Renorrhaphie 129, 131, 154
Reperfusionsschaden 96
Reproduktion, assistierte 303
Resektionshöhle 177
Resektoskop 176
Reservoiranlage 294, 296
Reservoirmigration 293 ff
Residualtumor 112, 117 ff
Restharn 67 f, 200, 237
Reststein 180, 191
Retentionswert, erhöhter 182
Retroperitoneum 110 ff
Reynolds-Schere 279
Rezidivpyeloplastik 282
Rezidivrefluxschutz 276
Richtlinie 3
Risiko 12 f
- kardiovaskuläres 65
Risikobewältigung 13 f
Risikobewertung 13
Risikocontrolling 13
Risikofaktor 7 ff, 22
Risikograph 13
Risikoidentifizierung 13
Risikomanagement 10 ff
Risikoreduzierung 13
Risikoumgebung 22
Roboter 148 ff, 150
- Abdocken 153
- Ausfall 161
- Fehlbedienung 162
- Fehlermeldung 161
- Instrumentenlänge 151
Roboterarm, Kollision 149 ff, 158
Rocco-Adaptationsnaht 147
Rückflussresektoskop 173
Rumel-Tourniquet 131

S

Sakrokolpopexie 210 ff
- Interponat 212 f
- laparoskopisch transperitoneale 214
- offen-transperitoneale 213
Salvage-Verfahren 136, 293 f
Salvage-wash-out 291
Samensekretion, fehlende 299
Samenstrangdurchtrennung 277
Samenstranggefäßverletzung 271 f
Satinsky-Klemme 131
Säugling 260
Schaden, thermischer 121
Schadensbeauftragte 24
Schadensstatistik 7
Schallwelle, Impedanzsprung 193
Scheide, Faden, penetrierender 213
Scheidennaht 208
Scheidennahtdehiszenz 207
Scheidenstumpfprolaps 196 f
Scheidenvorderwand
- Straffung 208, 212
- verkürzte 196
Schere, kalte 121, 127
Schleimbildung 243
Schlinge
- adjustierbare 214 f
- nichtadjustierbare 214 ff
Schmerzausschaltung 59
Schmerzen 106, 206, 307
Schmerztherapie 117
Schnittrand, tumorpositiver 130, 156, 169
Schock
- hämorrhagischer 184
- septischer 82, 228
Schrumpfniere 182
Schussverletzung 252, 310
Schwangerschaft 49, 62
Schwellkörper 88 f
- Blutgasanalyse 316
- Blutstillung 287
- Einschnürung, sanduhrartige 289
- Fibrose 172, 318
- Herniation 286
- Vernarbung 287
- Verschluss, mangelhafter 249
Schwellkörperchirurgie 225
Schwellkörperimplantat 290 ff
- Arrosion 292
- geknicktes 295
- Revisionsoperation 291
Schwellkörperpunktion 88 f
Schwellkörperruptur 319
Schwellkörperverlust 317 f
Sehstörung, Analgetika-induzierte 66
Selbstkatheterismus 241
Seminalmarker 299
Sepsis 181, 187, 191

- Fasziitis, nekrotisierende 203
Serosaverletzung 152
Serumkreatinin, Anstieg 50
Shouldice-Operation 314
Shunt, distaler/proximaler 317
Sicherheitsdraht 180, 190, 193
Sicherheitspotenzial 11 f
Sickerblutung, venöse 136
Sigma-Rektum-Pouch 239 ff
Silber-Klassifikation 298 f
Silikon 274
SKAT = Schwellkörperautoinjektionstherapie 88 f
SKIT = Schwellkörperinjektionstest 88
Sklerosierungsmittel 90 f
Sklerotherapie 89 ff
Skript 17
Skrotalhämatom 91, 171
Skrotallappenplastik 226
Skrotum 40, 227 ff
- akutes 313 ff
- Arrosion 292 f
- Nekrose 229
Sleeve-Technik 286 f
Sliding-Clip-Technik 154, 156
soft skills 11
Sonografie 48, 280
Spatium vesicovaginale 211
Sperm Retrieval 303 ff
Spermagranulom 304 f
Spermatozele 227
Spermatozoenaspiration, epididymale, mikrochirurgische 304 f
Spermatozoenautoantikörper 228
Spermatozoenextraktion, testikuläre 303 f
Spermatozoengewinnung 303
Spermien, antikörpergebundene 300
Spermienfragment 302
Spermiennachweis 299, 302
Spermienproduktion, postoperativ verminderte 315
Sphinkter, artifizieller 219 ff
- - antibiotikabeschichteter 222
- - Explantation 222
Sphinkterinjektion 68
Sphinkterinsuffizienz 201
Sphinkterläsion 172, 175
Sphinktermanometrie 240
Sphinkterprothese 219
Spirallappenplastik 158
Splintapplikation, erschwerte 160
Sprachbarriere 38 f
Spule, endorektale 109
Spülflüssigkeit, Einschwemmung 174 f, 190 f
Spülung, antiseptische 291
Staccato-Resektion 173
Standard
- apparativer 5 f

- medizinischer 3, 5 f
Stanzbiopsie 58
Stauungsniere 122
Steatorrhö 243
Stein s. Harnstein
Steinschnittlagerung 248
Stenose, subpelvine 191 f
Stentfragmentierung 182
Stentgröße 181
Stentimplantation 29 f
Stentmigration 182
Stichkanal, Blutung 83
STING-Technik 273 f
Stoffwechselstörung 72
Stomablutung 234 f
Stomaischämie 232
Stomaplatte 234 f
Stomarevision 232
Stomastenose 234, 244
Stoßwellenenergie, Ramping 194
Stoßwellen-Lithotripsie, extrakorporale 179 f, 193 ff
Strahlenbelastung 46 f
Strahlendosis 44 ff
Strahlenexposition, Reduktion 56
Strahlenfibrose 258
Strahlenschutzmaßnahme 46
Strahlentherapie 42, 237, 255, 287
Strahlungsrisiko 45 ff
Stress 11 f, 125
Striktur 171 f, 188
Strom, mono-/bipolarer 121, 134
Stromschäden 173
Strukturqualität 10
Studer-Technik 237
Stuhlentleerungsstörung 197
Stuhlinkontinenz 197
substandard care 3
Sulcus coronarius 267
Sulfonamide 66, 77
Supervising-Control 23
Surgical Safety Checklist 22 f
Symphysensporn 177 f
Symptom, grippeähnliches 75
Synkope, vasovagale 59

T

Tamoxifen 73
Tara-Klamp-Methode 262 f
Tätigkeitsbereich, ärztlicher 4
Teamarbeit 18 f
Teamleiter 20
teamwork skills 11
Tefloninjektionstechnik, submuköse (STING) 273 f
Telemanipulator-Technologie 150
Tension free vaginal Tape 198 ff
Teratom 117
Test nach Hald 219

Testosterondefizit 303, 305
Testosteronsuppression 71
Tethered-vagina-Syndrom 196
Therapeut, nichtärztlicher 8
Therapie
- antithrombozytäre 26 ff
- - duale 29 f
- operative 93 ff
Therapieplanung 180, 306 f
Thrombininhibitor 63
Thromboembolie 108
- venöse 27, 31 ff
Thromboembolieprophylaxe 32 f, 62 ff
Thromboembolisches Risiko 26 f, 31 f, 65
Thrombolysetherapie 35, 42
Thrombose 64, 147, 177
Thromboseprophylaxe 31 ff, 164
Thrombozytenaggregationshemmer 29 ff, 64
- Absetzen 78 f
Thrombozytenaggregationshemmung, duale 29 ff
Thrombozytopenie, heparininduzierte 31, 33
- - Typ I 33, 62, 64
- - Typ II 33, 63 f
Thrombus, Katheterfragmentation 35
Thrombusbildung, kardiale 40 ff
TIP Snodgrass-OP 264
Tojoda-Technik 231
TOT s. Band, transobturatorisches
Transaminasenerhöhung 66
Transparenz 10 f
Trapped Penis 226
Trendelenburg-Lagerung 149
Trokar 121, 151
- Anordnung 133
- Gefäßverletzung 136, 151
- Organverletzung 126, 271
Trokareinstichstelle
- Hernienbildung 149, 152
- Verschluss, inkompletter 152
- Wundheilungsstörung 153
Trokarplatzierung 148
- fehlerhafte 151, 167
Trokarzystostomie 83, 179
Tumorchirurgie, offene 94 ff
Tumorembolisation 96
Tumormarker 117
Tumorzelladhäsion 73 f
Tumorzellaussaat 102, 128
Tunica
- albuginea 286, 305
- dartos 227
TURB = transurethrale Elektroresektion der Blase 172 ff
TURP = transurethrale Elektroresektion der Prostata 174 ff
TUR-Syndrom 174 f

TVT = Tension free vaginal Tape 198 ff
two-way-communication 18 f

U

Überforderung 11 f
Übermüdung 11
Übernahmeverschulden 5
Uhrglasphänomen 286
Ulkus, peptisches 64 ff
Unerfahrenheit 15
Unruhe 174
Unterbauchschmerz 141
Unterforderung 11 f
Unterlassen einer Maßnahme 3
Untersuchung, klinische 39 f
Ureter s. Harnleiter
Ureteritis, stentbedingte 252
Ureterokutaneostomie 230
Ureterolithotomie, laparoskopische 143 f
Ureterolyse, extravesikale 278
Uretero-Neoblasen-Anastomosenstriktur 169
Ureteropyelografie, retrograde 52 f
Ureterorenoskopie (URS) 179 f, 185 ff
Ureterosigmoidostomie 239
Ureteroskopie, flexible 30
Ureterotrigonale Einheit 277
Ureterozele 275
Ureterozystoneostomie 275 ff
Urethra s. Harnröhre
Urethralplatte 266
Urethritis 171 f
Urethrogramm 57
Urethroskopie beim Säugling 260
Urethrotomia interna 171 f
Urethrozele 197
Urethrozystoskopie 170
Urindiagnostik, präoperative 180
Urinextravasation 53, 85, 144
- Nachweis 55
- Nierenbeckenplastik 159, 283
- Ureterrekonstruktion 251
Urinfistel 242
Urinleckage 129 f, 234 f, 253
Urinom 83 ff, 156, 166
- Harnleiterrekonstruktion 253
- Ileozökalpouch 242
- Koagulationsnekrose 277 f
- Nierenbeckenplastik 135, 283
- Nierentrauma 310
- Oberschenkel 177
- perivesikales 163
Urinverlust 196, 217 f
Urogramm 48 ff, 133
Urolithiasis 307 f
Uropathie, obstruktive 284
Urosepsis 181
Urothelkarzinom 74, 104

Urothelschwellung 187
Urtikaria 66
Uterusprolaps 197

V

Vaginalband 198 ff
- De-Novo-Urge 201
- Dislokation 201
- Durchtrennung 200
- Lockerung 200
- Position, optimale 200
- stark angezogenes 200
Vaginalperforation 202
Vaginalprolaps 207
Varikozele 91 f, 140, 227
Varikozelenrezidiv 92
Vasa
- epigastrica 121, 127, 136 f
- iliaca 136 f
Vasektomie 228, 298
Vasektomienarbe, hohe 302
Vasoepididymostomie 298 f
Vasotubulostomie 298 f
- Komplikation 300, 302
Vasovasostomie 298
- Anastomosenobstruktion 302
- Erfolgsrate 300
- Komplikation 300 ff
- spannungsfreie 301
Vena
- cava 111 f, 126
- - Rekonstruktion 113 ff
- femoralis, Thrombose 177
- iliaca
- - Kompression 108
- - Verletzung 84, 162
- mesenterica, Thrombose 147
- suprarenalis 111
- testicularis 152

Venenplexus, periprostatischer 175
Verbrennung, MRT 47
Verdünnungshyponatriämie 174
Veress-Nadel 121, 125, 151
Verletzung 306
Verschlussazoospermie 304
Versorgung, integrierte 9
Via falsa urethrae 171
Vitamin D 66
Vitamin-B12-Mangel 243
Vitamin-D-Mangel 73
Vitamin-K-Antagonisten 28, 62, 64
Vorhaut
- Ballonieren 261
- Lymphödem 287
Vorhautläsion 287
Vorhautnekrose 287
Vorhautresektion, exzessive 226
Vorhofflimmern 27
VUR s. Reflux, vesikoureteraler

W

Wahrnehmung 15 ff
Wahrnehmungsschwelle 18
Wundbehandlung, feuchte 265
Wundheilungsstörung 46, 66, 246
- beim Kind 270
- Vorbeugung 108
Wundinfektion 8, 48, 203 f

Y

Yang-Monti-Technik 255 f

Z

Zeitmanagement 12
Zellulose 129
Zertifizierung 9, 11

Zirkumzision 224 f, 261 ff
- Indikation 272
- radikale 226 f
- Tara-Klamp-Methode 262 f
Zufriedenheit 11 f
Zugang
- lumbaler 97, 281 f
- Nierentumor 95 f
- pararektaler 281
- penoskrotaler 290
- perinealer 59
- retroperitonealer 81, 158
- subkostaler, anteriorer 281
- transmesenterialer 160
- transperitonealer 115, 158
- transrektaler 59
Zweitmalignom 240 f, 244
Zweitschädigung 6
Zwischenfall 13
Zylinderkomplikation 291 ff
Zyste, Differenzialdiagnose 94
Zystektomie 101 ff
- Harnableitung 232, 235
- laparoskopische 145 ff
- - roboterassistierte 167 ff
- Neoblase 236 ff
Zysteninfektion 81
Zystogramm 108, 138 f, 164 ff
- Extraluminat 178
Zystoileostomie 257
Zystoprostatektomie 104 f
Zystoskop 52, 170
Zystoskopie, erschwerte 176
Zystostomie 82 ff
Zystostomiedislokation 83
Zystozele 196 f, 207, 212